DIE HEPATO-LIENALEN ERKRANKUNGEN

(PATHOLOGIE DER WECHSELBEZIEHUNGEN ZWISCHEN MILZ, LEBER UND KNOCHENMARK)

VON

PROFESSOR Dr. HANS EPPINGER
ASSISTENT AN DER I. MEDIZINISCHEN KLINIK IN WIEN

MIT EINEM BEITRAG

DIE OPERATIONEN AN DER MILZ BEI DEN HEPATO-LIENALEN ERKRANKUNGEN

VON

PROFESSOR Dr. EGON RANZI
ASSISTENT AN DER I. CHIRURGISCH. KLINIK IN WIEN

MIT 90 ZUM GRÖSSTEN TEIL FARBIGEN TEXTABBILDUNGEN

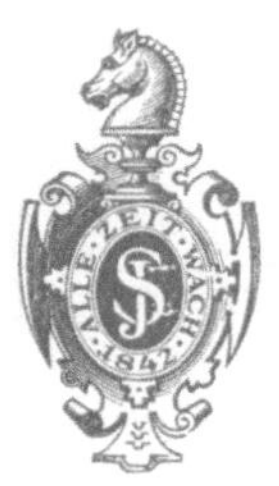

Springer-Verlag Berlin Heidelberg GmbH
1920

ISBN 978-3-662-24099-1   ISBN 978-3-662-26211-5 (eBook)
DOI 10.1007/978-3-662-26211-5

Vorwort.

Indem ich das Buch der Öffentlichkeit übergebe, obliegt mir die angenehme Pflicht, ganz besonders Herrn Professor Georg Joannovics meinen herzlichsten Dank auszusprechen, welcher mir bei der Bearbeitung des vorliegenden schwierigen Gebietes vielfach zur Seite stand. Weiters gilt mein Dank dem Kuratorium der Fürst Lichtenstein-Stiftung, das mir einen namhaften Geldbetrag zur Verfügung stellte, wodurch es mir möglich war, so manche hier aufgerollte Frage auf breiter experimenteller Basis zu bearbeiten. — Das Manuskript zu den hepato-lienalen Erkrankungen wurde Ende Juli 1914 an die Verlagsanstalt geschickt, ca. 2 Jahre später konnte erst mit der Drucklegung begonnen werden; da ich bemüht war, eigene neuere Beobachtungen einzufügen und der mittlerweile erschienenen Literatur gerecht zu werden, so hat sich die Fertigstellung — nicht zuletzt durch die ungünstigen äußeren Bedingungen beeinflußt, um fast 5 Jahre verzögert.

Inhaltsverzeichnis.

V. Kapitel.

Einleitung.

Bis vor nicht langer Zeit wurde bei der Beurteilung der Symptome, die im Gefolge von Leberkrankheiten zur Beobachtung kommen, in ätiologischer Beziehung die Hauptaufmerksamkeit den Veränderungen im Leberparenchym geschenkt. So versuchte man unter anderem, auch Gelbsucht, Anämie und Milzschwellung, die bei manchen Cirrhosen im Vordergrunde stehen, ausschließlich auf Störungen der Leberfunktion zu beziehen.

Dieser einseitige Standpunkt bedurfte einer Revision, als man aus der großen Gruppe der Leberkrankheiten Typen herausheben lernte, bei denen durch Splenektomie, nicht nur der Ikterus, sondern auch der ganze krankhafte Prozeß zum Stillstand gebracht werden konnte. Ja, in einzelnen Fällen gelang es sogar, durch die Exstirpation der Milz das Fortschreiten der bereits eingetretenen cirrhotischen Veränderung der Leber aufzuhalten.

So entwickelte sich allmählich die Überzeugung, daß bei Krankheiten, die man früher ausschließlich zu den Leberkrankheiten gezählt hatte, gelegentlich auch die Milz imstande sein kann, Symptome auszulösen oder zu befördern, die bis dahin nur auf Leberstörungen bezogen wurden.

In manchen Fällen, wo gleichfalls Milz und Leber erkrankt erscheinen, kann die Anämie symptomatisch manchmal so in den Vordergrund treten, daß diese Erscheinung das Krankheitsbild zu beherrschen scheint; auch hier ist nun bisweilen die Exstirpation der Milz von außerordentlich günstigem Erfolge begleitet.

Diese Tatsachen — der Einfluß auf die Gelbsucht und die günstige Wirkung auf die Anämie — lassen an Wechselbeziehungen der Milz, einerseits zur Leber, anderseits zum erythropoetischen Apparate denken. Nachdem nun alle drei Organe teils mit dem Abbau, teils mit der Rekonstruktion der roten Blutzellen beschäftigt sind, lag es nahe, bei der Beurteilung der einzelnen Funktionen und ihrer gegenseitigen Beeinflussung vor allem den intermediären Hämoglobinstoffwechsel in den Vordergrund zu rücken. Die Schwierigkeit war nur die, einen entsprechenden Maßstab zu finden, der es auch dem Kliniker ermöglicht, eventuelle Störungen im Blutabbau richtig zu beurteilen. Denn die üblichen hämatologischen Methoden sind nicht imstande, sicher zu entscheiden, ob z. B. die Ursache einer Anämie in einem vermehrten Verbrauche der roten Blutzellen zu suchen ist, oder in einer herabgesetzten Produktion derselben. Nachdem man nun gerade für die Beurteilung dieser und ähnlicher Fragen aus der Bestimmung der Stoffwechselschlacken des Hämoglobinmoleküls mehr erfahren durfte, haben wir auf die Analyse des Bilirubins in der Galle und des Urobilins im Stuhle großen Wert gelegt. Auf Grund solcher Analysen sind wir zu der Überzeugung gekommen, daß bei gewissen hepatolienalen Affektionen der Blutumsatz beträchtlich über die Norm gesteigert sein kann und

fast normale Verhältnisse zurückkehren können, wenn die Milz entfernt wurde.
Selbstverständlich drängte sich dabei auch die Frage auf, welche Rolle die normale Milz im Hämoglobinstoffwechsel spielt und ob ihr Ausfall auch in dieser
Richtung sich Geltung verschaffen kann. Tatsächlich läßt sich ja nach Entfernung der normalen Milz eine Hemmung im Blutabbau feststellen, doch sind
die Ausschläge lange nicht so groß, wie man auf Grund der Befunde an
pathologischen Milzen erwartet hätte. Die Ursache für dieses Verhalten scheint
darin zu liegen, daß die Milz nur der augenfälligste Vertreter eines
großen Systemes ist, das an der Bildung und der Rekonstruktion
der roten Blutzellen den regsten Anteil nimmt.

In der folgenden Zusammenstellung, der in mancher Beziehung auch eine
allgemeine Milzpathologie zugrunde liegt, wollen wir uns unter Berücksichtigung der gegenseitigen Beziehungen zwischen Leber, Milz und Knochenmark vor allem mit der Frage des intermediären Hämoglobinstoffwechsels
beschäftigen, weil wir überzeugt sind, daß einerseits die Verhältnisse so einfacher zu überblicken sind und anderseits sich gerade aus diesem Kapitel
viele Berührungspunkte zur allgemeinen Leberpathologie ergeben. Bei dieser
Besprechung wird sich auch zeigen, ob unsere Kenntnisse bereits soweit ge-
diehen sind, daß man von Krankheiten eines hepatolienalen Systemes
sprechen kann, wobei wir in das Wort „lienal" all das hineingelegt wissen
möchten, was sich uns als großes biologisch zusammengehöriges System präsentiert, in welchem die Milz als wichtigster Faktor die große Rolle spielt.

I. Kapitel.

Milz, Leber, Knochenmark und wahrscheinlich auch ein Teil der Lymph-drüsen beteiligen sich am intermediären Hämoglobinstoffwechsel. Im folgenden Kapitel wollen wir uns die Frage vorlegen, inwieweit wir aus der histologischen Untersuchung dieser Organe schon unter normalen Bedingungen herauslesen können, in welchem Grade sie am Abbau bzw. der Rekonstruktion der roten Blutzellen beteiligt sind?

A. Histologie der Milz.

Für den Biologen, der die Funktion eines Organes aus seinem morpho-logischen Bau erkennen will, sind die histologischen Details der Milz am leichtesten zu faßen, wenn er sich an den Verlauf der Blutgefäße hält.

1. Gefäßapparat und Milzbau. Über die Blutbahnen der Milz hat ein jahre-langer wissenschaftlicher Streit bestanden. Ursprünglich nahm man auf Grund von Injektionsversuchen an, daß die Arterien, bevor sie in die Venen einmünden, eine Unterbrechung erfahren. Der erste, der dagegen Stellung nahm, war Bill-roth. Müller und Stieda waren nicht seiner Ansicht. In neuerer Zeit stehen sich Thoma, v. Ebner auf der einen Seite, Hoyer auf der anderen gegenüber. Der strittige Punkt ist nach wie vor derselbe. Als sogenannte „Vermittlungs-süchtige", wie Weidenreich sie nennt, kommen Gray, Köllicker, Legros und Robin und Mall in Betracht. Alle Autoren haben ihre Ansicht aus Injektions-präparaten gewonnen; insofern ist den Resultaten von Weidenreich, Mollier und auch denen von Helly, die aus Serienschnitten ihre Schlüsse ziehen, un-bedingt der Vorzug zu geben.

Die Milzarterie teilt sich im Hilus der Milz in mehrere Zweige, die End-arterien entsprechen und sich bei normaler Anordnung in einer Linie längs des Hilus in das Organ einsenken. Jeder Zweig versorgt ein bestimmtes Gebiet der Milz; die Gefäße verzweigen sich immer mehr und mehr und lösen sich endlich pinselartig in Kapillaren auf. Jede Arterie nimmt gleichsam bei ihrem Durchtritt durch die Kapsel deren Bindegewebe mit. So kommt es, daß die arteriellen Blutgefäße und ihre vielfachen Verzweigungen von derben binde-gewebigen Umhüllungen, den sogenannten Balken oder Trabekeln geschützt erscheinen. Dieser bindegewebige Schutz erstreckt sich noch auf Gefäße von einem Durchmesser von 0,20 mm. Die noch feineren Arterien entbehren dieser Hüllen und treten gleichsam aus dem Maschenwerke der Trabekel heraus, doch sind auch sie noch von zarten Bindegewebsfasern begleitet und umgeben.

a) Gefäße des Milzfollikels (weiße Pulpa). Unmittelbar nach Austritt aus dem eigentlichen Trabekularsystem wird die Arterie vom Milz-follikel umschlossen. Dieser — auch Malpighisches Körperchen oder Milz-knötchen genannt — besteht im wesentlichen aus Lymphocyten, die von einem Netzwerk zusammengehalten werden, das aus Fasern und dendritisch ver-

zweigten Zellen besteht. Dieses faserige Gerüst, dem sich auch vereinzelte
elastische Fasern zugesellen können, steht mit den Ausläufern des Trabekular-
systems in vielfacher Beziehung. An der Adventitia der feinen Arterien sind
Brücken zwischen ihr und dem Stützgewebe der Lymphkörperchen nachweisbar. Da der Follikelapparat die Arterie zirkulär umschließt, so wird öfter auch
von einer Lymphscheide gesprochen. Auch im Milzfollikel stellen die arteriellen
Zweigchen noch deutlich umwandete Kanälchen dar und sind daher leicht zu
erkennen. Erst nach ihrem Übertritt in die rote Pulpa wird ihr Nachweis mühsam. Ein Sichverlieren der Gefäßwandungen erfolgt dagegen nicht. Wenn auch
an vielen Stellen die Arterie nicht im Zentrum des Malpighischen Körpers
zu liegen kommt, so wird sie doch, soweit sie von größeren Ansammlungen von
Lymphocyten umgeben erscheint, als Zentralarterie bezeichnet (Abb. 1).

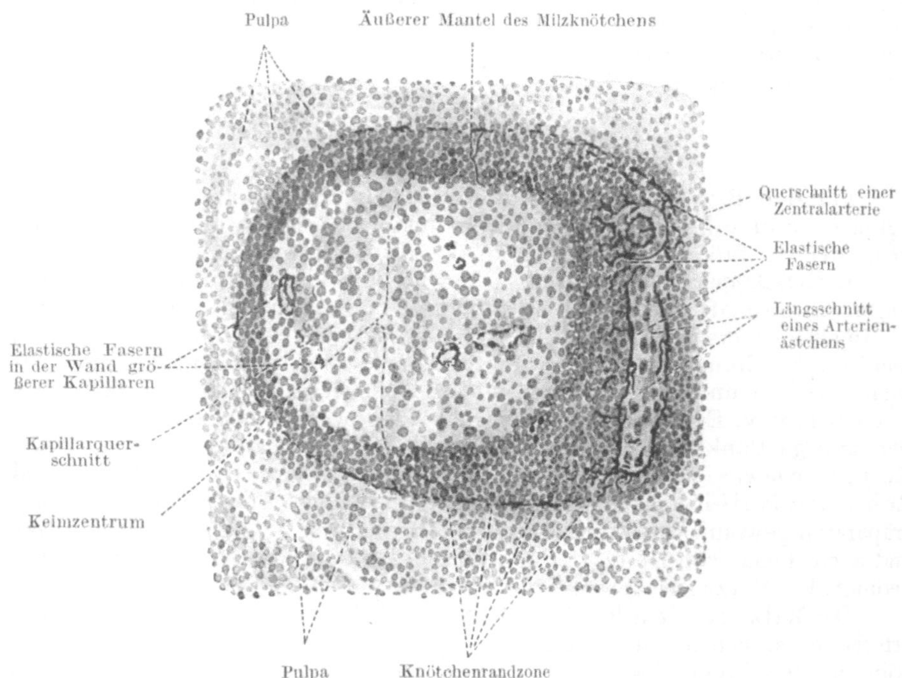

Abb. 1. Querschnitt durch ein normales Milzknötchen.
(Nach Sobotta, Milz, S. 304.)

b) Gefäße der roten Pulpa. Während ihres Verlaufes durch das Milzknötchen entsendet die Zentralarterie Knötchenkapillaren; dieselben werden
später noch genauer besprochen werden (vgl. S. 10). Bald nach dem Abzweigen
dieser Kapillaren erfährt das Lumen der Zentralarterie eine allmähliche Verenge-
rung. Sobald sie einen Durchmesser von ca. 15 μ erreicht hat, verliert sie
ihre Lymphscheide, verläßt damit den Follikel und tritt in die rote Pulpa ein.
Hatte die Arterie noch alle drei Schichten (Intima, Media und Adventitia),
so zeigt sie auch jetzt nach ihrem Austritt aus der weißen Pulpa noch alle Charakteristika einer kleinen Arterie (Arteriole — modifizierte Kapillare). (Abb. 2, 3, 4.)
Ihr Endothel wird von langen spindelförmigen Zellen gebildet, deren Kerne
gegen das Lumen stark vorspringen. Die Media ist einfach, die Adventitia
etwas aufgelockert und führt elastische Fasern. Dieses Stück mit den eben an-

geführten Charakteristicis wird nach **Weidenreich Pulpaarterie** genannt. Der nun folgende 0,15—0,25 mm lange Abschnitt wird als **Hülsenarterie** bezeichnet. An der Grenze zwischen beiden sieht man häufig eine leichte Erweiterung, welche durch eine Anhäufung von Erythrocyten bedingt wird. Obwohl die Hülsenarterie — entdeckt wurde sie von **Schweigger-Seidel** — eine konstante Lumenweite von 6—8 μ besitzt, so ist sie, wiewohl sie bereits eine Kapillare darstellt, durch eine eigentümliche Verdickung ihrer Wandung charakterisiert. Das Endothel ihrer Intima besitzt große, vorspringende,

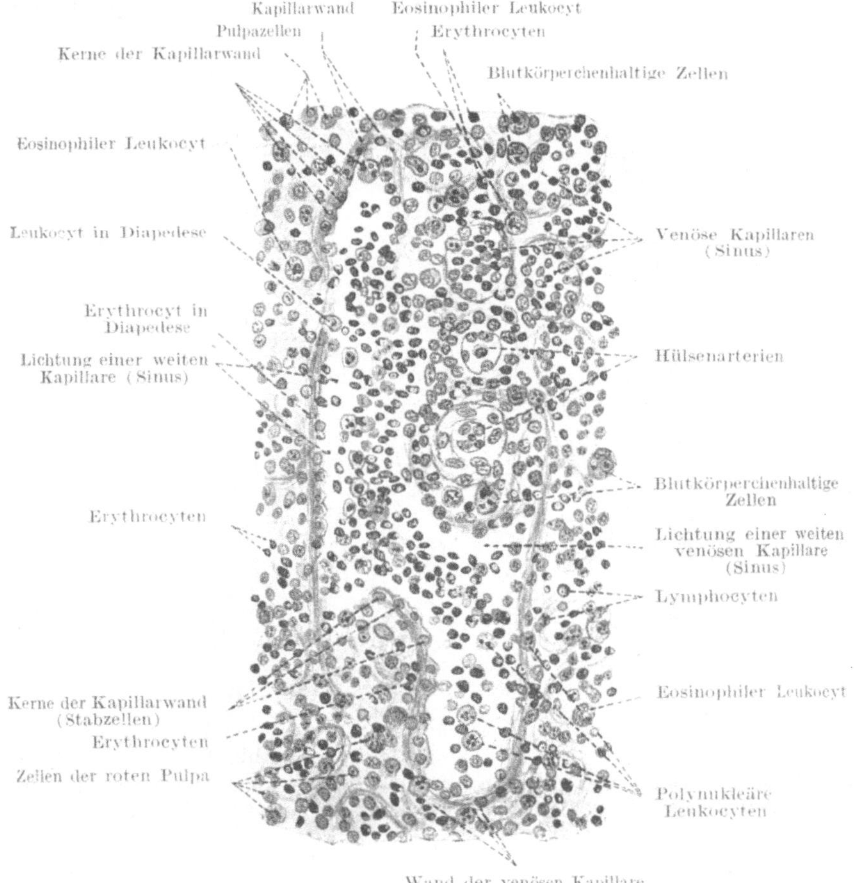

Abb. 2. Durchschnitt durch die Milzpulpa eines normalen Menschen. (Nach Sabotta, Milz, S. 307.)

längliche Kerne, die manchmal soweit in das Lumen hineinragen, daß dieses fast verlegt erscheint. Die eigentliche Wand — die **Schweigger-Seidelsche Scheide** — wird von einem syncytiumartigen Komplex mit zahlreichen Kernen gebildet. Zu den Kernen zugehörige Zellgrenzen sind schwer zu erkennen, doch findet sich zwischen den Kernen ein dichtes Gefüge feinster Fäserchen. Am **Golgi**präparate gewinnt man den Eindruck, als wären marklose Nervenfasern vorhanden. Das Hülsengewebe selbst kann unter normalen Bedingungen der Sitz von roten und weißen Blutkörperchen sein. Die Hülsenarterie tritt nunmehr in ihr eigentliches kapilläres Stadium ein, d. h. sie splittert sich wie ein Pinsel (Penicillum) auf — **arterielle Kapillare.** Wenn auch die Wandung der arteriellen Kapillaren dünn erscheint, so lassen sich an ihr noch zwei Schichten unterscheiden: eine äußere, feinst fibrilläre und eine innere aus Zellen mit vorspringenden Kernen. Die arteriellen Kapillaren endigen nach **Weidenreich** in doppelter Weise: sie finden ihre Fortsetzungen entweder in den Milzsinus, oder sie verlieren sich im Retikulum der Milzpulpa (vgl. auch S. 22).

c) **Milzsinus.** Die Milzsinus bilden einen dichten Plexus kapillarer, vielfach zusammenhängender Hohlräume, deren Querdurchmesser zwischen 10 bis 40 μ schwankt. Die Milzsinus stehen einerseits, wie erwähnt, mit den arteriellen

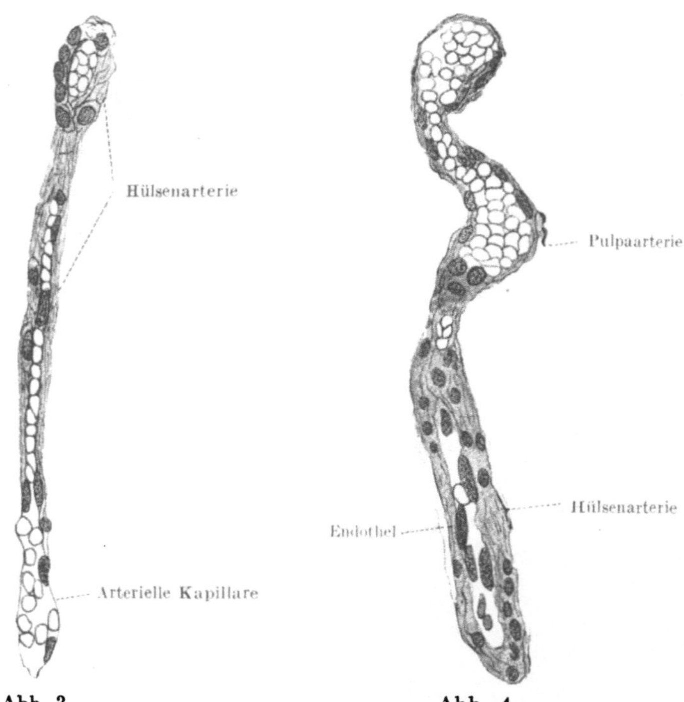

<table>
<tr><td align="center">Abb. 3.</td><td align="center">Abb. 4.</td></tr>
</table>

Beide Abbildungen entstammen der Arbeit von **Weidenreich.** Abb. 3 zeigt den Übergang einer Hülsenarterie in eine arterielle Kapillare. Abb. 4 zeigt den Übergang einer Pulpa- in eine Hülsenarterie.

Kapillaren, anderseits mit den Venen, welche die Milz verlassen, in Verbindung. Man muß sich daher vorstellen, daß das Blut, welches die Milzpulpa von den zuführenden Arterien erhält, in die Milzsinus fließen muß, ehe es das Organ durch die abführenden Venen verläßt. Der Bau der Milzsinus weicht wesentlich von dem der gewöhnlichen Kapillaren ab, so daß diesen Räumen eine organspezifische Bedeutung zugeschrieben werden muß. **Helly** vertritt den Standpunkt, daß die Wandungen der Sinusräume als lückenlos, resp. als vollständig geschlossen anzusehen sind. **Weidenreich** anerkennt dagegen verschiedene Lücken. Wohl am weitesten geht **Mollier**, der von porösen Wänden spricht.

d) **Stabzellen und Sinusringfasern.** a) *Weidenreichs Auffassung.* Die innere Schicht der venösen Sinus wird von den **Stabzellen** (Weidenreich) gebildet. Diese Elemente, die von Ausstrichpräparaten der Milzpulpa bekannt sind, haben vielfach den Charakter von Endothelzellen. Nach Weidenreich stellen sie schmale, stabförmige Zellen dar, die in der Mitte einen sowohl seitlich, als auch nach innen zu stark vorspringenden Kern besitzen (Abb. 5). Die Kerne zeigen oft an der Basis gegen das Lumen zu 1—3 Einfaltungen. Durch diese Falten-bildung, die, wenn vorhanden, parallel zur Längsrichtung der Kerne verläuft, entsteht bei Betrachtung der gefärbten Kerne eine Eigentümlichkeit, die uns glauben macht, daß im Kern 1—2 doppeltkonturierte Streifen liegen — ein Moment, dessen Erkennung auch unter pathologischen Verhältnissen sehr wichtig ist. Weidenreich hält die Stabzellen, sonst auch Milzzellen genannt, die isoliert eine große Ähnlichkeit mit glatten Muskelzellen besitzen, für kontraktil und meint, daß sie für die Entleerung der plexusbildenden Sinus von Bedeutung sind. Histologische Anhaltspunkte, z. B. Anisotropie,

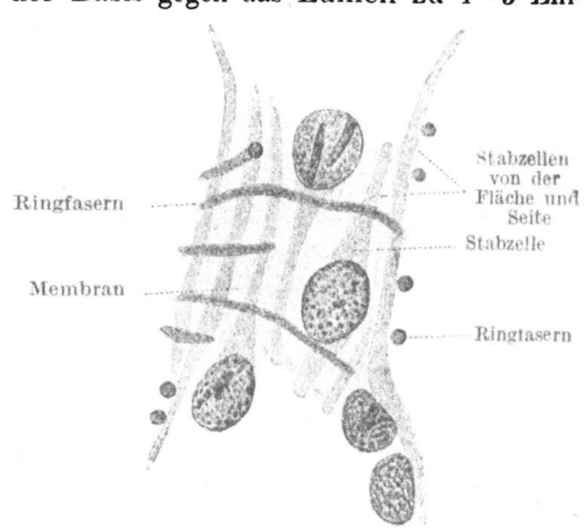

Abb. 5. Die Abbildung entstammt der Arbeit von Weidenreich. Flächenansicht der Sinuswand.

lassen sich für die Muskelzellnatur derselben allerdings nicht erbringen. Die Stabzellen, die untereinander nicht anastomosieren, dürften der Innenfläche, einer strukturlosen Membran, nebeneinander aufgereiht aufsitzen. Die leichte Isolierung dieser Zellen beim Zerzupfen frischer Milzstückchen spricht für einen losen Zusammenhang derselben mit der Grundmembran, die aber, da Erweiterungen der Milzsinus oft beobachtet werden, dehnbar sein muß. Außerdem sind in dieser Membran bei Betrachtung von der Fläche her Lücken (Stomata) zu sehen, auf welche wir noch zu sprechen kommen werden (Abb. 6).

Schließlich müssen noch die Sinusringfasern, die senkrecht zum Verlauf der Stabzellen liegen und wie Faßreifen den Stabzell-zylinder umgürten, Erwähnung finden. Sie stehen mit dem Retikulum der Milzpulpa in Zusammenhang. Auf Grund des histo-

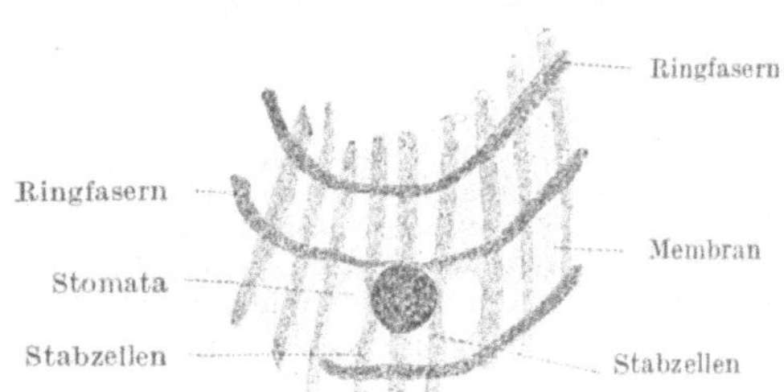

Abb. 6. Die Abbildung entstammt der Arbeit von Weidenreich. Stomata der Sinuswand (Flächenansicht).

logischen Bildes hat man den Eindruck, daß diese zirkulären Fasern, die sich nicht wie elastische Fasern, sondern wie Gitterfasern färben lassen, dazu dienen, die Dehnung der Sinus zu verhindern, ferner die Lichtung des Sinusklaffend zu erhalten und schließlich die Fühlung mit der Nachbarschaft herzustellen.

β) *Molliers Auffassung.* Der Auffassung Weidenreichs ist in letzter Zeit von Mollier widersprochen worden. Zunächst nimmt Mollier Stellung gegen die Annahme, als würden die zirkulären Gebilde, die Weidenreich als faß-reifenähnlich beschreibt, isolierte Fasern darstellen. Er faßt sie vielmehr als ein

Geflecht auf, für welches er den Namen Netzfasermantel wählt. Weiter wendet er sich gegen die zuerst von v. Ebner beschriebene dünne strukturlose Haut, auf der die Stabzellen — im Sinne Weidenreichs — aufsitzen sollen. Nach Weidenreich müßte der Sinus aus einem äußerst feinen Häutchen bestehen, das die Form einer Röhre hat, die von faßreifartigen Fasern umschlossen ist und auf deren Innenfläche die erwähnten Stabzellen aufsitzen. Wenn nun tatsächlich diese Membran, wie Weidenreich angibt, von Löchern durchsetzt ist, die allerdings nur vorübergehende Unterbrechungen der Kontinuität des Häutchens darstellen und durch das Durchwandern der weißen Blutzellen bedingt sind, dann kann man, wie Mollier folgert, kaum mehr von einem geschlossenen Wandungssystem des Milzsinus sprechen.

Auf Grund histologischer und vor allem auch entwicklungsgeschichtlicher Untersuchungen vertritt Mollier folgenden Standpunkt: Geht man in der Tierreihe zurück, so ist man bereits bei der Hundemilz nicht mehr imstande, die Stabzellen der venösen Sinus als einzelne und selbständige Gebilde zu isolieren. Sie sind vielmehr der Quere nach syncytial untereinander verbunden (Abb. 7). Man hat bei der Draufsicht eines Sinusflachschnittes den Eindruck, daß kaum mehr von einer Platte mit Längs(stab)zellen und Querfasern (zirkuläre Fasern) gesprochen werden kann, sondern daß vielmehr „ein dünnes ausgebreitetes, protoplasmatisches, fast regelloses Netzwerk vorliegt, in welchem die Netzbalken oft sehr breit die ganz verschieden großen und wechselnd geformten Maschenräume begrenzen". Noch viel deutlicher läßt sich die Annahme, daß die Wandungen der Milzsinus aus einem protoplasmatischen Netzwerk bestehen, in welchem selbst die eingelagerten Kerne nicht mehr ausschließlich — wie z. B. beim Menschen — in einer Richtung angeordnet sind, beim Schaf und beim Rind feststellen. Mollier untersuchte bei den verschiedenen Tieren die Beziehungen der Sinuswandungen zu dem

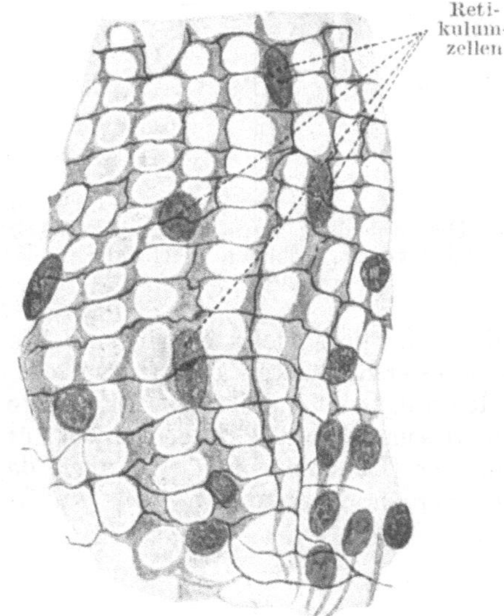

Abb. 7. Die Abbildung entstammt der Arbeit von Mollier (Sitzungsber. d. Ges. f. Morph. u. Phys. Münch. 1909). Unregelmäßige Maschenform des Retikulums beim Hunde.

Pulparetikulum (siehe unten) und kam zu dem Resultat, die Sinuswandungen nur als einen in der Fläche ausgebreiteten Anteil des gesamten Pulparetikulums anzusehen. In weiterer Konsequenz dieser Betrachtungsweise mußte das Lumen eines Milzsinus als Maschenraum aufgefaßt werden, wobei allerdings sämtliche Maschenräume mit den sie verbindenden Öffnungen auf ein gleiches Kaliber eingestellt sind. Wie verhält es sich hierbei mit den so leicht isolierbaren „Stabzellen"? Sie müssen — so schließt Mollier — als stärker ausgestaltete Längsleisten im syncytialen Gitter bezeichnet werden, die durch schmälere Brücken verbunden sind. Wenigstens ist in der Hundemilz das Endothel (Stabzellen) der kapillaren Sinus dauernd retikulär gebaut.

Aus dieser Darstellung zieht Mollier den Schluß, daß auch die Stabzellen der menschlichen Milzsinuskapillaren ontogenetisch aus seiner Vorstufe eines ausgesprochenen Milzsyncytiums hervorge-

gangen sind. Untersuchungen am menschlichen Embryo scheinen für seine
Ansicht zu sprechen. Das Hauptergebnis seiner Arbeit faßt er in folgendem
Satze zusammen: Die venöse Kapillarwand in der Milz der Säugetiere und des
Menschen besitzt keine geschlossene Endothellage, denn sie ist durchbrochen
gebaut. Es erscheint daher Mollier gleichgültig, ob diese Form des Pulpareti-
kulums ungeordnet (Hund, Schaf) oder eine vollständig geordnete (Mensch,
Affe) ist.

Die Existenz des von v. Ebner entdeckten und von Weidenreich an-
erkannten strukturlosen Häutchens leugnet Mollier im Prinzip, doch anerkennt
er eventuell Membranen, die einzelne Maschenräume verschließen. Wenn wir
später (cf. S. 12) die Veränderungen bei experimenteller venöser Stauung der
Milz zur Sprache bringen werden, müssen wir uns auf das eben Gesagte beziehen.

Es schien uns wichtig, die Auffassung von Mollier genauer darzustellen,
weil wir später sehen werden, daß sich unter pathologischen Bedingungen vielfach ein konsensuelles Verhalten zwischen den eigentlichen Retikulumelementen
und den Stabzellen, resp. den Endothelien der Milzsinus feststellen läßt.

e) Verbindungen der Sinus mit den Venen. Die Sinus stehen sowohl mit dem arteriellen, als auch mit dem venösen System in Kommunikation.
Die Anastomosen der venösen Sinus mit den arteriellen Kapillaren erfolgen

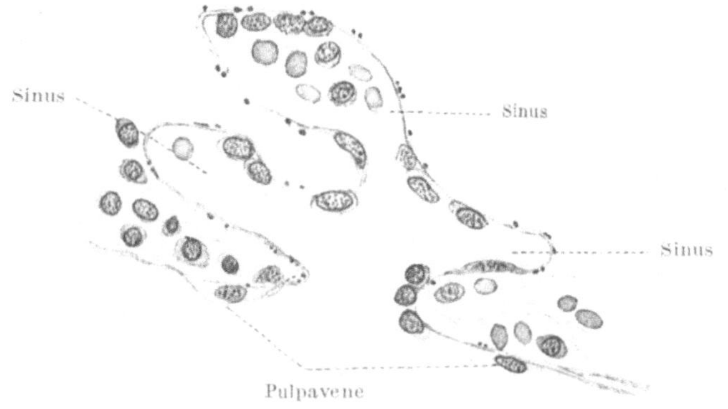

Abb. 8. Die Abbildung entstammt der Arbeit von Weidenreich.
Einmündung von Milzsinus in eine Pulpavene.

meist unter spitzen Winkeln. Es ist dies sicher auch ein Grund, warum es relativ
schwer gelingt, die Sinus vom Arteriensystem her mit Injektionsmasse zu füllen.
Nachdem die Milzsinus ein vielfach verzweigtes und dadurch schwer überseh-
bares Maschenwerk gebildet haben, treten sie zumeist in breite Kommunikation
mit den Pulpavenen, die sich wiederum nach kurzem Verlauf mit den Balkenvenen verbinden und so den Abschluß der mannigfachen Wege bilden, die das
zurückfließende Blut durch die Milz nimmt (Abb. 8). Diese breiten Kommunikationen zwischen Pulpagewebe und Balkenvenen sind schon bei geringer
Lupenvergrößerung sichtbar. Malpighi sprach hier von Stigmata und meinte,
die Wand der Balkenvenen habe scheinbar Löcher, durch welche das entblößte
Pulpagewebe sichtbar würde.

Die Wandung der Balkenvenen besteht eigentlich nur aus einer Endo-
thelschicht. Seine Stütze findet das Blutgefäß nur im fibrillären, sich dem
Trabekel innig anschließendem Gewebe. Auch die Pulpavenen haben nur
sehr dünne Wandungen, die ebenfalls durch fibrilläres Gewebe gehalten werden,

das als Fortsetzung des Trabekelbindegewebes anzusehen ist. Aus den Balkenvenen setzt sich im Hilus der Milz die Vena lienalis zusammen.

f) Knötchenkapillaren. Wie bereits (cf. S. 4) kurz erwähnt, zweigen von den Zentralarterien Kapillaren ab, die der Schweigger-Seidelschen Hülsen entbehren. Diesen Gebilden hat nun Weidenreich ganz besondere Aufmerksamkeit zugewendet. Sie sind bald nach ihrer Abzweigung von der Zentralarterie noch verhältnismäßig weit (8—10 μ) und verengen sich aber rasch auf ca. 5 μ. Sie breiten sich dann teils im Follikel, teils in den Lymphscheiden aus. Weidenreich nennt sie Knötchen- resp. Scheidenkapillaren (Abb. 9). Auch diese Gefäße haben anfangs eine relativ starke Wandung; neben großen Endothelien mit längsovalen Kernen als Intima zeigt sich eine ziemlich grobfaserige, auch mit elastischen Fasern untermengte Adventitia; eine Muskularis fehlt. Die Kapillaren können mit benachbarten anastomosieren. Das Wesentliche, worauf Weidenreich das größte Gewicht legt, ist, daß

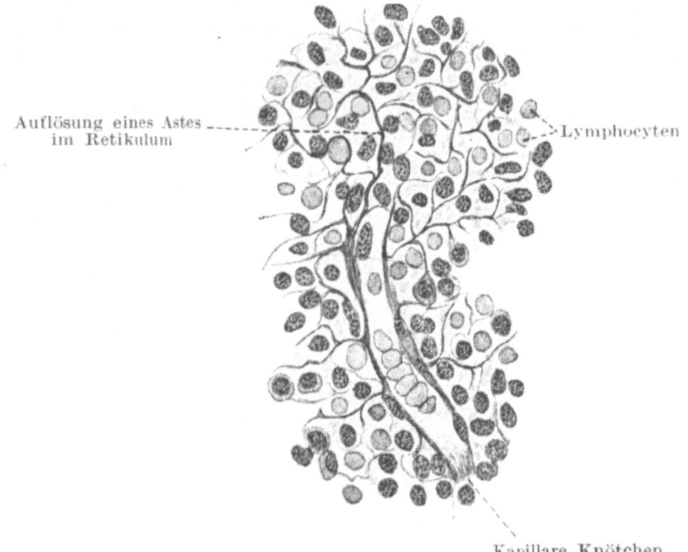

Abb. 9. Die Abbildung entstammt der Arbeit von Weidenreich.
Kapillare des Milzknötchens.

diese Kapillaren sich schließlich an der Grenze zwischen weißer und roter Pulpa gleichsam uferlos im Parenchym verlieren. Außerdem beschreibt Weidenreich noch Lymphröhrchen, die dadurch entstehen, daß sich Retikulumfasern ungefähr in der Gegend der Knötchenrandzone, also wo sich die Knötchenkapillaren verlieren, zur Bildung feinster Lymphkanälchen zusammenschließen. Diese Lymphröhrchen münden schon nach sehr kurzem Verlauf in die Milzsinus. Weidenreich legt Wert darauf, dieses Verlieren von Blutkapillaren zwischen das Parenchym an Serienschnitten festgestellt zu haben. Noch an einer zweiten Stelle bestehen Kommunikationen zwischen den mit Endothel ausgelegten Blutbahnen und dem lymphatischen Gewebe: die Schweigger-Seidelschen Hülsenkapillaren finden nämlich ihre Fortsetzung nicht ausschließlich in den Milzsinus, sondern es kann auch von ihnen aus, ähnlich wie bei den Knötchenkapillaren, eine Absplitterung von im Milzparenchym uferlos sich verlierenden Kapillaren erfolgen.

Alle diese Kapillarendigungen im Milzretikulum sind für Weidenreich Argumente, um in der strittigen Frage, ob in der Milz ein geschlossener oder wenigstens zum Teil offener Blutkreislauf besteht, einen vermittelnden Standpunkt einzunehmen. Nach ihm gibt es einen doppelten Blutweg durch die Milz — einen entlang der Kapillaren und der Sinus und einen gleichsam querfeldein über die Pulpazellen. Es stimmt dies vielfach auch mit den Befunden jener Autoren überein, die mittelst Injektionsmethoden die Blutbahnen der Milz zu erforschen suchten; der Farbstoff fand sich teils in typischen Gefäßen, teils in Zonen wandungsloser Räume.

2. Verhalten von injizierten Fremdkörpern. Weidenreich betrat noch einen zweiten Weg, um seiner Vermutung, daß sich die Follikelkapillaren uferlos in der Pulpa verlieren, eine positive Basis zu verschaffen. Bekanntlich finden sich in der Milzpulpa, also außerhalb der Bluträume Erythrocyten. Wie kommen diese zwischen die Lymphocyten zu liegen? Auch in Bezug auf die Anwesenheit von Leukocyten innerhalb der Milzpulpa könnte man sich diese Frage vorlegen, sofern man nicht den Standpunkt vertritt, daß sie in der Milz selbst gebildet werden.

Zuerst hat man zu entscheiden, ob die Wandungen, speziell der Milzsinus für korpuskuläre Elemente (Leukocyten oder Erythrocyten) durchgängig sind. Schon unter normalen Verhältnissen sieht man ein Durchtreten von Leukocyten durch die Wandungen der Sinusräume. Da Weidenreich auf dem Standpunkt steht, daß zwischen Milzparenchym und Sinusraum nicht nur eine Membran ausgespannt ist, sondern auch noch die Stabzellen und die zirkulären Fasern je ein dichtes Netzwerk bilden, so bereitet es ihm einige Schwierigkeit, das Durchtreten der weißen Zellen zu deuten; speziell das strukturlose Häutchen muß in irgend einer Weise umgangen werden. Stomata, die präformiert wären, hält Weidenreich für unwahrscheinlich, da die Anordnung derselben, wie er selbst angibt, eine unregelmäßige ist. Er meint daher, daß sie erst beim Durchtritt der Leukocyten durch die Sinusmembran gebildet werden.

Je mehr es gelingt, ein Durchwandern der weißen Blutkörperchen durch die Sinuswandungen zu verfolgen, um so auffallender ist es, daß man unter physiologischen Bedingungen eine Diapedese von Erythrocyten nicht sehen kann. Trotzdem hält Weidenreich auch dies für möglich, obwohl er keine sicheren Anhaltspunkte dafür erbringen kann. Im Gegensatz zu ihm hält Helly diese Form des Übertrittes von korpuskulären Elementen aus den Bluträumen gegen das Parenchym für die einzig mögliche. Übrigens gewinnt man aus seinen Abbildungen den Eindruck, daß die Durchwanderung von weißen Blutzellen die der roten bei weitem übertrifft. Natürlich muß Mollier die Erklärung des Durchtrittes von zelligen Elementen am leichtesten fallen, da ja nach seiner Anschauung die Sinusräume nur weitere Retikulärräume sind, und er eine trennende Membran zwischen Parenchym und Sinusraum im Prinzip überhaupt leugnet. Wie schwer sich diese Annahme mit den Befunden von Sokoloff in Einklang bringen läßt, wird uns noch zu beschäftigen haben. Mollier geht auf diese Frage, so weit es sich um die Beobachtungen von Sokoloff handelt, gar nicht ein.

In der Absicht, die Wege zu erforschen, wie z. B. die roten Blutzellen in das Milzparenchym gelangen, hat Weidenreich nicht nur den rein histologischen Weg eingeschlagen, sondern sich auch der Methoden der natürlichen Injektion bedient. Zu diesem Behufe wurde Tieren (Kaninchen) Tusch, Zinnober oder Hühnerblutkörperchen injiziert. Verabfolgt man entsprechende Mengen von Tusch oder Zinnober intravenös, so findet man (5 Min. nach der Injektion wird das Tier getötet) die Tusch- resp. Zinnoberkörnchen nicht in den Sinus, sondern im Parenchym, und zwar hauptsächlich in der Körnchenrandzone, resp. in der Lymphscheide. Weidenreich glaubt nun, daß die Tuschkörnchen auf dem Wege der Knötchenkapillaren in die rote Pulpa gelangen. Ganz analog fand er auch die Lagerung der durch Transfusion beigebrachten Hühnerblutkörperchen. Das Hauptresultat war in diesen Versuchen: Zahlreiche Hühnererythrocyten im Parenchym, dagegen relativ wenig in den Sinusräumen. Vor allem waren die fremden roten Blutkörperchen in der Randzone und in den Maschen des Retikulums zwischen den Lymphkörperchen zu sehen. Dementsprechend vertritt auch hier Weidenreich den Standpunkt, daß die roten Blutkörperchen des Huhnes durch die offenen Enden der arteriellen Kapillaren in das Parenchym eingedrungen seien. Daß einzelne fremde Erythrocyten auch in den Sinusräumen zu sehen seien. ist teils auf Durchwanderung durch das Parenchym. teils auf direkte Einmündung der arteriellen Kapillaren in die Sinus — also durch die Schweigger-Seidelsche Hülsenkapillaren — zu beziehen. Jedenfalls läßt sich aus diesen Versuchen der Schluß ableiten. daß fremde Elemente, die vielleicht der Organismus aus seinem Kreislauf auszuschalten beabsichtigt, auf dem Wege der freiendenden Kapillaren in das Milzparenchym gelangen. Weidenreich stellt sich nun weiter vor, daß z. B. Hühnererythrocyten aus dem Parenchym heraus durch die Lymphröhrchen zurück in die Milzsinus geleitet werden.

Zur Bekräftigung seiner Ansicht läßt er die aus der Literatur bekannten Injektionspräparate der Milz Revue passieren und findet dabei zahlreiche Anhaltspunkte für seine Schlußfolgerungen. Bei fast allen Injektionen der Milz von den Arterien her kann es selbst beim schonendsten Verfahren zu Extravasaten in das Milzparenchym kommen. Vor allem zeigen sich dieselben in der Umgebung der Follikel. Ist aber einmal tingierte Flüssigkeit in das Parenchym eingedrungen, so füllt sich von hier aus der Sinusapparat mit Leichtigkeit, während die direkte Füllung der Milzsinus von den Schweigger-Seidelschen Kapillaren aus nicht zu den häufigen Befunden gehört.

Von den Venen aus gelingt es dagegen sehr leicht, die Milzsinus mit Injektionsmasse zu füllen. Daß aber die Injektion der Pulpaarterien von den Venen aus gelingt, gehört zu den größten Seltenheiten.

3. Venöse Stauung der Milz als Weg zur Analyse der Sinusfunktion. Im engsten Anschluß an das Gesagte sind Versuche zu besprechen, die Thoma durch seine Schüler: Sokoloff, Wicklein und Kalenkiewicz ausführen ließ. Um den mehr oder weniger fraglichen Ergebnissen, welche die Injektionsversuche mit tingierter Flüssigkeit gezeitigt haben, aus dem Wege zu gehen, hat Thoma durch seine Schüler die Zirkulationsverhältnisse in der Milz nach mechanischer Behinderung des Blutabflusses studiert. Sokoloff fand nach experimenteller Unterbindung der Milzvenen eine ausgedehnte Überschwemmung der Sinus und der Milzpulpa mit Erythrocyten. Untersucht man aber in einem früheren Stadium, so sind fast nur die Sinus mit roten Blutkörperchen gefüllt. während sich in der eigentlichen Pulpa (Parenchym) nur Ödem findet (Abb. 10). Sokoloff deutet seine Resultate — von deren Richtigkeit ich mich selbst überzeugen konnte — im Sinne der geschlossenen Blutbahnen, weil die Erythrocyten nicht sofort nach der Unterbindung im Pulpagewebe zu sehen sind. Weidenreich ist vorsichtig und hält diese Erklärung nicht für zwingend; denn die Sinus sind zu dehnbar und müßten doch zuerst gefüllt werden. Für uns ist die Tatsache wichtig, daß in einem späteren Stadium der Stauung das Parenchym von Erythrocyten strotzt.

Von den Resultaten Wickleins interessiert uns vor allem die Angabe,
daß ein durch Ligatur der Vene geschaffener Milztumor nach Lösung derselben erst nach 2—12 Stunden sich vollständig zurück-
bildet. In fortlaufenden Untersuchungen zeigte sich, daß zuerst die Erythrocyten aus dem Parenchym verschwinden, während die Blutüberfüllung der
Sinusräume noch lange weiter fortbestehen kann. Der Pigmentgehalt nach
einem solchen Experiment zeigte sich gegenüber normalen Milzen nicht erhöht.
Wicklein folgert daraus, daß die in das Parenchym eingedrungenen Erythrocyten sämtlich wieder in die Milzsinus gelangen und scheinbar unverändert
weggeführt werden. Bezüglich der Lokalisation der Blutaustritte bei experimenteller Stase äußert sich Kalenkiewicz noch präziser, indem er betont, daß

sich dieselben hauptsächlich in der Randzone der Milzknötchen vorfinden. Dauert
dagegen die mechanische Stauung lange
an, so kommt es auch zu einer gleich-
mäßigen Infiltration des gesamten Parenchyms. Ganz ähnlich lauten die Resultate der Experimente von Tomsa und
von Kyber.

Auch die Versuche von Mall können
hier Erwähnung finden, obwohl es sich
nicht um histologische Beobachtungen
handelt. Bindet man die Milzvenen beim
Hund ab, so steigt der Druck in der Vene.
Reizt man nun die zuführenden Nerven der
Milz mit dem elektrischen Strom, so kommt
es zu einer weiteren Steigerung des Venen-
druckes. Wird dagegen durch Durchschneidung der Nerven die Stauung belassen, so zeigt sich 24 Stunden darauf
eine ausgedehnte Infarzierung. Eine Übertragung dieser Versuche auf die menschliche Pathologie ist aber nicht ohne weiteres durchführbar, da im menschlichen
Trabekelgeflecht keine selbständigen Mus-
kelbündel vorkommen; die wenigen vorhandenen Muskelfasern sind einer solchen
Aufgabe kaum gewachsen. Man müßte,
falls man der menschlichen Milz eine ge-

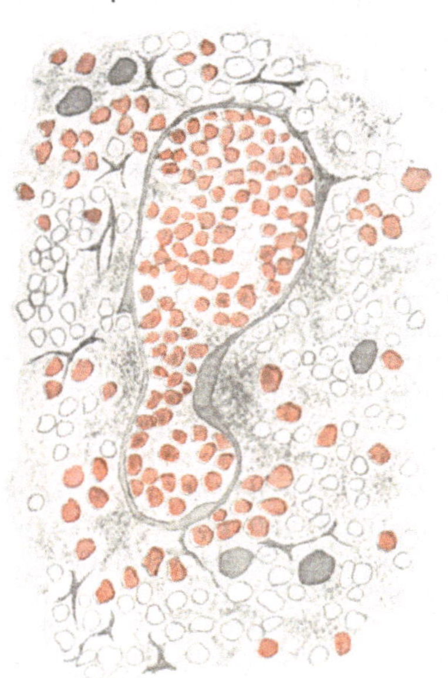

Abb. 10. Die Abbildung entstammt
der Arbeit von Sokoloff. Bei venöser
Stauung füllen sich zunächst die Sinus
mit Erythrocyten, während das eigentliche Parenchym frei bleibt; hier sieht
man nur Ödem.

wisse Kontraktionsfähigkeit zusprechen wollte, auf andere Möglichkeiten zurückgreifen; dies war auch vielleicht der Grund, warum Weidenreich sich die
Stabzellen als kontraktile Elemente dachte. Im Zusammenhang mit den
histologischen Untersuchungen lehren auch diese Versuche, daß Erythrocyten,
die durch Stauung in das Milzparenchym gelangt sind, relativ schwer wieder
zurück in die allgemeine Zirkulation gelangen können.

Es ist nun interessant zu sehen, wie Weidenreich zu den eben erwähnten
Versuchen Stellung nimmt. Im Gegensatz zu den Schülern Thomas, die
sich für einen direkten Übertritt von Erythrocyten aus den Sinus in das
Parenchym einsetzen, vertritt Weidenreich den Standpunkt, daß es durch
Stauung innerhalb der Sinus zu Ödemen des Parenchyms kommt (I. Stadium, während als II. Stadium von Sokoloff die Überschwemmung der Pulpa
mit Erythrocyten genannt wird), daß aber das Ödem den Übertritt von geformten Elementen, wie z. B. Erythrocyten in das Parenchym, eher hindert.

Er glaubt daher, daß infolge der gestauten Sinus die Blutbewegung entlang der arteriellen Kapillaren gehemmt wird, weswegen das Blut seinen Weg zum „freien Arterienende" gegen das Parenchym sucht; deswegen sind die ersten Blutaustritte in der Nähe der Milzfollikel (cf. Kalenkiewicz) und erst später kommt es zu Erscheinungen, wie sie Sokoloff als zweites Stadium beschreibt.

Ausgehend von diesen Tatsachen, von deren Richtigkeit sich Weidenreich selbst überzeugen konnte, stellt er Betrachtungen über den physiologischen Ablauf der Blutzirkulation in der Milz an, und wirft die Frage auf, unter welchen Umständen die Erythrocyten ihren Weg bald direkt durch die Kapillaren gegen die Sinus, bald indirekt über das Parenchym nehmen. Er meint, daß in der Regel beide Wege eingeschlagen werden, „wenn aber das Parenchym reich ist an farblosen oder farbigen Elementen und nichts oder nur wenig aufnehmen kann, so wird das Mehr des Zuflusses durch den indirekten Verbindungsast abgeleitet".

Wenn man sieht, wie speziell die Arterien (Hülsenarterien) jenseits der Abzweigung der feinen offenen Kapillaren ins Parenchym sehr dicke Wandungen zeigen, die — wie ich glaube, gesehen zu haben — reichlich mit Nerven versorgt sind, so drängt sich der Gedanke auf, ob nicht schon unter physiologischen Verhältnissen ein Teil des Blutes in die Sinus, ein anderer Teil über das Parenchym fließen muß. Im wesentlichen ist es dasselbe, was Weidenreich in dem früher zitierten Satz ausgesprochen hat, doch glaube ich einen Schritt weiter gehen zu können, indem ich, Untersuchungen an pathologischen Milzen vorausgreifend, sage: das Aberrieren über das Parenchym geht parallel mit der Blutmauserung; inwiefern dabei die Hülsenarterien teilnehmen, wollen wir dahin gestellt sein lassen. Läßt man sich von rein mechanischen Vorstellungen leiten, so wird dieser Gedanke der richtige sein; herrschen aber chemotaktische Kräfte vor, so wird man ihn entbehren können.

Ähnlich den Anschauungen von Weidenreich sind auch jene von Legros und Robin.

4. **Lymphbahnen.** In der älteren Literatur kann man Angaben finden, nach welchen Lymphgefäße ständige Begleiter der Arterien und Venen wären. Selbst Dominici äußert sich in ähnlicher Weise. Weidenreich und Helly sprechen sich jedoch gegen das Vorkommen intraparenchymatöser Lymphgefäße aus. Daß dagegen unter der serösen Haut der Kapsel der Milz feine Lymphbahnen verlaufen, die aber nicht in das Parenchym eindringen, darin sind sich alle Autoren einig.

5. **Zelluläre Struktur des Milzparenchyms.** a) **Kapsel und Retikulum, inklusive Gitterfasern.** Die Kapsel, die im Prinzip mit dem Retikulumgewebe zusammenhängt, besteht aus einem oberflächlichen serösen Blatte; in den tieferen Schichten zeigen sich fibröse und elastische Fasern, zwischen denen sich bei manchen Tieren glatte Muskelfasern vorfinden. Beim Menschen spielen diese eine ganz untergeordnete Rolle. So sagen Petrifi und Engel, die sich wegen der Chininwirkung für die Existenz von glatten Muskelfasern interessierten, daß sich beim Menschen nur sehr spärliche Muskelelemente finden, und daher sicherlich nur eine wenig energische Wirkung entfalten können.

Von der Kapsel aus setzen sich in das Milzparenchym Bindegewebsfaserzüge fort, welche sich mit jenen verbinden, die vom Hilus her mit den Blutgefäßen kommen. Jene werden im Gegensatz zu den Trabekeln als Septen bezeichnet. Übrigens können auch diese Septa die Führung für vereinzelte Venen übernehmen, die sich in der Milzkapsel ausbreiten. Das Retikulum selbst, das in früherer Zeit teils an ausgepinselten, teils an geschüttelten Präparaten studiert wurde, besteht aus sich in zahlreicher Richtung durchkreuzenden Fasern mit relativ wenigen eingelagerten Zellen, deren flügelartige Fortsetzungen sich ebenfalls vielfach durchkreuzen, wodurch das Netzwerk des Retikulum noch komplizierter gestaltet erscheint. Das Retikulum entbehrt, wie Orceinpräparate zeigen, elastischer Fasern. An der Zirkumferenz der Milzarterie — und zwar im Bereich der Follikel- resp. der Lymphscheiden — hängt das Retikulum mit dem Bindegewebe, das von den Trabekeln herrührt, zusammen. Die Beziehungen des Retikulum zu den Wandungen der Milzsinus sind schon gelegentlich der Wiedergabe der Auffassung Molliers betreffs der Stabzellen gegenüber Weidenreich erwähnt worden (vgl. S. 8).

Der bindegewebige Schutz, den der Trabekularapparat der Arterie verleiht, erstreckt sich noch nach dem Austritt aus dem Follikel eine Strecke weiter auf die Hülsenarterie. Die retikuläre Scheide erfährt hier aber insofern eine Umwandlung, als sich sehr bald die fest aneinander gegliederten Fibrillen auflockern und sich zu einem korbförmigen Netzwerk umgestalten. Die Verlaufsrichtung der Netzmaschen hält sich vielfach an den Zug der Arterie. Zwischen den feineren Bindegewebsfasern finden sich einige elastische Fasern. Im weiteren Verlaufe werden die derberen Fasern zu feineren, und gehen kontinuierlich in das allgemeine Retikulärgeflecht über; schließlich beteiligen sich daran auch die periphersten Fasern der Adventitia. Es bildet also das Retikulum ein Maschensystem mit engen Räumen, welche sämtlich untereinander kommunizieren. Wiewohl die Retikularsubstanz unter Aussparung der Räume für die Milzsinus ziemlich gleichmäßige Maschenräume bzw. Lakunen in sich schließt, so können doch einzelne dichtere Bindegewebszüge an manchen Stellen sich enger zusammenschieben. Speziell um die Zentralarterie ist das zu beobachten. Da gerade an dieser Stelle die Einlagerung von Lymphocyten eine reichlichere ist, so hebt sich der Follikel von seiner Umgebung viel deutlicher ab und läßt insofern auch eine prinzipielle Unterscheidung zwischen inter- und intrafollikulärem Gewebe zu.

Oppel, der die Gitterfasern in der Leber entdeckte, fand, daß sich auch das Retikulum der Milz mit der Silbermethode schwarz färbt. Später hat sich dann Maresch sehr dafür interessiert. In jüngster Zeit ist dem Verhalten der Gitterfasern der Milz unter normalen und pathologischen Verhältnissen von Matsui größere Aufmerksamkeit gewidmet worden. Auf Grund all dieser Untersuchungen kann man sagen, daß das feine Retikulum hauptsächlich aus Gitterfasern besteht. In dem Maße als es gelingt, sich z. B. durch die Bielschofsky-Methode von der Anwesenheit der Gitterfasern in der Milz zu überzeugen, hat man es auch in der Hand, das Verhalten des Retikulums zu studieren. Dieser Vorteil fällt um so mehr ins Gewicht, als man bis vor nicht langer Zeit gezwungen war, das Verhalten des Retikulums ausschließlich an „gepinselten" Schnitten zu verfolgen.

Untersucht man nun die Milz auf das Vorkommen der Gitterfasern, so läßt sich folgendes darüber sagen: Innerhalb der roten Pulpa bilden die Gitterfasern dichte, gleichgroße Netzmaschen. In den Maschen liegt das Milzparenchym. Die Gitterfasern gehen unmittelbar in die zirkulären Fasern der Sinuswandungen über; man wird wohl nicht fehlgehen, wenn man die zirkulären Fasern als eine Art Gitterfasern hinstellt. Im Malpighischen Körperchen finden sich nur sehr wenig Gitterfasern.

Es entspricht also die Lagerung der Gitterfasern vielfach der Anlage des Retikulums, so daß wir uns auf das oben Gesagte beziehen können. Deswegen soll aber nicht behauptet sein, daß das Retikulum nur aus Gitterfasern besteht; denn an dem Aufbau des Retikulums beteiligen sich auch echte bindegewebige Elemente, die sich auch färberisch von den eigentlichen Gitterfasern gut unter-

scheiden lassen (Rößle). Welchen zelligen Elementen die Gitterfasern ihren
Ursprung verdanken, darüber existieren Meinungsverschiedenheiten. Manche
beziehen sie auf die Sinusendothelien, andere leiten sie von den Retikulumzellen ab; Matsui hält beide Möglichkeiten für wahrscheinlich; diese Anschauung
hat viel für sich, weil nach Mollier beiderlei Zellen entwicklungsgeschichtlich
zusammengehören.

Die zelligen Elemente des Retikulums präsentieren sich als ausgesprochene
Makrophagen. Da es im Schnitt oft schwer fällt, den ruhenden Makrophagen
zu erkennen, so wäre es wichtig, wenn die Frage entschieden wäre, ob man
einen Parallelismus zwischen dem Vorkommen von Gitterfasern und der Reichhaltigkeit von phagocytären Elementen feststellen könnte. Das Studium
pathologischer Milzen hat uns veranlaßt, mit dieser Möglichkeit zu rechnen
resp. diese Frage aufzuwerfen.

b) Die eigentlichen zelligen Elemente der Milz zu schildern ist
sehr kompliziert und schwierig, weil derzeit sich die ganze Frage noch im
Fluß befindet. Es kann selbstverständlich keinesfalls unsere Aufgabe sein, hier
das ganze heikle Thema über die Abstammung der Blutzellen aufzurollen. Ohne
gleichzeitige Stellungnahme für oder wider die dualistische oder die mono-
phyletische Anschauung wäre dieser Gegenstand unmöglich zu diskutieren. Wir
können daher nur einiges, was uns speziell für unsere Frage von Wichtigkeit
erscheint, herausgreifen.

v. Ebner äußert sich im Handbuch von v. Kölliker über die Pulpazellen
in der Weise, daß er die einzelnen Zellformen anführt, ohne dabei auf ihre topo-
graphischen Verhältnisse einzugehen. Er unterscheidet: 1. Einkernige kleine
Lymphocyten, 2. einkernige, polymorphkernige und multinukleäre Leukocyten,
3. kernhaltige rote Blutzellen, 4. ausgebildete rote Blutzellen, 5. große Zellen
mit roten Blutzellen oder gelbbraunen Pigmentschollen (Phagocyten), 6. freie
Pigmentschollen und Körner, 7. Riesenzellen mit sprossenden Kernen (Megakaryocyten, welche nur bei jungen Tieren anzutreffen sind), 8. eigentümliche
kugel- oder scheibenförmige, farblose 1—3 μ große Elemente, welche den Blutplättchen ähnlich sind. Das Gros der Milzparenchymzellen bilden nach v. Ebner
große Leukocyten, die teils uninukleär, teils polymorphkernig und multinukleär
erscheinen. Nach diesen sind die kleinen einkernigen Lymphocyten am häufigsten. Die Phagocyten zählt er zu den Leukocyten, je nach ihrem Inhalt
spricht er von Erythrophagen und Pigmentophagen. Die Elemente, die den
Inhalt dieser Zellen bilden können, finden sich auch frei in der Pulpa. Über
das gegenseitige Abhängigkeitsverhältnis der Zellen voneinander spricht er
nicht weiter.

α) *Erythrophagen.* Auf blutkörperchen- und pigmenthaltige Zellen scheint
in der älteren Literatur viel mehr Wert gelegt worden zu sein, als es in
der neueren Zeit der Fall ist. Joh. Müller (1834) hat als erster auf die
Existenz eines eisenhältigen Pigmentes in der Milz hingewiesen. Daß aber
die pigmentierten Zellen Eisen führen, haben zuerst v. Kölliker und Ecker
(1847) betont. Ja noch mehr: v. Kölliker stellte fest, daß die roten Blutzellen,
sobald sie in das Milzparenchym eingetreten sind, gewisse Veränderungen erfahren; die Erythrocyten werden kleiner, nehmen eine dunklere Farbe an und
zerfallen schließlich in kleine Körnchen, die teils einzeln, teils in Häufchen
beisammen liegen. Dieser Prozeß spielt sich extrazellulär oder innerhalb von
großen Zellen ab. v. Kölliker stellte bereits die Hypothese auf, daß es
sich hier vielleicht um den sichtbaren Ausdruck einer physiologischen
Pigmentmetamorphose der roten Blutzellen handeln dürfte.

Gerlach und Schaffer sehen in der Milz ein blutbereitendes Organ;
für sie stellen die „Pigmentzellen" die Mutterzellen dar; die in Erythrophagen

eingeschlossenen Erythrocyten seien einem „endogenen" Blut gleichzustellen. In einer weiteren Abhandlung von v. Kölliker wird auf die Präexistenz dieser Gebilde hingewiesen. Den unbedingten Beweis der Eisenhaltigkeit dieser Zellen hat aber erst Perls mit seiner bekannten Reaktion erbracht. In späterer Folge wurden Meinungen laut, daß jene Zellen überhaupt keine physiologische Bedeutung besitzen. So glaubte Funke in seinem bekannten Lehrbuch der Physiologie diese Frage damit erledigen zu können, daß er sagt, es wird sich hier wohl nur um etwas „Zufälliges" handeln. Auch Remark schenkt den blutkörperchenhaltigen Zellen nur wenig Aufmerksamkeit, er hält die Zellen für Blutgerinnsel und das Pigment für fettähnliche Substanzen.

Schon Preyer meinte, daß die farblosen Zellen kraft ihrer amöboiden Bewegung rote Blutzellen in sich aufnehmen können. Er war der erste, der an die Möglichkeit einer Phagocytose dachte, die dann später Metschnikoff ausbaute. Kussnezoff konnte im Brückeschen Laboratorium unter Anwendung des heizbaren Objekttisches den Vorgang der Phagocytose der roten Blutzellen seitens amöboider Pulpazellen — er nannte den Prozeß Verzehrung — direkt beobachten. Später hat nur mehr Reich diesen Milzzellen mehr Aufmerksamkeit geschenkt. Jedenfalls kann man sagen, daß wenn auch in den neueren Beschreibungen über normale Milzhistologie diese Milzzellen mit mehr oder weniger Nachdruck beschrieben werden, die moderne Physiologie ihrer Existenz doch nur wenig Bedeutung zugemessen hat.

Diese blutkörperchen- und pigmenthaltigen Zellen — und das dürfte auch der Grund gewesen sein, warum man sie in der Milz so wenig beachtete — finden sich überall, wo Blut extravasiert ist (Virchow). Auch im Bereich einer chronischen Entzündung sieht man ähnliches, und es können diese Veränderungen so dauerhaft werden, daß sie als letztes Zeichen einer stattgehabten Entzündung diagnostisch Verwertung finden.

Auf den Zusammenhang zwischen vermehrtem Blutuntergang und der Existenz der Erythrophagen haben zuerst Gabbi und Hunter hingewiesen. Für sie sind diese Gebilde Elemente, die die Erythrocyten zerstören; überall, wo sie vorkommen, wird Hämoglobin abgebaut. Da sich die Erythrophagen nicht nur in der Milz, sondern auch in den Lymphdrüsen und im Knochenmark finden, so werden in allen diesen Organen Erythrocyten zerstört. Am schönsten ist nach Hunter und Gabbi diese diffuse Phagocytose nach einer Bluttransfusion zu sehen. Einen Tag nach derselben zeigen sich bereits die Cellules globulifères in der Milz, zwei Tage später ist die Milz noch größer und enthält zahlreiche solche Zellen, von denen aber einzelne nur mehr Trümmer der in ihnen zerstörten Erythrocyten führen. Einzelne der Zellen enthalten 6—10 rote Blutkörperchen in verschiedenen Stadien des Zerfalles.

Drei Tage nach der Transfusion enthalten die Zellen fast nur mehr Pigment. Jetzt findet man aber auch solche Zellen bereits im Knochenmark und in den Lymphdrüsen. Weiterhin (also nach weiteren 3—6 Tage) schwinden sie immer mehr aus der Milz und werden jetzt im Knochenmark und in den Lymphdrüsen reichlicher, bis sie sich endlich nur mehr im Knochenmark nachweisen lassen. Hunter beschreibt ähnliche Vorgänge auch im Darm und in der Leber.

Das Studium dieser Erythrophagen gestattete die Frage, wie — soweit dies histologisch zu lösen möglich ist — die Umwandlung des Blutfarbstoffes zu Pigment erfolgt. Wir wissen, daß wenn im Gewebe eine Blutung — also Austritt von Erythrocyten aus den Gefäßen — erfolgt, die roten Blutkörperchen wieder verschwinden. Hunter, der diese Erscheinung zuerst studierte, stellt folgendes fest: Die bei einer Blutung ausgetretenen Erythrocyten verlassen entweder als geformte, vielleicht noch nicht veränderte Elemente das Extravasat (wahrscheinlich auf dem Wege der Lymphgefäße) oder sie verlieren an Ort und Stelle ihren Farbstoff; man sieht zahlreiche Blutschatten, während das ausgetretene Hämoglobin teils in die umgebenden Gefäßwandungen diffundiert, teils extrazellulär kristallinisch ausfällt. Dieser letzteren Anschauung schließen sich auch Neumann und Quinke an. Es können die Erythrocyten aber auch zerfallen und kleinste Schollen bilden. Ob nun diese oder ganze Erythrocyten von weißen Blutzellen aufgenommen werden, ist gleichgültig; jedenfalls kann es auf diesem Wege zur Bildung pigmenthaltiger Zellen kommen. Hunter nennt diesen Vorgang passive Hämolyse, im Gegensatz zur aktiven, wo die Erythrocyten zuerst aufgelöst werden. Einen ähnlichen Standpunkt nehmen auch Malinin und Foa ein.

Anfangs war man der Ansicht, daß die Erythrophagie von den weißen Blutkörperchen allein besorgt wird; nur Denys glaubte sie vor allem Endothelien zuschreiben zu müssen. Man hat sich auch mit der Frage beschäftigt, in welchem Moment der Erythrophagie der Eisengehalt — geprüft durch die Perlsche Reaktion — sich manifestiert. Auch damit hat sich Denys eingehend beschäftigt. Ich glaube, daß seit der Einführung der Turnbullblaureaktion die alten Untersuchungen revisionsbedürftig wären. Wir kommen übrigens auf diesen Gegenstand im nächsten Kapitel noch zu sprechen.

Man wird wohl nicht fehlgehen, wenn man diese — zunächst an anderen Stellen des Körpers studierten — Verhältnisse auch auf die Milz überträgt und sagt: **Rote Blutkörperchen, die die gebahnten Milzgefäße verlassen haben und in die rote Pulpa geraten sind, können entweder eine Beute von Erythrophagen werden, oder sie kommen an Ort und Stelle zur Auflösung, oder sie gelangen wieder in die Blutbahnen zurück.**

β) Erythroblasten. Im Milzparenchym findet man oft kernhaltige rote Blutzellen; auf ihre Anwesenheit hat zuerst v. Kölliker hingewiesen. Nachdem diese Zellen von E. Neumann und Bizzozero im Knochenmark als Bildungsstätte der Erythrocyten angesehen wurden, verwendete man dies als ein Hauptargument, auch der Milz eine erythropoetische Funktion zuzuweisen.

In einem 15 cm langen menschlichen Embryo hat Nägeli sich von der Anwesenheit erytropoetischer Herde überzeugen können; im Verhältnis zur embryonalen Leber aber erreicht die Erythropoese in der Milz nie so hohe Grade.

Beim erwachsenen Menschen zeigt sich eine Vermehrung der kernhaltigen Roten — also eine Erythropoese — nur unter pathologischen Umständen: bei den verschiedenen Formen von Anämie, bei Infektionskrankheiten usw. In der Regel findet sich dieses Vorkommnis vergesellschaftet mit der Bildung myeloischer Herde.

γ) Granulierte Elemente. (Myeloide Reaktion.) Schon unter normalen Verhältnissen lassen sich oft innerhalb der roten Pulpa granulierte Leukocyten nachweisen; weniger oft in der Körnchenrandzone der Malpighischen Körperchen. Es ist hier nicht der Ort, die Abstammungsgeschichte der weißen Blutzellen zu berühren, es kann nur kurz betont werden, daß es im allgemeinen den Anhängern der monophyletischen Anschauung leichter fällt, das Vorkommen von Granulocyten in der Milz zu deuten.

In Milzen, die reich an Zerfallsprodukten der Erythrocyten sind, finden sich viele eosinophile Leukocyten; auch dieses Vorkommnis bereitet der Ehrlichschen Anschauung größere Schwierigkeiten, während es der neueren Auffassung, die in den acidophilen Leukocyten Zellen sieht, die mit Trümmern von roten Blutkörperchen beladen sind, als weiterer Beweis dient, alle weißen

Blutzellen auf eine gemeinsame Mutterzelle zu beziehen. Im Anschluß hieran wäre auch die myeloide Reaktion der Milz zu besprechen. Tatsache ist, daß nach vielen Infektionskrankheiten, bei Anämie und auch bei vielen experimentellen Eingriffen, also unter pathologischen Bedingungen, in der Milzpulpa und in den interfollikulären Marksträngen es zu Veränderungen kommt, die an die Veränderungen bei myelogener Leukämie erinnern. Ehrlich, der diese Erscheinung in der Milz zuerst beschrieb, nahm an, daß die im Blut kreisenden Knochenmarkelemente in den Maschenräumen der Milz zurückgehalten werden, sich hier ansiedeln und proliferieren, also im wesentlichen Metastasen darstellen.

Da „myeloides Gewebe" in der embryonalen Milz viel reichlicher vorkommt als in der des erwachsenen Menschen, so wurde von mancher Seite versucht, die myeloide Reaktion im Sinne einer Wiederbelebung zu deuten. Man könnte daran denken, daß das fötale Gewebe der Milz eine degenerative Veränderung durchgemacht hat, ohne aber völlig zu verschwinden, zur Zeit einer Infektion aber wieder zu wuchern beginnt. Dominici hat diese Theorie ganz besonders energisch vertreten. Er hat dabei darauf hingewiesen, daß sich z. B. beim Menschen das Knochenmark in der Diaphyse von langen Röhrenknochen unter gewissen Bedingungen aus dem Ruhezustande — nämlich dem Fettmarke — mit Leichtigkeit in myeloides Gewebe umwandeln kann. Etwas Ähnliches könnte auch in der Milz vorkommen; auch hier könnte embryonales myeloides Gewebe, das sich nach der Geburt nur in rudimentärem Zustande befindet, jederzeit wieder aufflackern.

Auf die menschliche Pathologie übertragen, war die Besprechung ähnlicher Veränderungen das Thema einer Arbeit von Hirschfeld; er konnte bei zahlreichen an Infekten zugrunde gegangenen Individuen in der Milz und in den Lymphdrüsen neutrophile oder eosinophile Myelocyten nachweisen. Er ging sogar noch einen Schritt weiter, indem er von einer autochtonen Bildung myeloider Zellen in der Milz und den Lymphdrüsen sprach. Pappenheim meinte sogar, daß solche Veränderungen auch in anderen Organen, wo adenoides Gewebe vorkommt, z. B. in der Leber oder Milz auftreten können, und daß es sich vielleicht hier um eine Systemaffektion des gesamten extramedullären Apparates handeln dürfte. Da die myeloide Reaktion der Milz hauptsächlich in den Marksträngen zu sehen ist, so war dies für viele ein Anhaltspunkt, rote und weiße Pulpa auch funktionell zu trennen. Besonders galt dies von jenen (hauptsächlich den Anhängern der Ehrlichschen Lehre), die ein Interesse daran hatten, das Granulocytensystem dem der Lymphocyten entgegenzustellen. Jedenfalls kann man sagen, daß gerade dieser Streit nicht imstande war, die ursprünglich gestellte Frage, ist die Milz ein Organ, das weiße Blutkörperchen produzieren kann, wesentlich zu klären.

δ) Lymphoide Zellen. Beim Embryo besteht die Milz aus einem Komplex von Zellen, wie man sie später nur mehr in den Milzfollikeln sieht. Erst auf Unkosten dieser Zellen entwickelt sich sekundär die rote Pulpa; zur Zeit der Geburt ist die weiße Pulpa nur eine dicke kontinuierliche Scheide um die Arterien, die stellenweise angeschwollen erscheint Jede dieser Anschwellungen entspricht einem Malpighischen Follikel. Allmählich reduzieren sich die Reste der embryonalen weißen Pulpa immer mehr und mehr und bilden, abgesehen von den Milzfollikeln, beim Erwachsenen nur einen dünnen Saum um die Arterien. Die Anzahl und auch die Größe derselben nimmt scheinbar im Alter allmählich ab (Languesse). So kommt es, daß manche Autoren (Pilliet) sagen, daß die Milzkörperchen eigentlich nur die Reste einer embryonalen Bildung darstellen. Ursprünglich ist also alles weiße Pulpa, im Alter dagegen alles oder fast alles rote Pulpa.

Die Milzfollikel zeigen histologisch einen ganz ähnlichen Bau, wie die Lymphknötchen der Lymphdrüsen. Meist besitzen sie ein Keimzentrum; dasselbe besteht aus großen Lymphocyten, in welchen Mitosen nachweisbar sind. Um dieses Zentrum, also an der Peripherie des Milzknötchens, liegen zahlreiche kleine Lymphocyten. Das räumliche Verhältnis zwischen den Zellen des Keimzentrums und den um diesen gelegenen Mantel von dichtgedrängten kleinen Lymphocyten kann ein sehr verschiedenes sein. Bei älteren Individuen reduziert sich das Keimzentrum oft auf ein Minimum. Wenn sich diese Zentren allem Anscheine nach in Aktivität befinden, können die kleinen Lymphocyten ganz in den Hintergrund treten. Von den Follikeln strahlen Züge adenoiden Gewebes in die rote Pulpa aus.

Auch hier kommen großkernige, aber kleinzellige Lymphocyten vor; die größere Menge bilden jedoch große mononukleäre Zellen — die Pulpazellen —, die am ähnlichsten jenen Zellen sind, welche als große mononukleäre Leukocyten im Blute auftreten. Manche Autoren sehen in ihnen ein Charakteristikum der Milz und nennen sie Splenocyten. Da den Milzzellen sicher die Eigenschaft innewohnt, Fremdkörper, und auch rote Blutkörperchen aufzunehmen, so drängt sich die Frage auf, wie sehen jene Zellen aus, die vielleicht in einem späteren Stadium zu Erythrophagen werden. In diesem Zusammenhang soll die Einteilung der Milzzellen Erwähnung finden, wie sie von Dominici getroffen wird: er unterscheidet unter den Lymphocyten des Malpighischen Körperchens zwei Arten: éléments mobilisables und éléments mobiles. Die ersteren Zellen sind mononukleäre Elemente, die sich in einem Zustand der Ruhe befinden, aber unter gewissen Bedingungen einen Grad von Selbständigkeit erlangen können und nun die Eigenschaft erwerben, geformte Substanzen aufzunehmen. Wenn sich ihnen Gelegenheit bietet eine aktive Rolle zu spielen, sind sie élements mobiles resp. Makrophagen. Das Charakteristikum der Makrophagen ist also der Inhalt der Zellen: entweder enthält das Protoplasma unregelmäßige große, oft grünlich oder gelb gefärbte Körner (Erythrocytentrümmer), oder es ist erfüllt von rundlichen, kleinen, stark basophil gefärbten Partikeln — tingible Körper — die nach Benda Reste zerstörter Leukocyten darstellen.

Die Makrophagen sind für die Milz nicht spezifisch; sie sind in vielen Lymphdrüsen zu finden und auch im Knochenmark; vielleicht sind sie überhaupt ein ubiquitäres Element. Mit der Tatsache, daß die Makrophagen nicht nur in der Milz allein vorkommen, fällt auch die Theorie mancher Pathologen, die in ihnen Abkömmlinge der Sinusendothelien allein erblicken wollen.

In diesem Sinne können sich also die Makrophagen nur von den lymphoiden Zellen oder von den mononukleären Zellen — soweit eine Trennung hier überhaupt angebracht erscheint — ableiten. Nun widerstreiten sich aber gerade über die Bedeutung der mononukleären Leukocyten die Ansichten: die Dualisten sehen in ihnen die unmittelbaren Vorstufen der granulierten Leukocyten, während die Anhänger der monophiletischen Anschauung in den Pulpazellen nichts anderes als aberrierte Lymphocyten erblicken wollen. Für letzteren Standpunkt treten neben Maximow vor allem Weidenreich und Marchand ein. So ist es auch zu verstehen, wenn sich Weidenreich über die unterschiedlichen Milzzellen folgendermassen ausspricht:

Es stellen die unterschiedlichen Milzparenchymzellen eine einheitliche Zellreihe dar, deren einzelne Glieder in engstem genetischem Zusammenhang stehen, als deren Ausgangspunkt zweifelsohne die große Zelle, der Lymphoblast, zu gelten hat, aus der durch Vermittlung mittelgroßer Elemente die kleine Zelle, der Lymphocyt, hervorgeht, der aber seinerseits wieder zu großen Formen heranwachsen kann. Was man als sogenannte große mononukleäre Leukocyten hingestellt hat, ist nichts anderes als ein solches Übergangsstadium; und gerade diese Form ist es, die am ausgeprägtesten den Makrophagencharakter besitzt. Mit ihr teilen diese Eigentümlichkeit nur noch die Mutterzellen der ganzen lymphocytären Reihe, die Retikulumzelle.

Überblickt man das Gesagte, so gewinnt man den Eindruck, daß das Milzparenchym ein Gemenge von Zellen darstellt, die alle gleichen Ursprunges sind. Jedes Stadium dieser Entwicklungsreihe kann die Rolle eines End- oder Zwischengliedes sein. Ebenso wie die einzelnen Elemente ein verschiedenes histologisches Gepräge besitzen, in gleicher Weise dürften sie auch funktionell voneinander unterschieden sein. Möglich, daß die Follikelhaufen die Stellen sind, wo der physiologische Werdegang der funktionierenden Zellen seinen Ausgangspunkt nimmt. Für die Annahme einer getrennten Funktion der einzelnen Zellterritorien in der Milz ließe sich vielleicht folgende Tatsache anführen: bestrahlt man mit Röntgenlicht Mäuse und Ratten, so gehen zuerst die Zellen in den Follikeln zugrunde; erst viel später findet man gleiche Veränderungen an den Pulpaelementen. Das differente Verhalten zwischen Pulpa und Follikel bei den verschiedenen Leukämieformen soll nur kurz Erwähnung finden: bekanntlich zeigt die Pulpa bei der Myelämie eine Hypertrophie, während bei der lymphatischen Form das Gegenteil statthat (Meyer).

ε) *Megakaryocyten.* Auch die Megakaryocyten, sollen hier Erwähnung finden. Beim Menschen sollen sie nach v. Ebner nur bei jugendlichen Individuen vorkommen. Beim Tier müssen sie scheinbar öfter zu finden sein, denn Sobotta zählt eine ganze Reihe von Tierklassen auf, bei denen er solche Zellen in der Milz fand. Es erscheint angebracht, in Zusammenhang mit diesen Zellen das Vorkommen von Blutplättchen in der Milz zu erwähnen. Sicherlich kommen sie in verschiedenen Fällen verschieden häufig vor. Le Sourd und Pagniez sahen sie besonders reichlich nach Blutentziehungen, und zwar in der Umgebung der Malpighischen Körperchen. In der menschlichen Pathologie ist bisher auf dieselben wenig geachtet worden.

6. Milzvenenblut. Einen wichtigen Hinweis, in der Milz ein Blut- resp. Erythrocyten bildendes Organ zu sehen, bilden die Untersuchungen über den Gehalt der Milzvenen an weißen Blutkörperchen. Aus vielen Angaben — z. T. auch nach Untersuchungen am Menschen (Vierordt) — geht nämlich hervor, daß das Venenblut der Milz im Verhältnis zu dem anderer Organe viel mehr weiße Blutzellen führt, zum mindesten viel mehr als die zuführende Arterie. Rindfleisch äußert sich darüber: „Keine Modifikation der Blutmischung ist so konstant, wie der reichliche Gehalt des Milzvenenblutes an farblosen Blutkörperchen, namentlich einige Zeit nach eingenommener Mahlzeit." Weidenreich nahm Zählungen der weißen Blutkörperchen im arteriellen und venösen Milzblute vor und fand in der Vene 70 mal soviel Leukocyten als in der zuführenden Arterie. Auch Löwit hat über ähnliche Resultate bereits vor Weidenreich berichtet. In jüngster Zeit hat sich Pappenheim zusammen mit Fukushi mit dieser Frage beschäftigt. Er geht auf die absoluten Werte nicht so sehr ein, als vielmehr auf die differentiellen Verhältnisse der weißen Blutkörperchen untereinander; zählt man die großen und die kleinen Mononukleären zusammen, so werden durch die Venen mehr Polynukleäre ausgeführt als durch die Arterien hineingelangen. Dagegen werden, soweit man dies aus der prozentischen Zusammensetzung beurteilen kann, umgekehrt von den Arterien mehr mononukleäre importiert. Jedenfalls sind dies Momente, — speziell die absolute Vermehrung der weißen Blutzellen im Venenblut — die zugunsten der Theorie Verwertung finden können, in der Milz ein leukopoetisches Organ zu erblicken.

7. Die Theorie der Milzfunktion. Es scheint mir sehr verlockend, auf Grund des Vorgebrachten eine Theorie über die hämolytische Funktion der Milz zu entwickeln. Drei Momente glaube ich ganz besonders in den Vordergrund stellen zu können: 1. das eigentümliche Verhalten der Milzkapillaren, 2. die Tatsache, daß körperfremde Elemente, z. B. auch Hühnererythrocyten rasch in die Pulpa gelangen und 3. die Makrophagen.

Es muß bei der Betrachtung der Milzgefäße auffallen, wie dickwandig die arteriellen Milzkapillaren im Verhältnis zu denen anderer blutreicher Organe sind. Andererseits ist es aber wieder sehr beachtenswert, daß rote Blutzellen scheinbar mit großer Leichtigkeit in das Pulpagewebe eintreten können. Der Weg, auf dem dies möglich zu sein scheint, wird von Weidenreich in jene Kapillaren verlegt, die von den dickwandigen arteriellen Gefäßen der Milz abgehen und sich im Pulpagewebe verlieren. Helly und Mall anerkennen diese kapillären Abzweigungen, wenn auch Helly die wandlose Auflösung derselben innerhalb der Pulpa leugnet. Die arteriellen Kapillaren, die die Schweigger-Seidelschen Hülsen führen, scheinen mit Nerven versorgt zu sein, denn man sieht in ihrer Nähe ziemlich reichlich marklose Nervenfasern.

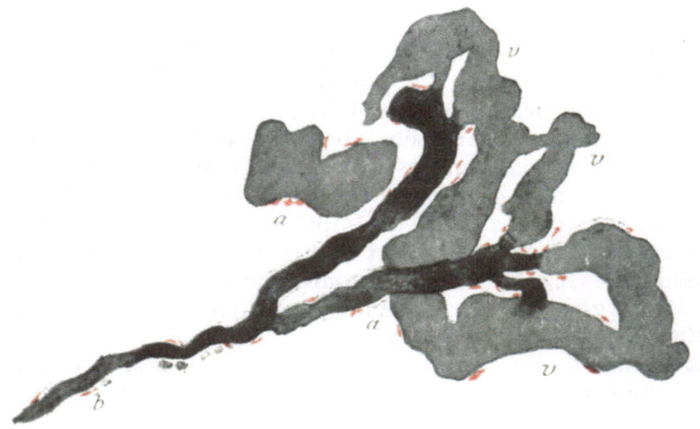

Abb. 11. Die Abbildung entstammt der Arbeit von R. Thoma: Über die Blutgefäße der Milz. Es zeigt sich, wie es doch gelingt, von der Art. lienalis die Milzsinus zu füllen, ohne gleichzeitig Extravasate im Bereiche des Follikels zu erzeugen.

Hier wäre auch zu erwähnen, daß Pustiwoitow die Sinus von den Arterien her viel besser injizieren konnte, wenn er die Tiere mit Atropin vorbehandelt hatte. (Abb. 11.) Es wäre immerhin möglich, daß schon unter physiologischen Verhältnissen ein Teil der Erythrocyten durch die „Weidenreichschen“ Kapillaren durchdringt, was experimentell mit artfremden Erythrocyten tatsächlich zu geschehen pflegt. Ich glaube, es drängt sich hier der Gedanke auf, ob es nicht Kontraktionen jener Gefäßabschnitte sind, die die Schweigger-Seidelschen Scheiden führen, oder andere Vorrichtungen, die den physiologischen Durchtritt der roten Blutzellen in die Pulpa begünstigen? Damit wäre auch die Frage, die sich bereits Denys vorlegte, ob die der physiologischen Destruktion in der Milz anheimfallenden roten Blutzellen nur alte, abgenutzte Elemente sind, oder ob nicht auch gesunde zerstört werden, bis zu einem gewissen Grad beantwortet. Daß durch irgendwelche rhythmische Bewegungen das Blut in einem gewissen Turnus den normalen Weg verläßt, dafür könnte man jene Kontraktionen an der Milz verantwortlich machen, die z. B. von

Strasser und Wolf onkometrisch registriert wurden und von denen sie nachweisen konnten, daß sie mit Schwankungen im allgemeinen Kreislauf nichts zu tun haben.

Das Pulpagewebe ist, wenn man den neueren Vorstellungen folgt, in letzter Linie bindegewebiger Abkunft; zum mindesten hat es noch die Eigenschaft beibehalten (die vor allem die jungen Bindegewebszellen besitzen), zu phagocytieren. Genau so, wie unter die Haut ausgetretenes Blut schließlich zu Hämatoidin oder Bilirubin umgewandelt wird, ebenso kann man sich auch vorstellen, daß jeder Erythrocyt, der über die Pulpa fließt, reif für den Untergang wird. Deswegen braucht aber noch lange nicht jedes rote Blutkörperchen, das diesen Weg nimmt, sein Ende in einem Makrophagen zu finden.

Man könnte gegen die Vorstellung, daß die Erythrocyten durch die Weidenreichschen Kapillaren in die Pulpa gelangen, einwenden, daß dies zwar möglich ist, daß aber doch die große Menge derselben durch die Sinuswan

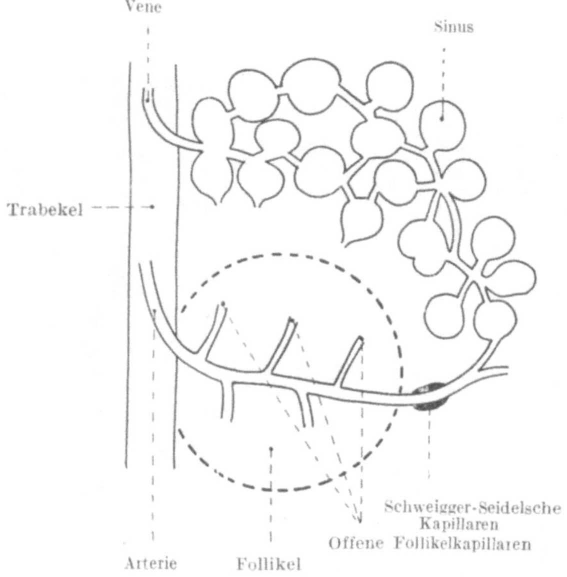

Abb. 12. Die Abbildung stellt mein „Milzschema" vor. Das arterielle Blut kann entweder entlang der Schweigger-Seidelschen Kapillaren durch die Sinus in das venöse System gelangen, oder sich in die rote Pulpa ergießen, wenn es den Weg durch die offenen Kapillaren im Follikel einschlägt.

dungen geht. Wie wenig aber der Durchtritt aus dem Sinus gegen die Pulpa wahrscheinlich ist, lehren uns die Versuche von Sokoloff (Weidenreich konnte sich von der Richtigkeit derselben überzeugen). Wie bereits angeführt, kommt es nach venöser Stauung der Milz, trotz mächtiger Füllung der Sinusräume erst spät zum Vordringen der roten Blutkörperchen gegen das Parenchym. Eben wegen dieser Tatsache drängt sich ja die Frage auf, ob die durch die Sinuswand durchtretenden roten Blutzellen — wie dies Helly unter physiologischen Verhältnissen sah — nicht Zellen sind, die bereits die Pulpa durchwandert haben. Und weiter: Sollten nicht jene Leukocyten, die sich durch die Sinuswand durchzwängen, beladene Makrophagen sein, die totes Erythrocytenmaterial weiterzubefördern haben? Eine Reihe von An

gaben in der Arbeit von Weidenreich spräche dafür. So macht er auf
S. 277 seiner Publikation die Erwähnung, daß in einer normalen Milz ein mit
Blutkörperchen beladener Erythrocyt eben im Begriff ist, die Sinuswand zu
durchwandern. Unter pathologischen Umständen habe ich das recht oft konstatieren können. Bezüglich der Richtung, in welcher die Leukocyten vordringen, steht Weidenreich, soweit man dies aus histologischen Bildern
ableiten kann, ebenfalls auf dem Standpunkt, daß die weißen Blutzellen, die
eben im Begriff sind, durch die Sinuswand durchzutreten, in der Richtung aus
dem Parenchym gegen die Sinus durchwandern.

Kurz zusammengefaßt wäre also meine Theorie von der Milzfunktion,
soweit es sich um die Blutzerstörung handelt, folgende: Den Erythrocyten,
die von der Milzarterie kommen, steht ein doppelter Weg offen:
der eine entlang der Pulpaarterien (Abb. 12) in die Milzsinus, der
andere gleichsam auf ungebahnten Wegen mitten durch die Pulpa
hindurch. Alle jene roten Blutkörperchen, die durch die Pulpakapillaren ihren Weg gefunden haben, scheinen die Milz wieder

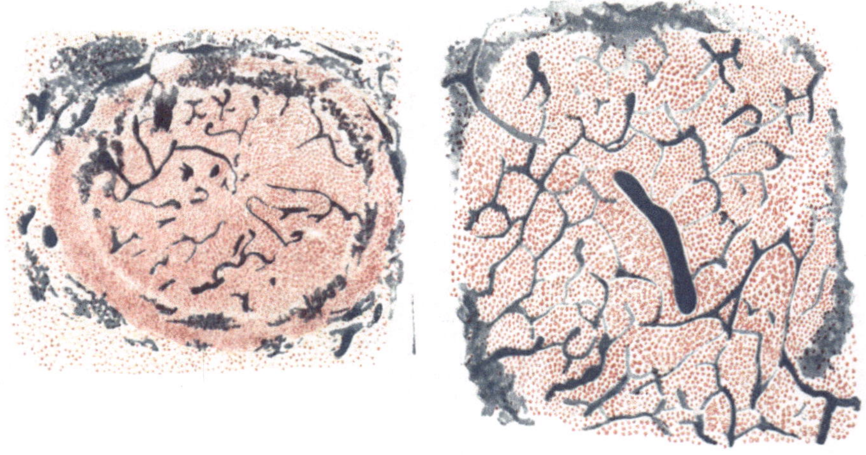

Abb. 13.   Abb. 14.

Die Abbildungen entstammen einer Arbeit von Janošik. Man sieht, wie sich die
Farbstofflösung aus der Zentralarterie nicht direkt in die Sinus ergießt, sondern die
Follikel entlang feiner Gefäße (offenbar die Follikelkapillaren im Sinne von Weiden-
reich) durchsetzt, um sich dann diffus in der roten Pulpa zu verlieren.

unverändert zu verlassen. Die Blutzellen aber, die Wege einschlagen, die nicht mit Endothelien ausgekleidet sind, sind bereits
reif für den Untergang; alle Erythrocyten, die sich länger in der
Pulpa aufhalten, können in Atome zerfallen; jene Elemente aber,
die als rote Blutscheiben doch wieder ihren Weg gegen die Sinus
finden, werden vielleicht später eine Beute der Kupfferzellen.
Die normale Funktion der Milz wäre also, unter den Erythrocyten die Aus-
wahl zu treffen, wer bereits reif für den Untergang ist, und wer unverändert
die Milz wieder passieren darf. Daß beide Wege sich auch mittels des In-
jektionsverfahrens darstellen lassen, beweisen uns einerseits die Bilder von
Thoma und anderseits von Janošik. Ich habe sie deswegen hier reproduzieren lassen (Abb. 13 und 14 und Abb. 11).

Selbstverständlich handelt es sich hier um eine rein hypothetische Darstellung der Milzfunktion, aber ich glaube, es lassen sich mit ihr viele Tatsachen in Einklang bringen.

Ein Nachteil meiner Theorie, die sich allerdings in erster Linie für den Zusammenhang zwischen Milzfunktion und Blutzerstörung interessiert ist der, daß sie den Milzsinusräumen keine wesentliche Bedeutung zumißt; nach meiner Anschauung wäre das große Geflecht der Sinusräume nur ein Konvolut einer Art von Ausführungsgängen.

In jüngster Zeit hat Schmincke eine Zusammenfassung über die normale und pathologische Physiologie der Milz gebracht; wenn er sich auch den Weg, wie eventuell die roten Blutzellen in die Milzpulpa gelangen können, anders vorstellt, so ist er im Prinzip auch meiner Anschauung, daß die Erythrocyten durch den Kontakt mit dem Milzgewebe irgendwie geschädigt werden, um dann der weiteren Verarbeitung durch die Leber zugänglicher zu sein.

Zusammenfassung. Wenn ich die Literatur überblicke, die sich auf Grund histologischer Untersuchungen mit der Physiologie der Milz beschäftigt und dabei auf die Frage zu sprechen komme, die uns in erster Linie interessiert, ob die Milz eine blutzerstörende Funktion besitzt, so kommt man zu dem Schluß, daß sich dies aus dem Studium der unterschiedlichen normalhistologischen Arbeiten nur zum geringen Teil ableiten läßt. Meine Theorie, die ich von der Funktion der Milz entworfen habe, setzt bereits Kenntnisse voraus, die sich bei der Analyse kranker Milzen ergeben haben. Ich habe aber meine Anschauungen über die erythrocytenzerstörende Tätigkeit der Milz bereits hier gebracht, um zu zeigen, daß sie sich mit den normalhistologischen Befunden in Einklang bringen läßt.

B. Hämolymphdrüsen.

Winigradow, der sich mit den Blutveränderungen bei milzlosen Tieren beschäftigt hatte, machte folgende eigentümliche Entdeckung: Ein Hund, der 132 Tage die Splenektomie überlebt hatte, zeigte bei der Sektion eine Vergrößerung der meisten Lymphdrüsen. Der Autor exstirpierte möglichst viel Lymphdrüsen und konnte so eine Menge von 40,7 g Lymphdrüsensubstanz sammeln, die 0,267 % des Körpergewichtes betrug, während dasselbe Gewebe unter normalen Verhältnissen nur 0,16 % entspricht. Außerdem zeigte sich auch eine Veränderung der Farbe aller Lymphdrüsen; sie erschienen im Durchschnitt dunkel- oder hellrot. Diese Färbung war bedingt durch die Anwesenheit einer großen Menge großer Blutkörperchen, welche frei neben den lymphatischen Zellen in den Räumen des Retikulums zu sehen waren. Sie erfüllten dicht die Lymphbahnen zwischen den Follikeln und Follikelsträngen; teilweise lagen sie auch in den peripheren Strängen. Vielfach waren die Blutkörperchen zu einem feinkörnigen braunen Pigment zerfallen, welches größtenteils in den geschwollenen Zellen des Retikulums lag. Winogradow erwähnt in seiner Arbeit, daß schon vor ihm Tizzoni und Morandi et Sisto gleiches bei milzlosen Tieren beobachtet hatten. Die Arbeiten von Vulpius und Zesos bedeuten nur eine Bestätigung der Beobachtungen von Winigradow.

Dieser Befund blieb lange unbeachtet. Erst als Robertson und dann besonders Weidenreich auf das normale Vorkommen von sogenannten Blutlymphdrüsen hingewiesen haben, sind die Beobachtungen Winigradows und Tizzonis wieder in den Vordergrund gerückt worden. Die Angabe, daß man bei vielen Tieren rote Lymphdrüsen findet, schien an sich nicht so verwunderlich, um so mehr als schon Leydig (1857) ähnliche Verhältnisse beschrieben hatte. Trotzdem brachte man der Vermutung, in den roten Lymphdrüsen neue Gebilde zu sehen, zunächst größte Skepsis entgegen, da man wußte, wie häufig sich die Lymphdrüsen in der Nähe von Blutextravasaten rot färben können. Erst Weidenreich konnte zeigen, daß die ursprüngliche Annahme der Engländer, in diesen Gebilden spezifische Drüsen zu sehen, die nichts mit den typischen Lymphdrüsen zu tun haben, richtig sei und daß die „Haemolymphglands" in vieler Beziehung Organe sind, die mit der Milz die größte Verwandtschaft besitzen.

      1. Vorkommen bei Tier und Mensch. Robertson betonte bereits, daß die roten Lymphdrüsen nicht bei allen Tieren zu beobachten sind; am besten eignet sich für das Studium dieser Gebilde das Schaf; aber auch bei diesem Tier sind nach Weidenreich die Hämolymphdrüsen nicht das typische Vorkommnis. Er sagt: Oft erscheint das retroperitoneale Fettgewebe wie rot gesprengelt, dann wiederum findet man nur vereinzelt, manchmal nur 2—3 rote Fleckchen. Um sich über die Häufigkeit der roten Lymphdrüsen ein Urteil bilden zu können, sei erwähnt, daß Robertson aus dem Retroperitoneum oft 300—400 Drüsen sammeln konnte. Auch beim Menschen finden sich diese Drüsen, aber lange nicht so häufig. Robertson hat beim Hunde nie deutliche Blutlymphdrüsen finden können. Daraufhin untersuchte Clacson eine Reihe von verschiedenen Tieren; beim Hund, der Katze, Kaninchen und Ratten vermißt er sie. Vincent und Harrison bestätigen seine Befunde. Auch an einem großen menschlichen Material konnten diese Autoren unter physiologischen Verhältnissen Blutlymphdrüsen nicht finden. Dagegen geben sie an, daß sie beim Hunde in der Nähe der Milzvene zwei gelappte, rot gefärbte Körper fanden, die einen der Milz sehr ähnlichen Bau besitzen (Nebenmilzen im Sinne von Haberer?).

      Für diese Frage hat man sich auch von pathologisch-anatomischer Seite interessiert. Rindfleisch z. B. beschreibt einen Fall von „schwerer Blutkrankheit", wo sich bei der Sektion die Lymphdrüsen rot zeigten. Auch Weigert hat etwas ähnliches bei einem Fall von perniziöser Anämie mitgeteilt. Weiter kommt hier die Arbeit von Saltykow in Betracht, der bereits nach Kenntnisnahme der Arbeiten der englischen Autoren die Lymphdrüsen von 62 Leichen, die an den verschiedensten Krankheiten gestorben waren, auf die Anwesenheit von Blutlymphdrüsen untersuchte. In 5 Fällen wurden nur blasse Lymphdrüsen gefunden. Da in 25 Fällen sich auch gleichzeitig Blutaustritte in der nächsten Nachbarschaft der untersuchten Drüsen fanden und es sich dem Autor mehr um den Nachweis der Erythrocyten allein handelte, fällt die Statistik ungenau aus. Deswegen darf man sich auch nicht wundern, wenn Saltykow auf dem Standpunkt steht, daß die gefundenen roten Gebilde nichts anderes als gewöhnliche Lymphdrüsen darstellen. Auch Warthin hat ein großes menschliches Material untersucht und rote Drüsen am häufigsten in der Regio praevertebralis des Bauches und des Halses gefunden. Seine Beschreibungen ähneln bereits sehr denen von Weidenreich.

      Jedenfalls lehren diese Angaben, daß beim Menschen „rote Lymphdrüsen" nicht zu den Seltenheiten gehören dürften.

      2. Anatomischer Bau. Die roten Lymphdrüsen des Schafes, denn nur diese hat Weidenreich zu seinen Untersuchungen herangezogen, besitzen keine Lymphgefäße und sind nur in das Blutgefäßsystem eingeschaltete Organe. Die eintretende Arterie nimmt ähnlich wie in der Milz die Kapselfasern mit sich, es entsteht auf diese Weise eine Art von Trabekelsystem. Allmählich befreit sie sich von der Bindegewebshülle und geht in das Kapillarstadium über. Die Kapillaren ähneln sehr denen der entsprechenden Milzabschnitte; weitvorspringende Kerne der Endothelzellen, eine dicke adventitielle Scheide, die mit dem Retikulum in vielfacher Berührung steht, zeichnen sie aus. Zwischen den Follikeln — im Prinzip sind es Malpighische Körperchen — drängen sich die Arterien vor und geben auch hier feine Kapillaren an das Parenchym ab. (Abb. 15.)

Bevor wir die weiteren Ausbreitungen der Arterien in den Blutlymphdrüsen verfolgen, soll kurz der Verlauf der Venen geschildert werden. Bald nach Austritt der Venen aus den Trabekeln — die auch hier durch ihren Verlauf innerhalb der Trabekeln an die Milzvenen erinnern — gehen sie in große sinusartige Räume über, die sich ebenfalls in das lymphoide Gewebe eindrängen. Weidenreich spricht von Venenlakunen; ihre fingerförmigen Fortsätze nennt er Blutstraßen. Nicht alle Venen finden ihren Anfang resp. ihr Ende in diesen Lakunen oder Sinus. Ein Teil derselben hat seine Wurzeln

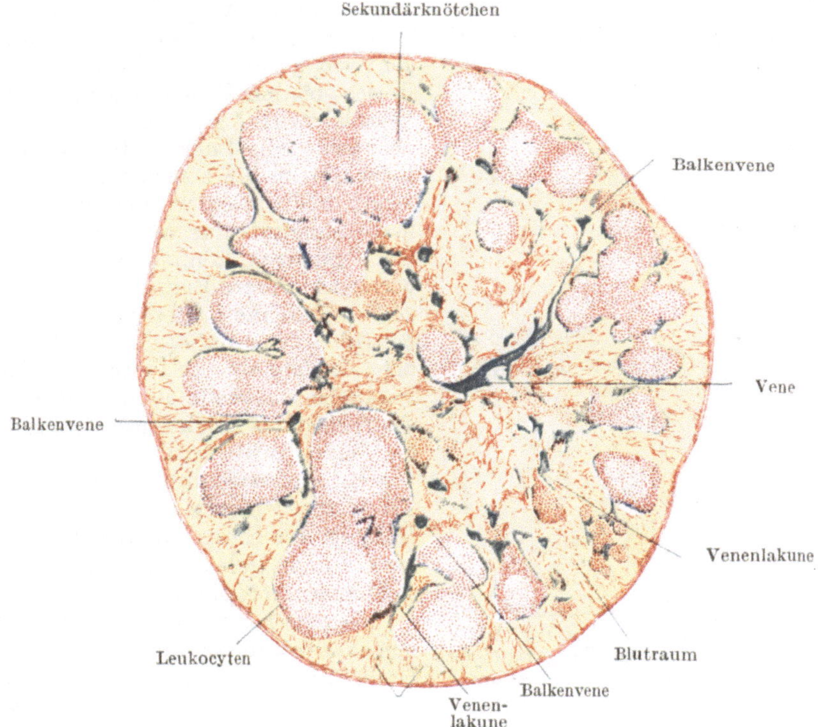

Abb. 15. Die Abbildung entstammt einer Arbeit von Weidenreich; sie stellt eine Hämolymphdrüse mit venöser Injektion dar.

direkt in den venösen kapillären Räumen des lymphoiden Gewebes. Die meisten Venenlakunen verlieren sich allmählich, anfänglich unter Bildung der Blutstraßen, im lymphoiden Gewebe, und zwar ohne Wandbegrenzung also zwischen Leukocyten und Retikulumfasern.

Das Charakteristikum der Hämolymphdrüsen sind offenbar die venösen Blutsinus bzw. Lakunen. Sie liegen zirkulär unmittelbar unter der Kapsel in Form ziemlich großer Hohlräume und senden überall gegen das Zentrum Fortsätze. Diese Räume sind oft strotzend mit Erythrocyten gefüllt. Die Anwesenheit der roten Blutkörperchen bedingt die rote Farbe der „haemalglands". Die Räume werden von einem weitmaschigen Retikulum durchsetzt.

Wie stehen nun diese Blutsinus (Lakunen) mit dem Gefäßsystem der
Drüsen in Zusammenhang? Und was für eine Rolle spielt das lymphatische
Gewebe? Sowohl das arterielle, als auch das venöse System verlieren resp.
finden sich in den adenoiden Zellhaufen, die genau so, wie die Follikel jeder
typischen Lymphdrüse, Keimzentren besitzen. Das arterielle Blut muß
daher, bevor es die Blutdrüse durch die Vene verläßt, über das
Gitterwerk des lymphoiden Gewebes fließen, so daß man auch hier
von einer intermediären Bahn sprechen kann (Abb. 16).

Es muß weiter erwähnt werden, daß es neben diesen gleichsam über Filter
fließenden Bahnen auch vereinzelte direkte Verbindungen gibt, so daß man
z. B. durch Injektion von den Arterien aus direkt die Venen füllen kann. Diese
Wege sind aber Ausnahmen.

Wie verhält es sich nun mit den Blutsinus resp. Lakunen? Beim Versuch
diese Räume von den Arterien her mit Injektionsmasse zu füllen, stößt man
auf Widerstand; leicht dagegen lassen
sie sich von den Venen injizieren. Die
Venenlakunen bzw. Sinus besitzen
aber zahlreiche Lücken, durch die die
Flüssigkeit in die Bluträume gelangen
kann. Sollte also wirklich das Blut
in die Blutsinus nur venös, also rück-
läufig gelangen können — oder sind
auch noch andere Bahnen offen? Die
große Ähnlichkeit dieser Organe mit
der Milz legt es nahe, doch auch mit
der Möglichkeit zu rechnen, daß
spastische Zustände in den Gefäßen
das Fließen der Injektionsmasse gegen
die Sinus verhindern könnten. Ich
verweise auf die Abb. 11, die einer
Arbeit von Pustiwoitow, dem die
Injektion der Sinus von den Arterien
her erst dann gelang, als er der Farbstofflösung Atropin zusetzte.

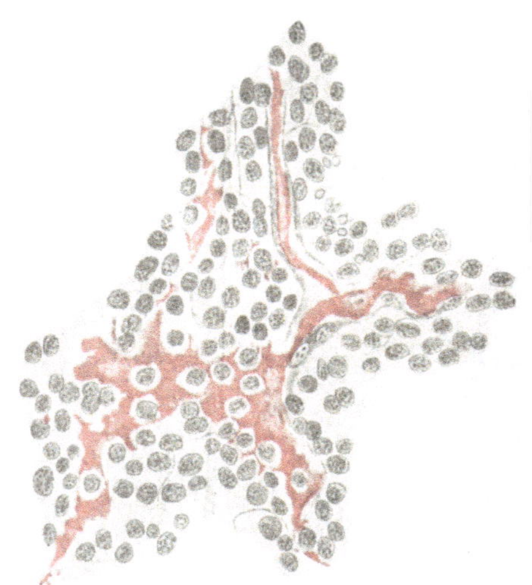

Abb. 16. Die Abbildung entstammt der
Arbeit von Weidenreich über die Blutlymphdrüsen. Man sieht den Übergang einer
arteriellen Kapillare in eine Venenlakune.

In dem lymphoiden Gewebe sind
nun Verdickungen der Retikulumfasern vorhanden, die entwicklungsgeschichtlich Gefäßräumen entspre-
chen und die Aufgabe haben dürften, die Erythrocyten gegen die Blutsinus
abzulenken.

Es stehen somit den roten Blutkörperchen, sowie sie aus den
Arterien kommen, drei Wege offen: der direkte Weg gegen die
austretende Vene, der Weg durch die Lymphfilter und schließlich
der durch die Sinus.

3. Histologische und vielleicht auch funktionelle Ähnlichkeit mit der Milz.
Innerhalb der Lymphstränge sieht man alle Übergänge von Erythrocyten zu
Trümmern derselben; man kann die Pigmentschollen teils intra-, teils extra-
cellulär treffen — am besten wurden die Übergänge von Erythrocyten zu
Pigment von Morandi und Sisto beschrieben. Man hat den Eindruck, daß hier
fast alle Erythrocyten, die in die Hämolymphdrüsen eingedrungen sind — soweit
sich das histologisch überhaupt beurteilen läßt — dem Untergang geweiht sind.
Zuerst werden sie in den Maschen des lymphoiden Gewebes zurückgehalten,
um später, wahrscheinlich phagocytär zerstört zu werden. Jedenfalls drängt

sich auf Grund dieser Beschreibungen die Vorstellung auf, daß man es hier, besonders wenn man die histologischen Bilder berücksichtigt, mit Gebilden zu tun hat, die einen sehr ähnlichen Bau wie die Milz zeigen. Der Milz obliegt es, was unter normalen Verhältnissen nicht leicht festzustellen ist, sicherlich auch, Erythrocyten zu zerstören. Wenn wir nun hören, daß die Hämolymphdrüsen fast alle rote Blutkörperchen, die in sie hineingelangt sind, aufzulösen imstande sind, so erscheint es mir angebracht, auf Grund der großen histologischen Verwandtschaft zwischen Milz und Hämolymphdrüsen, auch Rückschlüsse für die Funktion der Milz abzuleiten.

4. **Nebenmilzen.** Die sogeannten „Nebenmilzen" haben mit den eben beschriebenen Blutlymphdrüsen nichts gemein, da sie sich in nichts vom Hauptorgane unterscheiden (Haberer).

In Parenthese sei hier eine Angabe von Giesker erwähnt: Er fand Nebenmilzen bei Südeuropäern häufiger als bei der Bevölkerung Nordeuropas. Da die Bewohner subtropischer Gebiete ganz besonders häufig fieberhaften Erkrankungen ausgesetzt sind, die oft mit einem akuten Milztumor verbunden sind, so denkt Giesker hier an einen ursächlichen Zusammenhang. Wenn es sich nur um die Koinzidenz von Milztumor und Nebenmilzen handelt, so kann ich über etwas Ähnliches berichten: bei der Splenektomie des hämolytischen Ikterus haben wir auffallend oft Nebenmilzen gesehen.

In diesen Nebenmilzen kann sich nach der Milzentfernung eine vikariierende Hypertrophie entwickeln. Diese Veränderungen haben aber nichts mit dem Größerwerden der unterschiedlichen Lymphdrüsen post splenectomiam zu tun. Auch soll hier die Regenerationsfähigkeit nach einer partiell exstirpierten Milz erwähnt werden. Mestral und Daiber Mario konnten sich davon im Experiment überzeugen, Bessel-Hagen sah Gleiches beim Menschen nach einer partiellen Milzexstirpation.

5. **Die Häufigkeit von Hämolymphdrüsen bei Embryonen.** Uns Kliniker. die wir auf konstitutionelle Momente großes Gewicht legen, muß eine Angabe von Schuhmacher interessieren. Nach ihm wären die Blutlymphdrüsen nicht so sehr Organe sui generis, als vielmehr rudimentäre Formen gewöhnlicher Lymphdrüsen. Er gibt an, daß embryonale und postembryonale Lymphdrüsen am Magen vorkommen, die Blut- und Lymphgefäße gleichzeitig enthalten. In dem Sinne müßten wir in den noch beim Erwachsenen vorkommenden „haemo-lymph-glands" Zeichen eines in der Entwicklung zurückgebliebenen Organismus erblicken.

Zusammenfassung. Das Studium der Hämolymphdrüsen erscheint in doppelter Hinsicht wichtig: 1. läßt sich histologisch die blutzerstörende Tätigkeit viel besser als in der Milz verfolgen, 2. ist der Übertritt von Erythrocyten in die „rote Pulpa" der Hämolymphdrüsen ganz besonders deutlich zu erkennen. Da sonst die Hämolymphdrüsen mit der Milz große Ähnlichkeit zeigen, so werfen die beiden genannten Befunde Licht auch auf die Funktion der Milz selbst.

C. Die Leber, speziell die Kupfferschen Sternzellen.

Außer Milz und Hämolymphdrüsen glaube ich noch eine Zellgruppe berücksichtigen zu müssen, die bei der Umlagerung des Hämatinmoleküls in der Leber — abgesehen von den eigentlichen Leberzellen — eine Rolle spielt, ich meine die v. Kupfferschen Sternzellen. Es ist durchaus nicht meine Absicht, hier die ganze Leberhistologie aufzurollen, doch kann diese Zellgruppe nicht übergangen werden, sobald wir die hepato-lienalen Krankheitsbilder zur Sprache bringen.

1. Die Gallenkapillaren. Die makroskopische Einheit der Leber stellt der Acinus dar, die histologische dürfte der Leberzellbalken sein. Analog den Drüsen besteht auch hier der Zellbalken aus einem einschichtigen Komplex von Zellen, die sich wie die Ziegel in einem runden Kamin um ein Lumen — die Gallenkapillaren — gruppieren. Zwischen die einzelnen Ziegeln entsenden die Gallenkapillaren fingerförmige Fortsätze, die fast bis an die äußere Zirkumferenz des Zellbalkens heranreichen (Eppinger). Da die Zellbalken vielfach Kommunikationen untereinander eingehen, erscheint an vielen Stellen die Anordnung der Zellen gegenüber den Gallenkapillaren eine vielschichtige; auf diese Weise kann der typische Zellbalkenbau stark verwischt sein. Wenn es auch an solchen Brücken zu atypischen Lagerungen der Gallenkapillaren kommen kann, so daß — in der Ebene gedacht — sich flächenhafte Muster bilden können, so muß doch eine Lagerung der Gallenkapillaren an der Zirkumferenz eines Balkens als nicht existierend hingestellt werden. Rings um den Zellbalken verlaufen die Blutkapillaren mit einer eigenen Wandung. Da nun diese nicht die Membrana propria der Leberzellen darstellt, so kommt es zwischen den Zellbalken und den Gefäßwandungen zu eigenen Räumen, die als „Lymphräume" aufgefaßt werden müssen. (Abb. 17.)

2. Die phagocytäre Eigenschaft der Kupfferschen Sternzellen. Die Wandung der Pfortaderkapillaren zwischen Lymph- und Gefäßräumen enthält Zellen, die unter gewissen Umständen sich nicht wesentlich von Endothelien unterscheiden, manchmal aber eine Größe annehmen, die nicht viel jener der Leberzellen nachsteht. Nach ihrem Entdecker wurden diese Endothelauskleidungen der Pfortaderkapillaren Kupffersche Sternzellen genannt. Schon v. Kupffer erkannte, daß diese Pfortaderkapillarendothelien in hervorragender Weise die Fähigkeit besitzen, zu phagocytieren. Sie sind imstande, feinste Partikel organischer (Fett) oder anorganischer Natur (Zinnober, Silber etc.) aus dem kreisenden Blut an sich zu reißen, in sich aufzunehmen und vielleicht weiter zu verarbeiten. Nathan hat die Eigenschaft dieser Zellen, z. B. Kollargol in sich aufzunehmen, zum Nachweis der Sternzellen benützt. Wie relativ häufig sie sind, charakterisiert eine Berechnung von Nathan; nach ihm kommen auf ca. 13,6 Leberzellen eine Kupffersche Zelle. Daß auch Bakterien von den Sternzellen aufgenommen werden, ist von Schilling, der sich um die Pathologie der Kupfferzellen große Verdienste erworben hat, gezeigt worden.

Unter gewissen Umständen können die Kupfferzellen auch rote Blut-

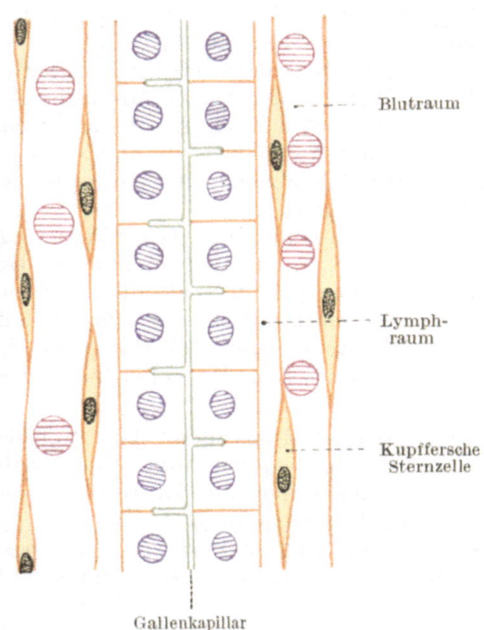

Abb. 17. Die Abbildung stellt mein „Leberschema" vor. Die Kupfferschen Sternzellen sind die Endothelzellen der Blutkapillaren; sie liegen an der Grenze zwischen Blut- und Lymphraum.

körperchen aus der Zirkulation abfangen (Löwit) und in sich aufnehmen, so daß Erythrocyten mikroskopisch innerhalb der Zellen nachweisbar sind. Da man in solchen Fällen innerhalb der Zellen auch „Pigment" fand, so wurde selbstverständlich mit der Möglichkeit gerechnet, daß die pigmentierten Körnchen als Endprodukte der Auflösung der Erythrocyten aufzufassen seien. Die Tatsache, daß sich das Pigment als eisenhaltig erwies, schien die erwähnte Annahme nur zu bestätigen, obwohl es anderseits nicht an Stimmen fehlte, die sich dafür entschieden, daß das Eisen zwar aus dem Blute stamme, aber nicht in den Kupfferzellen entstehe, sondern in flüssiger Form zugeführt und erst in den Zellen in fester Form niedergeschlagen werde (Arnold). Quincke sowie Minkowsky und Naunyn und auch andere vertreten dagegen die Ansicht: das Pigment entsteht nicht in der Leber, sondern es wird durch Leukocyten (Makrophagen?) auf dem Wege der Blutbahn transportiert und schließlich an die Kupfferzellen abgegeben.

Physiologisch sollen in den Kupfferzellen auch noch andere Farbstoffe vorkommen, nämlich Bilirubinderivate; dies dürfte auch der Grund sein, warum von mancher Seite (Löwit) die Kupfferzelle als die Hauptbildungsstätte der Galle angesehen wird. Bekannt sind die eigentümlich grün gefärbten Farbstoffniederschläge innerhalb der Kupfferzellen bei ikterischen Lebern, besonders wenn man die Präparate in Sublimat fixiert und dann nur mehr mit Karmin färbt.

3. Verhalten der Kupfferzellen während der Entwicklung und die embryonale Blutbildung in der Leber. Zwischen den Kupfferzellen und den Leberepithelien kommen unter gewissen Bedingungen noch Elemente vor, die bei der Hämatopoese eine größere Rolle spielen dürften, weswegen auch sie berücksichtigt werden müssen. Um ihre Bedeutung würdigen zu können, müssen die embryonalen Verhältnisse der Leber kurz getreift werden.

Aus dem Entoderm der Darmwand kommt es zu einer Ausstülpung in das umgebende Mesenchym des Septum transversum. Jedenfalls besteht die erste Leberanlage aus lockerem Mesenchym — Mollier spricht nur von einem Retikulum — und wachsenden Leberzellsträngen. Wenn auch der Entwicklungsprozeß des Embryo weiter schreitet, so wird das Mesenchym durchaus nicht zur Seite geschoben, denn fast bis zur Geburt lassen sich zwischen den sonst fertigen Leberzellen bald breitere, bald schmälere Mesenchymstreifen verfolgen. Aus diesen, vielfach einem Retikulum gleichenden Zellen entwickeln sich Gefäßwandzellen; sie entsprechen in der fertigen Leber den Kupfferschen Sternzellen. Die daraus resultierenden Gefäßanlagen sind schwer zu finden, denn sie sind relativ gering an Zahl und verschwinden daher leicht zwischen den übrigen Retikulumzellen; ferner kommunizieren diese Lebergefäßanlagen mit den Mesenchymräumen. Extra- und intravaskuläre Räume stehen daher, soweit man überhaupt davon reden kann, in breiter Kommunikation. Aus den in den Mesenchymstreifen liegenden indifferenten Elementen können sich Zellen entwickeln, die als Ausgangspunkte einer Hämatopoese anzusehen sind. Über die Tatsache, daß in der embryonalen Leber Erythroblasten vorkommen und daher die Leber des Embryo als ein hämatopoetisches Organ anzusehen sei, besteht schon lange Einigkeit. Über die Herkunft der ersten Blutzellen sind wir aber erst in den letzten Jahren durch die Untersuchungen von Maximow und Mollier genauer orientiert.

Die Entwicklung der Erythroblasten erfolgt ungefähr in folgender Weise: aus den fixen Mesenchymzellen der Leberanlage entwickeln sich — eine Möglichkeit, die sich übrigens an allen Stellen, wo Mesenchym vorliegt, ergeben kann — wandernde Elemente. Saxer nennt sie Wanderzellen, auch Maximow hält an diesem Namen fest, während Mollier den Namen Hämogonie wählt, um so mehr, als er sich dagegen sträubt, in den Wanderzellen schon Lymphocyten zu erblicken, wie dies eben von Maximow, Weidenreich und Dantschakoff geschieht. Durch Teilung und vermehrte Sprossung aus den noch fixen Elementen entstehen Zellager als Mutterboden für die Hämatopoese. Vereinzelt können sich solche Zellen, die teils als Lymphocyten, teils als Hämogonien bezeichnet werden, auch aus fixen Endothelzellen ableiten. M. B. Schmidt, Schridde, Lobenhoffer machen diesen Vorgang ausschließlich für die Hämatopoese verantwortlich. Stricht und Kostanecki treten dagegen für die Theorie ein, daß die Blutbildungsherde in der Leber auf verschleppte Erythroblasten zu beziehen seien. Maximow gibt diesen Modus auch zu, hält ihn aber für eine Seltenheit, während die extravaskuläre Blutbildung nach ihm die Hauptrolle spielen soll.

Aus der gemeinsamen Stammzelle, welche die einen zu den Lymphocyten zählen, während sie Mollier als Hämogonie bezeichnet, entwickeln sich in der embryonalen Leber Erythroblastenherde. Als Zwischenstufe zwischen den fertigen Erythroblasten und dem Lymphocyt kennt Maximow noch zwei Zellen: den Hämoblast I und II. Zwischen den Erythroblasten bleibt immer noch ein Retikulum.

Fast gleichzeitig mit dem Beginn der Erythropoese kommt es in der Leber auch zur Bildung von granulierten Elementen: Leukopoese. Die so gebildeten Elemente sind einkernig und sind als Myelocyten aufzufassen. Die Vermehrung der granulierten Zellen erfolgt nicht mitotisch, sondern stets auf dem Umweg über ungranulierte Wanderzellen; es haben daher gekörnte Leukocyten und Erythroblasten eine gemeinsame Stammzelle. Außerdem kann es in der Leber wie auch an anderen Stellen, z. B. beim Embryo im Dottersack, zur Bildung von Riesenzellen — Megakaryocyten — kommen.

Wie gelangen nun die im Retikulum der Leber gebildeten Blutzellen in die allgemeine Zirkulation? Die Zellen finden, wie bereits oben erwähnt, zwischen den Gefäßlumina und den Mesenchymräumen breite offene Maschen. Nach Mollier hält dieser Zustand bis zur Geburt an, erst dann verdichtet sich die retikuläre Gefäßwand zur geschlossenen Endothelröhre. Mit dem Übergang des Retikulums in eine geschlossene endotheliale Röhre hört aber auch die Bildung von roten Blutzellen auf. Die jüngst erschienene Arbeit von Haff schließt sich der Ansicht von Mollier vollkommen an, ebenso eine Publikation von Neumann.

Das Wichtige, was sich aus diesen Daten ergibt, ist die Tatsache, daß in der embryonalen Leber Veränderungen zu sehen sind, die auf eine Hämatopoese hinweisen. Während im extrauterinen Leben unter physiologischen Bedingungen dazu nur das Knochenmark befähigt ist, ist die Leber des Embryo imstande, sowohl Erythrocyten, als auch Leukocyten zu bilden.

4. Auch die embryonale Kupfferzelle zeigt Phagocytose. Maximow erwähnt anläßlich der Beschreibung der embryonalen Leber noch eine wichtige Tatsache: die Fähigkeit des Endothels der embryonalen Blutkapillaren zu phagocytieren. Als Objekt der Phagocytose dienen die primitiven Erythroblasten. Dieselben stellen Überbleibsel phylogenetisch alter, noch unvollkommener Zellformen dar, sie sterben aber frühzeitig ab, um durch endgültige, scheinbar vollwertige Blutkörperchen ersetzt zu werden. Jedenfalls ist es interessant, daß schon die embryonalen Kupfferzellen eine intensive phagocytäre Tätigkeit entwickeln. Schließlich soll noch erwähnt werden, daß sich im embryonalen Körper von den Endothelzellen neue Zellen gegen das Gefäßlumen ablösen können; diese so gebildete Wanderzellen sind ebenfalls fähig zu phagocytieren. (Histiocyten im Sinne von Aschoff?)

5. Die Gitterfasern der Leber. Wir kommen nunmehr zu einem Gebilde, das sowohl entwicklungsgeschichtlich, als auch bei der Betrachtung pathologischer Zustände der Leber eine interessante Rolle spielt, es sind dies die Gitterfasern (ebenfalls zuerst von Kupffer beschrieben). Wenn von pathologisch-anatomischer Seite diesen Gebilden noch relativ wenig Aufmerksamkeit geschenkt wurde, so liegt das an der nicht ganz einfachen Färbetechnik. Eine relativ verlässliche Methode hat erst Maresch angegeben. Diese Fasern sind feinste Fibrillen, sie umspinnen hauptsächlich die Blutkapillaren in Form eines zarten und engmaschigen Netzes. Im Zentrum, resp. der Peripherie des Acinus stehen die Gitterfasern mit dem Bindegewebe der Glissonschen Kapsel und andererseits mit dem adventitiellen Gewebe der Zentralvene in Zusammenhang. Es erscheint also das Leberparenchym in seiner ganzen Ausdehnung von diesen Fibrillen durchzogen. An Leberpräparaten, die von ödematösen Organen stammen (Maresch), ist es relativ leicht die Lagerung der Gitterfasern zu verfolgen: Fibrillen und Kapillarwand bilden ein einheitliches Ganzes. Sie stellen also bis zu einem gewissen Grade eine Adventitia der Gefäßwand dar.

Diese Fasern besitzen auch ein entwicklungsgeschichtliches Interesse: jenes Retikulum, das in der embryonalen Leber Muttersubstanz und zum Teil Stützgewebe der Hämatoblasten darstellt, ist sicherlich die erste Anlage der Gitterfasern. Bei jungen Embryonen fehlen die Gitterfasern noch und treten erst in der Endperiode auf. Es stammen also die Gitterfasern ebenso vom Mesenchym ab, wie die Kupfferschen Endothelzellen und die Hämogonien. Da die Gitterfasern bei der Beurteilung pathologischer Lebern in Frage kommen dürften, so erschien es wichtig, dies kurz zu berühren.

6. Zusammenfassung. Wir werden später sehen, wie bei gewissen Krankheiten die Kupfferschen Sternzellen am Blutabbau wesentlichen Anteil nehmen. Es ist nicht anzunehmen, daß dies die Funktion ausschließlich pathologischer Zellen ist; wahrscheinlich beteiligen sich die Kupfferzellen an der Hämolyse schon unter physiologischen Bedingungen. Das Studium der normalen Verhältnisse läßt uns aber hier vollkommen in Stich. Bei der Beurteilung der myeloiden Reaktion in der Leber müssen wir auf die Entwicklungsgeschichte zurückgreifen. Von diesem Gesichtspunkte aus ist es wertvoll zu wissen, daß im intrauterinen Leben die Leber als blutbildendes Organ fungiert; das gerade Gegenteil gilt von den Gitterfasern; in dem Maße, als die Leber heranreift, treten die Gitterfasern auf. Unter gewissen Umständen wird man die Leber eines erwachsenen Menschen, die reich an myeloiden Herden und arm an Gitterfasern ist, als ein Organ hinstellen können, das wahrscheinlich in der Entwicklung zurückgeblieben ist.

D. Das Knochenmark.

Obwohl wir uns in der vorliegenden Zusammenstellung hauptsächlich mit der Pathologie des Blutabbaues beschäftigen wollen, können wir doch den Blutaufbau bzw. die Bildungsstätten des Blutes nicht ganz unbesprochen lassen. Nun stößt aber gerade das histologische Studium schon des normalen Knochenmarkes auf große Schwierigkeiten, weswegen es nicht Wunder nehmen kann, wenn wir uns in der Pathologie des hämatopoetischen Apparates noch ganz im Anfangsstadium befinden. Vielfach haben sich die Morphologen mehr mit der Beschreibung der einzelnen Zellen beschäftigt, als mit dem Studium, wie sich die einzelnen Elemente biologisch aneinander gliedern. Gerade das würde uns aber am meisten interessieren! Manches zur Klärung der Frage haben embryologische Studien beigetragen. Hier sind vor allem die Untersuchungen von Dantschakoff und Maximow zu erwähnen.

1. Das primäre Knochenmark. Zieht man im Gegensatz zu den Studien früherer Autoren (Naegeli, Schridde etc.) zu den Untersuchungen sehr jugendliches Material heran, so zeigt sich für die myeloiden Elemente, für die roten Blutkörperchen und selbstverständlich auch für die lymphatischen Zellen eine gemeinsame Stammzelle. Die Zellen, welche zuerst die Markhöhle der langen Röhrenknochen einnehmen, sind die typischen embryonalen gefäßreichen Bindegewebszellen, die sich vom Perichondrium her in die Knochenanlagen hineinstülpen: primäres Knochenmark (Hammar). Aus diesen Zellen entwickeln sich einerseits die Osteoblasten und Osteoklasten, andererseits „indifferente lymphocytoide Wanderzellen". Manche von ihnen ähneln mehr großen oder kleinen Lymphocyten, andere stellen amöboide Wanderzellen dar. Außerdem gibt es vielfach Zellen, die sich weder in die eine, noch in die andere Gruppe einfügen lassen, bald ist das Protoplasma stärker basophil, bald ist der Kern mehr gelappt oder chromatinreicher. Was sich hier im embryonalen Knochemnark abspielt, kann sich eigentlich überall, wo Mesenchym vorhanden ist, zeigen, so daß man sagen kann, daß das ganze Mesenchym eine „Brutstätte von zahllosen, polymorphen, aber stets gleichwertigen indifferenten Wanderzellen ist, die durch Abrundung und Isolierung aus den gewöhnlichen fixen Mesenchymzellen entstehen". Trotz ihrer Verschiedenheit bezeichnet Hammar alle diese Zellen als Lymphocyten. In dem Sinne hat ja auch Pappenheim das primäre Knochenmark „lymphoides Mark" genannt.

2. Das Stadium der ersten Blutbildung — Megaloblasten. Nach dem Stadium, in welchem sich im primären Knochenmark neben den Osteoklasten, Osteoblasten und Gefäßen nur fixe Bindegewebselemente und lymphoide Wanderzellen finden, setzt das Stadium der ersten Blutbildung ein. Nach Hammar erfolgt dieser Umschwung in den langen Extremitätenknochen zu Beginn des IV. Fötalmonats. Trotzdem verschwindet das lymphoide Mark nicht vollständig, ebensowenig die fixen Bindegewebszellen, die vielfach für die mobilen Elemente nur mehr den Charakter von Stromazellen abgeben. Im weiteren Verlauf aber büßen die fixen Elemente allmählich die Eigenschaft ein, Wanderzellen, resp. Lymphocyten zu bilden.

Erythroblasten entwickeln sich nach Maximow aus den großen Lymphocyten. Zuerst kommt es zu einer besonders intensiven Wucherung dieser Zellen. In dem Maße, als sie sich durch Teilung rasch vermehren, werden sie kleiner und verlieren die den Lymphocyten typischen Pseudopodien. Dadurch, daß die kleinen Zellen sich dicht aneinander lagern, können die einzelnen Zellen eine polyedrische Gestalt annehmen. Die Basophilie der Zelle nimmt eher noch zu, das Protoplasma verliert seine Vakuolen, das Chromatin zerteilt sich — kurz es entwickelt sich eine Zelle, die große Ähnlichkeit mit einem Megaloblasten hat. Durch Mitosen wuchern diese Zellen weiter und je vorgeschrittener die Generation ist, desto deutlicher verrät sich die Hämoglobinansammlung im Protoplasma. Maximow sagt: Aus jeder Teilung gehen Zellen hervor, die dem Endtypus viel näher stehen, als der Mutterzelle. Der Kern wird dunkler und das Protoplasma hämoglobinreicher, bis der typische Normoblast entsteht, dessen Kern der Pyknose verfällt und in degeneriertem Zustande ausgestoßen wird. Der ausgestoßene Kern wird oft eine Beute der noch vorhandenen Mesenchymzellen oder der Blutgefäßendothelien. Über die Ursache der Kernausstoßung kann man sich nur hypothetisch äußern. Maximow meint den Kernverlust mit dem Austritt der Zellen aus dem Parenchym gegen die Blutkapillaren in Zusammenhang bringen zu müssen, nachdem dieses Phänomen während dieser Erscheinung ganz besonders deutlich zu sehen ist.

3. Auch Granulocyten und Megakaryocyten stammen im ersten Stadium der Blutbildung von lymphoiden Zellen ab. Auch die Granulocyten leiten sich

— ich folge auch hier den Angaben von Maximow — von den lymphoiden Zellen ab und haben somit die gleiche Stammzelle wie die Erythroblasten. In Lymphocyten der verschiedensten Art kommt es zur Entwicklung feinster Körnchen von acidophiler Beschaffenheit. Anfangs entstehen polymorphkernige Zellen mit Granulis direkt aus kleinen Lymphocyten. Später werden große Myelocyten gebildet, aus denen erst die typischen reifen Leukocyten entstehen. Auch im allgemeinen Körpermesenchym und in der embryonalen Leber erfolgt eine Granulocytenbildung in der gleichen Weise. Mit dem Erscheinen der typischen Myelocyten aber hört der primitive Bildungsprozeß — unmittelbar aus den lymphoiden Zellen — auf. Die Entwicklung der eosinophilen Granulacyten erfolgt ganz ähnlich den Spezialgranulocyten, wie die neutrophilen Zellen nach Weidenreich genannt werden.

Die Megakaryocyten, die sich im normalen Knochenmarke fast stets finden, leiten sich ebenfalls von den primären Lymphocyten her. Über ihre Bedeutung hat man sich beim Studium der embryonalen Verhältnisse keine weitere Klärung verschaffen können.

4. Die Blutgefäße im Knochenmarke. Eine sehr wichtige Frage ist: Wie gelangen die einzelnen Blutzellen aus dem Knochenmarksparenchym in die allgemeine Zirkulation?

Wir wollen zunächst kurz die Blutgefäße des Knochenmarkes verfolgen. Ganz summarisch betrachtet wissen wir, daß die Gefäße, welche durch die Foramina nutritia in das Knochenmark eintreten, sich sehr bald aufsplittern, worauf sich die Kapillaren in den weit ausgebreiteten kapillären Sinus verlieren. Aus diesen sinösen Netzen sammeln sich wieder die Venen. Die Wandungen dieser Sinus bestehen aus einer einschichtigen Endothellage. Es ist für das embryonale Knochenmark festgestellt, daß die Gefäßendothelien sich ebenfalls aus den Mesenchymzellen ableiten. Den Endothelien des Knochenmarksinus scheint eine phagocytäre Eigenschaft zuzukommen. Brass hat in jüngster Zeit diesen Zellen vom physiologischen Standpunkte aus besonderes Interesse entgegengebracht. Er findet in ihnen ein gelbbraunes Pigment, das als solches die Kapillarwandungen schon deutlich markiert. Er leitet dieses Pigment vom Blutfarbstoff her, das durch die Zerstörung von roten Blutzellen frei geworden ist, von den Kapillarendothelien resorbiert und in Körnerform niedergeschlagen wurde. Brass — ein Schüler Weidenreichs — schließt daraus, daß diese Endothelzellen nicht nur phagocytäre, sondern auch synthetische Eigenschaften besitzen müssen.

5. Einwandern der fertigen Blutzellen in die Gefäße. Da den Lymphocyten die Eigenschaft der Eigenbewegung innewohnt, ist es wohl sehr wahrscheinlich, daß diese Zellen durch aktive Permigration in die Gefäßlumina eindringen. Es ist noch nachzutragen, daß die Erythroblasten hauptsächlich in der Nähe der Gefäße zu Häufchen angeordnet sind. Sobald die Häufchen größere Dimensionen annehmen, können sie sich sogar buckelförmig in das Lumen vorwölben. Die das Parenchym von den Gefäßen trennende Endothelmembran scheint nun an verschiedenen Stellen ihre Kontinuität zu verlieren, so daß teils Inhalt aus den Gefäßen (Plasma) in das Parenchym, teils Erythrocyten in das Gefäßlumen übertreten können. Da man annehmen kann, daß auch die Granulocyten zu Eigenbewegungen fähig sind, so wird es wohl nicht schwer fallen, den Mechanismus für den Durchtritt zu verstehen. Dadurch, daß die Blutzellen sich immer mehr Raum schaffen, erfüllen sie vollständig das Spatium zwischen Gefäßen und Knochensubstanz. Von den fixen Bindegewebszellen bleibt dagegen nur sehr wenig übrig. Zwischen den zahlreichen Blutzellen verschwinden diese unscheinbaren Stromazellen; aus ihnen können sich später, wie bekannt, die Fettzellen entwickeln.

6. Blutbildung im Knochenmarke des erwachsenen Individuums. Im Knochenmarke des erwachsenen Individuums ist der Entwicklungsgang, wie wir ihn eben dargestellt haben, nicht mehr zu erkennen. Trotzdem ist aber gerade für das Verständnis physiologischer und pathologischer Bilder das Studium der Entwicklungsperiode unbedingt notwendig, weil man sich wohl vorstellen kann, daß „die Formen der Blutzellen, welche man im Laufe des embryonalen Lebens einander folgen sieht, auch im ausgebildeten Organismus, als genetisch sich folgende, aufzufassen sind" (v. Ebner).

a) Die roten Blutkörperchen. Im normalen Knochenmark findet man zweierlei Formen rote Blutkörperchen: kernlose und kernhaltige (Erythrocyten und Erythroblasten). Die Größe, speziell der Erythrocyten, kann schwanken. Der Typus der kernhaltigen roten ist der Normoblast; Mikro- und Megalocyt kann man wohl kaum noch als normale Bewohner des Knochenmarkes hinstellen. Die Erythroblasten finden sich über das ganze Parenchym diffus verbreitet, während die Erythrocyten hauptsächlich in der Nähe der Sinus und in den Anfängen der Venen zu liegen kommen.

b) Die Granulocyten. Unter den granulierten Elementen spielen die Neutrophilen die Hauptrolle; was ihre Häufigkeit anbelangt, stehen die Eosinophilen in der Mitte, am seltensten sind die Basophilen. Die reifen Elemente — die polynukleären Leukocyten — sind in der Nähe der Sinus und der Gefäße zu finden, während mitten im Zwischengewebe — Dantschakoff spricht von intravaskulären Räumen — die Myelocyten prävalieren.

c) Die Lymphocyten. Lymphocyten und ähnliche Zellen (speziell die Mononukleären) kommen im Knochenmark des normalen Erwachsenen auch vor; sie erreichen aber lange nicht jene Häufigkeit wie im Embryo, oder im Marke des Neugeborenen.

Jedenfalls gewinnt man beim Studium des Knochenmarkes des Erwachsenen den Eindruck, daß sowohl rote als auch weiße Blutzellen direkt aus Erythroblasten resp. Myelocyten entstehen, denn die phylogenetischen Stammzellen treten ganz in den Hintergrund; zum mindesten ist es unmöglich, eine kontinuierliche Reihe vom Lymphocyten aufwärts zu finden.

Im allgemeinen stand man früher vielfach auf dem Standpunkt, daß das Knochenmark des erwachsenen Menschen nur myeloide Elemente produzieren kann. Den Anhängern der rein dualistischen Anschauung mußte es daher Schwierigkeiten bereiten, das Vorkommen von Lymphocyten im Knochenmarke zu deuten. Zunächst handelte es sich um die Erklärung vereinzelter Elemente; später erkannte man aber, daß es gar nicht so selten auch zur Bildung ganzer Lymphfollikel im Knochenmarke kommen kann. Hedinger, der darauf gelegentlich eines Falles von Morbus Addisonii aufmerksam machte, war zuerst geneigt, diesen Befund mit dem Status lymphaticus in Zusammenhang zu bringen. Die ganze Frage ist jüngst von Askanazy an Hand eines großen Materiales überprüft worden. Nach diesen Untersuchungen (an 126 Fällen) kommen Markfollikel nicht nur nicht, wie man zunächst glauben konnte, ausschließlich bei Kindern oder nur in jungen Jahren vor, sondern unter 43 Fällen betrafen 10 die 4 ersten Lebensdezennien und 33 die Jahre zwischen 41—90. Wenn es sich bewahrheiten würde, daß das Vorkommen von Markfollikeln als Ausdruck eines Status lymphaticus und insofern unter gewissen Bedingungen auch im Sinne einer Minderwertigkeit des Trägers zu bewerten wäre, so hätten wir in dieser Erscheinung vielleicht ein wichtiges Symptom, das bei der Beurteilung der Knochenmarksfunktion in Frage käme. Vorläufig läßt sich höchstens das eine sagen, daß der Organismus — wie Askanazy sagt — an einer Hyperplasie des lymphatischen Gewebes „leidet".

Bei dieser Gelegenheit kann auch an einige Beobachtungen von Blumenthal und Morawitz erinnert werden, die nach wiederholten experimentell erzeugten Blutungen in dem „erschöpften" Knochenmark eine beinahe ausschließliche Bildung von Lymphocyten konstatieren konnten.

d) Die Megakaryocyten. Daß Megakaryocyten auch im normalen Knochenmark Erwachsener vorkommen, ist bekannt. Ein erhöhtes Interesse beanspruchen diese Zellen, seitdem sie mit der Abstammung der Blutplättchen in Zusammenhang gebracht werden. Zuerst hat auf diese Möglichkeit I. H. Wright aufmerksam gemacht. Ogada und Schridde haben seine Angaben überprüft und bestätigen können. Die Megakaryocyten des Knochenmarks senden pseudopodienartige Fortsätze aus, welche durch Lücken in der Kapillarwand bis in das Gefäßlumen hereinragen können. Diese Fortsätze zeigen eine eigentümliche Felderung in ihrem Protoplasma, indem sich die azurophilen Granula der Megakaryocyten zu Gruppen ordnen. Diese Körnchengruppen können sich samt dem dazu gehörigen Protoplasma von den pseudopodienartigen Fortsätzen loslösen und stellen dann jene Gebilde dar, die man Blutplättchen nennt. Die Riesen des Gewebes sind — um einen Ausspruch von E. Frank zu gebrauchen — die Väter der Zwerge des Blutes.

Auf die Bedeutung dieser Tatsache für die Pathologie werden wir noch des öfteren zu sprechen kommen.

7. Das Stützgewebe des Knochenmarkes. Das Stützgewebe des Knochenmarkes, von dem wir entwicklungsgeschichtlich wissen, daß es den ältesten Teil des Organes darstellt, hat unter normalen Bedingungen die Beziehungen zum Parenchym fast vollkommen eingebüßt. Das Faserwerk, welches das normale Knochenmark durchzieht, besteht aus einem Retikulum von verästelten Bindegewebszellen. Wir geben hiermit die Ansicht, wie sie zuerst von Neumann geäußert wurde. Im wesentlichen ist dies auch die Anschauung von Bizzozero und Hoyer-Stravinsky. Gelegentlich können die Retikulumzellen auch zu Pigmentzellen werden (Ponfick). Bei Amphibien sind die Retikulumzellen im Knochenmark fast immer pigmentführend.

8. Die Fett- und Gallertmetamorphose des Knochenmarkes. Aus dem roten oder lymphoiden Mark kann sich das Fettmark entwickeln und auch wieder umgekehrt. Die Fettmetamorphose des roten oder lymphoiden Markes beginnt erst nach der Geburt. Bevor es zur ausgesprochenen Fettumwandlung kommt, entsteht aus dem Protoplasma der Retikulumzellen ein förmliches Syncytium. Die ersten Fettröpfchen sind nicht regelmäßig über das Syncytium verstreut, sondern finden sich vielmehr in der Nähe der Kerne, wo sie allmählich größer werden (Jackson). Gewöhnlich fließen kleine Tropfen zu größeren zusammen, der Kern wird abgeplattet und zur Seite gedrängt. Nur die älteren Autoren vertraten die Ansicht einer Imbibition von Leukocyten mit Fett. Nunmehr ist die Lehre allgemein anerkannt, daß sich die Fettzellen nur aus den Retikulumzellen entwickeln (Neumann). Es ist natürlich, daß durch Vermehrung der Fettbildung die eigentlichen Blutzellen in den Hintergrund gedrängt werden.

Auch beim Gallertmark scheinen die Retikulumzellen und ihre Fasern eine Rolle zu spielen. Schon Neumann sagt, daß die Fettzellen sich in ein Netz von verästelten Zellen umwandeln, die mit wenigen runden Zellen in einer homogenen mucinartigen Grundsubstanz liegen. Da z. B. auch Gallertmark auftritt, sobald ein sonst gesundes Tier hungert, so wird man darin wohl den Ausdruck der Inanition erblicken dürfen. Die Retikulumzellen scheinen im Gallertmarke dichter gelagert; gegenüber dem Lymphoidmarke enthält es vielmehr Grundsubstanz. Nach entsprechender Ernährung bildet sich das Gallertmark wieder rasch zurück.

9. Zusammenfassung. Wir werden uns in den folgenden Kapiteln vielfach mit den gegenseitigen Beziehungen zwischen Erythrocytenbildung und Zerstörung der roten Blutkörperchen zu beschäftigen haben. Während unter normalen Bedingungen sich dieses Wechselverhältnis in einem gewissen ruhigen Tempo abspielt, können unter pathologischen Umständen davon die verschiedensten Abweichungen erfolgen. Für die Produktion der Erythrocyten ist in erster Linie das Knochenmark verantwortlich zu machen. Da wir als einzigen Maßstab, ob der Abbau der Erythrocyten langsam oder überstürzt erfolgt, die Menge an Zerfallsprodukten des Hämins angeben können, so wäre es wertvoll, bei gleichzeitiger Berücksichtigung der Zahl an zirkulierenden Erythrocyten, das Knochenmark zu kontrollieren; in mancher Beziehung wird auf diese Frage aus der histologischen Untersuchung des erythropoetischen Apparates eine Antwort zu gewärtigen sein; für viele Fälle werden wir aber die Antwort schuldig bleiben müssen, weil uns hier die Morphologie nicht all das sagen kann, was wir von ihr eigentlich erwarten möchten. Zum Teil ist hier auch unsere Unkenntnis über den normalen Aufbau des Knochenmarkes schuld.

Bei der Analyse der unterschiedlichen pathologischen Probleme werden wir uns nicht nur mit der Frage zu beschäftigen haben, ob zu viel oder zu wenig rote Blutkörperchen gebildet werden, sondern wir müssen uns auch oft darüber schlüssig werden, ob wir es hier mit einem vollwertigen oder schlecht angelegten erythropoetischen Apparate zu tun haben; wir streifen damit das Gebiet der Pathologie der Konstitution. Da wir aus dem Vergleiche mit anderen Organen wissen, wie oft sich hier Stigmen feststellen lassen, die auf eine fehlerhafte Anlage hinweisen, so erscheint es uns wichtig zu wissen, wie das Knochenmark in der Entwicklungsperiode gebaut ist.

Dies waren die Gesichtspunkte, warum wir etwas genauer den normalen Bau und die embryonalen Verhältnisse des erythropoetischen Apparates besprochen haben.

Die gegenseitigen Beziehungen zwischen Milz, Leber und Knochenmark. Bei der Darstellung der hepatolienalen Erkrankungen werden wir uns bemühen zu zeigen, daß Milz, Leber, Lymphdrüsen und Knochenmark in vielfacher Beziehung zueinander stehen. Daß auch unter physiologischen Bedingungen ein Ineinanderarbeiten dieser Organe bestehen dürfte, ist daher sehr wahrscheinlich. Speziell die neueren Untersuchungen von Aschoff haben diesen Gedanken wieder stark in den Vordergrund gerückt.

Im Anschluß an ältere Studien (Ribbert, Ponfick und Goldmann) untersuchte Aschoff die Zellen des Organismus auf ihre Fähigkeit, Karmin zu speichern. Dabei zeigte sich, daß die „Retikuloendothelien" der blutbereitenden Organe, d. h. des Knochenmarkes, der Milz, der Lymphknoten und der Leber (Kupffersche Sternzellen) und auch der Nebennierenrinde ganz besonders die Eigenschaft besitzen, in ihrem Protoplasma Karmin in Form von Körnchen niederzuschlagen.

Zellen, die man als Klasmatocyten (Ranvier), adventitielle Zellen (Marchand) oder Polyblasten (Maximow) beschrieben hat, sind in gleichem Maße befähigt, Karmin zu speichern. Es sind dies Elemente, die in jedem Bindegewebe, besonders im jugendlichen zu finden sind, und bekanntermaßen speziell bei entzündlichen Prozessen eine Rolle spielen.

Den eigentlich epithelialen Elementen, z. B. den meisten Drüsenepithelien, fehlt die Eigenschaft der Karminspeicherung. Bloß die Epithelien der Hauptstücke der Nieren und unter gewissen Bedingungen auch die Leber-

zellen, machen von diesem Gesetz eine Ausnahme. Speziell von den Leberzellen wissen wir, daß sie nur dann Karmingranula zeigen, wenn der Organismus
mit dem Farbstoff gleichsam schon überschwemmt ist.

Goldmann hat im Prinzip dieselben Zellgruppen mit Anilinfarben
(Trypanrot, Trypanblau oder Pyrrolblau) imbibiert. Er nannte sie Pyrrol-
zellen. Diese Zellen sind nicht nur imstande, Farbstoffe, sondern auch Fette
und Eisen an sich zu reißen und bilden sicherlich einen vielfach zusammen-
gehörigen Apparat. Aschoff spricht geradezu von einem retrikuloendothe-
lialen Stoffwechselapparat.

Das Studium der Karminspeicherung hat Aschoff veranlaßt, auf eine
besondere Form der weißen Blutzellen hinzuweisen. Sowohl die Klasmatocyten, als auch die Retikuloendothelien z. B. der Milz verlieren bei der Wucherung, Abstoßung und Verlagerung nicht die aufgenommenen Karmingranula.
Die freigewordenen Zellen gelangen in den Blutstrom und bilden einen Teil
der Leukocyten; Aschoff nennt diese Zellen Histiocyten. Es ist selbstverständlich, daß man die Histiocyten nur dann erkennen kann, wenn sie „karmin-
beladen" sind; sonst ähneln sie sehr den mononukleären Zellen des Blutes.

Im folgenden Kapitel werden wir sehen, daß man die Retikuloendothelien auch durch Eisenspeicherung besonders deutlich darstellen kann. Von
der Existenz jener Zellen, die Aschoff Histiocyten nennt, konnte ich mich
ebenfalls überzeugen; ebenso wie es karminbeladene Histiocyten gibt, in gleicher
Weise kann man im zirkulierenden Blute mononukleäre Zellen finden, die mit
Eisen imprägniert sind (vgl. S. 67).

Der Hinweis auf diese neueren Arbeiten von Aschoff scheint uns deswegen
so wichtig, weil ganz dieselben Zellen, die sich offenbar unter normalen und auch
unter pathologischen Bedingungen mit dem Abbau und der Rekonstruktion
eines physiologischen Farbstoffes zu beschäftigen haben, auch die Fähigkeit zeigen,
sich mit artfremden Farbstoffen zu beladen. Während uns die Zusammengehörigkeit dieser Zellgruppen, was den intermediären Hämoglobinstoffwechsel
anbelangt, unter normalen Verhältnissen nicht so klar vor Augen tritt, lassen
sich histologisch die gegenseitigen Beziehungen bei gewissen Vergiftungen
und Krankheiten, die mit einer starken Inanspruchnahme der roten Blutzellen
einhergehen, viel deutlicher erkennen.

Wenn wir uns also im Anfange dieses Kapitels die Frage vorgelegt haben, ob es gelingt, durch das histologische Studium der
normalen Organe (Leber, Milz, Knochenmark, eventuell Hämolymphdrüsen) einen Einblick zu gewinnen, inwieweit die einzelnen
Gewebe am intermediären Hämoglobinumsatz beteiligt sind, so
muß man diese Frage mit nein beantworten. Würden wir nicht die
pathologischen Bilder kennen, so kämen wir in der Beurteilung dieses Problems
nur wenig vorwärts.

II. Kapitel.

Wir wissen, daß beim normalen Menschen die Zahl der Erythrocyten in einem Kubikmillimeter zirkulierenden Blutes eine annähernd konstante ist. „Mit minutiöser Genauigkeit wird an dieser Konstanz durch Jahre hindurch festgehalten" (Morawitz). Verliert der Mensch durch einen größeren Blutverlust, wie z. B. durch einen Aderlaß, eine beträchtliche Menge Blutes, so stellen sich binnen kurzer Zeit die roten Blutzellen wieder auf ihre frühere Zahl ein; diese Konzentration des Blutes an roten Blutkörperchen scheint dem Organismus die bekömmlichste zu sein.

Da es also bekannt ist, daß für die beständig zugrunde gehenden Erythrocyten auch beständig Ersatzmaterial beschafft werden muß, so dürften Vorrichtungen bestehen, die für das Gleichgewicht zwischen Blutzerstörung und Blutneubildung sorgen. Eben wegen dieses, dem Organismus eigenen Beharrungsvermögens sind wir vielfach nicht imstande, uns genauere Vorstellungen zu machen, ob im gegebenen Falle zu viel Erythrocyten zerstört oder zu wenige neugebildet wurden.

Die Klinik lehrt uns, daß der Körper sehr oft nicht die ihm zukommende Erythrocytenzahl besitzt, sondern bald mehr, bald weniger Hämoglobin in der Mengeneinheit führt, wobei wir vorläufig auf die Änderungen der Gesamtblutmenge gar nicht eingehen wollen. So kann die Herabsetzung der Zahl der roten Blutkörperchen in einem Kubikmillimeter — wenn wir uns von rein theoretischen Überlegungen leiten lassen — ihre Ursache in einer verminderten Bildung oder in einer vermehrten Zerstörung der Erythrocyten haben.

Es ist wohl als sicher anzunehmen, daß der Periode, wo der Organismus die ihm eigene Konstanz der Erythrocytenzahl aufgibt, ein Stadium der versuchten Regulierung vorangehen muß. Bevor also bei starker Zerstörung des Hämoglobins die Erythrocytenzahl absinkt, wird wohl sicher — vielleicht manchmal nur in einer kurzen Übergangsperiode — sich der erythropoetische Apparat bemühen, doch den großen Ausgaben gerecht zu werden. Und ebenso wird bei Hemmung der Hämolyse das Knochenmark mit der Produktion roter Blutzellen sparsamer sein, um nicht den Körper mit Erythrocyten zu überschwemmen und ihn durch Hyperglobulie zu gefährden. In diesem Sinne glaube ich einen Satz von Morawitz modifizieren zu müssen, der nunmehr lauten soll: das Blut ist ein Spiegel der blutbildenden und der blutzerstörenden Organe.

Wollen wir hier weiterkommen, so müssen wir versuchen, die beiderlei Organfunktionen gegeneinander auszuspielen und eine Bilanz aufzustellen, die sich durch Stoffwechseluntersuchungen lösen ließe. Das II. Kapitel hat es sich daher zur Aufgabe gemacht, der Frage des intermediären Hämoglobinabbaues näherzutreten. Der erste Abschnitt dieses Kapitels wird sich mit der Methodik beschäftigen, der zweite mit der konkreten Frage: welchen Anteil nimmt die Milz am physiologischen Blutumsatz.

A. Wie kann man sich von der Größe der Blutmauserung eine ungefähre Vorstellung machen?

Als ich den Begriff: „Blutmauserung" einführte, da wollte ich mit diesem Worte ungefähr das sagen, was sich vielleicht am besten durch eine Art mathematische Formel zum Ausdruck bringen ließe: die Zahl der im Kubikzentimeter Blut enthaltenen Erythrocyten (E) = der Zahl der gebildeten Erythrocyten (P produktion) — die Zahl der zerstörten Erythrocyten (D destruktion).

$$E = P - D.$$

Wir wollen uns nun mit der Frage beschäftigen, was haben wir für Möglichkeiten resp. Methoden in der Hand, um am gesunden oder kranken Menschen darüber ein Urteil zu gewinnen, ob der Hämoglobinabbau normal oder ob — bei verminderter resp. vermehrter Erythrocytenzahl im Kubikmillimeter — zu viel oder zu wenig rote Blutzellen zerstört oder gebildet werden. Es ist merkwürdig, warum sich bis jetzt speziell Hämatologen mit dieser prinzipiellen Frage fast noch gar nicht beschäftigt haben. Allerdings muß man zu ihrer Entschuldigung sagen, daß man aus der ausschließlich morphologischen Betrachtung des Blutes allein nur wenig Wichtiges für dieses Problem erfahren kann.

I. Durch Analyse des Blutes.

1. Die gewöhnlichen klinischen Methoden der Blutuntersuchung. Da das Blut schon unter normalen Verhältnissen einem ziemlich regen Wechsel unterliegen dürfte, so ist anzunehmen, daß neben älteren auch jüngere Blutelemente kreisen. Wir sind nicht imstande, frisch gebildete Zellen von solchen zu unterscheiden, die für den Untergang bereits reif sind und können daher auch keine Rückschlüsse auf eine träge oder beschleunigte Blutregeneration ziehen.

a) **Megalocyten und Mikrocyten als Maßstab eines trägen oder beschleunigten Blutstoffwechsels.** Nur bei ganz schweren, vorgeschrittenen Anämien finden sich im Blute Anhaltspunkte, die zumeist als Zeichen einer gesteigerten Erythropoese gedeutet werden. Die Megalocyten gelten als jugendliche rote Blutzellen, die vor vollendeter Reifung in die Zirkulation abgegeben wurden. Die Tatsache, daß sie im zirkulierenden Blute nach schweren Blutungen erscheinen, könnte diese Annahme stützen. Doch gibt es genug Autoren, die nicht der gleichen Ansicht sind. So meint Grawitz, daß durch Wasserzunahme des Blutes und durch pathologische Beschaffenheit der roten Zellsubstanz Quellung der Erythrocyten zustande kommen kann. Wenn dies richtig ist, dann wären die großen roten Blutzellen eher als Degenerationsformen anzusehen.

Ähnlich geteilt sind auch die Anschauungen über die Bedeutung der Mikrocyten. Für die Autoren, die in ihnen Jugendformen sehen, gilt ihr reichliches Vorkommen als Zeichen der Neubildung des Blutes. Umgekehrt sieht z. B. Biernacki in den Mikrocyten Zellen, die durch Abgabe von Plasma entstanden sind.

b) **Poikilocytose, Erythroblasten, und Kernteilungsfiguren.** Über die Bedeutung der Poikilocyten sind die Meinungen nicht geteilt; sie sind stets als in Degeneration begriffene Zellen aufgefaßt worden. Auch über die Bedeutung der Erythroblasten im zirkulierenden Blute besteht kaum eine Meinungsdifferenz; sie gelten allgemein als Zeichen von Knochenmarksreizung; dasselbe gilt von den Megaloblasten und Mitosen. Ob aber der Reiz ein ermüdetes oder besonders leistungsfähiges Knochenmark getroffen hat, darüber läßt sich nichts Bestimmtes aussagen.

c) **Polychromatophilie.** Gewisse färberische Unterschiede der roten Blutzellen wurden als Kriterien des Alters aufgefaßt. **Ehrlich**, der die Polychromatophilie der roten Blutzellen zuerst beschrieben hatte, hielt sie für ein Degenerationszeichen und daher wäre sie als eine Alterserscheinung anzusehen. Da nun die Polychromatophilie sich oft in kernhaltigen roten Blutzellen zeigt, so ist dies wieder ein Grund, in ihr ein Zeichen einer jugendlichen Zelle zu sehen. Dieser Umstand, sowie der Vergleich mit entwicklungsgeschichtlich sichergestellten Formen, dokumentiert die Polychromatophilie eher als eine Eigenschaft der jugendlichen Erythrocyten.

d) **Die basophile Punktierung.** Die Anschauungen über die Ursache der körnigen Degeneration (basophile Punktierung) der Erythrocyten sind ebenfalls geteilt. Gerade die namhaftesten Hämatologen (**Naegeli, Grawitz**) nehmen in dieser Frage einen verschiedenen Standpunkt ein. Jene Autoren, welche die basophilen Körnchen als karyolytische Erscheinungen auffassen, stellen die so beschaffenen Erythrocyten in eine Reihe mit den kernhaltigen Roten und sehen daher in ihnen Zeichen überstürzter Blutbildung. Die Gegner dieser Anschauung, allen voran **Grawitz**, legen großes Gewicht auf den außerordentlich häufigen Befund punktierter Erythrocyten bei Bleivergiftungen. Manche glauben, daß die Punktierungen erst innerhalb der Blutbahn entstehen, und daß daher dieser Befund auf die Einwirkung der verschiedensten Gifte zurückzuführen wäre, also eine degenerative Veränderung vorstellen würde. Sehr beachtenswert ist die Angabe von **Roth**, welcher fand, daß die polychromatischen Erythrocyten gegen hypotonische Lösungen nicht weniger widerstandsfähig sind, als normale Elemente. Allerdings handelte es sich in seinem Falle um einen angeborenen Herzfehler.

e) **Die Substantia granulo-filamentosa.** Die Substantia granulo-filamentosa der Roten (**Cesaris Demel**), die beim Absterben der Zellen auftritt, und daher auch als postvitale Granulation bezeichnet wird, wird allgemein als Erscheinung regenerativer Natur aufgefaßt. Die neueren Untersuchungen von **Ferrata** und **Viglioni** scheinen zu beweisen, daß jeder polychromatische Erythrocyt diese postvitale Reaktion zeigt.

f) **Die Beweiskraft des Färbeindex.** Dem Färbeindex des Blutes wird bei der Beurteilung der Anämien große diagnostische Bedeutung beigemessen. Erfahrungsgemäß wissen wir, daß bei der perniziösen Anämie sehr häufig hohe Werte zu finden sind, während bei der Chlorose und bei vielen sekundären Anämien der Färbeindex unter 1 liegt. In vielen Fällen scheint der hohe Färbeindex tatsächlich zugunsten einer gesteigerten Regeneration zu sprechen, doch gibt es auch Ausnahmen von dieser Regel (vgl. auch S. 132).

g) **Die Beschaffenheit des Knochenmarkes.** Pathologisch-anatomische Befunde lehren, daß man sehr häufig bei Krankheitsbildern, die mit vermehrter Blutbildung einhergehen, eine mächtige Ausbreitung des roten Knochenmarkes in den langen Röhrenknochen findet (**Neumann, Cohnheim**). Auch die experimentelle Pathologie kann diese Ansicht stützen, indem Tiere, die sich noch nicht von starken Aderlässen erholt haben, ebenfalls rotes Knochenmark zeigen. Treibt man dagegen die Blutarmut des Tieres sehr weit (**Blumental** und **Morawitz**), dann kann das Knochenmark blaß erscheinen, ein Moment, das vielfach als Analogon bei der Erklärung aplastischer Krankheitsbilder herangezogen wurde. Insofern kann die Beschaffenheit des roten Markes als pathologisch-anatomisches Kriterium für manche krankhaften Zustände verwendet werden. Da aber lymphatisches und myeloisches Knochenmark makroskopisch eine ähnliche Farbe zeigen, so darf man die mikroskopische Untersuchung des roten Knochenmarkes nicht außer Acht lassen.

Jedenfalls ergibt sich aus dem Gesagten, daß man die Erythropoese nur in extremen Fällen aus den Befunden im strömenden Blute beurteilen kann. In den Übergangsstadien ist das Blutbild wohl immer unverläßlich.

Noch viel ungenauer ist der Maßstab, den man versucht hat an das Verhalten der Leukocyten anzulegen, um aus ihrer Qualität die Blutmauserung zu beurteilen. Hierbei ging man von der Tatsache aus, daß es nach Aderlässen und auch bei verschiedenen Blutgiftanämien zu einer neutrophilen Leukocytose kommt. Darauf basierend dürfte auch Morawitz den Satz formuliert haben: „Anämien, die nicht mit einer Leukocytose, sondern eher mit einer Reduktion der Zahl der neutrophilen Leukocyten einhergehen, sind immer auf mangelhafte Regeneration zurückzuführen." Soweit unsere Erfahrungen beim hämolytischen Ikterus und der Anaemia perniciosa reichen, möchten wir diesen Satz nicht unbedingt unterschreiben.

Etwas Ähnliches gilt von den Blutplättchen; oft zeigen sie sich im strömenden Blute bei gut funktionierendem Knochenmarke vermehrt, doch kann man aus dem gegenteiligen Verhalten nicht unbedingt auf ein Versagen der gesamten erythropoetischen Funktion schließen.

2. Chemische Analysen des Blutes. a) Die Untersuchungen von Morawitz. Man hoffte auch auf chemischem Wege, durch Blutanalysen, Anhaltspunkte für die Differenzierung zu gewinnen, ob im Blute viele junge oder viele alte Elemente zirkulieren. Morawitz, dem wir auf diesem Gebiete sehr viel Anregung verdanken, führte in dieser Absicht die Methode der Sauerstoffzehrung ein. Sie basiert auf folgender Beobachtung: Läßt man normales Blut bei Brutschranktemperatur stehen, so ändert sich sein Kolorit nur wenig, d. h. es nimmt der Sauerstoffgehalt des Blutes nur wenig ab. Da das normale Blut fast keine Erythroblasten führt, so soll auch die Gewebsatmung nur eine sehr geringe sein. Anders verhält sich dagegen ein Blut, in dem sich viele junge rote Elemente, vor allem Normoblasten befinden, denn hier steigt die Sauerstoffzehrung, so daß sich auch das Blut in viel kürzerer Zeit dunkel färbt. Diese gesteigerte Atmung zeigt sich nicht nur bei Anwesenheit kernhaltiger roter Elemente, sondern auch bald nach einem Aderlaß in einem Blute, in dem Normoblasten nicht vorhanden sind. In dieser relativ einfachen, gewissermaßen physiologischen Methode ist bloß ein Weg gezeigt, wie man eventuell junge von alten Erythrocyten zu unterscheiden vermag; insofern hätten wir darin auch ein relatives Maß für die Lebhaftigkeit der Blutregeneration. Zum mindesten scheint diese Methode, soweit man aus Experimenten urteilen kann, physiologisch begründet zu sein.

Morawitz und Itami haben mittelst der Barcroftschen Methode die Sauerstoffzehrung an einem größeren menschlichen Material überprüft. Die relativen Sauerstoffverluste bewegen sich beim normalen Individuum ziemlich konstant zwischen 4—5 %. Bei Anämien sind sie dagegen sehr großen Schwankungen unterworfen. Wir finden Werte, die selbst 69 % erreichen können. Das Maximum zeigen „hämolytische Anämien". Bei der Beschreibung unserer Fälle werden wir noch auf diesen Punkt zurückkommen.

Morawitz suchte noch einen anderen Weg, um eine Unterscheidung junger und älterer Blutzellen zu ermöglichen. Auf seine Anregung hin bestimmte Masing den Nukleinphosphor im Blute. Je lebhafter sich die Blutregeneration zeigte, desto größer war die Phosphormenge im Blute. Es wäre zweckmäßig, all diese Methoden beim selben Menschen vor und nach der Splenektomie in Anwendung zu ziehen. Wir persönlich haben in dieser Richtung keine großen eigenen Erfahrungen (vgl. S. 98).

b) Die Methoden zur Prüfung der Resistenz der roten Blutkörperchen. *α) Technik.* Wenn auch schon ältere italienische und französische
Kliniker und von deutscher Seite Hamburger und Limbeck sich mit Untersuchungen über die osmotische Resistenz der Erythrocyten beschäftigt haben,
so brachte man ihnen doch erst erhöhtes Interesse entgegen, seit Widal die
„Fragilite globulaire" beim hämolytischen Ikterus beschrieben hatte. Die
Methodik, der sich Widal bediente, stammt im Prinzip von Hamburger; sie
besteht im wesentlichen darin, daß eine Anzahl kleiner Reagenzgläser mit mehreren cm^3 Kochsalzlösung — wir nahmen stets 2 cm^3 — von 0,6 $^0/_0$ bis auf 0,3 $^0/_0$
fallend gefüllt werden. Die Differenz zwischen zwei Proben soll nur 0,01 $^0/_0$ NaCl
betragen. Jedes Reagenzgläschen wird mit einer bestimmten Menge defibrinierten
Blutes — wir gaben stets 20 mm^3 d. h. eine Sahlipipette voll — beschickt und
dann geschüttelt. Nachdem die Kochsalzlösungen mit dem Blute eine bestimmte
Zeit — wir wählten stets eine halbe Stunde — in Berührung gestanden waren —
Bruttemperatur ist nicht notwendig — wird zentrifugiert. In jenen Röhrchen,
wo es zu keiner Hämolyse gekommen ist, setzen sich die Erythrocyten am Boden
ab, ohne daß die darüber stehende Flüssigkeit rot gefärbt erscheint. Ist aber
Hämolyse erfolgt, so erkennt man den Beginn derselben an einer leicht gelblichen
Färbung der überstehenden Flüssigkeit. In den nächstfolgenden Proben wird
die Flüssigkeit zuerst rötlich und dann immer stärker rot gefärbt. In dem
Maße als die Hämolyse zunimmt, wird das Zentrifugat der abgesetzten Erythrocyten immer spärlicher, um schließlich ganz zu verschwinden. Für die Beurteilung des Blutes, speziell was die klinische Diagnose[1]) anbelangt, genügt es, den
Beginn und die totale Hämolyse festzustellen.

Man kann sich vorstellen, daß die wenigst widerstandsfähigen Erythrocyten ihren Farbstoff schon in relativ stark konzentrierter Blutkochsalzlösung
verlieren, während die resistenteren ihr Hämoglobin noch behalten.

In sehr exakter Weise hatte Limbeck die Resistenz des normalen Blutes
studiert. Er sprach von einer Minimum- und Maximumresistenz und
verstand unter letzterer jene Kochsalzkonzentration, bei der erst die resisten-
testen Erythrocyten ihr Hämoglobin abgaben. Zwischen Minimum- und Maximumresistenz liegt die Resistenzbreite. Für das normale Blut findet man
aber nur dann konstante Werte, wenn man Blutmenge, Dauer der Einwirkung
und Temperatur genau berücksichtigt. Es wäre wünschenswert, wenn man
sich diese Tatsachen mehr vor Augen halten würde; denn nicht alle Autoren
haben auf diese möglichen Fehlerquellen systematisch Rücksicht genommen.

Da man sich vorstellte, daß gleichsam die ältesten, reifsten und daher
auch minderwertigsten Erythrocyten zuerst der Hämolyse zum Opfer fallen,
während gesündere Elemente der Hypotonie der Umgebung Widerstand leisten
können, war man bestrebt, auch zahlenmäßig die Qualität der Erythrocyten
in den einzelnen Altersstufen auszudrücken. Sehr wichtig ist es zu wissen,
daß es sich, wie Handowsky zeigt, bei der partiellen Hämolyse nicht um
eine teilweise Auslaugung der Erythrocyten handelt, sondern daß jene Erythrocyten, die Hämoglobin abgeben, total hämolysiert sind. In dem Sinne wäre
die partielle Hämolyse als eine totale Hämolyse eines Teiles aller Erythrocyten
aufzufassen.

Wenn man in der über intakten Erythrocyten stehenden Flüssigkeit
Hämoglobinbestimmungen vornimmt und die gefundenen Werte zur überhaupt
möglichen Hämoglobinmenge in Relation bringt, so kann man eine Kurve
konstruieren, die den Resistenzgrad in Volumprozenten illustriert. Eine solche
Kurve hat z. B. Lang für den normalen Menschen abgebildet: bei 5 Minuten

---

[1]) Die klinische Methodik der Resistenzprüfung findet sich auf S. 182.

langer Einwirkung der Lösungen bei einem Verhältnis der Kochsalzlösung
zum Blute von 200 : 1 und bei stets gleichbleibender Temperatur werden in
den Lösungen von der

Konzentration 0,55—0,6 % ungefähr   1 % Erythrocyten zerstört
,,   0,5 —0,55 ,,   ,.   6 ,.   ,,   ,,
,.   0,45—0,5   ,,   ,.   30 ..   ,:   ,.
,,   0,4 —0,45 ,,   ,.   80 ..   .:   ,,
,.   0,35—0,4   ,.   ,.   95 ..   ,:   ,,
,,   0,3 —0,35 ,,   ,,   100 ,.   ,,   ,.

Daraus ergibt sich: von sämtlichen Erythrocyten haben

1 % die Resistenz 0,50—0,55 % NaCl.
5 ,, ..   ,,   0,55—0,60 ,.   ,,
24 ,, ..   ,,   0,45—0,50 ,.   ,,
50 ,, ...   0,40—0,45 ..   ,,
15 ,, ,,   ,,   0,35—0,40 ..   ..
5 ,, ,,   ,,   0,30—0,35 .:   ,,

In sehr übersichtlicher Form schätzt Cavazza die Intensität der
Hämolyse. Anbei eine Tabelle aus seiner Arbeit (Abb. 18).

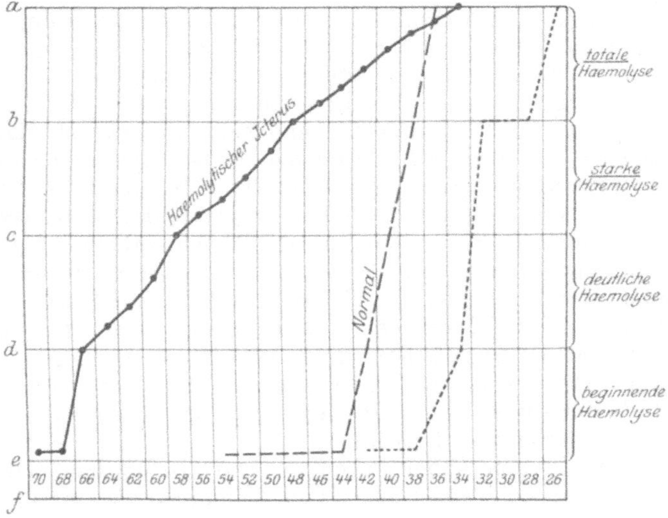

Abb. 18.

Wie gesagt, haben sich nur die wenigsten Kliniker der „exakteren"
Methoden bedient und fast stets nur auf die erste Rotfärbung der Salzlösung und den Eintritt der totalen Hämolyse geachtet. Die Werte, die für
den gesunden Menschen gefunden wurden, stimmen fast völlig überein. Der
Beginn der physiologischen Hämolyse wird meist zwischen 0,48%
und 0,44% Na Cl beobachtet. Die vollständige Auflösung erfolgt unter
normalen Verhältnissen wohl immer erst zwischen 0,28% und 0,32% NaCl.
Relativ hohe Werte gibt dagegen Gaisböck an (0,32 bis 0,36 %). Der Beginn
der Hämolyse drückt sich im allgemeinen viel schärfer aus, wenn man gewaschene Blutkörperchen verwendet. Wenn auch die zugesetzte Blutmenge
nur eine sehr geringe ist, so kann doch ein dunkel gefärbtes Serum manchmal
störend wirken.

Die Methode von Janowsky, die auch unter dem Namen „Schriftprobenmethode“ bekannt ist, hat auch in ihrer Modifikation von Cohnreich wenig Anklang gefunden.

β) Was beweist eine Änderung der Resistenz? Welche Faktoren sind es nun, die auf die eventuellen Änderungen der Resistenz der Erythrocyten Einfluß nehmen? Selbstverständlich kann es sich hier nicht um sog. individuelle Unterschiede der Träger der roten Blutzellen handeln. Man wird vielmehr die Ursache in den Erythrocyten selbst zu suchen haben. Die Tatsache, daß z.B. nach Splenektomie die Resistenz der Erythrocyten zunimmt und diese Änderung noch ein halbes Jahr nach der Splenektomie anhalten kann (Pearce und Minor), ferner der Befund von King, daß die Erythrocyten splenektomierter Tiere cholesterinreicher werden, spricht sehr für eine solche Auffassung. Damit soll aber nicht gesagt sein, daß alle Änderungen in der Resistenz der roten Blutzellen ausschließlich auf Schwankungen im Cholesteringehalte zu beziehen wären.

Da sich eine Resistenzverminderung auch bei Blutgiftanämien zeigt, so wird z. B. von Handrich die Abnahme der Resistenz als Zeichen einer überstürzten Neubildung unreifer Erythrocyten gedeutet; er meint, wenn sich auch die roten Blutkörperchen histologisch wie normal verhalten, so sind sie physikalisch-chemisch doch minderwertig. Morawitz-Pratt sehen in der Resistenzerhöhung bei schweren Anämien eine Schutzvorrichtung des Organismus; neuerdings spricht man in dem Sinne von einer „Pachydermie der Roten“. Da Snapper nach Aderlaß eine Steigerung der Erythrocytenresistenz sah, so äußert er sich ganz ähnlich; ebenso auch May.

Die Resistenz der Erythrocyten kann nicht nur auf physikalisch-osmotischem Wege, sondern auch unter Zuhilfenahme hämolytischer Gifte (Saponin, Kobragift) austitriert werden. Die Saponin- resp. Kobragiftresistenz der roten Blutzellen scheint wohl sicher vom Cholesteringehalte des Blutes resp. der Blutzellen selbst abhängig zu sein. Wenigstens läßt sich zahlenmäßig zeigen, daß je reicher die Erythrocyten an Cholesterin sind, desto resistenter sind sie gegen Saponin oder Kobragift, eine Tatsache, auf die Kurt Meyer zuerst aufmerksam gemacht hat. Trotzdem muß man aber sagen, daß sich Saponin und Kobragift nicht völlig miteinander vergleichen lassen. Die empfindlicheren Erythrocyten werden vom Kobragift sofort gelöst, die resistenteren nur agglutiniert; damit durch Kobragift hier völlige Lösung erfolgen kann, bedarf es noch eines Zusatzes von Lezithin.

Aus diesen wenigen Andeutungen ist schon zu ersehen, daß es unstatthaft ist, osmotische Resistenz und z. B. Saponinresistenz direkt miteinander zu vergleichen. Trotzdem ergibt sich klinisch ein gewisser Parallelismus. Fälle, die hohe osmotische Resistenz zeigen, verhalten sich meist auch Giften gegenüber widerstandsfähiger und umgekehrt.

Wir werden später auseinandersetzen, daß bei jenen Krankheiten, die mit einem vermehrten Blutuntergang einhergehen, kaum echte Hämolysine nach Art z. B. des Saponins in Frage kommen, sondern daß es sich eher um plasmotrope Vorgänge handeln dürfte; von diesem Gesichtspunkte aus sind einige Beobachtungen von Troisier wichtig. Daß es in Hämatomen nicht nur zur Auflösung der Erythrocyten kommt, sondern daß hier an Ort und Stelle auch Pigmente gebildet werden, ist eine bekannte Tatsache. Es lag nahe, die Resistenz der hier ausgetretenen roten Blutzellen zu prüfen. Aus rein technischen Schwierigkeiten ist aber eine solche Untersuchung an gewöhnlichen Hämatomen nicht durchführbar. Deswegen wählte er als geeigneteres Untersuchungsobjekt hämorrhagische Ergüsse, wozu sich Punktionsflüssigkeiten aus einem traumatischen Hämatothorax oder aus meningealen

Blutungen am besten eignen. In der Thèse von Troisier ist eine ganze Reihe solcher Beobachtungen zusammengestellt. Fast in allen Fällen war die globuläre Fragilität ein konstantes Merkmal dieser Erythrocyten. Eine Ausnahme machten nur frische Blutergüsse, in denen die Erythrocyten ihre normale Resistenz bewahrten Durchschnittlich begann die Hämolyse in einer Kochsalzlösung, die um 0,70 % schwankte. In älteren Ergüssen kann die Hämolyse sogar in hypertonischen Lösungen beginnen. Offenbar ist die Wand der roten Blutzellen irgendwie in Mitleidenschaft gezogen, denn die äußere Konfiguration der Erythrocyten, soweit man dies histologisch beurteilen kann, braucht noch nicht gelitten zu haben.

Die Erythrocyten, die aus hämorrhagischen Ergüssen gewonnen werden, besitzen noch eine zweite Eigenschaft, die uns vom allgemein pathologischen Standpunkte aus interessiert: versetzt man sie nämlich mit frischem Serum, so kommt es zu Hämolyse. In der Thèse von Troisier werden 10 derartige Fälle angeführt; fast in allen erfolgte auf diese Weise Hämolyse. Wenn es doch ein oder das andere Mal zu keiner Auflösung der Erythrocyten kam, so soll dies — seiner Ansicht nach — an dem wechselnden Komplementgehalte der unterschiedlichen Sera gelegen sein. Jedenfalls lassen diese letzteren Tatsachen an die Existenz von Hämolysinen denken, die ähnlich beschaffen sein müßten wie jene, die man auch beim Immunisieren erhält.

Da auch beim Krankheitsbilde des hämolytischen Ikterus, für den die Herabsetzung der Resistenz charakteristisch ist, gelegentlich Hämolysine durch Zusatz von normalem Serum, also durch Zusatz von Komplement, aktiviert werden (Widal und Philibert), muß man mit der Möglichkeit rechnen, daß vielleicht sensibilisierte Blutkörperchen auch eine verminderte Resistenz zeigen. Ob auch der umgekehrte Schluß statthaft ist, daß alle fragilen Erythrocyten sensibilisiert, also mit inaktivierten Hämolysinen beladen sind, muß vorläufig dahingestellt bleiben. Jedenfalls könnte man sich vorstellen, daß beim Austreten roter Blutzellen aus den Gefäßen Hämolysine sich an sie heften, welche die osmotischen Eigenschaften ihrer Wände in der Weise modifizieren, worauf Hämoglobin leichter austreten kann.

Es ist merkwürdig, wie wenig Berücksichtigung diese Beobachtungen in der deutschen Literatur gefunden haben.

Hiermit sind im Prinzip die wichtigsten Daten besprochen, die sich aus der Blutbetrachtung selbst ableiten lassen und auch als Anhaltspunkte zu verwerten wären, ob sich die Blutabnützung in langsamerem oder schnellerem Tempo abspielt. Ein sicheres Maß dafür besitzen wir aber in all diesen Methoden nicht.

II. Die Analyse des intermediären Hämoglobinumsatzes.

Es ist auffallend, wie wenig sich auch biologisch denkende Hämatologen mit dem Stoffwechsel des Blutes, z. B. mit dem Blutabbau beschäftigt haben. Und doch war es naheliegend, solche Studien zum Verständnis mancher Blutkrankheiten heranzuziehen. Der Gedanke, die täglich zur Ausscheidung gelangende Gallenfarbstoffmenge als Maßstab der Blutmauserung zu verwerten, ist schon des öfteren diskutiert, aber weder von physiologischer noch von klinischer Seite systematisch ins Praktische übertragen worden. Der Hauptgrund ist wohl darin zu suchen, daß wir nur selten Gelegenheit haben, die gesamte vom Organismus sezernierte Gallenmenge aufzufangen.

Die in das Duodenum sezernierte Gallenfarbstoffmenge erfährt auf ihrem Laufe durch den Darm gewisse Modifikationen. Diese Endprodukte — ebenfalls Farbstoffe — verleihen dem Stuhle die ihm eigentümliche Farbe. Es lag nun nahe, dieses Farbstoffgemenge, das in letzter Linie auf das Gallenpigment zurückbezogen werden muß, als Maßstab für den Hämoglobinabbau heranzuziehen. Inwiefern dies möglich und mit welchen Fehlern hier zu rechnen ist, wollen wir im folgenden berücksichtigen.

Es wird sich hier auch empfehlen, auf andere Bausteine im Hämoglobinmolekül — auf das Eisen und das Cholesterin — zu achten; beidë Substanzen lassen sich histologisch und auch chemisch verfolgen. Da sie zum Teil auch bei den unterschiedlichen hepatolienalen Erkrankungen klinisch-symptomatisch eine Rolle spielen können, müssen wir sie gleichfalls berücksichtigen.

Diese ganzen Fragen sind schwierig und vielfach noch nicht ganz geklärt; um daher hier auf das entsprechende Verständnis zu stoßen, erscheint es ratsam, etwas weiter auszuholen und vor allem auch auf die Bildung und Umwandlung des Gallenfarbstoffes einzugehen.

1. Über die Beziehungen zwischen Hämoglobin resp. Hämatin zu den Gallenfarbstoffen. a) Extrahepatische Bilirubinbildung. Unter den verschiedenen Farbstoffen, die von der Leber gebildet werden, spielt das Bilirubin die größte Rolle. Dasselbe hat die Zusammensetzung: $C_{16}H_{18}N_2O_3 \cdot x$. Virchow fand in kleinen Blutextravasaten und auch an Stellen, wo vor längerer Zeit Blutergüsse stattgefunden haben (z. B. im Gehirn oder im Corpus luteum) Kristalle, die mit den Bilirubinkristallen große Ähnlichkeit hatten, und die auf Zusatz von unreiner Salpetersäure wie typisches Gallenfarbstoffpigment das bekannte Farbenspiel der Gmelinschen Probe gaben. Virchow vermutete bereits, daß diese Kristalle, die er Hämatoidin nannte, mit dem Bilirubin, wenn nicht identisch, so doch in engster Beziehung stehen dürften.

In der Folgezeit entspann sich wegen dieser allerdings prinzipiell wichtigen Frage eine lebhafte Kontroverse, ob nämlich diese Kristalle tatsächlich Bilirubin sind oder nicht. Städeler bestritt die Identität dieser Gebilde mit dem Bilirubin auf das entschiedenste. Die chemische Analyse solcher Hämatoidinkristalle schien entschieden zugunsten einer Identität beider Körper zu sprechen (Jaffé, Brücke, Hoppe-Seyler, Salkowsky). Um ein Beispiel anzuführen, fand Robin bei der Analyse beider Substanzen folgende Werte:

Hämatoidin		Bilirubin
C = 65,05		C = 67,1
H = 6,37	0,2 % Asche	H = 6,3
N = 10,51		N = 9,8

Standen also diese Untersuchungen ganz im Einklang mit der ursprünglich schon von Breschat (1821) geäußerten Meinung, daß als Muttersubstanz der Gallenfarbstoffe allein das Hämoglobin zu gelten habe, so schien die Frage durch neue Untersuchungen von Recklinghausen und Hausen noch spruchreifer. Sie fanden, daß in steril aufbewahrtem Blute Kristalle sich befinden, welche die typischen Reaktionen des Hämatoidins geben. Was war naheliegender als die weitere Annahme, die auch von vielen Physiologen vertreten wurde, daß die Gallenfarbstoffbildung nicht nur eine Funktion der Leber bedeute — wie man es bis jetzt ausschließlich angenommen hatte — sondern daß an ihr die verschiedensten Organe beteiligt seien. Allerdings muß betont werden, daß auf Grund neuerer Untersuchungen (Leupold) diese Angaben nicht mehr vollkommen aufrecht erhalten werden können. Bewahrt man rote Blutkörperchen wirklich steril auf, so bildet sich niemals ein eisenhaltiges braunes Pigment vom Typus des Hämatoidins, dagegen tritt ein solches bei kombinierter Autolyse von Blut und Organzellen sofort auf. An der prinzipiellen Frage, ob es auch eine extrahepatische Hämatoidin- resp. Bilirubinbildung gibt, ändern diese neueren Beobachtungen nichts. Im Gegenteil, sie lassen sich zu unseren Gunsten verwerten, weil wir bei der Besprechung der Milzfunktion darauf hingewiesen haben, daß hauptsächlich jene Erythrocyten der Zerstörung anheimfallen, die mit Organzellen in Berührung kommen.

Sehr erwünscht kam die Theorie der extrahepatischen Bilirubinbildung auch den Pathologen. Bekanntlich gibt es ja viele Formen von Gelbsucht, die sich unmöglich durch ein grobes mechanisches Hindernis in den abführenden Gallenwegen allein erklären lassen. Da sich in solchen zweifelhaften Fällen regelmäßig eine vermehrte Zerstörung von Erythrocyten nachweisen ließ, so schien auch dieses Moment im Sinne einer extrahepatischen Bilirubinbildung zu sprechen. Der Name hämatogener Ikterus war gleichsam die notwendige Folge. Quincke, der sagen wollte, daß die Leber nicht direkt bei der Erzeugung des Gallenfarbstoffes beteiligt sei, prägte sogar den Ausdruck anhepatogener Ikterus.

Die Möglichkeit einer extrahepatischen Gallenfarbstoffbildung ist wohl kaum zu leugnen. Die Frage ist nur die, ob dieser Modus der Bilirubinbildung so exzessive Grade annehmen kann, daß es selbst bis zum Ikterus kommt. Vielleicht hat man sich schon vor Virchow mit ähnlichen Fragen beschäftigt. Zum mindesten könnte man einzelne Versuche von Joh. Müller in dem Sinne deuten, der bemüht war, zu zeigen, daß es bei Fröschen durch Exstirpation der Leber nicht gelingt, eine Anhäufung von Bilirubin im Blute nachzuweisen. Auch Moleschott und Kunde äußern sich in ähnlicher Weise. Allerdings muß man solche Versuche an Fröschen sehr vorsichtig beurteilen, da bekanntlich diese Tiere, wie schon Leyden zeigte, selbst nach 14 tägiger Dauer der Unterbindung des Ductus choledochus nicht ikterisch werden. Man half sich über diesen Punkt mit der Theorie hinweg, daß entweder unter diesen Umständen die Gallenfarbstoffbildung überhaupt nur eine sehr geringe ist, oder daß die Ausscheidung des Farbstoffes ausbleibt. Auch an eine Umwandlung des Bilirubins innerhalb der Gewebe dachte man.

In neuester Zeit wird von McNee, einem Schüler von Aschoff, einer extrahepatischen Gallenfarbstoffbildung neuerlich sehr das Wort geredet. Wir kommen speziell auf diese Untersuchungen noch einmal ausführlich zurück und werden dann zeigen, daß man in eine'm Teil der Fälle sicher mit dem Vorkommen eines extrahepatischen Ikterus rechnen muß.

b) Die Lehre von der ausschließlichen Gallenfarbstoffbildung in der Leber (Naunyn und seine Schule). Im Jahre 1886 veröffentlichten Minkowski und Stern Versuche, die geeignet schienen, die ganze Frage zu klären. Zum Teil greifen sie auf die alten Untersuchungen von Leyden zurück, denen die Frage zugrunde lag: Wie erfolgt die Gallenfarbstoffbildung bei entleberten Tieren? Als Versuchsobjekt wählten sie die Taube oder die Gans, bei welchen beiden eine Leberexstirpation technisch möglich ist. Da Stern schon vorher gefunden hatte, daß Tauben bereits $1^1/_2$ Stunden nach einer Unterbindung des Ductus choledochus ikterischen Harn zeigen können, so eigneten sich diese Tiere ganz besonders zur Lösung der Frage, zumal sie den Eingriff der Leberexstirpation bis zu 24 Stunden überleben. Nachdem nun Stern weiter berichten konnte, daß es bei solchen entleberten Tieren niemals zu Ikterus kam, so schloß er: nennenswerte Gallenfarbstoffmengen können außerhalb der Leber wohl kaum gebildet werden. Damit schien für ihn der Beweis erbracht, daß die Leber allein bei der Gallenfarbstoffbildung beteiligt ist und es deswegen einen anhepatischen Ikterus wohl kaum geben kann.

Der Straßburger Schule gelang es, noch weitere Beweise für die Richtigkeit ihrer Theorie zu erbringen, indem ihnen die Entdeckung des Toluylendiaminikterus über viele Schwierigkeiten hinweghalf. Bekanntlich zeigte Stadelmann, daß es bei Hunden gelingt, durch Darreichung von wenigen Decigrammen

Toluylendiamin hochgradigen, selbst tödlichen Ikterus zu erzeugen. Davon haben nun Minkowski und Naunyn am entleberten Tiere Gebrauch gemacht, um noch bestehende Einwände zu entkräften, wie z. B. die von Neumann, speziell gegen die Beweise von Seite Sterns gerichteten. Zuerst stellten sie fest, daß Toluylendiamin auch bei Vögeln im Sinne eines ikterusbildenden Giftes wirkt. Gab man nun dieses Gift entleberten Tieren, so nahm der physiologische Gallenfarbstoffgehalt des Harnes nicht nur nicht zu, sondern verschwand sogar, so daß, wenn die Tiere 5 Stunden nach der Entleberung resp. 6—7 Stunden nach der Vergiftung getötet wurden, sich im Blut kein Gallenfarbstoff mehr nachweisen ließ.

Die gleichen, vielleicht noch schlagenderen Beweise erzielten sie durch Arsenwasserstoffvergiftung, die bekanntlich der durch Toluylendiamin ähnlich ist, aber nur noch viel rascher zu Ikterus führt.

Da beide Vergiftungen zumeist mit Hämoglobinurie einhergehen und sich auch gelöster Blutfarbstoff im Serum leicht nachweisen läßt, also Hämolyse sicher mit eine Rolle spielt, so waren gerade diese beiden experimentellen Ikterusformen geeignet, jenen Autoren recht zu geben, die sich auch beim Menschen für die Existenz eines hämolytischen Ikterus einsetzten.

Trotzdem schien aber dieser alten Theorie durch die Experimente von Naunyn und Minkowski der Boden entzogen worden, weil gerade aus ihren Versuchen hervorging, daß bei entleberten Tieren sich trotz großer Giftdosen keine Gelbsucht erzielen läßt. Denn würde eine Bereitung von Gallenfarbstoff im Blute erfolgen — das war ja das Prinzip der ursprünglichen Theorie vom hämolytischen Ikterus — und wäre die Leber nur das Exkretionsorgan für den fertig gebildeten Gallenfarbstoff, so müßte der Ikterus resp. die Anhäufung von Bilirubin im Blute nach Exstirpation der Leber nicht nur nicht abnehmen, sondern sich sogar steigern. Seit diesen klassischen Versuchen rechnet man mit der ausschließlichen Bildung von Gallenfarbstoff innerhalb der Leber wie mit einer unumstößlichen Tatsache.

e) Neuere Arbeiten, die sich gegen eine ausschließliche Gallenfarbstoffbildung in der Leber richten. Wir wollen hier nicht weiter auf die Stellung des hämolytischen Ikterus im Sinne der Kliniker eingehen, nachdem wir darüber noch ausführlich zu sprechen haben werden. Insbesondere sollen hier nicht die verschiedenen Erklärungsversuche der Franzosen — ihnen voran Chauffard — die sich vielfach noch als Anhänger der Theorie vom ursprünglichen Ikterus z. B. im Sinne von Leyden bekennen, Erwähnung finden; bloß zwei experimentelle Arbeiten, von Mc Nee und von Whipple und Hopper müssen kurz berührt werden. Basierend auf seinen Befunden, daß bei entleberten Gänsen es doch zu einem leichten Ikterus nach Arsenwasserstoffvergiftung kommen kann, denkt Mc Nee an die Möglichkeit einer Gallenfarbstoffbildung auch in der Milz. Da er als Schüler Aschoffs vor allem die Kupfferschen Sternzellen für die Gallenfarbstoffbildung innerhalb der Leber beschuldigt und diese endothelialen Elemente große Verwandtschaft mit den Endothelzellen in der Milz oder im Knochenmark zeigen, so rechnet er mit der Möglichkeit, daß auch diese Elemente die Gallenfarbstoffproduktion übernehmen könnten und daß der geringe Ikterus, der manchmal doch bei entleberten Tieren auftritt, auf diese Endothelien zu beziehen sei. Von klinischer Seite haben sich für diesen Modus der Gallenfarbstoffbildung Hijmans v. d. Bergh und Snapper interessiert. Durch eine verbesserte Methode sind sie imstande, die geringsten Spuren an Bilirubin nachzuweisen. Da sie nun in einem Falle von menschlichem hämolytischem Ikterus in der Milzvene einen höheren Gallenfarbstoffwert fanden, als an der Peripherie, so glauben sie darin eine wesentliche Stütze für die Anschauung von Mc Nee resp. Aschoff zu sehen.

Whipple und Hopper unterbanden bei einem Hunde mit Eckscher Fistel die Arteria hepatica. Da sie nach intravenöser Injektion von Hämoglobulin doch eine Gallenfarbstoffausscheidung durch den Harn finden konnten, nehmen sie ebenfalls Stellung gegen die ausschließlich hepatische Bildung des Bilirubins.

Ohne in eine weitere Diskussion dieser Versuche einzugehen — auf die Tatsache, daß es nach intravenöser Hämoglobininjektion nicht gelingt, die Gallenfarbstoffsekretion zu steigern, kommen wir noch später zu sprechen — glauben wir doch sagen zu müssen, daß an der Gallenfarbstoffbildung die Leber nicht unter allen Umständen beteiligt ist; es gibt vereinzelte Fälle, wo wir doch mit der Existenz eines extrahepatischen Ikterus zu rechnen haben.

2. Die Muttersubstanzen des in der Leber gebildeten Bilirubins. Welches sind die Muttersubstanzen des Gallenfarbstoffes? Zum Teil ist diese Frage schon angeschnitten worden, als wir die Entstehung der Hämatoidinkristalle in Blutextravasaten erwähnten und auch die chemische Verwandtschaft von Bilirubin und den aus hämorrhagischen Narbenherden dargestellten Körpern berührten. Natürlich sind das keine Hinweise, wie die Bilirubinbildung unter physiologischen Verhältnissen in der Leber selbst erfolgt.

a) Gallenfistelversuche. Die ersten Versuche, welche die normale Gallenfarbstoffbereitung in der Leber zum Gegenstand hatten, rühren von Tarchanoff her. Leider sind seine Versuche nicht ganz exakt, da an inkompletten Gallenfisteltieren gearbeitet wurde (der Ductus choledochus wurde nicht unterbunden). Die gefundene Vermehrung an Gallenfarbstoff ist deshalb nicht unbedingt beweisend. Die Gallenfarbstoffmengen aus der Fistelgalle wurden spektrophotometrisch bestimmt. Gab Tarchanoff einem solchen Hunde intravenös Gallenfarbstoff, so stieg die relative Bilirubinmenge um das 5—6fache; im Harn war dagegen Gallenfarbstoff nicht aufzufinden. Tarchanoff vindiziert daher der Leber die Eigenschaft, sämtliches Bilirubin, welches im Kreislaufe zirkuliert, an sich zu reißen, um es dann durch die Gallenwege zur Ausscheidung zu bringen.

Um der Theorie, daß das Hämoglobin als Vorstufe des Bilirubin anzusehen sei, eine neue Stütze zu geben, verabreichte Tarchanoff seinen Gallenfisteltieren intravenös Hämoglobin. Auch jetzt stieg der relative Gallenfarbstoffwert — und zwar um das 4—22—67fache; selbst wenn er intravenöse Hämolyse erzeugte, z. B. durch Injektion von destilliertem Wasser, zeigte sich eine ähnliche Vermehrung.

Seine Versuche wurden von Vossius mit besseren Methoden überprüft; vor allem arbeitete er an kompletten Gallenfisteln. Was die Bilirubinversuche anbelangt, so fand er im Prinzip dasselbe. Im ersten Versuch gab er 0,02 g reines Bilirubin in 5 cm³ Wasser gelöst. Es zeigte sich, daß das Tier mit einem Plus von 0,0346 g Bilirubin reagierte, d. h. es ist mehr Bilirubin herausgekommen, als dem Tier gereicht wurde. Bei einer Wiederholung des Versuches wurden 0,04 g in 10 cm³ gelöst intravenös appliziert; das hier gefundene Plus betrug 0,0548 g. Nach diesen Versuchsergebnissen würde die Leber nicht nur den injizierten Gallenfarbstoff vollkommen zur Ausscheidung bringen, sondern das Bilirubin würde außerdem ein Farbstoffcholagogum darstellen.

Zu einem einheitlichen Resultate ist man in den Versuchen mit Hämoglobininjektionen nicht gekommen. Wie bereits erwähnt, hat Tarchanoff eine mächtige Vermehrung an Gallenfarbstoff gefunden. Diese Angabe wird nun von Vossius auf das entschiedenste bestritten. Hier ein Versuchsergebnis: er injizierte z. B. 80 cm^3 einer 4 %igen Hämoglobinlösung (also 3,2 g); in den nächsten 3—4 Stunden zeigte sich keine Vermehrung des Gallenfarbstoffes. Auch ein zweiter Versuch, bei dem 4,4 g gegeben wurden, fiel negativ aus. Vossius kam es darauf an zu betonen, daß sich bei allen diesen Versuchen Blutfarbstoff in der Galle nachweisen ließ.

Stadelmann, welcher der Klärung dieser Fragen ein großes Interesse entgegenbrachte, wies nach, daß schon die Methode der Farbstoffbestimmung mit großen Fehlern behaftet sei, und daß daher nur die Zahlen von Vossius verläßlich wären. Eine Überprüfung der ganzen Frage belehrte ihn aber, daß Tarchanoff im Prinzip doch recht hatte. Daß Vossius, speziell was die Hämoglobinversuche anbelangt, im Unrecht sei, führte er auf die zu rasche Untersuchung nach der Blutinjektion zurück. So fand z. B. Stadelmann: gibt man Hämoglobin intravenös, so zeigt sich innerhalb der ersten 4—5 Stunden (Vossius hat nur in dieser Periode untersucht) sogar eine leichte Verminderung der Farbstoffausscheidung; daneben läßt sich aber auch eine Eindickung der Galle konstatieren, so daß es fast den Eindruck machte, als ob die zähe dicke Galle nur mit Mühe abfließen könnte, und als ob ein Teil derselben in den Gallenwegen zurückgehalten würde. In den folgenden Stunden schwemmt aber die Galle große Farbstoffmengen aus. Was liegt näher, als dieses Plus an Farbstoff auf die Hämoglobininjektion zu beziehen? Trotzdem betont aber auch Stadelmann, daß das ausgeschiedene Bilirubilinquantum in gar keinem Verhältnis zur dargereichten Hämoglobinmenge stünde. Vossius hat also seine Versuche zu früh unterbrochen. Gilbert, Chabrol et Benard haben analoge Versuche angestellt, sie kommen zu demselben Resultat wie Tarchanoff resp. Stadelmann — also Steigerung der Gallenfarbstoffausscheidung nach Hämoglobindarreichung.

In jüngster Zeit hat Brugsch gemeinsam mit Yoshimoto und Kawashima diese Frage abermals aufgenommen. Sie untersuchten, ob auch andere Blutfarbstoffderivate, wie z. B. Hämin, Hämatoporphyrin, Urobilin und Hämatin (nach Mörner dargestellt) die Bilirubinausscheidung steigern können. Bis auf das Hämatoporphyrin, das zum Teil als solches wieder durch die Galle zur Ausscheidung gelangt, bedingen fast alle anderen Farbstoffe eine beträchtliche Steigerung der Bilirubinausscheidung. Von Bedeutung wäre es, wenn tatsächlich das Urobilin eine Quelle des Gallenfarbstoffes wäre. Es müßte dann, wie wir später sehen werden, erst oxydiert werden. Brugsch schließt daraus, daß damit der Beweis erbracht sei, im Bilirubin jene Form zu sehen, in welcher der chromatische Teil des Hämoglobinmoleküles unter physiologischen Verhältnissen ausgeschieden wird.

Wir haben uns mit ähnlichen Fragen beschäftigt und wollen hier über einen Teil der Versuche berichten. Der Grund, warum wir gerade mit Linoleinsäure arbeiteten, war folgender: Joannowics und Pick vermuten, daß das Toluylendiamin vielleicht in der Weise wirken könnte, daß in der Leber zuerst ungesättigte Fettsäuren entstehen, und daß diese es sind, die die Hämolyse und den konsekutiven Ikterus bedingen. Ihrem Gedankengang folgend hat Přibram bei Gallenfistelhunden intravenös Linolensäure gegeben — eine dreifach ungesättigte und außerordentlich stark hämolytisch wirkende Fettsäure. Die Untersuchung des Blutes ergab eine mächtige Hämoglobinämie. Auch kam es zu einer starken Hämoglobinurie, nie aber zu Ikterus, nicht einmal zu einer Ausscheidung von Gallenfarbstoff durch den Harn. Die Farbstoffausscheidung durch die Galle selbst war nur ganz geringfügig geändert: es zeigte sich nur eine minimale Vermehrung des Bilirubins. Wenn man bedenkt, daß durch Injektion von Aqua destillata einerseits ein mächtiger Ikterus und eine Gallenfarbstoffausscheidung ganz ähnlich wie beim Toluylendiaminikterus nachweisbar ist — cf. z. B. Cavazza p. 116 —, so muß man sich wegen dieser Unterschiede sagen, daß die Verhältnisse höchst kompliziert sein dürften und daß die Art und Weise, wie sich das Hämoglobinmolekül der Leber anbietet, von Bedeutung sein muß. Die folgende Tabelle gibt einen solchen Versuch von Přibram (bis jetzt nicht veröffentlicht) wieder:

Datum	Gallenmenge	Gallenfarbstoff	Cholesterin	
14. II.	93	0,0434	0,0200	
15. II.	63	0,0217	0,0107	
16. II.	85	0,0233	0,0103	
17. II.	53	0,0181	0,0103	
18. II.	62	0,0206	0,0100	
19. II.	62	0,023	0,0120	
20. II.	76	0,0312	0,0137	1 g Linolensäure intravenös
21. II.	69	0,0308	0,0123	
22. II.	49	0,0304	0,053	
23. II.	110	0,0734	0,0207	
24. II.	78	0,0258	Spuren	
25. II.	79	0,0156	0,0214	
26. II.	80	0,0156	0,0172	
27. II.	71	0,0433	0,0201	

Trotz dieses scheinbar negativen Resultates muß man aber sagen, daß die Abstammung des Bilirubins aus dem Hämoglobin wohl keinem Zweifel unterliegen dürfte.

Der Schlußstein des Beweises, daß tatsächlich das Hämin die Muttersubstanz des Bilirubin ist, wäre gelegt, wenn es gelänge, in vitro eine künstliche Umwandlung von Hämoglobin in Gallenfarbstoff durchzuführen. Vorläufig kennen wir zwei Tatsachen, die uns hoffen lassen, daß auch dies über kurz oder lang gelingen wird. Erstens läßt sich der Übergang von Hämin in Hämatoporphyrin, das ja bekanntlich eine analoge Zusammensetzung besitzt wie das Bilirubin, leicht bewerkstelligen und zweitens hat Küster im Reagenzglasversuch gezeigt, daß es gelingt, aus dem Bilirubin die gleichen Hämatinsäuren darzustellen wie aus dem Hämatin selbst. In Parenthese soll hier auf das gleiche Verhalten von Hämatoporphyrin und Bilirubin der rauchenden Salpetersäure gegenüber verwiesen sein; denn durch die Gmelinsche Probe lassen sich beide Substanzen kaum voneinander unterscheiden.

Zusammenfassend läßt sich sagen, daß das Hämin auf Grund der Fistelversuche wohl mit größter Wahrscheinlichkeit als die Muttersubstanz der Gallenfarbstoffe anzusehen ist. Wenn einzelne Versuche, wie z. B. die mit der Linolensäure, dagegen zu sprechen scheinen, so glauben wir darin keine prinzipiellen Gegenbeweise zu sehen; diese Beobachtungen legen vielmehr den Gedanken nahe, daß es sehr auf die Art und Weise ankommt, wie das Hämin resp. Hämoglobin an die Leber herankommt.

b) Histologische Untersuchungen. Man hat auch vom histologischen Standpunkte aus versucht, die Frage anzuschneiden, ob sich ein Übergang des Hämin resp. der roten Blutkörperchen — denn mikroskopisch läßt sich das Hämin nicht identifizieren — in Gallenfarbstoff verfolgen läßt. Da die verschiedenen Experimente auf die Leber hinwiesen, wurde ganz besonders dieses Organ einer genauen Untersuchung unterzogen. Da der Gallenfarbstoff mikrochemisch relativ leicht nachweisbar ist, so hoffte man auf histologischem Wege die eigentliche Bildungsstätte des Bilirubins lokalisieren zu können. In

der normalen Leberzelle läßt sich mikrochemisch kein Gallenfarbstoff nachweisen. Haidenhain und sein Schüler Kayser, die Leberzellen unter den
verschiedensten physiologischen Bedingungen auf die Anwesenheit von Bilirubin
resp. auf Substanzen untersuchten, welche die Gmelinsche Probe geben
sollten, kamen nie zu einem positiven Resultate.

Gleiches gilt von den Untersuchungen von Affanassiew, der in seinen
Versuchen eine Steigerung der Lebertätigkeit (Pilokarpin, Durchschneidnng
der Lebernerven, Toluylendyamin) anstrebte und dabei zu folgendem End-
resultate kam: Es treten in den Zellen mehr oder minder reichlich gelbbraun
gefärbte Körnchen auf, die mehr im Inneren der Zelle zur Seite des Kernes
lagern, und die man als mit Gallenfarbstoff gefüllte Fettzellen ansprechen
könnte; aber mikrochemisch läßt sich nicht der Beweis erbringen, daß diese
Körnchen tatsächlich aus Gallenfarbstoff bestehen. Affanassiew ist es aufgefallen, daß bei mechanischer Gallenstauung dunkelgefärbte Massen in den
größeren Gallenkapillaren oder -gängen zu sehen sind, die bei der Fixation
mit 5 %igem Kaliumbichromat grüngefärbt erscheinen. Wegen der Lokalisation dieser Massen könnte man in der Kaliumbichromatreaktion ein Reagens
auf Gallenfarbstoff erblicken. Ähnlich sich färbende Körnchen sind in allen
Leberzellen bei Toluylendiaminvergiftung enthalten. Würde man berechtigt
sein, diese Körnchen mit Gallenfarbstoff zu identifizieren, dann wäre wohl der
Beweis erbracht, daß innerhalb der Leberzellen Bilirubin gebildet wird.
Haidenhain kritisiert diese und ähnlich angestellte Versuche und meint,
daß bei gleichmäßiger Imbibition der Leberzellen durch Farbstoff Bilirubin
sehr leicht dem Nachweis entgehen könnte. Die Frage eines möglichen Über-
ganges von Hämin in Bilirubin war aber damit nicht berührt.

Minkowski und Naunyn haben bei ihren Versuchen über den Ikterus
durch Arsenwasserstoffvergiftung dieser histologischen Frage auch ihr Augen-
merk zugewendet. Bei dieser Vergiftung zeigen sich in der Leber reichlich
Zellen mit Einschlüssen von Blutkörperchen. Nachdem innerhalb jener Zellen
intakte, ungeschädigte Erythrocyten und außerdem Pigment und dann
Zellen, die nur Pigment führten, zu sehen waren, so glaubten sie diese
Zellen einerseits für den Abbau des Hämoglobins und andererseits
für die Bildung des Bilirubins verantwortlich machen zu sollen.
Diese Zellen liegen innerhalb der Kapillaren und in den feinsten Ästen der
Lebervenen; nur ganz vereinzelt kommen solche Zellen auch in den Pfortader-
ästen vor. Minkowski und Naunyn sprechen sie als Leukocyten an,
welche, infolge der Vergiftung, abgestorbene Blutkörperchen oder
Teile derselben in sich aufgenommen haben. Sie sind nach Angabe
der beiden Autoren nicht oder nur sehr selten im Blut oder außerhalb der
Leber zu finden, reichlich dagegen im Knochenmark und in der Milz.

Wie es scheint haben Minkowski und Naunyn schon an eine Abstammung dieser Zellen aus der Milz (pigmentführende Zellen) gedacht, denn sie legen
besonderen Wert darauf, daß sich diese Gebilde auch dann finden, wenn die
Arsenwasserstoffvergiftung an milzlosen Tieren vorgenommen wurde. Diese
Zellen stellen nach ihrer Angabe den Sitz der chemischen Umsetzung der Erythrocyten im Gallenfarbstoff dar. Bald nach der
Vergiftung sieht man Zellen mit rötlichgelben Klumpen, welche bereits Eisenreaktion geben, d. h. sie färben sich blau mit Ferrocyankali-Salzsäure oder
schwarz in Schwefelammonium; 3—4 Stunden nach einer Arsenwasserstoffvergiftung zeigen schon die globuliferen Zellen der Leber eine
deutliche Berlinerblaureaktion; trotzdem können innerhalb dieser Zellen
noch anscheinend intakte Erythrocyten zu sehen sein. Obwohl die Pigmentschollen innerhalb dieser Zellen gewisse gemeinsame Eigenschaften mit den

Gallenfarbstoffen haben, vor allem was ihre Lösungsbedingungen anbelangt, so konnte mit dem Pigment nie eine positive Gmelinsche Probe erzielt werden. Aus dieser Schwierigkeit helfen sich Minkowsky und Naunyn und sagen, daß eine negative Gallenfarbstoffreaktion nicht immer eindeutig zu verwerten sei; speziell die Gmelinsche Reaktion ist mikroskopisch manchmal so schwer durchzuführen, daß es nicht angeht, davon allein den Beweis abhängig zu machen, ob z. B. in einer Zelle Bilirubin vorhanden ist oder nicht. Die unterschiedlichen Pigmente, wie sie sich in Gewebsschnitten darbieten, stellen sicherlich keine chemisch reinen Substanzen dar; eine Verunreinigung mit Eiweiß und Lipoiden ist wohl stets anzunehmen (cf. auch Hueck). Möglich, daß das der Grund ist, warum gewisse, sonst sichere Farbstoffreaktionen in der Mikrochemie versagen.

Wegen dieses negativen Erfolges dachte man auch an die Anwesenheit von Biliverdin; aber auch dieser Farbstoff ist schwer zu fassen, da er sich nach Fixierung in Alkohol leicht dem Nachweise entziehen kann.

Die gedachten intrazellulären Pigmentschollen geben, wenn man Gewebsstückchen in Sublimat fixiert, Grünfärbung. In vitro würde dies eine Umwandlung von Bilirubin in Biliverdin bedeuten. Nachdem sich ähnlich grünlich gefärbte Massen nach Sublimatfixation auch in den Gallenkapillaren zeigen, so schien damit eigentlich der Beweis erbracht, daß sich in diesen Zellen der Gallenfarbstoff gebildet haben mußte. Das weitere Schicksal des Pigmentes, welches in den Leberzellen und in den blutkörperchenführenden Zellen enthalten ist, ist unbekannt. Zum mindesten weiß man nichts darüber, wie der Farbstoff in die Gallenkapillaren gelangt. Es muß aber bemerkt werden, daß die eben erwähnten Befunde nur bei Vögeln erhoben wurden, nicht an Hunden oder Kaninchen.

Löwit hat sich zum Studium dieser Frage ein noch tieferstehendes Tier — den Frosch — ausgesucht. Bei diesem sind schon unter physiologischen Bedingungen blutkörperchenführende Zellen innerhalb der Leber zu finden, sie nehmen unter pathologischen Bedingungen beträchtlich zu. An diesem phagocytären Prozeß beteiligen sich nicht nur die Leukocyten, sondern auch die Kupfferschen Sternzellen. In dieser Arbeit von Löwit wird zum ersten Male den Kupfferzellen eine physiologische Bedeutung zugesprochen. Löwit macht auch eine Unterscheidung in der Funktion der Gallenbildung. Er meint, die Kupfferzellen bilden Bilirubin aus Blutkörperchentrümmern, während die Leberzellen die Gallenfarbstoffbildung aus gelöstem Hämoglobin besorgen. Übrigens steht er auf dem Standpunkt — der jetzt auch von der Aschoffschule vertreten wird — daß die Bilirubinbildung nicht nur der Leber zukommt, sondern, wenigstens beim Frosch, von allen möglichen Zellen besorgt werden kann.

Heinz und Browicz haben später den Kupfferschen Zellen als gallenfarbstoffbildenden Elementen ganz besondere Aufmerksamkeit geschenkt. Wenn man ihre Leberpräparate durchsieht, die von Toluylendiamin-vergifteten Hunden stammen, so findet man in den Sternzellen außer Erythrocyten auch ein braunes, oft kristallinisches Pigment. Browicz geht noch weiter, indem er bei experimentellem Ikterus und auch in der menschlichen ikterischen Leber gelegentlich Brücken zwischen den pigmentbeladenen Kupfferzellen und den vasalen Flächen der Leberzellen gesehen haben will. Er stellt sich vor, daß entlang dieser „galligen Zylinder“, deren eines Ende innerhalb der Wandzelle, deren anderes in der Leberzelle liegt, das Pigment fließen kann. Der Strom der Galle in diesen Verbindungskanälchen — so stellt sich das Browicz vor — kann sich auch umgekehrt gestalten, so zwar, daß bei Ikterus Galle in die Blutgefäße zurückströmt. Dies war auch in vieler Beziehung die

Grundidee, die von Pick und Minkowski vertreten wurde, als sie ihre Theorie von der Paracholie resp. Parapedesis aufstellten.

Den Kupfferschen Sternzellen muß man, wie uns später die Analyse pathologischer Zustände noch lehren wird, bei der Pathogenese des Ikterus eine bedeutende Rolle zusprechen; man wird wohl nicht fehlgehen, wenn man diese Elemente auch für die physiologische Bildung des Bilirubins verantwortlich macht. Liest man die Arbeiten von Naunyn und Minkowsky und studiert man ihre Bilder genauer, so kann man sich des Eindruckes nicht erwehren, daß sie die Kupfferschen Zellen bereits gesehen haben. Wir haben ihre Angaben an entsprechendem Material überprüft und die Überzeugung gewonnen, daß sich tatsächlich innerhalb der Kupfferschen Sternzellen ein Übergang der roten Blutkörperchen in Gallenfarbstoff feststellen läßt. Damit soll aber nicht behauptet sein, daß dies ausschließlich den Kupfferzellen zukommt und die eigentlichen Leberzellen an der Bilirubinbildung nicht Anteil nehmen. Mikroskopisch läßt sich dies nicht so sicher nachweisen wie gerade in den Kupfferzellen.

c) Leberversuche in vitro. Eine Kombination von histologischen und chemischen Untersuchungen, die sich für die Zerstörung des Hämoglobins durch die Leberzelle interessieren, stellen die unter Leitung von Alexander Schmidt ausgeführten, hauptsächlich von Anthen publizierten Versuche dar. Letzterer konnte zeigen, daß die isolierte überlebende Leberzelle Hämoglobin zerstören kann. Diese zerstörende Funktion besitzt die Leberzelle nur in Gegenwart von Glykogen. Vergleicht man Leberzellen, denen Hämoglobin zugesetzt wurde, mit normalen, so ergibt sich zwischen beiden ein sehr erheblicher Unterschied. Die mit Hämoglobin versetzten sind auffallend pigmentreich, die anderen pigmentarm. Mikroskopisch zeigt das Pigment folgende Eigenschaften: es ist in Alkohol unter Dunkelfärbung des Lösungsmittels löslich, unlöslich dagegen in Wasser, gut löslich in Chloroform und Alkalien; aus letzteren wird es durch Säuren gefällt, ohne sich zu verändern. Somit hat dieses Pigment eine Menge Eigenschaften, die auch mit dem Bilirubin zukommen — aber es gibt nicht die Gmelinsche Reaktion.

In neuester Zeit ist diese Frage wieder von Heß und Saxl aufgenommen worden; sie bestätigen die alten Versuche von Schmidt und ergänzen dieselben durch Untersuchungen der hämoglobinzerstörenden Eigenschaften der pathologischen Leberzellen. Auch nach ihnen „zerstört" die normale Leber das in ihr enthaltene Hämoglobin in kurzer Zeit, aber die Leber von Tieren, die mit Phosphor, Arsen, Strychnin, Koffein oder Diphtherietoxin vergiftet wurden, behalten ihren Hämoglobingehalt viel länger. In diesen Befunden sehen die Autoren mit eine Ursache, warum man durch einige dieser Pharmaka den Hämoglobingehalt derart vergifteter Tiere heben kann. Die Versuche von Heß und Saxl bedürfen aber mancher Einschränkung, Miura glaubt nämlich festgestellt zu haben, daß es sich schon beim physiologischen Grundversuch um keine Abnahme des Hämoglobins handeln dürfte; denn Toluol oder Chloroform, das zur Vermeidung einer Fäulnis zugesetzt werden muß, fällt alles Hämoglobin, so daß man je nach Zusatz von mehr oder weniger von diesem Lösungsmittel mit einem entsprechenden Fehler zu rechnen hat. Darauf ist aber in den Versuchen von Heß und Saxl nicht geachtet worden. Wie weit sich dieser Einwand auch gegen die Versuche von Schmidt richtet, wollen wir dahingestellt sein lassen.

3. In welcher Form kommt das Hämoglobin an die Leber heran? Wenn wir annehmen, daß das Hämoglobin in der Leber zu Bilirubin umgewandelt wird, dann erhebt sich zunächst die Frage, in welcher Form der Blutfarbstoff in die Leber gelangt. Es sind hier zwei Möglichkeiten zu diskutieren: entweder wird der Leber das Hämoglobin in gelöster Form zugeführt, oder es werden erst die roten Blutzellen als solche in der Leber zerstört. Für den letzteren Modus gelten wiederum zwei Eventualitäten. Entweder sind die Erythrocyten, die eine Beute der Leber werden sollen, schon angedaute Zellen, oder die Leber greift wahllos aus dem vorbeiströmenden Blute beliebige rote Blutzellen heraus.

Um die eine oder die andere Theorie zu stützen, wurden von den verschiedensten Pathologen eine Reihe von Versuchen vorgenommen. Wir wollen sie nicht alle anführen, sondern nur jene, die uns im Zusammenhange mit unserer Frage wichtig erscheinen.

Vergleichende Untersuchungen betreffs des Erythrocytengehaltes des in die Leber ein- und ausströmenden Blutes haben zu keinem eindeutigen Resultate geführt. Wir übergehen hier die alten Untersuchungen von Beclard und von Malassez et Picard. Gabbi hat sich vergeblich bemüht, hier Klarheit zu schaffen. Seine ganz differenten Resultate glaubt er auf die anatomischen Verhältnisse der Leber selbst beziehen zu müssen. Je nachdem, ob in der Cava inferior mehr Pfortaderblut oder mehr peripheres Blut fließt, werden sich die Zählungen anders gestalten. Auch bei den vergleichenden Hämoglobinbestimmungen kam er zu keinerlei sicheren Resultaten.

Ganz ähnlich ging es zwei anderen Autoren. Midderdorf fand in den Vv. hepaticae mehr Hämoglobin als in der Pfortader, Flügge das Gegenteil. Trotzdem erscheinen mir die Untersuchungen von Gabbi von Bedeutung, weil er seit langem wieder auf die globuliferen Zellen der Milz zurückgreift. Er wendet sich hier vor allem gegen Hunter, der die Lehre verteidigte, daß nur freies Hämoglobin aus dem gastrointestinalen Blutnetze der Leber zugeführt wird. Weil sich nun Gabbi nie von der Existenz eines hämolytischen Serums in der Pfortader überzeugen konnte, meint er, daß es vielleicht die globuliferen Zellen sind, wie sie auch in der Milz vorkommen, die den Abbau der Erythrocyten zu besorgen haben. In dem Sinne wäre also die Milz jenes Organ, welches das Material vorbereitet, aus dem die Leber Gallenpigment darstellt. Auch Biondi vertritt eine ganz ähnliche Anschauung: die globuliferen Zellen sind die Träger der Vorstufen der Galle in der Leber.

Wir haben uns gelegentlich zahlreicher Versuche an Hunden von der Richtigkeit der Angaben jener Autoren überzeugen können, die behaupten, daß unter normalen Verhältnissen das Serum, wie man es aus der Milzvene gewinnt, niemals hämolytisch ist. Ein gewaltiger Unterschied zeigt sich dagegen bei der Prüfung der Resistenz der Erythrocyten gegenüber hypotonischen Kochsalzlösungen. Wir haben in einer Reihe von Fällen peripheres Blut und Milzvenenblut austitriert. Die Resultate sind in folgender Tabelle zusammengestellt.

Versuch	Peripheres Blut	Milzvenenblut	Farbe des Milzvenenserums	Resistenz des Milzvenenblutes nach 10′ Stauung
	Beginn der Hämolyse			
I.	0,48	0,52	nicht hämolytisch	0,56
II.	0,48	0,50	nicht hämolytisch	0,58
III.	0,48	0,52	nicht hämolytisch	0,54
IV.	0,50	0,50	nicht hämolytisch	0,58

Auf die Resistenzbefunde nach vorübergehender Milzvenenstauung kommen wir noch später zu sprechen. Unsere Resultate stimmen also mit jenen von Vidal, Abrami, Luzzatti und Pugliese überein, welche gleichfalls eine Resistenzverminderung der Erythrocyten in der Milzvene konstatieren konnten. Jedenfalls weisen diese Befunde darauf hin, daß die Milz ein Organ ist, welches, soweit man dies aus der Herabsetzung der osmotischen Resistenz schließen darf, Erythrocyten zu schädigen vermag.

Vergleichende Untersuchungen über den Erythrocytengehalt zwischen Art. und Vv. lienalis haben Bizzozero et Salvidi, Lockard-Gibson Grigorescu, Gurwitsch, Glass und Schmidt angestellt. Die sich daraus ergebenden Resultate widersprechen sich. Das Urteil von Cohnheim und Zuntz wird wohl das Richtige treffen, wenn sie meinen: die Milz ist ein viel zu vulnerables Organ, als daß nicht die geringste Stauung genügen könnte, um ganz differente Resultate zu zeitigen.

Bain hat diese Frage an künstlich durchbluteten Organen studiert. An einem Milz - Leberpräparate findet er sowohl eine Zerstörung der roten als auch der weißen Blutkörperchen. Er glaubt, daß in der Leber mehr Erythrocyten, in der Milz dagegen mehr Leukocyten zugrunde gehen. Da der Hämoglobingehalt nach der Leberdurchblutung stärker zugenommen hat, als es der Zahl der Erythrocyten entsprechen würde, so glaubt er, daß sich die hämolytische Tätigkeit der Leber hauptsächlich gegen hämoglobinarme Erythrocyten richtet. Interessant sind die gleichzeitigen Eisenbestimmungen, er findet z. B. eine Zunahme des Gesamteisens von 0,14 °/₀ auf 0,26 °/₀. Dies und die Vermehrung des Gallenpigments führt ihn zu der Vermutung, daß in der Leber hauptsächlich der Pigmentanteil des Hämoglobinmoleküles zur Verarbeitung gelangt, während das Eisen weitertransportiert wird. Serege hat sich bloß auf isolierte Milzdurchblutungen beschränkt. Er meint ähnlich wie Bain, in der Milz vorwiegend ein leukocytenzerstörendes Organ erblicken zu müssen. Sein Befund, daß das Milzvenenblut eines nüchternen Tieres mehr Eisen führt, als das einer Mesenterialvene, welches Verhältnis sich während der Verdauung umkehrt, soll kurz vermerkt werden. Sehr eisenreich fand sich das Milzvenenblut bei einem Tier mit Milztumor und nach Kohlenoxydvergiftung.

Das Fazit, das sich aus all diesen Untersuchungen ergibt, läßt sich dahin zusammenfassen, daß unter physiologischen Bedingungen die Leber wahrscheinlich ihr Material für die Bilirubinbildung nicht aus gelöstem Hämoglobin schöpft; manches spricht vielmehr dafür, daß es teils bereits angedaute (wegen der Herabsetzung der Resistenz), aber sonst — soweit sich das histologisch beurteilen läßt — noch gut geformte Erythrocyten, teils phagocytierte Bruchstücke vor roten Blutkörperchen (globulifere Zellen) sind, die zur Gallenfarbstoffproduktion herangezogen werden.

III. Unter den Abbauprodukten des Hämoglobinmoleküls kommen als Maßstab der Blutmauserung nur das Eisen und der Farbstoffrest in Frage.

Wir haben bereits im Anfange dieses Kapitels darauf hinweisen können, welche Bedeutung wir der Größe des Blutumsatzes bei der Auffassung der verschiedenen Krankheitsbilder zuschreiben möchten. Speziell bei der Analyse der unterschiedlichen Anämien sollte man sich in jedem Falle die Frage vorlegen, ob die Ursache der geringen Zahl an roten Blutkörperchen in einer verminderten Produktion oder in einer vermehrten Zerstörung der Erythrocyten zu suchen sei. Es lag nahe, die Abbauprodukte des Hämoglobinmoleküls, die den Körper verlassen, als Maßstab dafür heranzuziehen, ob von verschiedenen Menschen in der gleichen Zeit auch gleiche Mengen roter Blutkörperchen zerstört werden. Im Gegensatze zu anderen Bestandteilen unseres Körpers, die vor dem Verlassen unseres Organismus noch als Brennmaterial Verwendung finden, zerfällt der Blutfarbstoff nur in grobe Bruchstücke; so erfährt das Hämatin, nachdem es eisenfrei geworden, ist, nur mehr geringe Veränderungen in seiner Zusammensetzung und verläßt als relativ großes Molekül den Organismus. An diesen Farbstoffrest müssen wir uns halten, wenn wir überhaupt einen Maßstab finden wollen, um uns über die Ausdehnung des Blutzerfalles ein Urteil zu bilden.

An die Möglichkeit, das ausgeschiedene Eisen zu bestimmen und daraus die Anzahl der täglich zerstörten Blutkörperchen zu berechnen, ist nicht zu denken. Der Kreislauf des Eisens, das bei der Zerstörung der roten Blutkörperchen frei wird, ist viel zu kompliziert; im übrigen scheint gerade diese Form des Eisens in unserem Körper eine viel größere Rolle zu spielen, als jede andere, sonst würde der Organismus nicht ängstlich vermeiden, größere Eisenmengen abzugeben.

Im folgenden möchten wir nun auseinandersetzen, warum wir uns entschlossen haben, den Ausscheidungen der Gallenfarbstoffe eine so große Bedeutung zuzuschreiben. Als Einleitung soll ein kurzer Überblick über den Eisenstoffwechsel vorangeschickt werden.

1. Warum ist die Eisenausscheidung nicht als Maßstab für den Blutabbau zu verwerten? Die Beziehung zwischen Hämatin und Gallenfarbstoff wird vielfach in Form folgender Gleichung ausgedrückt:

$$C_{32}H_{32}N_4O_4Fe + 2\,H_2O = C_{32}H_{36}N_4O_6{}^1) + Fe.$$

Da der Gallenfarbstoff eisenfrei ist, muß bei seiner Bildung aus dem Hämatin Eisen abgespalten werden. Wenn obige Formel das physiologische Geschehnis tatsächlich darstellen sollte, so muß zunächst das Eisen in kolloidaler oder anorganischer Form abgespalten und dann irgendwo deponiert oder anderweitig angelagert werden.

a) **Histologische Untersuchungen.** Schon bei der Hämolyse, wie sie nach Extravasation von Blut in die Gewebe stattfindet, ist man auf ein Pigment gestoßen, das sich als eisenhaltig erwies und daher berechtigtes Interesse erheischte, weil auf diese Weise die oben aufgestellte chemische Gleichung, die von einer Eisenabspaltung aus dem Hämatin spricht, scheinbar eine greifbare Form erhielt. Die Annahme, daß das Eisenpigment (nach Neumann Hämosiderin genannt) mit der Hämolyse in Zusammenhang stehen dürfte, findet eine wesentliche Stütze darin, daß es sich bei sonst sichergestelltem Blutzerfall besonders reichlich findet. Die Grundlage für viele Studien über das Hämosiderin als Maßstab einer Hämolyse bilden die Arbeiten von Quincke. Er spricht als erster von Siderose, wenn in den unterschiedlichen Organen Ablagerungen von Eisenpigment festzustellen sind und meint, es kommt besonders dann zur Siderose, wenn die Erythrocytenzerstörung größer als normal ist. Er hält auch die Möglichkeit einer langsamen Bildung neuer Erythrocyten an Stellen der Hämosiderose offen; ebenso könnte man aber auch an eine Störung in der Eisenbildung der Leberzellen denken. Zum Teil besteht das Grundprinzip seiner Untersuchungen auch heute noch zu Recht. Ob allerdings seine Anschauung, daß das eisenhaltige Pigment in den hämolytischen Organen auf eine Neubildung des Hämatins gleichsam an Ort und

---

¹) Städeler hat zuerst das Bilirubin in reinem, kristallisiertem Zustand dargestellt und eine empirische Formel zu $C_{16}H_{18}N_2O_3 \times X$ gefunden.

Stelle, nämlich in den Leberzellen selbst hinweise, ist vorläufig nicht zu entscheiden. Insofern stellt sich Quincke z. T. zu Minkowski und Naunyn
in Widerspruch, da er den Spaltungsprozeß des Hämatins nicht ausschließlich
der Leber zuschreiben will, sondern allen Zellen, in denen sich gelegentlich
Eisen nachweisen läßt. Daß sich in jüngster Zeit Mc Nee, ein Schüler
Aschoffs, auf einen ähnlichen Standpunkt gestellt hat, haben wir bereits
erwähnt.

Sicherlich ist die Form der Blutzerstörung von der Art und Weise abhängig wie die Siderose erfolgt. Hunter hat sich für eine Trennung der Blutzerstörung unter physiologischen und pathologischen Bedingungen ausgesprochen.
Dementsprechend teilt er die Hämolyse in eine aktive und passive ein; die
passive Hämolyse kommt durch den Mechanismus der Blutkörperchen führenden (globuliferen) Zellen zustande. Die aktive Hämolyse
erfolgt durch intravaskuläres Austreten des Hämoglobins, also durch
einen Vorgang, der z. B. auch in vitro nachgeahmt werden kann. Hunter
weist auch darauf hin, daß es vor allem die passive Hämolyse ist, die zu den
stärksten Formen der Siderose führen kann. Löwit hat eine solche Trennung
akzeptiert; nach ihm wird das gelöste Hämoglobin ausschließlich von den
Leberzellen abgefangen und verarbeitet, während die globuliferen Zellen in
erster Linie eine Beute der Kupfferschen Zellen werden sollen. Jedenfalls
gilt die Siderose für beide Autoren als ein wichtiges Zeichen, um den Grad
der Blutzerstörung zu beurteilen. Auch Meinertz hat in jüngster Zeit auf
den Parallelismus zwischen Menge der zerstörten Erythrocyten und
Eisenreichtum der Organe hingewiesen. Wir werden sehen, daß dies nicht
immer zu Recht bestehen muß. Denn es gibt Krankheitsbilder, wo starke
Siderose besteht, während die Blutzerstörung, wenigstens meiner Ansicht nach,
sich innerhalb normaler Grenzen zu bewegen scheint — wir verweisen hier vor
allem auf die Hämochromatose.

Man hat sich vielfach mit der Frage beschäftigt, als was für ein chemisches
Individuum man jene Substanz anzusprechen habe, die sich uns histologisch als
Hämosiderin darbietet. Perls, der bekanntlich zum erstenmal den Nachweis
des Eisens im Hämosiderin erbrachte, hielt es für ein Anfangsstadium
des Hämatoidins. Er stellte sich also vor, daß vielleicht ein etwas abge-
bautes Hämoglobin bereits die Eisenreaktion gibt. Dieser Anschauung schlossen
sich viele an. Die ersten Arbeiten von M. B. Schmidt vertreten in mancher Beziehung auch noch diesen Standpunkt. Quincke und Hunter halten es für
Eisenalbuminate; Biondi ist der erste, der im Hämosiderin nur Eisenoxyd
sieht. Sehr intensiv hat sich mit dieser Frage in jüngster Zeit Hueck beschäftigt. Er hält das Hämosiderin analog wie Biondi für reines, vielleicht
kolloidales Eisen, das höchstens in lockerer Form an Eiweiß oder
Fettsubstanz gekuppelt erscheint. Als Stütze dafür kann ein Befund
von Kunkel erwähnt werden, der die braunen, stark die Ferrocyankali-Essig-
säurereaktion gebenden Schollen in entsprechend großen Mengen aus Pigmentablagerungen darstellen konnte und sie als reines Eisenoxyd verifizierte.

Dieses histologisch leicht nachweisbare Pigment, das man kurzweg Hämosiderin nennt, findet sich schon normalerweise in der Milz, in der
Leber und im Knochenmark, allerdings nur in sehr geringen Mengen.
Nachdem für die Beurteilung des physiologischen Verhaltens des Hämosiderins
menschliches Material schwer zu beschaffen ist, so mußte man sich hier
hauptsächlich auf die Befunde bei Tieren stützen. Auch hier ließ sich der
Nachweis eines physiologischen Vorkommens von Hämosiderin vielfach erbringen.
Wenn man nun sieht, daß unter pathologischen Bedingungen ganz an
denselben Stellen, allerdings nur in viel größerer Menge, Eisen nachweis-

bar wird, dann drängt sich die Vorstellung auf, hier zwischen physiologischem und pathologischem Geschehen nur einen graduellen Unterschied zu sehen.

Nachdem man weiß, wie leicht die Milz Pigmente, die in der Zirkulation kreisen, an sich reißt und zur Ablagerung bringt, hat es natürlich nicht an Stimmen gefehlt, die auch die Hämosiderose, speziell der Milz, ähnlich gedeutet wissen wollen. Aber gerade die Tatsache, daß sich die Hämosiderose bei sonst sicher gestellten Hämolysen vorwiegend nur in der Milz findet, drängte so manchen zur Ansicht, daß sich die Milz vielleicht aktiv an der Hämolyse beteiligt. Nach der Anschauung von Chalire, Nove-Josserand und Boulud müßte der spaltende Prozeß des Hämatins schon in der Milz beginnen. Sie gehen noch weiter und meinen, daß falls andere Organe gleichfalls siderotisch werden, dieses Eisen doch lienalen Ursprunges sei und z. B. in der Leber nur zur Ablagerung kommt. In einer späteren Mitteilung modifizieren sie ihre ursprüngliche Anschauung und sagen: die Hämolyse erfolgt zuerst in der Milz, ist aber die Hämolyse sehr stark, so ist sie polyviszeral.

b) Chemische Untersuchungen. Eine weitere Frage, die durch histologische Methoden nur schwer in Angriff zu nehmen war, ist: Was geschieht mit dem aus dem Hämatin freigewordenen Eisen? Daß der Organismus mit dem Eisen sehr geizt, zeigen Stoffwechselversuche, die wir zum Teil noch berücksichtigen müssen.

α) *Der Eisenverlust durch die Galle.* Was speziell den Verlust an Eisen durch die Galle betrifft, so verfügen wir nur über wenige Analysen. Hoppe-Seyler und Young, die Menschen- und Hundegalle daraufhin untersuchten, finden Werte, die zwischen 0,007 und 0,016 g pro 100 ccm Galle schwanken. Zu diesen Zahlen bemerkt schon Hamburger (Zeitschr. f. phys. Chem. 4. Bd. S. 251 Anm.): „In 100 ccm Galle habe ich im Mittel 0,912—0,575 mg Eisen gefunden, also weniger als von anderen Beobachtern angegeben wird (z. B. Hoppe-Seyler, Physiol. Chem. S. 305). Ich (Hamburger) kann hierzu nur bemerken, daß die anderen Beobachter, soweit die von ihnen gemachten Angaben sich beurteilen lassen, Methoden anwandten, welche notwendig zu viel Eisen ergeben." Im übrigen verweisen wir auf die Publikation von Brand.

Bringt man, wie dies zuerst Young tat, den ausgeschiedenen Eisengehalt der Galle in Beziehung zur ausgeschiedenen Farbstoffmenge, so findet man für den Hund das Verhältnis 1:7, d. h., daß nur ein Siebentel der Menge des Eisens erscheint, die der Zahl der zerstörten Erythrocyten entsprechen würde. Nimmt man aber die Zahlen von Hamburger als Basis, dann wird natürlich dieses Verhältnis noch viel ungünstiger ausfallen.

Wir haben versucht diese Frage auch vom klinischen Standpunkte aus zu streifen und ließen daher in einer ganzen Reihe von Fällen den Duodenalsaft auf seinen Gehalt an Bilirubin und Eisen bestimmen. Unser ganzes Tatsachenmaterial ist in einer Arbeit von H. Neuhaus zusammengestellt. In der folgenden Tabelle seien nur einige Zahlen daraus verwertet: beim normalen Menschen zeigt sich, daß dem Bilirubingehalte entsprechend viel weniger Eisen durch die Galle nach außen gelangt — wir sehen somit analoge Verhältnisse, wie sie zuerst von Young beim Tiere beschrieben wurden. Das Verhältnis (11:1 und 15:1) weicht nicht wesentlich von jenen Zahlen ab, die von den Physiologen gefunden wurden. Aus der Reihe der pathologischen Fälle sei vor allem das eigentümliche Verhalten beim familiären Ikterus hervorgehoben: ein so ungünstiges Verhältnis, wie wir es hier gefunden haben, sahen wir sonst nie. Da wir auf die Details der Tabelle im speziellen Teile noch zu sprechen kommen werden, erscheint es müssig, hier jede einzelne Zahl genauer zu diskutieren.

	Menge des Duodenalsaftes	Zeitdauer in Stunden	Biliverdinmenge mg	Eisenmenge mg	Verhältnis zwischen Fe und Biliverdin	Anmerkung
Normal I.	250	4	23,5	2,12	11,0 : 1	—
II.	338	4	87,5	5,9	15 : 1	—
Familiärer Ikterus	82 (10. 2.)	3	103	5,3	19,4 : 1	sehr gelb
	134 (15. 2.)	4	169	4,5	38 : 1	noch gelb
	113 (29. 2.)	4	166	3,8	44 : 1	Ikterus sehr gering
	136 (10. 3.)	3	162	2,2	73 : 1	Ikterus sehr gering
Perniciöse Anämie I.	59	$^1/_2$	5,25	11,7	0,45 : 1	2 Tage ante exitum histologisch sehr starke Hämosiderose
II.						
III.	90	$2^1/_2$	10,5	5,8	1,8 : 1	seit 1 Jahr splenekt., stark anämisch
	159	$2^1/_4$	36,64	3,43	10,6 : 1	wesentliche Besserung!
IV.	75	$1^1/_2$	51,6	1,43	36 : 1	seit 3 Jahren splenekt., sehr gutes Wohlbefinden.
Aplastische Anämie??	200	$3^1/_2$	71,58	3,1	24 : 1	—
	130	2	6,2	3,85	1,6 : 1	—
	176	4	27,2	4,8	5,7 : 1	—
Schwere Anämie bei Tbc.	47	2	4,9	1,8	2,7 : 1	—
Chlorose	212	$2^1/_2$	27,06	2,0	13,5 : 1	—
	160	$2^1/_2$	19,44	3,5	5,5 : 1	—
Leukämie	230	$4^1/_2$	52,5	3,5	15 : 1	…
Polycythämie	325	3	71,27	2,27	31,4 : 1	9,7 Dist. Rot
	168	$2^1/_2$	65,95	2,9	22,9 : 1	10,7 Dist. Rot
Cirrhosen I.	182	3	37,49	13,1	3 : 1	—
II.	270	$4^3/_4$	60,9	5,2	12 : 1	—
III.	256	4	97,7	5,1	19 : 1	Splenomegalie
IV.	152	2	18,59	1,65	11,3 : 1	—
Ikterus catarrh. I.	348	3	51,91	5,35	9,4 : 1	alle 3 Fälle
II.	68	2	17,07	3,36	5,3 : 1	im Abklingen
III.	160	2	10,65	1,9	5,3 : 1	der Gelbsucht.
Hämochromatose	130 (7. 9.)	3	96,0	2,15	44 : 1	—
	81 (11. 9.)	2	78,0	1,25	62 : 1	—
	85 (13. 9.)	4	71,8	1,1	65 : 1	—

Jedenfalls — das zeigen diese Zahlen ganz sicher — wird man Vorrichtungen im Organismus voraussetzen müssen, durch welche die bei der Spaltung des Hämatinmoleküles freiwerdende Eisenmenge dem Organismus erhalten bleibt.

β) *Der intermediäre Kreislauf des Eisens.* Da der Organismus angewiesen ist, fortwährend neue rote Blutkörperchen in die Zirkulation zu entsenden und andererseits das Hämoglobin der einzige Bestandteil ist, der Eisen führt, so ist wohl anzunehmen, daß das freigewordene Eisen wieder zur Hämatinsynthese verwendet wird. Wo diese erfolgt, darüber bestehen nur Vermutungen. Teils um dieser Frage näher zu kommen, teils wegen des nicht hinwegzuleugnenden günstigen Erfolges der Eisentherapie, hat man sich viel mit der Resorption und Ausscheidung von alimentär zugeführtem Eisen beschäftigt.

Was die Resorbierbarkeit des Eisens anbelangt, so stehen sich hier zwei Tatsachen in scheinbarem Widerspruche gegenüber: 1. Verfüttert man Eisen — ob in anorganischer oder organischer Form bleibt sich gleich —, so macht sich das nicht in einer Vermehrung des Harneisens geltend. Hamburger verfütterte z. B. einem Hunde im Laufe von 8 Tagen 441 mg Eisen. Während der ganzen Zeit zeigte sich im Harn nur ein Plus von 12 mg Eisen, die Hauptmenge des Eisens wurde durch den Kot ausgeschieden. 2. Gibt man Tieren größere Mengen von Eisen per os, so gelingt es, eine Vermehrung des Eisens in der Leber nachzuweisen. Kunkel, der diese Versuche anstellte, verwendete zu seinen Versuchen Mäuse und Hunde. Die Menge des Lebereisens gegenüber den Kontrolltieren kann sich auf das 8fache erheben, d. h. also, es muß doch ein Teil des Eisens den Darmkanal verlassen haben, sonst wäre das Plus an Eisen in der Leber nicht zu verstehen. Der zwischen diesen beiden Tatsachen bestehende scheinbare Widerspruch wurde durch die bekannten Untersuchungen von Gottlieb, Kobert und Quincke aufgeklärt. Wird Hunden subkutan weinsaures Eisenoxydnatrium beigebracht, so wird ein großer Teil durch den Kot ausgeschieden. Von 100 mg Eisen, die im Verlaufe von 9 Tagen gereicht wurden, sind 96,9 im Kot gefunden worden. Der erste Gedanke war, daß der Export via Galle erfolgt ist, doch hat sich dafür kein experimenteller Beweis erbringen lassen. Im Gegenteil, nach subkutaner Eisendarreichung nimmt die Eisenmenge in der Galle eher noch ab. Dies zeigt z. B. ein Versuch von Hamburger: ein Hund scheidet in einer Vorperiode täglich 0,68—0,63 mg Eisen durch die Galle aus. Reicht man nun eine größere Menge von Eisen subkutan, so sinkt der Eisengehalt der Galle auf 0,53 mg, um nach Aussetzen der Eisenzufuhr wieder auf 0,63 mg anzusteigen. Von Anselm, einem Schüler Koberts, ist die Richtigkeit dieser Tatsache bestätigt worden. Er will die Abnahme des Eisengehaltes der Galle damit erklären, daß das zugeführte Eisen den hämolytischen Prozeß einschränkt, d. h. die roten Blutkörperchen vor dem Zerfall bewahrt. Nachdem gezeigt war, daß die Ausscheidung von subkutan beigebrachtem Eisen nicht durch die Galle vor sich geht, stand eigentlich nur noch ein Weg offen, nämlich der durch die Darmschleimhaut.

Hier haben uns nun wieder mikrochemische Methoden weitergeholfen. Schüler Koberts (Ständer, Samojloff, Lipski) untersuchten die Darmschleimhaut von Tieren, denen Eisen subkutan beigebracht wurde, mittelst der Ferrocyankali-Salzsäuremethode und fanden Eisen in den Leukocyten des interstitiellen Gewebes und der Lymphfollikel des Darmtraktus. Sie schlossen daraus, daß das von den Leukocyten transportierte Eisen durch die Darmschleimhaut durchtritt. Ungefähr zu gleicher Zeit haben auch Quincke und Hochhaus im Prinzip dasselbe gefunden. Sie fütterten Mäuse mit geriebenem Käse, der mit verschiedenen Eisenpräparaten vermengt war. Als konstanten Befund konnten sie mikrochemisch in der Duodenalschleimhaut zwischen den Darmepithelien Eisen nachweisen. Als Eisenreagens wurde von ihnen das Schwefelammonium in Anwendung gezogen. Tiere, die nicht mit Eisen gefüttert wurden, zeigten negative Resultate. In der Dünndarm- und der Magenschleimhaut fanden die Autoren nach Eisendarreichung kein Eisen, das Gros zeigte sich im Duodenum und dann erst wieder im Dickdarm. Merkwürdigerweise fielen analoge Versuche bei Hunden negativ aus; sie gelingen eben nur bei Mäusen, Ratten und Meerschweinchen, eventuell noch bei Kaninchen.

Hochhaus und Quincke schlossen daraus, daß das Eisen, mag es nun als Nahrungseisen oder als Medikament gereicht werden, vom Duodenum aus resorbiert wird und im Sinne Koberts gegen den Dickdarm wieder zur Ausscheidung gelangt. Die Versuche von Mc Callum, die eigentlich nur eine Überprüfung der Quinckeschen Arbeiten darstellen, sind ganz gleichsinnig ausgefallen. In sehr sorgfältiger Weise hat dann Abderhalden die ganze Frage noch einmal untersucht. Auch seine Arbeiten stellen daher nur eine Bestätigung der Versuche von Quincke und Kobert dar. Er zeigte außerdem, daß das Nahrungseisen denelben Weg geht, wie das medikamentös verabfolgte anorganische Eisen. Auch sah er — ebenso Külles — nach Darreichung von Hämoglobin oder Hämatin eine Aufstapelung von Eisen in der Duodenalschleimhaut. Da sich mit den mikrochemischen Methoden nach Darreichung von organischem Eisen im Darminhalt kein Eisen nachweisen ließ, wohl aber in der Schleimhaut des Duodenums, so tritt Abderhalden für eine intrazelluläre Zerlegung organischer Eisenverbindungen ein.

Der Transport des Eisens, das zwischen den Darmzotten zu liegen kommt, wird von Leukocyten besorgt. Esmonet et Loeper sprechen diese Zellen als Makrophagen an. Wie nun das Eisen nach der Aufnahme in die Darmschleimhaut weiter befördert wird, darüber gibt eine Arbeit von Gaule Anhaltspunkte. Er glaubt, es nimmt den Weg des Fettes, also durch den Ductus thoracicus. Die Annahme, daß am Transport Makrophagen beteiligt sind, würde damit auch übereinstimmen. Schließlich noch eine immerhin bemerkenswerte Angabe von Korsunsky: Tiere mit Gallenblasenfistel resorbieren weniger Eisen als entsprechende Normaltiere.

Durch den Nachweis, daß verfüttertes Eisen in der Darmschleimhaut leicht wieder zu finden ist, darf man sich noch nicht vorstellen, daß jedes Eisen, gleichgültig in welcher Form es den Darm durchwandert, mikrochemisch nachweisbar sein müsse. Speziell die Versuche von Tartakowsky mahnen in der Beurteilung mikrochemischer Eisenreaktionen sehr zur Vorsicht, zum mindesten wird ein negativer Ausfall nicht so weitgehende Schlüsse gestatten wie ein positiver. Damit lassen sich vielleicht die oben erwähnten Versuche — daß sich bei Hunden nach Eisenfütterung im Duodenum mikrochemisch kein Eisen finden läßt — in Einklang bringen.

Faßt man also die Stoffwechseluntersuchungen, die wohl ziemlich sicher gezeigt haben, daß per os gereichtes Eisen unverändert mit dem Kot wieder ausgeschieden wird, und die mikrochemischen Untersuchungen über die Eisenresorption zusammen, so lassen sie sich zu folgender Hypothese vereinen: Eisen wird, gleichgültig in welcher Form es gereicht wird, vom Darmkanal aus resorbiert, aber sein Verbleiben in den Geweben scheint nicht von Dauer zu sein, da es doch relativ rasch und — wie die Versuche an normalen Tieren zeigen — fast quantitativ durch den Dickdarm wieder nach außen befördert wird. Möglich, daß bei vermehrtem Blutuntergang Eisenmengen, die alimentär zugeführt wurden, zurückbehalten werden und daß dieser innere Kreislauf des Eisens nur dazu da ist, um jederzeit Eisen vorrätig zu haben. Jedenfalls können Stoffwechseluntersuchungen allein keinen Einblick in das Wesen des intermediären Eisenumsatzes gewähren.

γ) Das Harneisen. Bei der Besprechung des Eisenstoffwechsels müssen wir noch auf einen Faktor Rücksicht nehmen, nämlich auf das Harneisen. Der normale Harn des Menschen enthält stets Spuren davon. Diese Mengen sind, wie Hamburger zuerst zeigte, durch Verfütterung von Eisen nicht zu heben. Es ist merkwürdig, daß nach Darreichung von Eisen der Gehalt des Harneisens sogar sinkt — also ein Verhalten, wie wir es in ähnlicher Weise auch bei der Galle gesehen haben. Dagegen scheint die Menge des Eisens im Harne von der Reichlichkeit des Blutzerfalles im Organismus selbst abzuhängen (Tartakowsky). Als Stütze dafür wurden die hohen Eisenwerte bei der perniziösen Anämie und bei manchen Lebercirrhosen angeführt. Daß dies aber durchaus nicht zur Regel gehört, soll noch ausführlich gezeigt werden. Merkwürdigerweise findet sich auch bei Diabetes eine vermehrte Eisenausscheidung; sie soll ungefähr parallel zur ausgeschiedenen Zuckermenge im Harne verlaufen (Neumann und Meyer).

Schließlich noch eine für unseren Gegenstand wichtige Bemerkung. Meyer, dem wir ein ausgezeichnetes Referat über den Eisenstoffwechsel verdanken, wirft an einer Stelle seiner Zusammenfassung folgendes Problem auf Es ist bekannt, daß bei allen Prozessen, wo viele Erythrocyten zugrunde gehen — z. B. bei der Perniciosa — sich in den Nierenkanälchen Eisen mikrochemisch nachweisen läßt. Meyer hält diese Tatsache zusammen mit dem Befund, daß in solchen Fällen nicht immer eine vermehrte Eisenausscheidung durch den Harn bestehen muß, für einen Hinweis, an eine besondere Tätigkeit der Nierenzellen (es sind dies die Zellen der Henleschen Schleifen an der Grenze zwischen Rinde und Mark) zu denken, die vielleicht imstande sind, entweder Eisen mit organischen Bausteinen zu synthetisieren oder aus organischen Bindungen abzuspalten.

δ) Die Frage der Resynthese des Hämatins. Wir sind von der Frage ausgegangen, was mit dem Eisen geschieht, das aus dem Hämatin abgespalten wird, und dessen einer Bestandteil sich in Bilirubin umwandelt. Da aus den Versuchen hervorgeht, wie schwer der Organismus seinen Eisenbestand vermindert und über welche Hilfsvorrichtungen vor allem der Darmkanal verfügt, um eventuelle Verluste an Eisen zu decken, so muß man wohl annehmen, **daß das freigewordene Eisen, welches unter physiologischen Bedingungen in geringen, unter pathologischem Verhalten dagegen in reichlichen Mengen in Fluß kommt, zur Hämoglobinbildung wieder verwendet werden dürfte.** Nachdem wir in dem Hämosiderin wahrscheinlich nur Eisenoxyd und nicht, wie früher angenommen wurde, ein Zwischenprodukt von Hämatin und Bilirubin zu erblicken haben, so müssen wir uns fragen, was geschieht eigentlich mit dem Eisen, das nach der Umwandlung des Hämatins in Bilirubin gleichsam übrig geblieben ist?

Biondi, der auf dem Standpunkt steht, daß nur die Leber ein bilirubinbildendes Organ sei, stellt sich vor, daß die Leberzelle das Eisen aus dem Protoplasma in gleicher Weise absondert, wie sie es mit dem Bilirubin tut. **Das freigewordene Eisen soll aber von Leukocyten aufgenommen und dann in beliebiger Weise weitertransportiert werden.** Er stützt sich auf Beobachtungen von Samojloff, der eisenführende Leukocyten beschrieben hatte. Ohne an einen Zusammenhang zwischen eosinophilen Zellen und Eisentransport denken zu wollen, sei der wichtigen Tatsache Erwähnung getan, daß die eosinophilen Granula 5—11 % Eisen enthalten (Petry).

Es ist aber auch mit der Möglichkeit eines Eisentransportes, der nicht an Zellen gebunden ist, gerechnet worden. So könnte man die Beobachtungen von Fowell deuten, der Eisen im Serum von Fällen finden konnte, die erfahrungsgemäß mit einem erhöhten Blutzerfalle einhergehen, z. B. bei der perniziösen Anämie. Zum mindesten steht — wenn man seinen Zahlen folgt — der Eisengehalt nicht im Verhältnis zur Hämoglobinmenge. Auf das Vorkommen von eisenhaltigen Lipoiden (Glikin) soll nur kurz verwiesen werden. Es wäre dringend wünschenswert, die Untersuchungen von Fowell an einem größeren klinischen Material und vor allem mit exakten Methoden zu überprüfen; mir sind sonst nur Untersuchungen von Dawid bekannt; die von ihm angewendete Methode ist aber nicht ganz einwandsfrei.

Aus eigenen Untersuchungen über das Schicksal von intravenös injizierten löslichen Eisensalzen will ich nur das Verhalten der Leukocyten hervorheben. Gibt man durch mehrere Tage hindurch Tieren (z. B. Hunden) intravenös ein leicht lösliches Eisensalz und tötet man sie nach zirka 2 Tagen, so gelingt es leicht, im Blute, das aus der Leber strömt, eisenhaltige Leukocyten nachzuweisen. An anderen Stellen habe ich nicht gesucht. Auf die Beziehungen dieser Zellen zu den Histiocyten im Sinne von Aschoff wollen wir noch später zurückkommen (vgl. S. 67).

In der Frage, wo die Neubildung des Hämoglobins erfolgt, nimmt man an, daß die Erythropoese hauptsächlich dem Knochenmarke zukommt, während Milz, Leber und Lymphdrüsen unter physiologischen Bedingungen beim erwachsenen Menschen mehr die Hämatolyse zu besorgen haben. Wenn nun wirklich das Knochenmark ausschließlich den Sitz für die Neubildung der roten Blutkörperchen darstellt, so muß das Eisen in irgend einer Form dorthin gelangen können. In der Tat findet man im Knochenmarke mittelst der „Hämosiderinreaktion" auch schon unter physiologischen Verhältnissen Eisen. Es dürfte also das Hämosiderin in irgend einer Weise dorthin geschickt werden, sonst könnte es an Ort und Stelle seiner Umbildung zu Hämatin nicht nachweisbar werden, vorausgesetzt daß nicht auch dort der Zerfall der roten Blutzellen eine größere Rolle spielt.

Möglich, daß auch unter physiologischen Bedingungen der Eisentransport durch Makrophagen bewerkstelligt wird. Die eben erwähnten Untersuchungen im Blute nach Eiseninjektionen zeigen wenigstens, daß unter gewissen Bedingungen Blutzellen ein Speicherungsvermögen für Eisen besitzen können. Auch die bereits erwähnten Untersuchungen Aschoffs sprechen sehr für eine zelluläre Fühlungnahme zwischen Leber und anderen Endothelien.

c) Welche Zellen beteiligen sich hauptsächlich am Eisenstoffwechsel? Wenn wir uns schließlich noch fragen, an welchen Stellen, besonders in der Leber, Milz und Knochenmark Hämosiderin histologisch nachweisbar ist, so läßt sich darüber folgendes sagen.

In der **Leber,** oder richtiger gesagt in der pathologischen Leber, findet man Hämosiderin an zwei Stellen: 1. Innerhalb der Leberzellen hauptsächlich an der Peripherie der Acini, und zwar in der den Gallenkapillaren zugekehrten Zone, und 2. in den Kupfferschen Sternzellen.

Schon Affanassiew erwähnte gelegentlich seiner Untersuchungen über den Toluylendiaminikterus die Hämosiderose. Er sagt: anfangs sind die Körner ziemlich diffus in den Zellen verteilt, später rücken sie rasch nach der den Gallenkapillaren zugekehrten Seite der Leberzellen hin. Er hebt hervor, ähnliche Bilder auch in der menschlichen Leber gesehen zu haben. Die Kupfferschen Zellen waren ihm noch unbekannt, ebenso auch Minkowski und

Naunyn. Aber die Abbildungen, die gerade die beiden letzten Autoren beifügen, lassen schon die später von Kupffer entdeckten Endothelien erkennen.

In jüngster Zeit hat sich vor allem Schilling mit dem Eisengehalte der
Kupfferschen Zellen beschäftigt. Unter physiologischen Bedingungen fand er
Eisen fast nur in den Kupfferzellen, allerdings in sehr geringer Menge. Ablagerungen von Eisenpigment in den Leberzellen selbst scheinen nach ihm nur
unter pathologischen Bedingungen vorzukommen. Um die Richtigkeit dieser
Angabe zu überprüfen, haben wir bei gesunden Tieren große Mengen von löslichen Eisenpräparaten intravenös appliziert und nachgesehen, ob auch die
normalen Leberzellen ein Speicherungsvermögen für Eisen besitzen. In allen
Versuchen haben wir uns davon überzeugen können, dass es nur in den
Kupfferschen Zellen zu Eisenablagerungen kommt, allerdings in einer
Intensität, die man gar nicht erwartet hätte. Ich glaube keine andere Methode,
nicht einmal die Karminspeicherungsmethode, ist für die Darstellung der endothelialen Elemente, vor allem auch der Kupfferschen Sternzellen so geeignet,
wie diese Eisenmethode. Ich möchte daher an dieser Stelle ganz kurz die Versuchstechnik beschreiben. Wir benützten zur Injektion folgende Lösung:
Ferrum oxydatum saccharatum 50,0 ccm gelöst in physiologischer Kochsalzlösung. Meist sind bis zur völligen Lösung 120—150 ccm notwendig Die Lösung
läßt sich leicht sterilisieren. Davon haben wir mittelgroßen Hunden (10—15 kg
schwere Tiere) 20—30 ccm intravenös geben können, ohne dabei die geringsten
Intoxikationserscheinungen zu sehen. Die Versuche wurden stets in der Weise
angestellt, daß an drei aufeinander folgenden Tagen das entsprechende Quantum
Eisen gereicht wurde. Wir ließen dann die Tiere noch zweimal 24 Stunden
leben, bevor wir dieselben töteten. Die Organstücke wurden nur in 4 $^0/_0$
Formollösung fixiert. Die Eisenfärbung geschah dann zumeist nach der Modifikation von Hueck. Bei gesunden Hunden habe ich nie — allerdings
habe ich die Eisenspeicherung nicht „hochgetrieben" — Eisenpigment
in den Leberzellen selbst nachweisen können. Dagegen zeigten die
Kupfferzellen eine intensive Imprägnierung mit Eisen. Dasselbe war zum Teil
in Körnchenform, zum Teil diffus über die Zelle verteilt. Man kann im
allgemeinen sagen, daß die Imprägnationssiderose sich fast durch nichts von
der Siderose bei experimenteller oder pathologisch-anatomischer Eisenablagerung unterschied. Nur fehlte, wie bereits erwähnt, die Eisenablagerung
in den eigentlichen Leberzellen selbst. Einigemal haben wir analoge Versuche
auch bei Tieren angestellt, bei denen wir vorher die Leberzellen geschädigt
hatten (leichte Phosphorvergiftung, Injektion von Alkohol in die Pfortader).
Speziell nach den Alkoholinjektionen zeigte sich manchmal eine deutliche Hämosiderose der Leberzellen selbst. Die Versuche sollen noch weiter fortgesetzt
werden. Aber schon jetzt glaube ich der Vermutung Ausdruck verleihen zu
können, daß Eisenspeicherung sich in den Leberzellen nur dann
findet, wenn sie erkrankt sind.

Bei Betrachtung der mit Eisen imbibierten Zellen sieht man in den Leberkapillaren neben den eigentlichen Endothelien auch Elemente, die scheinbar
mit den Kapillarwandungen selbst nicht mehr im Zusammenhang stehen. Diese
Elemente sind rund, etwas größer als gewöhnliche Leukocyten und zumeist
mononukleär. Der Kern scheint durch den Zellinhalt an die Peripherie gedrängt.
Diese Zellen sind auch bei gewöhnlichen Färbungen, z. B. Hämatoxylin-Eosin,
leicht an ihren Pigmentansammlungen zu erkennen. Ich glaube nicht fehl zu
gehen, wenn ich diese Zellen in die Kategorie jener Elemente zähle, die
Aschoff als Histiocyten aufgefaßt hat. Ganz gleich beschaffene Zellen, und
zwar ebenfalls mononukleäre Elemente, aber eisenpigmentführend, lassen
sich in großen Mengen in dem Lebervenenblut jener Tiere finden, die vorher

5*

Eisen injiziert bekamen. Wir haben zu diesem Zwecke die Cava inferior zwischen Zwerchfell und Herz doppelt ligiert, die herausgeschnittene Vene samt Inhalt fixiert, eingebettet und an Schnittpräparaten untersucht. Man muß staunen über die Reichhaltigkeit an solchen eisenführenden Elementen. Im peripheren Blute sind sie auch zu finden, aber lange nicht so zahlreich.

Wir gehen nunmehr zu den anderen sideroferen Zellen über, und wollen zunächst jene **des Milzparenchyms** berücksichtigen. Besteht im menschlichen Körper ein erhöhter Blutzerfall, so finden wir in den Follikeln fast gar keine eisenhaltige Zellen. Dagegen können sie sehr reichlich außerhalb derselben vorkommen. Zellen der roten Pulpa scheinen die hauptsächlichen Träger des Eisenpigmentes zu sein. Vergleicht man aber die Präparate von Milz und Leber, so steht die Milz in der Regel, was den Eisenreichtum anbelangt, weit hinter der Leber zurück. In unseren Milzen von hämolytischen Ikterus oder bei der typischen perniziösen Anämie, wo sicher ein erhöhter Blutzerfall vorkommt, zeigten sich nach der gewöhnlichen Perlschen Methode nur Eisenspuren. Blau sich färbendes Pigment sahen wir erst nach der Modifikation von Hueck, und auch da nicht in einer Menge, wie wir sie eigentlich erwartet hätten. Das Eisen liegt teils in Zellen der roten Pulpa — anscheinend in Makrophagen, teils in Zellen mit Fortsätzen, die ich als Retikulumzellen bezeichnen möchte. Diese Fortsätze, die sich in feinste Fasern aufsplittern und wohl auch mit den Gitterfasern im Zusammenhang stehen dürften, zeigen oft eine feinste Inkrustation mit Eisenpigment. Nur in manchen Fällen lagert sich das Eisenpigment auch in den Sinusendothelien ab. Das histologische Bild bei der experimentellen Siderose, z. B. nach Toluylendiaminvergiftung erinnert völlig an die Verhältnisse beim Menschen.

Ganz andere Bilder erhält man, wenn man Eisensalze, wie dies oben beschrieben wurde, intravenös verabfolgt. Tötet man die Tiere zwei Tage nach der letzten Eisendarreichung, so zeigt sich in der Milz das Eisenpigment fast nur innerhalb runder Zellen, welche die größte Ähnlichkeit mit jenen Elementen haben, die wir als abgestoßene eisenführende Histiocyten in der Cava inferior beschrieben haben. Diese Zellen sind außerordentlich groß und fallen bereits im Hämalaun-Eosinschnitte auf; in solcher Reichhaltigkeit habe ich diese Zellen in der siderotischen Milz beim Menschen nur sehr selten beobachten können. Dagegen ist der Eisenreichtum in den Endothelien, im Gegensatz zum Menschen, geringer. Etwas Eisenpigment findet sich in den Ausläufern der „Stabzellen“, während das eigentliche Protoplasma der Endothelien pigmentarm erscheint. Es ist möglich, daß ganz andere Bilder zu sehen gewesen wären, wenn ich die Milzen in anderen Intervallen nach der letzten Eiseninjektion untersucht hätte. Sicher sind die Veränderungen $1/2$ Stunde nach einer größeren Eiseninjektion, wenigstens was die Milz anbelangt, ganz andere als die oben beschriebenen. Systematische Untersuchungen über den zeitlichen Ablauf des Eisentransportes innerhalb der Milz nach einmaliger Injektion wären sehr erwünscht.

Ähnliches gilt von den **Lymphdrüsen**, doch scheinen sich die Drüsen an der Siderose nur dann zu beteiligen, wenn sie den Charakter von Hämolymphdrüsen haben; dies gilt auch von den Versuchen mit künstlicher Siderose sowohl nach Toluylendiaminvergiftung als nach intravenöser Darreichung von Eisen. Wenn es überhaupt zu Eisenablagerungen kommt, so bleiben die Follikel stets frei, während innerhalb der perifollikulären Räume Eisenpigment zu sehen ist.

Im normalen **Knochenmarke** findet man nur selten Eisenpigment. Wenn es vorhanden ist, so liegt es teils in Kapillarendothelien, teils intraparenchymatös. Hier ist es intrazellulär oder in Form freier Schollen zu sehen. Die eisenführenden Zellen sind unter normalen Bedingungen meist klein. Unter pathologischen Umständen findet man manchmal auffallend große

Zellen, die dicht mit Eisen — in krümliger Form oder mehr diffus verteilt — gefüllt erscheinen. Gelegentlich findet man das Eisen in großen dendritisch verzweigten Zellen aufgestapelt. Die weit sich ausbreitenden Fortsätze sind manchmal so auffallend gelagert, daß man fast an Fremdkörperablagerungen denken könnte. Bei gewöhnlicher Färbung imponieren uns die kleineren Zellen zumeist als Makrophagen, die großen, wie Riesenganglienzellen aussehenden Gebilde dürften wohl Bindegewebszellen sein.

Es lag nahe, an einen innigen **Zusammenhang zwischen Siderose und Blutzerfall** zu denken; schon die ersten Pathologen, die sich mit der Frage der Hämosiderose ganz im allgemeinen beschäftigten, wiesen darauf hin. Der erste, der sich sagte, daß die Verhältnisse doch komplizierter sein dürften, war Biondi. Auch er vertritt die Anschauung, daß der Blutzerfall mit der Tätigkeit der sideroferen Zellen innig verbunden sein dürfte, aber trotzdem meint er, daß dies nicht unbedingt mit Hämosiderose verknüpft sein muß. Zum Zustandekommen der Hämosiderose gehört nach seiner Ansicht noch etwas, und zwar irgendeine Alteration der Zellen. In diesem Sinne würden also nur primär kranke Zellen (z. B. fettig entartete) Pigment, also auch eventuell Eisen führen. Die Theorie, die sich Biondi zurecht legt, lautet: **die gesunde Zelle, z. B. die Leberzelle, stößt die Produkte ihrer Tätigkeit in irgendeiner Form aus, also teils als Bilirubin, teils als Eisen. Die kranke Zelle aber hat dagegen diese Fähigkeit verloren. Die Zellschlacken bleiben daher an Ort und Stelle liegen.** Es wird sich zeigen, daß wir im Prinzip zu einer ähnlichen Ansicht kommen werden.

Auch zu der Frage der Siderose der Milz hat Biondi Stellung genommen. Nach ihm hat man mit zwei Elementen zu rechnen, die auf Hämolyse hinweisen: die eisenführenden Elemente und die globuliferen Zellen, also Zellen, die ganze Erythrocyten in sich eingeschlossen haben. Wenn siderofere Zellen in der Milz zu sehen sind, so liegen sie — so sagt Biondi — stets um die Malpighischen Follikel. Die erythrocytenhaltigen Zellen können sich dagegen überall finden. Biondi hat nun verschiedene Versuche angestellt, um sich über das gegenseitige Verhalten dieser Elemente und ihre Beziehung zur Hämolyse in der Milz zu orientieren. Im Milzsaft eines normalen Kaninchens finden sich sehr wenig erythrocytenhaltige und noch weniger siderofere Zellen. Vergiftet man aber ein Tier mehrere Tage hindurch mit Toluylendiamin, so sind im Milzsaft allerdings sehr viele globulifere aber fast keine sideroferen Zellen zu finden. Wenn man nun ein solches Tier, nachdem man es durch längere Zeit (35 Tage) hindurch vergiftet hat, 45 Tage unbehandelt läßt, so findet man nur sehr wenig globulifere Zellen, dagegen sehr viele hämosiderinführende Elemente. Deshalb fragt sich Biondi mit Recht: wenn die Milz tatsächlich der Ort der totalen Hämolyse wäre, warum findet man dann nicht auf der Höhe der Toluylenvergiftung alle Pigmentabstufungen, globulifere Zellen neben Hämosiderin innerhalb oder außerhalb von Zellen. Aus der Literatur zieht Biondi noch Versuche von Foà und Wiecklein heran: Erzeugt man nämlich durch Stase in der Milzvene einen Milztumor, so kommt es zu einer starken Anreicherung der Milz an globuliferen Zellen, aber nicht zur Bildung von hämosiderinführenden Elementen. Deswegen, und auf Grund seiner eigenen Versuche, meint nun Biondi, **daß die Anwesenheit von Hämosiderin in der Milz als Folge der Ansammlung sideroferer Zellen anzusehen sei und nicht als Ausdruck einer lokalen Hämolyse.** In gleicher Weise stellt er sich zur Siderose innerhalb der Lymphdrüsen. Auch hier wäre die Siderose nicht als Ausdruck einer lokalen Umbildung des Hämatins anzusehen.

Alle Theorien Biondis rechnen, wie erwähnt, mit der Existenz von sideroferen Zellen. Über die Abstammung dieser Elemente spricht er sich nicht aus. Daß er an Wanderzellen gedacht hat, scheint jedoch sehr wahrscheinlich, da er eisenführende Zellen auch im zirkulierenden Blute gesucht hat, sie aber hier nur sehr selten finden konnte. Er greift bei Besprechung seiner Ergebnisse auch auf Versuche experimenteller Hämosiderose zurück, die durch intravenös beigebrachtes, gelöstes Eisen hervorgerufen wurden. Er sah dabei Bilder, die an die sonst bekannte „Hämosiderose" erinnerten.

Jedenfalls neigt B i o n d i zu der Anschauung, daß das Eisen, nachdem es aus dem Hämatinmolekül abgespalten wurde, in irgend einer Weise, gelöst oder als Pigment gebunden, an Zellen abgegeben wird; ganz dezidiert spricht er sich aber nicht aus, obwohl er mehr an die letztere Möglichkeit denkt. Dies ist z. B. aus folgendem zu entnehmen. Er fragt sich, wie es zu Hämosiderinablagerungen in den interlobulären Räumen der Leber kommt und entscheidet sich für folgende Möglichkeit: Die sideroferen Zellen, welche nicht in der Milz zurückgehalten wurden und auch in den Lymphdrüsen keinen Halt finden, gelangen in den Pfortaderkreislauf, wandern aus den feinen Verzweigungen der Pfortader heraus und setzen sich in den Räumen zwischen den Leberzellen fest. In gleichem Sinne will er die Ablagerungen in anderen nicht lymphatischen Organen, z. B. Pankreas, Nebenniere, entstanden wissen.

Die Frage, wie lange nach einer einmaligen energischen Toluylendiaminvergiftung noch Eisen in den Organen gefunden wird, beantworten ebenfalls Versuche von B i o n d i. Gab er Dosen, die einen energischen Ikterus erzeugten, so ließ sich in der Milz noch 45 Tage nach der letzten Giftdarreichung Hämosiderin nachweisen. Jedenfalls erfolgt die Abscheidung langsam. Gestaltet sich die Frage bereits schwierig, ob die Eisenimprägnation der unterschiedlichen Zellen mit der Blutzerstörung in unmittelbarem Zusammenhang steht, so stößt man auf noch viel größere Schwierigkeiten, wenn man gezwungen wäre, darüber etwas auszusagen, ob aus der Anwesenheit von Hämosiderin ein Rückschluß auf die Rücksynthese des Eisens zu Hämatin gezogen werden kann. Daß ein solcher Vorgang in unserem Körper stattfindet, darüber herrscht wohl kein Zweifel; derzeit sind wir aber noch nicht soweit, auf Grund rein histologischen Untersuchungen darüber ein sicheres Urteil zu fällen.

Die Frage, mit der sich dieser Abschnitt beschäftigt hatte, nämlich welche Zellen am Eisenstoffwechsel — soweit sich dies histologisch beurteilen läßt — teilnehmen, läßt sich meiner Ansicht nach dahin beantworten: Unter physiologischen Bedingungen findet sich Eisen in den unterschiedlichen Organen nur in sehr geringer Menge, unter pathologischen Umständen gelegentlich sehr reichlich. In eindeutiger Weise ist die Verteilung des Hämosiderins bei gewissen experimentellen Krankheitsbildern zu erkennen. Nach Toluylendiaminvergiftung sieht man Eisen vor allem in den Kupfferschen Sternzellen, in den unterschiedlichen Milzelementen und auch im Knochenmark. Gibt man Eisen intravenös, so sind die gleichen Zellen damit erfüllt, wie nach Toluylendiaminintoxikation. Eine Ablagerung von Eisenpigment innerhalb der Leberzellen ist weder in den Anfangsstadien der Toluylendiaminvergiftung, noch nach intravenöser Injektion von Eisen zu sehen. Es besteht die Möglichkeit, daß es nur dann zu „Hämosiderose" innerhalb der Leberepithelien kommt, wenn die betreffenden Zellen krank sind. Der Transport des Eisens von einem Organ zum anderen erfolgt wahrscheinlich zellulär. Endotheliale Zellen, z. B. die Kupfferzellen, die sich mit Eisen beladen haben, dürften sich aus dem Verbande der Leber loslösen und in die allgemeine Zirkulation gelangen. Ob dieser Vorgang auch unter physiologischen Bedingungen eine Rolle spielt, läßt sich schwer entscheiden.

d) **Zusammenfassung.** Faßt man mit wenigen Worten das zusammen, was für die Beurteilung der Blutmauserung, soweit es sich um die Eisenfrage handelt, in Frage kommt, so läßt sich sagen: weder die Eisenausscheidung durch die Galle, noch durch den Harn oder durch den Stuhl kann als Maßstab dafür verwendet werden, ob viel oder wenig Erythrocyten im Körper zugrunde gehen. Meiner Ansicht nach — wir werden das im speziellen Teil noch zu beleuchten haben — ist auch das in den Zellen nachweisbare „Hämosiderin" nicht unbedingt in dem Sinne zu verwerten, daß, wenn viel mikrochemisch nachweisbares Eisen vorhanden, auch viel Erythrocyten zugrunde gegangen sind, und daß umgekehrt bei fehlender Hämosiderose eine gesteigerte Hämolyse auszuschließen wäre. Sowohl eine vermehrte Eisenausscheidung durch die Sekrete als auch die histologisch nachweisbare Hämosiderose ist auch von anderen Faktoren abhängig als nur vom erhöhten Blutzerfall allein.

2. Die Gallenfarbstoffausscheidung als Maß des Blutzerfalles. Nachdem wir uns nach der Hämatinspaltung für das eine Bruchstück — das Eisen — interessiert haben, erscheint es angebracht, auch den anderen Anteil — den Gallenfarbstoff — weiter zu verfolgen. Bekanntlich wird das Bilirubin für das typische Produkt der Leberzellen gehalten; es gelangt zuerst in die Gallengänge und ergießt sich dann, gemengt mit anderen Leberprodukten, in den Darm. Über die Schwierigkeiten des histologischen Nachweises des Bilirubins, speziell in den Leberzellen, haben wir bereits berichtet. Man muß sich daher vorwiegend auf chemische Analysen beschränken. Aber auch da kommen wir nicht viel weiter, weil sich die Physiologie und auch die experimentelle Pathologie für diesen Gegenstand nur sehr wenig interessiert hat. Schon über die Quantität des täglich exportierten normalen Bilirubins sind wir nur sehr schlecht unterrichtet. Sicherlich liegt der Hauptgrund in der Schwierigkeit der Methodik der Gallenfarbstoffbestimmung. Methoden, die auf Wägung des Gallenfarbstoffes beruhen, zeigen im allgemeinen zu hohe Werte, weil es fast unmöglich ist, die Farbstoffe, speziell von Mucin, zu reinigen. Daher muß man unbedingt den kolorimetrischen, vor allen den spektrophotometrischen Methoden den Vorzug geben, obwohl auch ihnen prinzipielle Fehler anhaften. Das Lebersekret, das sich in den Ductus choledochus entleert, scheint nämlich keinen einheitlichen Farbstoff zu führen. Wenn auch unter physiologischen Bedingungen das Bilirubin unter den Gallenfarbstoffen der Hauptbestandteil sein dürfte, so wird daneben immer noch etwas Biliverdin vorhanden sein. Auf das Urobilin, das teils durch Insuffizienz der Leber zur Ausschwemmung gelangt, teils als Produkt einer bakteriellen Zersetzung aufzufassen ist, wird unter physiologischen Verhältnissen nicht zu achten sein. Wenn wir schließlich noch erwähnen, wie außerordentlich schwierig es ist, beim Menschen eine totale Fistel mit normaler Galle zu erhalten, so sind damit genug Gründe angeführt, die zeigen, wie mißlich es ist, sichere Zahlen bei der Bestimmung der Zusammensetzung der normalen Galle zu erfahren.

a) **Farbstoffanalysen an Gallenblasenfisteln.** Noel Paton schätzt den Gehalt der menschlichen Galle an Bilirubin auf 2,10 g pro die. Tigerstädt berechnet die von einem gesunden Menschen in 24 Stunden ausgeschiedene Gallenfarbstoffmenge mit 0,5 g. Auch Brugsch und Retzlaff schätzen die Gallenfarbstoffmenge, die der Mensch pro die ausscheidet, sehr hoch. Sie sprechen von 2 g. Sie nehmen als Berechnungsbasis die prozentuelle Bilirubinmenge in der Fistelgalle des Hundes. Der Hund soll pro Kilo Tier 0,02 g Bilirubin ausscheiden. Diese Zahlen stimmen weder mit unseren, noch mit denen der älteren Literatur überein. Wir fanden als

Maximum pro Kilo Hund 0,01 g. Meist sind die Zahlen analog den Angaben von Stadelmann noch niedriger, nämlich 0,005—0,007 g.

Die Differenzen in den Angaben sind somit außerordentlich groß. Eine Feststellung definitiver Zahlen wäre daher sehr erwünscht. Wir persönlich hatten dreimal Gelegenheit, bei scheinbar kompletten Gallenfisteln des Menschen quantitative Analysen vorzunehmen. Die Bestimmung erfolgte auf spektrophotometrischem Wege unter Annahme, daß der gesamte Gallenfarbstoff als Bilirubin ausgeschieden wird. Im ersten Falle handelte es sich um ein nicht sehr herabgekommenes Individuum (die Frau hatte ein Körpergewicht von 55 kg), bei dem ein kleines Karzinom des Ductus choledochus die Anbringung einer Gallenblasenfistel nach außen notwendig machte. Patientin litt bereits drei Monate an Ikterus. Bei der definitiven Farbstoffberechnung habe ich nicht die ersten Farbstoffwerte als Grundlage benützt, sondern gewartet, bis die Bilirubinwerte sich ungefähr auf einen konstanten Wert eingestellt hatten, das war der Fall zirka am 20.—23. Tag nach der Operation; die Tagesmengen schwankten zwischen 0,3—0,37 g pro die.

Der Erythrocytenwert bei dieser Patientin betrug: 4,3 Mill. bei 75 % Sahli. Die Patientin überlebte die Operation 4 Monate, und ging schließlich an allgemeiner Karzinose zugrunde.

Bei einem zweiten Patienten hatte ich Gelegenheit ebenfalls durch längere Zeit Gallenfarbstoffbestimmungen durchzuführen; es handelte sich um eine Cholelithiasis mit totalem Gallengangsverschluß. Aus der Ductus-choledochusfistel gewann ich täglich Gallenmengen, die zwischen 850—910 ccm schwankten. Die Werte, die ebenfalls auf spektrophotometrischem Wege erhalten wurden, schwankten zwischen 0,30—0,35 g pro die. Der Patient wog 51 Kilo und hatte folgende Blutwerte: 4,345 Mill. Rote, 82 % Sahli.

In der Arbeit von Medak und Přibram ist ein ähnlicher Fall berücksichtigt. Hier wurde die Gallenfarbstoffmenge nach Umwandlung in Biliverdin bestimmt; auf die Methodik kommen wir auf S. 73 zu sprechen. Sie fanden:

	Tagesmenge	Farbstoff	Cholesterin
29. 3. 1914	460 ccm	0,135 g	0,282 g
30. 3. 1914	500 ccm	0,2047 g	0,328 g
31. 3. 1914	570 ccm	0,192 g	0,317 g

Wir finden hier relativ niedere Werte. Der Grund dafür kann in zwei Ursachen gelegen sein. Erstens gibt die Umwandlung von Bilirubin in Biliverdin immer etwas zu niedere Zahlen, zweitens handelte es sich in diesem Fall um ein sehr herabgekommenes Individuum, welches nur 40 kg wog.

Viel zahlreicher sind die Gallenfarbstoffanalysen, die bei Hunden gewonnen wurden. Die meisten Bestimmungen dürfte wohl Stadelmann vorgenommen haben. Er findet als 24 stündigen Durchschnittswert für 16—17 Kilo schwere Hunde 0,164 g Bilirubin (spektrophotometrisch bestimmt). Das würde 0,01 g pro Kilo Hund entsprechen. Andere Durchschnittswerte, ebenfalls pro Kilo Hund berechnet, sind: 0,00434 g (Vossius), 0,007 g (Gorodecki), 0,0061 g (Nissen), 0,0066 g (Müller), 0,0053 g (Mandelstamm).

Wenn es auch nicht unbedingt richtig ist, am Tierorganismus erhobene Befunde auf den Menschen zu übertragen, so zeigt sich doch, daß die Werte von Tigerstädt und, wie ich glaube, auch die meinen richtiger sein dürften als die von Noel-Paton und auch die von Brugsch. Wir möchten uns daher für den Normalwert 0,005—0,007 g Bilirubin pro Kilo Mensch einsetzen.

b) Das Verhältnis zwischen Blutmenge und den täglich berechneten Bilirubinmengen. Es ist naheliegend, das Verhältnis zwischen zirkulierender Blutfarbstoffmenge und dem ausgeschiedenen Bilirubin in Beziehung zu bringen, wobei es richtiger ist, nicht das Hämoglobin, sondern das Hämatin in Vergleich zu ziehen. Aus dem Hämatin dürfte unter Abspaltung von Eisen und Aufnahme von Wasser das Bilirubin entstehen,

$$C_{33}H_{32}N_4FeO_4 + 2\,HO = C_{33}H_{36}N_4O_6 + Fe;$$

d. h. aus 60 g Hämatin könnten, wenn der Umbau ein der chemischen Formel quantitativ entsprechender wäre, 56 g Bilirubin entstehen, das wären 94 % des Hämatins.

Nachdem man die Blutmenge eines 70 kg schweren Menschen auf 3500 ccm schätzen kann, so darf man die im Körper kreisende Menge Hämatin mit zirka 19,6 g in Rechnung ziehen. Wenn wir nun die Bilirubinausscheidung pro Kilo Mensch auf Grund der obigen Berechnungen mit 0,007 g berechnen, so müßte ein zirka 70 Kilo schwerer Mensch 0,49 g Bilirubin ausscheiden. Aus dem Verhältnis 19,6 g Hämatin : 0,49 g Bilirubin könnte man ableiten, daß der Mensch sein ganzes, momentan zirkulierendes Blut in 37 Tagen umsetzen müßte. Es würde daher der Mensch täglich 2,7 % seiner gesamten Blutmenge einbüßen.

Analoge Berechnungen haben auch schon andere Autoren angestellt: So findet Tigerstädt einen täglichen Verlust von 2 %, Brugsch von 5 %, Zoja von 7,3 %. Bei der Besprechung pathologischer Hämolysen werden wir uns auf das eben Gesagte zu beziehen haben.

c) Gallenfarbstoffbestimmungen im menschlichen Duodenalsaft. Um sich über die Menge und eventuell auch über die chemische Zusammensetzung der menschlichen Galle — im speziellen des Gallenfarbstoffes — ein Urteil zu bilden, stehen uns klinisch zwei Möglichkeiten zur Verfügung. Die Analyse der nach der Einhornschen Methode ausgeheberten „Galle", oder die Analyse der Lebersekrete am Ende der Darmpassage, also der Farbstoffe im Stuhl.

Wir wollen unsere Aufmerksamkeit zuerst den direkten Gallenfarbstoffbestimmungen zuwenden. Mittelst der Sondierung des Duodenums nach dem Verfahren von Einhorn gelingt es relativ leicht, größere Mengen von Galle, allerdings mit Schleim und Pankreassekret untermengt, zu gewinnen. In dieser „Galle" haben wir Bilirubin-, Cholesterin- und Gallensäurebestimmungen vorgenommen. Dadurch, daß wir den Duodenalsaft quantitativ auf Gallenfarbstoff und auch auf die anderen Bestandteile untersuchten, erhofften wir Werte zu finden, die uns zunächst über den Erythrocytenzerfall orientieren könnten; andererseits machten wir mit diesen Analysen den Beginn einer systematischen Untersuchung der Galle, die uns für die Beurteilung mancher Leberkrankheiten von Bedeutung zu sein scheint. Auf die Resultate der Cholesterinbestimmungen wollen wir in der vorliegenden Darstellung weniger Gewicht legen, als auf die Analysen der Gallenfarbstoffwerte.

Bevor wir die gefundenen Zahlen einer Diskussion unterziehen, wollen wir über die quantitative Bewertung unserer Ergebnisse folgendes hervorgehoben wissen.

Wir machten die Bilirubinbestimmungen spektrophotometrisch, und bedienten uns eines Hüfnerschen Apparates. Ähnlich wie Kimura wählten wir die Gegend: C—65—D. Später wählten wir die Gegend: C—65—D bis D—11—D. In Wellenlängen ausgedrückt: 622—602. Das Absorptionsverhältnis für alkalische Bilirubinlösungen ist nach Vierordt hierselbst 0,0006497. Oft haben wir uns genötigt gesehen, da die Galle mit Biliverdin verunreinigt war, den ganzen Gallenfarbstoff in Biliverdin umzuwandeln und dann die Analyse vorzunehmen. Zu diesem Behufe haben wir die Galle nach dem Vorgange von Fürth-Czyhlarz (Biochem. Zeitschr. 49. Bd. S. 120, 1914) behandelt, welche gleichfalls den Farbstoffwert, allerdings nur kolorimetrisch, bestimmten. Ein aliquoter Teil wurde mit der gleichen Menge 10 % Natronlauge versetzt und dann 1—1½ Stunden auf dem Wasserbade erhitzt. Nach entsprechender

Verdünnung und Filtration wurde in derselben Gegend unter Benützung des Absorptionsverhältnisses für Biliverdin: 0,000256 (von Vierordt für das alkalische Biliverdin berechnet) die Farbstoffmenge berechnet. Man bekommt, wie wir uns an entsprechend reinen Bilirubinlösungen überzeugen konnten, etwas zu kleine Werte. Wir haben trotzdem an diesen Zahlen festgehalten, weil uns kein entsprechend reines Biliverdin zur Verfügung stand. Das von der Firma Schuchardt bezogene ist sicher verunreinigt. Auch das daraus berechnete Absorptionsverhältnis stimmt nicht im mindesten mit dem von Vierordt überein.

Wir entnehmen selbstverständlich die Galle gleichsam nur als Probe aus einem vorbeifließenden Strome. Dementsprechend ist der absolute Wert der erhaltenen Zahlen nur ein bedingter. Wenn man bedenkt, wie viele wichtige Tatsachen die „quantitative" Magensaftbestimmung zutage gefördert hat, obwohl auch sie nicht den mindesten Anspruch auf eine quantitative Analyse erhebt, so wird man unsere Bemühungen verstehen. Medak und Přibram haben an einem großen Krankenmaterial solche Analysen vorgenommen und sich von der Brauchbarkeit derselben überzeugen können. In einer Reihe von Vorbestimmungen haben sie sich zuerst die Überzeugung verschafft, daß sich die Versuchsfehler in Grenzen bewegen, die den Wert der Analysen nicht wesentlich beeinträchtigen. So ergaben vergleichende Bestimmungen der Galle an ein und demselben Patienten, die im Verlaufe einer halben Stunde entleert wurde, Resultate, die gut übereinstimmten.

Auch in einer anderen Beziehung gingen wir ziemlich willkürlich vor, indem wir die in zwei Stunden exprimierten Gallenmengen auf die 24 stündige Tagesmenge umrechneten. Hierbei wurde angenommen, daß die Intensität der Sekretion stets die gleiche bleibt; nachdem wir es hier hauptsächlich auf Vergleichswerte abgesehen hatten, so sei diese Rechnungsweise entschuldigt. Trotzdem muß aber betont werden, daß auch vergleichende Bestimmungen, was die „Tagesmenge" anbelangt, Übereinstimmung zeigten, speziell wenn man die Werte vergleicht, die an aufeinanderfolgenden Tagen gefunden wurden. Betreffs der genaueren Methodik des Sondierungsverfahrens verweisen wir einerseits auf die Publikation von Bondi und andererseits auf die von Medak und Přibram. In der folgenden Tabelle haben wir aus ihren Arbeiten vorwiegend solche Zahlen zusammengestellt, auf die wir uns im folgenden noch berufen wollen. Es finden sich hier nicht nur die entsprechenden Bilirubinzahlen, sondern auch die dazu gehörigen Cholesterin- und manchmal auch einige Gallensäurewerte. Dadurch, daß in einigen Fällen auch die entsprechenden Blutanalysen beigefügt sind, beanspruchen diese Zahlen ein um so höheres Interesse.

Jedenfalls ersieht man aus diesen Zahlen, daß sich bei den unterschiedlichen Krankheiten, was die Gallenfarbstoffausscheidung anbelangt, gewaltige Unterschiede ergeben.

	Galle				Blut ‰			Blutbildung und Anmerkungen
	Gallen-tagesmenge	Farbstoff pro die	Cholesterin pro die	Gallensäuren pro die	freies Cholesterin	gebundenes Cholesterin	Gesamt-cholesterin	
Normal I		0,2	0,1				0,80	
Normal II		0,25	0,12			.	1,00	
Cholelithiasis (ohne Anfall) I	930 (12.III.)	0,142	0,403	—	1,132	0,516	1,648	
	810 (25.III.)	0,138	0,557	0,824				
	630 (11.IV.)	0,105	—	0,759				
(unmittelbar nach einem Anfall) II	1200	0,418	0,182	2,228	—	—	—	

	Galle				Blut °/$_{00}$			Blutbildung und Anmerkungen
	Gallen-tagesmenge	Farbstoff pro die	Cholesterin pro die	Gallen-säuren pro die	freies Cholesterin	gebundenes Cholesterin	Gesamt-cholesterin	
Icterus gravis seu catarrhalis I	—	0,102	0,034		—	—	—	5,5 Mill. Erythroc. 112 Sahli. 8050 Leukocyten.
II	—	0,147	nicht wägbar		0,805	0,229	1,034	
III	1386 (14. III.)	0,0536	nicht wägbar	0,9311	0,882 (14. III.)	0,229	1,111	
	2000 (18. III.)	0,0969	dito	0,9265				
	1956 (2. IV.)	0,1153	0,2054	Spuren				
Cholangitis I	—	0,23	Spuren	—	0,732	0,287	1,019	
Anaemia perniciosa I	832 (22. III.)	0,592	0,103	Spuren	0,149	0,48	0,629	1,5 Mill. Erythroc. 30 Sahli.
	881 (30. III.)	0,5035	0,186					
			Splenekt. (2. IV.)					
	1690 (26. V.)	0,0134	0,04		0,107	0,696	0,803	4 Mill. Erythroc.
II	14. IV.	0,89	0,23	—	—	—	—	1,54 Mill. Erythrocyten 42°/₀ Sahli 4000 Leukoc. } 14. IV.
	30. IV.	0,63	—	—				
			Splenekt. (2. V.)					
	16. V.	0,537	—	—	—	—	—	2,8 Mill. 52°/₀ Sahl 12. V.
	27. V.	0,136	—	—				3,7 Mill. 65°/₀ Sahli } 27. V.
	30. V.	0,134	—	—				
³/₄ Jahre nach der Splenektomie III	464	0,0922	0,074		—	—	—	2,5 Mill. Erythrocyten, sehr langsame Besserung.
¹/₂ Jahr nach der Splenektomie IV	—	0,086	nicht bestimmbar		—	—	—	wesentliche Besserung. 3,2 Mill.
Vor der Splenektomie V	800	1,28	0,344	(starb 2 Tage nach d. Operation)				100 000 Erythrocyten!!
dito VI	1500 (21. II.)	1,823	0,924	—	—	—	—	
	2160 (23. III.)	1,378	0,382	—				
	1440 (24. III.)	1,34	0,486	—				
Splenomegale Cirrhose I **(stark ikterisch!)**	1400 (7. II.)	0,1071	0,1218	1,45	1,089	0,289	1,378	3,8 Mill. Erythroc. 48 Sahli. 0,63 F. S. 3100 Weiße.
	2512 (22. II.)	0,4236	—	4,68				
	— (10. III.)	0,1678	nicht wägbar	0,71				
II	—	—	—	—	1,0215	0,3276	1,3491	sehr anämisch (Sektion!)
Atrophische Cirrhose	—	—	—	—	0,343	0,227	0,570	nicht ikterisch, (Ascites!)
Cyanose bei Concretio cordis	—	0,318	—	—	—	—	—	leicht ikterisch; im Harn viel Urobilin.
		0,216	—	—	—	—	—	
Septum defect	1760	0,144	0,236	3,059	—	—	—	10 Mill. Erythroc. 6000 Weiße.
Vor den Menses I	—	0,15	—	—	—	—	—	
Während der Menses	—	0,3	—	—				
Nach den Menses	—	0,23	—	—				
Vor II	—	0,13	—	—				
Während	—	0,35	—	—	—	—	—	
Nach	—	0,104	—	—				
Hochdruck, Nephritis	1512	0,203	Spuren!	0,408	1,126	0,145	1,271	220 Blutdruck, keine Azzotämie.
dito	—	0,098	0,053	—	—	—	1,24	205 Blutdruck, 95 Reststickstoff: Sektion!
Große weiße Niere								
Diabetes I	1335	0,029	0,021	2,45	1,1005	0,667	1,7675	geringe Acidose.
dito II	—	—	—	—	0,564	0,333	0,897	Coma!
Gravidität VII. Monat	1770	0,1228	0,2355	0,9326	—	—	—	
IX. Monat	3587	0,048	nicht wägbar!	0,711	—	—	—	

Für die Auffassung vieler Anämien und hepato-lienaler Affektionen wäre eine genaue Kenntnis des Mauserungskoeffizienten der zirkulierenden Erythrocyten von größter Bedeutung; denn nur aus der Kenntnis des Verhältnisses zwischen dem in den Gefäßen kreisenden Hämatin und der Gallenfarbstoffausscheidung läßt sich ein Urteil schöpfen, ob die roten Blutkörperchen innerhalb 24 Stunden rascher oder langsamer zugrunde gehen als unter normalen Verhältnissen.

Der Mauserungskoeffizient der Erythrocyten läßt sich beim Gallenfisteltier mit ziemlicher Genauigkeit feststellen; in dem Bestreben, dies auch auf die menschliche Pathologie zu übertragen, haben wir uns zunächst bei menschlichen Gallenblasenfisteln von der ungefähren Größe des „normalen" Hämatinumsatzes überzeugt; wir sprechen deswegen nur von einer ungefähren Größe, weil es sich bei unseren Patienten doch nicht um normale Fälle gehandelt hatte.

Da sich nur ausnahmsweise Gelegenheit bieten dürfte, bei hepato-lienalen Affektionen die Galle direkt und insofern quantitativ aus den Gallenwegen zu erhalten, so müssen wir, falls wir auf dieses Prinzip der Analyse des Hämatinumsatzes nicht verzichten wollen, zu Bestimmungen des Bilirubins im Duodenalsafte greifen. Auf die Fehler dieser Methode haben wir oft genug hingewiesen.

Ziehen wir die so beim normalen Menschen gefundenen Werte für Bilirubin in Beziehung zu den Zahlen, die sich bei direkter Analyse von Fistelgalle ergeben haben, so läßt sich trotzdem ein weitgehender Parallelismus feststellen. Insofern möchten wir auch den Bestimmungen des Duodenalsaftes bei pathologischen Fällen größere Aufmerksamkeit schenken. Auf die Details der Zahlen kommen wir erst später zu sprechen.

3. Die Urobilinausscheidung durch den Kot als Maß des Blutzerfalls. Es steht uns noch ein zweiter Weg offen, um beim Menschen die Erythrocytenmauserung zu schätzen: im wesentlichen geht das Prinzip dieses Weges auf Untersuchungen von Hoppe-Seyler zurück; als ihm klar wurde, daß das Urobilin ein Reduktionsprodukt des Hämatins sei, glaubte er in diesem Farbstoff einen Maßstab für die Größe des Erythrocytenzerfalles im Organismus gefunden zu haben. Wenn seither diese Frage, so wichtig sie auch zu sein scheint, nur selten berührt wurde, so liegt dies zum Teil an der Tatsache, daß über diesen Farbstoff die Anschauungen noch vielfach ungeklärt sind. Es erscheint daher notwendig, die Geschichte des Urobilins kurz zu berühren.

a) Die Lehre vom Urobilin bis zu den Untersuchungen von H. Fischer und Charnas. Jaffé hat zuerst die Aufmerksamkeit auf ein Pigment gerichtet, das bei der Oxydation von Bilirubin entsteht; nach ihm soll es sich manchmal in der normalen Menschen- oder Hundegalle finden und große Verwandtschaft mit dem normalen Harnpigmente zeigen. Er ging sogar noch weiter und meinte, daß es sich hier um identische Stoffe handeln dürfte. Was das Pigment des Harnes anbelangt, so konnte er bereits darauf hinweisen, daß der von ihm entdeckte Harnfarbstoff sich im Harne nicht vorgebildet findet, sondern sich erst aus einem Chromogen, und zwar besonders beim längeren Stehen an der Luft bildet. Jaffé glaubte immer, daß der Harnfarbstoff sich von Gallenpigmenten herleiten lasse, und sah daher in der Tatsache, daß es durch Oxydation von Bilirubin gelingen kann, ein dem Urobilin ähnliches Pigment zu erhalten, einen neuen Beweis für die Richtigkeit seiner Anschauung. Er unternahm auch einen experimentellen Versuch, um diese seine Anschauung zu stützen. Er ging dabei von folgender Frage aus: wenn sich tatsächlich der Farbstoff vom Bilirubin herleiten soll, dann müßte das Urobilin in vermehrter Menge zur Ausscheidung gelangen, wenn man dem Tier Bilirubin in vermehrter Menge darreicht. Dieser Versuch ist aber im Sinne von Jaffé nur partiell positiv ausgefallen, denn eine Vermehrung des Urobilins zeigt sich nur in der Galle, nicht dagegen im Harn. Eben deswegen mahnt Jaffé, in der Deutung dieses Versuches vorsichtig zu sein.

Einen Schritt vorwärts bedeutet die Entdeckung von van Lair und Masius. Sie isolierten aus dem Stuhle Farbstoffe, die gewisse Ähnlichkeiten mit Urobilin haben sollten. Sie nennen diese Farbstoffe Sterkobiline und meinen, daß es sich hier um ein Umwandlungsprodukte aus den Gallenfarbstoffen handeln dürfte.

Während aber die Identifizierung des aus Bilirubin durch Oxydation erhaltenen „neuen Farbstoffes" mit dem echten Urobilin Jaffé nicht gelang, glaubte Mally den richtigen Weg gefunden zu haben, indem er Bilirubin nicht wie Jaffé oxydierte, sondern reduzierte (er ließ auf eine alkalische Bilirubinlösung Natriumamalgam einwirken und fällte dann das Reduktionsprodukt mit Salzsäure). Nachdem nun der neue Körper dieselben physikalischen Eigenschaften zeigte, wie das aus Harn isolierte Urobilin, so hielt er beide Substanzen für identisch. Den aus Bilirubin durch Reduktion dargestellten Körper nannte Mally Hydrobilirubin.

Disqué, der die Untersuchungen von Mally überprüfte, ging in der Reduktion des Bilirubins noch weiter und ließ das Reduktionsgemisch länger einwirken und kam schließlich zu einem farblosen Produkte. Läßt man nun diese farblose Lösung längere Zeit an der Luft, so dunkelt sie nach. Disqué erinnert hier an das Chromogen, das Jaffé bereits beschrieben hatte. In der weiteren Folge entspann sich eine heftige Fehde zwischen Disqués und Mally. Die prinzipiell wichtige Tatsache, daß das Chromogen und das, was man Urobilin schlechtweg nannte, stammverwandte Körper sind, wurde damals noch nicht erkannt. Das Hauptgewicht wurde vielmehr auf den fertigen Farbstoff gelegt. Bis zu einem gewissen Grade ernüchternd mußte die Publikation von Mac Munn wirken, als er zeigen konnte, daß das, was man bis jetzt Urobilin nannte, wahrscheinlich nur einen Gattungsbegriff darstellt. So kam es, daß er neben einem normalen ein febriles Urobilin unterschied. Jedenfalls war man über das Wesen des Urobilins in voller Unkenntnis, und erst allmählich wurde man sich darüber klar, daß zunächst zwei Fragen zu beantworten wären: Ist das Urobilin des Harnes identisch mit dem Hydrobilin des Stuhles? Und andererseits kann man die Reduktionsprodukte des Bilirubins oder auch des Hämatins als Urobiline ansprechen?

Viel Schuld an diesen Schwierigkeiten war die Mangelhaftigkeit der Technik in der Darstellung der unterschiedlichen Urobiline. D. Gerhardt, der unter Friedr. Müller arbeitete, gelang es, weil er mit besseren Methoden zu Werke ging, in mancher Beziehung Klärung zu schaffen. Vor allem setzt er sich für die Identität von Harn- und Stuhlurobilin — resp. Hydrobilirubin — ein. Ebenso betonte er wiederum die übrigens schon von Friedr. Müller festgestellte Tatsache, daß sowohl das Urobilin des Harnes als auch das Sterkobilin, als Chromogene vorgebildet, zur Ausscheidung gelangen. Auch Garrod und Hopkins traten für die Wesensgleichheit des Stuhl- und Harnfarbstoffes ein. Diese beiden Autoren wandten sich aber auch gegen die Untersuchungen von Mally; das Hydrobilirubin, das Mally als Reduktionsprodukt des Bilirubins in Händen hatte, sei nicht identisch mit dem Urobilin des Harnes oder des Stuhles. Als Kriterium galt diesen beiden Forschern nicht Fluoreszenz oder spektrale Eigenschaften der betreffenden Lösungen, sondern die Elementaranalyse. Das Hydrobilirubin von Mally enthielt doppelt soviel Stickstoff als das aus Stuhl oder Harn dargestellte Präparat.

Sehr verwirrend wirkten die Untersuchungen von Nencki und Zaleski. Nach der Reduktion des Hämins konnten sie durch Wasserdampfdestillation das Hämopyrrol abscheiden. Da sich diese Substanz beim längeren Stehen an der Luft rot färbt und auch sonst fast alle Reaktionen des Urobilins gibt, meinte Nencki, daß der Blutfarbstoff im Organismus bis zum Hämopyrrol reduziert wird und daß dieser Körper wahrscheinlich die Muttersubstanz des Urobilins sein dürfte. Er rechnet sogar mit der Möglichkeit, daß das Urobilin ein polymerisiertes und oxydiertes Hämopyrrol wäre.

Das Chromogen des Urobilins war sozusagen nur dem Namen nach bekannt; mit dessen physiologischer Bedeutung haben sich nur die wenigsten beschäftigt, mit dessen Stellung als chemisches Individuum eigentlich nur Städeler. Der Name Urobilinogen stammt von Disqués. Daß ein Übergang von Urobilinogen in Urobilin möglich ist, war wohl zuerst Saillet bekannt. Läßt man nämlich eine solche Chromogenlösung im direkten Sonnenlichte stehen, so vollzieht sich die Umwandlung innerhalb weniger Minuten. Das Urobilinogen wird auch durch Säuren, starkes Ammoniak und durch Oxydationsmittel in relativ kurzer Zeit in Urobilin umgesetzt. Will man daher Urobilinogen darstellen, so muß man bei der Darstellung Substanzen dieser Art aus dem Wege gehen. Er stellte weiter fest, daß das Urobilinogen weder fluoresziert, noch gefärbt ist.

Einen weiteren Fortschritt in der Erkenntnis bedeutet die Entdeckung von Otto Neubauer, daß das Urobilinogen mit dem Ehrlichschen Reagens (Paradimethylamidobenzaldehyd in salzsaurer Lösung) starke Rotfärbung zeigt. Schon früher wußte man, daß manche pathologische Harne mit dem Ehrlichschen Reagens eine intensive Rotfärbung geben. Daß es sich aber hier um den Nachweis von Urobilinogen handelt, das gezeigt zu haben ist ein Verdienst von Neubauer. Allerdings hatte schon vorher Pappenheim auf die Tatsache hingewiesen, daß Harne, die sonst die Urobilinprobe geben, oft auch diese Reaktion zeigen; ja er ging sogar noch weiter und meinte, in dem Körper, der die Rotfärbung mit dem Paradimethylamidobenzaldehyd gibt, entweder Urobilin selbst erblicken zu müssen, oder eines seiner Derivate.

Das Ehrlichsche Reagens gibt aber nicht nur mit dem Urobilinogen, sondern z. B. auch mit dem Hämopyrrol, wie es Nencki und Zaleski dargestellt haben, Rotfärbung. Daß es überhaupt nur als Reagens auf den Pyrrolring zu verwerten ist, konnte gleichfalls von O. Neubauer gezeigt werden. Es ist daher z. B. im Stuhl nicht erlaubt, das Ehrlichsche Reagens als unbedingtes Kriterium für Urobilinogen zu verwenden, da ja Indol und auch das Skatol eine analoge Rotfärbung geben.

Die Diazoreaktion nach Ehrlich, oder wie sie auch genannt wird, die Eigelb-Reaktion, die gleichfalls auf die Anwesenheit von Urobilinogen hindeutet, hat sich in der Klinik nur wenig eingebürgert.

In dieser Ära der Untersuchungen hat man der Analyse des Hydrobilirubins im Stuhle keine Aufmerksamkeit geschenkt. Mehr Interesse brachte man der Urobilinurie entgegen, besonders seit Otto Neubauer in dem Ehrlichschen Reagens eine relativ einfache Methode erkannte, um sich von der Anwesenheit von Urobilin im Harne zu überzeugen.

b) Die diagnostische Bedeutung der Urobilinurie. In den letzten Jahren hat man sich mit der Urobilinurie vielfach beschäftigt. Man hat sich speziell von klinischer Seite dafür interessiert, bei welchen Krankheiten diese Reaktion im Harne öfters vorkommt. Besondere Verdienste um die Ausarbeitung dieses Gegenstandes hat sich Hildebrandt erworben.

Fast kaum eine Krankheit ist beobachtet worden, bei der diese Reaktion nicht positiv gewesen wäre. Und man versteht es, wenn daher Fried. Müller seinerzeit darüber geklagt hat, daß dadurch, daß es bei so vielen Krankheiten zur Urobilinurie kommen kann, ihr diagnostischer Wert fast auf Null reduziert ist.

Selbstverständlich hat sich auch die Klinik mit der Entstehung des Urobilins beschäftigt; auch darüber besteht schon eine große Literatur. Nachdem wir uns mit der Urobilinurie auch beschäftigen werden, müssen wir das Wichtigste darüber zur Sprache bringen.

Zuerst wollen wir die Methoden angeben, mit denen wir die Anwesenheit des Urobilins resp. Urobilinogens im Harne feststellen können. Das Urobilin läßt sich mit der Schlesingerschen Probe am besten nachweisen. Man versetzt eine Probe — diese Vorschrift gilt besonders für frischgelassenen Harn — zuerst mit 3—4 Tropfen Jodtinktur und läßt eventuell nach kräftigem Schütteln den Harn 2—3 Minuten stehen. Dann versetzt man die Probe mit der gleichen Menge von überkonzentrierter alkoholischer Zinkacetatlösung (100 g Zinkacetat auf 900 ccm 95 $^0/_0$igen Alkohol) und gibt nun so viel Tropfen von einer Ammoniaklösung zu, bis das Gemisch neutral oder höchstens leicht alkalisch reagiert. Nun wird filtriert. Das Filtrat gibt bei positivem Ausfall eine deutliche Fluoreszenz. Bei geringen Mengen läßt sich die Fluoreszenz deutlich demonstrieren, wenn man im Dunkelzimmer von einer beliebigen Lichtquelle aus mittelst einer Lupe ein konzentriertes Lichtbündel in das Reagenzglas von der Seite her einfallen läßt. Auf diese Weise sind selbst die geringsten Spuren von Urobilin im Harn nachweisbar.

Die Urobilinogenprobe wird in der Weise angestellt, daß man frisch gelassenen Harn mit etwas Ehrlichschem Reagens (Paradimethylamidobenzaldehyd 20 g werden im Mörser mit 100 g konzentrierter Salzsäure verrieben und dann mit derselben Säure bis auf 500 ccm aufgefüllt und das Ganze auf 1000 ccm ergänzt) versetzt. Bei reichlicher Anwesenheit von Urobilinogen tritt binnen kürzester Zeit eine starke Rotfärbung auf, bei geringer Menge erst allmählich. In zweifelhaften Fällen erscheint es ratsam, das Gemenge mit Chloroform vorsichtig auszuschütteln; auf diese Weise lassen sich durch die Aufnahme des Farbstoffes in Chloroform selbst die geringsten Mengen ermitteln. Andere Proben kommen kaum in Betracht, da sie viel weniger empfindlich sind.

Der normale Mensch hat wohl nie Urobilin im Harn; falls sich deutliche Spuren zeigen, so wird die Diagnose „normaler Mensch" wohl zweifelhaft sein. Für mich selbst bedeuten leichte Rotfärbungen nach längerem Stehen des Gemenges oder gar nach Erhitzen der Flüssigkeit noch keine positive Aldehydreaktion. In der Regel läßt sich der so gebildete Farbstoff durch Chloroform nicht extrahieren; gelingt es dennoch, so gibt er kein typisches Spektrum im Gelbrot, wie es sonst bei regelrechter Reaktion leicht zu konstatieren ist. Unter sonst physiologischen Bedingungen ist manchmal in den letzten Monaten der Gravidität Urobilin im Harn zu konstatieren.

Was nun die pathologischen Zustände anbelangt, so ist hier eine systematische Vorführung der einzelnen Krankheiten derzeit noch nicht möglich. Wir wollen daher nur die wichtigsten Formen berücksichtigen.

Eine große Rolle spielt die Urobilinurie bei Leberkrankheiten, und zwar nicht nur bei den Cirrhosen, sondern auch bei Leberkrankheiten, wo hauptsächlich die Gallenwege in Mitleidenschaft gezogen erscheinen, vor allem die Cholangitis. Bei Amyloid der Leber findet man fast nie Urobilin. Bei akuter gelber Leberatrophie nur im Anfange des Prozesses. Beim Icterus catarrhalis ist die Urobilinurie vorwiegend im Anfang und im Abklingen der Erkrankung zu konstatieren. Im Anschlusse daran wäre die fast konstant zu beobachtende Urobilinurie nach länger währenden Chlororformnarkosen zu erwähnen.

Eine zweite Gruppe von Krankheiten, die mit Urobilinurie einhergehen, sind Blutkrankheiten: vor allem die Anämia perniciosa und der hämolytische Ikterus. Bei den unterschiedlichen Formen von Leukämien vermißt man fast immer eine Urobilinausscheidung. Eine Ausnahme macht dagegen das Granulom, welches fast stets starke Urobilinurie zeigt. Weiter wären hier Krankheiten zu erwähnen, die mit Blutungen in die Gewebe einhergehen; auch hier kann die Urobilinurie besonders stark hervortreten.

Eine große Rolle spielt die Urobilinurie bei „Herzkrankheiten". Im allgemeinen kann man sie vorwiegend bei inkompensierten Vitien finden. Ähnlich wie die Albuminurie kann auch die Urobilinausscheidung bei Eintritt der Kompensation schwinden. Kompensationsstörungen des Herzens bei chronischen Nephritiden zeigen in der Regel nur wenig oder gar kein Urobilin im Harne; auch nach stärkeren Blutungen in die Bauch- oder Brusthöhle kommt es bei echten chronischen Nephritiden nur in sehr seltenen Fällen zu Urobilinurie.

Bei einer Reihe von Vergiftungszuständen sehen wir ziemlich starke Urobilinurie. An erster Stelle ist die Bleivergiftung zu erwähnen, weiter die schwere Alkoholintoxikation, dann die Vergiftung mit gewissen hämolytisch wirkenden Medikamenten: Antifebrin, Sulfonal. Bei der Phosphorvergiftung kann das Urobilin im Harn vermehrt sein, zur Regel gehört es aber nicht; fehlende Urobilinurie ist meines Erachtens hier ein ungünstiges Symptom. Dasselbe gilt von der Pilzvergiftung. Ferner wäre die Urobilinausscheidung bei der Eklampsie und bei Hyperämesis gravidarum zu erwähnen.

Schließlich wären noch die Infektionskrankheiten zu berücksichtigen, wo manchmal ein positiver Ausfall der Aldehydreaktion diagnostisch verwertet werden kann. Hier kommt vor allem die Scarlatina in Frage; im Gegensatz dazu zeigt die gewöhnliche Angina lacunaris fast nie eine stärkere Urobilinausscheidung durch den Harn. Auch bei Masern ist Urobilin zu finden. Nach Rach und Reuß soll es vor allem beim Fieberabfall erscheinen. Bei Diphtherie findet sich Urobilin nur selten. Beim Typhus abdominalis sieht man nur bei Obstipation eine starke Aldehydreaktion. In ihr ein unbedingtes Kriterium für komplizierende Cholangitis erblicken zu wollen, geht aber nicht an; falls nach Ablauf der allgemeinen Erscheinungen die Urobilinausscheidung noch weiter anhält, wird man mit dieser Komplikation zu rechnen haben, vorausgesetzt, daß auch andere Symptome dafür sprechen. Eine große Rolle spielt die Urobilinurie bei der Pneumonie. Was die Tuberkulose anbelangt, so wird man eine starke Aldehydprobe hauptsächlich bei ausgedehnteren Prozessen zu erwarten haben. Es käme aber außerdem noch eine generalisierte Lymphdrüsentuberkulose in Frage. Daß auch bei der Granulomatose viel Urobilin ausgeschieden wird, haben wir bereits erwähnt. Auf die anderen Infektionskrankheiten wollen wir nicht weiter eingehen. Bloß die starke Ausscheidung von Urobilin bei Malaria soll noch kurz Erwähnung finden.

Friedr. Müller und D. Gerhardt haben mit ziemlich komplizierten Methoden quantitative Urobilinbestimmungen im Harne ausgeführt; zu irgend welchen bindenden Schlüssen sind sie jedoch nicht gekommen. Wenn in der Folgezeit eine quantitative Analyse nur selten zu Rate gezogen wurde, so liegt dies einerseits in der Schwierigkeit der Methode, andererseits in der Inkonstanz der Werte selbst bei ein und demselben Falle.

c) Die verschiedenen Theorien über die Entstehung des Urobilins. Man hat sich von klinischer Seite bemüht, im Zusammenhange mit den physiologischen Tatsachen sich eine Anschauung über die Pathogenese der Urobilinurie zu bilden. Drei Theorien sind es, die wir kurz besprechen wollen.

a) Die hepatogene Theorie. Der Hauptgrund, warum man sich für die Annahme der Entstehung des Urobilins in der Leber entschlossen hat, war die Tatsache, daß Urobilinurie bei Leberkrankheiten am häufigsten und auch am deutlichsten zu sehen ist. Auch auf das häufige Vorkommen von Urobilin in der Galle ist vielfach hingewiesen worden. Für die hepatogene Theorie setzen sich besonders manche französische Pathologen (vor allem Hayem und seine Schüler) ein. In diesem Zusammenhang ist auch die Lehre vom Hämaphein- oder Urobilinikterus zu besprechen. Ursprünglich nannte man Hämaphein das normale Serumpigment. Da bei manchen Ikterusformen im Harn kein Bilirubin zu bemerken ist, im Serum das „Hämaphein" aber stark vermehrt sein kann, glaubte man, daß dieses Pigment durch die Gallengänge aus der Leber zur Ausscheidung gelangt, sich aber unter pathologischen Verhältnissen im Organismus anhäuft und eventuell die Gelbsucht bedingt. Auch C. Gerhardt wies mit Nachdruck auf diese Fälle hin und wollte sie analog gedeutet wissen. Ihm war bereits der Farbstoff bekannt, weswegen er auch den Namen Urobilinikterus wählte.

Noch viel präziser hat die hepatogene Theorie Kunkel ausgesprochen. Nach ihm wäre das Produkt der normalen Lebertätigkeit das Bilirubin, während Urobilin nur in der kranken Leber entsteht. Hayem drückt sich ähnlich aus und sagt: Urobilin ist das Pigment der kranken Leber. Auf die unterschiedlichen Formen von Urobilinurie, wie sie z. B. von Tissier aufgestellt wurden, wollen wir nicht weiter eingehen.

In jüngster Zeit findet die hepatogene Theorie der Urobilinbildung — allerdings in etwas modifizierter Form — in Fischler einen warmen Vertreter; zum mindesten handelt es sich ihm darum zu zeigen, daß neben der enterogenen Entstehung des Urobilins es auch eine hepatische gibt. Um den Darm, der ja bei der Entstehung des Urobilins eine große Rolle spielt, auszuschalten, arbeitete er an Gallenfisteltieren. Anfangs wunderte er sich, daß das Urobilin auch bei solchen Tieren nicht aus dem Darmkanal verschwindet. Erst später gibt er zu, daß seine Tiere an der Gallenfistel geleckt hatten, so daß es sich um unreine Versuche gehandelt haben dürfte. Viel größeres Gewicht will er aber der Tatsache zuschreiben, daß es bei Tieren auch zu einem mehr oder minder starken Auftreten von Urobilin in der Galle kommen kann, die eine totale Gallenfistel tragen. Jedenfalls zeigt sich ein krasses Mißverhältnis zwischen der geringen — also wohl durch Lecken der Gallenfistel zu erklärenden — Urobilinmenge im Darm resp. im Stuhl und der starken Urobilinausscheidung durch die Galle. Gerade darin will er aber ein wichtiges Moment erblicken, das sehr zugunsten einer hepatischen Urobilinbildung sprechen soll. Auf die feineren Unterschiede, die speziell nach Alkoholvergiftung solcher Gallenfisteltiere zutage getreten sind, will ich nicht eingehen. Neben einer hepatogenen Bildung anerkennt Fischler auch die Entstehung von Urobilin im Darm.

Wenn ich mir gestatte, die Versuche Fischlers — auf Grund meiner eigenen Erfahrungen — zu kritisieren, so kann ich folgendes anführen. Es ist außerordentlich schwierig, eine Gallenfistel aseptisch zu halten. Schon nach relativ kurzer Zeit sind in der Galle alle möglichen Bakterien nachweisbar. Es scheint mir nun sehr wahrscheinlich, daß vielleicht durch Mikroorganismen — bekanntlich schiebt man ja diesen Gebilden die Hauptrolle bei der intestinalen Umwandlung des Bilirubins in Urobilin zu — der Gallenfarbstoff zu Urobilin verwandelt wird. Wir haben uns mit dieser Frage, speziell mit der Bestimmung der einzelnen Bazillen, allerdings nicht näher beschäftigt, sondern nur auf die Tatsache geachtet, daß man bei solchen Tieren z. B. durch Urotropin, das ja durch die Gallenwege ausgeschieden wird, das Urobilin manchmal wieder zum

Verschwinden bringen kann. Nachdem Fischler auf diese Tatsachen nicht geachtet hat, erscheinen mir seine Versuche nicht unbedingt beweiskräftig.

Alles in allem kann man sagen, daß die hepatogene Theorie der Urobilinbildung wenig Wahrscheinlichkeit für sich hat.

β) Die histogene Theorie. Kunkel, der für die hepatogene Entstehung des Urobilins eintritt, erwähnt Versuche, die auch der histogenen Theorie das Wort reden. Er sagt: Wenn Blut und Gallenfarbstoff in die Gewebe austreten und zwischen Bindegewebe zu liegen kommen, so erfahren dieselben solche Veränderungen, daß sie nach Resorption ins Blut als Urobilin im Harn zur Ausscheidung kommen. Poncet konnte sich auch experimentell von der Richtigkeit einer solchen Annahme vergewissern. Er erzeugte z. B. bei Tieren subkutane Hämatome und fand, daß es nach etwa einer Woche zu einer mächtigen Urobilinurie kommen kann.

Die Richtigkeit der Theorie, daß an Ort und Stelle des Hämatoms Urobilin gebildet würde, haben Untersuchungen · von Quincke sehr erschüttert. Er erzeugte gleichfalls subkutane Hämatome und analysierte nun die gebildeten Farbstoffe. Während er sich von der Existenz des Bilirubins leicht überzeugen konnte, vermißte er stets Urobilin. Er sagt daher, daß das Bindegewebe an der Umwandlung in Urobilin aktiv nicht beteiligt sein kann. Im Anschluß daran untersuchte er auch die Haut von Patienten mit sogenannten Urobilinikterus. Auch hier fand er niemals Urobilin. Dies war ja auch der Grund, warum sich Quincke zum Teil als Anhänger der hepatogenen Theorie bekannte.

Verwandt der histogenen Theorie ist eine Anschauung, die von manchen französischen und italienischen Autoren (Pelacani, Lesnel und Raveaut) vertreten wird; sie meinen, daß die Umwandlung des Hämatins zu Urobilin bereits in der Blutbahn selbst erfolgen kann. Ihre Argumente sind Erfahrungen, die man beim experimentellen „hämolytischen" Ikterus gewann, nämlich gelegentliches Vorkommen von Urobilinurie, z. B. bei der Toluylendiaminvergiftung. Einige Kliniker, die bei der Perniciosa an eine intravaskuläre Hämolyse denken, setzten sich ebenfalls für eine Urobilinbildung innerhalb der · Gefäße ein (Olav Hannsen).

Eine eigentümliche Theorie der Urobilinbildung geht von Leube aus. Nachdem er bei Fällen von sogenanntem Urobilinikterus im Serum und Schweiß Bilirubin gefunden hatte, im Harn aber nur Urobilin, so glaubt er die Niere für die Urobilinbildung verantwortlich machen zu müssen. Es sollte also die Niere die Eigenschaft besitzen, das ihr durch die Blutgefäße zugeführte Bilirubin in Urobilin umzuwandeln. Dieser Anschauung haben sich manche französische Kliniker angeschlossen. Gegen diese Lehre hat vor allem Friedr. Müller Stellung genommen. Er durchblutete Nieren mit Bilirubin, konnte aber im Harn nie Urobilin finden. Fischler hat analoge Versuche durchgeführt und ist zu demselben Resultate wie Müller gekommen.

Wenn man auch die hepatische sowie die histogene Urobilinbildungstheorie als erledigt ansehen kann, so war es doch zweckmäßig, dieselben etwas genauer zu besprechen, weil man an einzelnen Tatsachen, die man zugunsten dieser einzelnen Theorien vorbrachte, nicht vorbeigehen kann und man daher mit ihnen rechnen muß, falls man eine neue Theorie aufstellen will.

γ) Die enterogene Theorie. Es war bereits Maly bekannt, daß die Reduktion des Bilirubins zu Hydrobilirubin auch durch Bakterien erfolgen kann. Er war auch der erste, der sich den Darm als die Hauptbildungsstätte des Urobilins vorstellte. Er äußerte auch bereits die Vermutung, daß die Urobilinurie dadurch entsteht, daß das Urobilin, welches im Darmkanal gebildet wird, wieder zur Resorption gelangt und eventuell durch die Nieren ausgeschieden wird; Hoppe-Seyler, der eine direkte Umwandlung von Hämoglobin zu Urobilin annahm, suchte auch in der Klinik nach Beweisen — doch vergebens; bekanntlich haben ja selbst schwerste und lang anhaltende Darmblutungen niemals einen nennenswerten Einfluß auf die Urobilinausscheidung durch den Harn.

Da man für die enterogenen Urobilinbildung nicht so sehr Fermente als vielmehr Bakterien beschuldigen muß, so versuchte man die bakterielle Reduktion auch in vitro nachzuweisen. Sowohl Müller, der Bilirubin in Peptonlösungen mit Fäulnisbakterien in Zusammenhang brachte, als auch Beck, der sterile Galle mit isolierten Bakterienstämmen impfte, sahen deutliche Urobilinbildung. Aber nicht nur Fäulniserreger, auch Bact. coli, Typhusbazillen und auch Staphylokokken scheinen Bilirubin in Urobilin umsetzen zu können. Fischler und Thomas, die sich mit der gleichen Frage beschäftigten, haben im Prinzip nichts neues gefunden. Sehr illustrierend ist der Fall Munck, bei dem es sich tatsächlich um eine allem Anscheine nach extraenterale Urobilinbildung gehandelt hatte: in einem Falle von großer gallenhaltiger Lebercyste, die ursprünglich frei von Urobilin war, kam es zu einer Infektion mit Kolibazillen. Erst jetzt fand sich im Cysteninhalt Urobilin; außerdem trat auch Urobilinurie auf, die vorher gefehlt hatte.

Wenn nun tatsächlich der Darm die Bildungsstätte des Urobilins ist und es zur Urobilinurie nur durch Rückresorption von Darmurobilin kommt, dann müßte es zwischen normalen und pathologischen Bedingungen nur graduelle Unterschiede geben, d. h. wenn im Darm viel Urobilin gebildet wird, und die Resorptionsbedingungen günstige sind, so müßte es eher zu einer vermehrten Urobilinausscheidung durch den Harn kommen. Diese Frage hat sich Friedr. Müller vorgelegt und daraus die nötigen Konsequenzen gezogen. Er gab einem Patienten mit völligem Gallengangsverschluß — er hatte weder Urobilin im Stuhl noch im Harn — mittelst Schlundsonde eine größere Menge von Schweinegalle; am 2. Tage des Versuches fand sich im Stuhle Urobilin und am 3. Tage auch im Harn. Dieser Versuch, der noch mehrmals wiederholt wurde und stets im Sinne von Müller ausgefallen ist, ist als wichtigster Beweis der enterogenen Theorie anzusehen.

Es ist interessant zu wissen, daß es unter gleichen Bedingungen nur dann zu Urobilinurie kommt, wenn man die Gesamtgalle gibt. Bilirubin allein ist anscheinend nicht imstande, denselben Erfolg zu erzielen. Fromholdt hat sich auch mit der Verfütterung anderer Gallenbestandteile beschäftigt; auch er fand, daß nur die Galle in ihrer Gesamtheit imstande ist, die Urobilinausscheidung durch den Harn zu erhöhen. Als weiterer Beweis für die Abhängigkeit der Urobilinbildung von der Darmtätigkeit resp. von der Anwesenheit der Darmbakterien wird das Verhalten der Farbstoffe beim Neugeborenen herangezogen. Bekanntlich findet sich im Stuhl des Neugeborenen in den ersten Tagen, wo sich in den Fäzes noch keine Bakterien nachweisen lassen, auch kein Urobilin resp. Urobilinogen. Auch die Tatsache, daß es oft gelingt, durch Abführmittel bei bestehender Urobilinurie den Farbstoff aus dem Harn zu entfernen, kann eventuell auf Bakterienwirkung bezogen werden. Es ist klar, daß wenn man an der „bakteriellen" Theorie festhält, die Urobilinbildung nur in den Darmabschnitten erfolgen kann, wo Bakterien vorkommen — also nur im Kolon, eventuell noch in den untersten Dünndarmabschnitten. Dies hat ja auch Ad. Schmidt mit seiner Sublimatmethode zeigen können.

Es erhebt sich nun die weitere Frage: Was geschieht mit dem Urobilinogen resp. Urobilin, das aus dem Darminhalt resorbiert wird? Nachdem man annehmen darf, daß schon unter normalen Bedingungen in den Pfortaderkreislauf größere Mengen Urobilin gelangen und daß die durch den Harn ausgeschiedene Menge dazu in keinem Verhältnisse steht, so wird man wohl mit einem aktiven Eingreifen der Leber zu rechnen haben; entweder lenkt die Leber das Urobilin gegen die Gallengänge ab, oder es erfährt sonst durch die Leber irgendwelche Veränderungen. Wenn von mancher Seite angenommen wird, daß schon unter normalen Verhältnissen dauernd ein Urobilinstrom aus den Leberwegen gegen den Darmkanal zurück erfolgt, so möchte ich dagegen geltend machen, daß Urobilinogen bei der Untersuchung der Menschengalle, wie wir sie durch den Einhornschen Duodenalschlauch bekommen, nur selten, und zwar fast nur unter pathologischen Verhältnissen nachweisbar ist. Es scheint daher der normalen Leber nicht nur die Fähigkeit innezuwohnen, das Urobilinogen aus dem Pfortaderblute abzufangen, sondern die Leberzelle dürfte auch die Eigenschaft haben, Urobilin in irgendeiner Weise zu modifizieren. Ich denke hier an eine mögliche Rückverwandlung zu Bilirubin (vgl. auch S. 52).

Von diesen Überlegungen ausgehend, hat man geglaubt, in der Urobilinurie einen Indikator für die Suffizienz der Leber zu haben. Tatsache ist, daß bei sehr vielen Leberaffektionen es zu beträchtlicher Urobilinausscheidung durch den Harn kommt. Man stellte sich daher vor, daß die kranke Leber im Gegensatz zur gesunden die Fähigkeit eingebüßt hat, das ihr vom Darm gereichte Urobilin so umzuwandeln, daß es nicht mehr in den allgemeinen Kreislauf gelangen kann und deshalb auch nicht zur Urobilinurie führt; wir hätten es also mit einer ähnlichen Erscheinung wie bei der alimentären Glykosurie zu tun: z. B. 150 g Dextrose werden glatt verbrannt, nicht aber 250 g. Diese Rechnung wäre sicher richtig und die Urobilinurie ein ausgezeichnetes Maß der Leberfunktion, wenn man nicht noch mit einem Faktor rechnen müßte, nämlich mit der jeweiligen Menge an Urobilin im Stuhl. Denn daß es sich hier sicher nur um quantitative Verhältnisse handeln dürfte, lehren uns die bekannten Versuche von Friedr. Müller sowie unsere Erfahrungen bei gleichzeitiger Bestimmung des Urobilins im Harn und Stuhl.

Jedenfalls ersieht man aus diesen Angaben, daß es einen inneren Kreislauf des Urobilins gibt und daß in diesen Kreislauf die Leber eingeschaltet ist.

d) Kritik der einzelnen Theorien. Wir haben hier nur das Wesentliche der enterogenen Theorie und die sich daraus ergebenden Konsequenzen besprochen. Es erübrigt nunmehr, aller jener Tatsachen zu gedenken, die als Stützen sowohl der hepatischen als auch der histogenen Lehre von der Urobilinbildung herangezogen wurden, und gleichzeitig die Frage aufzuwerfen, wie sie sich mit der enterogenen Theorie vereinen lassen.

Wie erklärt z. B. die enterogene Theorie die Urobilinurie beim hämolytischen Ikterus? Bereits Stadelmann hat darauf aufmerksam gemacht, daß es bei einer Reihe von Vergiftungen, die mit Ikterus und Blutzerfall einhergehen, auch zu einer vermehrten Absonderung von Bilirubin kommt. Wie wir im folgenden noch zeigen werden, stehen diese Angaben mit unseren klinischen Erfahrungen vielfach in Einklang. Sowohl bei der typischen perniziösen Anämie als auch vor allem beim hämolytischen Ikterus findet sich die Galle enorm reich an Gallenfarbstoff. Zieht man die Urobilinbestimmungen im Stuhle zurate, so kommt man zu demselben Resultate. Ich glaube gerade in diesen Beobachtungen eine wesentliche Stütze der enterogenen Theorie zu sehen. Das Schwinden der Urobilinurie nach der Splenektomie ist in gleicher Weise zu deuten; ist die Milz am vermehrten Blutuntergang und insofern an der gesteigerten Gallenfarbstoffausscheidung beteiligt, so sinkt unmittelbar nach der Milzexstirpation der Bilirubingehalt der Galle und dementsprechend auch die Urobilinmenge im Stuhle; man darf sich daher nicht wundern, wenn jetzt bei vermindertem Angebot auch die Urobilinurie entweder geringer wird oder sogar völlig verschwindet.

Schwieriger gestaltet sich schon die Frage nach der Ursache der Urobilinurie bei Austritt von Blutfarbstoff in das Bindegewebe, z. B. bei starken subkutanen Blutungen oder bei Hämatothorax, Blutung ins Peritoneum etc. Ein Teil der Autoren nimmt auch hier eine gleichzeitige Leberschädigung an; Meyer-Betz meint dagegen, daß zwar die Leber imstande ist, mit dem sie überschwemmenden Blutfarbstoff fertig zu werden, daß sie aber nicht gleichzeitig in der Lage ist, auch noch für das Urobilin die Leistung der Stromumkehrung bzw. der Zerstörung des Urobilins zu besorgen. Ich möchte eher glauben, daß man auch hier mit der einfachen Pleiochromie auskommt. Tatsache ist ja, daß die Galle nach Blutungen — wie wir noch später sehen werden — viel mehr Gallenfarbstoff führt als unter physiologischen Verhältnissen. Wozu also eine Hilfshypothese annehmen, die meines Erachtens gar nicht notwendig ist.

Ganz anders liegen die Verhältnisse bei wirklichen Lebererkrankungen. Hier nehme auch ich eine Insuffizienz des Organes an und stelle mir vor, daß ein krankes Organ kaum imstande sein dürfte, die physiologischen Gallenfarbstoff- resp. Urobilinmengen zu verarbeiten. Ja, wie unsere Analysen des Stuhlurobilins noch zeigen werden, scheint bei manchen Lebercirrhosen die Urobilinausscheidung durch die Fäzes geringer zu sein als unter physiologischen Verhältnissen. Hier klar zu sehen, war aber erst möglich, als man Einblick in die Mengen von Urobilin gewann, die der Leber zugeführt werden. Die Frage, ob tatsächlich die Urobilinurie ein Maß für Lebersuffizienz oder Insuffizienz ist, war erst zu entscheiden, wenn man eine Vorstellung gewonnen hatte, wie groß die Urobilinmengen im Stuhle sind. Wir werden sehen, daß es gelungen ist, diese Lücke unserer Unkenntnis bis zu einem gewissen Grade auszufüllen.

Große Schwierigkeit hat den Anhängern der enterogenen Theorie die Tatsache bereitet, warum oft im Beginn eines Ikterus Urobilinurie besteht, dann erst Bilirubin im Harn erscheint, um beim Abklingen des Ikterus wieder einer vermehrten Urobilinausscheidung Platz zu machen. Dieses Verhalten findet man hauptsächlich beim Ikterus catarrhalis. Meist besteht im Anfang dieser Erkrankung eine leichte Pleiochromie, außerdem aber eine schwere Leberschädigung, da es sich in solchen Fällen — wie ich glauben möchte — fast immer um leichte Formen einer akuten Leberatrophie handelt. Auf der Höhe der Erkrankung versiegt fast völlig die Gallenfarbstoffsekretion gegen den Darm, sodaß es zu keiner Urobilinbildung kommen kann. Bessert sich dann der Zustand, so erfolgt meist auch wieder eine vermehrte Gallensekretion; doch möchte ich für die Urobilinurie, im Abklingen des Ikterus catarrhalis, die vorübergehende Pleiochromie allein nicht verantwortlich machen, sondern auch hier das Schwergewicht der Leberschädigung zuschreiben.

Jedenfalls gewinnt man den Eindruck, daß noch immer die enterogene Theorie der Urobilinbildung am besten gestützt erscheint.

e) Die neueren Untersuchungen von Hans Fischer und Charnas. Wir haben in einem früheren Abschnitte die Urobilinfrage so weit besprochen, als es sich um Untersuchungen gehandelt hatte, die denen von Fischer und Charnas vorausgingen. Damals legte man noch bei der Beurteilung der einzelnen Substanzen das Schwergewicht auf Farbstoffreaktionen, eventuell noch auf das optische Verhalten. Es ist nun ein Verdienst von Hans Fischer, darauf hingewiesen zu haben, daß sich die verschiedenen, bei der Zersetzung von Blut- und Gallenfarbstoffen erhaltenen Urobiline bei genauer chemischer Analyse als ganz verschiedene Substanzen geben. Da er sich weiter davon überzeugen konnte, daß so manches fertige Urobilin gar keinen einheitlichen Körper darstellt, so versuchte er, die betreffenden Farbstoffe als Leukoverbindungen zu fassen. Dieser Weg war von großem Erfolge begleitet, denn auf diese Weise gelang es nun Fischer, eine große Menge von Farbstoffen als kristallisierende Substanzen zu fassen, die man vorher nur auf Grund gewisser qualitativer Proben zu unterscheiden vermochte.

Auf Veranlassung von Friedr. Müller unterzog sich Hans Fischer der Aufgabe, die ganze Urobilinfrage von Grund aus neu zu studieren. Zunächst konnte er sich davon überzeugen, daß Bilirubin in reinem kristallisierten Zustande die empirische Formel $C_{16}H_{18}N_2O_3$. X hat, also dieselbe Zusammensetzung zeigt, wie sie schon vorher von Städeler angegeben wurde. Reduziert man Bilirubin mit Wasserstoff in Gegenwart von kolloidalem Palladium oder Platinschwarz, so kommt man zu einem schön kristallisierenden Farbstoff, den Fischer Mesobilirubin nennt. In seinen Eigenschaften unterscheidet sich diese Substanz kaum vom Bilirubin, auch zeigt der neue Körper dieselben Farbenreaktionen; seine chemische Formel ist: $C_{32}H_{40}N_4O_6$. Reduziert man Bilirubin nach einem kräftigeren Verfahren, z. B. mit Natriumamalgam, so kommt man ebenfalls zu einem kritallisierenden Körper, den Fischer Mesobilirubinogen nennt. In früheren Arbeiten hat er dieselbe Substanz Hemibilirubin genannt. Der Grund, warum er von Hemibilirubin sprach, war der, weil er bei der Reduktion mit Natriumamalgam diese Substanz nur in einer Ausbeute von ca. 50 % erhielt. Die analytische Zusammensetzung des Mesobilirubinogens wurde zu $C_{33}H_{44}N_4O_6$ gefunden. Neben diesem Körper hat Fischer aus dem Reduktionsgemisch noch eine zweite Substanz isoliert, die er aber nicht mehr als chemisches Individuum ansprechen konnte. Diese zweite Substanz ist zwar sicher vom Mesobilirubinogen verschieden, zeigt aber trotzdem mit demselben mehrere gemeinsame Eigenschaften. Läßt man Mesobilirubinogen am Lichte stehen, so kann es in einen Körper übergehen, der sich kaum von jener Substanz unterscheidet, die uns aus der Harnchemie als Urobilin bekannt ist.

Diese Befunde legten den Gedanken nahe, im Mesobilirubinogen vielleicht jene Substanz zu erblicken, die gelegentlich in pathologischen Harnen auftreten kann und uns unter dem Namen Urobilinogen bekannt ist. Die Richtigkeit dieser Annahme konnte dann später von Fischer gemeinsam mit Meyer-Betz erbracht werden; es gelang ihnen nämlich, aus großen Mengen von pathologischem Harn Mesobilirubinogen darzustellen. Damit war zum ersten Male in chemisch einwandsfreier Weise das Urobilinogen als Abkömmling des Gallenfarbstoffes erkannt und insofern auch der Zusammenhang mit dem Urobilin erbracht.

Während sich Fischer bei der Darstellung eines Reduktionsproduktes des Bilirubins aus Harn an die Leukoverbindung hielt und so auch zu dem gewünschten Erfolge kam, verfiel er meines Erachtens in einen Fehler, als er bemüht war, die analoge Substanz aus Stuhl darzustellen. Hier hielt er sich nicht an das entsprechende Urobilinogen, sondern steuerte direkt auf das Urobilin resp. Sterkobilin los. Es gelang ihm zwar, eine entsprechende Substanz in großer Menge darzustellen, aber bei der Analyse dieses Körpers erwies er sich als ein Gemenge aus einem unbekannten N-haltigen Produkt, einer Gallensäure und einem Cholesterinderivat.

Hier scheint nun Charnas den richtigeren Weg eingeschlagen zu haben, indem er sich für den Stuhl eines ähnlichen Verfahrens bediente, wie er es seinerzeit für die Darstellung des Urobilinogens aus dem Harn empfohlen hatte. Stühle, die sehr reich an solcher Substanz waren — sie stammten von Fällen mit hämolytischem Ikterus — dienten ihm als Ausgangsmaterial. Auf die Methode will ich hier nicht näher eingehen; tatsächlich erhielt er einen kristallinischen Körper, der deutlich die typische Ehrlichsche Reaktion zeigte. Charnas hat die nähere Charakterisierung dieser Substanz in Aussicht gestellt.

f) **Methodik und Kritik der Urobilinbestimmung im Stuhl.** Durch die Untersuchungen von Fischer und Charnas wurde die bereits bebekannte Tatsache neuerdings bestätigt, daß die Reaktion mit Dimethylamidobenzaldehyd für das Urobilinogen resp. Mesobilirubinogen durchaus nicht spezifisch ist, sondern eigentlich eine Gruppenreaktion für gewisse typisch konstituierte Pyrrolderivate darstellt. **Da aber im Stuhl das Urobilinogen die anderen Pyrrolderivate, besonders nach Ausschaltung von Indol und Skatol, an Menge weit übertrifft, so ist es möglich, in dem von uns allerdings nur mit dem Ehrlichschen Reagens ermittelten „Urobilinogen" einen Maßstab für das durch den Ductus choledochus exportierte Bilirubin zu finden.**

Der Urobilinogenbestimmung im Stuhle haften noch mancherlei Fehler an, auf die wir später noch zurückkommen werden, so daß es unmöglich ist, die Mauserung der Erythrocyten gleichsam zahlenmäßig aus dem Gehalte an Urobilinogen allein abzuschätzen. Trotzdem scheint die auf diese Weise bestimmte Urobilinmenge ein relativ viel genaueres Maß für den Hämatinabbau zu sein, als es die Urobilinurie allein ist; **die Urobilinogenmenge im Harne ist von so vielen Faktoren abhängig, daß ihr diagnostisch nur eine unterstützende, nie aber eine entscheidende Bedeutung zugesprochen werden kann.** Deswegen soll aber nicht gesagt sein, daß man ihr eine geringere Aufmerksamkeit zuwenden darf.

Daß die Urobilinurie parallel mit der vermehrten Zerstörung der Erythrocyten verläuft, ist vielfach schon diskutiert worden. Vor allem waren es italienische Forscher, ihnen voran Riva und Zoja, die in der Ausscheidung des Urobilins einen Maßstab für den Hämoglobinstoffwechsel suchten. Ceconi mißt den Schwankungen der Urobilinmenge im Harn bei der Beurteilung von Krankheiten, die mit Blutzerfall einhergehen, große Bedeutung zu. Die Perniciosa ist z. B. für ihn ein Krankheitsbild, das durch vermehrte Zerstörung der Erythrocyten charakterisiert ist; nimmt dabei die Urobilinurie — er spricht von Bilinogenurie — ab, oder schwindet sie ganz, so ist das nach ihm als prognostisch schlimmes Zeichen aufzufassen. Die Ursache dafür liege einerseits in einer hinzutretenden Aplasie des Knochenmarkes und andererseits nach Riva in einer Insuffizienz der Leber bei der Bildung von Bilirubin. Aus diesen wenigen Angaben ist bereits zu ersehen, daß die italienischen Autoren von der Ausscheidung des „Bilinogens" als Maß des Hämoglobinstoffwechsels wie von etwas Selbstverständlichem reden. Nach Angabe einiger italienischer Kliniker soll die Parmaschule, an ihrer Spitze Riva, schon im Jahre 1896 diesen Standpunkt vertreten haben.

Der Behauptung der italienischen Forscher, daß die Urobilinurie allein den Maßstab des Hämoglobinstoffwechsels darstellen soll, ist in jüngster Zeit von Brugsch entgegengetreten worden. Wenn man meinem Standpunkt, gefolgt ist, so wird man in mir gleichfalls einen Gegner dieser Anschauung erkennen. Die italienischen Pathologen berücksichtigen viel zu wenig den hepatischen Faktor, der gerade bei der Urobilinurie schwer in die Wagschale fällt. Eine pathologische Leber reagiert — meiner Ansicht nach — trotz physiologischer Urobilinmenge ebenso mit Urobilinurie, wie eine gesunde Leber bei Angebot sehr großer Farbstoffmassen.

Brugsch und seine Mitarbeiter haben es ähnlich wie wir versucht, durch Bestimmung des Urobilins im Stuhle der ganzen hier aufgerollten Frage näher zu kommen und die Unrichtigkeit der Lehre der Italiener zu beweisen. Mittelst einer

Methode, die wir noch später zu besprechen Gelegenheit haben werden, fanden sie als Normalwerte 0,2 — 0,3 g Urobilin pro die. Da sie die Bilirubinmenge mit 2,0 g pro die taxieren, so fragen sie sich folgerichtig: Was geschieht mit der Differenz von 1,6 g Bilirubin? Als Möglichkeiten für das Verschwinden des Urobilins nehmen sie teils Zersetzungen im Darm, teils Umwandlungen des resorbierten Urobilins in der Leber an. Da gerade die letztere Funktion bei pathologischen Prozessen in der Leber gestört sein kann, so mutmaßen Brugsch und Retzlaff mit Recht, daß bei der Urobilinurie der perniciösen Anämie die hepatische Komponente viel zu wenig berücksichtigt wird und urteilen sehr richtig, wenn sie sagen, Urobilinurie ist ein komplexer Vorgang, der eindeutig betrachtet keine Beweiskraft besitzen kann. Für ihre Theorie, daß das resorbierte Urobilin vielleicht wieder zerstört wird, führen Brugsch und Retzlaff einige Versuche an — sie sagen: Führt man der Leber etwas Urobilin zu, so läßt es sich nach einiger Zeit nicht mehr nachweisen. Was aber aus dem Verschwundenen geworden ist, haben sie nicht feststellen können; sie glauben an eine Umwandlung in Bilirubin und berufen sich auf Versuche von Kavashima (vgl. S. 52).

Sehr merkwürdig sind die Versuche der beiden Autoren (Brugsch und Retzlaff) über das Schicksal des Urobilins nach subkutaner Darreichung. Nach Verabfolgung von 0,1 g Urobilin kam es zu keiner Urobilinurie. Für sie ist das ein Beweis, daß Urobilin im Körper zerstört werden kann oder vielleicht zur Hämatinsynthese wieder verwertet wird. Dies ist ihnen allerdings eine erwünschte Stütze für ihre Annahme, daß das Bilirubin auf seinem Wege durch den Darm resp. Organismus zerstört wird, denn sonst wäre es nicht möglich, daß trotz Ausscheidung von 2,0 g Bilirubin nur 0,3 g Urobilin im Stuhle erscheinen würde. Auf die Unrichtigkeit ihrer Annahme, was die Bilirubinmenge anbelangt, haben wir schon früher hingewiesen (vgl. S. 72). Ähnlich den Angaben von Brugsch und Retzlaff lauten die Schlüsse von Fromhold. Wenn wir uns erinnern, was für ein Urteil Fischer über die Einheit des Urobilins gefällt hat, so werden wir wohl erkennen müssen, daß all diesen Versuchen keine große Beweiskraft zugemessen werden kann.

Der Theorie, daß sich Urobilin wieder in Bilirubin umwandeln kann, tritt Zoja entgegen; Zoja steht nämlich auf dem Standpunkt, daß die Urobilinurie ihre Ursache ausschließlich in einer vermehrten Bildung von Urobilin im Darm hat. Nach ihm ist vermehrtes Auftreten von Bilinogen im Harn ein Zeichen von Hämolyse. In seinem Referate schließt er: ,,Die Gesamtheit der experimentellen und klinischen Daten scheint übereinstimmend dafür zu sprechen, daß das in der Leber aus dem chromatischen Teile des Hämoglobinmoleküls gebildete Bilirubin sich in den Darm ergießt. Hier zersetzt es sich gewöhnlich unter Bildung von Bilinogen, welches zum großen Teil mit den Fäzes entleert, zum Teil aber auch absorbiert werden kann. In letzterem Falle gelangt es immer noch als Bilinogen durch die Pfortader und durch die Leber hindurch in den allgemeinen Kreislauf, um schließlich durch den Harn entleert zu werden; nur ein kleiner Teil kommt durch die Leber resp. Galle in den Darm zurück''.

α) Die Methode von Zoja resp. Grimbert. Da nun gerade der Beurteilung der Urobilinurie so viele Fehler anhaften, und sie daher nur unter Berücksichtigung gewisser Einschränkungen als Maß der Hämolyse angesprochen werden kann, so wurde von verschiedener Seite das Hauptgewicht auf Urobilinbestimmungen im Stuhle gelegt. Die Methode, deren sich z. B. Zoja bediente, ist nicht sehr exakt. Im Prinzip ist sie die gleiche, welche kurz vorher Grimbert (1911) angeführt hat; sie besteht in folgendem: der Stuhl wird mit Chloroform extrahiert, mit einem Tropfen nitrithaltiger Salpetersäure versetzt (auch verwendete er statt dessen öfter alkoholische Jodlösung); zur Klärung des

Extraktes wird Alkohol zugesetzt. Grimbert empfiehlt, den Extrakt noch bis zum Kochen zu erhitzen, wodurch die Umwandlung in Urobilin schneller erfolgt. Nun wird entweder der Chloroformextrakt spektroskopisch auf Urobilin untersucht oder der Gehalt desselben berechnet, indem so lange verdünnt wird, bis der Absorptionsstreifen fast verschwunden ist. Oder man versetzt mit Nenckilösung (1 g Zinkchlorid in 100 ccm Alkohol und dann soviel Ammoniak, bis der anfangs entstandene Niederschlag sich wieder löst). Dieses Reagens wird über die Chloroformlösung geschichtet und auf die geringste Fluoreszenz geachtet. Auch hier ist die Verdünnung das Maß der Konzentration des Stuhles an Farbstoff. Es ist natürlich, daß Zoja die Menge des Urobilins im Stuhle nicht zahlenmäßig angeben kann, sondern sich bloß mit Angaben: viel oder wenig begnügte.

　　β) Die Methode von Brugsch und Retzlaff. Wegen all' dieser Schwierigkeiten haben nun Brugsch und Retzlaff eine Methode zur Bestimmung des Urobilins im Harn und im Stuhle ausgearbeitet. Im wesentlichen lehnen sie sich an die Untersuchungen von Charnas an. Charnas machte nämlich die Beobachtung, daß Harn, der Urobilin enthält, beim Eintreten von alkalischer Gärung scheinbar sein Urobilin verliert, daß dagegen die Substanzen, die sich mit dem Ehrlichschen Reagens rot färben (Urobilinogen) an Menge zunehmen. Schließlich ist das Urobilin ganz verschwunden und der Harn enthält nur mehr Urobilinogen. Die ursprüngliche Charnassche Bestimmung des Urobilinogens, die Brugsch und Retzlaff großenteils übernommen haben, gestaltet sich daher folgendermaßen: der Urin wird durch Zusatz von Sediment eines anderen vergärenden Harn und von Ammonium carbonicum der Vergärung überlassen. Aus dem alkalischen Harn wird das Urobilinogen mit Äther ausgeschüttelt. Zu diesem Zwecke ist es nötig, den Harn vorher anzusäuern, da das Urobilinogen nur nach Ansäuern aus der wässerigen Lösung durch Äther zu entfernen ist. Die ätherische Lösung wird, wenn nötig, von beigemengten Farbstoffen durch Petroläther befreit, und nun das Urobilinogen entweder nach Anstellen der Ehrlichschen Reaktion spektrophotometrisch bestimmt oder durch Belichtung in Urobilin übergeführt und nach Aussalzen gewichtsanalytisch gemessen.

　　Urobilinogen gibt nach Charnas mit Paradimethylamidobenzaldehyd in mineralsaurerer Lösung einen roten Farbstoff, der sich durch einen charakteristischen Absorptionsstreifen in der Gegend ($\lambda = 567-652$) auszeichnet. Das Absorptionsverhältnis des Urobilinogenaldehydfarbstoffes beträgt nach den Untersuchungen von Charnas 0,000017. Brugsch und Retzlaff haben nun bemerkt, daß sich neben dem Urobilinogen, allerdings nur aus dem alkalisch reagierenden Harne, noch ein Körper isolieren läßt, der ebenfalls mit dem Ehrlichschen Reagens Rotfärbung gibt. Da sich dieser Körper, der wahrscheinlich der Skatol- oder Indolreihe angehören dürfte, in alkalischer Lösung durch Ligroin entfernen läßt, so haben sie die ursprüngliche Charnassche Methode in der Weise modifiziert, daß sie den vergorenen Harn zuerst bei alkalischer Reaktion so lange mit Ligroin extrahierten, bis der Auszug keine Ehrlichsche Reaktion mehr gab. Nunmehr wurde der Harn mit Weinsäure angesäuert und in der schon geschilderten Weise weiterbehandelt.

　　Brugsch und Retzlaff haben nun diese Methode auch auf die Untersuchung des Stuhles übertragen; sie arbeiteten dabei in folgender Weise: der 24stündige Stuhl wird mit Wasser zerrieben und auf 1000—2000 ccm aufgefüllt. Der Brei wird mit Ammoniumkarbonat alkalisch gemacht und ein aliquoter Teil zur Entfernung des Skatols und Indols mit Ligroin geschüttelt. Nunmehr wird der Stuhl nach Ansäuern mit Weinsäure im Schütteltrichter mit 100 bis 200 ccm Essigäther extrahiert. Der Essigätherextrakt dient zur quantitativen Bestimmung, indem zirka 2 ccm einer ätherischen Lösung von Paradimethylamidobenzaldehyd und 3—4 Tropfen konzentrierte Salzsäure zugesetzt werden; nun wird das Gemisch kräftig geschüttelt. Den gebildeten Farbstoff nimmt man in Wasser auf und bestimmt das Urobilinogen entweder nur spektrophotometrisch oder auch kolorimetrisch.

Die Autoren haben nur relativ wenig Bestimmungen im Stuhl durchgeführt. Aus ihren Zahlen ziehen sie den Schluß, daß in Fällen von starker Urobilinurie die Farbstoffmenge im Stuhle hoch sein kann. Auf den Befund, daß nach Darreichung von viel Fleisch zwar die Urobilinmenge im Stuhle, nicht aber die Urobilinurie zu steigen pflegt, legen sie großes Gewicht. Sie meinen, daß zum Zustandekommen der Urobilinurie zwar ein hoher Farbstoffwert im Stuhle gehört, daß daneben aber noch eine Störung vorhanden sein muß und denken dabei an eine Störung der Leber.

γ) Unsere Methode. Als sich die Frage in diesem Stadium befand, habe ich an der Hand einer Methode, die mir Charnas zu Analyse des Urobilinogens im Stuhle zusammenstellte, das ganze strittige Gebiet noch einmal aufgenommen und vor allem an einem großen Material pathologischer Fälle Urobilinogenbestimmungen im Stuhle vorgenommen. Die Methode (von Charnas ausgearbeitet), der ich mich bediente, war folgende: die 24 stündige, weder mit Kohle (wegen Absorption des Urobilinogens), noch mit Farbstoffen abgegrenzte Stuhlmenge wird in mit schwarzem Papier umhüllten Glasgefäßen gesammelt und möglichst bald nach der Entleerung verarbeitet. Der Stuhl wird womöglich bei künstlicher Beleuchtung gewogen, gut verrieben und vermischt. Von dem Brei werden etwa 10 g in eine Schale abgewogen, mit warmem, 1 % Weinsäure enthaltendem 95 % Alkahol allmählich verrieben und die Extrakte in einen Rundkolben von etwa 300 ccm Inhalt überführt, vorsichtig auf dem Wasserbade etwa eine Minute lang gekocht und in eine bereit gehaltene Saugflasche filtriert. Der Filterrückstand wird mit weiteren Alkoholmengen nachextrahiert, bis eine Probe des in eine Eprouvette aufgefangenen Filtrates keine oder nur minimale Aldehydreaktion zeigt. Man kommt fast immer mit etwa 150 ccm in toto aus. Der Alkohol wird zu gleichen Teilen mit 20 %iger Ammonsulfatlösung versetzt, mit Natronlauge alkalisch gemacht und mit 250—300 ccm gereinigtem Äther (der Äther ist vor dem Gebrauche durch Schütteln mit starker Lauge und durch Waschen von Peroxyden, Aldehyden, Säuren etc. zu reinigen). Die wässerig-alkoholische Schichte wird abgehoben, mit Weinsäure stark angesäuert und mit etwa 250—300 ccm Äther ein oder mehrere Male (unter Kontrolle der Aldehydreaktion in der unteren Schichte) extrahiert. In der Regel genügt eine einmalige Extraktion. Der Äther wird nunmehr gründlich mit kleinen Wassermengen gewaschen und oberflächlich mit Natriumsulfat getrocknet (man hüte sich vor alkalisch reagierenden Natriumsulfatsorten). Die Bestimmung erfolgt in der Weise, daß man genau 10—20 ccm des Ätherextraktes in einen 30-ccm-Meßzylinder mit etwas trockenem Dimethylamidobenzaldehyd versetzt, auf dem Wasserbade auf etwa 1 ccm einengt und mit 3—4 Tropfen Salzsäure vom spez. Gewichte 1,19 versetzt. Nach längerem Schwenken der sich intensiv rot färbenden Flüssigkeit wird mit Alkohol passend verdünnt. Es gelingt fast immer, die Reaktion so zu leiten, daß ein urobilinfreies Kondensationsprodukt entsteht, welches spektroskopisch nur einen Streifen ($\lambda = 550—570$) zeigt. Die Lösung wird spektrophotometrisch unter Berücksichtigung der Verdünnung und des von Charnas ermittelten Absorptionsverhältnisses $A = 0{,}00001$ bestimmt.

Arbeitet man rasch und richtig und womöglich im Dunkeln, so stimmen Kontrollanalysen ausgezeichnet. Stühle, die sich in saurer Gärung befinden, sollen überhaupt nicht in Arbeit genommen werden, da das Urobilinogen dabei zerstört wird. Auch diarrhoische Fäzes sind zur Analyse ungeeignet.

Manche Stühle enthalten schon bald nach der Entleerung viel Urobilin; was hier die Ursache ist, wage ich nicht zu entscheiden; hier sind natürlich die größten Fehler zu erwarten.

Durch das Ansäuern und Kochen geht natürlich ein Teil des im Stuhl vorhandenen Urobilinogens in Urobilin über. Charnas hat durch Analyse der Rückstände diese Menge stets mitbestimmt und fand dabei einen Verlust von zirka $10\,^0/_0$. Um diesen technischen Fehler zu paralysieren, setzt er als Absorptionsverhältnis statt des für das kristallinische Produkt berechneten 0,000009 nunmehr 0,00001. Arbeitet man nicht ganz nach der Vorschrift und läßt auch das Trocknen des Äthers unberücksichtigt, so kann es bei Extraktion des Urobilinogens vorkommen, daß bei der Kondensation neben dem Farbstoff auch noch Urobilin entsteht; würde man hier nur in der Gegend $(\lambda = 550-570)$ die Bestimmung vornehmen, so läuft man Gefahr viel zu geringe Werte zu finden. In einem solchen Falle muß außerdem noch das Urobilin selbst bestimmt werden, um es dann den gefundenen Urobilinogenwerten zuzuzählen. Jedenfalls ist die Bestimmung dann nicht mehr so genau, weswegen man sich bemühen muß, der Umwandlung des Urobilinogens in Urobilin möglichst aus dem Wege zu gehen.

Mit dieser Methode haben wir in einer großen Zahl von normalen Fällen die tägliche Urobilinogenausscheidung durch den Stuhl bestimmt. Als normalen Durchschnittswert möchten wir 0,13 g angeben. Unter pathologischen Bedingungen können nun die Urobilinwerte im Stuhl mächtig in die Höhe schnellen. Ebenso sind uns pathologische Fälle begegnet, wo dauernd die Urobilinwerte unter dem Durchschnittsmaße lagen.

Wir haben in einer Reihe von Fällen gleichzeitig die Gallenfarbstoffausscheidung mit berücksichtigt, von deren Größe wir uns durch die Duodenalsondenmethode eine ungefähre Vorstellung verschaffen konnten, und daneben die Urobilinogenmengen im Stuhle analysiert. Dort, wo wir hohe Werte für das Bilirubin fanden, konnten wir auch vermehrte Farbstoffwerte im Stuhle konstatieren und umgekehrt, so daß sicherlich ein Parallelismus zwischen Pleiochromie der Galle und vermehrter Urobilinausscheidung im Stuhle besteht. Insofern legen wir bei der Beurteilung des Erythrocytenzerfalles auf die leichter zugänglichen Farbstoffwerte im Stuhl das größere Gewicht. Sicherlich nähern wir uns dem Ziele, einen ganz richtigen Maßstab für die Beurteilung der Erythrocytenmauserung im menschlichen Körper gefunden zu haben. Zum mindesten sagt uns diese Methode resp. die gefundenen Zahlen in der Beurteilung des Hämoglobinstoffwechsels mehr als die Anzahl der Erythrocyten im Kubikmillimeter Blut, wenn wir auch nicht verschweigen wollen, daß unserer Methode noch viele Fehler anhaften; das Prinzip der Methode scheint aber ein richtiges zu sein.

Der Erythrocyt besteht nicht nur aus einem eisenhaltigen Farbstoff, sondern er führt auch neben Wasser und Salzen Lipoide. Was bei der Zertrümmerung der roten Blutkörperchen mit diesen Bestandteilen geschieht, darüber läßt sich schwer urteilen. Es ist möglich, daß das Cholesterin, welches durch die Galle ausgeschieden wird, zum Teil aus den zerfallenen roten Blutkörperchen herrührt. Jedenfalls besteht — soweit unsere Erfahrungen reichen (vgl. S. 75) — kein Parallelismus zwischen Cholesterinausscheidung und Bilirubinexport. Das Cholesterin ist im Körper ein so allgemein verbreiteter Bestandteil, daß die Möglichkeiten seiner Herkunft die verschiedensten sein dürften. Bloß die Tatsache, daß nach Kusumoto die Cholesterinausscheidung durch die Galle bei der Toluylendiaminvergiftung in die Höhe schnellt, mahnt vielleicht an eine Abhängigkeit vom Blutzerfall, aber damit ist eigentlich auch schon alles gesagt, was in dieser Richtung zu erwähnen wäre.

Zusammenfassung. Die Aufgabe des vorliegenden Kapitels bestand nicht nur darin, sich mit der Physiologie des Hämoglobinstoffwechsels zu beschäftigen, sondern auch die Wege zu weisen, wie man sich von der Größe desselben ein ungefähres Urteil bilden könnte. Wir haben gesehen, wie sparsam der Organismus mit dem Eisen umgeht und daß nur ein ganz kleiner Bruchteil des aus dem zerbröckelten Hämatinmolekül freigewordenen Eisens durch die Fistelgalle zur Ausscheidung kommt. Wir haben uns dann weiter bemüht, in der mittelst Duodenalschlauch ausgeheberten menschlichen Galle Eisenbestimmungen vorzunehmen, doch ist die Größe des theoretisch berechneten und schließlich auch praktisch gefundenen Eisens so gering, daß die Werte innerhalb der Fehlergrenze der Methodik zu suchen wären. Wir haben daher davon Abstand genommen, die Größe der Blutmauserung nach dieser Methode zu beurteilen. Auf Eisenbestimmungen im Stuhle haben wir uns von diesem Gesichtspunkte aus gar nicht eingelassen, weil uns hier nur gleichzeitige Analysen des Eisens der genossenen Nahrung weiter bringen. Und auch dann noch ist mit dem intermediären Eisenstoffwechsel zu rechnen. Eisenbestimmungen im Harn sagen im allgemeinen gar nichts. Bei Prozessen mit sicherem erhöhten Blutzerfall können normale Werte gefunden werden, während bei Prozessen, die scheinbar nicht mit einem erhöhten Blutzerfall verbunden sind, wie z. B. der Diabetes mellitus, sehr hohe Eisenzahlen im Harn zu finden sind. Jedenfalls spiegelt sich in der Ausscheidung des Eisens nicht das wahre Bild des Blutzerfalles.

Was die Cholesterinwerte in der Galle oder im Stuhl anbelangt, so ist dazu zu bemerken, daß im Körper so viele Zellen, die Lipoide führen, zugrunde gehen, weswegen wir unmöglich erwarten können, daß das durch die Galle exportierte Lipoid ausschließlich vom Blutzerfalle herrührt.

Damit sind wir aber auch zu der Erkenntnis gelangt, daß, wenn wir Kliniker überhaupt mit der Möglichkeit rechnen wollen, ein Maß für den Blutzerfall zu besitzen, wir uns nur mit dem Farbstoffkomplex beschäftigen dürfen; am wünschenswertesten wäre es ja, nur auf die Bilirubinmengen in der Galle zu reflektieren. Leider ist dies aber nur im beschränktem Maße möglich, nachdem die Analysen der Galle, die wir mittelst Duodenalschlauch gewinnen, nur von relativem Werte sind. Wir haben an entsprechender Stelle betont, mit wievielen Fehlerquellen man hier zu rechnen hat.

In Erwägung aller dieser Momente müssen wir in der Bestimmung des Stuhlurobilins unser Heil suchen. Obwohl der Methode, die wir eingeführt haben, sicherlich noch viele Mängel anhaften, so können wir derselben als Kliniker nicht entbehren. Die momentane Kenntnis über das Urobilinogen gibt uns keine andere Möglichkeit in die Hand. Wie großen Nutzen wir aus ihr gezogen haben, wollen wir im folgenden zeigen. Gleichzeitig geben wir hier eine Tabelle, in der eine Zahl von Urobilinogenbestimmungen im Stuhl bei unterschiedlichen krankhaften Prozessen zusammengefaßt sind. Ohne uns auf Details einzulassen, wollen wir zunächst nur auf die großen Unterschiede hinweisen, die sich bei den einzelnen Fällen zu erkennen geben.

Die Urobilinzahlen, die sich in der folgenden Tabelle zusammengestellt finden, beanspruchen absolut nicht den Wert bindender Größen, denn — wie wir schon des öfteren betont haben — basiert unsere Methode auf den dermaligen Kenntnissen in der Urobilinfrage. Nachdem wir es hier mit einem Gegenstande zu tun haben, der sich derzeit noch im Fluß befindet, so müssen wir uns eine Kritik gefallen lassen. Trotzdem messen wir auch diesen mehr oder weniger relativen Zahlen eine große Bedeutung zu.

Laufende Nr.	Krankheit	Wichtigste Symptome	Körpergewicht kg	Erythrocytenzahl	Sahli-Wert	Färbeindex	Urobilinogen im Stuhl g	Stuhlmenge g	Urobilin im Harn	Resistenz
1	Normal I ♂	—	75	4 800 000	99	1	0,130	120	0	
2	Normal II ♂	—	69	4 900 000	100	1	0,120	90	0	
3	Normal III ♀	—	80	4 760 000	98	1	0,140	100	0	
4	Hämolytisch. Ikterus I	7 Jahre währender Ikterus, große Milz, große Schwäche, die im Anschluß an einen Abortus zunahm	57	1 700 000 später 2 154 000	35 später 39	1 0,9	3,95 2,96 2,25	110 110 110	+ + +	0,38 bis 0,36
5	Hämolytisch. Ikterus II	Seit mehreren Jahren Gelbsucht und Blässe. Großer Milztumor					3,80 2,59	150 70	+ +	
6	Hämolytisch. Ikterus III	Seit etwa Jahresfrist Ikterus, früher angeblich Malaria, immer blaß.								
7	Anaemia perniciosa I	Seit 1 Jahr blaß, leicht ermüdend, oft Schwindelgefühl, typisches Kolorit einer perniziösen Anämie	58	1 600 000 Kernhaltige rote, Anisocytose	39	1,2	0,65 0,58	100 120	+ 0	0,38 bis 0,34
8	Anaemia perniciosa II	Schwere Anämie, dabei relativ leistungsfähig, leichte Milzvergrößerung	49	1 960 000 Anysocytose	55	1,4	0,36 0,40	50 50	+ +	
9	Anaemia perniciosa III	Schon mehrmals Attacken von schwerer Anämie; Besserung unter großen Arsendosen	49,5	1 870 000	50	1,3	0,78 0,60	150 110	+ 0	
10	Aplastische Anämie (Lues)	Schwer anämisches Kolorit, hoher Blutdruck, keine Herzhypertrophie, im Harn kein Eiweiß; Lues zugestanden	41	3 000 000	30	0,5	0,03 0,082	130 190	0 0	
11	Karzinom, Anämie	Diffuse Karzinose im Peritoneum, primäres Magenkarzinom ohne Stenoseerscheinungen	49	2 000 000	30	0,75	0,012	80	0	
12	Tuberkulose, Anämie	Starke Blässe; ausgedehnte Tuberkulose der Lunge, kein Fieber; Drüsen nicht vergrößert; Amyloid?	43	3 300 000	60	0,99	0,088 0,075	135 110	0 0	
13	post abortum Anämie	Vor 3 Tagen sehr starke Blutung aus den Genitalien	49	1 200 000	25	1,0	0,084	100	+	
14	Carcinoma peritonei	Mächtige Tumoren im Abdomen, anscheinend ein Gallertkarzinom	51	4 080 000	82	0,9	0,038	60	0	
15	Chlorose I	Typisches Bild einer mittelschweren Chlorose, die unter Eisentherapie rasch ausheilt	62	4 900 000	54	0,55	0,132	110	0	
16	Chlorose II	Typischer Fall einer Chlorose, starke dyspeptische Beschwerden	58	4 010 000	40	0,5	0,138	120	0	
17	Hämochromatose	Stark pigmentiert, große Milz und Leber, Diabetes, Haarausfall	70	4 070 000	80	1,0	0,35	80	0 +	
18	Polycythämie I	Großer Milztumor, rotes Gesicht und dunkle Schleimhäute, kein hoher Blutdruck	58	7 100 000	49	0,82	0,504	90	+	

Laufende Nr.	Krankheit	Wichtigste Symptome	Körpergewicht kg	Erythrocytenzahl	Sahli-Wert	Färbeinhalt	Urobilinogen im Stuhl g	Stuhlmenge g	Urobilin im Harn	Resistenz
19	Polycythämie II	Großer Milztumor, typische Verfärbung; mäßig große Leber. Tuberkulose wahrscheinlich; Blutdruck niedrig	72	8 500 000	135	0,79	0,89	170	+	
20	Pneumonie I	Schwere rechtsseitige Unterlappenpneumonie (3 bis 4 Tage)	80	4 600 000	94	1,0	0,189	120	+	
21	Pneumonie II	Schwere linksseitige Unterlappenpneumonie und Pleuritis; nicht ikterisch	72	4 300 000	90	1,0	0,23	150	+	
22	Granulomatose	Mächtige Mediastinaltumoren, außerdem diffuse Drüsenschwellung	79	3 980 000	81	0,9	0,144	58	0	
23	Malaria	Oftmals rezidivierende Form einer Malaria tropica, großer Milztumor.					0,33 / 0,364	110 / 127	+ / 0	
24	Bleivergiftung	Typische Bleiintoxikation mit Koliken, Bleisaum, punktierten Erythrocyten, keine Lähmung. II. Attacke					0,367	90	+	
25	„Morbus Banti"	Großer Milztumor, in dem Fibroadenie festgestellt wurde. Subikterisch	61	4 200 000	78	0,9	0,337	90	+	0,40 bis 0,32
26	„Morbus Banti"	Desgleichen, außerdem leichte Lebervergrößerung. Achylie	54	4 600 000	90	1,0	0,32	100	+	0,38 bis 0,36
27	Hypertrophische Lebercirrhose	Seit 10 Jahren ikterisch. Große Leber und sehr große Milz. Fast Melanikterus! Hautblutungen	58	4 300 000	86	1,0	0,288	190	Spur; viel Gallenfarbstoff	0,38 bis 0,30
28	„Icterus catarrhalis"	Seit einer Woche im Anschluß an eine Indisposition Erbrechen und Gelbsucht. Stühle nie acholisch	57	5 300 000	115	1,1	0,148	150	+	
29	Inkompensiertes Mitralvitium	Sehr starke Zyanose, Dyspnoe, Stauungsleber, akustisch und perkutorisch eine Mitralinsuffizienz u. Stenose, Ödeme	71	7 500 000	126	1,2	0,615 / 0,45	140 / 180	+ / +	
30	dito	Ähnlich dem vorigen Fall, außerdem Pulsus irregularis perpetuus. Ödeme, Stauungsleber	92	5 300 000	100	0,9	0,24 / 0,56	80 / 185	+ / +	
31	„Sekundäre" Polycythämie	Leichtes Lungenemphysem, hoher Blutdruck, Dyspnoe, Bronchitis. Pulsus irregularis perpetuus, Stauungsleber	98	6 200 000	110	0,9	0,216 / 0,24	200 / 180	+ / +	
32	Cirrhosis hepatis I	Stark ikterisch seit 1 Jahr, Ascites, große Leber, mäßig große Milz. Potator	99	3 600 000	88	1,2	0,308 / 0,46	81 / 95	+ / +	
33	Cirrhosis hepatis II	Typische Laennec-Cirrhose, kein Ikterus, starker Ascites. Potator!	78	4 000 000	82	1,0	0,130 / 0,110	100 / 99	+ / +	
34	Carcinoma hepatis	Bei der Sektion wurde ein kleines Magenkarzinom festgestellt. Die Leber war von Metastasen durchsetzt.	42	3 100 000	58	0,9	0,09 (von 2 Tagen)	182	+	

B. Die Bedeutung der Milz für die Blutmauserung.

In den vorangehenden Abschnitten haben wir das gegenseitige Verhältnis zwischen Blutabbau und Bilirubinbildung diskutiert und dabei stillschweigend vorausgesetzt, daß bei dem Vorgange der Blutmauserung der Hauptanteil der Leber zukommen dürfte. Nun scheinen zwischen Leber und Milz mannigfaltige Wechselbeziehungen zu bestehen, so daß es gerechtfertigt erscheint, sich die konkrete Frage vorzulegen: welchen Einfluß übt die Milz bei der physiologischen Zerstörung des Blutes in der Leber? Schon im 1. Kapitel, wo wir uns mit der histologischen Beschaffenheit der Milz beschäftigt haben, konnten wir zu dieser Frage Stellung nehmen. In diesem Abschnitte sollen vor allem jene Tatsachen und Versuchsergebnisse zur Sprache kommen, die durch andere Methoden erzielt wurden. Dies zwingt uns, daß wir in vieler Beziehung auch die allgemeine Physiologie der Milz zur Sprache bringen.

1. **Eventuelle Ausfallserscheinungen nach Milzexstirpation.** Auf die Frage, ob das Leben des Organismus mit dem Fehlen der Milz vereinbar ist, muß man auf Grund großer Erfahrungen antworten, daß sowohl der wachsende als auch der fertige Organismus anstandslos die Exstirpation dieses Organes verträgt. Auch was die Form und Größe speziell des noch heranreifenden Organismus anbelangt, so hat die Milz darauf keinen Einfluß. Tizzoni, Dastre und Vulpius sahen ebenso wie in jüngster Zeit Großenbacher, ein Schüler von Asher, keinen Unterschied zwischen milzlosen und normalen Tieren. Auch während der Gravidität kann die Milz ohne Gefahr für Mutter und Kind entfernt werden (Schwarz). Bloß Dröge meint, daß milzlose, noch in der Wachstumsperiode befindliche Tiere kleiner bleiben als entsprechende Kontrolltiere.

Was wir vom Experiment her wissen, gilt auch vom Menschen. Sonst gesunde Menschen, die aus irgend einem Grund der Milz verlustig werden, unterscheiden sich nicht wesentlich von anderen Menschen. Bei dieser Gelegenheit soll daran erinnert werden, daß es auch einen angeborenen Mangel der Milz gibt. Hodenpyl sammelte auf Grund einer eigenen Beobachtung 9 Fälle aus der Literatur von angeborenem Milzmangel; öfter war dies allerdings mit anderen Bildungsfehlern verbunden. Aus neuerer Zeit stammt eine Beobachtung von Sternberg.

Aus rein historischem Interesse möge erwähnt werden, daß in den Jahren 1855—1857 die Frage zur Diskussion stand, ob man einem Menschen die Milz operativ entfernen darf oder nicht. Küchler und Simon standen deswegen in arger Fehde, so daß man zur Schlichtung des Streites ein Fakultätsgutachten einholte. In der Folgezeit wurde hie und da eine Milz entfernt, doch waren die Resultate damals so schlechte, daß man die Splenektomie ängstlich vermied. Auch hier hat erst die moderne Chirurgie Triumphe gefeiert.

Der Gesamtstoffwechsel von milzlosen Tieren ist sowohl von Paton als auch von Verzár studiert worden. Sowohl was den gefütterten, als auch was den hungernden Organismus anbelangt, zeigte sich kein wesentlicher Unterschied zwischen milztragenden oder milzlosen Tieren. Auch der Blutgaswechsel zeigt keine wesentliche Abweichung von der Norm. Der Sauerstoffverbrauch der normalen Milz, verglichen mit anderen Organen, würde ungefähr dem der ruhenden Sublingualis entsprechen. Intravenös verabfolgte Dextrose wird von milzlosen Tieren ebenso verbrannt wie von normalen Tieren. Paton und auch Marcantonio wollen bei milzlosen Tieren Polyurien gesehen haben. Mir ist derartiges nie aufgefallen. Den Zusammenhang der Milz mit dem Harnsäure- und Eisenstoffwechsel werden wir noch gesondert zu besprechen haben (vgl. S. 102 u. 108). Hier nur noch eine Angabe von Dröge. Bei milzlosen Tieren soll sich in der Asche des Gesamtorganismus eine Anreicherung an Phosphor und Kalk nachweisen lassen. Die Eigenschaft anderer Organe, während des Hungers kleiner zu werden, teilt auch die Milz.

Im Anschluß daran möge noch eine Beobachtung von Jolly und Lewin Erwähnung finden: in den venösen Sinus der Milz soll bei Hungertieren (Meerschweinchen) eine beträchtliche Zahl von großen Zellen zu finden sein, die mit Erythrocyten erfüllt sind. Ich habe an Milzen von hungernden Tieren (Hunden) nichts Ähnliches bemerkt.

2. **Veränderungen der Erythrocyten nach Milzexstirpation.** Der Bedeutung der Milz als ein blutzerstörendes Organ hoffte man durch Zählung der Erythrocyten im kreisenden Blute vor und nach der Splenektomie beizukommen. Zunächst geschah dies auf Veranlassung der Histologen, denn gerade diese haben eine hämolytische Funktion der Milz postuliert. Malassez, Picard und Zesas haben beim Versuche, diese Frage zu beantworten, Blutzählungen im zirkulierenden Blute vorgenommen. Sie fanden, allerdings mit recht ungenauen Methoden, daß bei Hunden nach der Splenektomie eine vorübergehende Verminderung der Erythrocyten und eine dauernde Abnahme des Hämoglobingehaltes Platz greift. Die Resultate dieser Autoren sind aber nicht unwidersprochen geblieben. So sahen Tizzoni und Filetti nach Splenektomie eher eine Zunahme des prozentischen Hämoglobingehaltes, allerdings gleich nach der Operation. Ganz konstante Werte resp. Resultate konnten aber auch sie nicht erzielen.

Pouchet benützte als Prüfstein der Milzfunktion die Regenerationsfähigkeit des Blutes nach starken Aderlässen. Ein wesentlicher Unterschied zwischen normalen und splenektomierten Tieren zeigte sich aber auch hier nicht. Ganz ähnlich lauten die Angaben von Bizzozero, Salvioli, Mogiorami, Winogradow, Lockard Gibson und viele andere.

Alle diese Autoren arbeiteten mit relativ ungenauen Methoden, so daß man glauben könnte, die Verschiedenheit der Resultate sei auf eine mangelhafte Technik zu beziehen, und doch haben auch die exakteren Methoden keine wesentliche Klärung herbeiführen können. Speziell Freytag hat an einem großen Material und unter Zuhilfenahme exakter Hilfsmittel versucht, verläßliche Resultate zu gewinnen; dieselben sind in der folgenden Tabelle zusammengefaßt:

		Erythrocyten	Hämoglobin	Leukocyten
Normalzahl		5,50	9,42	8,18
I. Tag nach der Exstirpation	1. Stunde	5,55	9,77	9,85
	2. Stunde	5,73	10,20	10,61
	3. Stunde	5,77	10,66	10,73
	4. Stunde	5,89	10,07	11,90
	5. Stunde	5,68	10,00	12,00
II. Tag	vormittag	5,65	10,00	12,00
	nachmittag	5,17	9,27	11,47
III. Tag	vormittag	4,74	8,82	11,43
	nachmittag	4,91	8,34	11,21
IV. Tag		5,12	8,92	9,91
V. Tag		5,32	8,73	9,29
VI. Tag		5,26	9,45	9,13
VII. Tag		5,31	9,31	0,13
VIII. Tag		5,43	9,66	9,19
IX. Tag		5,47	9,73	8,51
X. Tag		5,91	9,79	8,34

Dieses Material berechtigt Freytag zu der Annahme einer unmittelbar nach der Splenektomie einsetzenden Zunahme der Erythrocyten. Es ist dies — wie Freytag selbst sagt — um so auffälliger, als das bei der Narkose des Tieres verwendete Chloralhydrat schon an und für sich die Erythrocytenzahl eher herabsetzt. 2—3 Tage nach der Entfernung der Milz fällt dann die Erythrocytenzahl, um im Laufe der nächsten 10—12 Tage zum Ausgangsniveau zurückzukehren. Das unmittelbar nach der Operation einsetzende Ansteigen der roten Blutzellen ist für ihn ein Anhaltspunkt, daß ein blutkörperchenzerstörendes Organ durch die Splenektomie entfernt wurde. Schwieriger wird ihm die Deutung des darauffolgenden Erythrocytensturzes; er bezieht dies auf den Eisenverlust, der bei der Milzexstirpation erfolgt.

In jüngster Zeit hat sich einerseits Dubois (ein Schüler von Asher) und andererseits Krumbhar, Muir und Pearce für diesen Gegenstand interessiert. Auch hier divergieren die Resultate. Dubois sieht nach Milzentfernung bei eisenreich gefütterten Kaninchen eine vorübergehende Erhöhung des Hämoglobins und der Erythrocytenzahl. Kombinierte er die Splenektomie mit Aderlässen, so war die Erholungszeit bei splenektomierten Tieren kürzer als bei unversehrten. Im Prinzip das Gegenteil finden Krumbhar, Muir und Pearce; bei splenektomierten Hunden ist die durch hämolytische Gifte oder Aderlässe hervorgerufene Anämie viel schwerer und von längerer Dauer als bei normalen Tieren.

Klemperer und Hirschfeld haben im Blute im Anschluß an Splenektomien beim Menschen das Auftreten von Jollykörperchen beobachtet. Port hat diese Frage vom experimentellen Standpunkte studiert und im Prinzipe dasselbe gefunden. Einmal sah er auch eine recht beträchtliche Ausschwemmung von Erythroblasten.

Man hat sich auch bemüht, die Milzentfernung mit Schädigungen des Blutes zu kombinieren, um so den Ausfall der hämopoetischen Funktion der Milz schärfer hervortreten zu lassen. So hat z. B. Silvestri behauptet, daß nach Milzexstirpation die Zahl der Erythrocyten und auch der Hämoglobingehalt fällt, wenn man gleichzeitig die Tiere großen Anstrengungen aussetzt. Paton und Goodal injizierten milzlosen Tieren defibriniertes Blut und erzeugten damit eine experimentelle Plethora; aber auch hier wird das Blut in gleicher Weise verarbeitet, d. h. die normale Erythrocytenzahl wird in gleicher Weise erreicht wie bei normalen Kontrolltieren. Ganz dasselbe gilt auch bezüglich Blutmischung bei Vergiftung mittelst Toluylendiamin oder Phenylhydrazin. Bei normalen, sowie auch bei milzlosen Tieren vollzieht sich der Ausgleich zur Norm in gleicher Weise. Bloß bei eisenarmer Kost zeigt sich, was ebenfalls Paton und Goodal feststellten, eine Differenz. Bei entmilzten Tieren, die mit eisenarmer Kost gefüttert wurden, trat früher eine Anämie ein als bei gewöhnlich gefütterten. In diesem Sinne sprechen die Autoren der Milz jegliche hämolytische Funktion ab und machen sie ausschließlich für den Eisenstoffwechsel verantwortlich. Wir werden dies später noch zu diskutieren haben.

Auf die Arbeit von Bain sind wir bereits eingegangen. Über das Verhalten der Blutplättchen nach der Splenektomie haben Port und Akyama Untersuchungen angestellt; sie fanden eine vorübergehende, aber immerhin erhebliche Vermehrung derselben. Wenn ich mich auf meine eigenen Erfahrungen beziehe, soweit es die Veränderungen des Blutes im Experiment vor und nach der Splenektomie betrifft, so kann ich darüber folgendes sagen: bei Hunden hat die Splenektomie allein auf das Verhalten der Erythrocyten und des Hämoglobingehaltes nur einen minimalen Einfluß. Ähnlich wie es Freytag angegeben, sahen wir nur innerhalb der ersten 2—3 Tage ein leichtes Absinken; später waren dann wieder Werte zu beobachten, die von der Norm nicht wesentlich abwichen.

In einer weiteren Versuchsreihe machten wir Aderlässe bei Hunden, die vor ca. 14 Tagen splenektomiert wurden, und bestimmten den Zeitpunkt, wann die ursprünglichen Zahlen wieder erreicht waren. In ähnlicher Weise kombinierten wir Splenektomie und Toluylendiaminvergiftung. Ganz so wie es von Krumbhar, Muir und Pearce angegeben wurde, sahen wir auch in unseren Versuchen, daß sich die splenektomierten Tiere von der Anämie viel langsamer erholten als die entsprechenden gesunden Hunde.

Wir haben gelegentlich auch die von Morawitz empfohlenen Methoden vor und nach der Splenektomie angewendet, die von ihm zur Prüfung angegeben wurden, ob im zirkulierenden Blute viel oder wenig junge Erythrocyten vorhanden sind. Wir meinen die Methode der Sauerstoffzehrung und die zur Bestimmung der Nukleinphosphorsäure (vgl. S. 43). Stets gleichlautende Resultate haben wir nicht erhalten.

Auf die zahlreichen Befunde beim Menschen einzugehen, halte ich nicht für zweckmäßig, da es sich hier fast nie um ganz gesunde Individuen gehandelt hat. Im wesentlichen läßt sich aber auch hier kein abschließendes Urteil fällen; offenbar spielen individuelle Unterschiede eine sehr große Rolle (Kreuter, Küttner, Schulze).

Jedenfalls sind alle Angaben, die sich auf die menschliche Pathologie beziehen, nicht geeignet, darüber ein Urteil abzugeben, ob unter physiologischen Bedingungen die Milz eine hämolytische Eigenschaft besitzt oder nicht, ganz abgesehen von der Tatsache, daß die Schwankungen nach der Splenektomie auch noch von anderen Bedingungen z. B. Wechselwirkungen der Organe abhängig sein können.

Als Kriterium, ob der Milz eine hämolytische Funktion zukommt oder nicht, hat man auch Erythrocytenzählungen sowohl in den Milzarterien als auch in den Venen vorgenommen; man dachte sich, daß vielleicht in den Venen weniger rote Blutzellen zu finden sein würden. Die ersten Untersuchungen dieser Art fallen in eine Zeit, wo mit Instrumenten gearbeitet wurde, deren Genauigkeit längst überholt ist. Die jüngste Arbeit ist von Gabbi (1893). Sie geht aber auf die eigentliche Frage nicht ein, weil nur auf Unterschiede zwischen Arterienblut der Peripherie und dem Blute aus der Vena hepatica resp. Art. hepatica geachtet wurde. Trotzdem läßt sich aus diesen Angaben der Schluß ableiten, daß man auf diese Weise zu keinem bindenden oder gar eindeutigen Resultate kommen kann, das zugunsten der hämolytischen Funktion der normalen Milz verwertet werden könnte.

3. Der Einfluß der Milzexstirpation auf das weiße Blutbild. Die Milz wurde vielfach auch als ein leukocytenbildendes Organ angesprochen. Man hoffte durch Zählungen der Leukocyten im zirkulierenden Blute vor und nach der Splenektomie darüber näheres zu erfahren. Hier zeigen sich nun in den Resultaten der einzelnen Untersucher dieselben Widersprüche, die wir schon bei den Erythrocyten konstatiert haben. Wir übergehen die älteren Angaben und wollen nur die sehr genauen Untersuchungen von Kurloff, der unter Ehrlich arbeitete, berücksichtigen.

Anzahl der weißen Blutkörperchen.

Nr. der Versuche	Vor der Exstirpation	1 Jahr nach der Exstirpation	2 Jahre nach der Exstirpation
1	10,700	14,200	18,000
2	12,000	27,600	32,000
4	15,000	19,200	19,000
Durchschnitt:	12,600	20,333	23,300

	Vor der Operation				1 Jahr nach der Exstirpation				2 Jahre nach der Exstirpation			
	Poly-nukleäre	Lympho-cyten	Mono-nukleäre	Eosino-phile	Poly-nukleäre	Lympho-cyten	Mono-nukleäre	Eosino-phile	Poly-nukleäre	Lympho-cyten	Mono-nukleäre	Eosino-phile
1	4782	3788	1969	117	4232	7568	2101	170	6570	4410	1692	5202
2	6276	3360	2244	72	5464	16615	2980	2539	5824	20861	2288	2240
4	6715	5250	2595	450	6568	10041	3686	96	7108	3009	2138	7543

Die Resultate sind in dem bekannten Buche von Ehrlich über die Anämien zum erstenmal publiziert worden. Sein Resümee darüber lautet: Die Milz des Meerschweinchens scheint bei der Bildung der weißen Blutzellen nur eine ganz untergeordnete Rolle zu spielen. Es ist wohl anzunehmen, daß die fehlende Milz durch die Lymphdrüsen ersetzt werden kann. Als charakteristisch sieht Ehrlich die Vermehrung der eosinophilen Zellen im zweiten Jahre nach der Splenektomie an; ähnlich äußert sich Audibert und Valette. Weiter wird als charakteristisch die Lymphocytose im Verlaufe des ersten Jahres beschrieben. Die Knochenmarkselemente, also vor allem die polynukleären Zellen, erfahren keine Änderung; ganz ähnlich äußert sich auch Port. Die jüngst erschienene Arbeit von Dubois kommt im Prinzip zu denselben Resultaten.

Eine Zeit lang galt die Milz als Bildungsstätte der mononukleären Zellen. In diesem Sinne sprach z. B. Türk sogar von Splenocyten. Die Resultate von Kurloff sprechen aber entschieden dagegen, denn auch diese Zellen bleiben nach der Milzentfernung prozentisch unbeeinflußt. Daß nach der Splenektomie im Blute Normoblasten in vermehrter Menge auftreten können, ist zuerst von Bucalossi erwähnt worden.

Ein aus der menschlichen Physiologie genau beobachteter Fall, wo eine normale menschliche Milz entfernt werden mußte und dann die Blutverhältnisse durch lange Zeit hindurch verfolgt wurden, ist der von Noguchi: es zeigte sich eine Verminderung der polynukleären neutrophylen Zellen bei entsprechender Vermehrung der Lymphocyten. Am Ende des ersten Jahres nehmen die Lymphocyten ab, und nun vermehren sich die Eosinophilen, die einige Jahre nach der Splenektomie ihr Maximum erreicht haben. Die anfängliche Verminderung der polynukleären Zellen verliert sich nach einigen Jahren. Ehe das normale Verhältnis wieder hergestellt erscheint, können 5—6 Jahre vergehen. Schulze und Bayer haben im wesentlichen dasselbe gefunden. Noguchi betont ausdrücklich den Parallelismus zwischen seinem Falle und den Beobachtungen von Kurloff beim Meerschweinchen.

Es sind in der Literatur noch sehr viele Fälle mit genauen Blutuntersuchungen bekannt geworden; nachdem es sich hier aber vorwiegend um kranke Milzen gehandelt hat, die entfernt werden mußten, so wird man sie dementsprechend auch anders beurteilen müssen. Ich glaube mich daher mit den erwähnten Angaben begnügen zu können und erwähne nur, daß auch Goodall, Lovell and Noël Paton keinen Unterschied zwischen milzlosen und normalen Tieren bezüglich der Verdauungsleukocytose finden konnten.

Es ist klar, daß diese verschiedenen Befunde die mannigfaltigsten Deutungen erfahren haben. Die Zunahme der Lymphocytose wurde vielfach mit einer Steigerung der Lymphopoese in Zusammenhang gebracht, bedingt durch die allgemeine Schwellung der Lymphdrüsen, wie sie nach Splenektomie tatsächlich sehr häufig zu sehen ist. Natürlich wurde auch der eventuelle Ausfall eines Milzhormons in Erwägung gezogen (Schulze).

4. Milztätigkeit und Blutplättchen. Schon gelegentlich der ersten Splenektomien, die wir bei Fällen von perniziöser Anämie durchführen ließen, konnten wir nach der Operation eine beträchtliche Vermehrung der Blutplättchen im zirkulierenden Blute feststellen. Diese Tatsache hat dann später zur praktischen Konsequenz geführt, daß man sich veranlaßt gesehen hat, in Fällen die Milz zu exstirpieren, wo eine Neigung zu Blutungen bestand und wo die Blutplättchen vermindert waren. Es erscheint daher gerechtfertigt, sich die Frage vorzulegen, was haben die Blutplättchen mit der Milz zu tun? Foa und Carbone und fast gleichzeitig auch Aschoff konnten sich von dem Vorkommen von Blutplättchen in der Milz überzeugen. Nachdem sich dieselben weder im Knochenmarke noch in den Lymphdrüsen nachweisen lassen, so trat ein Teil der Autoren für eine Entstehung der Blutplättchen in der Milz ein. Mit dieser Annahme stand die Tatsache in Widerspruch, daß nach der Splenektomie bei den Versuchstieren die Blutplättchen nicht verschwinden. Wie man sich bei den Sektionen dieser Tiere überzeugen konnte, waren dafür nicht etwa akzessorische Milzen verantwortlich, die vielleicht nach der Splenektomie für die exstirpierte Milz vikariierend eingetreten wären. Das Merwürdige, was sich nun ergibt, ist jetzt das Vorkommen von Blutplättchen in der Leber, in den Lymphdrüsen und im Knochenmarke. Dieser Befund läßt wohl nur die Deutung zu, daß die Milz nicht die Bildungsstätte der Blutplättchen ist, sondern daß sie hier wahrscheinlich zerstört werden dürften. Geht die physiologische Untergangsstelle verloren, so treten wahrscheinlich andere Organe dafür vikariierend ein. So kann man wenigstens die Tatsache deuten, daß nach der Milzentfernung die Blutplättchen in Leber, Lymphdrüsen und Knochenmark zu finden sind, wo sie doch physiologisch nicht vorzukommen pflegen.

Diese Befunde mahnen uns daran, daß in der Milz nicht nur die Erythrocyten ihre Laufbahn beschließen, sondern vermutlich auch die Blutplättchen. Daß wahrscheinlich auch gelegentlich die Leukocyten in der Milz zugrunde gehen, haben wir ebenfalls schon betont. Auf die thrombolytische Funktion der Milz hat in letzter Zeit besonders Kaznelson hingewiesen.

5. Der Einfluß der Splenektomie auf die Gallenfarbstoffausscheidung. Um die Frage zu entscheiden, ob durch die Milzentfernung die Zerstörung der roten Blutkörperchen gesteigert oder herabgesetzt wird, hat Pugliese den Einfluß der Splenektomie auf die Gallenfarbstoffausscheidung studiert. Nachdem er finden konnte, daß die Gallenfarbstoffmenge, die aus einer Fistel fließt, nach der Milzexstirpation fast auf die Hälfte herabsinkt, erklärte Pugliese, daß die Milz zunächst nicht als hämolytisches Organ in Frage kommt, sondern daß ihr nur die Aufgabe obliegt, zerstörungsreife rote Blutzellen abzufangen, zu sammeln und sie allmählich der Leber zuzuführen. Eine ähnliche Versuchsanordnung, wie sie von Pugliese gewählt wurde, hatte schon vor ihm Schindeler (1870) gewählt.

Diese sehr wichtige Entdeckung schien erschüttert, als Paulescu ähnliche Versuche anstellte und sich dabei von der Richtigkeit der Angaben von Pugliese nicht überzeugen konnte. Pugliese hat dagegen Stellung genommen. Vor allem hat Paulescu nur die prozentische Zusammensetzung der Galle und nicht die absolute Tagesmenge bestimmt. In der Folge haben sich mit derselben Frage Charrin et Moussu beschäftigt; ihre Resultate stimmen im wesentlichen mit denen von Pugliese überein; die Menge des Gallenpigmentes ist bei entmilzten Tieren geringer als bei normalen Kontrolltieren. Besonders deutliche Unterschiede zwischen normalen und milzlosen Tieren zeigten sich beim Meerschweinchen. (Gauckler.)

Wir selbst haben uns mit dieser Frage eingehend beschäftigt. Die Versuchsanordnung, die von uns gewählt wurde, dürfte genauer sein als die der anderen

Autoren, als wir zur quantitativen Farbstoffbestimmung uns nicht nur der rein
kolorimetrischen Bestimmung bedienten, sondern exakte spektrophotometrische
Analysen vornahmen. Ohne hier alle Zahlen anführen zu wollen, sei kurz
folgendes resümiert. Bei manchen Hunden lassen sich ganz so, wie es von
Pugliese behauptet wurde, gewaltige Unterschiede in der Farbstoffausscheidung
vor und nach der Milzexstirpation feststellen; in manchen Fällen sind aber
die Unterschiede so minimal, daß man sie fast völlig vernachlässigen könnte,
oder die Werte sind überhaupt dieselben geblieben. Wir sind überzeugt, daß
die Unterschiede ausschließlich in der Beschaffenheit der Milz selbst zu suchen
sind. Wir werden an Hand unseres Schemas zu erläutern haben (vgl. S. 23), daß
der Milz — unserer Ansicht nach — nur dann eine hämolytische Eigenschaft zukommen dürfte, wenn rote Blutkörperchen auch durch die Billrothschen Stränge fließen müssen, während bei der Passage des Blutes durch
die Milzkapillaren selbst sich kaum Gelegenheit für eine makrophage Tätigkeit bietet. Nun sind schon bei der histologischen Untersuchung der unterschiedlichen Hundemilzen so enorme Unterschiede im Blutreichtum der Milzpulpa zu finden, daß man es versteht, wenn manche Histologen die Anwesenheit von Erythrocyten in der Milzpulpa überhaupt leugnen. Ich glaube, es
werden sich daher in der Bilirubinausscheidung durch die Galle große Unterschiede ergeben müssen, je nachdem, ob vor der Splenektomie die Milz tatsächlich hämolytisch tätig war oder nicht. Die Milz scheint ja nicht das
einzige Organ zu sein, welches mit der Hämolyse in Zusammenhang steht;
wenn sie sich aber ante splenectomiam Blut andauend betätigt hat, dann
wird sich dies nach der Milzexstirpation auch durch eine Verminderung der
Gallenfarbstoffmenge in der Galle bemerkbar machen. In manchen Fällen,
wo wir auf die histologischen Verhältnisse der Milz, die bei Gallenfisteltieren
entfernt wurden, geachtet haben, scheint tatsächlich ein solcher Unterschied
bestanden zu haben.

Zur Illustration des Gesagten möge folgendes Beispiel dienen: es betrifft
einen sehr großen Hund (33—34 kg), bei dem wir eine Gallenfistel angelegt
hatten, um den Einfluß der Splenektomie zu studieren. Im Gegensatz zu
anderen Versuchen war hier nur ein sehr geringer Ausschlag im Sinne einer
Gallenfarbstoffverminderung zu bemerken.

Datum	Gallen- menge	Farbstoff- menge	Cholesterin
2. V.	94	0,0387	—
3. V.	90	0,0206	0,011
4. V.	90	0,0287	0,013
5. V.	88	0,0300	0,014
6. V.		Splenektomie	
7. V.	60	0,0223	Nicht wägbare Spuren
8. V.	78	0,0290	
9. V.	60	0,0157	
10. V.	100	0,0208	

Wir haben die herausgenommene Milz auch histologisch untersucht und
fanden innerhalb des Milzparenchyms nur ganz vereinzelte Erythrocyten.

In einem der vorangehenden Abschnitte haben wir erwähnt, daß die
verschiedenen Autoren zu ganz divergenten Resultaten gekommen sind, als
sie sich für die Veränderungen des roten Blutbildes vor und nach der Splenektomie interessiert hatten. Auf eine Deutung haben wir uns nicht einge-

lassen; es ist möglich, daß auch hier das Verhalten der Milz von Bedeutung gewesen sein mag; wenn zur Zeit der Splenektomie die Milz sehr blutreich war, dann ist es möglich, daß der Wegfall dieses Organes für das Verhalten des roten Blutbildes von ganz anderem Einfluß gewesen sein mußte, als wenn z. B. die rote Pulpa frei von Erythrocyten war.

6. Milz und Purinstoffwechsel. Untersuchungen von Kurloff und die vieler anderer Autoren beschäftigten sich mit dem Einfluß der Milz auf die Bildung der weißen Blutzellen. Die gegenteilige Frage, ob nämlich die Milz nicht auch Leukocyten zerstört, daß also der Milz nicht nur ein deletärer Einfluß auf die roten, sondern auch auf die weißen Blutzellen zukommt, ist nur selten diskutiert worden. Damit beschäftigen sich nur die Arbeiten von Horbaczefski. Bekanntlich liegt die Schwierigkeit darin, auch hier ein entsprechendes Maß zu finden. Es schien daher am zweckmäßigsten, sich an die Harnsäureausscheidung zu halten. Wenn man aber bedenkt, daß das Endprodukt jedes Zellkernes ein Purin sein könnte, so wird natürlich das Maß ein sehr unverläßliches, ganz abgesehen von der weiteren Tatsache, daß ja die Harnsäure

15 kg	Gesamt-N	Allantoin	Harn-säure	Purin-basen	
I.	9,60	0,29	0,026	0,026	
II.	10,50	0,222	0,0315	0,030	
1. Hunger . . .	9,420	0,202	0,0215	0,015	
2. Hunger . . .	5,070	0,192	0,020	0,012	
3. Hunger . . .	4,578	0,142	0,022	0,021	I.
Splenektomie					Normaler ausgewachsener Hund. 15 kg.
I.	7,042	0,25	0,0119	0,0065	
II.	6,872	0,215	0,016	0,005	
1. Hunger . . .	5,81	0,150	0,0145	0,009	
2. Hunger . . .	4,34	0,110	0,0058	0,009	
3. Hunger . . .	3,782	0,102	0,0038	0,0076	
I.	3,29	0,224	0,0046	0,014	
II.	3,255	0,216	0,0042	0,0135	
1. Hunger . . .	2,245	0,196	0,0038	0,012	
2. Hunger . . .	2,235	0,192	0,0035	0,0599	
3. Hunger . . .	2,10	0,189	0,0028	0,0080	
Splenektomie					II.
I.	3,4	0,220	0,0028	0,012	Junger wachsender Hund 7 kg
II.	3,26	0,214	0,0048	0,014	
1. Hunger . . .	2,940	0,210	0,0036	0,011	
2. Hunger . . .	2,80	0,192	0,0018	0,009	
3. Hunger . . .	2,345	0,190	0,0016	0,0085	
I.	6,12	0,172	0,0053	0,0028	
II.	6,38	0,188	0,0055	0,0031	
1. Hunger . . .	2,595	0,160	0,005	0,0026	
2. Hunger . . .	1,295	0,150	0,0043	0,0013	
3. Hunger . . .	1,276	0,142	0,0043	0,0016	
Splenektomie					III.
I.	8,75	0,182	0,0049	0,0022	Normaler ausgewachsener Hund. 9 kg.
II.	6,42	0,154	0,0042	0,0018	
1. Hunger . . .	3,57	0,147	0,0039	0,0016	
2. Hunger . . .	1,81	0,142	0,0035	0,0014	
3. Hunger . . .	1,42	0,136	0,0035	0,0014	

nicht einmal ein Endprodukt darstellt, sondern noch weiter verbrannt werden kann. Wir besitzen also hier kein Analogon, wie es vielleicht das Urobilin für die Mauserung des Hämoglobins darstellt. Wir haben trotzdem die Frage bei Hunden zu lösen versucht und den Purinstoffwechsel einschließlich der Allantoinausscheidung vor und nach der Splenektomie untersuchen lassen. Die folgenden Daten entstammen einer Arbeit von Kraus, die demnächst zur Publikation gelangt. Der Grund, warum wir uns mit dieser Frage beschäftigten, war der, weil wir uns beim Studium der unterschiedlichen hepato-lienalen Erkrankungen davon überzeugen konnten, daß der ursprünglich hohe Harnsäurewert unter dem Einflusse der Splenektomie bedeutend geringer wurde.

Um möglichst eindeutige Resultate zu erhalten, haben wir den Purinstoffwechsel während einer 3tägigen Hungerperiode studiert. Revidiert man die Purinwerte vor und nach der Splenektomie, so fällt auf, daß sich das prozentuelle Verhältnis des Purinstickstoffes gegenüber dem Gesamt-N. im Hungerzustande in dem Sinne ändert, daß es im Verhältnis zu den Normaltagen stark in die Höhe geht. Die Ursache liegt wohl darin, daß zwar der Gesamt-N. im Hunger heruntergeht, während der Purinwert, weil er eine konstante Größe darstellt, sich im Hungerzustande nicht wesentlich ändert. Nach der Milzentfernung liegen die Verhältnisse doch anders. Hier geht im Hungerzustande nicht nur der Gesamt-N. zurück, sondern auch die Purinwerte zeigen geringere Werte. Am deutlichsten ist dieser Unterschied bei Hund III zu verfolgen: vor der Exstirpation 0,188—0,142 g Allantoin, nach der Splenektomie 0,182—0,136 g. Vielleicht sind die Verhältnisse beim jungen wachsenden Organismus besonders ungünstig, nachdem sich hier nur sehr geringe Differenzen zeigen.

Ohne uns hier im Sinne einer sicheren Zerstörung von Leukocyten in der Milz aussprechen zu wollen, soll nur auf gewisse histologische Veränderungen hingewiesen werden. Speziell Benda hat sogenannte tingible Körperchen in der Milz beschrieben und sie als phagocytierte und bereits fast verdaute Leukocyten beschrieben. Im übrigen werden wir auf diese Frage noch später zu sprechen kommen. Jedenfalls möchte ich es für nicht unwahrscheinlich halten, daß in der Milz unter gewissen Bedingungen den Leukocyten ein ähnliches Los zukommen dürfte, wie wir es für die Erythrocyten wohl ganz sicher annehmen müssen.

Nur kurz soll hier die Bedeutung der Milz als leukopoetisches Organ gestreift werden. Über die Tatsache, daß in ihr sowohl kleine als auch große lymphocytäre Elemente gebildet werden können, besteht wohl kein Zweifel. Es war ja bereits den älteren Autoren, z. B. Vierordt, Koelliker, Frey, Funke bekannt, wie enorm reich das Milzvenenblut im Verhältnis zu den anderen Organvenen an weißen Blutzellen sein kann. Die Bildungsstätte der Lymphocyten ist wohl der Milzfollikel; von hier dürften dieselben auf dem Umwege der roten Pulpa in die Blutzirkulation gelangen (Weidenreich). Nachdem in der Milz auch Myelocyten gefunden wurden, so ist auch an die Möglichkeit einer solchen Bildung — allerdings unter pathologischen Bedingungen — zu denken.

7. Wie erfolgt die Hämolyse in der Milz? Auf das Bestehen einer blutzerstörenden Wirkung der Milz ist besonders von seiten der Pathologen Wert gelegt worden. Die Physiologen haben sich damit nur sehr wenig beschäftigt. Es galt nun, den Zusammenhang zwischen Milztätigkeit und Hämolyse irgendwie zu erklären. Von zwei Vorstellungen haben sich die Theorien, die sich damit beschäftigt haben, leiten lassen: die eine postuliert

die Intervention eines aktiven zellulären Vorganges, die andere glaubt der Milz
chemische Funktionen zusprechen zu müssen.

a) **Durch Phagocytose.** Schon Koelliker und Ecker haben eine
aktive Zelltätigkeit bei der Zerstörung der roten Blutzellen in der Milz angenommen. Ihre Lehre ist dann von Metschnikoff wieder aufgegriffen worden. Die globuliferen Zellen im Sinne von Koelliker heißen jetzt seit
Metschnikoff Makrophagen. Innerhalb dieser Zelle fungiert die Makrozytase,
die gefressene Erythrocyten total zerstören kann. Ursprünglich dachte sich
Metschnikoff die Tätigkeit seiner Makrophagen bloß gegen geschädigte Erythrocyten gerichtet. Im Gegensatz zu dieser passiven Hämolyse, wie sie Hunter
nennt, wird auch mit der Existenz eines aktiven Vorganges gerechnet; also
die Milz soll eine hämolytische Tätigkeit gegenüber roten Blutzellen entfalten,
die eigentlich noch nicht reif für den Untergang sind, sondern die die Milzgefäße nur zufällig verlassen haben.

Es existiert nun eine Tatsache, die speziell der Theorie von der Bedeutung der Makrophagen einige Schwierigkeiten bereitet; wir werden sowohl
bei der experimentellen Toluylendiaminvergiftung als auch beim menschlichen
hämolytischen Ikterus in der Milz selten Erythrophagen sehen, während z. B.
beim Ikterus, wie er durch intravenöse Injektion von Aqua destillata zu erzielen
ist, Makrophagen beladen mit roten Blutkörperchen in großer Menge vorzukommen pflegen. Vielleicht richtet sich die Tätigkeit der Erythrophagen
tatsächlich nur gegen schon geschädigte rote Blutzellen (also z. B. gegenüber
den durch Aqua destillata veränderten Zellen).

Wie man sich nun die hämolytische Tätigkeit der Pulpazellen vorstellen
soll, ohne daß es zu einer Phagocytose kommt, darüber existieren keine klaren
Vorstellungen. Möglicherweise genügt schon der bloße Kontakt mit den lymphoiden Zellen, daß die roten Blutzellen für den Untergang reif werden. Grawitz
hat diese Vorgänge mit dem allerdings nichtssagenden Worte Plasmotropismus
bezeichnet. In jüngster Zeit hat sich für die Bedeutung der Erythrophagen
besonders Lintvarev interessiert. Nach seiner Ansicht besorgen die Erythrophagen nicht nur die Phagocytose der Erythrocyten innerhalb der Milz, sondern
sie sollen auch die normalen Regenerationsprozesse des Blutes besorgen. Ein Teil
der Erythrophagen kann in der Milz selbst der Zerstörung anheimfallen, zum
größeren Teil können sie aber durch den Blutstrom in die Leber verschleppt
werden, wo sie erst definitiv zerfallen.

b) **Durch Lysine.** Diese und ähnliche Überlegungen waren nun Anlaß, in der Milz nach chemisch faßbaren Hämolysinen zu suchen. Um sich
von der Anwesenheit solcher Hämolysine in der Milz zu überzeugen, hat man
die unterschiedlichen Milzextrakte auf Erythrocyten einwirken lassen. Als
Maß galt entweder die Hämolyse selbst oder eine Verminderung der Resistenz.
Zuerst war es wiederum Metschnikoff, der in der Milz von Meerschweinchen
eine Substanz gefunden haben wollte, welche die Erythrocyten der Gans lösen
konnte. Aber auch andere Organextrakte teilen diese Eigenschaft mit der
Milz, z. B. Mesenteriallymphdrüsen; dagegen sollen Pankreas, Speicheldrüse,
Knochenmark und Leber nicht die geringste hämolytische Eigenschaft besitzen.
Diese Hämolysine sollen nach Erwärmen auf 56° unwirksam werden. Schibayama hat im wesentlichen die Ergebnisse von Metschnikoff bestätigen
können; er war aber eigentlich der einzige, der noch positive Resultate fand,
denn andere Nachuntersucher, z. B. Klein, Korschun, Morgenroth, Conradi, Landsteiner und Donath haben stets nur negative Resultate erzielt.

Klärung brachte erst eine Untersuchungsreihe von Levaditi. Er machte
nämlich auf den Unterschied aufmerksam, ob man ganz frische Organe nimmt oder
Extrakte, die von Tieren stammen, die schon länger tot waren. Die Extraits

tardifs haben eine ausgesprochene Wirksamkeit, die den Extraits rapides fehlt. Die hämolysierenden Substanzen resultieren aus Phänomenen einer sekundären Autolyse. Levaditi denkt an die Entstehung von niederen Fettsäuren. Noguchi glaubt die Hämolyse auf eine Seifenwirkung zurückführen zu müssen. Mit der Frage, ob tatsächlich in der Milz chemisch faßbare Hämolysine sind, haben sich noch viele andere Pathologen beschäftigt. Zu sicheren Resultaten ist man aber nicht gekommen. Speziell Achard ist nach vielen Untersuchungen zu der Überzeugung gekommen, daß in der normalen Milz wohl kaum echte Hämolysine, sondern höchstens unspezifische Lipoide vorkommen, die neben anderen Eigenschaften auch eine geringe hämolytische besitzen können. Es erscheint daher nicht wahrscheinlich, daß die normale Milz Hämolysine in größerer Menge beherbergt oder produziert, die ähnlich wirken sollen wie Hämolysine in vitro.

c) Änderung der Resistenz. Wir haben gesagt, eine weitere Methode, um zu sehen, ob die Erythrocyten auf ihrem Wege durch die Milz gleichsam nur angedaut werden, ist die Prüfung der Resistenz. Zwei Tatsachen sind es, die an Beziehungen zwischen Milztätigkeit und osmotischer Resistenz der roten Blutzellen denken lassen: 1. Die Zunahme der Resistenz nach der Milzexstirpation und 2. der außerordentlich günstige Erfolg der Splenektomie beim hämolytischen Ikterus, der mit Herabsetzung der normalen Fragilität einhergeht. Speziell das letztere Moment war der Grund, warum vielfach an die Möglichkeit gedacht wurde, daß die Resistenzherabsetzung gleichsam die einleitende Vorbedingung für eine später an einer anderen Stelle zu erfolgende Hämolyse bedeute. Neben dieser Theorie, daß also die Herabsetzung der Resistenz die Folge der Milztätigkeit sei, fehlte es nicht an Stimmen, die wieder umgekehrt sagten, das Primäre ist die verminderte Resistenz, und der Milztumor ist nur sekundär, also spodogen. Direkte Beweise dafür, daß tatsächlich die verminderte Resistenz der Hämolyse der roten Blutzellen vorausgeht, hat man natürlich nicht, weswegen auch die Anschauung jener Autoren schwer zu entkräften ist, daß die osmotische Resistenzherabsetzung überhaupt nichts mit der Hämolyse zu tun hat, sondern bloß ein begleitendes Symptom der eigentlichen Milzhämolyse darstellt (Gilbert). Während man im Anfang über diese Frage rein theoretisch diskutierte, bekam dieser Gegenstand durch die Untersuchungen von Botazzi eine gewisse Basis, denn von ihm stammt die Angabe, daß die Resistenz der roten Blutzellen nach der Splenektomie steigt.

Dominici sah ähnliches bei Kaninchen. Die Sache ist aber nicht unwidersprochen geblieben, z. B. von Pugliese und Luzzatti, ebenso auch von Brisaud und Bauer. In neuerer Zeit haben sich Pel, Port und Pearce mit dieser Frage beschäftigt und im wesentlichen den alten Angaben von Botazzi zugestimmt. Wir geben zuerst eine zusammenfassende Tabelle aus der Arbeit von Pel:

	Normal	Entmilzt
Durchschnittliche Konzentration der NaCl-lösung, in welcher der Anfang der Hämolyse sichtbar wird	0,42 %	0,35 %
Durchschnittliche Konzentration der Na-Cl-lösung, welche gerade komplette Hämolyse erzeugt	0,30 %	0,23 %

Die Versuche sind an Hunden durchgeführt worden. Nach der Splenektomie nimmt die Resistenz allmählich zu, bis sie nach 2 Monaten eine bestimmte Höhe erreicht hat, welche sie während längerer Zeit behauptet. Die Ursache der Verschiebung der Resistenz liegt nicht im Serum, nachdem sich dieselben Ergebnisse auch bei gewaschenen roten Blutzellen konstatieren lassen.

Pearce und seine Mitarbeiter sahen eine Steigerung der Resistenz der roten Blutkörperchen auch gegenüber hämolytischen Sera. Im übrigen bestätigen sie die Angaben von Pel und Bottazzi. Die Resistenzvermehrung ist noch nach einem Jahre nach der Entfernung der Milz nachweisbar. Interessant ist eine Angabe von Krumbhaar: gibt man nämlich einem Tier, das eine erhöhte Resistenz zeigt, einmal ein hämolytisches Immunserum, so bleibt die Resistenz längere Zeit herabgesetzt. Ähnlich ist es auch bei normalen Tieren, nur ist der Zustand kein so lange anhaltender wie bei entmilzten Tieren. Nachdem man im großen Netze die Vorstufen von kleinen Nebenmilzen sieht, so wurden ähnliche Versuche bei gleichzeitiger Entfernung des Omentum gemacht; ein wesentlicher Unterschied hat sich dabei nicht gezeigt.

Hierher gehört auch die wichtige Beobachtung von Chalier und Charlet, die ich persönlich bestätigen konnte, daß die Erythrocyten der Milzvene eine geringere Resistenz zeigen als die aus der Milzarterie. Dies ist also eigentlich die einzige faßbare Tatsache, die im Sinne einer zerstörenden Tätigkeit der Milz spricht, vorausgesetzt, daß die Resistenzherabsetzung als ein einleitender Vorgang der Erythrocytenzerstörung aufgefaßt werden kann (vgl. S. 57).

Die Versuche von Troisier an Erythrocyten, die aus einem traumatischen Hämatothorax gewonnen wurden, sind auch für die Milz übernommen worden. Zu einem abschließenden Resultate haben sie jedoch nicht geführt.

Jedenfalls gewinnt man auf Grund dieser unterschiedlichen Angaben die Überzeugung, daß der Vorgang der lienalen Hämolyse noch nicht geklärt ist. Viel spricht für eine zelluläre Tätigkeit der Milz; wie sich die einzelnen Autoren die Hämolyse in pathologischen Milzen vorstellen, werden wir noch später zu besprechen haben.

8. Wie kann die Milzfunktion nach Splenektomie ersetzt werden? Eine oft diskutierte Frage ist die: Wie wird die fehlende Milz ersetzt? Zuerst hat Tizzoni und nach ihm Kostjurin bemerkt, daß im großen Netze phagocytäre Zellen vorkommen. Da er nun sah, daß nach Splenektomie im großen Netze kleine milzähnliche Knötchen aufschießen können, so denkt er an einen ursächlichen Zusammenhang zwischen diesen Zellen und den nach der Milzentfernung auftretenden kleinen Milzchen. Freytag hat in letzter Zeit diese Frage genauer studiert. Nimmt man Kaninchen die Milz weg, so werden in der Gegend der großen Kurvatur des Magens und am Übergange von Dünndarm zum Kolon die Lymphdrüsen rot und nehmen an Größe zu. Außerdem entwickeln sich $^{1}/_{2}$ cm von der Stelle entfernt, wo die exstirpierte Milz gelegen war, rote Lymphknoten. Diese Knoten entwickeln sich aus dem Netze, und zwar scheinbar aus präformierten Anlagen (cf. Tizzoni). Die Zeit, in welcher die Milztätigkeit wieder ersetzt ist, beträgt nach Freytag ungefähr 5—6 Wochen.

Im Anschluß daran ist die Beobachtung von Faltin zu erwähnen. Er fand bei einem Patienten, dem er vor 6 Jahren die Milz wegen Ruptur entfernen mußte, anläßlich einer neuerlichen Laparotomie, daß das ganze Peritoneum von zahlreichen blauroten, subserös gelagerten weichen Knötchen von Erbsen- bis Kirschengröße übersät war. Diese Knötchen zeigten milzartiges Aussehen und auch mikroskopisch ähnelte ihr Bau sehr dem der Milz (z. B. fanden sich Bilder, die mit Malpighischen Knötchen fast zu verwechseln waren. Zwischen den lymphoiden Zellen, aus denen diese Gebilde hauptsächlich bestanden, lagen zahlreiche Erythrocyten). Der Autor hält diese Gebilde entweder für neugebildete Milzen oder für Hämolymphdrüsen, die bei Wegfall der Milz stark hypertrophierten.

Gar so einfach scheint jedoch die Sache nicht zu sein; studiert man die Arbeit von Stubenrauch, so ist vor allem auch an einen Zusammenhang zwischen Ruptur der Milz und Bildung dieser Knötchen zu denken. Denn nach bloßer Milzexstirpation hat er ähnliches niemals gesehen. Scheinbar sprengen sich anläßlich einer Milzruptur einzelne Partikelchen aus dem Organe ab, fassen im Peritoneum Boden und entwickeln sich zu den multiplen Milzknötchen. Stubenrauch konnte auch über entsprechende Experimente berichten. Im Einklang damit steht auch die Angabe von Port, der bei Kaninchen nach Milzexstirpation weder ein Aufschießen von neuen Milzen, noch ein vikariierendes Eintreten der Lymphdrüsen sah. Er meint deshalb, daß die Milz im postembryonalen Leben keine besondere Bedeutung haben dürfte.

Mit den Resultaten von Stubenrauch decken sich auch meine Erfahrungen. Ich habe in zahlreichen Fällen Gelegenheit gehabt, Sektionen bei entmilzten Tieren — auch einige Male $1-1^1/_2$ Jahre nach der Operation — durchzuführen; eine Bildung von versprengten neuen Milzen im Sinne von Faltin habe ich nie gesehen; dagegen scheinen bei Hunden die retroperitonealen Lymphdrüsen fast immer an Größe und auch an Blutreichtum zuzunehmen.

9. Wechselwirkungen zwischen Milzfunktion und Knochenmarkstätigkeit. Wir müssen an dieser Stelle noch einiger Tatsachen gedenken, die uns das Verständnis der Milzfunktion näher rücken können. Es ist vielfach die Möglichkeit einer physiologischen Knochenmarksreizung diskutiert worden und speziell, ob daran die Milz beteiligt ist. Bis jetzt scheint dieses Kapitel noch ganz ungelöst zu sein.

Was zunächst die Frage einer Knochenmarksreizung ganz im allgemeinen betrifft, so wäre darüber folgendes zu sagen. Carnot gibt an, daß im Serum von durch Aderlaß künstlich anämisch gemachten Hunden eine Substanz zu finden sei, die imstande sein soll, bei sonst gesunden Tieren eine Polycythämie zu erzeugen. Dieser Grundversuch ist aber nicht unwidersprochen geblieben. Speziell durch Gibelli ist gezeigt worden, wie unsicher die Erfolge sind. Kepinow hat nun behauptet, daß man auch dann eine experimentelle Polycythämie erzeugen kann, wenn man Tieren Lipoide von roten Blutkörperchen injiziert. Thomas und Lebert, die diese Versuche bestätigen konnten, sahen die wirksame Substanz in Cholesterinderivaten. Daß gerade bei Anämien große Schwankungen in der Quantität der Lipoide im Blute vorkommen, lehren Versuche von Iscovescu. Bei Aderlaßanämie kommt es zu keiner Vermehrung der Lipoide des Blutes, dagegen zu einer reichlichen Vermehrung derselben, wenn man die Tiere durch Hämolytica, z. B. Toluylendiamin, anämisch gemacht hat. Solche Überlegungen mögen vielleicht auch der Grund gewesen sein, warum Ritz vermutete, daß die schnellere Regeneration der Blutzellen bei Giftanämien dadurch zu erklären sei, daß in der Blutbahn selbst zerfallene Erythrocyten das Material zur Neubildung roter Blutkörperchen liefern oder vielleicht als Reiz für die blutkörperchenbildenden Organe dienen.

Wenn man bedenkt, daß auf Grund klinischer Erfahrungen das Eisen vielleicht ein knochenmarkreizendes Mittel darstellt, so wird man den Angaben von Burow und Glikin besondere Aufmerksamkeit schenken müssen. Speziell Burow hat aus der Milz mehrere eisenhaltige Lipoide darstellen können, und es wäre doch mit der Möglichkeit zu rechnen, daß gerade diese Körper den physiologischen Knochenmarksreiz darstellen (vgl. S. 66). Capezzuoli und Satto haben aus der Milz eisenhaltige Nukleoproteide darstellen können. In Fortsetzung der Arbeiten von Carnot geht Snapper noch einen Schritt weiter und stellt sich vor, daß im Gefolge eines Aderlasses außerdem noch rote Blutkörperchen zugrunde gehen, um Material für den Aufbau von neuen Erythrocyten zu liefern; dabei sollen entsprechend dem Weigertschen Gesetze viel mehr Zellen gebildet werden, als ursprünglich zerstört wurden.

Von Versuchen älteren Datums wären die von Danilewsky und Selensky anzuführen. Gibt man Infuse von Knochenmark oder Milz — teils subkutan, teils intraperitoneal —, so nehmen die Erythrocyten an Zahl zu. Vielleicht gaben gerade diese Versuche Anlaß, eine Knochenmarksorganotherapie bei Anämien zu versuchen. Pitts und Ballance haben nach Splenektomie — allerdings nach Milzruptur — auf diese Weise sehr gute Erfolge mit diesem Verfahren erzielt.

Für eine wechselseitige innige Beziehung von Milztätigkeit und Knochenmarksfunktion ist in letzter Zeit besonders E. Frank eingetreten. Die Fühlungnahme beider Organe soll durch ein Hormon aufrecht erhalten werden, das von der Milz produziert wird. Diese Leukosplenine sollen einen hemmenden Einfluß auf die Knochenmarkstätigkeit entwickeln; den günstigen Einfluß, den gelegentlich die Splenektomie bei manchen Formen von Anämie hat, will Frank auf den Fortfall dieser Hormone bezogen wissen. Auch Klemperer und Hirschfeld, ebenso auch in früherer Zeit Banti und Isaac haben in ähnlicher Weise zu dieser Frage Stellung genommen. Nachdem es sich hier vorwiegend um die Deutung pathologischer Prozesse handelt, wollen wir uns mit dieser Frage erst in einem späteren Kapitel befassen.

Jedenfalls gewinnt man den Eindruck, daß es sich hier zunächst um rein spekulative Betrachtungen handelt, die erst den Wert einer Theorie für sich in Anspruch nehmen können, sobald sie sich auf irgendwelche physiologische Tatsachen stützen können.

10. Bedeutung der Milz für den Eisenstoffwechsel. Der Eisenreichtum der Milz ist bereits eine lange bekannte Tatsache (Oidtmann, Nasse). So enthält der Trockenrückstand der Milz z. B. eines alten Pferdes 5 % Eisen. Es ist klar, daß man über diese Tatsache viel diskutiert hat und daß gerade deswegen der Blutstoffwechsel in die Milz verlegt wurde. Die ältere Literatur über diesen Gegenstand hat Seemann zusammengefaßt. Er hat selbst Eisenanalysen in der Milz bei unterschiedlichen Tieren unter den verschiedensten Lebensbedingungen ausgeführt. Die Resultate seiner Analysen faßt er in folgender Tabelle zusammen:

10—100 cm lange Foeten .	0,7 %	Eisen des Trockenrückstandes
1—20 Wochen alte Tiere .	0,5 ,, ,, ,, ,, ,,
Ochsen	4,6 ,, ,, ,, ,, ,,
Kühe	21—24 ,, ,, ,, ,, ,,

Seine Beobachtungen und die Resultate der Literatur zusammenfassend spricht sich Seemann über die Bedeutung der Milz als eisenführendes Organ folgendermaßen aus: Es besteht die Möglichkeit, daß die Zerstörung des Blutfarbstoffes bis zum Bilirubin sich in der Norm nicht allein in der Leber abspielt, sondern daß ihr unfertige, aber größtenteils eisenfreie Bruchstücke des Hämoglobinmoleküls zugeführt werden, während die Eisenkomponente an anderen Stellen, nämlich in der Milz und in den für sie eintretenden Organen zurückbehalten wird.

Diese Beobachtungen mögen wohl für Asher die Veranlassung gewesen sein, dem Problem nach einem Zusammenhang von Milz und Eisenstoffwechsel besondere Aufmerksamkeit zuzuwenden. Die Versuche, die Asher gemeinsam mit Großenbacher, Vogel und Sollberger ausführte, haben in die Eisenfrage vielfach Licht gebracht. Vor allem wurde festgestellt, daß die tägilche Eisenausscheidung bei milzlosen Tieren größer ist als bei entsprechenden normalen; sowohl im Hungerzustande als auch bei Fleischfütterung fand sich dieser Unterschied. Es mußte daher der Schluß gezogen werden, daß die Milz ein Organ darstellt, welches das im Stoffwechsel freiwerdende Eisen dem Organismus erhält. Nachdem bei entmilzten Tieren sowohl im hungernden als auch im gefütterten Organismus ein vermehrter Eisenexport stattfindet, so muß die Milz sowohl für das exogene als auch für das endogene Eisen ein Kontrollorgan sein. Die täglichen Eisenausscheidungen beim normalen Tiere schwankten um 11,2 mg als Maximum; beim milzlosen Tier betrug das Minimum 16 mg, das Maximum 29,22 mg Fe. Selbst noch nach 5 und 11 Monaten post operationem zeigt sich die tägliche Eisenausscheidung vermehrt, aber lange nicht mehr so groß wie bald nach der Milzexstirpation.

Weiter beschäftigte sich Asher mit der Frage, ob nach subkutaner Eisendarreichung in der Ausscheidung ein Unterschied zwischen normalen und entmilzten Tieren zu konstatieren wäre. Hierbei hat sich aber keine wesentliche Differenz feststellen lassen. Geringe Unterschiede ergaben sich dagegen nach Darreichung eines Hämolyticums. Pyrodin erzeugt beim normalen Tier eine vermehrte Eisenausscheidung, die beim entmilzten Tier größer ist. Asher hat bei dieser Gelegenheit auch den Einfluß der Splenektomie auf das Verhalten der Erythrocyten studieren lassen. Wenn wir seine Untersuchungen nicht schon früher zur Diskussion gestellt haben, so liegt das daran, daß bei den Untersuchungen Ashers gleichzeitig der Eisenstoffwechsel berücksichtigt wurde. Dabei zeigte sich, daß es nach der Splenektomie nur dann zu einer Vermehrung der roten Blutzellen kommt, wenn eisenreiche Kost gereicht wurde, und umgekehrt eine Verminderung der Erythrocyten zu beobachten ist, wenn wenig Eisen in der Nahrung war. Weiter zeigte sich bei milzlosen Kaninchen nach Blutentnahme eine rasche Regeneration der normalen Blutwerte, aber nur dann, wenn relativ kleine Blutmengen entzogen wurden; größere Aderlässe verträgt das milzlose Tier dagegen viel schlechter als der normale Organismus. Daß Krumbhaar, Muir und Pearce ähnliches gefunden haben, wurde bereits erwähnt (vgl. S. 98). Scheinbar macht sich aber der Einfluß der Milz auf den Eisenstoffwechsel nicht an allen Stellen gleichmäßig bemerkbar, denn Pugliese fand bei splenektomierten Hunden eine starke Verringerung des Eisengehaltes der Galle, bei gleichzeitiger Steigerung der Eisenausscheidung mit den Fäzes. Also auch hier wird man an die Untersuchungen von Quincke resp. Gottlieb erinnert, die auf einen intermediären Eisenkreislauf hinweisen. In jüngster Zeit haben Austin und Pearce die Versuche von Asher überprüft; sie haben sich von der Konstanz des Befundes, daß nach der Splenektomie der Eisenstoffwechsel in die Höhe gehen soll, nicht immer überzeugen können.

Wie sehr es beim Studium der experimentellen Anämie auf den Gehalt der Nahrung an Eisen ankommt, zeigen die Versuche von M. B. Schmidt. Gibt man normalen Mäusen durch mehrere Monate hindurch eine eisenarme Kost, so lassen sich bei diesen Tieren keine Zeichen von Anämie konstatieren. Schmidt hat nun die Eisenkarenz durch mehrere Generationen hindurch fortgesetzt; jetzt zeigte sich bei den Enkeltieren eine schwere Anämie — im Blutpräparate solcher Tiere sogar Ringformen, Polychromasie, Mikro- und Makrocyten. Daß hier nun wirklich das Eisen resp. der Eisenmangel das ausschlaggebende Moment war, zeigte die Eisenfütterung, nach der sich solche Tiere rasch erholten. Nach Schmidt ein Beweis, daß auch „medikamentöses" Eisen zum Aufbau des Hämoglobinmoleküls verwertet werden kann.

Die histologische Untersuchung der Organe solcher anämisch gemachter Tiere läßt, was den Eisengehalt anbelangt, gewisse Charakteristika erkennen; im Gegensatz zur Norm, wo in der Leber das Eisen diffus verteilt erscheint und auch die Milzpulpa stets Hämosiderin speziell in den Retikulumzellen führt, findet sich nach M. B. Schmidt bei den künstlich durch Eisenentziehung anämisierten jüngsten Generationen zwar noch immer etwas Eisen, aber nur in der Milz. Sehr beachtenswert ist auch die Angabe über die Größe und den histologsichen Bau solcher von anämischen Tieren herrührenden Milzen. Schmidt spricht hier von förmlichen Splenomegalien, die sich histologisch ganz ähnlich verhalten wie die beim Menschen. Er spricht sogar von einer Fibroadenie. Das wenige Eisen, das noch immer in diesen Milzen zu finden ist, dürfte wohl ausschließlich vom Abbau der roten Blutzellen herrühren, da ja die Nahrung eisenfrei war. Da nun die Leber bei solch' anämischen Tieren kein Eisen führte, so schließt Schmidt, daß die Milz gleichsam ein Speicher für das Eisen sei, welches beim Blut- und Gewebsabbau frei wird; sie dient daher nur dem intermediären Eisenstoffwechsel und behält diese Rolle trotz Eisenentziehung; die Leber wäre dagegen mehr der Speicher für das von außen eingeführte Eisen; ist aber der Blut- resp. Gewebszerfall ein sehr gesteigerter, so kann natürlich die Leber zur Unterstützung der Milz herangezogen werden.

Schmidt hat in einer größeren Versuchsreihe die Leber von milzlosen Tieren untersucht und findet ein neues eigenartiges Gewebe, welches scheinbar aus den Kupfferschen Zellen hervorgegangen ist. In diesen gewucherten Elementen erblickt er Bilder, die etwas an Milzfollikeln erinnern sollen. Schon bei makroskopischer Betrachtung solcher Lebern sind diese Gebilde zu sehen, die vielleicht mit leukämischen Infiltraten zu vergleichen wären. Da nun Schmidt in diesen Follikeln Bilder erkennen konnte, die auf einen Abbau von Erythrocyten hindeuten, so hält er diese intrahepatischen Milzen auch für funktionell leistungsfähig. Beim splenektomierten Hund oder beim Menschen, dem vor langer Zeit die Milz entfernt wurde, habe ich ähnliches niemals beobachtet.

Wohl durch die Publikationen von Asher veranlaßt, versuchte es Bayer, auch beim Menschen den Eisenstoffwechsel nach Splenektomie zu studieren. Die ersten beiden Fälle sind nicht so beweisend, denn hier machte er die Stoffwechselversuche bei einem Patienten, dem bereits vor $2^{1}/_{2}$ Jahren, und bei einem anderen, wo vor $^{1}/_{2}$ Jahr die Milz entfernt wurde. Trotzdem zeigten sich hier höhere Eisenwerte als sie bei entsprechenden normalen Menschen zu finden waren. Über einen ganz ähnlichen Versuch berichtet auch Roth. Dieser Fall — es handelte sich um einen hämolytischen Iktcrus —, der einen Monat nach der Splenektomie zur Untersuchung kam, wurde nach 3 Jahren neuerlich auf seinen Eisenstoffwechsel hin geprüft; jetzt zeigten sich wieder normale Werte.

Beobachtungen am Menschen, wo es eventuell gelungen wäre, den Eisenstoffwechsel vor und nach der Entfernung einer gesunden Milz zu bestimmen, fehlen. Es ist nicht anzunehmen, daß sich hier ein prinzipieller Unterschied zwischen Tier und Mensch ergeben dürfte, so daß wir mit vieler Berechtigung die Versuchsergebnisse von Asher auf die menschliche Pathologie übertragen können.

Bayer hat den Eisenstoffwechsel auch bei chronischen Milzkrankheiten untersucht. So fand er z. B. bei einer myelogenen Leukämie eine geringere Eisenausscheidung als beim Gesunden. Er spricht daher hier von einer Eisenretention. Bayer diskutiert gleichzeitig die Frage, ob eine Röntgenbestrahlung der Milz bezüglich des Eisenstoffwechsels der Exstirpation gleichzusetzen wäre. Das eine ist sicher, daß der normale Mensch, dem die Milz bestrahlt wurde, die gleiche Erhöhung im Eisenstoffwechsel zeigt wie der milzlose Mensch.

Wir haben im Anfang dieses Abschnittes gezeigt, daß die Milz eines der eisenreichsten Organe ist. Es war nun die Frage zu beantworten, wohin die

Eisendepots wandern, wenn die Milz entfernt wird. Da man sich bei der Beurteilung dieser Frage weniger auf histologische Beobachtungen verlassen kann, so muß man es begrüßen, daß Tedeschi sich der Mühe unterzog, die einzelnen Organe vor und nach der Milzentfernung auch auf ihren Eisengehalt hin zu untersuchen. Als Versuchsobjekte dienten ihm Kaninchen und Meerschweinchen; wir bringen seine Resultate tabellarisch:

Zuerst die Eisenwerte in der Milz:

Zahl der unter-
suchten Tiere

Kaninchen (60—90 Tage alt) enthält: 0,11—1,38 mg   28
(2—3 Jahre alt)   ,,   0,18—1,77 ,,   13
(5 Jahre alt)   ,,   0,14—0,88 mg   9

Bei schwangeren Tieren ist der Eisengehalt der Milz geringer, ebenso nach chronischen Krankheiten und Aderlässen.

Knochenmark: der Femur eines normalen Hasen enthält: 0,033 $^0/_{00}$
des 100—150 Tage entmilzten enthält: 0,081 $^0/_{00}$
der Femur eines normalen Meerschweinchens enthält: 0,06 $^0/_{00}$
des entmilzten Meerschweinchens enthält: 0,100 $^0/_{00}$

Leber: normal pro Kilo Tier (Kaninchen) im Mittel: 0,118 mg.
entmilzt (14 Tage): Es wurden 3 Tiere untersucht: 0,04, 0,08, 0,12
(100 Tage): ,, .. 5 .. .. 0,09, 0,27, 0,29, 0,40, 0,43
(4 Monate): ,, ,. 7 .. ,, 0,14, 0,20, 0,21, 0,22, 0,22, 0,29, 0,31

Normal pro Kilo Tier (Meerschweinchen) im Mittel: 0,07—0,12 mg
Entmilzt (12 Stunden): Es wurde 1 Tier untersucht: 0,04
(48 Stunden): ,, ,, 2 Tiere ,, 0,013, 0,14
(20 Tage): ,, ,. 4 ,, ,, 0,16, 0,25, 0,26, 0,30
(4—5 Monate): ,, ,, 4 ,. ,, 0,14, 0,19, 0,22, 0,89.

Jedenfalls kann man schließen, wenn auch die Methodik der Eisenanalysen nicht ganz einwandfrei ist, daß die Splenektomie den Eisengehalt der Organe verändert; vor allem scheint die Leber nach der Milzentfernung eisenreicher zu werden. Unmittelbar nach der Operation und ebenso nach Ablauf von mehreren Monaten sind die Eisenwerte in der Leber geringer, ja sie können sogar unter die Norm sinken. Ganz ähnliches gilt vom Eisengehalt des Knochenmarkes. Der Eisengehalt des Blutes vor und nach Splenektomie zeigt keinen wesentlichen Unterschied. Auch Freytag hat sich damit beschäftigt und im wesentlichen dasselbe gefunden.

Gleichsam eine Fortsetzung der Arbeiten von Tedeschi stellen die Untersuchungen von Chevalier dar, der mittelst histologischer Methoden all das zu überprüfen sucht, was teils Asher, teils Tedeschi chemisch gefunden hatten. Ob es gestattet ist die Resultate der beiden Methoden miteinander zu vergleichen, soll später diskutiert werden.

Zunächst prüfte Chevalier, ob die Splenektomie schon allein genügt, eine topographische Änderung des histologisch nachweisbaren Eisens in den einzelnen Organen nach sich zu ziehen. Als Versuchstiere dienten ihm Tauben und Meerschweinchen; das Eisen wurde nach der alten Perlschen Methode charakterisiert. Nach Entfernung der Milz konnte nun Chevalier die wichtige Beobachtung machen, daß sich Eisen in der Leber nicht nur im allgemeinen vermehrt zeigt, sondern daß sich Eisen jetzt auch in den Leberzellen findet, was unter physiologischen Verhältnissen sonst nicht zur Beobachtung kommt. Wenn man die neuesten Untersuchungen von Hueck berücksichtigt, so hat die alte Perlsche Methode sicher gewisse Nachteile. Ich habe daher die Versuche von Chevalier wegen ihrer Bedeutung mit exakteren Methoden überprüft und kann im Prinzip die Richtigkeit derselben bestätigen.

Die Richtigkeit der Behauptungen von Chevalier scheint mir dadurch erbracht, daß ich ganz ähnliche Verhältnisse beim Hund feststellen konnte; während sonst in der gesunden Hundeleber nur in den Kupfferschen Sternzellen Spuren von Eisenpigment zu finden sind, zeigt sich die Leber nach der Splenektomie nicht nur im ganzen eisenreicher, sondern jetzt beteiligen sich daran auch die Leberzellen. Ich stütze mich hierbei auf ein ziemlich großes Material; das jüngste operierte Tier wurde 14 Tage, das älteste operierte 8 Monate nach der Splenektomie untersucht. Ich stimme mit Chevalier auch darin überein, daß die Veränderungen am deutlichsten nicht gleich nach der Operation, sondern erst nach $1\frac{1}{2}$—2 Monaten zu sehen sind.

Um die Beteiligung der Leberzellen im milzlosen Organismus deutlicher zum Ausdruck zu bringen, war Chevalier bemüht, den Eisenumsatz über das physiologische Maß zu steigern; um dies zu erzielen, gab er zunächst Hämoglobin subkutan. Bei normalen Tieren zeigt sich danach in den Milzmakrophagen ein Eisenüberschuß; in der Leber ist das Eisen vorwiegend in den siderocyt-intracapillaire (der Autor scheint darunter die Kupfferschen Zellen zu meinen) abgelagert. Eine kleine Eisenmenge findet sich auch in Nierenzellen. Nach der Splenektomie zeigt sich das Eisen in der Leber stark vermehrt, und zwar findet es sich nach den Angaben von Chevalier fast ausschließlich in den Leberzellen — er spricht hier von cellules nobles. Die Bilder, die man hier findet, sollen an die Veränderungen bei der Pigmentcirrhose erinnern. Auch Pandolfini hat solche Versuche angestellt und über ähnliche Bilder berichtet.

In einer zweiten Versuchsreihe gab Chevalier den Tieren tartrate ferricopotassique. Das normale Tier zeigte die typischen Eisenablagerungen in den Kupfferzellen, Milzendothelien etc. Die entmilzten Tiere haben hier nur sehr wenig Eisen abgelagert, dagegen war es sehr reichlich in den eigentlichen Leberzellen und in den Epithelien des Darmes aufgestapelt. 2—3 Monate nach der Splenektomie waren die Erscheinungen, speziell in der Leber, nicht mehr so deutlich ausgeprägt.

Als dritte Versuchsanordnung, um in der Leber eine Anreicherung von Eisen zu erreichen, wählt Chevalier die Ligatur des Ductus choledochus kombiniert mit den beiden anderen Versuchsbedingungen. Hier ließen sich keine eindeutigen Resultate erzielen. Ich übergehe dieselben, ebenso vereinzelte Versuche an Schildkröten.

Auch diese Versuche von Chevalier habe ich an Hunden überprüft; im allgemeinen kann ich sagen, daß sich meine Beobachtungen nur zum Teil mit den Resultaten decken, die Chevalier erhielt. Ich habe sowohl normalen, als auch verschieden lang splenektomierten Tieren Eisenmengen intravenös gegeben und die Tiere immer unter gleichen Bedingungen untersucht. Wie bereits erwähnt (vgl. S. 67), lassen sich bei normalen Tieren die unterschiedlichen Makrophagen ausgezeichnet darstellen, aber eine intensivere Anreicherung der Leberzellen oder anderer epithelialer Elemente mit Eisen, ähnlich wie bei einer Pigmentcirrhose, habe ich nie gesehen. Bei Tieren, die z. B. 1—$1\frac{1}{2}$ Monate lang splenektomiert waren, sieht man große Eisenmengen im Raume zwischen Leberzellen und Gefäßscheiden, also in den Lymphräumen, aber eine intraepitheliale Ablagerung gehört auch hier zu den Seltenheiten; trotzdem anerkenne ich die Möglichkeit einer solchen. Ich habe diese Versuche noch in der Weise modifiziert, daß ich durch Darreichung von Amylalkohol nach der Methode von Brauer bemüht war, an splenektomierten Tieren auch noch eine Leberschädigung zu setzen. In den wenigen Fällen, wo es wirklich gelang, Nekrosen der Leber zu erzeugen, ließ sich nach Eiseninjektion an vielen Stellen eine viel intensivere Eisenablagerung nachweisen; total nekrotische Partien waren dagegen reichlich mit Eisenpigment inkrustiert. Versuche mit Hämoglobininjektionen habe ich bei Hunden nicht gemacht.

Chevalier baut auf Grund seiner Beobachtungen eine Theorie über die Bedeutung der Milz für den Eisenstoffwechsel auf. Er geht zuerst von der Anschauung aus, daß das, was sich histologisch innerhalb der verschiedenen Zellen als Eisen nachweisen läßt, nicht unbedingt gleicher Provenienz sein muß. Er meint, daß das Eisen, welches z. B. durch intraperitoneale Applikation beigebracht wird und nach seiner Meinung besonders in den Leberzellen zur Ablagerung gelangt, den Organismus viel leichter verlassen müßte als jenes, welches bei der Zerstörung des Hämoglobinmoleküls frei wird. Es ist klar, daß beiderlei Eisenarten auch eine andere biologische Bedeutung haben dürften. Da nun Chevalier weiß, daß bei milzlosen Tieren auf Grund der Beobachtungen von Asher der Eisenexport erhöht ist, und andererseits er gefunden zu haben glaubt, daß es hier hauptsächlich zu einer Ablagerung von Eisen in den Epithelien kommt, so meint er auch umgekehrt, aus der Lokalisation des Eisens in den verschiedenen Zellgruppen auf eine verschiedene Provenienz des Eisens schließen zu müssen. In dem Sinne spricht Chevalier von einem exzernierenden und einem assimilierenden Gewebe. Zu den exzernierenden Zellen zählt er die Epithelien der Haut, die Leberzellen, eventuell die Nierenepithelien. Zu den assimilierenden Zellen resp. umbildenden Organen gehört der Makrophag im Sinne Metschnikoffs oder der Polyblast (Maximow). Chevalier nennt die Gesamtheit dieser Zellen Siderocyten. Hieher zählt er die großen Zellen in der Milzpulpa (er nennt sie auch Splenocyten), die Kupfferschen Sternzellen, im Darm die Endothelzellen der Zotten (les éléments probablement dérivés du syncitium éndothelial des villosités) und im Bindegewebe die interstitiellen oder perivaskulären Zellen (adventitialen Zellen von Marchand oder die Cellula lecitinica von Ciacio).

Die Aufgabe der Siderocyten ist Eisen aufzunehmen und zu transformieren — les sidérocytes accaparent et transforment le fer. Die Siderophagie ist nur die Vorbereitung zur Umformung. Je nachdem, ob viel oder wenig Eisen in den Zellen zur Ablagerung kommt, spricht er von „gare" (überfüllt) oder „maige". Während der Umwandlung wird der fette Siderocyt zu einem mageren, aber beide Formen werden nicht an derselben Stelle des Organes gefunden. Chevalier nimmt nun an, daß von den Siderocyten, unter normalen Verhältnissen hauptsächlich in der Milz jene es sind, die das Eisen transformieren. Das Eisen, das offenbar in anorganischer Form zirkuliert, soll hier so umgewandelt werden, daß es für den Hämoglobinaufbau wieder verwendet werden kann. Nachdem das Eisen in den Makrophagen gleichsam eine physiologische Form angenommen hat, verläßt die Zelle die Milzpulpa, gelangt in den Milzsinus, um schließlich durch die Vena lienalis das Organ überhaupt zu verlassen und um die eigentlichen Bildungsstätten des Blutes aufzusuchen. Eine vermehrte Tätigkeit der Siderocyten bei gewissen experimentellen Vergiftungen, ebenso auch bei manchen krankhaften Zuständen des Menschen scheint ihm sehr wahrscheinlich. An dieser Arbeit können sich auch andere Organe beteiligen, die sonst unter physiologischen Bedingungen fast ausschließlich von der Milz besorgt wird. So können die Leber, der Darm und zuweilen auch die Nieren

von Siderocyten erfüllt sein. Das Knochenmark soll relativ am wenigsten
Siderocyten führen. Als Grund für die Möglichkeit, daß auch andere Organe
eine erhöhte Siderocytentätigkeit entwickeln können, sieht er den embryonalen
Charakter der Kapillarendothelien an, d. h Chevalier nimmt an, daß sich die
Endothelien sehr leicht vermehren und wuchern können, und daß dann die
Produkte ihrer Tätigkeit gleichwertig jenen der echten Siderocyten werden.
Auch sie können leicht frei werden, um die eventuell gebildeten Vorstufen
des Hämoglobins weiter zu schaffen. La sidérose d'assimilation et la sidérose
d'excrétion stehen sich also gegenüber.

Wenn die Untersuchungen von Chevalier zu Recht bestehen — ich
persönlich habe auf Grund meiner Beobachtungen keine Anhaltspunkte an der
Richtigkeit der Tatsachen zu zweifeln —, so hätte die Milz die Funktion,
einerseits selbst ein großes Siderocytenlager abzugeben, andererseits regionäre Siderocyten zu vermehrter Tätigkeit anzuregen.
Fehlt dagegen die Milz, so gehen nicht nur die exstirpierten Siderocyten verloren, sondern auch die anderen Zellen, die sonst sidero-
cytische Eigenschaften besitzen, büßen vielfach die von der Milz
geförderten Funktionen ein.

Überträgt man diese Vorstellungen auf die Leber, so könnte man sagen,
daß die Kupfferzellen bei Tieren, denen schon vor längerer Zeit die Milz
entfernt wurde, nicht mehr so suffizient sind, um alles Eisen an sich zu
reißen. Die Behauptung, daß vielleicht wegen Wegfallens der Milz ein Mangel
an sideroferen Zellen besteht, und daß dann das Eisen sich dort ablagert,
wo sich hiezu eine Möglichkeit bietet, erscheint mir hinfällig, weil diese Abweichung nicht schon unmittelbar nach der Milzentfernung zu sehen ist, sondern
erst nach $1^1/_2$—2 Monaten auftritt. Es ist möglich, daß daher die Milz tatsächlich einen spezifischen Einfluß auf die Siderocyten im Sinne von Chevalier
nehmen kann, d. h., daß z. B. die Kupfferzellen nach Milzentfernung nicht
mehr in gleicher Weise imstande sind, Eisen, sei es, daß es von außen kommt,
sei es, daß es aus dem Hämoglobinzerfall herstammt, an sich zu reißen und der
Hämatinsynthese zuzuführen.

Chevalier bemüht sich auch, für die menschliche Pathologie eine Trennung in eine Siderose der Exkretion und eine Siderose der Assimilation wahrscheinlich zu machen. Sicherlich begegnen uns beim Studium
pathologischer Lebern Bilder, die man bald als makrophage, bald als parenchymatöse Siderose deuten könnte; aber deswegen darf man diese Erscheinung
noch nicht im Sinne von Chevalier verallgemeinern und sagen, daß man immer,
wenn sich z. B. Eisenpigment in den Leberzellen findet, nur mit einer mangelhaften Tätigkeit der Milz zu rechnen sei. Wir haben früher erwähnt, wie leicht
primär geschädigte Zellen Eisen an sich reißen können, so daß man bei der
Diskussion der Frage, ob in einem gegebenen Fall die „Siderose der Exkretion"
in dem einen oder dem anderen Sinne zu deuten wäre, man immer zunächst
an eine Zellschädigung denken soll. Bis jetzt vertritt unter den Pathologen
nur Rößle eine ähnliche Anschauung. Wir werden diese Frage noch bei der
Besprechung der Hämochromatose zu diskutieren haben.

Nach der Splenektomie übernehmen andere Organe bald schneller, bald
langsamer die Funktionen der Milz, soweit uns Präparate lehren, die auf Eisen
gefärbt wurden. Allem Anscheine nach können als vikarierende Organe nur
solche in Kraft treten, die auch Siderocyten führen können; es kommen also
vor allem Darmzotten, großes Netz, Mesenteriallymphdrüsen, Leberkapillaren
in Betracht; wieweit sich daran auch das Knochenmark beteiligt, ist
schwer zu entscheiden. Die Versuche von Asher und die histologischen

Ergebnisse von Chevalier sagen, daß nach einem gewissen Zeitabschnitt die chemisch meßbare Eisenausfuhr wieder abnimmt und auch die parenchymatöse Siderose nicht mehr so in den Vordergrund tritt wie in den ersten 2—3 Monaten. Wir müssen also annehmen, daß nach dieser Zeit die parenchymatöse Exkretion des Eisens wieder abnimmt, weil die Supplierung der Milz inzwischen eine ausreichende geworden ist.

Ich bin auf die Arbeiten von Chevalier deswegen genauer eingegangen, weil ich mich mit ähnlichen Fragen beschäftigt habe und, weil sich meine Ergebnisse gerade in der prinzipiellen Frage mit denen von Chevalier decken, und ich mich daher auf die Angaben des französischen Autors berufen kann.

Überblicke ich das Wesentliche, was sich aus der Betrachtung der Beziehung der Milz zum Eisenstoffwechsel ergeben hat, so läßt sich ungefähr folgendes sagen: Jenes System von Zellen, dem wir schon mehrmals begegnet sind und das uns bei der Betrachtung der hepato-lienalen Erkrankungen noch ganz besonders interessieren wird, zeigt offenbar auch dem Eisen gegenüber eine spezifische Affinität. Unter physiologischen Bedingungen läßt sich dies histologisch nicht so leicht nachweisen. Wenn man aber den Eisenstoffwechsel anregt oder wenn man sogar Eisen in löslicher Form verabfolgt, dann treten diese Zellen, vollgestopft mit Eisen, ganz besonders in den Vordergrund. Über diesem System von Zellen, das in seiner Gesamtheit von Chevalier als Siderocytensystem genannt wird, steht gleichsam wie ein Kontrollorgan die Milz. Geht die Milz verloren, so haben die restlichen Siderocyten teils die Funktion der fehlenden Milz zu übernehmen, teils haben sie wieder ihre Funktion, alles Eisen an sich zu reißen, verloren, so daß es der Ökonomie des Organismus entgeht. Hätten wir es in der Hand, auf experimentellem Wege das Gegenteil einer fehlenden Milztätigkeit zu schaffen, so könnte man sich in Analogie dazu vorstellen, daß jetzt z. B. die Kupfferzellen viel mehr Eisen speichern können als unter physiologischen Bedingungen. Von diesem Gesichtspunkte aus wäre es auch zu verstehen, warum Asher nach der Splenektomie einen erhöhten Eisenexport findet.

Dem Eisenstoffwechsel sind wir bereits in einem früheren Abschnitte dieses Kapitels begegnet. Dort hat es sich uns nur darum gehandelt zu entscheiden, ob der Eisenexport durch Stuhl und Harn als Maßstab der Blutmauserung hingestellt werden kann. Wir haben uns damals dahin geäußert, daß weder die Hämosiderose noch die vermehrte Eisenausscheidung mit dem Blutzerfall in Parallele zu setzen sei. Auf Grund der Beobachtungen von Asher könnte man sich vorstellen, daß hauptsächlich bei geschädigtem Siderocytensystem der Eisenexport überstürzt erfolgt und daß unter gewissen Bedingungen bei mangelnder Funktion, z. B. der Kupfferzellen, mehr Eisen in den Leberzellen vorkommen dürfte. Aber vor einer Verallgemeinerung der „Siderose der Exkretion" ist sicher zu warnen.

Die Beobachtungen von Asher fordern auf, dem Eisenstoffwechsel als Maß der Milz resp. der Siderocyten erhöhte Aufmerksamkeit zu schenken; leider erfordern exakte Eisenstoffwechseluntersuchungen einen großen technischen Apparat, so daß sie sich als klinische Methode nur schwer einbürgern werden.

Wir werden uns im folgenden noch vielfach mit den Eisenausscheidungen unter physiologischen und pathologischen Bedingungen zu beschäftigen haben und werden dabei oft die Gelegenheit ergreifen, auf das hier Gesagte zurückzugreifen.

Zusammenfassung. Wie die Milz durch aktive Tätigkeit lebhaften Anteil an der Zerstörung der Erythrocyten nehmen kann, so ist sie auch befähigt, das durch physiologische Abnützung und durch pathologische Einflüsse zugrunde gegangene Material aus der Blutbahn abzufangen und eventuell aus dem Körper zu eliminieren. Die Versuche mit Injektion von Farbstoffen, das Aufspeichern von Malariaplasmodien oder Malariapigment in der menschlichen Milz, gaben genügend Anhaltspunkte, sich für eine ausgiebige phagocytäre Tätigkeit der Milz Fremdkörpern gegenüber auszusprechen. An die Möglichkeit, daß die Milz auch körpereigene Zellen, wie es die roten Blutkörperchen sind, aufgreift und der Zerstörung anheimfällt, dachte man nicht. Weil man sich nun vorstellte, daß die Milz nur Zerfallsprodukte, wie sie eventuell im Körper kreisen, an sich reißt, und daher wie ein Filter den Säftestrom von Stoffwechselschlacken reinigt, durch welche es auch zu einer Vergrößerung der Milz kommen kann, entstand die Lehre vom spodogenen Milztumor. Blumenthal nennt daher die Milz die Lymphdrüse des Blutstromes; sie filtriert das Blut und befreit es von den abnormen Produkten. Den Makrophagen würde hauptsächlich die Rolle zufallen, die körperfremden Schlacken nicht nur abzufangen, sondern auch zu zerstören. Wir werden uns in den folgenden Kapiteln bemühen, für pathologische Zustände die Bedeutung des „aktiven“ Milztumors zu beleuchten, und legen bereits hier Wert darauf, daß beim spodogenen Milztumor vorwiegend Erythrocytentrümmer gefunden werden, die wir eben beim aktiven Milztumor vermissen. Es war uns daher wichtig, gezeigt zu haben, wie die Milz schon unter physiologischen Bedingungen in den intermediären Hämoglobinstoffwechsel aktiv einzugreifen imstande ist.

III. Kapitel.

Für die Erkenntnis der hepatolienalen Erkrankungen war das Studium des Toluylendiaminikterus mitbestimmend. Es erscheint daher angebracht, das Wichtigste, was wir von der Pathogenese dieser Intoxikation wissen, kurz zu berühren. Der Besprechung dieser experimentellen Form von Gelbsucht soll eine kurze Darlegung der allgemeinen Pathogenese des Ikterus vorangehen. Eigentlich gehört die Diskussion dieser Frage in eine Abhandlung, wo die spezielle Leberpathologie zur Sprache kommt; nachdem wir uns aber hier auf einem Grenzgebiete bewegen und wir uns bei der Besprechung der hepato-lienalen Erkrankungen auf das Ikterusproblem oft beziehen müssen, erscheint diese kurze Abschweifung von unserem eigentlichen Hauptthema gerechtfertigt.

I. Die verschiedenen Formen von Gelbsucht.

A. Der rein mechanische Stauungs-Ikterus.

Werden die gallenabführenden Wege verlegt, so kommt es allmählich zu einer diffusen Imbibition der Gewebe mit Gallenfarbstoff. Die Anhäufung von Bilirubin in den Säften, also zunächst im Serum, ist nicht nur eine Begleiterscheinung des Ikterus, sondern sie geht der allgemeinen Gelbsucht stets voraus — Bilirubinämie. Der Körper entledigt sich des überschüssigen Bilirubins durch den Harn, eventuell durch andere Körpersäfte (Darmschleim, Tränen etc.). Die Bilirubinurie ist daher eine konstante Erscheinung des rein mechanischen Ikterus. In der Regel kommt es infolge der Verlegung der abführenden Gallenwege auch zu einer Stase der Gallensäuren. Auch sie finden schließlich auf dem Umwege über das Blut — Cholämie — ihren Weg durch den Harn — Cholurie — nach außen. Cholämie und Cholurie sollen daher die steten Begleiterscheinungen des mechanischen Ikterus sein.

Auf der Höhe eines totalen mechanischen Stauungs-Ikterus gelangt kein Gallenfarbstoff in den Darmkanal. Es fehlen daher auch die Möglichkeiten für eine intestinale Urobilinbildung und insofern auch die Vorbedingungen für die Urobilinurie. In dem Sinne kann das Bestehen einer Urobilinurie neben gleichzeitiger Gallenfarbstoffausscheidung als Beweis gegen einen vollständigen mechanischen Verschluß der Gallenwege verwertet werden. Kommt es trotzdem bei sicherem mechanischem Hindernis in den gallenabführenden Wegen — was sich eventuell durch die Untersuchung des Duodenalsaftes feststellen läßt — zu einer Urobilinurie, so deutet dies entweder auf eine gleichzeitige Infektion der Gallenwege oder es spricht für einen eventuell vor kurzer Zeit erfolgten Durchbruch der Galle in den Darm. In letzterem Falle ist dies ein Zeichen, daß das Hindernis in den Leberwegen behoben ist.

Beim mechanischen Stauungs-Ikterus werden, solange die Gelbsucht besteht, große Mengen von Bilirubin und natürlich auch von Gallensäuren

durch den Harn nach außen befördert. Diese Ausscheidung hält so lange an,
als das mechanische Hindernis besteht, meist sogar um einige Tage länger.

Der Leber stehen drei Möglichkeiten offen, um die Sekrete ihrer Zelltätigkeit nach außen zu befördern: die Gallengänge, die Blutgefäße und die Lymphbahnen. Jedem dieser Wege ist eine bestimmte physiologische Funktion zugemessen, so daß sie teils als Zuführungs-, teils als Ausführungsbahnen zu dienen
haben. Wenn sich daher die Bedingungen des physiologischen Ablaufes der inein-
andergreifenden Funktionen ändern, so müssen sich auch die Wege anders gestalten, die unter normalen Bedingungen den einzelnen Stoffen zugewiesen sind.
Ist daher der Ductus choledochus verschlossen, so ist auch der Fluß der Galle,
die schließlich doch vorwiegend aus Stoffwechselschlacken besteht, gegen den Darm zu unterbrochen. Trotzdem baut aber die Leberzelle die im Organismus freiwerdenden Pigmente weiter zu Gallenfarbstoff ab und sezerniert auch weiterhin Galle. Damit nun diese Körper aus dem Kreislauf der Leber herausbefördert werden können, muß sich die Galle neue Wege bahnen. Solche stehen ihr durch das Lymphsystem und durch die Blutbahnen offen, so daß schließlich die Galle den Körper durch die Nieren verlassen kann. Nachdem die Passage der Galle durch das Blut mit Imbibition der Organe durch Gallenfarbstoff einhergeht, so muß es zu Gelbsucht kommen. All das Gesagte läßt sich im Experiment zeigen, wenn man den Ductus choledochus unterbindet.

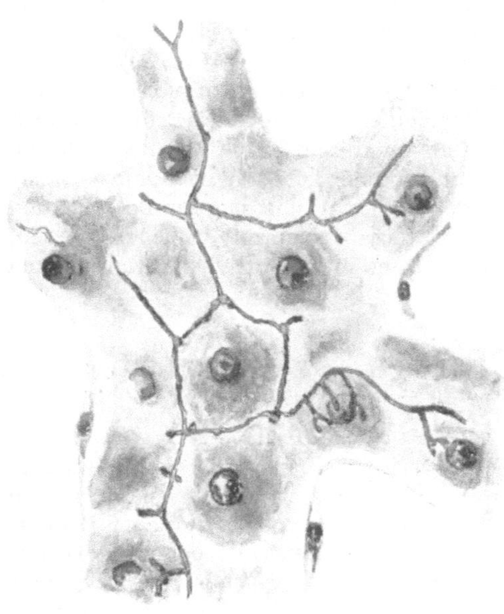

Abb. 19. Schnitt aus einem normalen Leberacinus.
Die Gallenkapillaren sind verhältnismäßig eng; die
interzellulären Kapillaren erreichen nie die äußeren
Zellgrenzen.

Entwickeln sich im menschlichen Körper ähnliche Verhält-
nisse, wie wir sie hier vom Tierversuche beschrieben haben, so daß sich bei bestehender Gelbsucht ein
Hindernis in den Gallenwegen finden läßt, welches den Abfluß der Galle gegen
den Darm zu aufhebt, so spricht man von einem mechanischen Stauungs-
Ikterus. Da die maximale Steighöhe der Galle im Ductus choledochus des
Hundes nur 20 mm Hg beträgt, so wäre es begreiflich — vorausgesetzt, daß
es gestattet ist die experimentellen Erfahrungen auf die menschliche Patho-
logie zu übertragen —, daß auch unbedeutendere Störungen im Abfluß der
Galle ausreichen können, um eine Gallenstauung und konsekutive Gelbsucht
zu bedingen. Dieser Umstand hat es mit sich gebracht, daß man es in vielen
Fällen, wo sich ein deutliches Hindernis für eine eventuelle Störung des
Gallenabflusses post mortem nicht fand, trotzdem versucht hat, mechanische
Störungen für die Gelbsucht verantwortlich zu machen; so nahm man an,
daß es gelegentlich zu einer Schwellung der Schleimhaut im Ductus choledochus kommen kann; dieselbe kann in vivo eine große Rolle spielen, muß
sich aber bei der anatomischen Untersuchung nicht mehr als Hindernis bieten,
weil postmortal alle Schwellungen schlecht nachweisbar sind.

Einen tieferen Einblick in die Pathogenese des Ikterus, und zwar ganz im allgemeinen, mußte man erwarten, falls es gelingen sollte, den eigentlichen Bildungsstätten der Galle auch histologisch näher zu treten. Wenn es auch durch Injektionsversuche sicher gestellt war, daß in der Leber Sekretkapillaren vorkommen, so war es bis vor kurzer Zeit nicht gelungen, diese Gebilde auch am menschlichen Leichenmaterial nachzuweisen. Es gelang mir, eine Methode auszuarbeiten, mittelst der man imstande ist, die menschlichen Gallenkapillaren in spezifischer Weise zu färben. Dies ermöglichte es mir, die Gallenkapillaren unter normalen und pathologischen Bedingungen zu verfolgen.

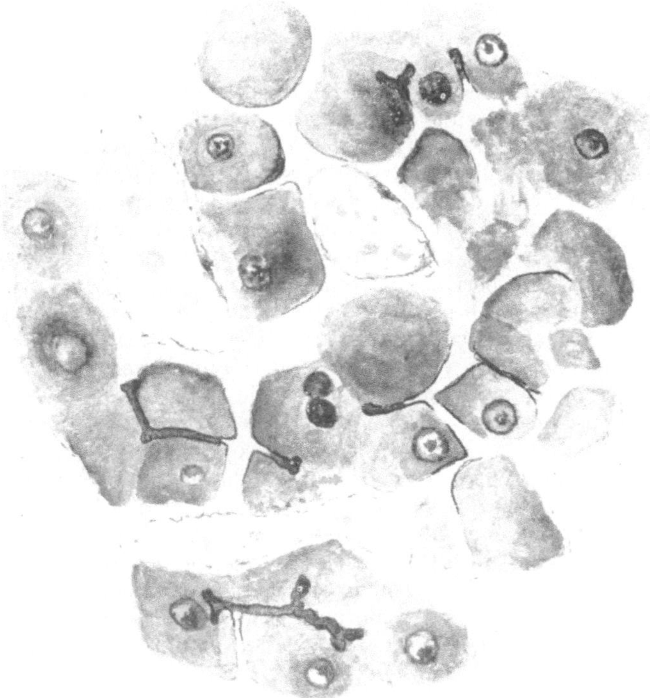

Abb. 20. Schnitt aus einer Leber mit mechanischem Stauungs-Ikterus (laut Anamnese Dauer derselben 3 Monate). Die Gallenkapillaren sind stark erweitert und zeigen an vielen Stellen Einrisse und so Kommunikationen zwischen ihren Lumina und den Lymphspalten. Die Einrisse erstrecken sich selbst bis in die trabekulären Kapillaren und bewirken so Querspaltung des Leberzellbalkens. Die Dissoziation der Leberzellen kann so weit einreißen, daß an manchen Stellen nur noch Reste von Leberzellen nachweisbar sind.

Die Histologie der normalen Gallenkapillaren des Menschen (Abb. 19) habe ich bereits im ersten Kapitel skizziert (vgl. S. 30); ich kann mich daher hier auf das Verhalten beim rein mechanischen Ikterus, z. B. nach dauerndem Verschluß des Ductus choledochus, beschränken. Untersucht man Schnitte von solchen Lebern, so fällt die enorme Erweiterung der Gallenkapillaren auf. Besonders an Stellen, wo zwei oder mehrere trabekuläre Gallenkapillaren zusammenstoßen, sind die Lumina derselben zu förmlichen Zisternen vereinigt. Jedenfalls gewinnt man die Überzeugung, daß beim mechanischen Ikterus gegenüber der Norm, wo ja die Kapillaren sehr eng erscheinen, im Gallensystem eine Stase, eventuell ein erhöhter Druck bestehen muß. Am stärksten aber prägen sich die Erscheinungen einer Erweiterung an den interzellulären Kapillaren aus. Wahrscheinlich kommt es zuerst zu einer Verlängerung derselben in der Richtung gegen ihr distales Ende. Die interzellulären Kapillaren drängen sich fast bis gegen die Lymphräume heran, schwellen hier ampullenförmig oder auch hammerartig an. Schließlich scheinen sie dem in dem Gallenkapillarsysteme herrschenden Drucke nicht mehr widerstehen zu können und reißen an Stellen ein, wo dem Drucke die geringsten Hindernisse entgegengesetzt werden — das ist an den Enden der interzellulären Kapillaren. So kommt es zu offenen Kommunikationen zwischen dem Lumen der Gallenkapillaren und den zwischen Leberzellen und Blutkapillaren befindlichen Lymphräumen. (Abb. 20.) Die ampullenartigen Enden der interzellulären Kapillaren werden zu offenen Rißtrichtern; die Leberzellen, welche den Riß begrenzen, können unter dem Einflusse der ausströmenden Galle auseinander gedrängt werden; es kommt zur Spaltung der interzellulären Gallenkapillaren ihrer ganzen Länge nach, wobei sich der Riß bis in den zugehörigen trabekulären Gang fortsetzen kann. Bewirkt die Fortsetzung des Risses in den trabekulären Gang eine Abspaltung von Leberzellen, so kann dieser Vorgang noch größere Dimensionen annehmen, indem durch Weitergreifen des ersten Risses immer mehr und mehr Leberzellen aus der Kontinuität gelöst werden. Auf diese Weise kann es zu mehr oder weniger ausgedehnten Nekrosen im Acinusbereiche der Leber kommen. Sicherlich können sich so zahlreiche Kommunikationen zwischen dem Lebergangsystem und den perivaskulären Lymphräumen entwickeln. Gestalten sich die Leberzellnekrosen besonders tiefgreifend, so können sich auch Verbindungen zwischen Gallenkapillaren und Bluträumen herstellen; das Primäre ist aber stets ein Eindringen von Galle in das Lymphsystem.

Durch diese meine Untersuchungen wurde zum erstenmal gezeigt, daß bei mechanischem Verschluß des Gallenganges die im Kapillarsystem sich anstauende Galle aus ihren Bahnen tritt. Diese Erscheinungen sind für den gewöhnlichen mechanischen Stauungsikterus so charakteristisch, daß man aus ihnen Rückschlüsse auf das Entstehen der Gelbsucht ziehen kann. Die Bilder, die durch meine Methode gewonnen werden, zeigen überdies in eindeutiger Weise, daß trotz der Stase die Leberzellen weiter Galle sezernieren, und zwar ganz so wie unter normalen Umständen, nämlich in der Richtung des Darmes, denn sonst käme es nicht zu jener enormen Erweiterung der Gallenkapillaren. Daß die Leberzelle trotz des Druckes im Gallensystem in ungestörter Weise die Galle gegen die Gallenkapillaren zu produziert, ist ein Beweis für die Funktionstüchtigkeit der Leberzellen.

B. Jene Formen von Ikterus, wo innerhalb der größeren Gallenwege kein Hindernis zu finden ist.

In der menschlichen Pathologie sieht man sehr häufig Formen von oft sehr intensiver Gelbsucht, wo es auch bei der Sektion und selbst bei der histologischen Untersuchung nicht gelingt, ein mechanisches Hindernis ausfindig zu machen. Wir erinnern hier vor allem an den Ikterus bei der akuten gelben Leberatrophie, bei der Hanotschen Cirrhose, bei der Phosphorvergiftung oder beim hämolytischen Ikterus. In allen diesen Fällen kommt es ganz ähnlich wie beim grobmechanischen Ikterus ebenfalls zu einer Bilirubinämie; das Merkwürdige, was aber diese Formen gegenüber dem typischen Stauungsikterus auszeichnet, ist die Tatsache, daß es oft trotz hochgradiger Gelbsucht nicht immer zu Gallenfarbstoffausscheidung durch den Harn kommt. Zum mindesten besteht ein krasses Mißverhältnis zwischen der Intensität des Ikterus und der Bilirubinurie. Daß aber in solchen Fällen wahrscheinlich doch eine Gallenfarbstoffstauung bestehen muß, ist erst in jüngsten Zeiten eben durch den

Nachweis der Bilirubinämie erkannt worden. Meist fehlt — und das hat ja vielen Klinikern große Schwierigkeiten bereitet — der acholische Stuhl, welcher sonst ein Hauptkriterium für den totalen Gallengangsverschluß darstellt. Durch die Untersuchung des leicht zu gewinnenden menschlichen Duodenalsaftes läßt sich der Nachweis eines fehlenden Gallengangshindernisses auch klinisch leicht führen.

Das Studium dieser Fälle, sowie das Bestreben der Ärzte, das pathogenetische Moment auch für diese Formen von Ikterus ausfindig zu machen, zeitigte eine große Anzahl von Theorien. Es hat natürlich nicht an Stimmen gefehlt, die auch hier mechanische Ursachen beschuldigen wollten; so meinten einige, daß das Hindernis in den feineren Gallengängen zu suchen sei. Ich persönlich habe mich dafür eingesetzt, daß bei der atrophischen Lebercirrhose dies manchmal zutreffen kann. Ganz Ähnliches gilt wohl auch vom Ikterus, der sehr häufig bei multiplen Krebsmetastasen in der Leber zu sehen ist. Für viele Formen läßt sich aber kein Anhaltspunkt für eine mechanische Entstehung gewinnen, so daß mit den verschiedensten Möglichkeiten gerechnet werden muß. Daher ist es auch begreiflich, wenn sich viele Autoren in die verschiedensten Spekulationen ergingen und oft ganz nebensächliche Tatsachen als Argumente für weitgehende Schlüsse heranzogen.

Die Grundprinzipien dieser unterschiedlichen Anschauungen lassen sich in zwei Hauptkategorien trennen. Die eine leugnet überhaupt die Möglichkeit einer Leberstörung und setzt sich, weil sie der Anschauung ist, die Leber ist nicht allein für die Gallenfarbstoffbildung verantwortlich zu machen — insofern für die Existenz auch eines rein hämatogenen Ikterus ein. Es ist das die Lehre vom anhepatogenen Ikterus.

Die andere hält wiederum an der ausschließlichen Bildung von Gallenfarbstoff in der Leber fest. Kommt es zu einem Ikterus, der sich nicht durch deutlich nachweisbare Hindernisse erklären läßt, so werden entweder Funktionsanomalien der Leberzellen — Parapedese oder Paracholie — beschuldigt, oder die Ursache der Gelbsucht ist in einer Eindickung der Galle — Pleiochromie resp. Polycholie — zu suchen. Die Angabe, auf die ich in jüngster Zeit hingewiesen habe, daß es bei manchen Formen von Ikterus, z. B. ganz besonders beim Ikterus catarrhalis, zu primären Zellnekrosen im Leberparenchym kommen kann und daß es auf diese Weise zu Kommunikationen zwischen Gallenkapillaren und Lymphräumen kommt, wollen wir nur kurz erwähnt wissen. Die Lehre vom Suppressionsikterus gilt als erledigt; zum mindesten spielt sie in der Literatur nur eine ganz untergeordnete Rolle.

1. Die Grundprinzipien, die zu Gunsten der Lehre vom „hämatogenen Ikterus" angeführt werden. Betrachten wir zuerst die Gründe, die für die Lehre vom hämatogenen Ikterus maßgebend waren. Wie bereits bei Besprechung der Entstehung des Bilirubins angegeben wurde, sind die Grundzüge dieser Lehre hauptsächlich auf Virchow zurückzuführen. Weil er in Blutextravasaten Kristalle nachweisen konnte, die eine gewisse Verwandtschaft mit dem Bilirubin zeigten, was nach seiner Ansicht dafür spricht, daß Gallenfarbstoff ohne Beteiligung der Leber entstehen kann, generalisierte er dies und sagte: auch größere Mengen von Gallenfarbstoff können sich außerhalb der Leber aus zerfallenden Bluttrümmern bilden; wenn sich dies unter pathologischen Umständen steigert, so kann es zu Gelbsucht kommen. Da häufig damit auch Erscheinungen einhergehen, die auf eine Blutzerstörung hinweisen — Ekymosen, Hämaturie oder Hämoglobinurie —, so schien der Name hämatogener Ikterus gerechtfertigt. Mit der Existenz einer solchen Gelbsucht wäre — nach Virchow — besonders dann zu rechnen, wenn sich gleichzeitig Ikterus und die bekannten Erscheinungen von Blutzerfall zeigen. In diese Rubrik glaubte Virchow hauptsächlich jene Formen von Ikterus einbeziehen zu müssen, bei denen die Leber anscheinend nicht pathologisch affiziert war und auch die Gallenwege sich frei von Veränderungen zeigten. Hieher rechnete er den Ikterus bei Sepsis, beim gelben Fieber, bei Herzkranken, dann die unterschiedlichen Gelbsuchtsformen nach Vergiftungen (Phosphor, Morchel, Kalichlorikum, Pyrrogallol, Chloroform, Äther etc.). Auch der Ikterus neonatorum wurde vielfach hieher gezählt. Virchow hat sich in der Folge zu größerer Vorsicht entschlossen, sonst hätte er nicht gelegentlich einer Diskussion über den hämatogenen Ikterus gesagt, „daß es noch immer unerwiesen sei, daß die Leber bei scheinbar normalem Aussehen nicht doch für das Zustandekommen des Ikterus verantwortlich wäre".

Von klinischer Seite hat sich für diese — wir wollen vorgreifen — anhepatische Entstehung der Gelbsucht besonders Leyden interessiert. Er suchte nach Kriterien, die auch dem Kliniker eine Trennung der Gelbsucht in rein mechanische und hämatogene gestatten sollte. Er glaubte diese im Verhalten der Gallensäuren gefunden zu haben: Während beim gewöhnlichen Resorptionsikterus im Harne stets Gallensäuren zu finden sind, sollen diese Körper beim hämatogenen Ikterus fehlen. Nebenbei bemerkt, war für ihn dies gleichzeitig auch der Beweis, daß in solchen Fällen Bilirubin in der Blutbahn gebildet werden müsse, denn sonst wäre es nicht zu verstehen, warum gerade bei diesen Ikterusformen die Gallensäuren, die doch ein ausschließliches Produkt der Leber darstellen, im Harne fehlen. In dem Sinne wollte er für den „hämatogenen Ikterus" den Namen „acholurischen Ikterus" eingebürgert wissen.

Als weitere Symptome für diese Formen von Gelbsucht betonte Leyden die Neigung zu Blutungen, Hämoglobinurien etc., also alles Symptome, auf die auch Virchow großes Gewicht gelegt hatte. Dafür, daß hier nicht rein mechanische Ursachen vorliegen dürften, wurde mit Recht der außerordentlich reichliche Farbstoffgehalt des Darminhaltes angeführt.

Eine wesentliche Stütze für die Anhänger der Lehre vom hämatogenen Ikterus schien die schwere Gelbsucht zu sein, die nach Darreichung von Toluylendiamin oder nach Arsenwasserstoffvergiftung auftritt, also bei Intoxikationen, die beim Hunde auch sonst zu schweren Blutdissolutionen, eventuell Hämoglobinurien führen. Wir werden uns mit diesem Gegenstand noch eingehend zu beschäftigen haben. Hier soll nur betont werden, daß auch diese Tatsachen den Anhängern der Lehre vom hämatogenen Ikterus nicht Beweise genug waren; tatsächlich belehrte uns das genaue Studium dieser Intoxikationen bald eines anderen und es entwickelte sich allmählich die Lehre vom pleiochromen Ikterus. Während in Deutschland die Lehre vom hämatogenen Ikterus im Sinne von Virchow und Leyden nunmehr als erledigt betrachtet werden kann, bemühen sich französische Autoren, die alte Lehre wieder auferstehen zu lassen. Die Widalsche Schule hat hier geglaubt, von einem Ikterus haematogenes redivivus sprechen zu müssen. Als Typus für einen solchen hämatogenen Ikterus sprechen sie jene Formen an, die von klinischer Seite als Ikterus haemolyticus bezeichnet werden. Bei Besprechung dieser Krankheitsform werden wir ihre Beweise und Anschauungen vorzubringen haben. Vorläufig soll nur soviel bemerkt sein, daß gerade der hämolytische Ikterus, wie wir ihn als Kliniker anerkennen, weder ausschließlich pleiochrom noch allein anhepatisch erklärt werden kann. Wahrscheinlich kommen beiderlei Momente hier pathogenetisch in Betracht.

Hier noch einige kurze Bemerkungen über die Frage, ob die von Leyden geforderte Trennung in Ikterusformen mit und ohne Gallensäureausscheidungen zu Recht besteht. Merkwürdigerweise wird eigentlich diese Frage nur selten diskutiert. An den deutschen Kliniken hat man sich, soweit ich die Literatur übersehen kann, für den Nachweis von Gallensäuren im Blut oder im Harn nur wenig interessiert. Möglich, daß dies auf die Autorität von Naunyn zurückzuführen ist, der angegeben hat, daß auch in Fällen von Ikterus bei Pneumonie, also einem Typus von scheinbarem hämatogenem Ikterus, Gallensäuren stets in geringen Mengen zu finden sind.

2. Theorien, die eine funktionelle Schädigung der Leber annehmen. Wir kommen nunmehr zur zweiten Gruppe der Theorien, die sich mit der Frage nach der Entstehung des nicht mechanisch bedingten Ikterus beschäftigen. Wie bereits erwähnt, wird hier daran festgehalten, daß die Bildung des Gallenfarbstoffes von der Leber allein besorgt wird.

Minkowski nimmt für die ungeklärten Fälle von Ikterus eine Funktionsschädigung der Leberzellen an; er postuliert also Veränderungen im Leberparenchym, die sich histologisch nicht mehr nachweisen lassen. Minkowski nennt diese rein funktionelle Leberstörung Parapedese. Die Bahnen, die die Produkte der Leberzelltätigkeit einschlagen, sind unter physiologischen Bedingungen andere als unter pathologischen Umständen. Es soll also unter krankhaften Bedingungen zu einer Störung oder Verwirrung der Sekretionsvorrichtungen kommen; daher der Name Parapedese. Ganz im gleichen Sinne äußert sich Pick, der beim Zustandekommen des Ikterus gleichfalls eine Sekretionsanomalie der Leberzellen vermutet. Es soll die Galle abseits der Bahnen fließen, die ihr physiologisch vorgezeichnet sind, daher der Name Paracholie. Frägt man sich, was für Minkowski oder Pick die Gründe für ihre Theorie waren, so muß man sagen, ihre Auffassungen sind rein hypothetisch und durch nichts bewiesen und daher auch kaum zu entkräften.

Auch Liebermeister greift, um seine Theorie vom akathektischen Ikterus zu stützen, auf rein hypothetische Argumente zurück. Er glaubt, daß die normale Leberzelle Kräfte besitzt, eine Diffusion von Galle in die Lymph- oder Blutbahnen zu verhindern. Diese Eigenschaft soll nun der pathologischen Leberzelle verloren gegangen sein. Die Leberzelle verliert die Eigenschaft, Gallenbestandteile festzuhalten, daher der Name akathektisch (ἀκάϑετος = unaufgehalten).

Von mancher Seite wird versucht, die Lehre vom pleiochromen Ikterus in die Gruppe jener Theorien einzufügen, wo man an eine Funktionsstörung der Leber denkt. Ich vermeide diese Verquickung und widme daher dieser Lehre einen eigenen Abschnitt, weil die Pleiochromie mit den Anschauungen, wie Paracholie resp. Parapedese, nichts gemein hat. Hier handelt es sich nur um Spekulationen, während sich die Lehre vom pleiochromen Ikterus doch auf mehr oder weniger gesicherten Tatsachen aufbaut.

Nur anhangsweise sei auch die Lehre vom Suppressionsikterus erwähnt. Solange die Anschauung galt, daß physiologischerweise die Bildungsstätte des Bilirubins das Blut ist, und die Leber nur die Funktion hat, aus dem kreisenden Blute Gallenfarbstoff abzufangen, meinte man, daß es zu Gelbsucht kommen muß, wenn die Leber diese Absorptionsfähigkeit verloren hat. Im wesentlichen also ein Prinzip, das der hämatogenen Theorie sehr nahe steht, weil hier ebenfalls mit einer extrahepatischen Bilirubinbildung gerechnet wird.

Die Lehre vom menschlichen Ikterus trat in ein neues Stadium, als man aus der großen Zahl von Fällen, die man bis dahin, teils als „hämatogen“, teils bedingt durch Funktionsstörungen der Leberzellen zu deuten gewohnt war, einzelne Typen trennen lernte, wo es gelang, durch Splenektomie die Gelbsucht zu beseitigen. An Hand dieser neuen Tatsache mußte man sich fragen, ob es notwendig ist, all das, was uns bis jetzt aus der Pathologie des Ikterus bekannt ist, umzustoßen oder ob es nicht nur genügt, die alten Erfahrungen von diesem Gesichtspunkte aus zu revidieren. Hauptsächlich schien sich jetzt wieder die alte Frage aufzudrängen, ob es nicht doch einen reinen anhepatischen Ikterus gibt. Wir werden sehen, daß sich manche — vielleicht sogar nur sehr wenige — Formen von Ikterus wahrscheinlich ohne Beteiligung der Leber erklären lassen, aber für das Gros dieser Fälle wird man auch jetzt eine Mitbeteiligung der Leber nicht außer acht lassen dürfen. Um das innige Ineinandergreifen von Milz und Leber zum Ausdruck zu bringen, das ich für die Entstehung mancher Ikterusformen verantwortlich mache, empfehle ich daher den Namen hepato-lienaler Ikterus.

II. Die Lehre von der Toluylendiaminvergiftung und ihre Bedeutung für die Auffassung vom pleiochromen Ikterus.

Anlaß zur Lehre vom polychromen resp. pleiochromen Ikterus gab das Studium des Toluylendiaminikterus. Auf die Tatsache, daß dieses Gift bei Tieren Ikterus erzeugen kann, hat zuerst Schmiedeberg aufmerksam gemacht. Es gibt 3 isomere Verbindungen des T.D.M. Die wirksamste Verbindung ist

NH_2
$\diagup\diagdown\ CH_3$. Sie ist in Wasser leicht löslich; in früherer Zeit war die Verbindung
NH_2

scheinbar schwer rein darzustellen, und noch Stadelmann klagt über den braungefärbten Körper. Derzeit liefert z. B. Kahlbaum ein ganz reines, nichtgefärbtes Präparat. Trotzdem scheinen sich aber im Körper des Tieres Farbstoffkomplexe zu bilden, die durch ihr dunkles Kolorit leicht Bilirubin, z. B. im Harn, vortäuschen können.

1. **Allgemeines über die Toluylendiaminvergiftung.** Mit dem Studium des Ikterus nach T.D.M. haben sich vor allem Stadelmann und Joannovics beschäftigt. Gibt man davon passende Dosen, so kommt es beim Hunde zum Ikterus, bisweilen, besonders nach großen Dosen, auch zur Hämoglobinurie. Bei Katzen und Kaninchen gelingt es fast nie, Gelbsucht zu erzeugen. Hier scheint die Hämoglobinurie zu prävalieren. Warum hier Unterschiede bestehen, dafür interessiert sich eine Arbeit von Friedrich.

Gibt man einem Hunde eine einmalige Dosis (0,02 g pro Kilo Hund), so kommt es meist innerhalb der ersten 24—48 Stunden zu einer deutlichen Gelbsucht. Setzt man mit der Verabfolgung des Giftes aus, so kann sich das Tier wieder vollkommen erholen. Junge Tiere sind empfindlicher als ältere. Wird die genannte Dosis dauernd weitergegeben, so geht das Tier meist im Verlaufe von 14 Tagen zugrunde. Hat man z. B. einem Hund schon durch mehrere Tage hindurch T.D.M. gegeben, und setzt man dann mit der Darreichung des Giftes für längere Zeit aus, so muß man später viel größere Dosen geben, um eine gleich intensive Vergiftung zu erzielen; es muß also doch eine Art von Gewöhnung bestehen; trotzdem läßt sich durch wiederholtes Aussetzen des Giftes und langsames Steigen der täglichen Dosen eine chronische Vergiftung erzielen. Die Tiere magern stark ab und können dabei bis 25 % ihres Anfangsgewichtes verlieren. Diese Gewöhnung an Hämolytica — ähnliches wurde auch vom Pyrodin (Tallqvist) beobachtet — ist vielfach Gegenstand von Untersuchungen gewesen. Nachdem es nicht wahrscheinlich ist, daß

Erythrocyten sich an Gifte gewöhnen, so spricht auch diese Tatsache sehr zugunsten einer organotropen Wirkung der Gifte.

2. Der Einfluß des Toluylendiamins auf die Gallensekretion. Die immer wiederkehrende Beobachtung, daß gewisse Tiere nach Darreichung von T.D.A. stark ikterisch werden, hat die Aufmerksamkeit vieler Pathologen auf sich gelenkt. Die Zahl der Arbeiten, die so entstanden, ist sehr groß, weil man erhoffte, sich durch die Analyse dieses eigentümlichen experimentellen Krankheitsbildes Aufklärung zu verschaffen, wie jene Formen von menschlicher Gelbsucht entstehen, die nicht durch ein mechanisches Hindernis in den großen Gallenwegen zu erklären sind. Zwei Fragen sind es ganz besonders, die immer wieder das Interesse der Kliniker erweckt haben: 1. Wie kommt es zum Ikterus? 2. Wie sind die mit der Vergiftung fast stets einhergehenden Blutveränderungen zu erklären und in welchem Zusammenhange stehen sie mit der Gelbsucht?

Wie entsteht nun der Ikterus bei der T.D.M.-Vergiftung? Stadelmann hat an Gallenfistelhunden in fortlaufenden Untersuchungen die Bilirubinausscheidung studiert. Die Analysen geschahen auf spektro-photometrischem Wege. In den ersten 12 Stunden nach Darreichung des Giftes steigt die Gallenfarbstoffausscheidung erheblich (cf. Abb. 21). Auch die Gallenmenge ist stark vermehrt; dabei bewahrt aber die Galle zunächst ihr normales Aussehen. Sie ist klar und von normaler Konsistenz. In den nächsten

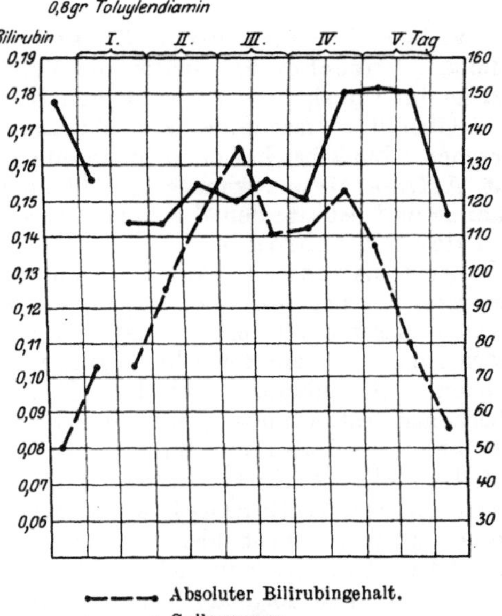

Abb. 21.

12 Stunden nimmt die Gallenmenge ab. Sie beträgt oft kaum die Hälfte der ersten 12 stündigen Periode; auch jetzt noch sind Aussehen und Konsistenz normal. Gegen Ende der zweiten Periode, zirka 24 Stunden nach Applikation des Giftes, sinkt mit einem Schlag die Gallenfarbstoffausscheidung, die bis jetzt unverändert hoch war, fast auf 0 herab; gegen Schluß dieser Periode verliert das Sekret, das sich aus der Fistel entleert, überhaupt das Aussehen der Galle. Es ist jetzt hell, trüb und schleimig. Stadelmann sagt, das Sekret ist ähnlich jenem, das man manchmal als Inhalt eines Hydrops cystidis felleae sieht. Oft ist darin Gallenfarbstoff überhaupt nicht mehr nachweisbar. In dieser Zeit beginnt der Ikterus. Hat man nur eine Dosis Gift gegeben, so zeigt die Galle ca. 60 Stunden nach der Vergiftung wieder ihre normale Konsistenz. Trotzdem ist die Gelbsucht sehr intensiv und hat jetzt erst ihren Höhepunkt erreicht. Faßt man das Gesagte zusammen oder überblickt man die Tabelle, die sich auf einen konkreten Fall bezieht, so läßt sich sagen: Wenn auch die Gallenmenge nach dem farbstofffreien Intervall anscheinend normale Werte zeigt, so steigt der Gallenfarbstoffgehalt prozentuell doch mächtig an. Wir finden hier doppelt so hohe Werte. Diese Pleiochromie sinkt erst am Ende des 5. Tages zur Norm. Das ist also zu einer Zeit, wo auch der Ikterus bereits abzublassen beginnt.

Stadelmann hat auch die Gallensäuren bestimmt. Er hat keinen Parallelismus mit der Bilirubinausscheidung feststellen können; eher das Gegenteil.

Wir werden uns später noch mit der Arsenwasserstoff- und Phosphorvergiftung zu beschäftigen haben; auch diese Gifte sind imstande, bei einzelnen Tieren Ikterus zu erzeugen, der mit jenem nach der T.D.M.-Darreichung große Ähnlichkeit hat. Deshalb hat sich Stadelmann bemüht, die Intensität der Bilirubinausscheidung auch bei Arsenwasserstoff- und Phosphorvergiftung festzustellen. Auch hier zeigen Analysen der Galle, daß der Gallenfarbstoffwert unmittelbar nach der Intoxikation etwas absinkt, dann mächtig hinaufschnellt und sogar relativ viel höhere Werte erreicht als bei der T.D.M.-Vergiftung. Ein völliges Versiegen der Gallenfarbstoffsekretion hat er nicht bemerken können. Pilzecker hat später die Versuche von Stadelmann wiederholt und ist im Prinzip zu dem nämlichen Resultat gekommen.

Über die Ursache der Pleiochromie hat sich Stadelmann nicht ausgesprochen. Zunächst hat er nicht an einen vermehrten Blutuntergang gedacht; erst Affanassiew erkannte die hämolytische Wirksamkeit des Toluylendiamins und betonte den Zusammenhang des vermehrten Blutzerfalles und der Pleiochromie.

Auch Minkowski hat einen ähnlichen Standpunkt vertreten; er ist auch der erste, der sich über die Pathogenese des Ikterus bei der T.D.A.-Vergiftung etwas präziser ausspricht — denn er sagt: Durch das T.D.M. kommt es in erster Linie zu einem vermehrten Blutuntergang und konsekutiv zu einer vermehrten Gallenbildung. Aus dem Plus an Galle, das sich vor allem durch Überkonzentration äußert, erwächst der Leber eine vermehrte Tätigkeit. Die Gallenwege sind aber nur für eine normal zusammengesetzte Galle gebaut, so daß die zähe, visköse, farbstoffreiche und dabei flüssigkeitsarme Galle in den Gallenkapillaren sich selbst ein Hindernis bereitet und es schließlich auch hier zu einem Retentionsikterus kommen muß.

Stadelmann kann sich dieser Anschauung deshalb nicht vollkommen anschließen, weil folgende Versuche ihn zur Vorsicht mahnen: Ahmt man — wie dies Minkowski voraussetzt — den erhöhten Blutzerfall in der Weise nach, daß man Tieren intravenös größere Hämoglobinmengen injiziert, so kommt es nur zu einer Pleiochromie, nicht aber im Sinne Minkowskis zu einer Polycholie. Außerdem kommt es nach Hämoglobininjektionen allein zu keinem Ikterus. Nachdem Stadelmann in der Leber histologisch auch eine mächtige Verfettung der Leberzellen nachweisen konnte, so meint er, daß beim Zustandekommen des T.D.M.-Ikterus zwei Momente zu berücksichtigen wären: Pleiochromie und eine spezifische Leberschädigung.

Wir haben uns bereits im 2. Kapittel bei Besprechung der physiologischen Bilirubinbildung auf Versuche von Naunyn und Minkowski bezogen (vgl. S. 50), aus denen hervorgeht, daß es nach Arsenwasserstoffvergiftung schon nach relativ kurzer Zeit zu einem intensiven Ikterus kommt. Da die beiden Autoren weiter zeigen konnten, daß diese Experimente bei entleberten Tieren nicht gelingen, so schlossen sie daraus, daß ohne Leber es weder unter physiologischen noch pathologischen Bedingungen zu einer Gallenfarbstoffbildung kommen kann. Die weitere Konsequenz, die sich daraus ergibt, ist somit die, daß es ohne Leber unmöglich zu einem Ikterus kommen kann. Da auch sie sich überzeugen konnten, daß auf der Höhe der Gelbsucht nach T.D.A.-Vergiftung die Gallensekretion temporär versiegt, so glauben auch sie mechanische Momente im Sinne einer Gallenstauung beschuldigen zu müssen und entwickelten die oben angeführte Theorie. Jedenfalls waren aber diese Versuche geeignet, die sonst in Ehren stehende, zuerst von Leyden und Virchow vertretene Anschauung von der Existenz eines rein hämatogenen Ikterus stark in Mißkredit zu bringen.

Während sich die hämatogene Lehre von der Entstehung des Ikterus nach T.D.M.-Vergiftung und die Anschauungen von Stadelmann resp. Minkowski-Naunyn scharf gegenüberstanden, versuchte Affanassiew, die beiden Theorien zu überbrücken. Er wollte dies auch äußerlich zum Ausdruck bringen und schuf den Namen hämohepatogener Ikterus. In einer Replik sprach sich Stadelmann sehr energisch dagegen aus und sagte: Jeder Ikterus ist hepatogen, ganz gleich, woher der Leber das Material zur Gallenbildung zugeführt wird. Ähnlich urteilte auch Quincke.

Gegen die Anschauung, daß bei diesen durch Vergiftung bedingten Ikterusformen mechanische Momente eine Rolle spielen, wurde vielfach folgende Tatsache ins Feld geführt. Unterbindet man einem Hunde den Ductus choledochus, so zeigt sich oft erst nach vielen Tagen (72 bis 96 Stunden) eine leichte Gelbfärbung der Skleren und Übertreten von Bilirubin in den Harn. Wie ganz anders ist es dagegen bei der T.D.M.- oder gar bei der AsH_3-Vergiftung, wo nach längstens 24 Stunden (bei der AsH_3-Intoxikation noch viel früher) der Ikterus schon deutlich ausgesprochen ist. Die Autoren, die ein Gewicht darauf legten, dem T.D.M.-Ikterus auch mechanische Momente zugrunde zu legen, sagten: Bei Verschluß an der Ausmün-

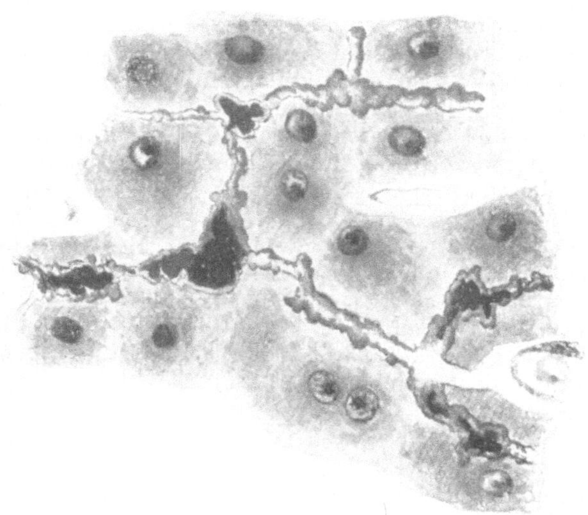

Abb. 22. Phosphorvergiftung. Mächtig erweiterte Gallenkapillaren. Daneben wieder solche von normaler Weite. In ihnen sind sowohl größere als auch kleine Gallenthromben nachweisbar. An mehreren Stellen erscheint das Lumen der Gallenkapillaren gegen die Lymphräume zu geöffnet.

dung des Ductus choledochus hat die Galle reichlich Zeit und Platz, um sich in ihren Reservoirs anzusammeln, bevor sie noch die Wandungen ihrer Gänge durchbrechen muß. Diese Zeit der Verteilung der Galle in den großen dehnbaren Gallengängen, wobei die Gallenblase sicher eine wichtige Rolle spielen dürfte, scheint eben lange zu dauern. Wenn aber die Stauung bereits im Kapillarbereich beginnt, dann kommt es viel frühzeitiger zum Einreißen der Gallenkapillaren und daher auch zu frühzeitigem Übertritt von Bilirubin in die Lymphbahnen. In dem Sinne ist auch ein Versuch von Affanassiew zur Klärung dieser Frage angestellt worden. Er unterband bei einem Hunde den Ductus choledochus, nachdem er in die großen Gallengänge Wachsemulsion — nach seiner Angabe bis zu den Interlobulärgängen — eingespritzt hatte. Tatsächlich kam es in diesem Falle bereits innerhalb der ersten 24 Stunden zu Gelbfärbung der Skleren und zu stark positiver Gmelinscher Probe im Harn.

Für die Annahme, daß der Ikterus nach T.D.M.-Vergiftung in letzter Linie ein mechanischer ist, habe auch ich mich auf Grund meiner histologischen Studien über den Ikterus ausgesprochen. Mittelst meiner Gallen-

kapillarmethode habe ich zuerst die unterschiedlichen menschlichen „hämolytischen“ Ikterusformen untersucht.   So kamen vor allem der Ikterus bei
Phosphorvergiftung, der „zyanotische“ Ikterus und auch der typische hämolytische Ikterus (im Sinne der Kliniker) zur Untersuchung.   Auch hier zeigen
sich die Gallenkapillaren gelegentlich erweitert.   Außerdem lassen sich leicht jene
Gallenkapillarrisse darstellen, die mit Sicherheit beweisen, daß sich die bereits
in die Kapillaren sezernierte Galle nicht gegen den Darm resp. gegen die
großen Gallengänge ergießen kann, sondern sich stauen muß, weil ihr Hindernisse entgegenstehen. (Abb. 22.)
    Untersucht man die Lebern, die von Tieren stammen, die mit T.D.M.
vergiftet wurden, so zeigen sich auch hier die Gallenkapillaren mächtig erweitert
und eingerissen, ähnlich wie beim mechanischen Ikterus, und ebenfalls erfüllt
von eigentümlichen klumpigen Massen.   Diese Gebilde, die schon an gewöhnlichen Hämatoxylin-Eosinschnitten leicht nachweisbar sind, lassen sich durch
meine Färbemethode sehr leicht und deutlich nachweisen.   Untersucht man das
Verhältnis zwischen diesen klumpigen Massen und den Gallenkapillaren genauer,
so zeigt sich, wie gerade hinter solchen Massen die Gallenkapillaren mächtig
erweitert sind und daselbst sich auch Risse darstellen lassen, also Kommunikationen zwischen Gallenräumen und Lymphspalten.   Schon das histologische
Verhalten hat es mir nahe gelegt, in diesen Massen die Hindernisse zu erblicken,
die den geregelten Abfluß der Galle gegen den Darm hemmen.   Da hinter
diesen Massen nur wenig Raum übrig bleibt, in dem sich die Galle stauen
kann, so muß es rasch zum Austreten von Galle und zu Ikterus kommen.
Andererseits ist auch einzusehen, warum neben den verlegten Gallenkapillaren
genügend viele Bahnen offen bleiben dürften, und so noch immer ein Teil
der Galle gegen den Darm abfließen kann.   In Anbetracht dieser Verhältnisse
habe ich die erwähnten intrakapillären Massen als Gallenthromben bezeichnet.
    Solche Veränderungen sah ich bei der menschlichen Phosphorvergiftung,
beim Ikterus, wie er vielen Herzfehlern eigen ist, außerdem bei manchen Lebercirrhosen, in gewissen Stadien der akuten gelben Leberatrophie und gelegentlich
besonders schön bei jener Krankheit, die wir Kliniker hämolytischen Ikterus
nennen.   Daß dies für den T.D.M.-Ikterus typisch ist, habe ich bereits erwähnt.
Es wäre noch hinzuzufügen, daß gleiche Bilder auch bei der experimentellen
AsH_3-Vergiftung zu sehen sind, vorausgesetzt, daß es überhaupt zu Ikterus
kommt.   Anfangs versagte meine Gallenkapillarmethode zum Nachweis der
Kapillaren beim Hunde.   Daß aber auch hier die gleichen Verhältnisse gelten,
ist vielfach angenommen worden.   So sagt z. B. Joannovics bei Besprechung
dieser Frage: „Wenn es auch beim Tiere nicht gelingt, durch die von Eppinger
angegebene Methode die Zerreißungen der Gallenkapillare darzustellen, so
sprechen doch auch die mit Hämatoxilin-Eosin und die mit Karmin gefärbten
Schnitte dafür, daß es sich beim Hunde nach T.D.M.-Vergiftung um analoge
Veränderungen handelt, wie man sie beim Menschen nach schwerem Ikterus
sieht.“ Ähnliche Anschauungen dürfte bereits Affanassiew vertreten haben,
denn er sagt: „Wenn man Gefrierschnitte von derartigen Lebern (die Schnitte
stammen von mit T.D.M. vergifteten Tieren) in konzentrierter Glyzerin- oder
Hoyerscher Gummilösung untersucht, so bekommt man ein sehr schönes
Bild der injizierten goldgelben Gallenkapillaren zu sehen.   Am deutlichsten
zeigen sich diese injizierten Gallenkapillaren um die Vena centralis herum.“
Weiter fand er in den großen Gallengängen solcher Tiere lange zylindrische
Pfröpfe eingedickter Galle, die sich bis in die makroskopisch nachweisbaren
Gallengänge verfolgen ließen und sie ausfüllten.   Diese Zylinder bestanden aus
Schleim, weißen Blutkörperchen, fettig degenerierten Epithelien, Fetttropfen

und waren schwarz-grün gefärbt. Affanassiew wundert sich, daß er ähnliche Verhältnisse beim mechanisch bedingten menschlichen Ikterus nie konstatieren konnte. Wir geben ihm vollkommen recht, denn am Gefrierschnitt sind die Gallenkapillaren nur dann mit jenen geballten Massen gefüllt, wenn sich Galle in Form von Thromben ausscheidet, ein Verhalten, das aber nach unserer Ansicht nur dem „hämatogenen Ikterus" eigen ist. Nachdem es aber beim rein mechanischen Ikterus zu einer Eindickung der Galle nicht kommt — außer vielleicht bei agonalen Komplikationen —, so fehlt auch die Thrombenbildung vollständig.

Ähnliche Resultate sind auch durch anderer Hämolytika zu erzielen. So haben z. B. Kraus und Sternberg beim Hunde durch Darreichung von spezifischen Hämolysinen Ikterus und in der Leber Veränderungen erzeugen können, die den beschriebenen Bildern ganz ähnlich sind.

Veranlaßt durch die Untersuchungen von Stadelmann und mir, hat sich S. Lang die Frage vorgelegt, ob es sich bei Fällen von sogenannter Pleiochromie nicht auch um eine Absonderung einer pathologischen Galle handeln könnte, und ob nicht gerade diese pathologischen Produkte es sind, die den normalen Gallenstrom hemmen und so Anlaß für die Thrombenbildung werden. Er denkt dabei vor allem an die Ausscheidung von Eiweiß oder von Fibrinogen. Daß es bei Leberschädigungen zu einem Übertritt von Eiweiß in die Galle kommen kann, hat schon Brauer zeigen können, ebenso Pilzecker, der an Phosphortieren arbeitete. Lang hat nun tatsächlich auch Fibrinogen gefunden, allerdings nur bei der experimentellen Phosphorvergiftung. Ähnliche Versuche bei der T.D.M.-Vergiftung hat er in Aussicht gestellt. Bis jetzt fehlen noch die entsprechenden Publikationen.

Wir sehen also, daß viele Autoren — in mancher Beziehung muß ich mich ihnen anschließen — den Standpunkt vertreten, daß der Ikterus bei der T.D.A.-Vergiftung unter Zuhilfenahme der Theorie von der Pleiochromie mechanisch erklärt werden kann. Nun sprechen aber einige Tatsachen dafür, daß sich damit doch nicht alles erklären läßt. Untersucht man die Leber bei der T.D.A.-Vergiftung in den verschiedenen Stadien des Ikterus, so ist die Anwesenheit der Gallenthromben nicht immer gleich reichlich festzustellen. Gibt man dem betreffenden Tier einmal eine größere Dosis Gift und kommt es ziemlich rasch zu einem intensiven Ikterus, so gewinnt man tatsächlich den Eindruck, daß es die Thromben in den Gallenkapillaren allein sind, die die Stase der Galle bedingen. Bemüht man sich aber, einen mehr chronisch verlaufenden Ikterus zu erzeugen, so findet man jetzt in den Gallenkapillaren viel weniger Thromben, dagegen sehr reichlich Schädigungen der Leberzellen. Daß aber solche Schädigungen, die schließlich in einer Zellnekrose ausarten, wobei es natürlich auch zu einem Aufreißen der Gallenkapillaren kommt, zu Ikterus führen können, davon habe ich mich in letzter Zeit bei der Analyse des Morbus Weil und des Ikterus catarrhalis öfter überzeugt. Da nun die Veränderungen, wie man sie gelegentlich in der Leber bei der chronischen T.D.A.-Vergiftung finden kann, große Ähnlichkeit haben mit jenen, die ich bei den letzterwähnten Prozessen gesehen habe, so stehe ich nicht an, den Ikterus im Gefolge der T.D.A.-Vergiftung einheitlich zu erklären, sondern möchte glauben, daß hier vielleicht mindestens zwei Komponenten herangezogen werden müssen. Sicherlich kommt der Pleiochromie bei der Entstehung des Ikterus eine große Rolle zu, vielleicht unter gewissen Umständen die Hauptrolle, aber trotzdem muß auch die Zellschädigung der Leber berücksichtigt werden, die wahrscheinlich auf eine spezifische Wirkung durch das T.D.A. zurückzuführen ist.

In einem späteren Abschnitte werden wir noch auf eine dritte Komponente aufmerksam machen. Es ist nämlich nicht zu leugnen, daß einzelne Tatsachen bei der T.D.A.-Vergiftung auch für eine extrahepatische Gallenfarbstoffbildung sprechen.

Jedenfalls gewinnt man daraus den Eindruck, daß die Deutung des Ikterus, wie er im Gefolge der T.D.A.-Vergiftung zu sehen ist, nicht so einfach ist, wie man ursprünglich geglaubt hat. Es ist uns wichtig, darauf hinzuweisen, weil wir uns dann später in einer ähnlichen Lage befinden werden, wenn wir gezwungen sein werden, uns über die Pathogenese mancher Ikterusformen zu äußern, wie wir sie aus der menschlichen Pathologie her kennen.

3. Einfluß des Toluylendiamins auf die Blutbeschaffenheit. Eine konstante Begleiterscheinung der T.D.M.-Vergiftung ist die Anämie. Diese Wirkung des Giftes ist typischer als die ikterogene, da, wie bereits erwähnt, manche Tiere nicht die geringste Andeutung einer Gelbsucht zeigen, während ihr Blutbild eine schwere Anämie verrät. Deswegen gilt auch das T.D.M., was seine pharmakologische Wirkung anbelangt, als ein Hämolytikum.

Gibt man Hunden eine entsprechende Giftdosis, so nimmt die Zahl der roten Blutkörperchen ab, noch bevor es zu einer Gelbfärbung der Schleimhäute gekommen ist (vgl. II. Versuch S. 139). Im mikroskopischen Präparat erkennt man Poikilocytose, die Erythrocyten sind verschieden groß und ungleich gefärbt; die Zahl der Erythroblasten vom Typus der Normoblasten ist aber relativ gering. Oft kommt es ebenfalls noch vor Ausbruch des Ikterus zu einer beträchtlichen Eosinophilie. Solange der Ikterus anhält, sind eosinophile Zellen nachweisbar, um beim Abklingen desselben zu verschwinden. Die Poikilocytose kann weiter bestehen, auch wenn der Ikterus schon zu schwinden beginnt.

Tallqvist, Reckzeh und Domarus haben die Anämie nach T.D.M.-Vergiftung genauer studiert und erklären ihr Blutbild für identisch mit dem der perniziösen Anämie, ja sie gehen sogar noch weiter und behaupten, daß auch die Organveränderungen hier und dort miteinander vergleichbar seien. So werden von ihnen lymphatische Umwandlungen des Knochenmarkes, myeloide Metaplasie der Milz und Auftreten von Knochenmarkselementen in der Leber beschrieben. Von den letzterwähnten Erscheinungen stellten sie sich vor, daß es infolge der Anämisierung zu einer kompensatorischen Regenerationsbestrebung im Organismus kommen kann. Die Bilder in den einzelnen Organen können sich ähnlich verhalten wie beim Embryo, ein Verhalten, wie es auch für die Anaemia perniciosa schon von Ehrlich hervorgehoben wurde.

In der Folge beschäftigte sich auch Handrik mit dieser Frage. Er stellte zunächst fest, daß die Anämie nach der T.D.M.-Vergiftung anders ist als z. B. nach intravenöser Saponineinverleibung, wobei es sich ja um eine direkte primäre Erythrocytenschädigung handelt; die T.D.M.-Vergiftungsanämie hat vielmehr eine gewisse Ähnlichkeit mit der durch Benzidin oder nach Phenylhydrazin. Die letztgenannten Gifte und natürlich auch das T.D.M. müssen daher andere Angriffspunkte haben als z. B. das Saponin, denn in dem einen Falle kommt es zu einer sofortigen Blutzerstörung, im anderen läßt das Auftreten des Erythrocytenschwundes mehrere Stunden auf sich warten. Auf die Tatsache, daß das T.D.M. in vitro nicht hämolytisch wirkt, soll noch später eingegangen werden. Handrik nennt daher Gifte nach dem Typus vom Saponin hämotoxische und stellt diese den plasmotropischen Giften gegenüber, wobei er sich vorstellt, daß letztere, wie z. B. auch das T.D.M., nicht direkt auf das Blut, sondern zunächst auf die Milz wirken. In dem Sinne spricht er von einer Hypersplenie nach T.D.M.-Vergiftung. Er sagt: „Die hypersplenische Milz vernichtet durch ihre

Phagocyten definitiv die durch das Gift debilisierten und dadurch plasmotropischen Erythrocyten". Gilbert vertritt eine ganz ähnliche Anschauung wie Handrik.

Über Blutveränderungen bei der dem Toluylendiaminikterus nächstverwandten Arsenwasserstoffvergiftung berichtet Joachim. Es ist diese Angabe um so wichtiger, als es sich hier um eine Beobachtung beim Menschen handelt. Die Erythrocyten stürzten bis auf 7 resp. 8 Tausend. Das Gros bestand aus Erythroblasten. Außerdem kam es zu einer starken Leukocytose mit Ausschwemmung von Myelocyten (2,5 %).

Wie bereits im vorigen Abschnitt gesagt wurde, bringt man der experimentellen T.D.M.-Vergiftung deswegen ein so großes Interesse entgegen, weil man seit Gilbert versucht hat, gewisse Parallelen zwischen dieser Vergiftung und jenem Krankheitsbilde zu ziehen, das die Kliniker hämolytischen Ikterus nennen. Da andererseits der hämolytische Ikterus Beziehungen zur perniziösen Anämie hat und beide Zustände durch typische Blutveränderungen charakterisiert erscheinen, so haben es diese Krankheitsbilder wieder mit sich gebracht, daß man auch dem histologischen Verhalten des Blutes und den Schwankungen der Resistenz der Erythrocyten bei der T.D.M.-Vergiftung große Beachtung geschenkt hat. In dem Bestreben, bei den unterschiedlichen „hämolytischen Anämien" das Hämolysin zu finden, hat man auch andere Gifte auf ihre anämisierende Wirkung untersucht; so kam es, daß sich die Kliniker für die verschiedenen toxischen Anämien interessierten.

4. **Wodurch unterscheidet sich die Anämie nach Toluylendiaminvergiftung von der nach anderen Intoxikationen.** Anfangs bemühte man sich, Gifte zu finden, die ähnlich wie das Toluylendiamin myeloische Veränderungen in den Organen nach sich ziehen; das Blut selbst wurde erst in zweiter Linie berücksichtigt. Als man die Anämien in hypo- und hyperchrome trennen lernte, wurden die experimentellen Anämien von diesem Gesichtspunkte aus geprüft. Mit dem Studium dieser Frage haben sich besonders Pappenheim und seine Schüler beschäftigt. Aus einer Arbeit von Friedstein wissen wir, daß zu den Giften, die hyperchrome Anämien erzeugen, das Pyrodin, Nitrobenzol und Hydroxylamin gehören; Toluylendiamin und Pyrogallol erzeugen im besten Falle nur eine hypochrome Anämie. Hält man also an dem typischen Symptomenbilde der Perniciosa fest: Hyperchromie, hyperchrome Makro- und Mikrocytose, Siderose der Organe und Urobilinurie usw., so muß man sagen, daß die Toluylendiaminanämie, was den Färbeindex anbelangt, nicht mit der perniziösen Anämie zu vergleichen ist. Eher ließe sich die Pyrodinanämie mit dem menschlichen Krankheitsbilde der Perniciosa in Parallele stellen. Das Blutbild bei der Toluylendiaminvergiftung gleicht mehr dem der Chlorose. Auch sonst fehlen bei der Anämie nach Toluylendiamin die Symptome der Hyperchromie; wir vermissen z. B. Heinzkörperchen, extreme Anisocytose usw. Pappenheim neigt daher zu der Anschauung, daß das T.D.M. ein echtes Hämolytikum ist, weil es zu einer primären Erythrocytolyse resp. Auslaugung der roten Blutkörperchen innerhalb der Blutbahn führt. Er hält daher das T.D.M. nicht für ein plasmotropisches Gift im Sinne Handriks.

Aus anderen Gründen, auf die wir noch zurückkommen werden, hält aber Pappenheim doch daran fest, daß das T.D.M. auch ein Plasmolytikum sei. Er vermeidet zwar diesen Namen und spricht nur davon, daß es nicht nur ein bloßes Blutgift sei, sondern auch ein Organgift darstellt. Damit sind aber die unterschiedlichen Meinungen noch lange nicht erschöpft, ebenso auch nicht die vielen Namen, die für die verschiedenen experimentellen Anämien gewählt wurden. So spricht z. B. Türk von einer myelopathischen Anämie, wenn es sich um eine hypochrome Anämie handelt, und stellt sie gegenüber einer hämolytischen mit hohem Färbeindex. Roth synonymisiert hypochrom und myelotoxisch usw. Mir persönlich erscheint es sehr sympathisch, wenn Pappenheim in einer neueren Zusammenstellung über diese Fragen sagt: „daß es nicht angängig ist, in den verschiedenen morphologischen roten Blutbildern den verschiedenen Ausdruck einer essentiell verschiedenen Pathogenese zu sehen und z. B. alle Chloranämien mit der Chlorose als primär myelopathische oder als plasmotrope anzusprechen, als direkt hämotoxische aber allein die hyperchromen Anämien gelten zu lassen. Vielmehr gibt es auch myelopathische, myelotoxische hyperchrome Anämien und umgekehrt dürfte es zweifellos richtig sein, daß ein Teil der hämotoxisch-hämolytischen Anämien einfach hypochrom bzw. ein Teil der hypochromen Anämien nicht myelopathisch, sondern hämotoxisch-hämolytisch sind". Oder wenn er wenige Zeilen später sagt: „Die einfach hypochromen Anämien sind also auch nicht etwa der Ausdruck einfacher blander atoxischer Regeneration." Eben das Verhalten der hypochromen T.D.M.-Anämie zeigt, daß auch bei einer sichergestellten Myelotoxikose eine hypochrome Anämie bestehen, und daß eine hypochrome Anämie sehr wohl toxischer und myelotoxischer Natur sein kann.

Auch was den Parallelismus von embryonaler Blutregeneration und eventuell Hyperchromie anbelangt, der von mancher Seite behauptet wurde (Meyer, Nägelie), so zeigen sich auch hier Widersprüche, weswegen auch in dieser Beziehung Vorsicht sehr am Platze erscheint.

Den eben vorgebrachten Auseinandersetzungen haften meiner Ansicht nach gewisse prinzipielle Mängel an: die Begriffe hypochrom resp. hyperchrom sind von den Hämatologen eingeführt worden, also von Klinikern, die sich in erster L nie für die Veränderungen des peripheren Blutes interessieren. Allmählich bildete sich die Vorstellung, daß es sich in Fällen, wo man ein hypochromes Blutbild feststellen konnte, vorwiegend um arregeneratorische Blutkrankheiten handelt und man umgekehrt bei Hyperchromie an Prozesse zu denken habe, die mit einer Überproduktion von Erythrocyten einhergehen. Wie sehr diese Vorstellungen auch für die Auffassung von der Pathogenese der unterschiedlichen Anämien mitbestimmend wurden, beweisen am besten die oben angeführten Anschauungen. Nur weil sich z. B. im Blute bei der T.D.A.-Vergiftung ein niedriger Färbeindex zeigt, spricht Pappenheim hier von einer primären Erythrocytolyse. Oft besteht ja tatsächlich ein Parallelismus zwischen Hypo- resp. Hyperchromie und Arregeneration resp. vermehrter Produktion von Erythrocyten; dies aber zu verallgemeinern oder gar auf die Pathogenese zu übertragen, halte ich für viel zu weit gegangen. Meines Erachtens ist es unstatthaft, aus dem Färbeindex allein so wichtige Schlüsse abzuleiten (vgl. S. 42).

5. Das Vorkommen von Hämosiderose bei der Toluylendiaminvergiftung. Minkowski und Naunyn haben die Leber der Tiere, die sie teils mit AsH$_3$, teils mit Toluylendiamin vergiftet hatten, histologisch auf ihren Eisengehalt untersucht. In allen Fällen haben sie eine starke Hämosiderose festgestellt, d. h. sie fanden innerhalb der Leberzellen Pigmente, die bei Behandlung mit Ferrozyankali-Salzsäure Blaufärbung gaben. Dieses Pigment ließ sich auch in Zellen feststellen, die von den Autoren als Blutkörperchen führende Zellen angesprochen wurden. Zellen dieser Art sind bereits 3 bis 4 Stunden nach der Intoxikation z. B. durch AsH$_3$ zu finden. Das gleichzeitige Vorkommen von Zellen, die Blutkörperchen in sich eingeschlossen haben und von ähnlich gebauten Elementen, die bereits Hämosiderin führen, legt den Gedanken nahe, daß Zellen dieser Art zunächst Erythrocyten in sich aufnehmen und dieselben irgendwie verändern, so daß schließlich nur mehr Eisenpigment übrig bleibt.

Ziemlich gleichzeitig mit dem Erscheinen der blutkörperchenhaltigen Zellen und dem Auftreten von Eisen in denselben tritt auch eisenhaltiges Pigment in den Leberzellen selbst auf. Nichts lag näher als Polycholie und Ablagerung von Eisen in ursächliche Beziehung zu bringen.

Schon viele Jahre früher hat Quincke, der die Siderose der Organe entdeckt hatte, denn so nannte er das Vorkommen von Eisenpigment in Leber, Milz usw., die Ansicht vertreten, daß Hämosiderose ein Zeichen von vermehrtem Blutuntergang sei. Während sich nun Naunyn und Minkowski darauf beziehen und sagen, daß durch ihre Versuche an AsH_3 vergifteten Tieren eigentlich zum erstenmal der sichere Beweis eines Zusammenhanges zwischen Blutuntergang und Siderose der Organe erbracht sei, stellen sie andererseits die Möglichkeit in Frage, ob tatsächlich in allen Fällen von Quinckescher Siderose — sie denken offenbar dabei auch an die perniziöse Anämie, die scheinbar ihrer Ansicht nach nicht mit vermehrtem Blutuntergang einhergehen soll — eine Polycholie bestehen muß und ob auch hier die roten Blutzellen in der Leber in vermehrter Menge zugrunde gehen müssen.

Die von Minkowski und Naunyn an mit AsH_3 vergifteten Enten und Gänsen festgestellten Tatsachen sind von verschiedenster Seite auch für den Toluylendiaminikterus bestätigt worden. Wir erwähnen nur die Arbeit von Engel und Kiener, von Gambaroff, Biondi usw.

Während in der Leber des Vogels die Verhältnisse relativ einfach zu sein scheinen und vor allem die globuliferen Zellen sehr deutlich zu sehen sind, werden im Organismus des Hundes und auch im Körper des Menschen viel kompliziertere Bedingungen gefunden. Was speziell die Eisenablagerung in der Hundeleber nach Toluylendiaminvergiftung anlangt, so kann man folgendes sagen: der Sitz der Eisenablagerung in der Leber ist vor allem — soweit ich urteilen kann — die Kupfferzelle. Dabei hat man den Eindruck, daß diese Zellen sicher vermehrt sind. Sie enthalten aber nicht nur Eisenpigment, sondern auch Erythrocytentrümmer, was besonders schön bei Tinktion mit sauren Farbstoffen zu erkennen ist[1]). Nebst den Resten von roten Blutzellen und dem eisenhaltigen Pigment, das sich mit der Ferrozyankali-Salzsäurereaktion blau färbt, findet man innerhalb der Kupfferzellen auch **Pigmentablagerungen, die scheinbar zwischen dem Blutfarbstoff und Hämosiderin stehen.** Bei Formol- oder Sublimatfixation und Nachfärbung mit Eosin erscheinen solche Zelleinlagerungen grünlich gefärbt. Von mancher Seite wurde daher dieses „Pigment" bereits als Biliverdin angesprochen. In den Leberzellen selbst findet man in der mit Toluylendiamin vergifteten Hundeleber relativ wenig Pigment und nur spärlich Eisen, so daß man daran **festhalten muß, in den Sternzellen die Hauptträger des Eisens zu erblicken.** In der Milz findet sich das Pigment, das die Eisenreaktion gibt, hauptsächlich in den Endothelzellen abgelagert. Auch im Knochenmark sind eisenführende Zellen keine Seltenheit.

Man kann also sagen, das Eisen, das nach der Toluylendiaminvergiftung frei wird, gelangt in verschiedenen Zellen zur Ablagerung. Ob es in den Zellen aus dem Blutfarbstoff erst gebildet wird, oder in dieselben erst von außen hineingelangt, ist von verschiedener Seite verschieden beantwortet worden. Wir persönlich vertreten den Standpunkt, daß das Primäre — so-

---

[1]) Einigemal habe ich die Leber von schwer ikterischen Tieren, die mit T.D.A. vergiftet wurden, mit Ringerlösung ausgespült. Färbt man die Schnitte aus solchen Lebern, dann kann man sich besonders deutlich von der Anwesenheit der mit Erythrocyten überhäuften Kupfferzellen überzeugen.

weit es sich um die Kupfferzellen handelt — die Erythrophagie ist und die Siderose die Folge einer Art von Verdauung des Hämatinmoleküles darstellt.

Was geschieht mit dem Eisen, sobald es in den Endothelzellen zur Ablagerung kommt? Es ist bereits von Kunkel die Frage aufgeworfen worden, ob das innerhalb der Leber aus dem Hämoglobinmolekül frei gewordene Eisenmolekül gleichfalls den Körper durch die Leberwege verläßt. Wie aus entsprechenden Gallenanalysen zu entnehmen ist, gelangt unter normalen Umständen nur etwa der siebente Teil des bei der Umwandlung in Bilirubin frei gewordenen Eisens in den Darm (vgl. S. 61). Baserin, ein Schüler von Minkowski, hat Eisenanalysen in der Galle von Hunden vorgenommen, die mit Toluylendiamin vergiftet waren. Auch hier kam es zu keiner wesentlichen Vermehrung des in der Galle ausgeschiedenen Eisens. Die Frage, ob nicht durch den Harn eine Steigerung des Eisenexportes erfolgt, ist schwer zu beantworten. Nicht deswegen, weil entsprechende Zahlen fehlen, sondern weil fast immer neben Bilirubin auch Hämoglobin durch den Harn ausgeschieden wird, so daß die Eisenwerte nicht eindeutig zu verwerten sind.

Daß aber das Eisen ein konstanter und integrierender Bestandteil des blutfreien Lebergewebes ist, hat Zaleski in einwandfreier Weise festgestellt. Es wäre wünschenswert, wenn entsprechende Untersuchungen bei experimentellen Anämien, z. B. durch Toluylendiamin usw., vorliegen würden. Jedenfalls ist der Eisenstoffwechsel bei Zuständen, die mit vermehrter Hämolyse einhergehen, noch wenig studiert [1]).

Im vorigen Kapitel haben wir gelegentlich der Beschreibung unserer Versuche mit intravenöser Injektion von kolloidalem Eisen gesagt, daß sich auch im Blute mononukleäre Zellen finden lassen, die mit Eisen beladen sind. Wir haben bei dieser Gelegenheit an die Histiocyten im Sinne von Aschoff erinnert. In Fortsetzung dieser Gedankenrichtung wäre es auch möglich, daß sich das bei der T.D.A.-Vergiftung in den Kupfferzellen abgelagerte Eisen nach Art von Histiocyten loslöst und in die allgemeine Zirkulation begibt. Es liegt nahe, dies auch auf physiologische Vorgänge zu übertragen.

6. Einfluß der Toluylendiaminvergiftung auf die Resistenz der Erytrocyten. Um darüber im Klaren zu sein, warum uns diese Frage interessiert, soll kurz vorausgeschickt werden, daß beim hämolytischen Ikterus die Resistenz der roten Blutkörperchen in der Regel herabgesetzt ist, während bei der Perniciosa teils normale, teils leicht erhöhte Resistenzwerte gefunden werden. Die T.D.M.-Vergiftung erzeugt fast immer — soweit aus der Literatur hervorgeht — eine herabgesetzte Erythrocytenresistenz, die Pyrodinvergiftung dagegen eine sogenannte Pachydermie, d. h. eine Resistenzsteigerung der roten Blutzellen. Die Herabsetzung der Resistenz ist vom Ikterus unabhängig, da sie sich auch bei Tieren findet, die nach T.D.M. keinen Ikterus bekommen. Wir sehen also auch hier einen Unterschied zwischen Pyrodin und T.D.M.-Vergiftung; es nähert sich also die T.D.M.-Vergiftung, was die Resistenz anbelangt, mehr dem hämolytischen Ikterus, während die Pyrodinanämie Ähnlichkeit mit der Perniciosa zeigt.

In jüngster Zeit hat Friedrich unter Pappenheims Leitung diese Frage wieder studiert; zu prinzipiell neuen Ergebnissen ist er nicht gekommen. Er betont, daß zu solchen Versuchen der Kaninchenorganismus weniger geeignet erscheint, weil sich dieses Tier überhaupt dem Gift gegenüber sehr refraktär verhält. Beim Hunde sah er, abgesehen von der typischen Resistenzverminderung, auch die Substantia reticularis.

---

[1]) In jüngster Zeit habe ich Gelegenheit gehabt, einige Eisenbestimmungen in der Leber bei T.D.M.-Vergiftung vorzunehmen. Ich habe sehr hohe Eisenwerte gefunden.

Gelegentlich kommt es bei der Toluylendiaminvergiftung, aber meist nur ante mortem, zur Bildung von Erythrocyten mit Heinzkörperchen ähnlichen Einschlüssen. Vielleicht hängt das Auftreten dieser hochresistenten Gebilde damit zusammen, daß manchesmal die Resistenz nach unten zu erweitert sein kann (vgl. Suzuki).

Diese Einschlüsse scheinen mit den echten Heinzkörperchen nicht identisch zu sein, denn sie treten relativ spät nach der Vergiftung auf, was von den typischen Heinzkörperchen, die z. B. nach der Pyrodinvergiftung zu sehen sind, nicht gesagt werden kann; weiter ergeben sich auch bei der Vitalfärbung deutliche Unterschiede; gemeinsam ist beiderlei Körperchen bloß die hohe Resistenz.

Hält man nun an den vorgebrachten Tatsachen fest, so muß man sagen: je mehr Kriterien man zur Beantwortung der Frage heranzog, welches Gift am ehesten einen experimentellen Krankheitsbegriff schafft, der entweder mit der Anaemia perniciosa oder dem hämolytischen Ikterus — im Sinne der Kliniker — Ähnlichkeit hat, desto mehr kam man zu der Überzeugung, daß es schwer hält, hier unbedingte Analogien zu finden, denn auch in diesem Punkte zeigt sich, daß kein Parallelismus zwischen Blutbild, Resistenz und Hämolyse besteht: einmal (bei der T.D.M.-Vergiftung) sehen wir Chloranämien und verminderte Resistenz, das andere Mal (bei der Pyrodinvergiftung) Hyperchromie und Pachydermie. In Erkenntnis dieser Tatsachen sagt Pappenheim: „Die Begriffe pleiochrome und hyperchrome Anämie decken sich nicht völlig; jede hyperchrome Anämie ist wohl meist pleiochrom, aber nicht umgekehrt jede Anämie mit erhöhtem Färbeindex muß stets mikroskopisch hyperchrom sein." Oder an einer anderen Stelle: „Der hohe Färbeindex ist oft ein Zeichen des hämolytischen Charakters, aber durchaus nicht entscheidend. Dies als Kriterium einer Einteilung von hämolyti schen und chlorämischen Anämien ist meines Erachtens nicht logisch." Wollte man doch ein experimentelles Bild schaffen, das dem des hämolytischen Ikterus gleicht, so müßte man zu einer Kombination greifen. In dem Sinne gab Pappenheim Toluylendiamin und Pyrodin und glaubte auf diese Weise eine experimentelle „Perniciosa" erzeugt zu haben.

Wie weit man vom richtigen Wege abweichen kann, wenn man sich nur an ein Symptom hält, zeigt am besten das Beispiel Widals, der sagt: „Der T.D.M.-Ikterus ist deswegen ein rein hämatogener Ikterus, weil die Resistenz herabgesetzt ist, während doch beim gewöhnlichen Ikterus nach Vaquez-Ribierre die Resistenz erhöht ist."

Wir haben im letzten Abschnitt die Meinung jener Kliniker kritisiert, die sagen, niedriger Färbeindex ist ein Maßstab der arregeneratorischen Anämien, während die hohen Werte für das Gegenteil zu verwerten sind.

An dieser Stelle könnten wir uns in gleicher Weise über die Bedeutung der Resistenz bei der Beurteilung der unterschiedlichen Anämien äußern. Es gibt Anämien mit beträchtlicher Resistenzverminderung und enormer Hämolyse, aber das Gegenteil zu behaupten, daß Anämien mit vielleicht normalen Werten nicht mit vermehrtem Blutuntergang vergesellschaftet sind, geht sicher nicht an.

Wie kommt es nun zur Resistenzherabsetzung der Erythrocyten bei der Toluylendiaminvergiftung? Die einen, z. B. Handrick, wollen sie auf Milzwirkung bezogen wissen, während andere (Parisot und auch Gilbert) sie als Ausdruck einer direkten Blutwirkung hinstellen. Sehr zugunsten einer Milzwirkung spricht die Tatsache, daß nach Milzexstirpation die Resistenz in die Höhe geht. Wir behalten uns die weitere Diskussion der Frage vor und wollen die Abhängigkeit der Resistenzherabsetzung von der T.D.A.-Vergiftung erst erörtern, sobald wir den T.D.A.-Ikterus im Zusammenhang mit der Milztätigkeit zur Sprache bringen werden.

Wir haben damit die zweite Frage, die wir uns vorgelegt haben, besprochen. Jedenfalls ist die Anämie bei der T.D.M.-Vergiftung eine typische Erscheinung.

7. Die Bedeutung der Milz für die Wirkung des Toluylendiamins. Bevor wir die gegenseitige Beziehung von Anämie und Ikterus diskutieren wollen, müssen wir die Rolle der Milz bei der T.D.M.-Vergiftung besprechen. Schon den ersten Autoren, die sich mit dem Wesen des T.D.M.-Ikterus beschäftigt haben, ist die starke Anschwellung der Milz, ihre dunkle, fast schwarze Färbung aufgefallen. Man wußte auch bereits, daß sich in ihr zahlreiche, mit Eosin noch färbbare Zerfallspartikel der roten Blutkörperchen ansammeln können.

Vielleicht angeregt durch seine operativen Erfolge bei Milzerkrankungen, legte sich Banti die Frage vor, ob T.D.M. bei entmilzten Hunden ebenso wirkt wie bei normalen. Dabei erhob er den wichtigen Befund, daß die entmilzten Tiere viel größere Dosen T.D.M. vertragen, als die entsprechend behandelten normalen Tiere. Pugliese und Luzzatti haben sich dieselbe Frage, was das Pyrodin anbelangt, vorgelegt. Sie kamen im Prinzip zum selben Resultat wie Banti. Ja man kann das Gesagte noch verallgemeinern: auch andere experimentelle Anämien (z. B. nach Pyrogallol) können durch Milzexstirpation günstig beeinflußt werden (Erich Meyer und F. Albrecht). Ungefähr zu gleicher Zeit publizierte Vast Versuche, aus denen ebenfalls hervorgeht, daß ein hämolytischer Einfluß des T.D.M. nur unter Intervention der Milz möglich ist, also Befunde, die sich im vollsten Einklang mit jenen von Banti befinden. Es hat nicht an Widersprüchen gefehlt; es ist daher sehr dankenswert gewesen, als Joannovics, Paton und Goodall sich der Mühe unterzogen die ganze Frage an Hand eines großen Materiales zu überprüfen. Die Ergebnisse dieser Untersuchungen haben endgültig im Sinne von Banti entschieden. Ein Ikterus durch T.D.M. ist bei entmilzten Hunden schwer, und wenn überhaupt, nur durch viel größere Dosen zu erzielen. Die Zeit, die seit der Exstirpation der Milz verstrichen ist, spielt hierbei keine große Rolle, auch ist es sehr auffällig, daß milzlose Hunde neben der größten Widerstandsfähigkeit gegenüber dem T.D.M. auch eine raschere Gewöhnung an dasselbe zeigen. Joannovics führt z. B. folgenden Versuch an: Wenn man in relativ kurzer Zeit einem entmilzten Hund von ca. 8—10 kg Gewicht eine einmalige Dosis von 0,5 g gibt, so ist sein Leben nicht gefährdet; eine gleiche Dosis würde aber ein analog schweres normales Tier sicher binnen 24 Stunden töten.

Analysiert man das Blutbild, das sich nach T.D.M.-Vergiftung bei milzlosen Hunden einstellt, so findet man in der Zirkulation auffallend viele Blutschatten, die kein Eosin aufnehmen. Ihre Elimination erscheint wohl durch den Milzmangel erschwert. Man sieht Makro- und Mikrocyten; ebenso erscheinen die kernhaltigen Roten auffallend vermehrt. Die reichliche Anwesenheit von Blutplättchen wird als typisch angegeben, sie liegen vielfach gruppenweise nebeneinander geordnet. Über das ursächliche Wesen der geringen Wirkung des Toluylendiamins bei milzlosen Tieren äußert sich Joannovics folgendermaßen: „Nach Vergiftung mit Toluylendiamin enthält die Milz, die sich makroskopisch durch ihre Größe und ihre Färbung auszeichnet, zahlreiche rote Blutkörperchen, welche sich nicht mehr gut färben. Es sind das die durch Toluylendiamin geschädigten Erythrocyten, welche in der Milz zurückgehalten werden. Beim entmilzten Hund werden die lädierten Erythrocyten nicht aus der Zirkulation ausgeschieden, sie bleiben im Blutstrom, und infolgedessen wird auch nicht jene reichliche Menge von Blutpigment frei, welche zur Bildung einer gallenfarbstoffreichen Galle Veranlassung gibt.‘‘

Weiters eine sehr interessante Beobachtung von Joannovics: Zwar hat er quantitative Bestimmungen des Bilirubingehaltes der Galle nicht ausgeführt, er sagt aber über die Beschaffenheit der Galle bei der T.D.M.-Vergiftung milzloser Hunde folgendes: „Die Galle erreicht auch niemals jene zähflüssige, fadenziehende Beschaffenheit, wie man sie bei dieser Vergiftung an normalen Tieren zu sehen gewohnt ist; sie bleibt dünnflüssig, von sattgrüner Farbe." Um die Lücke unseres Wissens auszufüllen, ob tatsächlich die T.D.A.-Vergiftung bei milzlosen Tieren mit einem geringeren Blutzerfall einhergeht, wie aus den Beobachtungen von Joannovics zu entnehmen ist, habe ich entsprechende Versuche angestellt. Im folgenden geben wir zwei Tabellen wieder, wovon die eine uns zeigt, wie sich die Bilirubinausscheidung nach T.D.A.-Intoxikation bei einem splenektomierten Hunde gibt, während die andere nur als Vergleich daneben gestellt ist, um den Einfluß einer einmaligen T.D.A.-Darreichung bei einem gesunden Tiere zu zeigen.

Splenektomierter Hund (10,8 kg)			Normaler Hund (11,5 kg)		
Datum	Gallenmenge	Bilirubin	Datum	Gallenmenge	Bilirubin
3./IV.	88	0,051	12./VII.	90	0,070
4./IV.	70	0,048	13./VII.	106	0,068
5./IV.	90	0,046	14./VII.	88	0,072
Das Tier bekommt 0,2 g T.D.A. per os			Das Tier bekommt 0,2 g T.D.A. per os		
6./IV.	80	0,058	15./VII.	70	0,09
7./IV.	78	0,063	16./VII.	50	0,17
8./IV.	70	0,072	17./VII.	30	0,14
9./IV.	60	0,076	18./VII.	40	0,13

Die Zahlen, die wir hier wiedergeben, bestätigen die Beobachtungen von Joannovics.

Hier wären auch die interessanten Beobachtuungen von Heß und Müller zu erwähnen. Bekanntlich kommt es bei der Pyrodinvergiftung in den Erytrocyten zur Bildung von Heinzschen Körperchen. Diese Gebilde, die nunmehr als Lipoidsubstanzen erkannt wurden, werden von der Milz absorbiert; als Beweis dafür kann die Tatsache gelten, daß das Blut, welches aus der Milz kommt, frei von diesen Gebilden ist, während das Organ selbst von Lipoidkörperchen vollgepfropft erscheint. Wir haben diesen Befund nur deswegen erwähnt, weil er uns zeigt, daß erkrankte Blutzellen von der Milz zurückgehalten werden. Im übrigen scheint dies aber mit der Toluylendiaminvergiftung nichts zu tun zu haben.

Für die Beurteilung des so wichtigen Zusammenspieles von Milz und Leber, auf das man sicher rekurrieren muß, falls man eine Erklärung des T.D.M.-Ikterus finden will, sind die weiteren Versuche von Joannovics bedeutungsvoll. Er hat mittelst des Queiroloschen Metallringelchens eine Gefäßverbindung zwischen Vena lienalis und li ker Vena renalis geschaffen, so daß ähnliche Bedingungen wie bei der Eckschen Fistel geschaffen wurden: Das Milzvenenblut kann also direkt in die Cava inferior gelangen, ohne erst durch die Leber zu fließen. Bei einer solchen Versuchsanordnung ist nun der Hund gegenüber der T.D.M.-Intoxikation ähnlich widerstandsfähig wie ein entmilztes Tier. Auch was den Ernährungszustand anbelangt, verhält sich das Tier ebenso, denn trotz der Vergiftung bleibt das allgemeine Befinden ein erträgliches. Vergiftet man ein normales Tier, so kann es an Gewicht bis 50 % einbüßen, ein entmilzter Hund oder ein Tier mit Joannovicsscher Fistel verliert aber bei gleichen Versuchsbedingungen nur 25 %. Ich selbst habe vielfach Gelegenheit gehabt, die Wirkungen des T.D.M. bei entmilzten Hunden zu studieren; ich habe mich von der völligen Richtigkeit der Angaben von Joannovics stets überzeugen können.

Um die Wirkung der Milz gegenüber anderen Hämolytica zu studieren, haben Pearce und seine Mitarbeiter statt Toluylendiamin oder Pyrodin hämolytische Sera (gewonnen durch Vorbehandlung von Kaninchen mit Hundeerythrocyten) benützt; analog den T.D.M.-Vergiftungen waren sie gleichfalls nicht imstande, bei milzlosen Hunden durch Injektion eines solchen Serums Ikterus zu erzeugen; selbst wenn sie noch so große Dosen verwendeten; eher kam es zu einer Hämoglobinurie, als zu Gelbsucht. Da sie nun als Ursache der erhöhten Widerstandsfähigkeit des milzlosen Hundes gegenüber dem T.D.M. eine Änderung in der Resistenz der roten Blutzellen postulieren, so haben sie den Einfluß der Milzexstirpation auf diese studiert. Als Prüfstein für die Resistenz wählten sie teils hypotonische Kochsalzlösung, teils hämolytisches Immunserum selbst.

Zu den gleichen Resultaten wie diese Autoren ist auch Pel gekommen. Wir haben diese Frage des Einflusses der Milz auf die Resistenz der Roten bereits berührt (vgl. S. 105). Trotzdem gebe ich hier eine Tabelle aus der Arbeit von Pel bei, um auf den Kontrast gegenüber den mit Toluylendiamin vergifteten Tieren hinweisen zu können. Das hier Vorgebrachte könnte ebensogut seinen Platz im vorigen Kapitel gefunden haben.

	Normal	Entmilzt
Durchschnittliche Konzentration der NaCl-Lösung, bei welcher der Anfang der Hämolyse eintritt	0,42 %	0,35 %
Durchschnittliche Konzentration der NaCl-Lösung, bei welcher die totale Hämolyse eintritt	0,30 %	0,23 %

Pel hat ähnliche Versuche auch mit gewaschenen Erythrocyten vorgenommen und kam zu denselben Resultaten.

In jüngster Zeit hat Banti neben der Widerstandsfähigkeit der roten Blutzellen vor und nach der T.D.M.-Vergiftung auch das Resistenzverhältnis der Milzvenenerythrocyten unter normalen und pathologischen Verhältnissen untersucht und ist dabei zu folgenden Zahlen gekommen:

I. Versuch mit Injektion eines hämolytischen Serums.

	Gesamtblut		Blut aus der Vena lienalis
	total	deplasmatisches	total
Normal	0,48	0,48	0,56
	0,38	0,32	0,36
1½ Stunden nach der Injektion . . .	0,48	0,48	0,64
	0,36	0,36	0,48
10 Stunden nach der Injektion . . .	?	0,88	?
	0,56	0,56	0,64
12 Stunden nach der Injektion . . .	?	0,88	?
	0,56	0,56	0,60
20 Stunden nach der Injektion . . .	?	0,72	?
	0,44	0,44	0,48
24 Stunden nach der Injektion . . .	?	0,64	?
	0,36	0,36	0,48

II. Versuch mit Toluylendiamin. Hund 5,2 kg.

	Zahl der Erythro-cyten	Hämo-globin	Resistenz		Serum
			totales Blut	deplasm. Blut	
Vor der Injektion . .	4,52 Mill.	75	0,44 0,36		nicht hämolytisch.
Injektion von 0,08 g pro Kilo 24 Stunden später . .	4,79 ,,	75	? 0,36	? 0,36	leicht hämolytisch.
43 Stunden	4,33 ,,	70	? 0,36	? 0,36	stark hämolytisch, ikterisch.
72 Stunden	2,700 ,,	45	? 0,36	? 0,36	stark hämolytisch, stark ikterisch.

III. Versuch mit Toluylendiamin an einem entmilzten Hund. 5,60 kg. Injektion 0,08 pro Kilo.

	Zahl der Erythro-cyten	Hämo-globin	Resistenz		Serum
			total	deplasm. Blut	
Vor der Splenektomie	8,48 Mill.	105	0,40 0,28	0,44 0,28	
10 Tage nach der Splen-ektomie	6,25 ,,	90	0,44 0,28	0,44 0,24	
8 Stunden nach der In-jektion	5,53 ,,	80	0,40 0,28	0,40 0,28	nur leicht hämolytisch oder ikterisch.
23 Stunden nach der Injektion	5,86 ,,	105	0,44 0,32	0,44 0,28	
29 Stunden nach der Injektion	7,66 ,,	105	0,44 0,32	0,44 0,42	

Man hat den hier tabellarisch angeordneten Zahlen nur wenig hinzuzu-fügen. Die höheren Zahlen bedeuten immer die Maximum-, die niederen die Minimumresistenz. Dort, wo ein ? beigefügt ist, ließ sich die Maximumresistenz nicht bestimmen, weil das Blut bereits hämolytisch war. Jedenfalls zeigt sich auf Grund der Tabelle I, daß das Blut der Milzvene schon unter normalen Verhält-nissen in absteigenden Kochsalzlösungen früher hämolysiert, als das der allge-meinen Zirkulation (vgl. S. 57). Nach Darreichung eines Hämolytikums (hämolyti-sches Serum, das durch Immunisierung von Kaninchen mit Hundeserum gewonnen wurde), macht sich die Resistenzabnahme der Erythrocyten im Milzvenen-blut viel früher geltend als in der allgemeinen Zirkulation. Wie fragill hier die Erythrocyten im Blute sind, zeigen die Untersuchungen am deplasmierten Blut. Bereits in einer 0,88 % NaCl-Lösung kommt es zur Hämolyse. Die beiden anderen Tabellen sollen den Unterschied der normalen, gegenüber den milzlosen Tieren illustrieren. Abgesehen von der Hämolyse, die beim normalen Tier früher eintritt, ist auch die starke Abnahme der Erythrocyten und des Hämoglobingehaltes bemerkenswert. Ganz das Gegenteil findet sich beim milzlosen Tier: Keine Hämolyse und nach vorübergehender Abnahme der Erythrocyten und des Hämoglobingehaltes sogar wieder ein Ansteigen. Ähnliche Versuche wie Banti hat auch Furno publiziert. Wir haben die Versuchsanordnung, wie sie Banti gewählt hat, wiederholt und sind im Prinzip zu denselben Resultaten gekommen.

Jedenfalls ersieht man daraus, daß die Milz nicht nur bei der ikterogenen, sondern auch bei der anämisierenden Wirkung des T.D.M. beteiligt sein muß. Wir wollen uns noch nicht über den Wirkungsmechanismus bindend aussprechen. Vorläufig sei nur betont, daß irgend eine wechselseitige Beziehung zwischen Milz und T.D.M.-Wirkung bestehen muß. Dabei soll aber ausdrücklich betont werden, daß das T.D.M. durch die Splenektomie nicht unwirksam gemacht, sondern nur abgeschwächt wird. Die Bedeutung der Milz bei der Toluylendiaminvergiftung ist von mancher Seite sicher überschätzt worden, so z. B. von Isaac-Handrik und auch von Gilbert, die annehmen, daß das Gift nur durch Vermittlung der Milz wirken soll. Die Milz ist sicher das Organ, gegenüber dem das Toluylendiamin die meisten Angriffspunkte besitzt, aber gewiß ist es nicht das einzige. Ob Pappenheim und Widal recht haben, wenn sie außer einer „plasmotropen" Wirksamkeit, auch noch eine „hämotrope" postulieren, wollen wir vorläufig dahingestellt sein lassen. Im übrigen sei noch erwähnt, daß Widal, Abrami et Brulé nicht an einen Zusammenhang zwischen Milztätigkeit und Wirksamkeit des Toluylendiamins glauben; sie anerkennen auch nicht die Versuche von Joannovics resp. Banti. Im Gegensatz zu Gilbert meint Widal, daß die Milz von T.D.M.-Vergifteten keinen Einfluß auf die Hämolyse hat.

Bevor wir zur Analyse der splenogenen Wirkung übergehen, müssen noch zwei Punkte erörtert werden: 1. Was erfährt man beim histologischem Studium der Milz der mit T.D.M. vergifteten Tiere? 2. Warum wirkt das T.D.M. nicht in vitro?

8. Der histologische Aufbau der Milz der mit Toluylendiamin vergifteten Tiere. Dem histologischen Verhalten der Milz von Tieren, die mit T.D.M. vergiftet wurden, ist relativ wenig Aufmerksamkeit zugewendet worden. Konstant findet sich nur die Angabe eines enormen Blutreichtum des Organes. Die Gefäße werden als strotzend voll mit Erythrocyten beschrieben; auch wird gelegentlich der Extravasate in das Gewebe der Pulpa Erwähnung getan. Das Vorhandensein der Malpighischen Körperchen, die vielfach als Kriterium der Suffizienz der Milz gelten, wird stets beschrieben. Joannowicz sah gelegentlich in der Peripherie der Follikel hyaline schollige Massen, welche sich bei der Weigertschen Fibrinfärbung teilweise blau färben und daher wohl mit Fibrin in Zusammenhang stehen dürften. Ein gesteigerter Pigmentreichtum wird fast immer vermißt; wo er sich findet, ist das Pigment intrazellulär. Solche Zellen stellen große einkernige Elemente dar, die angeblich das Pigment gegen die Pfortader weiter transportieren. Dem Einfluß der bekannten Studien von Metschnikoff, der ja in der Milz die Phagocyten beschrieben hatte, ist es wohl hauptsächlich zuzuschreiben, wenn in der Folge der Phagocytose der Milzzellen als Ausdruck einer hämolytischen Funktion eine große Rolle zugeschrieben wird. Gabbi hat diese Theorie von Metschnikoff beim Studium der T.D.M.-Vergiftung zuerst aufgegriffen. Dabei hat er die den älteren Pathologen längst bekannten Erythrophagen in Erinnerung gebracht. Zur Stütze seiner Anschauung hat er die Milzen von mit T.D.M. vergifteten Tieren studiert. Er sieht, daß bald nach der Vergiftung, zur Zeit, wo die Milz anfängt anzuschwellen, sich im Parenchym rote Blutzellen anhäufen und dann bald nachher auch Zellen auftreten, die Erythrocyten in ihrem Inneren aufgenommen haben. Er betont ausdrücklich, daß die frei liegenden roten Blutkörperchen nicht wie abgeschwächte Elemente, also nach Art der Blutschatten aussehen, sondern sich mit Eosin noch gut färben lassen. Nachdem auch die Tatsache schon bekannt war, daß das T.D.M. keine direkte hämolytische Eigenschaft besitzt, so wirft er folgerichtig die Frage auf: Was ist die Ursache weswegen so viele Erythrocyten in das Pulpaparenchym eintreten? Aus den früher angeführten Gründen entscheidet er sich dafür, daß bei der T.D.A.-Vergiftung die Phagocytose in der Milz sich nicht nur auf abgestorbene Erythrocyten beschränkt, sondern daß auch ganz gesunde rote Blutzellen ein Opfer der Milz werden. Er stellt dabei die Theorie auf, man könnte sich die Wirkung des T.D.M. so erklären, daß dieses Gift imstande wäre, die physiologische Funktion der Milzzellen — Erythrocyten zu fressen — im höchsten Maße zu steigern. Einer primär zerstörenden Wirkung des T.D.M. auf die zirkulierenden Erythrocyten schreibt er dagegen nur eine sehr geringe Rolle zu.

Gleichsam als Fortsetzung der Studien von Gabbi sind die von Gauckler aufzufassen. Auch er betont die makrophage Funktion der Milz, was im Prinzip nichts anderes ist, als schon Gabbi angenommen hat; nur geht er insofern noch etwas weiter, als er behauptet, daß die roten Blutkörperchen in diesen Zellen bis zu Pigment abgebaut werden können — also ein Standpunkt, der in jüngster Zeit auch von van der Berg und Snapper vertreten wird. Unter gewissen Umständen, wo an die Milz besondere große Ansprüche gestellt werden, wie bei der T.D.M.-Vergiftung, scheint sich die Hämolyse, wie Gauckler meint, im Milzparenchym nicht nur intrazellulär abzuspielen, sondern auch außerhalb der Zellen. Ferner vertritt er die Anschauung, daß diese letztere Form der Hämolyse hauptsächlich dann in Szene tritt, wenn die Makrophagen nicht mehr imstande sind, alle Erythrocyten aufzunehmen, z. B. wenn sich schwere Milzveränderungen ausbilden, wie Sklerose der Milz. Gauckler sagt, daß eine ähnliche Anschauung auch Hunter gehabt hätte. Ich habe die entsprechende Stelle, wo dies Hunter behauptet hat, nicht auffinden können. Auch Cavazza legt der makrophagen Funktion große Bedeutung bei. Er bildet Zellen ab, wo in einer sogenannten Freßzelle bis 10 rote Blutkörperchen liegen.

In Anbetracht der Wichtigkeit war ich bemüht, nachdem ich mich über das Verhalten der normalen Milz orientiert hatte, die ganze Frage der T.D.M.-Vergiftung noch einmal aufzugreifen; über das, was ich dabei gesehen habe, will ich nun kurz berichten: Das Charakteristische der T.D.M.-Milz ist ihr Blutreichtum. Dieser ist schon wenige Stunden nach der Vergiftung zu bemerken und hält noch viele Tage lang an, selbst wenn mit der Darreichung des Giftes längst ausgesetzt wurde. Weiter muß betont werden, daß die Erythrocyten sich zwar innerhalb der Sinusräume auch vorfinden, daß aber das Gros der roten Blutkörperchen außerhalb der Endothelien, also in der sogenannten Pulpa, innig gemischt mit Lymphocyten und lymphoiden Zellen zu liegen kommt. In gewissen Stadien ist der Reichtum an roten Blutzellen so groß, daß die lymphoiden Zellen kaum zu finden sind. Ich habe mich nun dafür interessiert, wie ist es überhaupt möglich, daß die roten Blutzellen aus den Gefäßen austreten, um in die Pulpa gelangen zu können? Hält man sich an den histologischen Bau der Milz, wie ihn Weidenreich vertritt, so sind nur zwei Wege offen: entlang der sogenannten Follikelkapillaren oder durch die Wandungen der Sinus. Ein Durchtreten der Erythrocyten durch die Sinus ist sicher möglich, besonders dann, wenn man sich der Anschauung von Mollier anschließt, daß die Sinuswandungen siebartig gebaut sind. Bekanntlich sagt er, daß in der Milz die Sinus keine geschlossenen Wandungen besitzen, sondern daß das, was man ursprünglich als Sinusräume beschrieben hat, nur ein der Fläche nach ausgebreitetes Retikulum darstellt. Die Öffnungen wären daher nichts anderes als Maschenräume. Nun hat aber bereits Weidenreich auf die Arbeit von Sokolof hingewiesen, in der gezeigt wurde, wie es bei Stauungen durch Druck auf die großen Milzvenen nicht gelingt, ein Durchtreten der Erythrocyten durch die Sinuswandungen nachzuweisen, was ja sicher der Fall gewesen wäre, wenn die Sinuswände nur die Bedeutung eines Siebes hätten.

Um nun wieder zu der Nutzanwendung der normalen histologischen Tatsachen auf pathologische Verhältnisse zurückzukehren, ist es bei so blutüberfüllten Milzen, wie es die nach T.D.M.-Vergiftungen sind, gewiß nicht leicht, die Milzsinus sicher zu erkennen. Trotzdem dürfen wir aber sagen, **daß die Sinus relativ blutarm, jedenfalls nicht so blutreich sind, daß man behaupten könnte, der Weg der Erythrocyten war nur der aus dem Sinus in die Pulpa; ja, ich möchte im Gegenteil eher glauben, daß manche Bilder eher auf eine Kompression der Sinusräume hindeuten.**

Wie ist nun das Verhalten der Gefäßkapillaren bei der T.D.M.-Milz? Sie erscheinen durchaus nicht blutgefüllt, sondern eng, an manchen Stellen ist das Lumen fast verlegt. Die Durchschnitte der Pulpakapillaren, einschließlich der Schweigger-Seydelschen Kapillaren zeigen, soweit sie überhaupt zu erkennen sind, keine sichtbaren Lumina.

Es lag daher nahe sich zu fragen, ob nicht die Anschoppung des Milzparenchyms in ähnlicher Weise erfolgt wie sie Weidenreich für die Ablagerung von artfremden Erythrocyten beschrieben hat. Es ist ja tatsächlich sehr schwer, speziell unter pathologischen Verhältnissen, die Follikelkapillaren an ihrer Ausmündung aus den Zentralarterien zur Darstellung zu bringen. Trotzdem konnte ich mich an Serienschnitten davon überzeugen, daß an vielen Stellen die Follikelkapillaren enorm mit Erythrocyten überladen waren. Ich glaube nicht fehlzugehen, wenn ich annehme, **daß bei der T.D.M.-Vergiftung die Follikelkapillaren die Hauptwege sind, auf welchen die roten Blutzellen in das Milzparenchym gelangen,** also daß auch hier das Pathologische nur ein krankhaft gesteigertes physiologisches Geschehnis darstellt.

Was die Ursache der atypischen Ablenkung der roten Blutzellen betrifft, so läßt sich darüber nur schwer etwas Sicheres behaupten. Meines Erachtens muß mit zwei Möglichkeiten gerechnet werden. **Entweder sind die Erythrocyten durch die T.D.M.-Vergiftung primär so geschädigt, daß sie analog den fremden roten Blutzellen diesen Weg gleichsam chemotaktisch beschreiten müssen, oder es stehen dem normalen Laufe des Blutes entlang der Pulpakapillaren Hindernisse entgegen,** und daher das Blut nicht den normalen Weg gegen die Blutsinus betritt, sondern sich im Parenchym der Milz verlieren muß. Man könnte ja vielleicht mit der Möglichkeit rechnen, daß diesem Gifte neben seinen anderen Wirkungen auch ein Einfluß auf die wahrscheinlich kontraktilen Elemente (Schweigger-Seidelsche Kapillaren) zukommen dürfte, so daß das Blut in die atypische Bahn über das Milzparenchym gedrängt wird. Wir haben ja bereits diese Frage bei der Besprechung der physiologischen Funktionen der Milz zur Sprache gebracht. Entsprechende Onkometerversuche an der Milz, die beweisen sollten, ob nicht vielleicht unter dem Einfluß des T.D.A. eine ziemlich rasch einsetzende Milzschwellung auftritt, führten zu keinem positiven Resultate.

Jedenfalls kommt es zu einer Ansammlung von roten Blutzellen — Gabbi, und ich schließe mich ihm an, sagt, daß es auch gesunde Zellen sind — innerhalb des Milzparenchyms; wie diese hierher gelangen, darüber kann man sich nur hypothetisch äußern. Ich glaube, speziell im Hinblick auf die Untersuchungen von Janosik und Thoma (vgl I. Kapitel, S. 24), daß es nur geringer Störungen in den Gefäßen bedarf, damit es zu einer atypischen Zirkulation kommt, die weiter zur Zerreißung von Gefäßen und Übertritt des Blutes in die Pulpa führen kann.

9. Das Toluylendiamin wirkt in vitro nicht hämolytisch. Wir haben uns nunmehr mit der Frage zu beschäftigen, warum das T.D.M. in vitro kein Hämolytikum ist, während es doch im tierischen Körper so enorme Wirksamkeit entfalten kann. Über den Modus der Hämolyse im Tierkörper sind die verschiedensten Hypothesen aufgestellt worden. So hat schon Kunkel die Vermutung geäußert, daß auf der Passage durch den Tierkörper Zersetzungsprodukte des Giftes entstehen könnten und daß diese es sind, die die Hämolyse nachher bedingen.

In jüngster Zeit haben sich nun Joannovics und Pick genauer über diesen Wirkungsmechanismus des T.D.M. unterrichtet. Sie gingen von den bekannten Untersuchungen von Faust und Talqvist aus, die uns für das Zustandekommen der sogenannten Bothryocephalusanämie neue Wege weisen. Bekanntlich fanden Faust und Talquist in den Proglottiden dieses Bandwurmes Ölsäure, die esterartig an Cholesterin gekuppelt sein soll. Sie stellen sich nun vor, daß diese Verbindung im Darm gespalten wird, die freigewordene Ölsäure zur Resorption gelangt, Erythrocyten auflöst und so die Anämie bedingt.

Joannovics und Pick untersuchten daher, ob nicht bei der T.D.M.-Vergiftung im Organismus ähnliche Verhältnisse obwalten, d. h. ob es also nicht unter der Wirkung dieses Giftes auch zur Bildung solcher hämolytischer Substanzen kommt. Sie bestätigen zunächst, daß Toluylendiamin in vitro nicht hämolytisch wirkt, selbst dann nicht, wenn man das Gift mit Organbrei, z. B. mit Leber, Niere autolysieren läßt, um gleichsam Oxydationsprodukte zu erzeugen. Weitere Versuche führten zu der Frage, ob Organe T.D.M.-vergifteter Tiere in vitro imstande sind, frische Erythrocyten aufzulösen. Dies hat sich nun tatsächlich gezeigt, speziell mit Leber ließen sich positive Resultate erzielen; es ist dies um so auffallender, als die normale Leber nach den Anschauungen der meisten Forscher nicht die geringste hämolytische Wirkung besitzt. Da die T.D.M.-Intoxikation mit starker Verfettung der Leber einhergeht, so war es notwendig, zu sehen, ob auch andere Lebern, mit Verfettung, aber ohne Ikterus, ähnliche Erscheinungen hervorrufen. Es ergab sich auch hier eine Hämolyse, aber ihre Intensität war eine relativ gering. Da Eiweißkörper und Lipoide die Hämolyse hemmen können, so war es notwendig, die Hämolysine zu isolieren. Durch fraktionierte Lösung resp. Fällung ist es nun gelungen, aus der T.D.M.-Leber eine hämolysierende Komponente zu isolieren, die koktostabil war. Sicherlich spielt bei diesen hämolysierenden Extrakten der Leber auch die Ölsäure eine Rolle, aber als reines Produkt konnte sie nicht gewonnen werden.

Es stellen sich daher Joannovics und Pick vor, daß sich unter der Wirkung des T.D.M. in der Leber Veränderungen abspielen, die zur Produktion von Hämolysinen führen. Mikroskopisch kann sich, gleichsam als äußerer Ausdruck dieses intravitalen Vorganges, eine fettige Metamorphose zeigen, ein Moment, auf das Maidorn besonderes Gewicht gelegt hat. Es ist aber wichtig, zu betonen, daß sich solche intensiv wirksame Hämolysine der Leber nur bei der akuten Vergiftung nachweisen ließen, nicht dagegen bei der chronischen. Es ist diese Möglichkeit auch bei milzexstirpierten Tieren studiert worden. Dabei zeigte sich aber kein Unterschied gegenüber normalen Tieren. Die Resultate dieser Untersuchungen sind von Maidorn bestätigt worden.

Die ganze hier aufgerollte Frage beansprucht auch ein allgemein klinisches Interesse schon deswegen, weil Joannovics und Pick solche Hämolysine auch in der menschlichen Leber z. B. bei der akuten gelben Leberatrophie und bei der Phosphorvergiftung gefunden haben. Auch diese Versuche stehen mit jenen von Jakoby völlig in Einklang.

Während auf der einen Seite — also von Joannovics und Pick — behauptet wird, daß für die Entstehung der T.D.A.-Gelbsucht Fettsäuren, vielleicht vom Typus der Ölsäure, in Betracht kommen, beschuldigen französische Autoren Hämolysine von unbekannter Zusammensetzung. Wir haben bereits im II. Kapitel auf den Streit zwischen Chauffard und Widal hingewiesen, der sich darüber entspann, ob der normalen Milz solche Hämolysine innewohnen. Man hat nun versucht zu prüfen, ob die Milz des mit Toluylendiamin vergifteten Tieres hier klarere Resultate zeigt. Wir erwähnen hier die Arbeiten von Gilbert-Chabrol und Benard. Auf große Unterschiede konnten selbst die Anhänger der Organhämolysine nicht hinweisen. Die Frage scheint wohl endgültig im negativen Sinne erledigt zu sein.

In Anlehnung an die Beobachtungen von Joannovics und Pick habe ich Dr. Kingg und Dr. Medak veranlaßt nachzusehen, ob nicht vielleicht im Blute von mit Toluylendiamin vergifteten Tieren ungesättigte Fettsäuren zu finden wären. Wir haben daher zuerst bei normalen, später auch bei entmilzten und mit T.D.M. vergifteten Hunden auf die Anwesenheit von ungesättigten Fettsäuren geachtet. Um vergleichbare Werte zu bekommen, haben wir als Prüfstein für die ungesättigten Fettsäuren — allerdings ganz willkürlich — die Jodzahl im Fette des Blutes verwendet. Der Untersuchung des Fettes ging die Entfernung des Cholesterins und des Cholesterinesters voraus. Nachdem wir uns des Windausschen Verfahrens bedient hatten, waren wir auch imstande das Cholesterin zu kontrollieren. Im folgenden sei die Tabelle aus der Arbeit von Kingg und Medak aufgenommen.

Versuchstier		Qualitative Cholesterin-probe	Totales Fett in 1000 ccm Blut	Cholesterin in 1000 ccm Blut	Cholesterin-ester in 1000 ccm Blut	Jodzahl für 1000 ccm Blut
Nr. I.	Mit Milz	+	5,8100	0,6685	0,4280	94,5
	ohne Milz (6 Tage)	+	9,5558	0,8903	0,3220	15,2
Nr. II.	Mit Milz	+	4,8250	0,3795	0,4360	104,3
	ohne Milz. . . .	+	7,2080	0,9378	0,3836	21,5
Nr. III.	Mit Milz	+	7,0640	0,5215	0,2470	113,3
	ohne Milz. . . .	+	8,4110	0,6145	0,5762	8,99
Nr. IV.	Mit Milz	+	6,6010	0,5723	0,3058	110,9
	ohne Milz (8 Tage)	+	9,0850	0,6175	0,3900	12,3
	ohne Milz (39 Tage)	+	8,3285	0,6250	0,3092	60,1
Nr. V. Serum {	Mit Milz	+	4,4490	0,1197	0,1317	101,2
	ohne Milz. . . .	+	9,8150	0,3178	0,3476	62
Blutkörperchen {	Mit Milz	—	3,8835	0,3930	0,0480	53,8
	ohne Milz. . . .	—	6,3765	0,1919	0,2623	53,3
Nr. VI. Toluylendiaminvergif-tung	Mit Milz	+	16,792	1,3917	0,2967	146
Nr. VII. Toluylendiaminvergif-tung	Ohne Milz . . .	+	9,5850	2,9673	0,1218	127
Nr. VIII. Kalichlorikumvergif-tung	—	+	10,6700	0,6783	0,2800	32,7

Es ergeben sich aus diesen Zahlen eine Menge interessanter Tatsachen. So findet sich der Fettgehalt des Blutes nach der Splenektomie höher als vorher (es braucht nicht erst betont zu werden, daß die Tiere stets unter gleichen Bedingungen gehalten wurden und auch die Entnahme des Blutes immer zur selben Zeit erfolgte). Weiter wurde die wichtige Beobachtung gemacht, daß nach der Splenektomie der Cholesteringehalt beträchtlich höher ist. Wenn auch die Jodzahl nur ein sehr ungenaues Maß darstellt, da ja die verwendeten Fettmengen nur relativ gering waren, und auch das Jod von anderen, nicht den Fettsäuren selbst angehörenden, ungesättigten Substanzen gebunden werden könnte, so ist die Wiederkehr der Zahlen doch auffallend; stets nahm die Jodzahl nach der Splenektomie ab. Wenn es gestattet wäre, daraus bindende Schlüsse zu ziehen, so müßte man sagen, daß die Milz auf die Bildung von ungesättigten Substanzen — worauf eigentlich Joannovics und Pick zuerst hingewiesen haben — wie sie schon unter physiologischen Bedingungen im Blute zirkulieren, von Einfluß sein muß. Nach Wegfall dieses Organes scheinen solche „ungesättigte Fettsäuren" im Blute nur in geringerer Mengen vorhanden zu sein. Die ungesättigten „Fettsäuren" sind vorwiegend im Serum zu finden. Hier ist die Abnahme besonders deutlich zu erkennen, ebenso wie sich die Steigerung des Cholesterins fast ausschließlich im Serum bemerkbar macht.

Auf diese Befunde werden wir noch einmal zurückgreifen, wenn wir gewisse hepato-lienale Erkrankungen zur Sprache bringen werden, die mit Veränderungen des Lipoidstoffwechsels einhergehen. Kurz soll nur so viel mitgeteilt werden, daß sich die Milzmakrophagen und Kupfferzellen nicht nur mit dem Hämatinmolekül allein zu beschäftigen haben, sondern diese Elemente auch am Transport der einzelnen Lipoide lebhaften Anteil nehmen. Genau so wie nach Milzexstirpation der Abbau des Hämatins zu Bilirubin geringer werden kann, in gleicher Weise wird man sich fragen müssen, ob nicht auch nach der Entfernung der Milz der Transport der Lipoide ins Stocken gerät, was sich eventuell durch Vermehrung des Fettgehaltes im Blute bemerkbar machen kann.

Als sehr merkwürdiger Befund muß nun weiter der hohe Cholesterinwert bei der T.D.M.-Vergiftung hervorgehoben werden; den höchsten Wert fanden wir bei milzlosen Tieren nach der Vergiftung mit T.D.M. Was nun schließlich die Jodzahlen anbelangt, so zeigten sich hier bei der T.D.M.-Vergiftung ebenfalls die höchsten Werte. Die Kalichlorikumvergiftung ergab eine viermal kleinere Zahl. Bezüglich der Deutung dieser Befunde verweisen wir auf das Ende des ganzen Abschnittes, wo wir darauf zu sprechen kommen werden, wie Toluylendiamin wirkt, wenn man vorher die retikulo-endothelialen Zellen mit Eisen, Cholesterin oder anderen Substanzen speichert.

Ziehen wir einen Vergleich zwischen unseren Beobachtungen und den Versuchen von Joannovics und Pick, so lassen sich gewisse Beziehungen feststellen. In ihrem Sinne könnte man sich vorstellen, daß vielleicht bei der Vergiftung mit T.D.M. die in der Leber gebildeten ungesättigten Fettsäuren mobilisiert werden, in das Blut gelangen und hier zu den hohen Fettsäurezahlen Anlaß geben. Wir haben mit den von Cholesterin befreiten Blutfetten Hämolyseversuche angestellt. Sicherlich besitzen diese Körper eine hämolytische Wirkung, doch kann man sich auf die Befunde nicht verlassen, da vorher mit Digitonin gearbeitet wurde. Deswegen haben wir es auch unterlassen, die Fette im Sinne der beiden erwähnten Autoren einzeln zu isolieren und im Hämolyseversuch auszutitrieren.

Die eben erwähnten Tierversuche waren weiter die Veranlassung, ähnliche Analysen im Blute des Menschen durchzuführen. Es war verlockend

zu verfolgen, ob nicht ein gewisser Parallelismus zwischen vermehrter Urobilinausscheidung und hohen Jodzahlen besteht. Auch hier haben wir die entsprechenden Cholesterin- und Cholesterinesterwerte nach der Windausschen
Methode bestimmt.

Krankheit	Symptome	Chloroform-probe	Gesamtfett	Cholesterin	Cholesterin-ester	Jodzahl
			in 1000 Blut			
I. Normal	—	0	5,380	0,764	0,528	90
II. Normal	—	0	5,900	0,864	0,575	79
Perniziöse Anämie I.	alle 3 Fälle sind durch Sekt. als typische For-men von perniziöser An-ämie erkannt worden	+	7,347	0,564	0,722	188
Perniziöse Anämie II.		+	8,402	0,318	0,009	213
Perniziöse Anämie III.		+	9,379	0,144	0,047	273
Hämolyt. Ikterus I.	seit 7 Jahren bestehend	+	5,434	0,491	0,415	326
Hämolyt. Ikterus II.	seit ca. 3 Jahren bestehend	0	6,327	0,854	0,313	258
Cirrhosis hepatis I.	große Leber, mäßig große Milz, Ikterus	+	9,3465	0,906	0,314	125
Im Coma hepatic.	kein Ascites (Alkohol-anamnese)	+	3,945	0,303	0,087	309
Cirrhosis hepatis II.	typische Laennecsche Form, kein Ikterus	0	4,959	0,336	0,131	84,8
Cirrhosis hepatis III.	Aszites + starker Ikterus (Sektion!)	0	4,350	0,285	0,077	265
Cirrhosis hepatis IV.	atrophische Form + Tbc. periton.	+	7,361	0,563	0,124	81,8
Ikterus catarrhalis I.	kein vollständiger Gallen-verschluß	+	5,700	0,504	0,231	187
Ikterus catarrhalis II.	dito, fast kein Gallenfarb-stoff	+	5,400	0,391	0,440	123
Carc. vesic. felleae I.	totaler Gallenverschluß (8 Monate)	+	10,630	1,068	0,275	88
Carc. vesic. felleae II.	totaler Gallenverschluß (4 Monate)	+	7,919	0,613	0,495	140
Karzinomanämie	Magenkarzinom, ohne Stenosenerscheinungen	+	6,395	0,715	0,524	36,9
Kardiale Stauung	Emphysem, Myodegenera-tio, Pulsus irreg. perpet., 150 mm Hg	+	7,470	1,096	0,464	389
Diabeteslipämie I.	im Coma gestorben	+	27,275	1,117	0,181	26,8
Diabeteslipämie II.		+	107,804	11,631	0,418	24,0
Hypertroph. Cirrhose	seit 11 Jahren Ikterus, guter Erfolg durch Splen-ektomie	+	4,958	0,585	0,636	243,8
Hämochromatose I.	große Milz u. Leber, Gly-kosurie, fast Melanose	+	6,277	0,909	0,144	30,2
Hämochromatose II.	symptomatisch ganz ähn-lich, Obduktion!	+	9,765	1,104	0,796	48,4
Cholangitis	hohes Fieber, Sektion be-stätigt	0	5,968	0,485	0,077	91,8
Urämie	Sektion bestätigt	0	8,243	0,465	0,385	22,33
Malaria	Tropica!	+	8,371	0,745	0,143	29,9
Morbus Werlhoffi	später ausgeheilt	0	8,497	0,430	0,149	222,5
Polycythämie I.	Typus Vaquez, Sektion. 9 Millionen Erythrocyten	+	5,9300	1,094	0,078	373,0
Polycythämie II.	Typus Vaquez, Sektion. 13 Mill. Erythrocyten	+	7,470	1,096	0,464	389,3

Auf die Details dieser Tabelle will ich erst bei der Besprechung der einzelnen Krankheitsformen zurückkommen. Hier soll nur darauf hingewiesen werden, daß auch im menschlichen Blute bei den einzelnen Krankheitsformen mächtige Unterschiede zu konstatieren sind; es sieht fast so aus, als wären die Fälle mit vermehrter Hämolyse durch ganz besonders hohe Jodzahlen ausgezeichnet.

Wir sind von den Beobachtungen von Joannovics und Pick ausgegangen, die für die Entstehung des Ikterus bei der T.D.M.-Vergiftung das Eingreifen von ungesättigten Fettsäuren verantwortlich machen, und haben uns veranlaßt gesehen, die Lipoide im Blute zu bestimmen. Wenn wir jetzt retrospektiv dazu Stellung nehmen, so kann man sagen: Über das Vorkommen solcher Substanzen ist wohl kaum ein Zweifel möglich. Auch haben die Blutuntersuchungen bei einem großen klinischen Material gezeigt, daß solche ungesättigte lipoide Substanzen sicherlich auch beim Menschen vorkommen; ob sie aber von praktischer Bedeutung sind, d. h. ob diese Substanzen wirklich die Hämolysine sind und für die Entstehung des Ikterus in Betracht kommen, wollen wir nicht weiter diskutieren.

Mohr ist in der Verfolgung der Untersuchungen von Pick und Joannovics noch einen Schritt weiter gegangen. In der fettigen Degeneration, z. B. der Leber bei perniziöser Anämie, die von ihm als Folge dieser Krankheit hingestellt wird, will er sogar mit die primäre Ursache der ganzen Erkrankung sehen; resp. er meint, das primäre Gift führt zuerst zu einer fettigen Entartung der Organe und dadurch zur Bildung hämotoxischer Stoffe, die nunmehr eine intravaskuläre Hämolyse nach sich ziehen.

In Anlehnung an die Theorie von Joannovics und Pick hat Přibram an unserer Klinik untersucht, ob es überhaupt gelingt, durch intravenöse Darreichung von ungesättigten Fettsäuren Ikterus zu erzeugen. Es wurde Hunden in die Vena jugularis Linolensäure injiziert (eine Fettsäure mit 3 Doppelbindungen und einem sehr großen hämolytischen Vermögen; die hämolytische Kraft derselben in vitro dürfte viermal so groß sein als die der Ölsäure). Trotz eines bedeutenden Erythrocytensturzes gelang es in keinem einzigen Versuch, Ikterus zu erzeugen; es kam nicht einmal zu einer positiven Gallenfarbstoffreaktion im Harn (vgl. S. 53). Das Hauptsymptom war eine mächtige Hämoglobinurie. Es wurde nun versucht, ob sich nicht durch eine Kombination von Leberschädigung und starker intravenöser Hämolyse das Bild der T.D.M.-Vergiftung beim Hund nachahmen ließe. Als Substanz von scheinbar spezifisch die Leber schädigender Wirkung wurde — nach Brauer — Amylalkohol verwendet. Auch jetzt sahen wir niemals eine wesentliche Gallenfarbstoffanreicherung im Harn oder gar Ikterus. Auch bei gleichzeitiger Verabfolgung von Phlorizin, das ebenfalls eine starke fettige Degeneration der Leber bedingt, sahen wir niemals Ikterus. Zu einer Eiweißausscheidung durch die Lebersekrete kam es dabei gleichfalls nicht. Über den Einfluß einer intravenösen Linolensäureinjektion auf die Bilirubinausscheidung durch die Galle haben wir bereits gesprochen (S. 53).

Man muß sich daher sagen, wenn es bei der T.D.M.-Vergiftung nur darauf ankäme, daß irgendwo, z. B. in der Leber, ein Blutkörperchen zerstörendes Agens vom Typus der ungesättigten Fettsäure an die Blutbahn abgegeben wird, man doch durch einen ganz ähnlich wirkenden Stoff mit Leichtigkeit einen Ikterus erzielen müßte, noch dazu, wenn diese Substanz eine viel stärkere hämolytische Kraft besitzt als z. B. die Ölsäure.

10. Der Toluylendiaminikterus läßt sich nur schwer einheitlich erklären. Auch diese Versuche zeigen, wie wenig die Frage, was mit dem bei der Hämolyse intravaskulär freigewordenen Hämoglobin geschieht, noch spruchreif ist. Die Annahme, als würde jedes freigewordene Hämoglobin zu Bilirubin weiter verarbeitet werden, scheint nicht ganz auf Richtigkeit zu beruhen. Denn unsere Versuche mit Linolensäure lehren, daß es hier sicher Ausnahmen gibt. Ganz verallgemeinern darf man dies allerdings nicht, nachdem es durch Injektion von Aqua destillata in die Blutbahnen doch gelingt, einen ziemlich intensiven Ikterus auszulösen (Cavazza). Außerdem wird von anderer Seite behauptet, daß durch Darreichung von Hämoglobin eine Steigerung der Gallenfarbstoffausscheidung erzielt werden kann (Stadelmann, Tarchanoff). Ich glaube daher, man muß auch hier mehreres in Erwägung ziehen. Erstens bedeutet das Plus an Bilirubin, das die beiden Autoren in der Galle nachweisen konnten, gegenüber dem gereichten Hämoglobin sehr wenig. Außerdem kam es ja auch in diesen Fällen zu Hämoglobinurie. Zweitens: das Abbauprodukt des Hämoglobins, das Hämatin, steht als Vorstufe des Bilirubins dem Gallenfarbstoff viel näher als z. B. eben freigewordenes Hämoglobin; denn Brugsch und Retzlaff sprechen von einer quantitativen Umsetzung des Hämatins in Bilirubin. Zu Ikterus kam es aber nicht. Es wäre möglich, daß, solange der Farbstoffkomplex noch an das Eiweißmolekül geschweißt bleibt, der Leber die Angriffspunkte fehlen, um daraus rasch Bilirubin zu bilden. Warum man nach subkutaner Darreichung von Hämoglobin oder von frischem Blut eine viel beträchtlichere Steigerung des Gallenfarbstoffes durch die Galle findet, wollen wir noch später für unsere Anschauung verwerten.

Wir kommen somit zu der Überzeugung, daß der T.D.M.-Ikterus nicht auf eine Hämolyse der Erythrocyten allein zurückzuführen ist, sondern sicher noch andere Komponenten mit im Spiele sein müssen. Vielfach wurde die Milz beschuldigt. Deswegen hat sich auch Přibram bemüht, durch experimentelle Steigerung der Milztätigkeit diese Frage zu fördern. Er versuchte als Stimulans die passive Hyperämie in Form einer mechanischen Stauungsmilz. Als nicht sehr zuverlässiges Maß, ob es hier zu einem vermehrten Erythrocytenuntergang kommt, wählte er die Urobilinurie. Es ist ihm nun tatsächlich gelungen, durch Einengen der Venenlumina eine mächtige Stauungsmilz zu erzeugen. Stets kam es am zweiten Tag nach der Operation zu einer Urobilinurie. Er stellte sich nun vor, daß die Erythrocyten, welche in die Pulpa eintreten, einerseits rascher der Zerstörung anheimfallen, andererseits der Leber in einer Form angeboten werden, die vielleicht eher zur Pleiochromie führt als bei direkter Hämolyse. Bei allen diesen Versuchen konnte man sich übrigens von einem anscheinend von der Natur wohlweislich eingerichteten Heilungsvorgang überzeugen; denn bereits 4—5 Tage nach der mechanischen Stauung hatte die Milz, obwohl die Venenlumina eingeschränkt waren, wieder ihre normale Größe erreicht. Oft genug erschien sie sogar kleiner, auch war ihre Oberfläche in diesen Fällen gerunzelt, wie man es sieht, wenn man mit einer Reizelektrode die muskulären Milzkapselelemente zur Kontraktion bringt. Offenbar sind beim Hunde Vorrichtungen vorhanden, die eine mechanische Stauung nur schwer aufkommen lassen. Jedenfalls sprechen diese Tatsachen sehr zugunsten der Theorie, daß vielleicht bei der Entstehung der Pleiochromie der Galle bzw. des Icterus pleiochromicus — soweit können wir uns auf die Urobilinurie doch verlassen — die Milz auch eine große Rolle spielen muß. Aber mit dieser Tatsache allein kommen wir nicht aus, falls wir gezwungen sind, eine Erklärung des T.D.A.-Ikterus zu geben.

Einen ähnlichen Standpunkt hat auch Stauffs eingenommen Er sagt: Die Hämolyse allein kann es nicht sein, welche den Ikterus bedingt, denn entmilzte Tiere bekommen ebenfalls Hämolyse, aber keinen Ikterus. Er denkt daher an eine Mitbeteiligung der Leber. Als Kriterium dafür gilt ihm die Indigoblauausscheidung durch die Leber; bei milzlosen Tieren soll sie geringer sein, als bei normalen Tieren.

Im Anschluß daran wollen wir noch einige Resultate von Gilbert und Chabrol erwähnen: Sie gaben Hunden so große Toluylendiamindosen, daß sie gerade zu Ikterus führten; bei der Untersuchung des Blutserums fehlte im Anfang freies Hämoglobin, dagegen fand sich Gallenfarbstoff; erst in viel späteren Stadien, wo der Ikterus bereits manifest geworden, war es schwer, ein Serum frei von hämolytischen Substanzen zu bekommen, während die Bilirubinämie immer intensiver wurde. Sehr deutlich zeigte sich die Herabsetzung der Resistenz der Erythrocyten. Dies war ja auch der Grund, warum Widal die verminderte Resistenz der roten Blutzellen nicht als initiale Intoxikationserscheinung auffaßte, sondern sie nur als Folge der Cholämie hinstellte, im Gegensatz zu Gilbert, der Cholämie und Herabsetzung der Resistenz als kausal voneinander unabhängige Erscheinungen vermutete; die Ursache soll für beide eine Leberschädigung sein.

11. Die Toluylendiaminvergiftung bewirkt nicht bei allen Tieren Ikterus. Im Zusammenhang mit der Frage, wieso das T.D.M. in vitro nicht wirkt, wäre auch zu diskutieren, warum bei der einen Tierart nur Hämolyse und kein Ikterus erzielt werden kann, während z. B. der Hund ganz besonders zur Gelbsucht neigt. Dieser Unterschied macht sich nicht nur beim T.D.M. bemerkbar, sondern auch bei der AsH_3-Vergiftung. Schon die ersten Beobachter, wie Affanassiew und Silbermann, haben auf dieses verschiedenartige Verhalten der einzelnen Tierarten aufmerksam gemacht.

Mit der Möglichkeit, hier vielleicht das Cholesterin verantwortlich machen zu wollen, ist noch nicht gerechnet worden. Um so mehr könnte man an einen Zusammenhang zwischen T.D.A.-Wirkung und Cholesteringehalt der Erythrocyten denken, wenn man sich die Beobachtungen von Kurt Meyer vergegenwärtigt, die sich mit dem Mechanismus der Saponinhämolyse beschäftigen. Diejenigen Erythrocyten, die reich an Cholesterin sind, zeigten sich nach seinen Versuchen widerstandsfähiger als solche mit niedrigem Gehalt an dieser Substanz; so zeigt z. B. das Pferd, dessen Blut, den relativ geringsten Cholesteringehalt hat, wenn es mit Saponin behandelt wird, viel früher komplette Hämolyse als das Rind, das sehr cholesterinreiche Erythrocyten besitzt. Reiht man die einzelnen Blutarten nach ihrem Cholesteringehalt nebeneinander, so wären folgende Tierspezies zu nennen: Pferd 0,388—0,661, Kaninchen 0,720, Hund 1,255—2,155, Schaf 2,36—3,593, Rind 3,379. Alle diese Zahlen beziehen sich auf 1000 Teile Erythrocyten. Werte für Katzenerytrocyten habe ich nicht finden können. Jedenfalls ergibt sich aus dieser Reihenfolge, daß der Hund, soweit man aus den Cholesterinzahlen urteilen kann, viel widerstandsfähigere rote Blutzellen haben sollte als das Kaninchen. Es müßten daher die hämolysierenden Substanzen, speziell beim Kaninchen, viel eher das Hämoglobin aus den Erythrocyten auslaugen können. Da wir nun wissen, daß gerade der Hund, der die relativ geringsten Cholesterinwerte zeigt, am leichtesten Ikterus bekommt und auch zu viel stärkeren Anämie disponiert, so kann die Hämolyse resp. die Neigung zu Ikterus unmöglich allein von der Beschaffenheit der Erythrocyten abhängen. Vielleicht kann man das mit als Beweis hinnehmen, daß das T.D.A. eher ein plasmotropes Gift ist.

Noch auf ein Moment wäre zu achten: Bekanntlich gelingt es bei Kaninchen nicht, mit T.D.M. Ikterus zu erzeugen. Vielleicht hängt das mit dem Cholesteringehalt der Galle zusammen. Tatsache ist, daß die Kaninchengalle fast frei von Cholesterin ist. Auch scheint der Cholesteringehalt in der Kaninchengalle bei der T.D.M.-Vergiftung — nach meiner Erfahrung — nicht wesentlich in die Höhe zu gehen. Wenn wir andererseits aus den Untersuchungen von Kusomoto erfahren, wie stark das Cholesterin nach T.D.M.-Vergiftung in der Galle in die Höhe schnellt, so drängt sich der Gedanke auf, ob nicht vielleicht bei der Entstehung der Gallenkapillarthromben resp. des Ikterus das Cholesterin irgendwie beteiligt sein dürfte. Auch die histologische Untersuchung läßt an eine solche Möglichkeit denken, denn gerade die bewußten Thromben geben mit meiner Gallenkapillarmethode, die ja im Prinzip nur eine modifizierte Fischlersche Methode darstellt, Schwarzfärbung — also eine mikrochemische Reaktion auf Cholesterinester. Von diesen Überlegungen ausgehend habe ich T.D.M. an Kaninchen verfüttert, die auch große Mengen Cholesterin bekamen. Auch auf diese Weise gelang es nicht, Ikterus aufzulösen, wobei es allerdings auch nicht zu einer wesentlichen Steigerung des Cholesteringehaltes der Galle kam. Bei dieser Gelegenheit konnte ich mich davon überzeugen, daß cholesteringefütterte Kaninchen sehr große T.D.M.-Dosen vertragen, ohne dabei anämisch zu werden.

Jedenfalls erkennt man daraus, wie sehr die Verhältnisse kompliziert sein müssen und man daher noch weit davon entfernt ist, hier klar zu sehen. Man wird vielmehr die Ursache der Wirkungen der einzelnen Gifte nicht nur allein auf den Cholesteringehalt oder z. B. auf die Resistenz der roten Blutkörperchen zurückführen dürfen, sondern noch mit vielen anderen Faktoren zu rechnen haben.

12. Knochenmarksreizung als Begleiterscheinung der Toluylendiaminvergiftung. In jüngster Zeit sind experimentelle Untersuchungen über das T.D.M. veröffentlicht worden, die eine neue Wirkung dieses Giftes erkennen lassen. Hertz und Ehrlich prüften den Einfluß ganz kleiner Dosen von T.D.M. auf den tierischen Organismus. So gaben sie Kaninchen 0,01—0,02 g pro Kilo Tier[1]). In fortlaufenden Untersuchungen prüften sie die Erythrocytenwerte und konnten eine anhaltende Steigerung der roten Blutzellen konstatieren. Die höchste Steigerung, die sie sahen, war von 5 Mill. auf 8,4 Mill. Durch entsprechende Dosierung konnten sie bei ihren Tieren monatelang eine solche Hyperglobulie erzeugen. Dabei zeigte sich im morphologischen Blutbilde was Größe, Form und Färbbarkeit der Blutscheiben anbelangt, keine wesentliche Änderung. Hie und da war die Resistenz der Erythrocyten erhöht.

Wir haben an anderer Stelle betont, wie sehr die Phosphorvergiftung gewisse Analogien zur T.D.M.-Vergiftung zeigt. Im Anschluß an die eben erwähnten Versuche von Hertz und Ehrlich wären hier ähnliche Untersuchungen bei der experimentellen Phosphorvergiftung zu erwähnen. Pisarski, Heß und Saxl und Steiger konnten bei Kaninchen nach experimenteller Phosphorvergiftung ebenfalls Hyperglobulie konstatieren. Sie haben also im Prinzip dasselbe gefunden; nur bezüglich der Deutung der Resultate divergieren ihre Anschauungen. Während Hertz und Ehrlich sich vorstellen, daß kleine D.T.M.-Dosen das Knochenmark reizen, beziehen die anderen Autoren die hohen Erythrocytenwerte auf Ausfallserscheinungen der Leber; wir wollen auch nicht auf die Deutung von Hertz und Ehrlich eingehen, die sich die Wirkung ähnlich wie Carnot vorstellen, der mit der Bildung von sogenannten Hämatopoetinen rechnete. Wir kommen übrigens auf diese Frage anläßlich der Besprechung der Polycythämie noch zurück.

---

[1]) Wir haben im vorigen Abschnitte gesagt, daß sich der Kaninchenorganismus gegenüber dem T.D.A. viel widerstandsfähiger zeigt als z. B. der Hund. Wenn wir daran erinnern, daß (vgl. S. 124) 0,02 g pro kg Hund genügt, um einen schweren Ikterus zu erzeugen, während Hertz und Ehrlich dieselbe Dosis für das Kaninchen als sehr klein bezeichnen, so sieht man daraus am besten, wie verschieden sich diese beiden Tierarten dem T.D.A. gegenüber verhalten.

Schließlich soll hier noch an Befunde von Tausig und Silbermann erinnert werden, die mehrfach bei menschlicher Phosphorintoxikation Hyperglobulie sahen. Silbermann hat auf der Klinik v. Jaksch die Fälle vonPhosphorvergiftung zusammengestellt. Die folgende Tabelle entstammt dieser Publikation.

Zahl der roten Blutkörperchen	Männer	Frauen	Summe
unter 4,5 Mill.	2	17	19
4,5 5,0	5	16	21
5,0—6,0	17	27	44
6,0—7,0	9	11	20
7,0—8,0	5	6	11
über 8,0	—	3	3
			118 Fälle von menschlicher Phosphorvergiftung.

Wir haben schon mehrfach auf die gegenseitigen Beziehungen zwischen Milz, Leber und Knochenmarkstätigkeit hingewiesen. In den vorangehenden Abschnitten haben wir uns bemüht, auf die Beziehungen des T.D.A. einerseits zur Leber, andererseits zur Milz hinzuweisen. Wenn wir diesen Abschnitt — Knochenmarksreizung als Begleiterscheinung bei T.D.A.-Vergiftung — betitelt haben, so scheint dies zunächst willkürlich, denn das Kriterium, was wir als Reizung des erythropoetischen Apparates annehmen, die Polycythämie, könnte man auch auf andere Weise erklären. Wenn man sich aber, wie wir es getan haben, davon überzeugen kann, daß bei Tieren, die nach der Methode von Ehrlich und Hertz behandelt wurden, weder Veränderungen an der Leber zeigten noch Zeichen darboten, die auf einen vermehrten Blutuntergang hinweisen, dann bleibt eigentlich nichts anderes übrig, als eben mit diesen beiden Autoren eine Knochenmarksreizung für die Polycythämie — von deren Anwesenheit wir uns gleichfalls überzeugen konnten — anzunehmen.

13. Das gegenseitige Abhängigkeitsverhältnis von Anämie und Ikterus nach Toluylendiaminvergiftung. Daß einzelne Tiere nur Anämie, andere Anämie und Ikterus, und schließlich bei vorsichtiger Applikation Hunde nur Ikterus bekommen, haben wir bereits hervorgehoben. Die Herabsetzung der Resistenz der Erythrocyten ist nicht als verbindendes Glied anzusehen, da dieselbe auch bei Hühnern und Kaninchen vorkommt, die bekanntlich keinen Toluylendiaminikterus bekommen. Gilbert hat sogar gezeigt, daß der Ikterus bzw. die Bilirubinämie immer zuerst auftritt und dann erst die Resistenzerniedrigung einsetzt. Sicher ist daher die Herabsetzung der Resistenz nur eine Begleiterscheinung des Ikterus oder der Anämie.

Eine große Rolle, ob z. B. bei einem Hund Anämie und Ikterus auftritt, spielt die Menge des verabfolgten Giftes. Nach Widal kommt es nach großen Dosen von Toluylendiamin vorwiegend zu Anämie. Gibt man dagegen das Gift sehr vorsichtig, so kommt es zu einem ganz deutlichen Ikterus. Gerade die fehlende Anämie war es, welche manche Autoren veranlaßt hat, zu behaupten: weil Hämolyse fehlt, ist der Toluylendiaminikterus kein pleiochromer. In dem Sinne sagt auch Pappenheim: hämolytische Anämie und Ikterus lassen sich auch bei Toluylendiaminvergiftung völlig trennen — oder: der Ikterus ist der Anämie nicht subordiniert, sondern ihr vielmehr koordiniert. Ich glaube, in einem ähnlichen Irrtum befindet sich auch Pearce, wenn er sagt, hämolytische Sera machen bei milzlosen Hunden deswegen keinen Ikterus, weil diese Tiere anämisch sind; auch anders anämisch gemachte Tiere sollen nach Toluylendiamin keinen Ikterus bekommen.

Wir haben an anderer Stelle zu zeigen versucht und werden bei der Besprechung des menschlichen hämolytischen Ikterus neuerdings darauf hinweisen, daß es beträchtliche Grade der Hämolyse geben kann, ohne daß das histologische Blutbildgestört zu sein braucht. Unserer Ansicht nach zeigt Anämie nur das Bestehen eines Mißverhältnisses zwischen Produktion und Degeneration der Erythrocyten an; es handelt sich also um einen Vorgang, der von mindestens zwei Komponenten abhängig ist. Wenn es also bei der Toluylendiaminvergiftung zu Anämie kommt, so ist eben dieses Verhältnis gestört. Ich kann mir aber sehr gut vorstellen, daß bei vorsichtiger Darreichung des Giftes der relativ geringe Grad der Hämolyse durch vermehrte Bildung von Erythrocyten kompensiert werden kann. Auch diesen Befund glaube ich zugunsten einer gleichzeitigen Knochenmarksreizung durch T.D.A. verwerten zu können, auf die wir im vorigen Abschnitt Wert gelegt haben.

Ich möchte daher glauben, daß Anämie und Ikterus einander sehr nahe stehen. Beide sind Folgen der Hämolyse, doch bei verschiedenem Verhalten des Organismus. Wie wir uns den Ikterus entstanden denken, ob speziell eine hepatotoxische Komponente hier mitspielt, ist bereits berührt worden.

14. Die unterschiedlichen Anschauungen über die Entstehung der Toluylendiaminvergiftung. Ehe wir auf unsere eigene Anschauung über die Wirkung des T.D.M. zu sprechen kommen, erscheint es angebracht, noch einmal kurz die einzelnen Theorien gegenüberzustellen, die sich bei der Verwertung des experimentellen Materiales ergeben haben.

1. Die Anschauung, z. B. auch von Joannovics und Pick vertreten, als ob die Anämie durch bloße Hämolyse zustande kommt und der Ikterus auf konsekutive Polycholie zu beziehen sei, ist nicht ganz richtig, denn die direkten, primär auf die Erythrocyten wirksamen Hämolytika, wie z. B. die Linolensäure, Ölsäure machen keine Pleiochromie und auch keinen Ikterus — eine Ausnahme scheint nur Aqua destill. zu machen. Auch die Hilfshypothese einer gleichzeitigen Leberschädigung erscheint uns auf Grund eigener Erfahrung nicht ganz stichhaltig, nachdem wir z. B. durch gleichzeitige Linolensäure- und Amylalkoholdarreichung auch keinen Ikterus erzeugen konnten; auch ist es nie gelungen, im Serum hämolytische Substanzen nachzuweisen. Manche Autoren haben daher angenommen, daß die hämolytischen Gifte in den Organen, z. B. in der Milz, zurückgehalten werden und zu Hyperplasien führen.

2. Die Milz spielt bei der T.D.M.-Vergiftung sicher eine große Rolle. Man hat sich daher vorgestellt, daß das Gift durch Vermittlung der Milz wirkt. Die T.D.M.-Vergiftung soll eine primäre Splenotoxikose sein, und weil das Blut durch die Milztätigkeit zugrunde geht, so wäre die Anämie gleichsam nur sekundär. Der Ikterus aber ist hepatotoxisch. Diese Lehre, die bereits teilweise von Hunter aufgestellt wurde und derzeit ihre Hauptvertreter in Gilbert und Minkowski findet, wobei sich diese Autoren hauptsächlich auf die Erfolge der Milzexstirpation beim menschlichen hämolytischen Ikterus berufen, wird durch die Tatsache erschüttert, daß es auch bei milzlosen Tieren gelingt, allerdings mit viel größeren Giftdosen, leichten Ikterus, vor allem aber auch Anämie zu erzeugen. Jedenfalls folgt daraus, daß der Milztumor nicht nur spodogen ist. In diese Rubrik gehört auch die Lehre von Nolf, der annimmt, daß in den betreffenden Organen — also in der Milz — Hämolysine aktiviert werden.

3. Widal meint, daß das Primäre bei der T.D.M.-Vergiftung eine Herabsetzung der Resistenz der roten Blutkörperchen sei, wonach es zum Zerfall der Erythrocyten kommt. Die Milz sei nur passiv an der Hämolyse beteiligt, indem sie nur die Trümmer der Erythrocyten an sich reißt. Die Erfolge der

Milzexstirpation läßt er unberücksichtigt. Der Ikterus ist ein hämolytischer im Sinne Virchows.

4. Pappenheim denkt an eine Kombination von 2. und 3. Er sagt, das T.D.M. ist nicht nur Milzgift, sondern sehr wahrscheinlich auch Blutgift. Ähnlich spricht sich auch Achard aus. Chauffard ist für eine Kombination von 1. und 3.

15. Der Einfluß des Toluylendiamins auf den gesamten endothelialen Apparat im Sinne von Aschoff. Meine Theorie von der Entstehung der Gelbsucht nach T.D.A.-Vergiftung. Ich habe mich auf Grund des bis jetzt vorgebrachten Tatsachenmaterial bemüht, zu zeigen, warum es bei der Beurteilung der verschiedenen Anämien nicht angeht, weder die Milz allein, noch das Knochenmark, oder die Leber gesondert zu betrachten, sondern daß diese Organe in inniger Wechselbeziehung zueinander stehen und sich im intermediären Stoffwechsel gegenseitig funktionell unterstützen und ergänzen. Speziell was den roten Blutfarbstoff anbelangt, so dürfte das Hämoglobinmolekül gleichsam wie ein Ball von diesen drei Organen hin- und hergeworfen werden, wobei einzelne Teile dieser Organe den Farbstoff abbauen, während andere ihn wiederum rekonstruieren. Ein wichtiger Bestandteil des Hämatins, der wirklich in dieser Weise hin- und hergeworfen wird, ist das Eisen, das den Körper nicht verläßt, sondern sich bald in Form dieser, bald in Form jener Zusammensetzung an die einzelnen Organe klammert. Nachdem wir nun das Eisen mikroskopisch so leicht verfolgen können, ist uns gerade dieses Element ein feiner Indikator für die Wechselbeziehungen der drei erwähnten Organe.

Bei der T.D.M.-Vergiftung läßt sich nun eine starke Hämosiderose dieser Organe erkennen. Das Eisen ist teils in Makrophagen der Milz, teils in den Kupfferzellen, teils in den großen Retikulumzellen des Knochenmarkes nachweisbar. Ja, man sieht sogar eisenführende Zellen in den großen Gefäßen, die Leber und Milz verlassen. Bei Tauben und Enten sind die innerhalb der Blutbahn zirkulierenden Elemente ganz besonders schön zu verfolgen. Es ist wohl möglich, daß es sich hier um die sogenannten Histiocyten im Sinne von Aschoff handelt, die sich von den seßhaften Endothelien abstoßen und in Zirkulation gelangen. Vielleicht haben daher auch die Histiocyten unter normalen Verhältnissen die Aufgabe, den physiologischen Eisentransport zu besorgen, wenn auch unter normalen Verhältnissen das Eisen nicht so leicht nachweisbar ist wie z. B. bei einer T.D.M.-Vergiftung.

Gilbert vertritt die Anschauung, als würde das T.D.M. die Milz zur erhöhten Tätigkeit zwingen. Nun ist die Milz, resp. ihr endothelialer Apparat, vielfach verwandt mit den Kupfferzellen und mit den anderen endothelialen Elementen, wie sie in den Lymphdrüsen, im Knochenmark, im Darm und auch vielleicht in der Niere vorkommen. An eine erhöhte Tätigkeit der Milz ist vielfach gedacht worden. Wenn man eine Berechtigung hat — und ich glaube, man hat sie ganz sicher —, bei der T.D.A.-Vergiftung an eine erhöhte Tätigkeit der Milz zu denken, dann darf man auch wegen der vielen Beziehungen der Milz zum übrigen retikulo-endothelialen Apparat auch eine ähnliche Beeinflussung der Kupfferzellen und der Knochenmarkselemente annehmen, um so mehr, als dafür viele histologische Veränderungen zu sprechen scheinen. Ich kann mir daher vorstellen, daß das T.D.M. nicht nur die Milz spezifisch reizt, sondern überhaupt den ganzen makrophagen Apparat. Denn die Hämosiderose ist eine diffuse und diese ist doch wieder bis zu einem gewissen Grade ein Zeichen der vermehrten Tätigkeit der Erythrophagen.

Ich würde mir also den ganzen Vorgang bei der Vergiftung so vorstellen: Das T.D.M. reizt die Milzendothelien, die endothelialen Elemente im Knochenmark, Leber, Darm usw., worauf es zu einer vermehrten Aufsaugung und Zerstörung der Erythrocyten kommt. Damit die roten Blutzellen gehäuft in das Milzparenchym gelangen können, ist eine atypische Zirkulation in der Milz nötig.

Es ist möglich, daß daneben auch eine direkte Hämolyse Platz greift, doch spielt dieser Modus m. A. nach nur eine untergeordnete Rolle. Die von den Makrophagen angedauten resp. schon abgebauten Erythrocyten gelangen in die Leber und werden eine Beute der Kupfferzellen. Soweit man das mikroskopisch erkennen kann, sind auch diese Elemente vergrößert und sicher vermehrt. Die erhöhte Tätigkeit der Kupfferzellen gibt ihrerseits Anlaß zu vermehrter Absonderung von Galle und eventuell weiter Anlaß zu Ikterus, vorausgesetzt, daß es dabei auch zu einer Eindickung der Galle kommt. Wie weit an der Entstehung der Gelbsucht nicht auch Schädigungen der Leberzellen teilhaben, wollen wir hier außer acht lassen. Wir haben die Bedeutung derselben bereits erwähnt, so daß wir uns auf das dort Gesagte berufen können (vgl. S. 126).

Es wäre nun auch möglich, und darin bestärken uns sehr die Versuche von Hertz und Ehrlich, daß bei Darreichung kleiner Dosen bloß ein Teil dieses endothelialen Apparates gereizt wird, z. B. nur das Knochenmark, und ebenso wäre es auch verständlich, wenn es bei gewissen Tieren, vielleicht infolge geringer Beeinflussung der Kupfferzellen nicht zum Ikterus, sondern nur zu Anämie kommt.

Mit dieser Vorstellung ließen sich nun eine Menge Tatsachen in Einklang bringen, welche den bis jetzt besprochenen Theorien vielfach widersprechen. Da die Milz der Hauptsitz der Makrophagen ist, so ist es natürlich, daß nach Entfernung derselben infolge Verminderung der durch das T.D.M. beeinflußten Zellen weniger Erythrocyten zerstört werden, weshalb es auch zu einer geringeren Anämie kommt und sich auch der Ikterus schwieriger entwickelt.

Ich glaube, daß hauptsächlich jene Erythrocyten eine verminderte Resistenz zeigen, die mit Makrophagen bereits vergesellschaftet waren. Die Tatsache, daß das Milzvenenblut schon unter normalen Verhältnissen eine geringere Resistenz zeigt, die sich aber bei der T.D.M.-Vergiftung enorm steigert, ließe sich auf diese Weise gut erklären. Auch wäre die Erhöhung der Resistenz nach Entfernung der Milz damit in Einklang zu bringen; ebenso die geringe Beeinflussung der Resistenz nach T.D.M.-Vergiftung bei milzlosen Tieren. Schwierigkeiten bereitet nur die Erklärung des niedrigen Färbeindex. Da wir aber immer betont haben, daß von mancher Seite bei der T.D.M.-Vergiftung auch eine gewöhnliche Hämolyse angenommen wird, so könnte man vielleicht das Mißverhältnis zwischen Sahliwert und Erythrocytenzahl darauf beziehen.

Jedenfalls ist aber die T.D.M.-Vergiftung nicht einheitlich zu erklären. Selbst wenn die eben vertretene Anschauung, die bei der Erklärung dieser Form der Gelbsucht einen Reizungszustand des gesamten makrophagen Apparates voraussetzt, richtig ist, so kommen daneben gewiß noch andere Faktoren, wie z. B. die hepatische Nebenwirkung, oder die direkte anämisierende Wirkung in Betracht.

Eine wesentliche Stütze meiner Anschauung über den Mechanismus, wie das T.D.A. seine ikterogene resp. anämisierende Wirkung im Tierkörper entfaltet, sehe ich in einer Reihe von Versuchen, die sich mit der Frage beschäftigten, ob gewisse Hämolytica (vor allem das T.D.A.) auch dann noch Ikterus und Anämie nach sich ziehen, wenn man vorher die retikuloendothelialen Elemente mit Eisen oder Cholesterin speichert.

Der Gedanke, von dem ich mich leiten ließ, diese Versuche anzustellen, war folgender: Ebenso wie Aschoff und Kiyono eine Speicherung des „Milzapparates" mit Karmin bewerkstelligen konnten, in gleicher Weise gelingt dies auch durch Eiseninjektionen oder bei gewissen Tieren durch Fütterung von Cholesterin. Die betreffenden Zellen können sich mit diesen gespeicherten Massen manchmal so überladen, daß man sich fragen muß, ob sie bei dieser Übersättigung überhaupt noch eine andere Funktion übernehmen können. Da wir nun der Anschauung sind, daß wahrscheinlich das T.D.A. an diesem erweiterten Milzapparat angreift, so wäre es interessant nachzusehen, ob man in einem Tierkörper dessen unterschiedliche Retikuloendothelien, z. B. mit Eisen okkupiert sind, noch durch T.D.A. eine Reizung dieser Zellen provozieren kann. Findet das T.D.A. unter solchen Umständen keine Angriffspunkte, so dürfte es bei einem solchen Tiere weder zu Anämie, noch zu Ikterus kommen. **Wir erwarteten nur graduelle Unterschiede; daß sich aber hier die Tiere so prinzipiell verschieden verhalten sollten, auf das waren wir zunächst nicht gefaßt.**

Da wir als Maßstab einer Anämie auf den Hämatinumsatz großes Gewicht legen, so berücksichtigten wir bei diesen Tierversuchen nicht nur die Veränderungen des Blutbildes, sondern auch die Bilirubinausscheidung durch die Galle; gleichzeitig wurden auch die Schwankungen der Resistenz der Erythrocyten festgestellt.

Aus einer größeren Versuchsreihe, die aber im Prinzip zu gleichen Resultaten führte, heben wir nur zwei Tabellen heraus:

Normales Tier (7,8 kg)

	Zahl der Erytrocyten	Hämoglobin	Resistenz total	Resistenz deplasm.	Galle Menge	Galle Bilirubin
Vor der Darreichung	4,3	80	0,44 0.30	0,46 0,28	80	0,068
Das Tier bekommt 0,02 g T.D.A. pro Kilo.						
1. Tag . . .	4,47	80	? 0,30	? 0,30	60	0,09
2. Tag . . .	3,96	65	? 0,32	? 0,3.	30	0,14
3. Tag . . .	2,65	43	? 0,34	? 0,34	32	0,15

Am 1. Tag im Harn Spuren Bilirubin.
Am 2. und 3. Tag im Harne deutliche Bilirubinmengen.

Mit Eisen gespritztes Tier (8,1 kg)

	Zahl der Erytrocyten	Hämoglobin	Resistenz total	Resistenz deplasm	Galle Menge	Galle Bilirubin
1. Eiseninjektion	4,67	85	—	—	80	0,063
2. „	4,37	80	—	—	72	0,043
3. „	4,40	78	—	—	76	0,042
Tag darauf . . .	4,56	83	0,44 0,28	0,44 0,28	75	0,032
Das Tier bekommt 0,02 g T.D.A. pro Kilo.						
1. Tag	4,63	80	0,44 0,28	0,44 0,28	70	0,047
2. Tag	4,43	78	0,40 0,28	0,44 0,.8	76	0,040
3. Tag	4,48	76	0,44 0,28	0,44 0,28	80	0,052

In keiner Harnportion Bilirubin nachweisbar.

Über die Versuchsanordnung und auch über die Ergebnisse beim normalen Tier ist nicht viel zu sagen; das Wichtigste ergibt sich aus der Tabelle selbst. Die Veränderungen des Blutes weichen nicht wesentlich von jenen Zahlen ab, die auch Banti (vgl. S. 139) beschreibt; die Bilirubinwerte der Galle verha'ten sich ähnlich, wie sie im Buche von Stadelmann beschrieben werden (vgl. S. 125, Abb. 21).

Bezüglich des mit Eisen gespritzten Tieres können wir folgendes sagen: Schon vor der Applikation des Eisens wurden in der Galle die Farbstoffmengen bestimmt; sie zeigten ungefähr dieselben Werte wie am ersten Tage vor der Injektion; jetzt bekam das Tier an drei aufeinander folgenden Tagen je 10 bis 12 cm unserer Eisenlösung (vgl. S. 36). Während die Blutwerte ziemlich unverändert blieben, fiel der Bilirubingehalt der Galle. Am 5. Tage nach der ersten Eisendarreichung gaben wir dem Tier T.D.A. Die Tabelle zeigt nur unwesentliche Störungen; jedenfalls kam es weder zu einer Anämie noch zu Ikterus.

Ein ähnlicher Unterschied dem T.D.A. gegenüber zeigt sich auch beim Kaninchen, wenn man es mit Cholesterin fütteit. Wir erwähnen diese Versuche im Zusammenhang mit unseren Eisenversuchen nur deswegen, weil sich nach Chalatow die Retikuloendothelien nach Verfütterung von Cholesterin in ähnlicher Weise speichern lassen, wie wir es vom Eisen her kennen.

Mehrere Kaninchen bekamen durch einen Monat hindurch täglich 0,5—1,0 Cholesterin in etwas Öl suspendiert. Als wir uns endlich an einem Kontrolltier von der Anschoppung der Milz- und Leberendothelien überzeugen konnten, bekamen die Tiere T.D.A.

Die beiden Tabellen zeigen uns die Unterschiede der T.D.A.-Intoxikation; auf der einen Seite bei einem normalen Tier, auf der anderen bei einem Tier, das durch einen Monat hindurch Cholesterin bekam.

Normales Kaninchen (1,56 kg)					Cholesteringefüttertes Kaninchen (1,70 kg)				
	Zahl der Erytrocyten	Hämoglobin	Resistenz total	Resistenz diplasm.		Zahl der Erytrocyten	Hämoglobin	Resistenz total	Resistenz diplasm.
Vorher	5,43	84	0,44 0,32	0,44 0,32	Vorher	5,10	80	0,44 0,36	0,44 0,36
Das Tier bekommt 0,1 g T.D.A.					Das Tier bekommt 0,1 g T.D.A.				
1. Tag	4,87	80	0,60 0,40	— —	1. Tag	5,20	82	0,44 0,36	— —
2. Tag	4,01	76	0,72 0,40	— —	2. Tag	5,02	78	0,46 0,36	— —
3. Tag	3,24	65	0,80 0,38	0,80 0,38	3. Tag	4,97	80	0,48 0,36	0,44 0,36

Da das Cholesterin imstande ist, in vitro eine Menge von Hämolytica zu binden, so könnten diese Cholesterinversuche auch anders gedeutet werden. Uns erscheint es wichtig zu betonen, daß auch noch am 3. Tag, als die cholesteringefütterten Tiere getötet wurden, in der Leber und der Milz ganz ähnliche Bilder zu sehen waren, wie sie von Chalatow beschrieben wurden.

In jüngster Zeit hat auch Lepehne über ähnliche Versuche bei Tauben und Ratten berichtct. Statt T.D.A. verwendete er Arsenwasserstoff, statt Eisen Collargol. Als Maßstab, ob AsH_3 gewirkt hat oder nicht, diente ihm das Auftreten eines hämolytischen Ikterus. Dadurch, daß sich die Herausgabe dieses Buches um über 4 Jahre verzögert hatte, war es Lepehne möglich, seine Versuche früher zu veröffentlichen. Jedenfalls decken sich unsere Anschauungen auch auf diesem Gebiete. Mir neu sind die Beobachtungen von Lepehne, daß es bei collargolgespeicherten Tieren auch zu einer Eisenausscheidung durch die Nieren kommen kann. Wenn es auch nicht chemisch festgestellt wurde, so sind die mikrochemischen Befunde so eindeutig, daß wohl kein Zweifel bestehen kann.

All diese Beobachtungen scheinen mir sehr in dem Sinne zu sprechen, daß tatsächlich das T.D.A. auf dem Umwege der Retikulo-

endothelien sich Geltung verschafft. So wie ich mir den Ikterus bei
der T.D.A.-Vergiftung entstanden denke, in ziemlich ähnlicher Weise vertritt
auch Lepehne seinen Standpunkt in der Frage der Arsenwasserstoffintoxi-
kation. Es wäre zu begrüßen, wenn man auch die anderen Hämolytica von
diesem Gesichtspunkte aus studieren wollte.

Schließlich möchte ich noch auf eine Tatsache zu sprechen kommen,
die ich zwar bereits erwähnt, aber bis jetzt noch nicht zu erklären versucht
habe. Wir haben (vgl. S. 144) nach T.D.A.-Vergiftung ein mächtiges Ansteigen
des Blutcholesterins gefunden. Sicherlich ließen sich auch noch andere Er-
klärungsmöglichkeiten diskutieren, aber folgende erscheint mir sehr wahrscheinlich: **Ebenso wie nach Cholesterin oder Eisenspeicherung das
T.D.A. die Retikuloendothelien gleichsam verstopft findet, in gleicher Weise könnte man daran denken, daß bei erhöhter Inanspruchnahme des allgemeinen Milzapparates, z. B. durch T.D.A., auch das
Cholesterin, das sicherlich mit diesen Zellen etwas zu tun haben
muß, nicht auf die entsprechende Aufnahme stösst.**

**16. Neuere Untersuchungen, die dafür sprechen, daß bei der Toluylen-
diaminvergiftung auch eine extrahepatische Gallenfarbstoffbildung möglich ist.**
In neuester Zeit erheben sich nun wieder sehr maßgebende Stimmen,
die sagen, man müsse auf die extrahepatische Gallenfarbstoffbildung mehr
Gewicht legen und sich somit an die alten Anschauungen vom hämolytischen
Ikterus anlehnen. Da hier ebenfalls der „Makrophagenapparat" eine Rolle
spielt, so müssen wir auf dieselben genauer eingehen.

Ein Hauptargument gegen die alte Anschauung vom hämolytischen
Ikterus im Sinne von Virchow waren die bekannten Versuche von Naunyn-
Minkowski. Diese Versuche hat nun in neuester Zeit Aschoff durch seinen
Schüler Mc Nee überprüfen lassen. Er vergiftete ebenfalls entleberte Gänse mit
Arsenwasserstoff. Die Tiere, die noch 5—16 Stunden am Leben blieben, bekamen
zwar, sowie es von Naunyn und Minkowski angegeben wurde, keinen Ikterus,
aber es kam doch zu einer Gallenfarbstoffanreicherung des Harnes. Diese
Versuche waren nun für Aschoff Anlaß, seinen Standpunkt über die Ent-
stehungsmöglichkeiten des Gallenfarbstoffes unter normalen und pathologischen Bedingungen — allerdings nur im Vogelorganismus — zu diskutieren.
Er schickt zuerst eine Beschreibung der normalen Histologie der Gansleber
voraus. Während in der Leber von Mensch, Hund oder Kaninchen die Kupfferschen Zellen relativ schwer zu erkennen sind, treten sie in der Vogel-
leber sehr deutlich als endotheliale Auskleidung der Leberkapillaren hervor.
Das Merkwürdige ist nun, und darauf legt Aschoff großes Gewicht, daß die
Kupfferzellen schon unter physiologischen Verhältnisssen Eisen führen oder,
besser gesagt, diffuse Eisenreaktion geben. Außerdem finden sich in ihrem
Protoplasma mehr oder weniger reichlich rote Blutkörperchen oder Kernreste
derselben. **Also wir sehen, daß bei der Gans schon unter physiologischen
Bedingungen Bilder zu finden sind, die sich in der Leber des Men-
schen oder des Hundes nur bei gesteigerter Hämolyse entwickeln.**

Untersucht man die Leber einer mit Arsenwasserstoff vergifteten Gans,
so sind Veränderungen vor allem an den Kupfferschen Sternzellen zu
konstatieren. Die Zellen sind nicht nur vergrößert, sondern vor allem auch
an Zahl vermehrt. Sie können, wie sich Aschoff ausdrückt, an manchen
Stellen die Blutkapillaren geradezu verstopfen. Nach der Anschauung von
Aschoff können sich solche mit Erythrocytentrümmern und Eisen beladenen
Kupfferzellen aus ihrem Verbande mit der Leber loslösen und in andere
Organe verschleppt werden. So sah er solche eisenführenden Zellen selbst im
rechten Herzen und in den Lungenkapillaren. Diese Befunde von Desquamation

von Kupfferzellen waren für Aschoff auch Anlaß, seine Theorie von den Histiocyten aufzustellen. Die eigentlichen Leberzellen waren viel weniger alteriert; auch zeigten sie nur geringe Eiseneinlagerung.

Was nun die Deutung dieser Befunde anbelangt, so stellt sich Aschoff zur Frage der Gallenfarbstoffbildung folgendermaßen: Die Leber der Gans ist gleichsam ein Doppelorgan, das aus dem eigentlich spezifischen Lebergewebe und den Kupfferschen Sternzellen besteht. Nachdem sich in den Sternzellen Eisen nachweisen läßt, so ist diese Zellgruppe sicher mit der Aufspaltung der roten Blutzellen am meisten beschäftigt, und wahrscheinlich auch mit der Bildung des Gallenfarbstoffes oder dessen Vorstufen. Aschoff meint, falls in diesen Zellen tatsächlich schon Bilirubin gebildet wird, so wäre es möglich, daß der hier gebildete Gallenfarbstoff teils bei der Desquamation der Kupfferzellen, teils beim Zerfall derselben in die allgemeine Zirkulation gelangen könnte. In dem Sinne wäre also das Entstehen eines hämolytischen Ikterus ohne Beteiligung des eigentlichen Leberzellparenchyms möglich. Allerdings wäre auch folgende Eventualität, die sich allerdings Aschoff selbst vorlegt, zu diskutieren: Man kann auch annehmen, daß das eisenfreie Produkt, das von den Kupfferzellen gebildet wird, nicht direkt Bilirubin ist, sondern nur ein Vorstufe, die erst die Leberzellen passieren muß, um in echtes Bilirubin umgewandelt zu werden. Die berühmten, zuerst von Minkowski und Naunyn ausgeführten Versuche wären daher im Sinne Aschoffs so zu deuten: Wird die Leber entfernt, so werden auch die Kupfferzellen entfernt und demgemäß auch die Quelle des Ikterus. Also nicht die Entfernung der Leberzellen, sondern die gleichzeitig damit stattfindende Entfernung der Kupfferzellen verhindert die Entstehung der Gelbsucht.

Aschoff nennt bei dieser Gelegenheit die Kupfferzellen milzähnliche Gebilde. Sein Schüler Lepehne, fand bei milzlosen Ratten nicht nur eine Wucherung der Kupfferzellen — eine Tatsache, auf die schon früher Bittner und M. B. Schmidt hingewiesen haben — sondern auch eine Eisenspeicherung. Bedenkt man, daß Eisen in den Kupfferzellen normaler Ratten stets fehlt, während die Milzendothelien deutliche Eisenreaktion geben, so ist der Schluß Aschoffs gerechtfertigt, den Kupfferzellen milzähnliche Funktionen zuzuweisen und anzunehmen, daß die Kupfferzellen vielleicht nach der Milzexstirpation die Funktion der Milz übernehmen. Die Kupfferzellen scheinen bei den einzelnen Tierarten (also auf der einen Seite die Zellen der Gans, auf der andern die der Ratte) bald mehr, bald weniger die Funktion der Milz übernommen zu haben, denn die Gansleber scheint mit viel wirksameren Kupfferzellen ausgestattet zu sein, als die Leber der Ratte oder des Meerschweinchens. Äußerlich scheint sich dies auch in der Größe der Milz auszudrücken, da die Milz bei der Ratte und dem Meerschweinchen relativ groß erscheint, während sie im Organismus der Gans ein ganz kleines Organ darstellt.

Wenn nun McNee bei entleberten Gänsen doch Gallenfarbstoff im Harne, also einen leichten Ikterus gefunden hat, so kann das in verschiedener Weise gedeutet werden. Entweder ist nicht die ganze Leber — und das geben ja Aschoff und McNee z. T. auch zu — entfernt worden, oder die Tätigkeit der Kupfferzellen ist von anderen endothelialen Elementen übernommen worden; hierbei wäre vor allem an eine vikariierende Funktion von Milz oder Knochenmark zu denken.

Wenn die Vorstellungen von Aschoff, die sich allerdings auf Untersuchungen am Vogelorganismus beziehen, zu Recht bestehen, und man sie auch auf die menschliche Pathologie und weiter auf die Erklärung des Toluylendiaminikterus übertragen kann, dann müßte man sagen, daß nicht nur die alte Lehre vom hämolytischen Ikterus, sondern auch die Lehre vom Suppressionsikterus wieder aufersteht. Was speziell die Theorie vom Suppressionsikterus anbelangt, so läßt sie auf hämatogenem Wege zuerst eine Bilirubinämie zustande kommen und nimmt dann weiter an, daß die Leber unter pathologischen Bedingungen die normale Funktion der Adsorption von Gallenfarbstoff aus der Zirkulation verloren hat. Bis zu einem gewissen Grade ähnlich stellt sich auch Aschoff die Entstehung des hämolytischen Ikterus vor: **die Kupfferzellen produzieren in vermehrter Menge Bilirubin und die eigentlichen Leberzellen sind nicht mehr imstande, dieses Plus zu verarbeiten, so daß es zu einer allgemeinen Bilirubinämie kommen muß.**

Nach dieser Anschauung wären also die Leberzellen nur das Exkretionsorgan für die im Blut resp. von den Kupffe zeller bereits vorgebildeten Gallenfarbstoffe.—

Schließlich wären noch Versuche von Whipple und Hooper zu erwähnen. Sie injizierten bei Hunden nach Anlegung einer Eckschen Fistel und Ligatur der Arteria hepatica lackfarbenes Blut; nach dem es auch jetzt noch zu Ikterus kam, so glauben sie, Milz und Knochenmark für die Bilirubinbildung verantwortlich zu machen. Ich glaube, daß eine Eckfistel und Ligatur der Arteria hepatica noch nicht genügt, um die Leberfunktion völlig auszuschließen. Neuere Untersuchungen schalten auch diesen Einwand aus, **so daß derzeit viele experimentelle Tatsachen bekannt sind, die für eine extrahepatische Bilirubinbildung sprechen.**

Gestützt wird die Anschauung von Aschoff durch Untersuchungen von Hijmans van den Bergh und Snapper. Mittelst einer relativ einfachen Methode sind sie imstande, den Gallenfarbstoffgehalt im Serum zu bestimmen (vgl. IV. Kapitel). Im Anschluß an ältere Untersuchungen finden sie nun die **Angabe bestätigt, daß auch das normale menschliche Serum Bilirubin führt.** Scheinbar hat also Hammarsten, der die Anwesenheit von Gallenfarbstoff im zirkulierenden Blute stets geleugnet hat, unrecht. Hält man sich an die quantitativen Maße, wie sie die beiden Autoren wählten, so schwankt der normale Wert zwischen $^1/_{800000} : ^1/_{400000}$. **Selbstverständlich steigt der Bilirubinwert beim Ikterus.** Man müßte also annehmen, daß hier ähnliche Verhältnisse bestehen wie z. B. bei der Glykämie, wo ebenfalls ein gewisser Schwellenwert erreicht werden muß, bevor es zur Glykosurie kommt. Für die Bilirubinämie soll dieser Schwellenwert $^1/_{60000}$ betragen.

Hijmans van den Bergh und Snapper werfen nun folgende Frage auf und wenden sich dabei gegen meine Theorie von der „Gallenthrombenbildung" beim pleiochromen Ikterus. Sie sagen: „Wenn tatsächlich schon physiologisch Bilirubin im Serum kreist, so müßte es schon unter normalen Verhältnissen zur Gallenthrombenbildung kommen, was doch unwahrscheinlich ist." — Auf die von ihnen gefundene Tatsache, **daß sie im Milzvenenblute eines Falles von hämolytischer Anämie viel Bilirubin fanden, im allgemeinen Blute aber wenig,** wollen wir noch später zu sprechen kommen.

17. Zusammenfassung. Vor 15 Jahren habe ich versucht, auf Grund rein histologischer Untersuchungen die Lehre vom Ikterus einer Revision zu unterziehen. Zunächst konnte ich mir ein klares Bild verschaffen, wie sich die Gallenkapillaren bei totalem Gallengangsverschluß verhalten. Ausgerüstet mit diesen Erfahrungen begann ich, mich dem Studium komplizierterer Ikterusformen zuzuwenden. In einer nicht geringen Anzahl von Fällen, die man nach der älteren Nomenklatur zum „hämatogenen" Ikterus zählte, habe ich in den Gallenkapillaren Massen feststellen können, die geeignet waren, eine Stase der Galle zu bedingen. Wegen Form und Bedeutung derselben habe ich sie

Gallenthromben genannt. In einer Reihe von Beobachtungen ließ sich auf diese Weise das pathogenetische Moment für die Gelbsucht finden; aber in nicht wenigen Fällen kam man in der Beurteilung trotz Zuhilfenahme dieser Möglichkeit nicht vorwärts, weil diese Thrombenmassen nicht immer vorhanden waren. Als ich dann später aufgefordert wurde, in den Ergebnissen für innere Medizin meine Erfahrungen auf dem Gebiete des Ikterus zusammenzufassen, mußte ich klinisch wichtige Formen unberücksichtigt lassen, weil ich nichts Sicheres aussagen konnte.

Bei der Beschreibung jener Ikterusformen, wo ich in den Gallenkapillaren Thromben feststellen konnte, bezog ich mich vielfach auf die Gelbsucht bei der T.D.A.-Vergiftung. Die Tatsache, daß es hier zu einer Pleiochromie der Galle kommt und meine Erfahrungen mit den Gallenthromben schienen sich zu ergänzen; die Gallenkapillarthromben waren gleichsam der sichtbare Ausdruck für die Pleiochromie.

So klar die Verhältnisse in einzelnen Fällen zu sein schienen, so gestattete dies noch keine Verallgemeinerung; ja das ganze Problem wurde noch komplizierter oder besser gesagt, meine Anschauung von der Bedeutung der Gallenthromben für die Entstehung mancher Ikterusformen schien überholt, als sich einerseits kein Parallelismus zwischen Schwere der Gelbsucht und der Häufigkeit der Thromben feststellen ließ, und andererseits diese Massen und auch die Einrisse in den Gallenkapillaren oft erst in den späteren Stadien der Gelbsucht zu sehen waren (Sterling, Ogata). Kurz, das Problem schien wieder in der Schwebe und jene Autoren meinten recht zu behalten, die sich ursprünglich für eine Funktionsstörung der Leberzellen als Ursache mancher Ikterusformen eingesetzt hatten.

Die Pathogenese mancher Gelbsuchtsformen schien geklärt, dafür die ganze Frage wieder kompliziert, als man Krankheitsbilder kennen lernte, wo es gelingt, die Gelbsucht durch Splenektomie zu beseitigen. Da weiter bekannt wurde, daß die Entfernung der Milz auch auf das Verhalten der T.D.A.-Vergiftung von Einfluß sein kann, ja der Ikterus gelegentlich ganz ausbleibt, so war es notwendig, den lienalen Faktor im Rahmen der Pathogenese mit zu berücksichtigen.

Das Studium klinischer Krankheitsbilder hat es mit sich gebracht, den Hämatinabbau vor und nach der Splenektomie zu analysieren. Da sich zeigen ließ, wie nach der Entfernung der Milz gleichzeitig mit dem Schwinden der Gelbsucht auch der Blutumsatz absinkt, so wurde die Aufmerksamkeit auf die hämolytische Wirkung der Milz gelenkt. Dies hat sich auch auf unsere Vorstellungen von der Entstehung des Ikterus nach T.D.A.-Vergiftung übertragen und man sah sich gezwungen, Leber und Milz verantwortlich zu machen (hepato-lienaler Ikterus).

Das genaue Studium der Milzpathologie hat uns darauf aufmerksam gemacht, warum die Milz nur als Teil eines großen Zellsystemes aufzufassen ist. Ebenso wie die Milz als ganzes Organ die Hämolyse fördern kann, in gleicher Weise nimmt man dies auch von den „extralienalen Milzelementen" an. Der springende Punkt — der allerdings bis jetzt noch nicht eindeutig geklärt erscheint — ist nur der, kommt es bei der Hämolyse innerhalb der Milz und dementsprechend auch an jenen Stellen, die ebenfalls eine Aufspaltung des Hämoglobinmoleküles ermöglichen, zu einer Bilirubinbildung oder nur zu einer Lockerung des Hämatins? Eine Menge Beobachtungen scheinen nun tatsächlich dafür zu sprechen, daß eine extrahepatische Gallenfarbstoffbildung möglich ist; trotzdem glaube ich aber, daß es sich hier nur um Bruchteile handeln kann, während noch immer das Hauptgeschäft der Bilirubinbildung der Leber vorbehalten bleibt. Auch von der Milz möchte ich, trotz des eigentümlichen Befundes von Hijmans van den Bergh, behaupten, daß ihr zwar auch die Fähigkeit zukommt, eventuell Bilirubin zu bilden, dies aber, selbst unter pathologischen Bedingungen, nur die Ausnahme sein dürfte.

Ich möchte daher die Pathogenese des Ikterus nach T.D.A.-Vergiftung folgendermaßen präzisiert wissen: Das Primäre bei einer T.D.A-Intoxikation scheint mir eine Steigerung der Tätigkeit jener Zellen zu sein, die schon physiologisch den Abbau des Hämoglobins zu besorgen haben; es kommt also zu einer vermehrten Tätigkeit der Milz und innerhalb der Leber auch der Kupfferzellen. Während meiner Ansicht nach die Milzfunktion hauptsächlich darin besteht, die roten Blutzellen nur anzudauen, besorgt den totalen Zerfall des Hämins in Eisen und Bilirubin erst die Kupfferzelle. Entsprechend dem erhöhten Angebot, der hauptsächlich aus der vermehrten Tätigkeit der Milz entspringt, kommt es auch zu einer gesteigerten Gallenfarbstoffbildung. Das Bilirubin, von dem man annimmt, daß es in den Kupfferzellen entsteht, soll unter physiologischen Bedingungen gegen die Leberzellen weiter spediert werden. Ist dagegen die Produktion, wie wir es bei der T.D.A.-Vergiftung annehmen, überstürzt, so können zwei Möglichkeiten als Komplikationen hinzutreten, die beide zur Ursache der Gelbsucht werden. Die eine Möglichkeit ist die Pleiochromie, die innerhalb der Gallenkapillaren zu Stauung und Einreißen derselben führen kann, die andere — wie auch Aschoff annimmt — die Insuffizienz der Kupfferzellen, die ganze, große Menge an gebildetem Gallenfarbstoff den Leberzellen zuzuführen, so daß ein Teil gleichsam verloren geht und in die allgemeine Zirkulation gelangt. Wenn wir schließlich noch berücksichtigen, daß es gelegentlich auch zu anatomisch nachweisbaren Zellschädigungen kommen kann und auch dies zu Einrissen der Gallenkapillaren führt, so sehen wir erst, wie kompliziert die Verhältnisse beim Ikterus im Gefolge der T.D.A.-Vergiftung sind, und daß es nicht angeht, sich in der Deutung des ganzen Bildes auf ein Symptom allein festzulegen. Die Ursache der geringen Wirksamkeit des T.D.A. bei splenektomierten Hunden sehe ich nicht nur in dem Wegfall der Milz und daher einer geringeren Andauung der Erythrocyten allein, sondern auch in einer Insuffizienz der Kupfferschen Sternzellen, die eine unmittelbare Folge der Milzexstirpation sein dürfte. Ob die Störungen im Hämoglobinstoffwechsel, wie wir sie hier annehmen, die unmittelbare Folge des T.D.A. darstellen, oder ob intermediäre Produkte eine Rolle spielen, wollen wir dahingestellt sein lassen.

IV. Kapitel.

Die Lehre vom menschlichen hämolytischen Ikterus.

A. Die historische Entwicklung dieses Krankheitsbildes.

Aus der Reihe jener Krankheitsbilder, bei denen es schwer fällt, handgreifliche Gründe für die Entstehung des Ikterus ausfindig zu machen, weil in den abführenden Gallenwegen keine Hindernisse gefunden werden, hat zuerst Minkowski einen Typus herausgehoben, der sich durch mehrere klinische Symptome besonders kenntlich macht. Das Eigentümliche dieses Krankheitsbildes ist, daß diese Affektion durch Generationen hindurch, so z. B. im Falle von Minkowski durch drei Generationen bei 8 Mitgliedern einer Familie gefunden wurde. Bei 3 Mitgliedern aus dieser Familie war trotz deutlicher ikterischer Verfärbung, die sich besonders an den Skleren bemerkbar machte, im Harn kein Gallenfarbstoff zu finden. Der Harn war nur dunkelrotbraun und diese Verfärbung wurde auf die reichliche Anwesenheit von Urobilin bezogen. Der Stuhl erschien nicht entfärbt. Außer der großen Leber bestand ein Milztumor, der handbreit den Rippenbogen überragte. Der Ikterus, der wie gesagt bei mehreren Familienmitgliedern nachweisbar war, also wohl als familiär bezeichnet werden mußte, soll mehrere Male schon von Geburt an den Angehörigen aufgefallen sein. Bei 7 Mitgliedern der Familie hat sich Minkowski selbst von dem fast gleichen Verhalten der Erkrankung überzeugt. Ein Mitglied aus dieser Familie starb an Pneumonie. Minkowski hatte Gelegenheit, die Sektion vornehmen zu lassen. Aus dem Sektionsbefund hebt er hervor: Makroskopisch war die Leber normal, Gallengänge intakt, in der Gallenblase ein Bilirubinstein, der aber kein Hindernis bildete; histologisch ergaben sich keine Anhaltspunkte für einen interstitiellen Wucherungs- oder Schrumpfungsprozeß im Sinne einer Lebercirrhose. In den Leberzellen reichliches Pigment, das aber keine Eisenreaktion gab. Von der Milz wird angegeben (sie wog 1 kg), daß sie hyperplastisch und hyperämisch war. Auffallend war das Aussehen der Niere: schon makroskopisch war eine eigentümliche bräunliche Verfärbung zu bemerken, die auf das Vorhandensein eines eisenhaltigen Pigmentes schließen ließ. Aus der Asche einer Niere konnte Minkowski ca. 0,5 g Eisen rein darstellen. Als Ursache dieser eigentümlichen Leber-Milzaffektion sieht Minkowski eine Anomalie im Umsatze des Blutpigmentes an und möchte das eigentlich Krankhafte des Prozesses vielleicht in die Milz verlegt wissen.

Es besteht eine Rivalität zwischen französischen und deutschen Klinikern, wer zuerst das Krankheitsbild des kongenitalen familiären Ikterus beschrieben hat. Von französischer Seite will man die Priorität Hayem zuschreiben. Tatsächlich hat Levy im Auftrage seines Lehrers einen Fall genauer beschrieben, der manche verwandte Züge mit jenem von Minkowski zeigt. In Wirklichkeit hat es sich aber hier wohl nur um einen schon länger bestehenden Fall von

Ikterus gehandelt, der sicher weder kongenital, noch hereditär aufgefaßt werden kann. Wenn überhaupt, so dürfte es sich am ehesten um eine erworbene Form des hämolytischen Ikterus gehandelt haben. Welcher Ansicht Hayem (1898) selbst über diesen Fall war, erhellt schon aus dem Titel der Thèse: de l'ictère infectieux chronique splénomegalique". In seinem Resümee diskutiert er die Frage, ob es sich hier vielleicht um eine bakterielle Infektion der Gallenwege vom Darme her gehandelt hat. Was nun die Milz anbelangt, so meint er, daß es sich vielleicht auch um eine Infektion entlang der feineren Gallenkapillaren oder der Lymphbahnen der Leber gehandelt hätte, die schließlich auch die Milz in Mitleidenschaft gezogen hat. Der Fall Levy-Hayem ist mehrere Jahre später von Vaquez und Giroux, als man bereits die Resistenzbestimmung der Erythrocyten kannte, nachuntersucht worden; nachdem von ihnen eine globuläre Fragilität gefunden wurde, so besteht jetzt wohl kein Zweifel mehr, daß jener Fall ein akquirierter hämolytischer Ikterus war.

Beobachtungen, die sich eng an die Beschreibungen von Minkowski anschließen, stammen auch von französischer Seite. Wir erwähnen hier die Publikation von Gilbert, Custoigne und Lereboullet. Sie berichten über einige Familien, in denen mehrere Mitglieder von Gelbsucht befallen waren, die bereits von frühester Jugend bestanden haben soll. Manche Mitglieder aus solchen Familien zeigten Milztumor, andere nicht.

Fälle, die jenem von Hayem zuerst beschriebenen Krankheitsbilde ähnelten, sind auch in Deutschland publiziert worden z. B. von Bettmann: ein jugendliches Individuum, in dessen Ascendenz nie ein Ikterus beobachtet wurde, ist bereits in seiner frühesten Kindheit ikterisch geworden. Bei der Sektion zeigte sich eine auffallend große Leber und ein mächtiger Milztumor. Eine genauere histologische Untersuchung fehlt leider. Das, was Bettmann hauptsächlich veranlaßte, diesen Fall mit jenem von Hayem in Parallele zu ziehen, war der Verlauf der Erkrankung. Auch hier wurde betont, wie nach scheinbar geringfügigen Veranlassungen die Gelbsucht intensiver werden konnte, so z. B. nach reichlichem Essen oder Trinken, nach psychischen Erregungen, eventuell nach körperlichen Anstrengungen, vor allem aber auch nach Kälteeinwirkungen. Das, was aber diesen Fall besonders charakterisierte, war folgendes: setzte man beliebige Partien des Körpers einer lokalen Kältewirkung aus, so kam es zu einer Hämoglobinurie, zum Auftreten von Zerfallsprodukten der roten Blutzellen im Harn und zu Hämoglobinämie.

Seit Bettmann sind eine Reihe von Fällen beschrieben worden, die sich bald mehr dem Typus Minkowskis, bald mehr dem Typus Hayems anschließen. Ich nenne von deutschen Autoren: Krannhals, Claus, Kalberlach, Benjamin, Sluka, Lommel, Lichtwitz, Pel, Stejskal usw. Auf eine spezielle Trennung, ob kongenital oder erworben, wurde zunächst nicht genügend geachtet. Man sprach teils von einem hämolytischen, teils von einem chronisch-acholurischen Ikterus.

Ungeachtet der Bedeutung des Falles von Minkowski und der zahlreichen Mitteilungen deutscher Autoren, muß man trotzdem die Arbeiten der französischen Forscher hervorheben. Ihnen muß man in erster Linie das Verdienst zukommen lassen, wenn wir im Verständnis und auch in der klinischen Beurteilung solcher Fälle von sogenanntem hämolytischem Ikterus vorwärts gekommen sind. Der Schule Chauffard gebührt hauptsächlich der Ruhm, den angeborenen resp. familiären Ikterus studiert zu haben. Widal (1907) und seine Schüler dagegen drängten immer mehr und mehr darauf, daß es neben dieser familiären Affektion vorwiegend beim weiblichen Geschlecht auch einen erworbenen hämolytischen Ikterus gibt, der sich allerdings durch eine gewisse Ähnlichkeit mit den familiären Fällen auszeichnet.

Die Erfahrungen von Chauffard, speziell die Prüfung der Resistenz, die ja von ihm eingeführt wurde, waren für Widal wichtige Wegweiser. Später hat sich aber das Krankheitsbild wieder getrübt, als auf die Resistenzverminderung nicht mehr so großes Gewicht gelegt wurde. Denn schon Widal selbst berichtet über Fälle, wo normale Resistenz vorgelegen haben soll. Die Frage wurde dann noch komplizierter, als manche Autoren auch Fälle von angeblich erworbenem hämolytischem Ikterus mit erhöhter Resistenz beschrieben (Parkes-Weber, Brulé, Chauffard, Vincent). Wenn man bedenkt, daß selbst Chauffard und Brulé — ein Schüler von Widal — sich zu dieser Einschränkung bekannten, so kann man verstehen, wie schwer es war, hier Einigkeit zu erzielen. Zwischen beiderlei Formen wurden auch „Intermediärfälle" beschrieben (Macaigne).

Chauffard und Widal kamen daher zu dem Schlußergebnis, daß es in manchen Fällen tatsächlich schwierig ist, gewisse Fälle genau zu rubrizieren. Trotzdem erscheint es aber aus ätiologischen und vor allem auch aus prognostischen Gründen geboten, beide Formen klinisch scharf auseinander zu halten, und von einem familiären kongenitalen und von einem erworbenen hämolytischen Ikterus zu sprechen.

Aus rein praktischen Gründen, weil beiden Krankheitsbildern einzelne Züge gemeinsam sind, schien es mir ratsam, um Wiederholungen in der Deutung der Symptome aus dem Wege zu gehen, wenigstens die Symptomatologie gemeinsam zu besprechen.

B. Symptomatologie.

1. Die Gelbsucht. Das am meisten in die Augen springende Symptom dieser Erkrankungen ist die Gelbsucht. Dieselbe besteht durch lange Zeit, eventuell sogar durch Dezennien. Der Ikterus zeigt dabei große Schwankungen und sind es oft anscheinend geringe Momente wie psychische Insulte, Übermüdung usw., die Anlaß zu großen Schwankungen werden können. Als ein Moment, das auf den Verlauf des Ikterus von ungünstiger Bedeutung sein kann, ist auch die Gravidität erwähnt worden (Parkes, Weber und Dorner), auch kaltes Wetter, Erkältungen, übermäßige Mahlzeiten, starke Märsche; Tanzen sind imstande, die Gelbsucht intensiver zu gestalten. Schlecht erwähnt eine starke Remission im Anschluß an eine starke Blutung. Ich habe bei einem erworbenen Fall von hämolytischem Ikterus einen bedeutenden Rückfall im Anschluß an eine prophylaktische Choleraschutzimpfung gesehen. Ein andermal sah ich eine starke Zunahme der Gelbsucht im Anschluß an eine leichte Pneumonie. Jedenfalls ist das Schwanken zwischen größerer und geringerer Intensität der Gelbsucht pathognomonisch zu verwerten. Bei leichteren Fällen besteht oft nur eine geringe Gelbfärbung, die sich zumeist nur an den Skleren nachweisen läßt. Öfter aber ist der Ikterus ein sehr ausgesprochener und allgemeiner. Wenn auch die Gelbsucht eine noch so intensive ist, so fehlen fast immer die sonst für den Ikterus charakteristischen Symptome. Ich erwähne: Pruritus, Bradykardie, Xanthelasma. Sehr bezeichnend ist daher der Ausdruck, den Chauffard für solche Patienten gewählt hat: „plus ictérique que malade". Auch für den allgemeinen Ernährungszustand scheint der Ikterus nicht von Belang zu sein. In der Regel sind die Kranken körperlich kräftig gebaut, bloß wenn die Deszendenten von solchen ikterischen Eltern ebenfalls gelbsüchtig waren, sollen sie von schwächlicherer Konstitution sein. All diese Symptome, auf die speziell Chauffard großen Wert gelegt hatte, scheinen allerdings bei der familiären Form häufiger nachweisbar zu sein.

2. Pseudogallensteinkoliken. (Verhalten der Leber und des Hämoglobinabbaues während der Menstruation.) Auf eine subjektive Störung, die bei diesen Ikterusformen öfter vorkommt, muß mit Nachdruck hingewiesen werden, weil sie bei der Beurteilung dieser Fälle von diagnostischer aber auch irreführender Bedeutung sein kann. Wie bereits erwähnt, sind nervöse Einflüsse vielfach imstande, eine Steigerung der Gelbsucht zu bedingen. Oft geht eine solche Verschlimmerung ohne wesentliche Beschwerden einher. Manchesmal empfinden aber die Patienten Schmerzen in der Lebergegend. Wir haben gleichzeitig damit auch Schwankungen in der Lebergröße gesehen, soweit man sich hier auf perkutorische Unterschiede verlassen kann. Es ist möglich, daß ein solcher Wechsel in der Intensität des gelben Hautkolorites früher Anlaß gab, auch von einem Icterus ex emotione zu sprechen. Ich habe zwei hierher gehörige Fälle gesehen, bei denen sich solche Schmerzen attackenweise zeigten und sogar von Schüttelfrost und nachfolgender Temperatursteigerung begleitet waren, so daß diese Fälle von verschiedener Seite als Gallensteinkrankheiten aufgefaßt wurden. Die Attacken waren in zwei meiner Fälle einem echten Gallensteinkolikanfall so ähnlich, daß der betreffende Chirurg, der in beiden Fällen die Splenektomie vornahm, sich nur unter der Bedingung zur Operation entschloß, daß dem eigentlichen Eingriffe eine Visitation der Gallenwege voranzugehen habe. Wir haben solche Attacken nur bei Frauen gesehen; in einem Falle ließ sich ein Zusammenhang mit der Menstruation sicherstellen.

Ohne unbedingt an eine ursächliche Wechselwirkung zu denken, möchten wir hier die Beobachtungen von Chvostek erwähnen, der bei vielen Frauen während der Menstruation eine Vergrößerung der Leber feststellte. Auch der Untersuchungen von Anna Pölzl und Přibram soll hier Erwähnung getan werden. Pölzl untersuchte die Erythrocytenzahlen und den Hämoglobingehalt im Blute während der Menstruation. Ihre Befunde lassen sich am besten an der Kurve demonstrieren, die aus ihrer Arbeit stammt und daher beigefügt wird. (Abb. 23.) Tsuchya hat schon früher eine vorübergehende, während der Menstruation anhaltende Urobilinausscheidung im Harne gesehen. Přibram hat nun den Duodenalsaft bei Frauen in der Zeit der Periode fortlaufend untersucht. Auch hier wollen wir die entsprechende Kurve beifügen, weil sie die Schwankungen am besten illustriert. (Abb. 24.) Ich habe zur

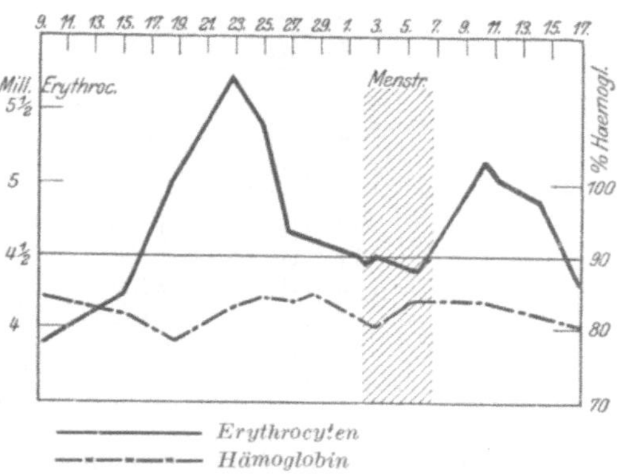

Abb. 23. Die Abbildung ist der Arbeit von Anna Pölzl entnommen.

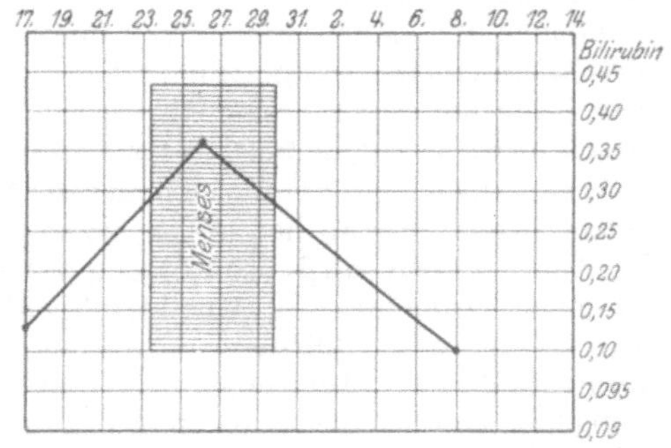

Abb. 24. Die Abbildung basiert auf Untersuchungen, die von Přibram durchgeführt wurden.

Zeit der Menses Schwankungen in dem Urobilinstoffwechsel gesehen. Die folgende Tabelle gibt uns ein Beispiel solcher Schwankungen des Stuhlurobilins wieder, die sich bei einer gesunden 24jährigen Frau während der Menstruation ergeben haben.

Datum	Stuhlurobilin	Ehrlichsche Probe im Harn	
3. III.	0,126	—	
4. III.	0,173	—	
5. III.	0,142	—	
6. III.	0,170	—	
7. III.	0,231	—	
8. III.	0,270	+	
9. III.	0,190	+	Menstruation
10. III.	0,:00	+	
11. III.	0,130	+	
12. III.	0,129	—	
13. III.	0,131	—	
14. III.	0,110	—·	
15. III.	0,102	—	

Hält man alle diese Tatsachen zusammen, so muß man sich sagen, daß gerade während der Menstruation eine erhöhte Tätigkeit der Leber und Milz, aber auch eine vermehrte Inanspruchnahme des Knochenmarkes vorausgesetzt werden muß. Greifen wir auf die Beobachtungen mancher Kliniker zurück, die sagen, daß gerade die Menstruation es ist, die Schwankungen der Intensität der Gelbfärbung in den Fällen von hämolytischem Ikterus auslöst, so wird man wohl an einen Zusammenhang mit dieser physiologischen Blutmauserung denken. Ich halte es für möglich, daß manche Fälle, die in der Literatur als menstrueller Ikterus beschrieben wurden, her gehören dürften.

Wenn wir bis jetzt von sogenannten Pseudogallensteinkoliken beim hämolytischen Ikterus gesprochen haben, so wollen wir trotzdem die Tatsache nicht außer Augen lassen, daß sich gelegentlich der hämolytische Ikterus auch mit einer echten Cholelithiasis paaren kann. Der Fall von Minkowski, wo ein Bilirubinstein in der Gallenblase gefunden wurde, ist das bekannteste Beispiel. Auch einer meiner Fälle, auf den ich später noch ausführlich zu sprechen komme, hatte einen Bilirubinstein in der Gallenblase. Man muß daher auch mit einer Kombination von hämolytischem Ikterus und echter Cholelithiasis rechnen. In den von mir untersuchten Fällen, wo, wie gesagt, der Chirurg die Gallenblase sehr kritisch untersucht hatte, waren Steine nicht vorhanden.

3. Die fehlende Bilirubinurie im Harn; dafür aber Urobilinurie. Ein weiteres Charakteristikum des hämolytischen Ikterus ist das Fehlen des Bilirubins im Harne. Zum mindesten besteht ein krasser Unterschied zwischen Intensität der Gelbsucht und der Anwesenheit von geringen Spuren von Bilirubin im Harn. Jedenfalls rührt die dunkle Farbe, die dem Harne sonst ein typisches Gepräge gibt, in erster Linie vom Urobilin her. Es ist daher auch verständlich, wenn manche Autoren, die solche Fälle beobachtet haben, Ausdrücke wie Ictère hémaphéique (Gubler) oder Urobilinikterus (Gerhardt) gewählt haben. Wenn man andererseits bedenkt, daß sich auch das Hautkolorit solcher Patienten gelegentlich anders gibt, als die typische ikterische Verfärbung der Patienten, die an Gallengangsverschluß leiden, so ist es verständlich, wenn man versucht hat, solche Fälle klinisch abzutrennen und anders zu benennen. Um zuerst die Frage nach der Existenzberechtigung eines Urobilinikterus zu erledigen, müssen wir die Untersuchungen von Quincke erwähnen. Quincke hat solche chronisch-ikterische Kranke, die im Harne nur Urobilin zeigten, genauer untersucht. Er analysierte vor allem die Haut solcher Patienten spektroskopisch; dabei zeigte sich kein Urobilinspektrum, dagegen deutlich Bilirubin. Leube fand echte Gallenfarbstoffe im Schweiß solcher Patienten. Schließlich ist als Hauptkriterium der Nachweis von Bilirubin im Blute betont worden. Jedenfalls kreist in Fällen, wo sich im Harn nur Urobilin findet, im Blute Bilirubin, und es ist daher nicht einzusehen, warum man hier von einem Urobilinikterus sprechen soll, nachdem das färbende Agens doch das Bilirubin ist.

Die Urobilinwerte, die im Harn beobachtet werden, schwanken außerordentlich. In der Regel ist die Urobilinurie ein typisches Symptom des hämolytischen Ikterus. Bei Verschlechterung des Zustandes erreicht die Intensität der Farbstoffreaktion die höchsten Werte. Quantitative Bestimmungen wurden in den wenigsten Fällen durchgeführt. Ich selbst habe in einem Falle von schwerem, erworbenem Ikterus nach der Methode von Charnas fortlaufende Urobilinbestimmungen im Harne durchgeführt. Das Maximum, welches ich beobachten konnte, war 0,01. Man sieht aber auch Fälle, wo trotz Gelbsucht im Urin kein Urobilinogen oder höchstens Spuren davon nachweisbar sind. Ich sah z. B. einen Fall von kongenitalem Ikterus, wo trotz unveränderter Gelbfärbung der Skleren während einer langen Zeit im Harne nur sehr geringe Spuren von Urobilin gefunden wurden; im Serum fand sich dagegen reichlich Bilirubin.

4. Bilirubinämie. In allen Publikationen, die sich teils mit dem familiären, teils mit dem erworbenen Ikterus beschäftigen, wird auf eine reichliche Anwesenheit von Bilirubin im Serum hingewiesen. Lichtwitz hat aus der Literatur 34 einschlägige Fälle zusammengestellt. 19 mal ist die Anwesenheit von Bilirubin betont.

a) Methodik des Nachweises. Es erscheint zweckmäßig, hier kurz die Methodik zu berühren, wie man Bilirubin im Serum nachweisen kann. Mit dem Farbstoffgehalte des Serums haben sich vor allem Gilbert, dann in neuerer Zeit Obermayer, Hijmans van den Bergh und Snapper beschäftigt. Sie bedienten sich zum Nachweise des Bilirubins teils der alten Methode von Hayem, teils der Methodik von Pröscher. So verwendet Gilbert folgendes Reagens: 300 ccm Salpetersäure (25 %) + 0,06 Natrium nitrosum. Schichtet man beide Flüssigkeiten — und zwar das Serum auf die Salpetersäure — übereinander, so kommt es an der Berührungsstelle bei Anwesenheit von Gallenfarbstoff zuerst zu einem weißen Ring, der allmählich von unten nach oben an Dicke zunimmt. Die untere Fläche wird bald braun (Xantoproteinsäurereaktion); ist aber Gallenfarbstoff anwesend, so nimmt der Ring nach einigen Minuten eine blaue Farbe an; ist sehr viel Bilirubin vorhanden, so entsteht nicht nur eine Blaufärbung, sondern der ganze Farbenwechsel der Gmelinschen Probe. Diese Methode haben Gilbert und Herrscher zu einer quantitativen ausgearbeitet, indem sie das Serum mit einem Gemenge von Hühnereiweiß, Kochsalz und Natronlauge so lange verdünnen, bis die Probe negativ wurde. Als Testlösung diente ihnen eine Eiweißlösung mit bekanntem Bilirubingehalt. Läßt man eine Lösung in der Verdünnung $^1/_{40000}$ gemischt mit obigem Reagens stehen, so kann man nach 20 Minuten eben eine leichte Blaufärbung erkennen. Zoja und Dastre et Floresco haben gegen diese Methode Bedenken erhoben, nachdem auch das Lipochrom (andere nennen es Lutein) — ein Farbstoff, der im Corpus luteum in vermehrter Menge vorkommt — die gleiche Farbstoffreaktion gibt.

Um diesem Fehler zu begegnen, haben Hijmans van den Bergh und Snapper, ferner Obermayer und Popper viel empfindlichere und einwandfreie Methoden empfohlen. Die ersteren bedienen sich der Methode von Pröscher die im Prinzip eine modifizierte Ehrlichsche Reaktion darstellt. Sie soll noch in einer Verdünnung von 1:1,5 Millionen einen deutlichen Umschlag der Farbe konstatieren lassen. Wir kommen auf sie noch im nächsten Abschnitt zu sprechen.

Was nun die Methode von Obermayer und Popper anbelangt, so verfährt man dabei folgendermaßen: Man überschichtet Serum mit einer Lösung von 625 g Aqua destillata + 125 ccm 95 %igem Alkohol + 75 g Natr. chlor. + 12 g Jodkalium + 3,5 ccm 10 %iger Jodtinktur. Oder das Serum wird zuerst mit zwei Teilen 95 %igem Alkohol versetzt, filtriert und nun mit folgendem Gemisch überschichtet: 95 %igem Alkohol, Acid. mur. dil. aa 500,0, 10 %iger Jodtinktur 1,6 ccm, oder 95 %igem Alkohol, Acid. mur. dil. 95 ccm, 50 %iges Eisenchlorid 30 gtt. An der Berührungsstelle kommt es zu einem grünen resp. blauen Ring. Diese Methode ist zur qualitativen Beurteilung sicherlich ebenso brauchbar wie die von Gilbert und von Hijmans van den Bergh.

b) Gehalt des Serums an Bilirubin unter verschiedenen Bedingungen. Durch diese Methoden hat man sich überzeugt, daß schon unter physiologischen Verhältnissen Bilirubin im Blute zirkuliert, und daher Gilbert recht hat, wenn er von einer Cholémie physiologique spricht. Er schätzt den physiologischen Gehalt des Blutes auf ca. 1 g Bilirubin, verteilt auf 36 Liter Blut.

Hijmans van den Bergh und Snapper haben mit ihrer Methode im Serum gleichfalls hohe Werte gefunden und taxieren den physiologischen Gehalt auf $1/_{800\,000}$ bis $1/_{400\,000}$. Die Methode gestaltet sich im Prinzip folgendermaßen: Man gibt zu einem Teil Blutserum zwei Teile 96 %igen Alkohol und zentrifugiert. Zu 1 cm³ der alkoholischen Lösung gibt man 0,25 cm³ Ehrlichsches Reagens (also Sulfanilsäure und Natriumnitrit), wartet einige Minuten ab und vergleicht den gefundenen Farbenton kolorimetrisch mit der Vergleichsflüssigkeit. Diese wird in der Weise zusammengestellt: Man geht von einer Standartlösung aus, die 5 mg reines Bilirubin in 100 cm³ Chloroform enthält. 1 cm³ davon wird abgedampft und der Rückstand in 10 cm³ Natriumbikarbonatlösung aufgenommen. Zu 10 cm³ dieser Bilirubinlösung kommen 2¹/₂ cm³ Ehrlichsches Reagens. Die schön rot gefärbte Lösung ist die Vergleichsflüssigkeit (1 : 200 000). Als Kolorimeter kann man den einfachen Apparat von Autenrieth verwenden.

Unter pathologischen Umständen kann natürlich der Bilirubingehalt mächtig steigen. Wir haben bereits an anderer Stelle (vgl. S. 159) diese Frage kurz berührt und auseinandergesetzt, daß hier vielleicht ähnliche Verhältnisse bestehen müssen wie bei der Glykämie. Es muß ein gewisser Schwellenwert im Serum erreicht werden, bevor der Farbstoff durch die Nieren zur Ausscheidung gelangt. Nach Hijmans van den Bergh soll dieser Schwellenwert $1/_{60\,000}$ sein.

Bei dieser Gelegenheit ist es nicht uninteressant, darauf hinzuweisen, daß das Serum der verschiedenen Tiere sich anders verhält als das des Menschen. Rinderserum enthält sehr wenig Bilirubin. Die dunkle Farbe des Serums stammt wahrscheinlich vom Lutein her. Kaninchen-, Schweine- und Ziegenblut ist so gut wie frei von Bilirubin. Pferdeserum enthält dagegen sehr viel Farbstoff. Schließlich ist auf die auffallende Bemerkung der beiden Holländer hinzuweisen, die im Hundeserum überhaupt nie Bilirubin gesehen haben. Wenn man bedenkt, wie relativ häufig der Hundeharn Gallenfarbstoff enthält, so ist dieser Gegensatz doch sehr auffällig. Hijmans van den

Bergh meint, daß vielleicht bei diesen Tieren der Schwellenwert ein außerordentlich geringer sein dürfte.

Wir müssen noch auf die Arbeit von Scheel zu sprechen kommen. Wenn er sich auch der alten Methode von Gilbert bediente, so haben seine Zahlen doch insofern für uns Bedeutung, als dies die einzigen Angaben sind, die sich mit dem Serum bei Anämien beschäftigen. Als wichtig hebt er hervor: Bei sekundären Anämien kommt es zu keiner Gallenfarbstoffvermehrung im Serum, während bei der primären, also perniziösen Anämie hohe Gallenfarbstoffwerte zu finden sind. Weiter betont er, daß bei Besserung einer perniziösen Anämie die Cholämie zurücktritt. Für ihn ist die Cholämie diagnostisch und prognostisch wertvoll. Er hat auch auf den Bilirubingehalt im Serum bei anderen Krankheiten geachtet. Sehr hoch ist der Bilirubingehalt bei der Pneumonie, normal beim Typhus. Ebenfalls sehr hohe Werte finden sich bei inkompensierten Vitien, bei Icterus catarrhalis und bei Malaria.

Wir persönlich haben auf eine quantitative Abschätzung des Bilirubingehaltes im Serum wenig geachtet und verfügen nur über geringe Erfahrung. Zumeist haben wir uns damit begnügt nachzusehen, ob im Serum viel oder wenig Gallenfarbstoff vorhanden ist.

Zu welchen Fehlschlüssen man sich gerade durch die „quantitative" Bestimmung im Sinne Gilberts verleiten lassen kann, illustriert am besten die Kritik von Pel: Gilbert und Lereboullet finden z. B. bei Icterus neonatorum einen Farbstoffgehalt von $^1/_{500}$—$^1/_{2100}$. Das wäre $2\,^0/_{00}$ bis $0,5\,^0/_{00}$. Wenn man nun bedenkt, daß der Farbstoffgehalt der menschlichen oder tierischen Galle höchstens zwischen $0,3\,^0/_{00}$—$0,4\,^0/_{00}$ schwankt, so ergibt sich wohl am besten, wie wenig verläßlich die Werte der französischen Autoren sein können.

Unter den Beobachtungen, die sich uns beim Studium der Bilirubinämie ergeben haben, ist uns besonders eine Tatsache aufgefallen: der reichliche Gehalt an Gallenfarbstoff im Serum beim hämolytischen Ikterus und bei der perniziösen Anämie, welcher nach der Splenektomie entweder schwindet oder zum mindesten beträchtlich abnehmen kann.

Erst in letzter Zeit haben wir die Methode von Hijmans van den Bergh öfter zu Rate gezogen. Wir legen auf diese Zahlen besonderes Gewicht, weil es sich hier um Vergleichswerte vor und nach der Splenektomie handelt. Sie betreffen nicht nur Fälle von hämolytischem Ikterus, sondern auch 3 perniziöse Anämien:

	Vor der Splenektomie	Nach der Splenektomie			
		1 Woche	nach 3 Wochen	nach 4 Wochen	nach 8 Wochen
Kongenitaler hämolytischer Ikterus	$^1/_{68\,000}$	$^1/_{150\,000}$	$^1/_{18\,000}$	—	$^1/_{200\,000}$
Akquirierter hämolytischer Ikterus (Fall I)	$^1/_{60\,000}$	$^1/_{100\,000}$	—	$^1/_{180\,000}$	$^1/_{300\,000}$
Akquirierter hämolytischer Ikterus (Fall II)	$^1/_{58\,000}$	—	$^1/_{150\,000}$	—	$^1/_{250\,000}$
Perniziöse Anämie (Fall I) . . .	$^1/_{73\,000}$	—	$^1/_{90\,000}$	$^1/_{110\,000}$	$^1/_{170\,000}$
Perniziöse Anämie (Fall II) . . .	$^1/_{83\,000}$	—	$^1/_{180\,000}$	$^1/_{170\,000}$	$^1/_{210\,000}$
Perniziöse Anämie (Fall III) . . .	$^1/_{78\,000}$	$^1/_{100\,000}$	$^1/_{170\,000}$	$^1/_{200\,000}$	$^1/_{190\,000}$

Die Zahlen beweisen, was wir auf Grund der Betrachtung des Serums immer vermutet haben. Wir werden auf diese Zahlen noch des öfteren zurückkommen.

c) **Das Lutein.** Von Hijmans van den Bergh wurde eine Methode angegeben, um das Lutein nachzuweisen. Es ist nach ihm ebenfalls ein physiologischer Bestandteil des Serums. Bei Diabetes und Nephritis erreicht das Lutein im Serum sehr hohe Werte.

d) **Warum kommt es trotz Bilirubinämie zu keiner Gallenfarbstoffausscheidung durch den Harn?** Die Anwesenheit von Gallenfarbstoff im Harn ist dem hämolytischen Ikterus nicht eigen; nur manchmal, auf der Höhe eines sogenannten Gallensteinkolikanfalles oder bei jäher Verschlechterung im Sinne einer zunehmenden Anämie und Verstärkung der allgemeinen Gelbsucht kommt es zur Ausscheidung von Bilirubinspuren durch den Harn. Lichtwitz ist der Anschauung, daß die Anwesenheit von Bilirubin im Anschluß an einen solchen Anfall, den er zu kennen scheint, entweder auf Veränderungen der Leber oder auf echte Gallensteinkoliken zu beziehen sei. Ich habe bereits betont, daß, wenigstens was unsere Fälle anbelangt, gewichtige Anhaltspunkte vorliegen, die gegen einen Zusammenhang mit Cholelithiasis sprechen.

Mit der Frage, warum gerade beim hämolytischen Ikterus das Bilirubin, das in den Blutsäften vermehrt zirkuliert, nicht im Harne erscheint, hat man sich vielfach beschäftigt. Gilbert, Herrscher und Lereboullet stellen sich zu dieser Frage folgendermaßen: Schon unter normalen Verhältnissen zirkuliert im Blute immer eine Spur Gallenfarbstoff. Da nach ihrer Meinung diese Spur in der Niere — und zwar schon physiologisch — in Urobilin umgesetzt wird, so würde die Urobilinurie beim hämolytischen Ikterus nur eine pathologische Steigerung eines physiologischen Prozesses bedeuten. Diese Theorie setzt also voraus, daß das Urobilin nicht in der Zirkulation kreist; dies steht aber mit der Tatsache in Widerspruch, denn zumeist ist es ein leichtes, im Serum solcher Kranker Urobilin nachzuweisen.

Die Methoden, um sich von der Anwesenheit des Urobilins zu überzeugen, sind folgende: Obermayer und Popper verwenden eine Modifikation der Schlesingerschen Probe. Ein Teil Serum wird mit zwei Teilen überkonzentrierter alkoholischer Zinkacetatlösung überschichtet. Um den Ausschlag deutlicher zu gestalten, wird das Serum vorher mit einem Tropfen Jodtinktur versetzt und dann längere Zeit stehen gelassen. Ist die Farbe durch den Jodzusatz zu dunkel geworden, so kann man durch Zusatz von etwas Thiosulfatlösung diesen Fehler korrigieren.

Viel umständlicher ist die Methode von Grigout; nachdem sie in der französischen Literatur oft erwähnt wird, soll sie auch angeführt werden: 10—20 ccm Serum werden mit dem gleichen Volumen destillierten Wassers vermengt; dazu kommen 10 ccm von folgendem Reagens (perchlorure de fer officinal 5 gouttes, acide acétique au $^1/_{10}$ 20 cent. cubes, eau distillée 80 cc). Dieses Gemisch wird mit Natronsulfat gesättigt, in einem entsprechenden Gefäß unter Rühren gekocht und in eine Röhre mit Abflußpipette filtriert. Die Gallenpigmente bleiben am Filter; Urobilin befindet sich im Filtrat; sobald dasselbe erkaltet ist, setzt man 4 ccm Thymol-Chloroform (15 : 100) zu und schüttelt. Der Chloroformextrakt wird mit alkoholischer Zinkacetatlösung (Zinkacetat 3, Essigsäure 1, 93 %iger Alkohol 500) versetzt, solange noch ein Niederschlag entsteht. Die Flüssigkeit zeigt bei Anwesenheit von Urobilin Fluoreszenz, besonders deutlich im Sonnenlicht.

Wenn man das Serum von Patienten mit hämolytischem Ikterus ähnlich behandelt, wie wir es für die quantitative Bestimmung des Urobilinogens im Stuhle angegeben haben, so kann man sich ebenfalls leicht von der Anwesenheit von Urobilinogen überzeugen. Auf Grund dieser Beobachtungen glaube ich mit Sicherheit annehmen zu können daß der Urobilinfarbstoff nicht in Form seines oxydierten Produktes, sondern als Urobilinogen im Blute zirkuliert. Damit scheint mir überhaupt die Theorie von Gilbert am besten kritisiert. Ich glaube dagegen nicht, daß die Niere die selektive Eigenschaft hat, aus Bilirubin Urobilin zu bilden. sondern die Niere scheint wohl befähigt zu sein, sobald in der Zirkulation Urobilin neben Gallenfarbstoff kreist, Gallenfarbstoff zurückzuhalten, während sie das Reduktionsprodukt leichter zur Ausscheidung bringt. Ähnlich stellt sich auch Pel die ganze Sache vor, denn er spricht von gallenfarbstoffdichten Nieren: physiologische Gallenfarbstoffmengen und vielleicht auch noch höhere Konzentrationen können den Körper durch die Niere nicht verlassen und es muß erst zu beträchtlichen Konzentrationen kommen, bevor das Nierenfilter undicht wird. Zugunsten einer solchen Anschauung ist auch die Tatsache zu verwerten, daß es selbst beim mechanischen Ikterus früher zur Bilirubinämie kommt, ehe sich der Farbstoff im Harne bemerkbar macht. Hamel und Bouma, ebenso Syllaba haben dies als Kriterium für die Frühdiagnose des Ikterus verwendet.

Schließlich noch einige Bemerkungen, welche die Bedeutung der Niere für den Gallenfarbstoffwechsel besonders deutlich vor Augen führen. In den wenigen Fällen von erworbenem hämolytischem Ikterus, die ich post mortum auch histologisch weiter verfolgen konnte, habe ich immer eine beträchtliche Siderose der Niere gesehen. Es ist dies nichts Neues, da schon Minkowski, als der erste Beobachter des hämolytischen Ikterus, darauf aufmerksam gemacht hat; aber eben wegen dieses Befundes muß man sich fragen, ob nicht der Niere gewisse Schutzvorrichtungen zur Verfügung stehen, die die Aufgabe haben, Eisen und Gallenfarbstoff zurückzuhalten, damit der Organismus vielleicht beide wieder zu einer Rücksynthese zu Hämoglobin verwerten kann. Es ist ja möglich, daß der Gallenfarbstoff, der z. B. beim rein mechanischen Ikterus durch Stase in die Blutbahnen zurückgedrängt wird, von anderer Beschaffenheit sein dürfte, als der beim hämolytischen Ikterus. Vielleicht — aber wie gesagt, das ist ja nur eine Hypothese — ist das eine Produkt nur eine Stoffwechselschlacke, während der andere Farbstoff noch den Charakter eines intermediären Produktes besitzt.

Eine sehr auffällige Tatsache ist nun die Bilirubinurie beim hämolytischen Ikterus nach der Milzexstirpation. Tatsächlich nimmt in den ersten zwei Tagen nach der Splenektomie, vielleicht info ge der Narkose, die Gelbsucht zu und zumeist findet sich Gallenfarbstoff im Harn; aber auch während des Abklingens der Gelbsucht, das ca. am 6.—8. Tag schon deutlich zu erkennen ist, ist Bilirubin noch immer im Harn nachweisbar, während die Urobilinurie langsam abnimmt. Dieser Unterschied, Verminderung des Urobilins im Harn, während Bilirubin auftritt, ist sehr auffallend. Es ließen sich beide Tatsachen mit der eben erwähnten Theorie ganz gut in Einklang bringen, um so mehr als ja nach der Splenektomie auch die Eisenausscheidung durch den Harn in die Höhe geht (Großenbacher, Bayer, sowie eigene Versuche).

5. In der Regel kommt es beim hämolytischen Ikterus zu keiner Gallensäureausscheidung. Ursprünglich wurde behauptet, daß sich der hämolytische Ikterus im Sinne von Virchow-Leyden gegenüber den anderen Gelbsuchtsformen durch zwei Symptome auszeichnen soll: 1. Trotz Gelbsucht, fehlende Bilirubinurie — das ist bereits besprochen — und 2. Mangel von Gallensäuren im Harn. Im Laufe der Untersuchungen über den Hämoglobinstoffwechsel haben sich die Anschauungen über die Begriffsbestimmung des hämolytischen

Ikterus wesentlich geändert. Was ist von den ursprünglichen Behauptungen Leydens — speziell was die Gallensäureausscheidung anbelangt — noch als richtig übrig geblieben?

Gleich einleitend muß bemerkt werden, daß man sich in der deutschen Literatur damit wenig beschäftigt hat. Seit Stadelmann im Gegensatz zu Leyden sagte: Beim hämolytischen Ikterus fehlt die Gallensäureausscheidung nicht, ist dies gleichsam als unumstößliche Tatsache hingenommen worden. Sicherlich sind auch die schlechten Methoden zum Nachweis der Gallensäuren im Harne Schuld, warum dieses Kapitel so stiefmütterlich behandelt wird.

Die Methoden zum Nachweis von Gallensäuren, wie sie von Pettenkofer und Udransky angegeben wurden, sind im Harn nicht zu verwenden, weil auch andere Substanzen ähnliche Farbenreaktionen geben. Man mußte daher die Gallensäuren zuerst isolieren. Eine solche allerdings umständliche Methode ist von Hoppe-Seyler ausgearbeitet worden. An Hand derselben hat Matkoff in seiner russischen Dissertation ein größeres klinisches Material überprüft. Wenn er auch keinen typischen hämolytischen Ikterus untersuchte, so hat er z. B. bei der hypertrophischen Lebercirrhose immerhin deutliche Gallensäuremengen sogar quantitativ bestimmt.

Eine indirekte Methode zum Nachweis der Gallensäuren im Harne beruht auf der Beeinflussug der Oberflächenspannung. Viele ikterische Harne haben, wie man schon seit Haycraft weiß, eine sehr niedrige Oberflächenspannung. Von ihm stammt auch die Methode, die seither von den Franzosen noch vielfach zum Nachweise der Gallensäuren im Harne verwendet wird: Man streut Schwefelblumen auf den Harn; sind Gallensäuren vorhanden, so fallen die Schwefelstäubchen zu Boden, während sie im normalen Harn an der Oberfläche schwimmen. Viel exakter ist der Nachweis mittelst eines Tropfenzählapparates (Viscosimeter). Diese Methode ist in der Thèse von Lyon-Caen besprochen. Falls man im Harn mittelst anderer Methoden Pepton, Eiweiß, Hämoglobin oder als körperfremde Substanzen Chloral, Chloroform oder Alkohol ausschließen kann, kommt kaum eine andere Substanz als eben Gallensäuren in Frage, die imstande wäre, die Oberflächenspannung herabzusetzen.

In der Thèse von Lyon-Caen wird auf Grund dieser Methode die ganze Ikteruspathologie besprochen. Beim mechanischen Gallengangsverschluß kommt es zu einer Regurgitation der gesamten Galle; da die Galle neben Farbstoffen auch Gallensäuren, Cholesterin usw. führt, so müssen alle diese Substanzen einen anderen Weg als eben durch die Galle nach außen finden. Es wäre Aufgabe, bei einem Ikterus nach allen gallenfähigen Substanzen im Harn zu suchen. Je nachdem, welche Gallenbestandteile sich im Harne finden, unterscheidet Lyon-Caen ictère cholurique complet (Bilirubin und Gallensäuren) ictère cholurique pigmentaire und schließlich cholurie sans pigments.

Komplette Cholurie findet man beim mechanischen Ikterus, also bei Verschluß des Gallenganges z. B. durch Tumor oder Stein und beim Ikterus catarrhalis. Klingt eventuell die Gelbsucht ab, so schwinden im Harn zuerst die Pigmente und dann die Gallensäuren.

Ictere cholurique pigmentaire, wo also im Harn nur Bilirubin zu finden ist, ist beim Menschen nicht beobachtet worden, wenigstens nach den Angaben von Lyon-Caen. Dagegen soll sich ein solcher Zustand experimentell beim Hunde hervorbringen lassen, wenn man entweder einen Ikterus durch Injektion von destilliertem Wasser oder durch intravenöse Verabfolgung von Hämoglobin erzeugt. Beim Toluylendiaminikterus findet man im Harn neben Bilirubin auch Gallensäuren, was auf die gleichzeitige Schädigung der Leber bezogen wird (Fiessinger).

Schließlich noch die **Cholurie sans pigments**: sie findet sich in gewissen Stadien der Phosphorvergiftung, bei vielen Lebercirrhosen (allerdings nur in einzelnen Perioden).

Was den hämolytischen Ikterus selbst anbelangt, so scheinen darüber die meisten französischen Autoren einig zu sein: alle betonen das Fehlen von Gallensäuren im Harn. In der deutschen Literatur habe ich darüber nie eine Angabe gefunden.

Was meine Fälle von echtem hämolytischem Ikterus anbelangt, so habe ich unter 5 Fällen, die ich zu sehen Gelegenheit hatte, nur zweimal darauf nachgesehen und Gallensäuren vermißt[1]). Der Nachweis geschah nach der Methode von Hoppe-Seyler.

Allem Anschein nach kommt es also beim echten hämolytischen Ikterus — und zwar bei der kongenitalen als auch bei der akquirierten Form — weder zur Gallensäure- noch zur Bilirubinausscheidung. Ich habe bereits betont, daß öfter nach Splenektomie im Harn Gallenfarbstoff nachgewiesen werden konnte. Ich glaube etwas Ähnliches auch von den Gallensäuren behaupten zu können. Doch möchte ich mich vorsichtig fassen, weil ich mich nur der Methode von Haycraft bediente.

Es besteht nun die Frage, ob beim hämolytischen Ikterus — ähnlich wie es vom Bilirubin gilt — auch von den Gallensäuren angenommen werden kann, daß sie zwar im Blut zirkulieren, aber bei dieser Erkrankung nicht durch die Niere zur Ausscheidung gelangen. Darüber fehlen Angaben. Lyon-Caen hat in dieser Richtung Versuche, allerdings nur mit der Methode der Oberflächenspannung, angestellt; er ist aber zu keinen positiven Resultaten gekommen.

6. Hämoglobinurie. In sehr seltenen Fällen ist beim hämolytischen Ikterus auch Hämoglobinurie beobachtet worden. Mir sind nur drei Fälle aus der Literatur bekannt (Hijmans van den Bergh, Bettmann und Marchiafava).

7. Der Farbstoffgehalt des Stuhles. Gegen die Annahme, in dem hämolytischen Ikterus einen gewöhnlichen mechanischen Ikterus zu sehen, sprechen vor allem die hohen Farbstoffwerte im Stuhle. In den ersten Angaben wurde nur auf die Tatsache, daß der Stuhl überhaupt urobilinhaltig sei, hingewiesen. Später erkannte man, wie übermäßig stark die Fäzes gallig gefärbt sind.

Auf quantitative Analysen wurde kein besonderes Gewicht gelegt. Die große Bedeutung der Urobilinmenge im Stuhle erkannte zuerst Zoja. Der Schule von Parma muß man überhaupt das Verdienst einräumen, daß sie als erste auf die Urobilinogenbestimmung im Stuhl mit Nachdruck hingewiesen hat.

Die ganze Frage haben wir mit einer relativ genauen Bestimmungsmethode des Urobilinogens, die uns Charnas ausgearbeitet, wieder aufgenommen, und an einem großen klinischen Material überprüft. Wir haben auch Fälle von hämolytischem Ikterus daraufhin untersucht und uns von der enormen Steigerung des Farbstoffes gerade bei dieser Krankheit überzeugen können (vgl. S. 93). Wenn unserer Methode auch gewisse Mängel anhaften, so ist an der Tatsache, daß gerade in solchen Stühlen die höchsten Mengen an Urobilinogen zu finden sind, nicht zu zweifeln. Wenn die Berechnungen nach unserer Methode unbedingt zuverläßlich wären, so würden sich die täglich ausgeschiedenen Farbstoffmengen, wenigstens bei Fällen von hämolytischem Ikterus zwischen 2—3 g pro die bewegen. Das Aussehen der urobilinogenreichen Stühle ist — meines Erachtens — so charakteristisch, daß es oft ein leichtes ist, aus der bloßen Besich-

---

[1]) In jüngster Zeit habe ich wieder zwei Fälle von hämolytischen Ikterus gesehen, wo im Harn keine Gallensäuren zu finden waren. Die beiden wurden mit gutem Erfolg splenektomiert; während jetzt im Harn Bilirubin zu finden war, fehlten Gallensäuren abermals.

tigung der Fäzes auf einen reichlichen Farbstoffgehalt, resp. auf eine erhöhte Hämolyse, wie sie dem hämolytischen Ikterus eigen ist, zu schließen.

8. Der Farbstoffgehalt im Duodenalsaft. S. Bondi, der an unserer Klinik Untersuchungen des Duodenalsaftes mittels des Einhornschen Sonde durchführte, hat in seiner Arbeit auch unsere Fälle von hämolytischem Ikterus berücksichtigt. Quantitative Bestimmungen der Gallenfarbstoffmenge im Duodenalsaft sind von uns erst später vorgenommen worden, aber schon aus dem bloßen Adspekt der Galle kann man sagen, daß ein sicherer Parallelismus zwischen dem urobilinogenreichen Stuhl und dem Farbstoffgehalt des Duodenalsaftes bestehen muß. Wir haben sehr viele „Gallen" von zahlreichen Patienten gesehen, und können auf Grund einer großen Erfahrung sagen, daß so dunkle Säfte nur beim hämolytischen Ikterus zu finden sind. Es war natürlich verlockend, auch in den ausgeheberten Gallen quantitative Bestimmungen vorzunehmen. Die Bilirubinbestimmung als solche ist ja leicht durchführbar; wenn man aber bedenkt, daß es kaum gelingt, bei der Ausheberung mittels der Einhornschen Sonde die Galle quantitativ nach außen zu leiten, so muß man sagen, daß man von quantitativen Bestimmungen nicht all' zu viel zu erwarten hat; zum mindesten sind Rückschlüsse auf das Tagesquantum wenig zuverlässig, um so mehr, als man noch berücksichtigen muß, daß der Fluß der Galle kein kontinuierlicher sein dürfte. Nur zur ungefähren Orientierung haben wir die Quantität Gallenfarbstoff berechnet, die wir innerhalb zweier Stunden aushebern konnten, und sie auf das Tagesquantum bezogen. So fanden wir in einem Fall von hämolytischem Ikterus zirka 2 g Bilirubin pro die.

Es haben sich im Duodenalsaft noch zwei Eigentümlichkeiten erkennen lassen, die uns pathogenetisch von Bedeutung zu sein scheinen. Es ist die **Urobilinocholie** und weiter die **Anwesenheit von kleinen Farbstoffpartikelchen**, die wohl unschwer als jene Gebilde wieder zu erkennen sind, die ich histologisch als Gallenthromben beschrieben habe. Daß sie gerade beim hämolytischen Ikterus — allerdings ist dieser Ausdruck hier in etwas weitergehendem Sinne gebraucht — besonders reichlich zu sehen sind, ist bei der Beschreibung der histologischen Bilder von uns betont worden (vgl. S. 127). Übrigens findet man ähnliche Bilder auch in der Gallenblasenfistelgalle von Hunden, die mit T.D.M. vergiftet wurden.

Spuren von Urobilinogen (nachgewiesen mit dem Ehrlichschen Aldehydreagens) sind oft schon im normalen Duodenalsaft vorhanden. **Sehr reichliche Urobilinogenmengen fanden sich dagegen in der Galle beim hämolytischen Ikterus, dann bei Malaria, bei perniziöser Anämie und bei vielen anderen Krankheiten.** Es ist unmöglich, auf diesen Gegenstand des genaueren einzugehen. Wir werden an anderer Stelle noch zu erwähnen haben, eine wie große Bedeutung der Urobilinocholie in der Beurteilung der Suffizienz der Leber zuzuschreiben ist. Scheinbar ist es der Leber beim hämolytischen Ikterus unmöglich, die reiche Menge von Urobilinogen, die ihr vom Darm angeboten wird, in toto zu bewältigen.

Physiologisch wird der Leber sicher eine bestimmte Quantität Urobilinogen zugeführt. Ob sie daraus wieder Gallenfarbstoff bereitet, ist schwer zu sagen. Jedenfalls kann eine gesunde Leber ein gewisses Quantum Urobilinogen zerstören oder umwandeln, während mit einem Plus davon die Leber offenbar nicht fertig wird, so daß es teils zu Urobilinurie, teils zu Urobilinocholie kommt. **Meines Erachtens ist für die Suffizienz der Leber das Verhältnis zwischen Urobilingehalt des Stuhles und der eventuellen Urobilinurie resp. Urobilinocholie von Bedeutung.**

9. Der Milztumor. Neben dem Ikterus spielt in der Symptomatologie des hämolytischen Ikterus der Milztumor eine große Rolle. Die Milzvergrößerung ist neben gleichzeitiger Gelbsucht einer der sichersten Hinweise, um an die Diagnose „hämolytischer Ikterus" zu denken, wobei selbstverständlich nicht gesagt sein soll, daß jeder Ikterusfall mit einer großen Milz hierher gehört. Der Milztumor war ja auch der Grund, warum schon frühzeitig die Ursache des ganzen Krankheitsbildes in dieses Organ verlegt (Minkowski) und warum schließlich in logischer Konsequenz zur Splenektomie geschritten wurde.

Die Milztumoren zeigen oft Schwankungen ihrer Größe, besonders bei solchen Fällen, die mit Anämie einhergehen. Wenn man bedenkt, wie oft der Milztumor wächst, speziell in der Zeit einer Verschlimmerung des Allgemeinzustandes solcher Patienten sowie beim Zunehmen des Ikterus und der Anämie, so ist es naheliegend, an einen Zusammenhang zwischen Vergrößerung der Milz und Pathogenese der ganzen Krankheit zu denken. Gelegentlich klagen die Patienten, und zwar gerade zu Zeiten der Verschlimmerung, über leichte Schmerzen im linken Hypochondrium. Manchmal kommt es dabei zu einer typischen Perisplenitis, die sich auskultatorisch, manchmal sogar auch palpatorisch feststellen läßt. In einer solchen Periode — und zwar auch unabhängig von der Perisplenitis — ist Fieber nichts Seltenes. Auf die Tatsache, daß gerade solche Attacken fälschlicherweise als Gallensteinkoliken gedeutet wurden, habe ich schon hingewiesen. Wir dürfen uns nicht wundern, wenn solche Perisplenitiden, besonders bei öfterer Wiederholung, zu festen Verwachsungen der Milz mit ihrer Umgebung führen. Die technisch schwerste Splenektomie, die ich sah, war in einem solchen Falle von hämolytischem Ikterus, der mehrere Male Symptome von Perisplenitis gezeigt hatte. Eine Attacke von sicherer Perisplenitis (allerdings nur in der Gegend des unteren Poles der Milz) habe ich in diesem Falle selbst beobachtet (vgl. Fall II).

Es wäre für den Kliniker sehr wünschenswert, Anhaltspunkte zu haben, ob ein Milztumor mit der Umgebung stark verwachsen ist oder nicht. Bei der Operation und bei der Stellung der Prognose einer Splenektomie spielen diese Verwachsungen eine große Rolle. Ist die Milz mühelos herauszuholen, so ist der Eingriff als leicht anzusehen, während bei flächenhaften Adhäsionen, speziell im Bereiche der Zwerchfellskuppe, der Eingriff sehr mühsam und langdauernd ist; auch in diesem Sinne haben wir uns die Patienten vor der Operation sehr genau angesehen. Zu einem unbedingt verläßlichen Urteil sind wir aber nicht gekommen. Auch stark verwachsene Milztumoren sind respiratorisch ebenso verschieblich wie Milzen, die leicht zu exstirpieren sind. Das einzige, was mir als Kriterium für starke Verwachsungen der Milz mit der Umgebung mit einiger Sicherheit zu sprechen scheint, ist das Mißverhältnis zwischen Größe des Tumors und der Palpationsfähigkeit resp. Abdrängung des Tumors vom Rippenbogen in dorsaler Richtung. Ich glaube, daß in solchen Fällen der Unerfahrene vielleicht eher an einen Nierentumor denkt, als an die Milz.

Beim kongenitalen hämolytischen Ikterus soll der Milztumor öfter beobachtet worden sein als bei der erworbenen Form. Ich habe 8 Fälle von kongenitalem hämolytischem Ikterus gesehen; vier hatten einen sehr großen, zwei einen mäßig großen Milztumor. Der eine Fall von mäßig großem Milztumor betrifft jenen Mann, der in Kiel splenektomiert wurde und von Kahn publiziert ist. Der dritte Bruder — also mein Patient —, der nicht operiert wurde, aber stark ikterisch war, hatte nicht einmal eine große Milzdämpfung. In den beiden Fällen von Kahn wog die eine exstirpierte Milz 1170 g, die andere 970 g. — Sonst kenne ich noch zwei Mitglieder jener Familie, die Benjamin und Sluka beschrieben haben. Hier waren sehr große Milztumoren.

Die Milztumoren bei Ikterus haemolyticus wurden vielfach der Röntgentherapie zugeführt. Auf die Resultate im Detail einzugehen, ist hier nicht Platz. Uns erscheint es wichtig festzustellen, daß die Röntgenbestrahlung auf die Größe des Milztumors in den wenigsten Fällen von Einfluß war.

Wenn man die Literaturangaben, bezüglich der Milzgrößen studiert, so findet man Angaben über manche Milztumoren, die über die Mittellinie und weit unter den Nabel herab reichen. Manches Mal wird allerdings erwähnt, daß der Tumor gerade nur über dem Rippenbogen hervortritt. In anfallfreien Stadien ist der Milztumor in der Regel nicht schmerzhaft. Ganz im Gegensatz zur Zeit einer Perisplenitis.

Lymphdrüsenschwellungen gehören nicht zum Symptomenbilde des hämolytischen Ikterus, bloß Gaisböck erwähnt einmal diese Erscheinung.

10. Leber. Die Leber wird oft als vergrößert beschrieben, ohne aber sonst irgendwie pathologisch verändert zu sein. Wird die Leber, speziell was den unteren Leberrand betrifft, größer erkannt, so ist ihre Konsistenz nie sehr hart; der Leberrand ist daher auch nie so gut palpabel, wie z. B. bei der Cirrhose. Die Oberfläche ist, so wie man das bei den Operationen überblicken kann, glatt, blutreich, rostbraun gefärbt; ihre Kapsel ist glänzend und durchsichtig. Veränderungen im Sinne einer Cirrhose fehlen zumeist, auch wenn der Ikterus noch solange gedauert hat (vgl. Guizzetti, 42 Jahre lang).

Man hat auch die Leberfunktion geprüft (z. B. Möller); eine Galaktosurie oder Lävulosurie kam auch in unseren Fällen nicht zur Beobachtung. Eine Vermehrung des Polypeptids- oder Aminosäure-N. ließ sich weder bei der kongenitalen, noch bei der erworbenen Form konstatieren. Niemals besteht in unkomplizierten Fällen Pfortaderstauung. Daß in der Gallenblase gelegentlich ein Pigmentstein gefunden wird, habe ich bereits erwähnt. Es ist möglich, daß jene Gallenpigmentniederschläge, die ich in ihren Anfängen als Gallenkapillarthromben bezeichnet habe, das Kerngerüst für nachträgliche Steine bilden; primäre Cholesterinsteine kommen anscheinend nicht vor.

11. Fieber. Ein Fiebertypus ist dem hämolytischen Ikterus nicht eigen; auf der Höhe einer Knochenmarkskrise kann es zu hohen Temperatursteigerungen kommen (vgl. S. 165: Pseudogallensteinkoliken).

12. Das Verhalten des Blutes. Eine große diagnostische Rolle spielt beim hämolytischen Ikterus das Verhalten des Blutes. Während bei den kongenitalen und familiären Formen oft das einzige an Krankheit mahnende Symptom der Ikterus ist, kann es beim erworbenen hämolytischen Ikterus zu schweren Störungen des Allgemeinbefindens und vor allem zu bedrohlichen, an Perniciosa erinnernden Anämien kommen.

a) Schwankungen der Anämie. Die mehr oder weniger hochgradige Anämie ist fast ein Charakteristikum des akquirierten Ikterus. Sie zeigt große Schwankungen. Geringe Anlässe, die sonst nicht die mindesten Störungen des Blutkörperchenniveaus bedingen, lösen scheinbar unvermittelt die Anämie aus. Die Verschlimmerung kann Grade annehmen, wie bei der Perniciosa. Gerade in solchen Krankheitsperioden nimmt die Leber und die Milz in der Regel an Größe zu. Auf den dabei auftretenden „Leberschmerz" sind wir bereits zu sprechen gekommen. Ebenso rasch wie die Verschlimmerung einsetzen kann, in gleicher Weise kann es auch zu einer plötzlichen Besserung nicht nur des Allgemeinbefindens, sondern auch des Blutbildes kommen. Parallel damit nimmt der Ikterus wieder ab, auch die Leber- und Milzschwellung wird geringer. Trotzdem bleibt auch in Zeiten des besten Wohlbefindens die Milzschwellung und ein leichter Grad von Anämie, mit einer gewissen ikterischen Verfärbung, speziell an den Skleren, zurück. Bei Frauen erinnert dieses Kolorit etwas an das der Chlorose. Ist die Anämie eine hochgradige geworden, so fehlen auch ihre Begleiterscheinungen nicht: anämische Geräusche am Herzen und an den Gefäßen, Schwindel, Anasarka, Pleuratransudate, Albuminurie usw. Wir haben gesagt, daß im allgemeinen die kongenitalen Fälle seltener zu solchen Verschlimmerungen neigen; doch gibt es Ausnahmen. Ein Fall von kongenitalem, hämolytischem Ikterus, den wir auch anatomisch untersuchen konnten, ist an den Folgen der Anämie gestorben; schwere Anämie bei kongenitalem Ikterus haben auch Aschenheim und Widal beobachtet. Der Anlaß, warum wir uns in einem Fall von kongenitalem Ikterus zur Splenektomie entschlossen haben, war die von Jahr zu Jahr fortschreitende Anämie. Es war dies jenes Mädchen, das seinerzeit von Benjamin und Sluka beschrieben wurde.

b) **Herabsetzung der Resistenz der Erythrocyten gegenüber Kochsalzlösungen.** Chauffard hat als Charakteristikum des hämolytischen Ikterus die Herabsetzung der Resistenz der roten Blutkörperchen gegen hypotonische Salzlösungen, sowie auch gegenüber normalem, menschlichem Blutserum angegeben. Diese ursprünglich nur für den kongenitalen hämolytischen Ikterus beschriebene Fragilität der Erythrocyten wurde später auch als Symptom des erworbenen hämolytischen Ikterus erkannt. Darin begegnen sich also Chauffard auf der einen, Widal auf der andern Seite. Nachdem fast alle Nachuntersucher diese Angaben bestätigten, so müssen wir in dieser Erscheinung ein typisches Symptom des hämolytischen Ikterus erblicken. Vielleicht wird man noch weiter gehen können und sagen müssen: Ohne Verminderung der Resistenz kein hämolytischer Ikterus!

Diesen radikalen, und mir vielleicht als einseitig vorgeworfenen Standpunkt habe ich bereits 1913 vertreten; seither habe ich reichlich Gelegenheit gehabt, meine Erfahrung auf diesem Gebiete zu vermehren. Wenn ich jetzt, 5 Jahre später, wieder darauf zurückgreife, so kann ich sagen: sicherlich gibt es Fälle, die abgesehen von der Resistenz mit dem echten erworbenen hämolytischen Ikterus, klinisch und auch anatomisch große Ähnlichkeit zeigen und sich auch durch die Splenektomie ausgezeichnet beeinflussen lassen, und man daher fast geneigt sein könnte, die Schranken zwischen diesen echten Formen und denen mit normaler Fragilität der roten Blutkörperchen fallen zu lassen. Wenn ich trotzdem auf meinem alten Standpunkt verharre, so geschieht dies hauptsächlich aus praktischen Gründen. Vernachlässigen wir das Symptom der herabgesetzten Resistenz oder legen wir auf diese Erscheinung keinen Wert, dann laufen jene, die auf diesem Gebiete keine große Erfahrung haben, Gefahr, gewisse Formen von perniziöser Anämie, splenomegale Cirrhosen und ähnliche Krankheitsbilder mit dem echten hämolytischen Ikterus zu verwechseln. Da wir wissen, daß die Splenektomie gerade beim hämolytischen Ikterus die besten Erfolge zeitigt, so müssen wir das Verhalten der Resistenz in den Vordergrund rücken und die Fragilität des roten Blutkörperchen als einteilendes Prinzip beibehalten.

Übrigens sind Fälle von hämolytischem Ikterus ohne gesteigerter Fragilität von Banti als eine eigene Krankheitsgruppe zusammengefaßt worden.

Mit der Frage der Fragilität der Roten hat sich eigentlich zuerst Hamburger beschäftigt. Seine Methode ist später von Limbeck in die Klinik eingeführt worden; doch hatte er offenbar keine Gelegenheit, mit dieser Methode einen hämolytischen Ikterus untersuchen zu können, sonst wäre ihm die Herabsetzung nicht entgangen. Seine Methode war allerdings sehr umständlich.

Das Verfahren, das zur Prüfung der „fragilité globulaire", wie es von den französischen Klinikern, ihnen voran von Vaquez und Ribière, angewendet wurde, gestaltet sich ungefähr folgendermaßen: Man verwendet als Ausgangsmaterial eine 0,7 %ige NaCl-Lösung und außerdem destilliertes Wasser. Beide bringt man zweckmäßig in Pipetten, aus denen man die Flüssigkeit tropfenweise abnehmen kann. Die Mischung beider bereitet man sich in kleinen sterilisierten Eprouvetten, deren man 34 Stück nimmt. In das erste Gläschen gibt man 2 Tropfen Salzlösung, in das zweite 4 Tropfen, in das dritte 6 usw., bis in das letzte 68 Tropfen kommen. Nun beschickt man in umgekehrten Mengenverhältnissen die Röhrchen mit destilliertem Wasser, so daß jede Eprouvette im ganzen 70 Tropfen enthält. Die Mischungen werden geschüttelt und es enthält das erste Röhrchen eine 0,02 %ige, das letzte eine 0,68 %ige NaCl-Lösung. Die so vorbereiteten Röhrchen werden mit Blut beschickt, das durch Venenpunktion erhalten und defibriniert wurde. Man gibt in jedes Röhrchen zwei Tropfen von dem defibrinierten Blut, dann schüttelt man die Röhrchen sofort tüchtig durch und läßt sie 10 Minuten lang stehen; jetzt werden sie zentrifugiert. Notiert man nun jene Konzentration, wo eben eine leichte gelbliche Verfärbung der Flüssigkeit bemerkt wird, mit H^1, weiter jene, wo die Hämolyse deutlich ist, mit H^2 und dann schließlich jene, wo es zu totaler Hämolyse gekommen ist, mit H^3, so bekommt man ein Farbenspektrum, das für die unterschiedlichen Blutkörperchen charakteristisch sein kann. Die gefundenen Resultate lassen sich in Kurven zusammenstellen (vgl. S. 45).

Es ist natürlich, daß diese Methode von den Klinikern mannigfaltig modifiziert wurde (z. B. Roth); im Prinzip handelt es sich aber immer um dasselbe. An manchen Kliniken verwendet man austitrierte Stammlösungen, so daß man z. B. 34 Fläschchen hat, in denen absteigend 0,68 %ige bis 0,02 %ige Kochsalzlösungen aufgehoben werden. Auch wir haben mit dieser Methode eine Zeitlang gearbeitet. Der Hauptnachteil ist die Unbeständigkeit in der Konzentration, besonders dann, wenn die Lösungen in warmen Räumen aufgehoben werden und der Verschluß der Gläser ein nicht ganz zuverlässiger ist. Wir raten daher stets die Verdünnungen ad hoc frisch zu bereiten.

Bereits Widal hat darauf aufmerksam gemacht, daß es manche Fälle von erworbenem Ikterus gibt, wo sich scheinbar eine normale Resistenz der roten Blutzellen gegen hypotonische Salzlösungen zeigt, wo aber eine ausgesprochene Resistenzverminderung nachweisbar ist, wenn statt des Gesamtblutes, mit 0,9 %iger NaCl-Lösung gewaschene Blutkörperchen verwendet werden. Die Methode der Resistenzprüfung mittelst gewaschener Blutkörperchen zeigt viel markantere Unterschiede, als wenn man bloß defibriniertes Blut nimmt. Man soll diese Methode in zweifelhaften Fällen immer zu Rate ziehen, und verstehen wir unter zweifelhaften Fällen solche, wo z. B. der Beginn der Hämolyse bei 0,5 % NaCl-Lösung beginnt.

Will man „gewaschene Blutkörperchen" verwenden, so soll man das Blut in gerinnungshemmenden Lösungen auffangen. Vaquez und Ribière verwendeten folgende Lösung: Kal.-Oxal. 0,28, Natr.-Chlorid 0,80, Aqua dest. 100,0. Brule, also die Schule Widals, bevorzugt folgende Lösung: Natr. citricum 0,3, Natr.-Chlorid 0,82, Aqua dest. 100,0 oder Fluornatrium 0,32, Natr.-Chlorid 0,28, Aqua dest. 100,0. Die verwendeten Lösungen sind nicht imstande, die Resistenz der Erythrocyten in irgend einer Weise zu modifizieren; denn setzt man den gewaschenen Blutkörperchen wieder ihr Serum zu, so zeigt sich der Beginn der Hämolyse in derselben Konzentration wie im Gesamtblute.

Prüft man nun mit einer dieser Methoden ein größeres menschliches Material, und zwar sowohl von Gesunden als auch von Kranken, so zeigt sich in Übereinstimmung mit den Angaben früherer Autoren der Durchschnittswert für gewaschene und ebenso auch ungewaschene Erythrocyten folgendermaßen: H_1 0,48%, H_3 0,28—0,26%. Da H_2 ein schwer kontrollierbarer Wert ist, so wird meist auf ihn nicht geachtet. Die Bestimmung von H_1 des nicht deplasmierten Blutes bei ikterischen Patienten ist oft schwer, da das Serum einen dunklen Ton hat, was sich der Salzlösung mitteilt.

Im Blute von Patienten, die an hämolytischem Ikterus leiden, ist die Resistenz immer vermindert. Wir haben dieses Symptom als Charakteristikum dieser Krankheit hingestellt und auch erwähnt, warum man in zweifelhaften Fällen stets die Resistenzprüfung im deplasmierten Blute heranziehen soll. Die einzigen Autoren, die gegen diese Erscheinung als Symptom des hämolytischen Ikterus Stellung genommen haben, waren Lommel, Guinon, Risp und Simon; ob mit Recht oder Unrecht, wage ich nicht zu entscheiden, da der anatomische Befund der Milz fehlt. Die Werte, die sich beim hämolytischen Ikterus finden, bewegen sich für H_1 zumeist zwischen 0,52—0,66%. Geringere Schwankungen sind für H_3 beobachtet worden: in der Regel ist H_3 0,3 %. Wäscht man die Erythrocyten, so kann H_1 bis 0,8 % steigen. Auf Grund unserer Erfahrung müssen wir die herabgesetzte Resistenz, speziell im gewaschenen Blute, als wichtigstes Symptom des hämolytischen Ikterus hinstellen. Ein Fall, wo wir im Zweifel waren, ob ein hämolytischer Ikterus vorlag oder nicht — die Resistenz war damals normal —, erwies sich bei der Operation als Cirrhose; in der Milz fand sich Fibroadenie.

Was wir hier gesagt haben, gilt sowohl von der erworbenen, als auch von der kongenitalen Form des hämolytischen Ikterus. Wir haben an anderer Stelle den Streit berührt, ob herabgesetzte Resistenz der Erythrocyten unbedingt auf gesteigerte Hämatolyse hinweist, oder ob es sich nur um eine Erscheinung handelt, die gar nichts mit dem Blutzerfall und indirekt auch nichts mit der Milztätigkeit zu tun hat. Eine Tatsache ist bekannt, die sehr zugunsten der letzteren Anschauung spricht: Roth hat zuerst einen Fall von hämolytischem Ikterus publiziert, wo nach der Milzexstirpation zwar Heilung auftrat, aber die Resistenz niedrig blieb; auch bei meinen Fällen habe ich Ähnliches beobachtet. Der eine Fall von kongenitalem Ikterus hatte nach der Splenektomie noch nach einem Jahr Werte wie: $H_1 = 0,54$%; zwei Fälle von erworbenem hämolytischen Ikterus, die ich 3 Jahre nach der Splenektomie wieder sah, hatten gleichfalls höhere Werte für H_1: 0,52 resp. 0,54%.

c) Herabsetzung der Resistenz der Erythrocyten gegenüber hämolytischen Substanzen. Eine erhöhte Zerstörbarkeit der Erythrocyten zeigt sich auch gegenüber verschiedenen hämolytischen Substanzen.

So hat z. B. Chauffard Antimenschenserum oder konzentrierten Blutegelextrakt verwendet und gleichfalls eine größere Labilität der Erythrocyten beim hämolytischen Ikterus feststellen können. Roth hat Saponin verwendet, hierbei aber keinen bemerkenswerten Unterschied gegenüber normalem Blute beobachtet. Dagegen ist es ihm aufgefallen, daß die roten Blutkörperchen eines Patienten mit hämolytischem Ikterus auffallend leicht durch mechanische Insulte lädiert werden. Wenn er z. B. das Blut dieses Patienten kräftig defibrinierte und dann erst zentrifugierte, wurde das Serum hämolytisch, während das Blut im ganzen, beim Abpressen des Blutkuchens ein klares Serum erkennen ließ. Auch mir ist es bekannt, daß man beim Waschen und auch schon beim Zusammenmischen von Erythrocytenbrei mit hypotonischen Kochsalzlösungen gerade beim hämolytischen Ikterus sehr vorsichtig sein muß, weil man oft Gefahr läuft, gleich von Anfang an hämolytisches Material in Händen zu haben.

Es ist oft die Frage diskutiert worden, ob zwischen Fragilität der Erythrocyten und der Schwere der Anämie ein Parallelismus besteht. Bei der kongenitalen Form scheint die Fragilität dauernd vorhanden zu sein (wenigstens im deplasmierten Blute), während die Anämie gar keine besondere Intensität zu zeigen braucht; das umgekehrte Verhältnis kann sich manchmal im Verlaufe des erworbenen hämolytischen Ikterus zeigen. Jedenfalls besteht kein unbedingter Parallelismus zwischen Intensität der Hämolyse und Fragilität.

Es hat nicht an Autoren gefehlt, die bemüht waren zu prüfen, ob sich im Serum solcher Kranker Hämolysine finden. Etwas Sicheres ist aber bis jetzt nicht festgestellt worden.

Die Kliniker, die sich für die Frage interessiert haben, ob nicht beim hämolytischen Ikterus im Blute irgendwelche Hämolysine zirkulieren, haben sich auch für eine Vermehrung resp. Verminderung des Cholesterins interessiert. Ich will bei dieser Gelegenheit erinnern, daß Kelvie und Rosenbloom sogar eine Cholesterinstoffwechselstörung für die Entstehung des kongenitalen hämolytischen Ikterus verantwortlich machen wollen. Als Basis für diese Theorie diente ihnen die relative Armut an Cholesterin im Blute. Auch Chauffard, Laroche et Grigaut betonen den verminderten Cholesteringehalt im Blute bei angeborenem hämolytischen Ikterus. Bezüglich unserer Werte bei der akquirierten Form verweisen wir auf die Tabelle S. 146. Beim angeborenen Ikterus haben wir nur zweimal Cholesterinbestimmungen gemacht. Ich gebe die Werte in einer kleinen Tabelle wieder:

		Gesamt-Fett	Cholesterin	Cholesterin-ester	Anmerkung
Angeborener hämolyt. Ikterus (Fall I)		5,334	0,396	0,473	
Angeborener hämolytischer Ikterus (Fall II)	vor der Operation	6,738	0.407	0,308	
	nach der Splenektomie	7,238	0,538	0,317	9 Wochen nach der Operation

Vergleichen wir diese Zahlen mit jenen in der Tabelle auf Seite 146, so können wir keine wesentliche Verminderung im Cholesteringehalt feststellen; die Werte sind zwar nicht sehr hoch, aber immerhin gibt es noch niedrigere.

d) Autoagglutination. Ein ebenso merkwürdiges Symptom, das oft der Krankheitsgruppe des hämolytischen Ikterus eigen zu sein scheint, ist die Autoagglutination. Sie ist zuerst von Widal beobachtet worden.

Die Methode zur Prüfung dieser Erscheinung ist nach der Angabe von Gaultière ungefähr folgende: In einem Uhrschälchen mischt man 10 Tropfen Serum mit einem Tropfen gewaschener Erythrocyten. Die Erythrocyten bilden zuerst feine, aber mit bloßem Auge sichtbare Körnchen. Bald fallen letztere unter Bildung eines homogenen Häutchens zusammen, das zu Boden des Gläschens fällt. Dabei ist das Serum klar geblieben. Die Zusammenballung ist bereits in einigen Minuten vollständig geworden. Dieses Symptom soll nach Widal, Abramie und Brule vorwiegend beim akquirierten Icterus haemolyticus vorkommen. Micheli hat es in seinem Falle nicht bestätigen können. Wir selbst haben es in drei Fällen, die wir daraufhin geprüft haben, nur einmal beobachtet. Jedenfalls darf man sich m. E. darauf nicht so verlassen, wie auf die Resistenzprüfung. Weiter soll auch das normale menschliche Serum eine Agglutinationsfähigkeit (Isoagglutination) gegenüber Erythrocyten von Menschen besitzen, die an familiärem hämolytischem Ikterus leiden (Dudgeon). Ich persönlich habe mich von der Richtigkeit dieser Angabe auch nicht überzeugen können.

e) Veränderungen des histologischen Blutbildes. Auch morphologische Veränderungen sind an den roten Blutzellen beim hämolytischen Ikterus zu finden. Widal und seine Schüler fanden bei vitaler Färbung der Erythrocyten die sogenannte **filamentöse Granulierung**. Wir wollen noch einmal betonen, daß diese Erscheinung mit der basophilen Granulierung am Trockenpräparat nichts zu tun hat.

Nach **Cesaris Demel** läßt sich die Substantia reticulo-filamentosa in folgender Weise sichtbar machen: man läßt einen Tropfen Blut auf einen Objektträger fallen und bedeckt denselben rasch mit einem Deckgläschen. Setzt man nun von der Seite her etwas von einer Lösung eines basischen Farbstoffes (Toluydinblau oder basisches Methylenblau oder auch polychromes Methylenblau) hinzu, und läßt Farbe und Blut sich mengen, so sind jene Veränderungen, die **Cesaris Demel** Substantia reticluo-filamentosa nennt, an den Erythrocyten leicht nachzuweisen. Die Franzosen sprechen von hèmaties granuleuses.

Noch einfacher ist ihr Nachweis, wenn man sich der Methode bedient, die **Pappenheim** zuerst angewandt hat: man läßt einige Tropfen einer alkoholischen Brillantkresyllösung auf einem Objektträger verdunsten; darauf bringt man einen kleinen Tropfen Blut und bedeckt das Ganze mit einem Deckgläschen.

Die Herstellnng von Dauer- resp. Trockenpräparaten stößt auf Schwierigkeiten. Noch am besten gelingt dies, wenn man nach **Widal** einige Tropfen Blut in eine isotonische Farbstofflösung fallen läßt, der außerdem noch zur Verhinderung der Gerinnung etwas Kaliumoxalat beigegeben ist. (Natr.-Chlorid 0,5 %ig 1 ccm, Kalium oxal. 2 %ig 1 ccm, polychromes Methylenblau nach **Unna** 10 Tropfen.) Das Gemenge von Farbstoff und Blutkörperchen wird abzentrifugiert und etwas vom Bodensatz auf ein Deckgläschen gestrichen. Nach der Trockenfixation kommt das Deckgläschen auf einige Zeit in einen Thermostaten von 120°. Jetzt wird in Balsam eingeschlossen.

Was nun die Bedeutung der Substantia filamentosa anbelangt, so bestehen darüber die verschiedensten Anschauungen (vgl. auch S. 42). **Chauffard** meint, hierin junge, aber mißbildete Erythrocyten sehen zu müssen. Er ist sogar noch weiter gegangen und sah in ihr den morphologischen Ausdruck der herabgesetzten Resistenz. Wenn man aber bedenkt, daß diese Zellen durchaus nichts Charakteristisches für den hämolytischen Ikterus darstellen, da sie doch bei den verschiedensten Formen von Anämien vorkommen, so wird man sich in der Beurteilung dieser Frage sehr vorsichtig fassen müssen. Bekanntlich finden sich diese Elemente auch im Blute von Perniciosakranken, bei denen die Resistenz in der Regel erhöht ist.

Anbei noch eine tabellarische Zusammenstellung, die uns über die relative Häufigkeit dieser Substanz bei den verschiedenen Krankheiten orientieren soll. Wir entnehmen sie einer Publikation von **Luzzato** und **Ravenna**.

Neugeborene	durchschnittlich	10	p. Mille
Schwangere	,,	6,5	,, ,,
Blutverluste	,,	78,0	,, ,,
Bleivergiftung.	,,	26,7	,, ,,
Schwangerschaftsanämie . .	,,	69,0	,, ,,
Lungentuberkulose	,,	19	,, ,,
Geschwülste	,,	48	,, ,,
Lymphatische Leukämie . .	,,	24	,, ,,
Morbus Banti	,,	9,6	,, ,,
Anaemia splenica	,,	68	,, ,,
Anaemia postmalarica . . .	,,	66,0	,, ,,
Morbus Werlhoffii.	,,	4,8	,, ,,
Purpura	,,	9,7	,, ,,
Skorbut diarrhoe	,,	13,8	,, ,,
Ankylostomumanämie . . .	,,	21,0	,, ,,
Chlorose	,,	38,0	,, ,,

Experimentell lassen sich diese Elemente im strömenden Blute leicht erzeugen; man braucht nur die betreffenden Tiere mit irgend einem Hämolytikum stark anämisch zu machen. Am besten eignet sich dazu eine Injektion von Aqua destillata (Widal).

Im allgemeinen steht man auf dem Standpunkt, daß man es hier mit Elementen zu tun hat, die vielleicht eine andere Darstellungsform oder besser gesagt ein Begleitsymptom (Pappenheim) dessen darstellen, was man auch Polychromasie nennt (Biondi, Biffi, Sabrazèz). Ähnlich äußert sich auch Schilling-Torgau; er sieht in der Substantia filamentosa einen vergröberten Ausdruck einer in den roten Blutzellen vorhandenen Struktur. Nach ihm wären echte Polychromasie und vitale Netzstruktur substantiell identische Modifikationen einer basischen Jugendsubstanz der Erythrocyten.

Wenn man nun hört, daß Polychromatophilie eigentlich der Ausdruck für jugendliche und unreife Erythrocyten ist, und andererseits weiß, daß jugendliche Erythrocyten erhöhte Resistenz zeigen, so wird man der Ansicht von Chauffard unmöglich beistimmen können. Jedenfalls kommt dem Nachweis dieser Elemente keine entscheidende Bedeutung zu.

Nicht zu verwechseln mit der Substantia reticulo-filamentosa sind die granulierten roten Blutkörperchen (hématies ponctuées). Bekanntlich gelingt der Nachweis der Punktierung nur an fixierten Präparaten; wir haben bereits gesagt, daß es sich hier um morphologisch ganz verschiedene Elemente handelt. Insofern war die Wahl des Ausdruckes filamentöse Granulierung keine glückliche, schon aus äußeren Gründen, weil die tingierten Einschlüsse bei der Substantia reticulo-filamentosa eher baumartig angeordnet sind, was aber nicht ausschließt, daß beiderlei Formen eventuell nebeneinander vorkommen können.

Über die pathogenetische Bedeutung, speziell der Granulierung, sind die Anschauungen sehr geteilt. Man weiß eigentlich nicht sicher, ob es sich hier um Jugendformen oder um Zellen im Stadium der Degeneration handelt. Die Widalsche Schule bezeichnet sie als eine sekundären Folge der Anämie und faßt sie gleichsam als eine Verteidigungsreaktion des hämatopoetischen Apparates auf. Nach Jolly sind es oberflächlich geschädigte, aber noch nicht ganz degenerierte, wohl aber für die Hämatolyse förmlich vorpräparierte rote Blutzellen. Jolly behauptet auch, daß man diese roten Blutzellen hauptsächlich dann beim hämolytischen Ikterus findet, wenn es auch zu schwerer Anämie gekommen ist; sobald die Anämie zurückgeht, wird auch die Zahl der granulierten Elemente geringer. Für ihn ist das Zurückgehen der Granulierung ein günstiges Frühsymptom, das bei der Beurteilung eines anämischen Ikterus haemolyticus verwertet werden kann. Jedenfalls besteht auch kein Parallelismus zwischen Resistenzverminderung und Granulierung der roten Blutkörperchen.

Fast immer ist im Blute solcher Patienten auch Anisocytose zu erkennen. Dieselbe macht sich aber nicht so sehr durch eine Vergrößerung der Blutscheiben geltend, als vielmehr durch eine Verkleinerung des Durchmessers der einzelnen Erythrocyten (Vaquez und Giroux). Die Hyperchromie der Zellen ist leicht zu erkennen.

Liest man die einzelnen Krankengeschichten durch, so findet man oft Angaben über kernhaltige Erythrocyten. Speziell bei Verschlimmerung der Anämie — die Franzosen sprechen hier von einer réaction médullaire; Broullet nennt diesen jähen Abfall an roten Blutzellen: crises de déglobulation — sind sie oft zu sehen, ja selbst Megaloblasten können zur Ausschwemmung gelangen. Es kann das Blutbild vollkommen an das der perniziösen Anämie erinnern.

Dasselbe gilt auch vom Vorkommen der Myelocyten. Wir haben in einem Fall von hämolytischem Ikterus, der sich im Anschluß an einen Abortus sehr verschlimmert hatte, 15 % Myelocyten gesehen. Meist ist allerdings die Ausschwemmung von Myelocyten nur vorübergehend. Auch in unserem Falle war es so. Daß man unter solchen Umständen als unerfahrener Arzt auch mit der Möglichkeit einer myelogenen Leukämie rechnet, ist vollkommen einzusehen. Differentialdiagnostisch spielt hier der Ikterus eine große Rolle, nachdem Gelbsucht meiner Ansicht nach bei der echten Leukämie wohl nie auftritt. Selbstverständlich kann es zu starken Schwankungen im Hämoglobingehalt und der Erythrocytenzahl kommen. Völlig normale Werte gehören auch bei der ganz harmlosen kongenitalen Form zu den Seltenheiten. Kommt es zu den bekannten Verschlimmerungen des Ikterus haemolyticus acquisitus, so fällt die Erythrocytenzahl tief herab. Werte wie $1\frac{1}{2}$—2 000 000 kann man oft sehen. Dementsprechend schwankt auch der Hämoglobinwert; der dabei resultierende Färbeindex bewegt sich um 1,0 herum. Meist ist er aber höher und kann sogar auf 1,6, selbst 1,8 steigen. Jedenfalls ist der Färbeindex kein sicheres Maß für eine bestehende Hämolyse, denn es gibt auch echte Fälle von hämolytischem Ikterus mit einem Färbeindex unter 1; allerdings ist dies ein seltenes Vorkommnis.

Die weißen Blutzellen zeigen im Stadium des relativen Wohlbefindens entweder normale oder leicht erhöhte Werte. Hypoleukocytose ist meines Erachtens stets ein Symptom, das eher gegen als für die Diagnose eines erworbenen hämolytischen Ikterus verwertet werden kann. Hypoleukocytosen erscheinen mir speziell bei Verschlimmerungen immer suspekt für eine Leberaffektion, also z. B. für eine splenomegale Cirrhose, die oft mit dem echten hämolytischen Ikterus verwechselt wird. Auch Pollitzer sieht in der Vermehrung der Leukocyten ein wichtiges Unterscheidungsmerkmal. Niedrige Werte sahen Pel, Benjamin und Sluka, Roth und Micheli.

Man wird wohl nicht fehlgehen, wenn man die Hyperleukocytose auf dieselbe Ursache bezieht, wie bei anderen Krankheiten, also wahrscheinlich auf einen gesteigerten Blutzerfall. Damit steht im Einklang die Beobachtung von Lichtwitz resp. Minkowski, die bei hämolytischem Ikterus den täglichen endogenen Harnsäureumsatz höher als 1,0 g fanden. Wir können das vollkommen bestätigen, aber auch gleichzeitig betonen, daß der hohe endogene Harnsäurewert durchaus nicht für den hämolytischen Ikterus allein charakteristisch ist. Der Charakter der Leukocytose ist nicht konstant; Micheli und Banti sahen eine beträchtliche Lymphocytose. Gaisböck sah auf der Höhe einer Blutkrise das Bild der akuten lymphatischen Leukämie. Daß auch Myelocytenausschwemmung vorkommt, also ein Blutbild entsteht, das gelegentlich an die akute Leukämie erinnern kann, ist bereits erwähnt worden.

13. Der Stoffwechsel. Anlaß, daß wir diese Frage überhaupt anschneiden, bot die Beobachtung von Umber. Als ein Charakteristikum des Morbus Banti beschreibt er einen abnorm gesteigerten Eiweißzerfall. Wir werden uns auf Seite 260 noch davon zu überzeugen haben, daß sich sein Milzbefund nicht mit den Beschreibungen deckt, wie er von Banti als typisch gegeben wurde. Da auch einige klinische Symptome dafür sprechen, daß es sich in dem bewußten Fall von Umber um einen hämolytischen Ikterus gehandelt hat und andererseits ebenfalls von Umber gesagt wird, daß ein ähnlich erhöhter Eiweißzerfall bei anderen Leber-Milzerkrankungen fehlt, so drängte sich die Frage auf, ob es sich hier nicht um eine Erscheinung des hämolytischen Ikterus handelt. Dies war für mich der Anlaß, warum ich in mehreren Fällen von sicherem hämolytischen Ikterus die Stickstoffbilanz feststellte. Der erste Fall findet sich auf Seite 205 genauer beschrieben. Es handelt sich hier um eine akquirierte Form. Der Stoffwechselversuch wurde während einer fieberfreien Periode durchgeführt. Die Nahrungszufuhr wurde so eingerichtet, daß die Patientin täglich etwa 40—45 Kalorien bekam. 14 Wochen nach der Splenektomie wurde der Versuch wiederholt.

Vor der Splenektomie (52 kg)				14 Wochen nach der Splenektomie (52,5 kg)			
	N-Ein-nahme	N-Ausscheidung			N-Ein-nahme	N-Ausscheidung	
		Harn-N	Kot-N			Harn-N	Kot-N
1. Tag ...	15,7	14,23		1. Tag ...	15,6	13,67	
2. Tag ...	15,2	13,97		2. Tag ...	15,19	12,78	
3. Tag ...	15,6	14,07		3. Tag ...	15,9	12,67	
4. Tag ...	15,3	13,67	15,3 g N	4. Tag ...	15,3	12,67	17,02 g N
5. Tag ...	15,3	13,98		5. Tag ...	15,96	12,08	
6. Tag ...	15,6	13,78		6. Tag ...	15,13	13,99	
7. Tag ...	15,7	14,30		7. Tag ...	15,3	13,78	
8. Tag ...	15,8	14,70		8. Tag ...	15,76	13,10	
Sa.	125,2	112,70	15,3	Sa.	123,85	104,76	17,02

Bilanz: 125,2 = 112,70 + 15,3 — 2,8
2,8 × 6,25 = **17,5 g Eiweißverlust**

Bilanz: 123,85 = 104,76 + 17,02 + 2,07
2,07 × 6,25 = **12,94 g Eiweißansatz**

Der Fall II betrifft einen kongenitalen hämolytischen Ikterus; das Mädchen ist splenektomiert worden; während die Patientin vorher kaum einen Gewichtsansatz zeigte, nahm sie nach der Operation rasch an Kräften zu (im übrigen verweisen wir auf die Krankengeschichte auf Seite 194). Die Versuchsbedingungen waren ganz dieselben wie im vorangehenden Falle.

Vor der Splenektomie				ca. 10 Wochen nach der Splenektomie			
	N-Ein-nahme	N-Ausscheidung			N-Ein-nahme	N-Ausscheidung	
		Harn-N	Kot-N			Harn-N	Kot-N
1. Tag ...	12,5	11,13		1. Tag ...	12,7	10,34	
2. Tag ...	11,5	10,67		2. Tag ...	11,9	10,18	
3. Tag ...	11,9	10,35		3. Tag ...	2,5	10,32	
4. Tag ...	12,3	10,63	12,63 g N	4. Tag ...	12,2	11,52	12,01 g N
5. Tag ...	12,2	11,34		5. Tag ...	12,6	10,63	
6. Tag ...	12,5	11,76		6. Tag ...	12,0	9,60	
7. Tag ...	12,3	10,38		7. Tag ...	11,8	10,79	
8. Tag ...	11,5	11,61		8. Tag ...	12,7	9,80	
Sa.	96,7	87,87	12,63	Sa.	98,4	83,18	12,01

Bilanz: 96,7 = 87,87 + 12,63 — 3,8
3,8 × 6,25 = **23,75 g Eiweißverlust**

Bilanz: 98,4 = 83,18 + 12,01 + 3,21
3,21 × 6,25 = **20,06 g Eiweißansatz**

Der Vater dieser Patientin, der allerdings nicht splenektomiert wurde, ist gleichfalls untersucht worden. Einen nennenswerten Eiweißverlust konnten wir nicht feststellen. Dasselbe gilt auch noch von einem dritten kongenitalen hämolytischen Ikterus; auch hier bestand N-Gleichgewicht.

Was die akquirierten Formen anbelangt, so habe ich hier gleichfalls keine Kongruenz feststellen können. Außer dem oben erwähnten Fall habe ich noch zwei Fälle in dieser Richtung verfolgt. In dem einen Falle zeigte sich ein N-Defizit, in dem anderen nicht.

Wir kommen somit zu der Überzeugung, daß manche Fälle von hämolytischem Ikterus einen gesteigerten Stoffwechsel zeigen, doch von einer typischen Erscheinung läßt sich hier nicht sprechen.

Als Ausdruck eines vermehrten Eiweißzerfalles läßt sich bis zu einem gewissen Grade auch der erhöhte Purinumsatz deuten (vgl. S. 195). Für die Annahme, daß der gelegentlich beim hämolytischen Ikterus zu beobachtende gesteigerte Eiweißzerfall mit der Milztätigkeit in Zusammenhang stehen dürfte, spricht der Erfolg der Splenektomie. Die beiden oben erwähnten Beispiele lassen nach der Entfernung der Milz nicht nur eine Besserung des Blutbildes erkennen, sondern auch eine günstige Beeinflussung der Stickstoffbilanz. Jedenfalls fordern diese Beobachtungen auf, auch diesem Gegenstande erhöhte Aufmerksamkeit zu widmen.

I. Familiärer und kongenitaler Ikterus (Typus Minkowski).

1. Verlauf. Man spricht im allgemeinen von einer angeborenen Erkrankung; wie aber das Krankheitsbild beim Neugeborenen selbst aussieht, darüber fehlen genaue ärztliche Beobachtungen. Meist bezieht man sich nur auf Mitteilungen der Mutter resp. der Familienangehörigen. Über sichere Angaben, ob z. B. bei solchen Kindern schon gleich nach der Geburt ein Milztumor bestanden hätte, fehlen gleichfalls ärztliche Erfahrungen. Bloß aus den Krankengeschichten, die Guizetti publiziert hat, kann man einiges erfahren, was sehr dafür spricht, daß tatsächlich schon bei neugeborenen Kindern schwere Veränderungen vorliegen können: Fall 1. „Das Kind hatte bei der Geburt eine ikterische Hautfarbe und eine große Milz, ebenso Fall 2 und 3. Letzterer nur in geringem Maße". In anderen Fällen scheinen aber die Veränderungen nicht so deutlich ausgesprochen gewesen zu sein; manchmal wird angegeben, daß die Kinder Schwankungen der Hautfärbung gezeigt haben, die bald geringer, bald stärker ikterisch war. Trotz des mehr oder weniger großen Milztumors, der zur Beobachtung kam, zeigten sich aber solche Kinder niemals irgendwie lebensschwach. In der Familie, über die Minkowski berichtet, und wo die Mutter von drei Kindern an echtem hämolytischem Ikterus litt, sind diese zwar frühzeitig gestorben, aber keines von ihnen war ikterisch. Auch sonstige Abnormitäten, wie Kleinheit, Rachitis usw. sind nicht verzeichnet. Solche Kinder wachsen heran und unterscheiden sich durch nichts als durch das ikterische Kolorit und die eventuell vergrößerte Milz. Einmal habe ich die Angabe gefunden, daß ein solches Kind zu häufigem Nasenbluten neigte (vgl. Fall IV). Über sonstige Blutungen habe ich sonst nie etwas Sicheres gefunden. Beim erwachsenen Patienten fehlen, trotz der oft deutlichen Gelbsucht, die übrigen Symptome des Ikterus; nie klagen die Leute über Hautjucken; auch fehlt die Bradykardie. Sicher ist, daß bei den Patienten öfter ein auffallendes Mißverhältnis zwischen objektivem Blutbefund und subjektivem Verhalten besteht. So finden wir in dem Falle Rosa, 8 Jahre altes Kind, den Benjamin und Sluka beschrieben haben, eine beträchtliche Anämie (vgl. Tabelle auf S. 186). Der Fall stand durch 3 Jahre in Beobachtung und es wird ausdrücklich erwähnt: „Das Kind war stets guter Dinge, bei bestem Appetit und fieberfrei [1]."

---

[1] Ich habe das Kind 10 Jahre später (1912) gesehen; damals zeigte sich folgender Befund: 2070000 Erythrocyten, 7600 Leukocyten (64 % poly. neutr., 30 % Lymphocyten, 2 % Mononukleäre, 2 % Myelocyten, 2 % Eosinophile, Sahli 40 %); es bestand deutlicher Ikterus; die Milz war sehr groß und reichte bis ins Nabelniveau; die Resistenz war herabgesetzt, $H_1 = 0{,}56$, $H_3 = 0{,}30$. Im Duodenalsafte zeigte sich die Galle sehr dunkel, der tägliche Urobilinwert im Stuhl betrug 0,78 g. Das Mädchen versieht einen Posten als Bedienerin, sie reibt Boden und hat gelegentlich bis in den II. Stock Holz und Kohlen zu tragen.

Datum	Zahl der Roten	Hämoglobingehalt nach Fleischl-Mischer 1 : 200	Färbeindex	Zahl der Weißen	Polynukleäre neutrophile %	Polynukleäre eosinophile %	Mastzellen %	Myelocyten %	Große mononukleäre %	Lymphocyten %
17. III. 04	2 060 000	—	—	6800	—	—	—	—	—	—
19. III. 04	1 875 000	35	1	6500	—	. .	—	—	—	—
7. V. 06	1 780 000	35	1	4200	61	1	—	4	—	34
17. V. 06	2 300 000	42	1	8500	58	2	—	5	5	30
12. VII. 06	1 900 000	30	1	4500	52	2	1	7	5	33
2. VII. 06	1 500 000	25	1	4300	54	2	1	5	5	33

Im übrigen verweise ich, was das Blut anbelangt, auf das in der allgemeinen Symptomatologie Gesagte. Im Harn ist meist Urobilin vorhanden, selten aber in so großen Mengen wie beim erworbenen Ikterus haemolyticus. In den neueren Fällen von kongenitalem Ikterus ist die verminderte Resistenz nie vermißt worden. Auch bei meinen Beobachtungen — es sind das im ganzen 6 Fälle — hat sie nie gefehlt. Ich glaube, es ist dieses Symptom so charakteristisch, daß man bei negativem Befund an Komplikationen denken sollte (Hayem). Von manchen Autoren wird angegeben, daß sich bei Mitgliedern einer Familie, in der hämolytischer Ikterus vorkommt, die ersten Erscheinungen nicht immer sofort nach der Geburt zeigten, sondern erst in späteren Jahren. Man muß aber in der Beurteilung solcher Angaben (siehe z. B. Hayems Observation No. 4) sehr vorsichtig sein, weil in manchen Publikationen die Trennung zwischen familiärer und erworbener Form des Ikterus haemolyticus nicht immer streng eingehalten wurde. Um so beweisender ist der Fall Pel: Ein 11 Jahre altes Kind, das genau beobachtet wurde, und stets gesund war und bei dem sich erst im 3. Lebensjahre im Anschluß an eine Pneumonie der typische Ikterus entwickelte. Daß Kinder, die mit Milztumor geboren waren, sich aber in der frühesten Jugend nicht gelbsüchtig zeigten, später doch das vollentwickelte Krankheitsbild darboten, dafür besitzen wir in dem Falle Kahn ein typisches Beispiel. Ebenso ist es bekannt, daß Menschen, die an familiärem Ikterus leiden, vorübergehend normale Farbe zeigen können. Der Milztumor kann trotzdem bestehen bleiben. Sogenannte „Knochenmarkskollapse", also bei der erworbenen Form des hämolytischen Ikterus typische Komplikationen, kommen beim kongenitalen Krankheitsbild seltener vor. Solche mit angeborener Gelbsucht und Milztumor behaftete Menschen können zumeist vollständig leistungsfähig sein und ein hohes Alter erreichen. Z. B. der Fall Gilbert (VII), dann der 81 jährige Greis, den Benjamin und Sluka beschrieben haben. Er war sein ganzes Leben lang ikterisch, hatte aber keinen großen Milztumor. Die wenigen Fälle von familiärem Ikterus, die zur Sektion kamen, sind an interkurrenten Krankheiten gestorben. Eine Ausnahme davon macht nur der Fall Guizetti; hier ist der Patient an den Folgen der Anämie gestorben. Wir werden später noch zu erwähnen haben, mit welcher Gefahr der Partus bei einer Patientin mit erworbenem hämolytischem Ikterus verbunden sein kann. Frauen mit angeborenem Ikterus haemolyticus scheinen den Partus anstandslos zu ertragen; eine Ausnahme macht höchstens der Fall Braun.

Schließlich noch eine Bemerkung über das hereditäre Moment: Syphilis. Hierfür erscheint mir speziell der Stammbaum II (cf. unten) von Wichtigkeit: Luigi N. soll syphilitisch gewesen sein; möglich, daß die Lues zusammen mit der Tatsache, daß seine Frau eine Splenomegalie hatte, von Bedeutung für die folgenden Generationen war. Ein Fall von Guizetti litt scheinbar an echter

Gicht, denn es werden Tophi an den Ohrmuscheln beschrieben. Ob das nur ein Zufall war, will ich dahingestellt sein lassen.

Nun möchte ich einige Stammbäume solcher Familien bringen, deren Mitglieder öfter mit hämolytischem Ikterus behaftet waren. Zuerst der Stammbaum einer Familie, die Kranhals beschreibt.

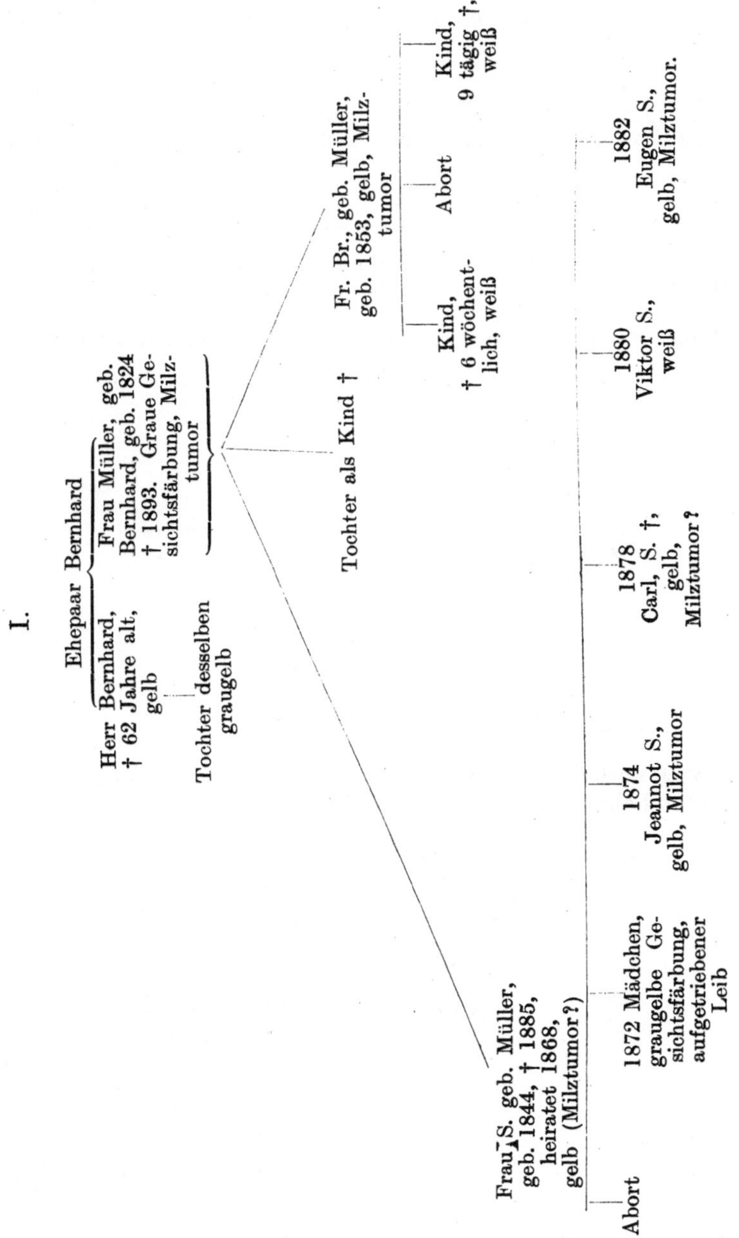

Weiter die Fälle, die Guizetti zusammengestellt hat. Über die Sektionsbefunde werden wir später berichten.

II.

Luigi N. soll syphilitisch gewesen sein. Starb plötzlich mit 51 Jahren	Ehefrau (hatte Splenomegalie) ihre Kinder	Marie N. Cousine väterlicherseits, Splenomegalie und Anämie, Tod (?)
Marie starb mit 15 Jahren an einer Anomalie der Abdominalorgane (Milz)	**Geremia** starb mit 18 Jahren an einer Anomalie der Abdominalorgane (Milz)	**Antonio** starb mit 29 J. an Splenomegalie und Anämie. Gattin C. N. gesund; haben folgende Kinder:
Marie starb m. 12 Jahren an unbekannter Krankheit	**Luigi II.** starb mit 22 Jahren an Splenomegalie usw.	**Barbara** lebt, 44 Jahre alt, hat Splenomegalie usw.	**Domenico** starb mit 42 J. an Splenomegalie usw. Gattin R. N. gesund; haben folgende lebende Kinder:
Marianne, 19 Jahre alt, gesund	**Antonio II.**, 18 Jahre alt, hat Splenomegalie usw.	Luigi 16 Jahre alt, gesund.

Der folgende Stammbaum (III) betrifft eine Familie, die Parkes Weber beschrieb:

III.

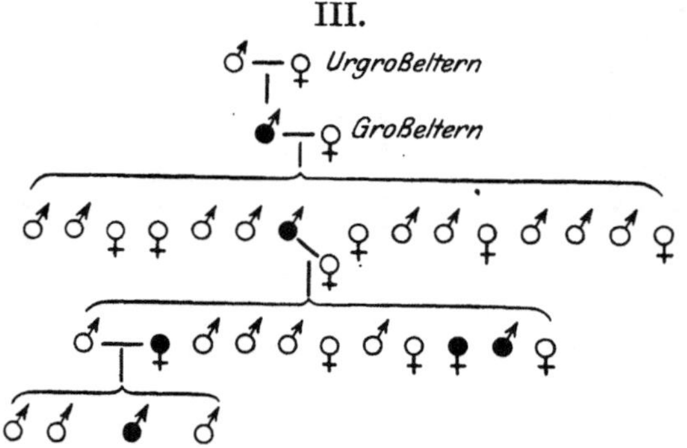

Schließlich noch der Stammbaum (IV) einer Familie, die ich selbst kannte und beobachtet habe.

IV.

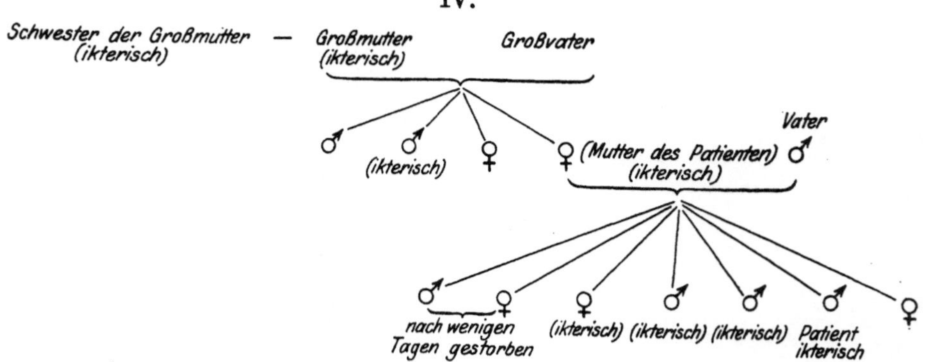

Zwei Brüder, die ich nicht gesehen habe, hatten große Milztumoren und waren stark ikterisch. Es sind dies dieselben Fälle, über die von Kahn berichtet wurde. Mein Patient hatte nur Gelbsucht, aber keinen Milztumor. Im Gegensatz zu seinen Brüdern, die oft monatelang krank waren, fühlte er sich ganz gesund. Über die eine Schwester, von der unser Patient sicher weiß, daß sie ikterisch gewesen war, kann er sonst keine näheren Angaben machen.

2. Eigene Beobachtung. Bei der großen Seltenheit einschlägiger Beobachtungen erscheint es zweckmäßig, hier über zwei Fälle von kongenitalem Ikterus zu berichten, um so mehr als wir Gelegenheit hatten, den einen Fall auch anatomisch zu untersuchen, während der andere zur Splenektomie kam.

Der erste Fall betrifft den Vater jenes Mädchens, das von Benjamin und Sluka beschrieben wurde. Diese beiden Autoren haben bereits diesen Mann untersucht und sich von der ikterischen Verfärbung seiner Haut und der Anwesenheit eines großen Milztumors überzeugen können. Beide Erscheinungen waren ihm aber nicht im mindesten bei der Ausübung seines Berufes als Drechsler hinderlich. Kurz soll noch erwähnt werden, daß Benjamin und Sluka auch den Vater unseres Patienten, also den Großvater des Mädchens, gekannt haben, der ebenfalls ikterisch war und einen Milztumor hatte; mittlerweile ist dieser Mann als 83jähriger Greis gestorben. Über die näheren Details seiner letzten Erkrankung haben wir nichts erfahren können.

Fall I. Unser Patient (45 Jahre alt) fühlte sich, obwohl er zeitlebens — wie er sagte — eine gelbe Hautfarbe hatte und einen ziemlich beträchtlichen Milztumor trug, immer wohl. Er hatte fünf Kinder, das älteste Kind ist jenes Mädchen, das Benjamin und Sluka beschrieben hatten; derzeit ist es 18 Jahre alt; bis vor einem Jahre war es viel gelber, seither ist es zwar blässer, aber lange nicht mehr so ikterisch wie in früheren Jahren. Nur einmal war es wieder vorübergehend ziemlich stark gelb. Als es einmal aus dem Bett fiel, erschrak es stark und war dann durch zwei Wochen stark ikterisch. Ein Knabe, jetzt 17 Jahre alt, ist ganz gesund. Ein Kind starb an Pneumonie mit 14 Jahren; ein viertes Kind an „Hauttuberkulose" und das fünfte an Tuberkulose der Lunge. Patient selbst ist, wie bereits gesagt, seit seiner Geburt gelb, gelegentlich ist er stärker ikterisch, besonders nach Erkältungen, Anstrengungen oder Gemütserregungen, so z. B. das letzte Mal anläßlich des Todes seines Vaters. Sein Stuhl war dabei stets normal gefärbt. Der Urin schaut immer etwas dunkler aus als bei anderen Leuten. Zu Zeiten, wo er stärker gelb ist, wird der Harn eventuell dunkelrot. Im übrigen war der Mann bis jetzt immer gesund und leistungsfähig. Eine Woche vor Aufnahme in die Klinik wurde er stark ikterisch, und zwar viel stärker als sonst. Auch war jetzt, was früher nie der Fall war, der Stuhl hell gefärbt. Dies beunruhigte den Mann, weswegen er die Klinik aufsuchte.

Der Patient war stark ikterisch, das äußere Kolorit erinnerte an die intensiv gelbe Verfärbung z. B. beim Gallengangsverschluß. Bei der Aufnahme bestand Fieber (38,6 bis 39,3). Bereits am zweiten Tage nach seiner Aufnahme fiel es ab, die Temperatur blieb dann während der ganzen Zeit normal. Die Pulsfrequenz war anfangs etwas erhöht, später schwankte sie immer um 100 p. m. Die Untersuchung des übrigen Körpers ergab bis auf die Veränderung der Leber und der Milz ganz normale Verhältnisse. Die Lymphdrüsen zeigten sich an keiner Stelle des Körpers vergrößert; das einzige, was uns vielleicht erwähnenswert erschien, war eine deutliche Druckempfindlichkeit des Sternums, ähnlich wie z. B. bei der Leukämie. Die Leber zeigte sich sowohl bei Perkussion als auch bei Palpation stark vergrößert; sie überragte mit ihrem unteren Pole fast um Handbreite den rechten Rippenbogen. Eine besondere Schmerzhaftigkeit der Gallenblasengegend bestand nicht. Die Milz überragte um mehr als Handbreite den Rippenbogen. Der Traube-Raum schien verstrichen. Auch der Milztumor war nicht besonders druckempfindlich; die respiratorische Verschieblichkeit war im Verhältnis zur Größe der Milz relativ gering. Im sehr dunklen Harne fand sich in den ersten 4 Tagen Gallenfarbstoff neben viel Urobilin, später nur mehr Urobilin. Sonst war er frei von pathologischen Bestandteilen. Im Stuhle, der etwas farbstoffärmer aussah, ließ sich auch anfangs ziemlich viel Urobilin nachweisen.

Die Untersuchung des Blutes ergab folgende Werte: Sahli 50%, Zahl der Erythrocyten 2,240 Mill., Zahl der weißen 4300. Färbeindex = 1,12.

Die Prüfung der Resistenz ergab: beginnende Hämolyse bei 0,52, totale bei 0,32; im deplasmierten Blute Beginn der Hämolyse bei 0,58, totale bei 0,34.

Sobald der Ikterus abzublassen begann und das Bilirubin aus dem Harn geschwunden war, zeigte die Resistenzprüfung folgende Werte: Beginn der Hämolyse 0,64, totale bei 0,34. Die Werte im deplasmierten Blute waren: Beginn der Hämolyse bei 0,68, totale bei 0,36. Wenige Tage ante exitum waren fast dieselben Werte zu verzeichnen.

Der Patient bekam einige Wochen später eine lobäre Pneumonie. Die Zahl der Weißen war von 3800 auf 21000 gestiegen; jetzt ergab die Resistenzprüfung folgende Zahlen:

Beginn der Hämolyse bei 0,52, totale bei 0,28; im deplasmierten Blute: Beginn der Hämolyse bei 0,56, totale bei 0,30.

Die Werte des Hämoglobins und die Erythrocytenzahlen zeigten nur geringe Schwankungen; das Minimum war: 45% Sahli bei 2,154 Mill. Erythrocyten. Die Zahl der Blutplättchen war normal.

Wir haben öfters Gelegenheit gehabt, uns über die Urobilinmengen im Stuhle zu orientieren; auch verfügen wir über mehrere Analysen vom Duodenalsafte. Die Urobilinwerte im Stuhle schwankten zwischen 1,5—1,8 g pro die. Die Farbstoffanalysen im Duodenalsaft haben wir bereits im II. Kapitel (S. 75) berücksichtigt. Dort (S. 62) sind auch die Eisenanalysen der „Galle" erwähnt worden (vgl. auch S. 193).

Der Patient bekam, wie erwähnt, ziemlich unerwartet eine Pneumonie,

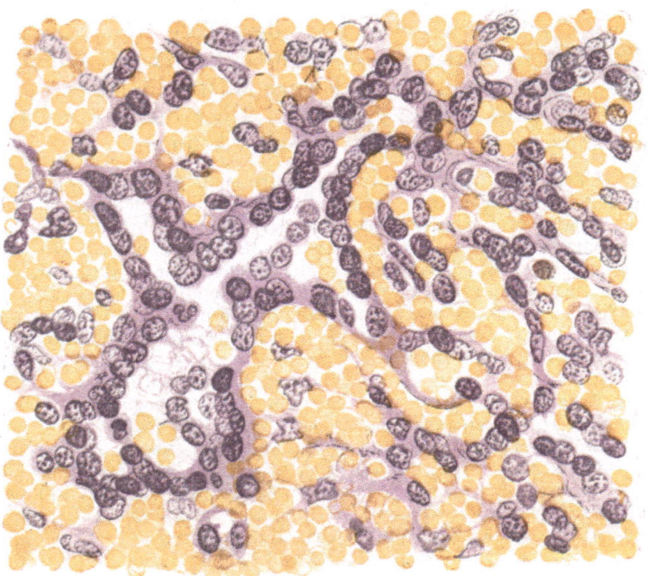

Abb. 25. Schnitt aus der Milz des Falles Nr. I. Man sieht den Reichtum der Pulpa an Erythrocyten, während in den Sinusräumen nur wenige rote Blutkörperchen zu finden sind. (Färbung: Hämatoxylin-Eosin.)

an deren Folgen er am dritten Krankheitstage zugrunde ging. Die Intensität der Gelbsucht hat in den letzten Tagen eher zugenommen.

Bei der Sektion wurde folgender Befund erhoben: chronischer Tumor der Milz (2150 g schwer) von plumper Gestalt, derber Konsistenz, auf der Schnittfläche dunkelrot, feucht, mit deutlich entwickelten Trabekeln. Vergrößerung der Leber (2330 g) von mäßig derber Konsistenz, hellgraubrauner Farbe und unregelmäßig feiner bis grob azinöser Zeichnung. Exzentrische Hypertrophie des rechten Herzens, chronisches Emphysem der Lungen. Adhäsionen über der rechten Lungenspitze. Lobuläre Herde im linken Unterlappen. Arteriosklerose der peripheren Gefäße; arteriosklerotische Atrophie mäßigen Grades der Nieren nebst mehrfacher Cystenbildung. Schleimiger Erguß in der Bauchhöhle, Lungenödem und mäßiger Hydrothorax. Knochenmark (Femur) rot. Die Kompakta im Diaphysenquerschnitte am stärksten, gegen die Gelenkenden zu weniger stark an Dicke abnehmend. Die Knochenquerschnitte der Wirbelkörper und des Sternums gleichfalls dunkelrot. Die Gallenblase mit intensiv dunkler Galle gefüllt; in ihr sind mehrere frei bewegliche Gallensteine (Bilirubinsteine!) nachweisbar; in den abführenden Gallengängen kein Hindernis. Der Darminhalt ist sehr stark gallig gefärbt. Allgemeiner Ikterus. Alle Organe sind reichlich mit Blut erfüllt. Die Lymphdrüsen des Stammes sind nicht vergrößert oder vermehrt. Am Querschnitte erscheinen dieselben nicht auffallend blutreich.

Der anfängliche schwere Ikterus, weswegen unser Patient an die Klinik kam, dürfte wohl mit der Cholelithiasis in Zusammenhang gestanden sein.

Bei der histologischen Untersuchung wurde die Hauptaufmerksamkeit der Milz Leber, und dem Knochenmarke zugewendet.

Milz: Das Merkwürdigste war der enorme Blutreichtum; auch hier fanden sich die Erythrocyten vor allem innerhalb der roten Pulpa. Die roten

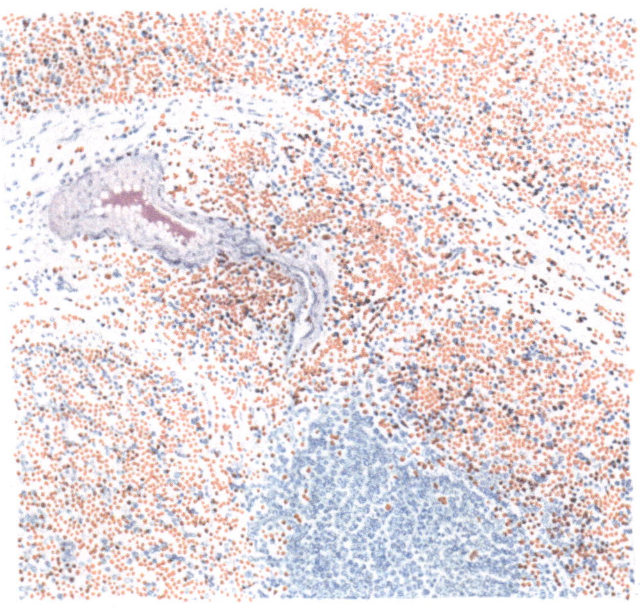

Abb. 26. Auch dieser Schnitt aus der Milz betrifft den Fall I. Man sieht den Blutreichtum in der Gefäßscheide, außerdem die Veränderungen an der Trabekulararterie. (Färbung nach Dominici.)

Blutzellen waren, soweit man das histologisch überhaupt beurteilen kann, teils unverändert, teils bereits in Mitleidenschaft gezogen. Manche nahmen noch gierig Eosin auf, andere scheinen wie ausgelaugt[1]). Zwischen den zahlreichen Erythrocyten fanden sich nur wenige lymphoide Elemente. Auch die Sinusräume waren nur sparsam zu sehen und zeigten sich wie erdrückt (Abb. 25). Die Follikel waren ebenfalls nur in geringer Anzahl vorhanden. Wo sie zu sehen waren, scheinen sie gleichfalls durch die rote Pulpa verdrängt. Die zelligen Elemente der Follikel bestanden nur zum geringen Teile aus kleinen Lymphocyten, die Mehrzahl trug das Gepräge von mononukleären Zellen. In der roten Pulpa waren viele eosinophile Zellen zu sehen, daneben einzelne Plasmazellen.

---

[1]) Ich möchte es nicht unterlassen, bezüglich der Konservierung frischer, eben von der Operation gewonnener Milzen, einiges zu sagen: entnimmt man der noch lebenswarmen Milz Stückchen behufs mikroskopischer Untersuchung, so sind die Schnitte aus diesen Partien viel blutärmer, als wenn man zunächst das ganze Organ in toto fixiert. Will man topographische Bilder gewinnen, so ist es ratsam, die ganze Milz zuerst in Formol zu fixieren und dann erst Stückchen herauszuschneiden; legt man dagegen auf die zelluläre Struktur das größere Gewicht, dann muß womöglich lebenswarmes Gewebe eingelegt werden.

Merkwürdige Veränderungen boten die Gefäße, speziell wenn die Schnitte nach der Dominici-Methode gefärbt waren: an Querschnitten von Trabekular- und Zentralarterien sah man gegen das Gefäßlumen zu keine Endothelien, sondern der Blutstrom schien direkt mit den elastischen Fasern in Berührung zu stehen; die Elastika war beträchtlich verbreitert und schien aus mehreren Faserzügen zu bestehen. Dadurch, daß die Elastika besonders gierig basische Farben an sich zog, bot die innere Zirkumferenz der Gefäßquerschnitte ein eigentümliches Aussehen. An Schnitten, die spezifisch auf elastische Fasern gefärbt waren, war dies noch viel deutlicher zu erkennen.

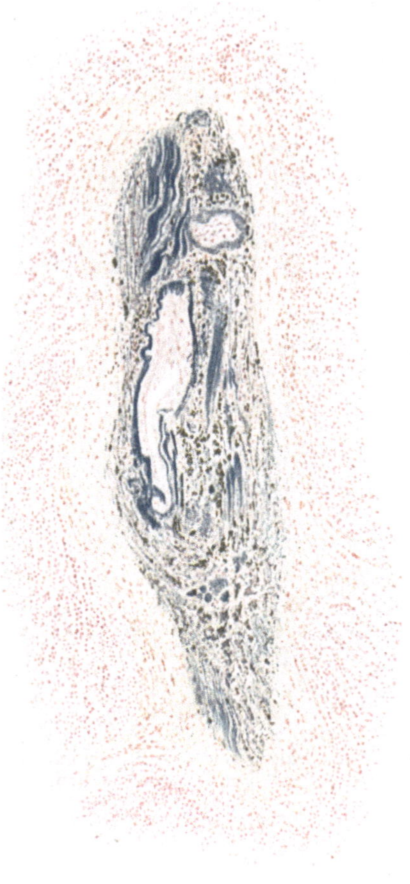

Eine weitere Eigentümlichkeit der Gefäße war der Blutreichtum innerhalb der Gefäßscheide. (Abb. 26.) An zahlreichen Stellen, vor allem im Bereiche der Trabekulargefäße, zeigten sich ganz nahe an der Elastika rote Blutzellen, die zwischen die Bindegewebsfasern eingelagert waren. Als Beweis dafür, daß solche interstitielle Blutungen auch intra vitam eine Rolle gespielt haben dürften, dienten Eisenfärbungen. Behandelt man solche Schnitte mit Ferrozyankali-Salzsäure allein, so können sich an einzelnen Stellen im adventitiellen Gewebe Eisenablagerungen nachweisen lassen. (Abb. 27.) An manchen Stellen, wo das Endothel noch erhalten ist, kann man zwischen Intima und Elastika hyaline Einlagerungen finden — ein Befund, auf den auch Guizetti hingewiesen hatte.

Sehr beachtenswert scheint mir auch das Verhalten gegenüber den Eisenreaktionen zu sein. Versucht man nämlich mit der gewöhnlichen Perlsschen Reaktion Eisen nachzuweisen, so findet man solche Milzen so gut wie frei von Hämosiderin. Behandelt man aber die Schnitte mit Schwefelammon vor und läßt dann erst Ferrozyankali einwirken, so habe ich anfangs ebenfalls kein Eisen nachweisen können. Erst als ich nach Turnbull ganz frisch bereitetes Schwefel-

Abb. 27. Schnitt aus der Milz des Falles I. Eisenablagerung in der Elastika und in der Umgebung einer trabekulären Arterie. (Färbung: Karmin und Perlssche Reaktion.)

ammon einwirken ließ, gelang es, Eisen, und zwar in recht beträchtlicher Menge zu finden. Dasselbe fand sich teils intrazellulär, teils krümlig zwischen den Zellen abgelagert. An manchen Stellen — vor allem innerhalb der roten Pulpa — war manchmal das Eisen gleichsam diffus über das Parenchym verteilt; die interzellulären Räume zwischen den einzelnen Erythrocyten liessen sich diffus bläulich färben.

Leber: Das Parenchym bot die typischen Veränderungen einer umgebauten Leber; fast in jedem Azinus ließen sich Anomalien in der Lagerung der Gefäße konstatieren. Eine intensivere Bindegewebswucherung war aber an keiner Stelle zu bemerken. Die Leberzellen selbst zeigten die Charakteristika eines rasch proliferierenden Organes. Die Kupfferzellen waren an manchen Stellen recht zahlreich und schienen auch größer zu sein; sie enthielten zahlreiche phagocytierte Erythrocyten und Blutkörperchentrümmer. An gewöhnlich gefärbten Schnitten war kein besonderer Pigmentreichtum zu bemerken. Färbte man auf Eisen, so war ein ganz ähnliches Verhalten wie in der Milz zu bemerken. Die gewöhnliche Perlssche Methode ergab ein völlig negatives Resultat, während in Schnitten, die mit frisch bereitetem Schwefelammon vorbehandelt waren, Eisen reichlich nachweisbar war. Jetzt fand sich Hämosiderin sowohl innerhalb der Leberzellen als auch in den Endothelien. In diesem Falle haben wir den Gesamteisengehalt der Leber bestimmt und dabei den relativ hohen Wert von 2,393 g Fe gefunden. In einer normalen Leber fanden wir — dies möge nur zum Vergleiche dienen — 0,745 g Fe. — Auf das Vorkommen von Kupfferzellen, die teils veränderte, teils unveränderte rote Blutkörperchen enthalten, möchten wir besonderes Gewicht legen.

Ich habe einzelne Leberstückchen auch nach meiner Gallenkapillarmethode behandelt; zwei Befunde ließen sich dabei nachweisen, die meine Anschauungen über die Entstehung des hämolytischen Ikterus zu bestätigen schienen: erweiterte und eingerissene Gallenkapillaren und Gallenkapillarthromben — beide allerdings in nicht sehr zahlreicher Menge, so daß eigentlich ein Mißverhältnis bestand zwischen der Intensität des Ikterus und der geringen Anzahl von Gallenthromben.

Knochenmark: Als ich den Querschnitt durch den Femur Hofrat Paltauf zeigte, fragte er mich, ob dieser Knochen von einer Polycythämie stamme, so intensiv rot war das Knochenmark; bei der histologischen Betrachtung der entsprechenden Knochenmarkschnitte war ich eigentlich enttäuscht, weil die Präparate kaum etwas Charakteristisches darboten. Es fanden sich neben ziemlich vielen normalen Erythrocyten Erythroblasten, daneben Myelocyten (besonders viele eosinophile!), vielleicht auch Myeloblasten. Außerdem aber auch Lymphocyten und größere lymphoide Zellen. Megakaryocyten waren in ziemlich reichlicher Menge vorhanden. Besondere Eigentümlichkeiten an den Gefäßen konnte ich nicht bemerken. Über die Qualität der endothelialen Elemente wage ich kein Urteil abzugeben, nachdem es mir kaum möglich war, sie im pathologischen Knochenmarke zu erkennen. Färbt man solche Schnitte auf Eisen, so gilt im allgemeinen dasselbe, was ich bei Beschreibung der Verhältnisse der Milz und Leber gesagt habe. Die einfache Perlsche Reaktion versagt; erst nach Vorbehandlung mit frischem Schwefelammon läßt sich Eisen nachweisen. Die Eisenreaktion ließ große Komplexe erkennen, die außer Eisenpigment Trümmer von roten Blutkörperchen enthielten. Es scheint sich hier um große Erythrophagen zu handeln. Sonst fehlte aber Hämosiderin.

Wir haben im Anschluß an die Angabe von Minkowski auch die Niere auf ihren Eisenreichtum geprüft. Chemisch fanden wir in einer Niere nur 0,1 g Fe. Mikrochemisch war es auch nach der Turnbullblaumethode kaum zu ermitteln.

Die bei der Sektion aus der Gallenblase erhaltene Galle, wurde gleichfalls analysiert. In der Menge von ca. 50 ccm befand sich 0,143 g Biliverdin. Der Eisengehalt betrug 0,0081 g. Das gegenseitige Verhältnis betrug somit 18 : 1.

Ein zweiter Fall von familiärem hämolytischem Ikterus, der mir wert erscheint, mitgeteilt zu werden, betrifft die Tochter des Patienten, den wir als Fall I beschrieben haben. Als unsere Patientin klein war, ist sie von Benjamin und Sluka untersucht worden. Ihnen verdanken wir auch eine Mitteilung über diesen Fall.

Fall II. (Eine kurze Notiz über diesen Fall findet sich bereits auf Seite 189.) Über die Aszendenz wollen wir nur kurz mitteilen, daß ihr Großvater zeitlebens ikterisch war, aber keinen Milztumor hatte; ihr Vater hatte seit frühester Kindheit Gelbsucht und eine große Milz (cf. Fall I). Die Mutter und ein Bruder der Patientin sind gesund; ein weiterer Bruder starb im Alter von $1\frac{1}{2}$ Jahren an Tbc. pulm., zwei andere im höheren Alter, an der Patientin unbekannten Krankheiten. Außer dem Vater, dem Großvater und der Pat. selbst zeigte niemand in der Familie Ikterus. Als Kind litt Pat. an Masern und Keuchhusten, sonst machte sie keine Kinderkrankheiten durch. Schon unmittelbar nach der Geburt soll Pat. leicht ikterisch verfärbt gewesen sein. Die Intensität der gelben Verfärbung war eine sehr wechselnde; oft war sie durch Tage hindurch intensiv gelb gefärbt. Seit Beginn ihres 18. Lebensjahres hat die Gelbsucht etwas an Intensität abgenommen. Während ihres ganzen Lebens hatte sie nie Magenbeschwerden, nie Schmerzen in der Gallenblasengegend, oder unmotiviertes Fieber. Neben Gelbsucht hatte sie hier und da nur über stärkere Mattigkeit zu klagen, die sich in letzter Zeit bis zu dauernder Schlafsucht steigerte. Seit ihrer Kindheit hat Pat. einen aufgetriebenen Bauch, der zeitweilig an Umfang zunahm; seitdem sie seinerzeit unter Benjamin und Sluka in Behandlung stand und ihre Familie auf die große Milz aufmerksam gemacht wurde, wird der Beschaffenheit der Milz große Aufmerksamkeit geschenkt. Sie und ihre Angehörigen wollen ein Schwanken der Milzgröße öfter festgestellt haben. In letzter Zeit soll nun der Tumor rasch an Umfang zugenommen haben. Dabei wurde Pat. sehr blaß und klagte über gelegentliche Kopfschmerzen. Brennen auf der Zunge will sie nie bemerkt haben.

Vor einigen Tagen suchte Patientin eine Frauenambulanz auf, weil sie trotz ihrer 19 Jahre bis jetzt noch keine Menses hatte. Sie will in früheren Jahren ein monatlich wiederkehrendes Übelsein verspürt haben, doch kam es nie zu Blutungen. Ihr Urin soll immer dunkel gewesen sein; eine Verfärbung des Stuhles hatte sie nie bemerkt.

Status praes.: wenig muskulös, etwas adipös; das äußere Genitale infantil, fast keine Crines pubis, auch in der Axillargegend keine Behaarung. Die Haut ist stark blaß, dabei deutlich ikterisch. Zähne sehr defekt. Keine Drüsenschwellungen. Temperatur ganz normal, Pulsfrequenz stets 72, keine Struma, Lungen und Herzgrenzen normal; auch die Auskultation ergibt einen negativen Befund. Das Abdomen leicht aufgetrieben. Die Milz reicht mit ihrem unteren Pol etwas unter Nabelhöhe, gegen die Mitte zu überschreitet sie die Mediane um fast 3 Querfinger. Das ganze Organ ist außerordentlich hart und nicht druckempfindlich. Die Leber ist ebenfalls vergrößert; ihr scharfer Rand ist zwei Querfinger unter dem Rippenbogen deutlich palpabel. Die Bauchdecken sind sehr adipös.

Im Harn ist sehr viel Urobilin und Urobilinogen, sonst aber frei von pathologischen Bestandteilen.

Der Stuhl wird täglich einmal abgesetzt; er ist sehr farbstoffreich. Die Urobilinwerte, die wir nach unserer Methode feststellen konnten, schwankten zwischen 1,2—1,7 g pro die.

Was das Blutbild betrifft, so verweisen wir zunächst auf die Befunde, die von Benjamin und Sluka festgestellt wurden (vgl. S. 186). Auf der vorangehenden Seite findet sich auch eine Anmerkung, die über die Blutwerte berichtet, als das Mädchen 13 Jahre alt war. Als die Patientin jetzt auf unsere Klinik zur Aufnahme kam (August 1917), zeigten sich folgende Werte: 1,865 Mill. Erythrocyten, 40% Sahli, 4000 Weiße. Die differentielle Zählung ergab: 60% Neutrophile, 28% Lymphocyten, 6% Mononukleäre, 3% Myelocyten, 3% eosinophile. Die Prüfung der Resistenz der ungewaschenen Erythrocyten ergab folgende Werte: $H_1 = 0{,}52$, $H_3 = 0{,}30$. Die deplasmierten Erythrocyten zeigten viel höhere Werte: $H_1 = 0{,}60$, $H_3 = 0{,}30$. Die Blutungszeit war ganz normal, das gleiche gilt von der Zahl der Blutplättchen: ca. 300 000. Gerinnung rasch. Keine Autoagglutination.

Wenn wir die Blutzahlen in Erwägung ziehen, die die Patientin als Kind hatte und dann noch vor 5 Jahren, als sie sich ganz wohl fühlte, so muß man sich eigentlich wundern, warum sich die Patientin jetzt so schwach fühlte. Wir bezogen daher ihre allgemeinen Beschwerden zunächst nicht auf ihr familiäres Leiden, sondern fahndeten nach anderen Ursachen. Wir gaben der Patientin Arsen, wir ließen sie eine Ruhe- und Mastkur durchführen; eine wesentliche Besserung war nicht zu bemerken. Nachdem wir die Patientin durch über 3 Monate lang beobachtet hatten, wobei es weder zu einer subjektiven noch objektiv nachweisbaren Änderung kam, entschlossen wir uns schließlich zur

Splenektomie. Der Erfolg war ein ausgezeichneter. Rasch besserten sich ihre allgemeinen Beschwerden, das Blutbild kehrte binnen kurzer Zeit zur Norm zurück und wurde sogar leicht polycytämisch. Auch das Körpergewicht, das im Anfang ihrer Spitalbehandlung sich nicht ändern wollte, hob sich auffallend rasch. Wir geben die betreffenden Zahlen in Tabellenform, ebenso die Blut- und Urobilinwerte. Ein halbes Jahr nach der Operation traten die ersten Menses auf.

Datum	Erythrocyten	Hämoglob. (Sahli)	Färbeindex	Leukocyten	Myelocyten	Neutrophile	Eosinophile	Lymphocyten	Mononucleäre	Blutplättchen	Resistenz	Urobilin im Stuhl g	Blutungszeit nach Frank	kg
7. VIII.	2,260	53	1,4	4800	2	58	2	32	6	280 000	$H_1 = 0,52$; $H_2 = 0,30$	1,2	8 Min.	44,8
8. XI.	1,865	40	1,3	4000	3	60	3	28	6	300 000	deplasmiert: $H_1 = 0,60$; $H_2 = 0,30$	1,7	7 Min.	44,9

Splenektomie am 11. XI. 1917 (Milz: $23 \times 13 \times 10$ cm²) **1015 g** (Prof. Ranzi)

Datum	Erythrocyten	Hämoglob. (Sahli)	Färbeindex	Leukocyten	Myelocyten	Neutrophile	Eosinophile	Lymphocyten	Mononucleäre	Blutplättchen	Resistenz	Urobilin im Stuhl g	Blutungszeit nach Frank	kg
23. XI.	4,760	76	0,94	6400	Θ	50	4	36	4	sehr verm. 23. XI.	$H_1 = 0,50$; $H_3 = 0,30$	0,4	3 Min.	44,0
19. XII.	5,340	80	0,91	6700	1	46	4	40	10		deplasmiert: $H_1 = 0,52$; $H_3 = 0,30$	0,3	3 Min.	46,7
4. I.	6,000	90	0,9	6000	Θ	45	2	38	15		$H_1 = 0,50$; $H_3 = 0,30$	0,32	4 Min.	48,8
10. II.	6,000	84	0,8	6200	Θ	40	2	48	10	1,2 Mill. 10. II.	deplasmiert: $H_1 = 0,53$; $H_3 = 0,30$	0,4	3 Min.	50,8

Der Fall bot uns Gelegenheit, zwei Stoffwechselfragen zu studieren, indem wir vor und nach der Splenektomie den Eisenumsatz und den endogenen Harnsäureumsatz bestimmten.

Bezüglich des Eisenstoffwechsels hielten wir uns an die Vorschriften, wie sie von Bayer angegeben wurden. Wir gehen daher auf die Details nicht näher ein, und verweisen auf diese Arbeit.

Eisenausfuhr pro Tag und pro Kilo Körpergewicht berechnet.

	im Stuhl mg Eisen	insgesamt mg Eisen	
Vor der Splenektomie	0,177	0,193	6 tägige Versuchsperiode
1 Monat nach der Splenektomie .	0,240	0,283	7 tägige Versuchsperiode
3 Monate nach der Splenektomie .	0,210	0,240	6 tägige Versuchsperiode

Im II. Abschnitt haben wir auf die Änderungen im endogenen Harnsäureumsatz bei milzlosen Tieren hingewiesen. Es lag nahe, dies auf die Pathologie zu übertragen.

	Vor der Splenektomie			ca. 1 Monat nach der Splenektomie			ca. 3 Monate nach der Splenektomie		
Datum	13. VIII.	14. VIII.	15. VIII.	13. XII.	14. XII.	15. XII.	5. II.	6. II.	7. II.
Harnmenge	1280	990	1170	1250	1400	1340	980	1100	1080
Harnsäure	0,832	0,870	0,799	0,224	0,276	0,300	0,346	0,370	0,376
Mittelwert	**0,834**			**0,263**			**0,364**		

Wir behalten uns die genaue Besprechung der Resultate vor; hier wollen wir nur hervorheben, daß sich ein weitgehender Parallelismus zeigt zwischen den Befunden, auf die wir im physiologischen Abschnitt hingewiesen haben und unseren Zahlen.

Die histologische Untersuchung der Milz zeigte ganz dieselben Veränderungen, wie wir sie bei Fall I beschrieben haben.

Ein Jahr später ist die Patientin während der Grippeepidemie gestorben.

Im Anschluß an diese eigenen Beobachtungen möchte ich noch bemerken, daß mir Kahn (Kiel) Gelegenheit gegeben hat, auch die Milzen seiner beiden Fälle von familiärem Ikterus zu untersuchen, die er mit Erfolg splenektomieren ließ (Abb. 28.) In den Milzstückchen, die er mir zur Verfügung. stellte,

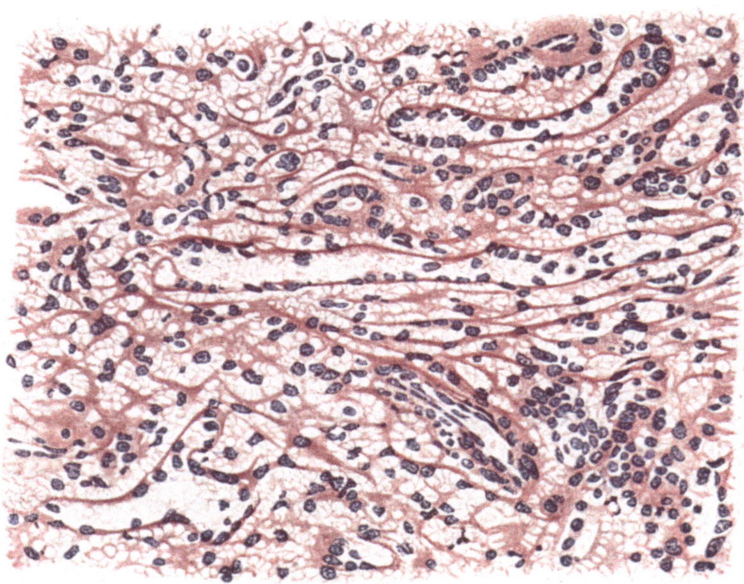

Abb. 28.   Schnitt aus der exstirpierten Milz eines Falles von angeborenem hämolytischem Ikterus, den Kahn (Kiel) beschrieben hatte.   Infolge der Fixation der Milz sind die roten Blutzellen innerhalb der Pulpa nicht sehr deutlich zu sehen.

waren allerdings nur wenige trabekuläre Gefäße zu finden, trotzdem kann ich sagen, daß mich die Verhältnisse sehr an die Befunde meines Falles erinnern. Es gilt dies nicht nur von den Gefäßveränderungen, sondern auch vom Eisennachweis. Erst nach intensiver Vorbehandlung der Schnitte mit frisch bereiteter Schwefelammonlösung ließ sich Hämosiderin, dann allerdings reichlich feststellen.

3. Pathologische Anatomie mit Ausschluß meiner eigenen Beobachtungen. Minkowski, der das Krankheitsbild des familiären Ikterus zuerst erfaßt hat, verfügte bereits über einen Sektionsbefund. Der Mann, der früher ganz gesund war, ist an einer interkurrenten Pneumonie gestorben. Mir erscheint der Sektionsbefund wichtig, so daß ich es für richtig finde, ihn möglichst wörtlich abzudrucken: „Abgesehen von der pneumonischen Hepatisation im Unterlappen der linken und im Oberlappen der rechten Lunge, an der Leber keine sehr auffallenden Veränderungen. Eine Cirrhose bestand jedenfalls nicht. Auch ein mechanisches Hindernis für den Gallenabfluß war sicher nicht vorhanden. Es fand sich zwar ein Pigmentstein in der Gallenblase, aber die Gallengänge waren ganz normal. Die Leber etwas bräunlich, aber nicht ikterisch gefärbt. Der Darminhalt enthielt reichlich Galle. Auch mikroskopisch waren besonders auffallende Strukturveränderungen der Leber nicht wahrzunehmen. Nur eine mäßige Anhäufung eines bräunlichen, Eisenreaktion nicht gebenden Pigmentes in den Leberzellen im Zentrum der Läppchen, Fettablagerung in den peripheren Teilen der Läppchen, sowie sonstige leichte Veränderungen der Zellen, die vielleicht als Folgen des finalen Infektionszustandes aufgefaßt werden konnten. (Eine atrophische und biliäre Lebercirrhose war somit wohl auszuschließen. Ref.) Die Milz war beträchtlich vergrößert, sie wog über 1 Kilogramm. Im übrigen erwies sie sich als einfach hyperplastisch und hyperämisch und zeigte auch bei der mikroskopischen Untersuchung keine in die Augen fallenden Veränderungen. Doch möchte ich mir einstweilen über das Ergebnis der mikroskopischen Untersuchung der Milz noch kein abschließendes Urteil erlauben.

Sehr auffallend war das Aussehen der Nieren, deren Rinde schon makroskopisch eine eigentümlich bräunliche Verfärbung erkennen ließ. Die Färbung beruhte, wie die mikroskopische Untersuchung ergab, auf der Ablagerung eines braunen körnigen Pigmentes in den Epithelien der gewundenen Harnkanälchen. Dieses Pigment gab eine sehr intensive Eisenreaktion. . . . . . . Außer diesem direkt nachweisbaren Eisen ließ sich aus den Nieren auch noch eine eisenhaltige Eiweißverbindung in größeren Mengen extrahieren, die mit Schwefelammonium erst beim Kochen Eisenreaktion gab, also ein ferratinartiger Körper. Im ganzen war der Eisengehalt der Nieren ein enormer. Aus der Asche einer Niere konnte ich ungefähr ein halbes Gramm Eisen rein darstellen. Im übrigen waren auch in den Nieren weitere bemerkenswerte krankhafte Veränderungen nicht aufgefallen.

In anderen Organen, auch in der Milz und im Pankreas waren solche Eisenablagerungen nicht nachweisbar. Es lag also durchaus nicht die gewöhnliche Form der Hämosiderosis oder Hämoachromatosis vor.“

Vielleicht noch genauer beschrieben ist der Fall von Guizetti. Auch auf diesen Fall möchte ich etwas näher eingehen. Zuerst das Wichtigste aus dem Obduktionsbefund: Die Milz mißt 24 : 13 : 4,2 cm. Der Arzt, der den Patienten behandelt hatte, behauptet, daß er dieses Organ in vivo viel größer getastet habe, als dies in mortuo der Fall war. Die Milzkapsel ist geschrumpft und gefaltet. Unter der Kapsel werden ca. 30 anämische Infarkte gezählt. Auf der Schnittfläche ist die Pulpa lebhaft rot gefärbt, von gleichmäßiger Struktur, wie die eines einheitlichen Gewebes. Die Trabekel sind sichtbar, aber nicht verdickt. Malpighische Follikel sind nicht zu finden. Die Vena lienalis hat in ihrer ganzen Ausdehnung zarte Wandungen, ebenso die Pfortader. Die Arteria lienalis ist dagegen in ihrem ganzen Verlauf geschlängelt und gleichmäßig verdickt; ihre Wandungen sind derb und runzlig, ohne Zeichen einer Degeneration. Die Leber ist etwa um $^1/_5$ vergrößert. Oberfläche glatt, Kapsel glänzend und durchsichtig, Schnittfläche blaß, anämisch. Die Zentren der Lobuli erscheinen gelb. Konsistenz normal. In der Gallenblase findet sich reichliche, stark gefärbte Galle und ein haselnußgroßer Stein, dessen Zentrum aus Gallenfarbstoff, die Peripherie aus Cholesterin besteht. Die Gallenblasenwandungen, sowie die Gallengänge sind normal. Allgemeine Anämie der Organe. Im Darmkanal gefärbte Stuhlmassen, der Inhalt des Duodenums und des übrigen Dünndarms intensiv gallig gefärbt; die Schleimhaut anämisch. Mesenteriallymphknoten sind kleinbohnengroß, die an anderen Stellen des Körpers normal. Das Mark des Femur und der Tibia ist in seiner ganzen Ausdehnung bis zum untersten Ende purpurrot gefärbt, etwas feucht, wie wässerig, ohne eine Spur von Fettmark. Fettige Degeneration des Herzens. Außerdem hatte der Mann ein Sarkom der retroperitonealen Lymphdrüsen [1]).

Ich will auch die histologischen Verhältnisse, die Guizetti in seinem Fall von kongenitalem Ikterus erhoben hat, etwas genauer berücksichtigen, um zu zeigen, wie ähnlich seine Befunde jenen waren, die wir feststellen konnten. Zuerst die Milz: Die Kapsel und die Septen normal; ebenso die Gefäße (Arterien und Venen), solange sie in den Trabekeln verlaufen. Die Arterien außerhalb der Balken (und zwar mittlere und kleine) zeigen folgende Veränderungen: Die Intima ist normal, die Media dagegen arm an Muskelfasern. Sie geht allmählich in die Adventitia über, die ersetzt ist durch einen breiten Ring eines

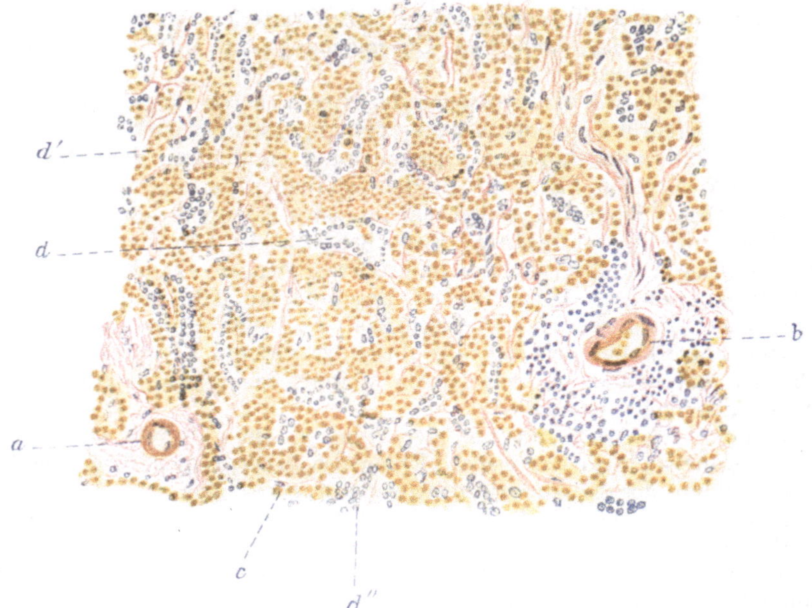

Abb. 29. Die Abbildung entstammt der Arbeit von Guizetti. Es handelt sich um einen Milzschnitt bei kleiner Vergrößerung.

glasigen, durchscheinenden, sich bei der van-Gieson-Färbung rotfärbenden Gewebes. Am Längsschnitt ist dieser Ring als dauernder Begleiter der Gefäße zu beobachten. Sein glasiges Gewebe gibt keine Reaktion, die für Amyloid charakteristisch wäre. Ein ähnliches Verhalten ist auch an den Pulpavenen zu verfolgen (Abb. 29). Die Milzfollikel sind klein und spärlich. Die Wandung der Follikelarterien ist anscheinend normal, dagegen ist die Elastika an vielen Stellen ungleichmäßig verdickt; auch hier zeigt die Adventitia ähnliche Veränderungen, wie sie oben erwähnt wurden. Bei der Betrachtung des Rete der Follikel findet man es aus einem ähnlichen Gewebe bestehend, wie es die Adventitia ersetzt. Guizetti spricht hier von einem auf das Gebiet der Follikel übergreifenden hyalinen Mantel der Adventitia. Dieser hyaline Prozeß kann in manchen Follikeln — Guizetti schätzt die Zahl der so getroffenen Follikel auf 15—30 % — die Bälkchen des Reticulum diffus affizieren, wodurch die sie umgrenzenden Maschen allmählich auf Kosten der Lymphocyten zur Verödung kommen.

Von den beschriebenen Veränderungen sagt Guizetti, daß sie außerordentlich an die Bilder erinnern, die Banti bei der Anaemia splenica beschrieben

---

[1]) Jüngst zeigte mir Prof. Ewald ein Mädchen, das die Zeichen eines familiären Ikterus darbot und außerdem mit einem Sarkom des Oberarmes behaftet war.

hat; nur handelt es sich bei den Fällen von Banti um Bindegewebsauflockerungen, hier dagegen um hyaline Degenerationen.

Das charakteristische Merkmal der roten Pulpa in dem Falle, den Guizetti beschreibt, ist ihr Blutreichtum. Die Erythrocyten sind aber nicht in den Sinus gelegen, sondern im Milzparenchym. Vaquez, Giroux und Aubertin, die diese Anschoppung mit roten Bllutzellen auch schon gesehen haben, sprachen von einer „Kongestion der Billrothschen Stränge". Wegen dieses Blutreichtums ist von einem eigentlichen Milzparenchym gar nichts

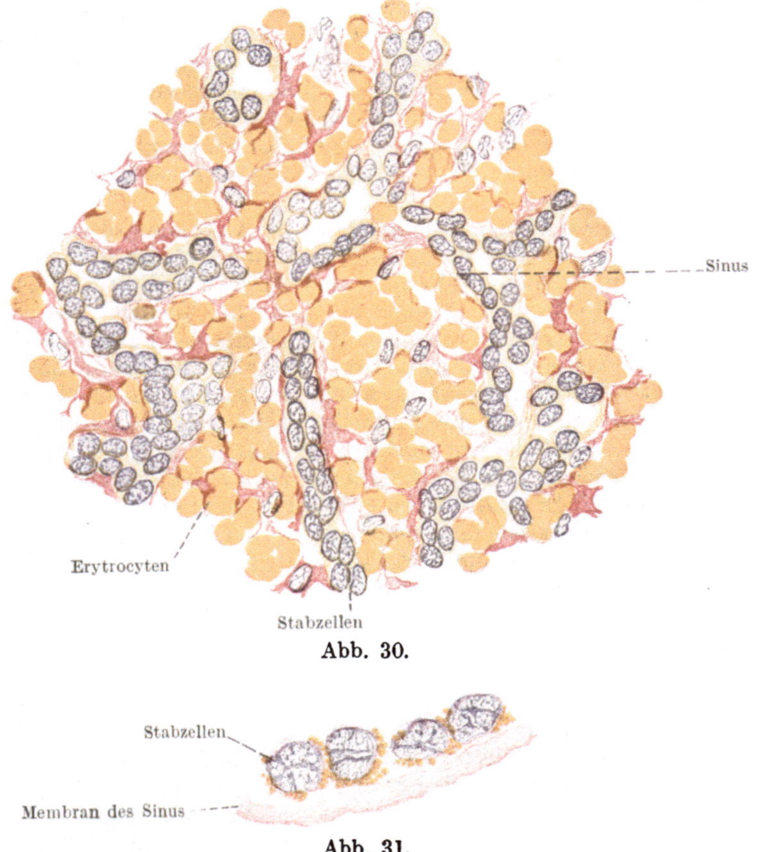

Abb. 30.

Abb. 31.

Abb. 30 u. 31 entstammen der Arbeit von Guizetti. Milz bei stärkerer Vergrößerung. Wir verweisen auf die Ähnlichkeit der Abb. 30 mit der Abb. 27. Abb. 31 zeigt die Stabzellen mit eigentümlichen Einlagerungen. Wir haben solche Bilder nicht gesehen.

mehr zu sehen. Mitten zwischen Erythrocyten, gleichsam erdrückt von ihnen, liegen die Querschnitte der Milzsinus (Guizetti spricht nicht von Sinus, sondern von Gefäßen; er unterscheidet gewissermaßen Gefäße 1., 2. Grades und Sammelstämmchen. Dadurch, daß er die Übergänge dieser „Gefäße" mit den echten Venen nachweist, ist die Identität mit dem, was wir Sinus nennen, erbracht). Auch aus den Abbildungen (Abb. 30 u. 31) läßt sich ersehen, daß jene Zellen, die er als Endothelien der Gefäße anspricht, Stabzellen im Sinne von Weidenreich sein müssen. Auffallend ist ihre dichte Aneinanderlagerung. In diesen Zellen, die fast kubisch aussehen, sind oft — Guizetti betont das oft — Pigmentgranula zu sehen; sonst ist nirgends Pigment nach-

weisbar; da das Pigment die Eisenreaktion gibt, so spricht er es als Hämosiderin
an. Globulifere Zellen hat Guizetti in einer solchen Milz nicht gesehen.

In der Leber war Eisenpigment reichlich vorhanden. Wichtig erscheint
mir die Angabe, daß in den Gallenkapillaren im Zentrum der Lobuli Zylinder
aus Gallenfarbstoff nachgewiesen werden konnten. Im übrigen sind Anhaltspunkte, die für einen pathologischen destruierenden Prozeß in der Leber
sprechen würden, nicht vorhanden.

Der Befund in den Lymphdrüsen ist immerhin beachtenswert: er untersuchte zwei Drüschen, die in der Nähe der Carotis zu finden waren. Schon
makroskopisch waren sie rot und boten das typische Bild von Blutlymphdrüsen.
Andere, ebenfalls vergrößerte Drüsen, zeigten aber einen normalen Bau.

Das Knochenmark bot die typischen Merkmale eines gereizten Organes,
also Zeichen erhöhter Blutbildung, und zwar vorwiegend im Erythroblasten-
system. Am leukoblastischen Apparate war keine Störung zu bemerken.

In den Nieren vermißte Guizetti Pigment. Eine Eisenfärbung unterblieb
leider.

Außer den Fällen von Guizetti und Minkowski kommen aus der Literatur
als Beispiele für die angeborene Form des Ikterus nur noch ein Fall von Gandy
und Brulé und zwei Fälle von Tillerson und Griffin in Betracht. In diesen
drei Fällen sind die Angaben leider höchst spärlich. Das Wenige, was angegeben
ist, stellt eine allerdings früher publizierte Bestätigung des Falles von Guizetti
dar. Bloß eine Angabe erscheint mir in der Arbeit von Tillerson und Griffin
beachtenswert: In den Blutkapillaren der Leber finden sich viele Endothelzellen, die zahlreiche rote und weiße Blutzellen phagocytär in sich aufgenommen
haben. Auch in diesem Falle war in der Niere, ähnlich wie bei Minkowski,
viel Pigment vorhanden. Schließlich scheint noch eine Angabe bei Tixier
berücksichtigenswert. Er studierte in einem Fall von angeborenem hämolytischem Ikterus das Knochenmark und sagt, es sei genau so beschaffen wie
bei einer experimentellen Hämolyse.

Bei der Betrachtung der Literatur finden sich somit Angaben, die weitgehend mit jenen übereinstimmen, die auch wir erheben konnten.

Kurzes Resümee, soweit es sich um die anatomischen Veränderungen beim kongenitalen hämolytischen Ikterus handelt:
Wenn man sich davon überzeugen kann, welch' günstigen, man kann fast sagen
heilenden Einfluß die Splenektomie auf den Verlauf des hämolytischen Ikterus
ausübt, dann ist es verständlich, wenn man den Veränderungen der Milz die
größte Aufmerksamkeit schenkt. Das Augenfälligste ist der enorme Blutreichtum.
Die Völle des Parenchyms an Erythrocyten kann gelegentlich so reichlich sein,
daß es manchmal schwer fällt, aus solchen Schnitten die Struktur der Milz zu
erkennen. Die Frage, die sich sofort bei Betrachtung solcher Veränderungen
aufdrängt, ist die, wie kommen die roten Blutkörperchen in solcher Menge in
die Pulpa hinein. Da gewisse Veränderungen an den Gefäßen nicht hinweg-
zuleugnen sind, so vertrete ich den Standpunkt, daß es sich hier vielleicht
um atypische Zirkulationsverhältnisse handeln dürfte. Dem Einwand, daß Veränderungen an den Milzgefäßen — die ich selbstverständlich
sehr genau kenne — häufig zu sehen seien, glaube ich begegnen zu können,
indem so schwere Störungen, wie wir sie in der Milz beim hämolytischen
Ikterus gesehen haben, unter normalen Bedingungen kaum vorkommen. Die
Erythrocyten dürften in der Milz nur zum Teil in Fe und einen
eisenfreien Bestandteil zerfallen, weil sich histochemisch nur
relativ schwer Eisen nachweisen läßt.

In der Leber sieht man eine Vermehrung und Vergrößerung der Kupferzellen. Dieselben scheinen vollauf beschäftigt, nachdem sich in denselben zahlreiche Erythrocyten und Trümmer von roten Blutkörperchen finden lassen. Merkwürdigerweise sah ich in dem einen Fall die Leber im Sinne einer beginnenden Cirrhose verändert.

Das Knochenmark zeigt die Veränderungen einer erhöhten Erythropoese. Kurz wir sehen Bilder, die in vielen Beziehungen an jene erinnern, die wir bei der TDA.-Vergiftung gesehen haben.

Auch was die Pathogenese des Ikterus betrifft, so glaube ich mich vielfach auf das dort Gesagte berufen zu können. Soweit man das histologisch beurteilen kann, reichen scheinbar die Gallenthromben nicht aus, um die Intensität des Ikterus zu erklären. Ich halte es — analog, wie ich es bei der Erklärung des Ikterus im Gefolge der TDA.-Vergiftung geäußert habe — für möglich, daß neben der Pleiochromie noch andere Faktoren hier eine Rolle spielen. Schreibt man den Kupferzellen die Fähigkeit zu, Bilirubin zu bilden, während den Leberzellen nur die Eigenschaft zukommt, das Bilirubin zu eliminieren, dann könnte man daran denken, daß beim hämolytischen Ikterus die Kupferzellen zuviel Gallenfarbstoff bilden und ein Teil des bereits gebildeten Bilirubins nicht rasch genug von den Leberzellen absorbiert wird, weswegen Farbstoff in die allgemeine Zirkulation gelangt und es zu Ikterus kommt.

Anhaltspunkte für eine Erklärung, warum es bei diesen Ikterusformen zu einer verminderten Resistenz kommt, habe ich nicht gewinnen können.

4. Pathogenese. Minkowski, der das Krankheitsbild entdeckt hatte, äußert sich über die Pathogenese desselben nur vermutungsweise. Er meint: „Vielleicht handelt es sich hier um eine besondere Anomalie des Pigmentumsatzes, und außerdem wäre mit der Möglichkeit einer primären Veränderung der Milz zu rechnen." Ohne irgendwelche positive Anhaltspunkte zu haben, denkt Kranhals ebenfalls an eine primäre Läsion der Milz. Auch Chauffard bekennt sich als Anhänger der Theorie einer primären Schädigung der Milz.

Natürlich haben jene Autoren, wie z. B. Benjamin und Sluka, Bettmann, wenn sie über Fälle von kongenitalem Ikterus berichten konnten, die keinen Milztumor hatten, gewichtige Gründe gehabt, gegen die Milztheorie aufzutreten. Sie schließen sich daher der alten Ehrlichschen Anschauung an, daß der Milz nur die Funktion des „Friedhofes für zerstörte Erythrocyten" zukommt. Der Ikterus wäre in ihrem Sinne nur eine Folge einer vermehrten Erythrocytenzerstörung, die sich aber außerhalb der Milz vollzieht. Sie glauben daher das Schwergewicht der Pathogenese auf eine Schädigung der Leber legen zu müssen. Ähnlich stellt sich auch Fleckseder den Vorgang vor.

Die Theorie von Widal und seinen Schülern über die Entstehung des kongenitalen Ikterus fußt auf den alten Anschauungen vom hämolytischen Ikterus. Ähnlich wie sich Virchow eine anhepatogene Gallenfarbstoffbildung vorgestellt hatte, wobei ihm hauptsächlich die Befunde in Hämatomen und Extravasaten vorschwebten, ebenso glauben Widal und seine Schüler an einen anhepatogenen Ikterus. Ein Hauptgrund, warum Widal an eine solche Möglichkeit denkt, ist das Fehlen der Gallensäuren bei vermehrter Gallenfarbstoffproduktion. Eben dieser Mangel — sagt Widal — ist auch der Grund, warum sich solche Individuen relativ wohl fühlen.

Gegen diese Theorie ist natürlich von vielen Seiten Stellung genommen worden. Türk und ebenso Hayem fragen ganz folgerichtig, warum in einem solchen Falle, wenn tatsächlich eine extrahepatische Hämolyse stattfinden sollte, nicht freies Hämoglobin im Serum zirkuliert, was doch sicher gefunden werden müßte, wenn innerhalb des Kreislaufes die Umwandlung in Bilirubin erfolgen würde. Der Einzige, der bei einschlägigen Krankheitsbildern doch hämolytisches Serum sah, war Steyskal. Wenn man aber bedenkt, welch technische Schädigungen dabei angewendet werden mußten, um etwas rotes Serum zu erlangen, dann wird man wohl sagen müssen, daß es sich hier nicht um Verhältnisse handeln kann, die mit Vorgängen im Organismus zu vergleichen sind. Nebst diesem Moment, daß es also einen anhepatischen Ikterus geben soll, beschuldigt Widal auch eine vererbte Minderwertigkeit der Erythrocyten.

Auch die Lues und die latente Tuberkulose wurden vielfach als auslösende Momente für die Erkrankung angesprochen. Neuerdings stützt sich Chauffard auf folgende Beobachtung: ein Patient mit kongenitalem Ikterus hatte latente Tuberkulose. Gab man diesem eine Tuberkulininjektion, so vergrößerte sich die Milz und die Zahl der Erythrocyten nahm ab (vgl. Choleraschutzimpfung S. 164). Schließlich noch eine ganz merkwürdige Beobachtung, die von Bucham und Cunrie herrührt. Sie hatten Gelegenheit, ein zwei Tage altes Kind zu untersuchen, dessen Mutter kongenital ikterisch krank war. Auch das Kind zeigte Milztumor und Gelbsucht. Bei der Sektion des Kindes konnten sie eigentümliche Veränderungen in den Schilddrüsen feststellen: die Drüsenschläuche enthielten kein Koloid. In meinem Fall wurde die Schilddrüse nicht untersucht.

Ich fühle mich als Anhänger der lienalen Theorie. Die Hauptstütze, die ich anzuführen habe, ist der Erfolg der Splenektomie. Meiner Anschauung nach kommt es zu einer primären Anschoppung der Milz mit roten Blutkörperchen. Hier werden die Erythrocyten nur angedaut, während die eigentliche Zertrümmerung des Hämatinmoleküls erst in der Leber erfolgt. Diese Theorie steht mit vielen Tatsachen in Einklang, läßt aber den Befund der verminderten Resistenz der roten Blutkörperchen unberücksichtigt. Jedenfalls steht der retikuläre Apparat im Sinne von Aschoff auch hier im Mittelpunkt, wobei wir aber nicht glauben, daß es sich hier um eine Art von DTA.-Vergiftung handelt. Das Primäre ist meiner Ansicht nach unbedingt die Milz; doch erscheint es sehr wahrscheinlich, daß vielleicht durch den aktiven Milzprozeß, den ich in erster Linie beschuldige, die Kupfferzellen und auch die Knochenmarksfunktion zu erhöhter Tätigkeit angespornt werden.

5. Prognose, Diagnose und Vorkommen. Im allgemeinen wird man sich bei der angeborenen Form des hämolytischen Ikterus bezüglich der Prognose günstiger aussprechen können, als beim erworbenen Typus. Nichtsdestoweniger wird man jederzeit einen „Knochenmarkskollaps" gewärtigen müssen. Selbst Chauffard faßt sich neuerdings vorsichtiger. Es ist dies um so beachtenswerter, als er doch seinerzeit den Ausdruck „plus ictérique que malade" geprägt hatte. Vor allem betont er auch den ungünstigen Einfluß auf die Nachkommenschaft. Die Vorstellung, daß solche Individuen bei hinzutretenden Infektionen mehr gefährdet sein sollen, ist nicht ganz gerechtfertigt. Auch die sonst so gefürchtete Gravidität spielt hier prognostisch nicht jene ominöse Rolle, wie meines Erachtens beim erworbenen hämolytischen Ikterus. Merkwürdig ist, mit wieviel Kindern oft Frauen, die selbst hereditär-ikterisch waren, gesegnet sind. Tot- und Frühgeburten sind hier nicht öfters zu sehen als sonst unter gewöhnlichen Verhältnissen. Wenn man die neuere Literatur durchsieht, gewinnt man den Eindruck, daß der kongenitale hämolytische Ikterus häufiger vorkommt, als man früher dachte. Ich selbst kenne drei Familien.

Eine Frage, die dem Arzt vorgelegt wird, ist die nach der Zukunft der Kinder, die aus einer Familie stammen, in der kongenitaler Ikterus zu Hause ist. Die Schwere des Zustandes scheint sich bei den Kindern manchmal zu steigern. Chauffard und Troisier, Armand-Delille et Feuillé berichten über Fälle, wo Kinder, die aus solchen Familien stammten, nur Anämie und Splenomegalie hatten, während der Ikterus fehlte. Diese Autoren sprachen hier von „formes frustes" des kongenitalen Ikterus.

Diagnostisch werden wir kaum größeren Schwierigkeiten zu begegnen haben. In Frage kommt nur die „Cholämie" im Sinne Chauffards. Der angeborene Icterus neonatorum wird wohl kaum diagnostische Schwierigkeiten bereiten.

6. Therapie. Chauffard und Widal haben in ihren Fällen vielfach Eisen und Arsen versucht; einen deutlichen Erfolg konnten sie aber nicht sehen. Auch die Röntgentherapie war nicht imstande, die Größe der Milz oder den Ikterus zu beeinflussen. Eine Ausnahme macht bloß der Fall Parisot und Heuly. Sie sprechen nicht nur von Besserung, sondern sogar von Heilung des Ikterus. Ich habe mit Röntgenbehandlung gar keinen Erfolg gesehen.

Für die pathogenetische Auffassung, die primäre Schädigung in einer Erkrankung der Milz zu suchen, sprechen sehr die Erfolge der Splenektomie. Die Möglichkeit ist zuerst von Chauffard diskutiert worden. Kahn und Wynter waren die ersten, welche die Splenektomie bei kongenitalem Ikterus mit Glück ausführen ließen. Kahn hat in zwei Fällen die Milz entfernen lassen (es waren zwei Brüder). Der Ikterus, der vor der Operation ein sehr intensiver war, schwand binnen kürzester Zeit.

Aus der Beschreibung der Fälle von Kahn geht hervor, daß die Erythrocytenwerte des ersten Falles von angeborenem Icterus haemolyticus von 2,92 Mill nach der Operation auf 4,9 Mill. stiegen. Der Sahliwert von 50 auf 90 %. Beim zweiten Fall kam es sogar zu einer vorübergehenden Hyperglobulie (5,7 Mill.), schließlich fiel der Wert auf 4,5 Mill. und blieb dann konstant (vgl. auch Tabelle S. 195). Die hohen Resistenzwerte besserten sich wesentlich, ohne aber ganz auf normale Werte herabzusinken. Auch Kahn schließt, daß der günstige Erfolg der Splenektomie zur Annahme berechtigt, in dem Milztumor nicht bloß eine sekundäre Erscheinung zu sehen, sondern in diesem Organe den Sitz der Erkrankung zu vermuten.

Ich habe mich einmal veranlaßt gesehen, die Splenektomie bei einem kongenitalen hämolytischen Ikterus durchführen zu lassen (vgl. Fall II, S. 194). Der Fall bot mir auch Gelegenheit, den Bilirubinstoffwechsel vor und nach der Splenektomie zu verfolgen. Analog, wie wir es noch bei der akquirierten Form beschreiben werden, fiel auch hier die stark vermehrte Farbstoffmenge im Stuhl auf niedrige Werte herab (vgl. S. 195).

Die Angaben über den günstigen Erfolg der Splenektomie bei kongenitalem hämolytischen Ikterus häufen sich in der letzten Zeit. Ich hebe nur die Arbeit von Goldschmidt, Pepper, Pearce hervor, weil sie ebenfalls auf das Verhalten des Stuhlurobilins geachtet haben und sich von der Richtigkeit meiner Beobachtungen überzeugen konnten.

Jedenfalls ist in diesem operativen Erfolg ein neuer Beweis zu erblicken, daß der Milztumor nicht eine sekundäre Erscheinung darstellt, daß vielmehr in diesem Organ der Sitz der Erkrankung gesucht werden muß, und daß ferner der kongenitale Ikterus verwandt sein dürfte mit der erworbenen Form.

Eine sehr schwierige Frage wurde mir einmal vorgelegt: Der Bruder jener beiden Männer, die Kahn operieren ließ, kam an unsere Klinik mit der

Frage, ob es nicht ratsam wäre, sich auch operieren zu lassen, da er ebenfalls ikterisch sei. Wir haben ihm, da außer der Gelbsucht nicht die geringsten Beschwerden vorlagen und auch das Blutbild (4,5 Millionen Erythrocyten, 90 Sahli, 4800 Leukocyten) nicht beängstigend war, derzeit von einem operativen Eingriff abgeraten, um so mehr als die Milz nicht vergrößert war. Der Mann hat nur deshalb die Möglichkeit einer Splenektomie in Betracht gezogen, weil er den günstigen Erfolg derselben von seinen Brüdern her kannte und er selbst wegen der Gelbsucht schon bei drei Lebensversicherungen abgewiesen wurde.

Inwiefern man in solchen Fällen von Heilung wird sprechen können, wird noch abzuwarten sein. Tatsache ist, daß der Ikterus, wie wir aus den Fällen von Kahn und auch auf Grund eigener Beobachtungen wissen, nach der Splenektomie schwindet. Der Patient, der von Kahn splenektomiert wurde, hatte selbst $1^1/_2$ Jahre nach der Operation — wie ich mich davon überzeugen konnte — noch immer eine Resistenz von 0,53—0,32 gehabt. Über ähnliches berichtet auch Roth. Jedenfalls ist das eine Tatsache, die der Theorie von der splenogenen Natur dieser Krankheit als Einheit einige Schwierigkeiten bereitet.

II. Erworbener hämolytischer Ikterus (Typus Hayem).

Es gibt Erkrankungen, die bei rein klinischer Betrachtung mit dem kongenitalen Ikterus viel Ähnlichkeit zeigen. Das, was den kongenitalen Ikterus mit der gleich zu erwähnenden Krankheit verbindet, sind Milztumor, verminderte Blutkörperchenresistenz, Fehlen von Bilirubinurie und die günstige Beeinflussung des ganzen Krankheitsprozesses durch die Splenektomie. Eben, weil man gewohnt war, beim reinen Okklusionsikterus und bei der Cirrhose der Leber eine erhöhte Blutresistenz zu finden, mußte das Gegenteil davon auffallen und uns auffordern, diesen Formen von Ikterus eine besondere Aufmerksamkeit zu schenken.

Wenn man die einzelnen Fälle, die unter dem Sammelbegriff „erworbener hämolytischer Ikterus" zusammengefaßt werden, einer genauen Durchsicht unterzieht, so drängt sich die Vorstellung auf, daß sich hier Beobachtungen eingeschlichen haben, die sich mit dem Begriff des echten hämolytischen Ikterus nicht decken. Allerdings muß man zur Entschuldigung anführen, daß eine präzise Umgrenzung für diese Erkrankung eigentlich heute noch nicht besteht. Ganz abgesehen von anderen Möglichkeiten, kommt hier vor allem das Krankheitsbild der sogenannten Anaemia perniciosa seu „cryptogenetica" in Betracht, um so mehr, als es gelegentlich auch hier zu beträchtlichen Milztumoren kommen kann. Die Trennung ist manchmal tatsächlich sehr schwer zu führen; meist sind die einzelnen Bilder nur per exclusionem auseinander zu halten. Ebenso wie sich das perniziöse Blutbild mit allen möglichen Krankheitsprozessen, z. B. mit Lebercirrhose, vergesellschaften kann, wird das in gleicher Weise sicher auch für den erworbenen hämolytischen Ikterus seine Geltung haben. Aber auch das Umgekehrte ist aus der Literatur leicht herauszulesen. Es sind genügend Fälle von scheinbarer perniziöser Anämie publiziert worden, die nach der modernen Nomenklatur zum hämolytischen Ikterus zu zählen wären. Jedenfalls ist es vorderhand sehr schwer, sich hier zurecht zu finden, und es erfordert große persönliche Erfahrung, hier eine klare Trennung zu treffen.

1. Eigene Kasuistik. Die allgemeine Symptomatologie ist zum Teil schon besprochen. Es erscheint mir am zweckmäßigsten, bevor wir in die Pathogenese und den Verlauf dieser Krankheit eingehen, zwei Krankengeschichten von typischen Fällen von akquiriertem hämolytischem Ikterus zum Abdruck zu bringen; der erste Fall, den wir hier beschreiben wollen, zeigt vielfach Ähnlichkeit mit einem, den Chauffard, Troisier et Girard publiziert haben.

Fall III. 29 Jahre alte verheiratete Frau: In früher Jugend lebte sie in Ungarn, in einer Gegend, wo erfahrungsgemäß Malaria nicht vorkommt. Mit 7 Jahren akquirierte sie „Wechselfieber". Der Arzt behandelte die Patientin auf Malaria. Chinin hatte aber keinen Erfolg. Seither soll eine Milzvergrößerung bestehen, die ihr weiter keine Beschwerden verursacht. Nachdem das Fieber zirka $^1/_2$ Jahr gedauert hatte, hörte es auf. Sie war dann als Kind und junges Mädchen immer gesund. Mit 18 Jahren hatte sie Bleichsucht. Damals soll sie schon etwas gelblich ausgesehen haben, was später ganz verschwunden ist. Leichte Gelbfärbung der Augen soll sie manchmal zur Zeit der Menses gehabt haben. Mit 22 Jahren bekam sie plötzlich einen Gallensteinkolikanfall. Nach dem Essen trat ganz unvermittelt ein heftiger Schmerz unter dem rechten Rippenbogen auf. Die Schmerzen strahlten gegen den Rücken aus, gleichzeitig mit dem Kolikanfall kam es zu Kältegefühl. Sie wurde zu Bett gebracht; die Temperatur betrug anfangs 38,2⁰, später stieg sie sogar bis auf 39⁰. Nach 4—5 Stunden fühlte sich Patientin wieder schmerz- und fieberfrei. Tags darauf deutlicher Ikterus, derselbe hielt nun mit geringen Schwankungen bis jetzt an. Solche Attacken hatte sie noch viermal. Jedesmal im Anschluß an einen Anfall wurde die Gelbsucht stärker. Der Milzschwellung wurde von den Ärzten wenig Gewicht beigelegt, weil man wußte, daß dieselbe schon seit dem 7. Lebensjahr bestehen soll. Die Patientin heiratete mit 26 Jahren. Im 28. Jahre wurde sie zum erstenmal schwanger. Schon in den ersten Wochen fühlte sie sich sehr schwach, sie wurde immer anämischer und gelber. Am Ende des 3. Schwangerschaftsmonats fühlte sie sich so schwach und kurzatmig, daß sie zu Bette liegen mußte. Auch kam es zu leichten Schwellungen der Füße. Sie wurde stark ikterisch. Wegen der allgemeinen Verschlechterung und höherer Temperatursteigerungen wurde am Ende des 6. Schwangerschaftsmonats die Frühgeburt eingeleitet. Ohne wesentlichen Blutverlust gelang der Abortus. Der Zustand besserte sich aber nicht, die Anämie wurde immer intensiver, die Gelbsucht hielt an, zeigte aber deutliche Schwankungen. Die bewußten Kolikanfälle stellten sich seit zirka einem Jahr nicht mehr ein. Bloß hie und da hatte sie leichte Mahnungen von Druckgefühl in der Gallenblasengegend, auch blieb sie nach wie vor in dieser Gegend druckempfindlich. Dagegen spürte sie öfter in der Milzgegend Schmerzen, speziell bei tieferem Atemholen. Sie kannte ihren Tumor sehr genau, beobachtete ihn auch und gab selbst an, daß er in letzter Zeit größer geworden sei.

Patientin kam hochfiebernd an die Klinik: 39,3⁰; sie war außerordentlich anämisch und dabei deutlich ikterisch. An den unteren Extremitäten bestanden Ödeme. Puls sehr klein, 130 pro Minute, rhythmisch und leicht unterdrückbar. Starke Dyspnoe. Über dem Herzen, das eine leichte Verbreiterung nach rechts zeigte, laute systolische Geräusche. Im Bereiche der beiden Unterlappen leichtes Rasseln. Abdomen mäßig aufgetrieben, Milz enorm vergrößert, reicht mit dem unteren Pol weit unter den Nabel, der Tumor, der sich hart anfühlt, ist etwas druckempfindlich. Vielleicht ist auch im Bereiche des Milzhilus etwas Reiben zu fühlen, die Milz reicht perkutorisch bis an die 7. Rippe (hintere A.L.), respiratorisch ist der untere Pol gut verschieblich. Leber ebenfalls größer, aber nicht hart, der leicht fühlbare untere Rand von scheinbar normaler Konsistenz. Kein Aszites, keine erweiterten kutanen Venen. Blut: 760 000 Erythrocyten, 9000 Leukocyten, 22 Sahli, Färbeindex 1,7. Im gefärbten Blutpräparate starke Poikilocytose, deutliche Anisocytose, viele punktierte Erythrocyten, zahlreiche Normoblasten, vereinzelte Megaloblasten, reichlich Blutplättchen. Differentiell zeigen sich bei der Analyse der Leukocyten folgende Werte: 72⁰/₀ polynukleär-neutrophile, 12⁰/₀ kleine, 5⁰/₀ große Lymphocyten, 5⁰/₀ Mononukleare, 5⁰/₀ Myelocyten (neutrophile), 1⁰/₀ basophile Myelocyten. Innerhalb weniger Tage bessert sich das Blutbild wesentlich. So sehen wir 5 Tage später: 2 Mill. Erythrocyten, 55⁰/₀ Sahli, nach einiger Zeit fällt es wieder auf 1,5 Mill., um sich in dieser Höhe längere Zeit zu halten. Die Resistenz ergibt folgendes: Im nichtdeplasmierten Blut Beginn der Hämolyse 0,54, total 0,34. Im deplasmierten: Beginn bei 0,60, total bei 0,32. Wassermann negativ. Im ausgeheberten Mageninhalt Gesamtacidität 35, freie HCl 10. Duodenalsaft ist intensiv dunkelrotbraun gefärbt, er enthält „Gallenkapillarthromben", außerdem sehr viel Urobilinogen. Im Harn Spuren von Eiweiß, außerdem sehr viel Urobilin und Urobilinogen. Der Stuhl, der anfangs etwas angehalten war, wird bei Schrotkost normal, kein Blut. Wir fanden hier die höchsten Urobilinogenwerte, die wir je gesehen hatten; die gefundenen Zahlen schwankten zwischen 3,0—4 g pro die.

Wir rieten der Frau zur Splenektomie; unsere Diagnose lautete akquirierte Form des Icterus haemolyticus.

Die Operation (ausgeführt von Prof. Ranzi) gestaltete sich ungemein schwierig, weil die große Milz nicht nur mit den benachbarten Organen, sondern vor allem diffus flächenförmig mit dem Peritoneum parietale verwachsen war; die Loslösung, die hier nicht so schwierig war gestaltete sich dagegen äußerst mühselig am oberen Pol des Organes.

Mehrmals, wenn am Zwerchfell stärker gezerrt wurde, kam es zu Atemstillstand. Nach
fast zweistündiger mühevoller Arbeit gelang es schließlich doch, die Milz zu entfernen.
       Die Patientin erholte sich sehr rasch nach dem Eingriff. Während vor der Operation
der Gallenfarbstoff im Harn gefehlt hatte, wurden nun sämtliche Bilirubinproben deutlich
positiv, obwohl der Ikterus von Tag zu Tag geringer wurde. Nach 8 Tagen war die Gelbsucht ganz verschwunden, ebenso auch das Bilirubin aus dem Harn. Die Leber, die während
der Operation frei von cirrhotischen Veränderungen gefunden wurde, wurde binnen kürzester Zeit kleiner, um sich schließlich der Palpation gänzlich zu entziehen. Nach 14 Tagen
war das Urobilin aus dem Harn völlig geschwunden. Drei Wochen nach der Operation
betrug der Urobilinwert im Stuhl 0,15 g. Die Resistenzbestimmung zeigte 8 Wochen

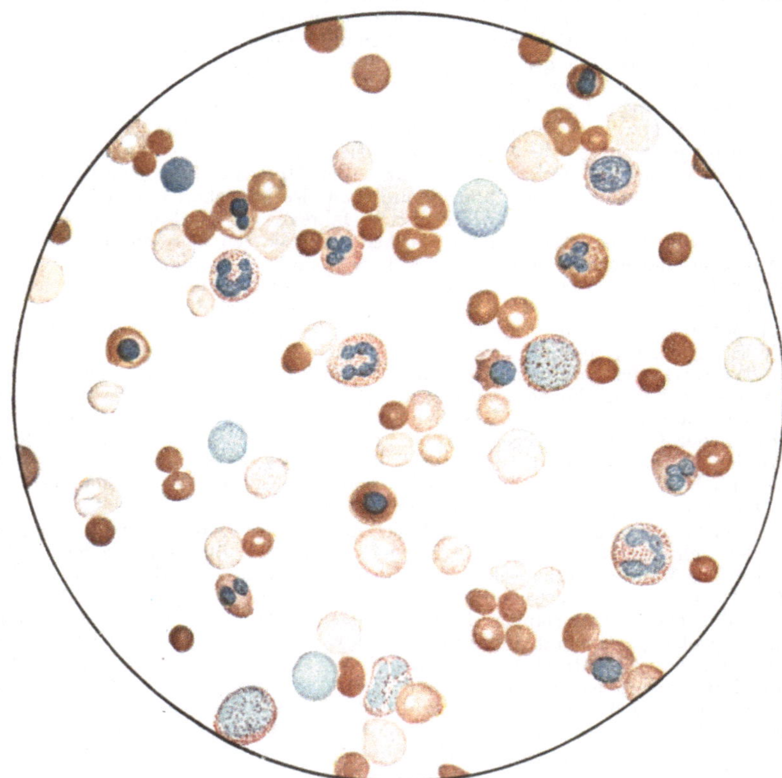

Abb. 32. Dieses Bild entstammt der Arbeit von Nobel (Zeitschrift f. Kinderheilkunde 12.
2. Heft 1914). Blutbild während eines Knochenmarkskollapses bei hämolytischem Ikterus.

nach der Splenektomie folgende Werte: Im nichtdeplasmierten Blute: Beginn bei 0,48,
total bei 0,32, im deplasmierten Blute: Beginn bei 0,50, total bei 0,32. Die Zahl der
Erythrocyten betrug 3 Wochen nach der Operation 3,0 Mill. Im Laufe von zwei Monaten
stiegen sie auf 3,5 Mill. Nach $^3/_4$ Jahren war das Blut normal geworden: 4,8 Mill. Erythrocyten, 98 % Sahli, 8960 Leukocyten. Nach der Operation fanden sich im Blute viel Jollykörper, aber keine Vermehrung der Normoblasten. Auch die Blutplättchen zeigten sich
stark vermehrt. Die Frau hat im Laufe von $^3/_4$ Jahren 12 Kilo zugenommen. Sie sieht
jetzt blühend aus. Ich habe sie drei Jahre später wieder gesehen, sie fühlte sich völlig gesund.
       Fall IV. Ein lehrreicher Fall von hämolytischem Ikterus im Kindesalter ist folgen-
der — er ist ausführlich von Nobel publiziert worden:
       5 Jahre 3 Monate altes Kind. Vater magenleidend, Mutter und zwei Geschwister
sind gesund. Ein Kind starb an Meningitis. Es besteht kein Anhaltspunkt für Lues.
Die Geburt und Entwicklung war normal. Der Knabe hatte mit einem Jahre Masern,
mit 2 Jahren Varicellen, mit $3^1/_2$ Jahren Diphtheritis und überstand alle diese Krankheiten
ohne irgendwelche Komplikationen oder Folgen. Von frühester Kindheit an trat jeden
Monat einmal heftiges Nasenbluten auf. Vor einem Monat erkrankte der Knabe plötzlich

mit ziemlich intensiver Gelbsucht, die als katarrhalisch aufgefaßt wurde und nach Kalomel und Karlsbaderwasser innerhalb von drei Tagen schwand. Seither erholte sich aber der Knabe nicht mehr vollständig. Drei Tage vor der Aufnahme trat wieder Ikterus auf, der Knabe erbrach ab und zu gelbe wässerige Flüssigkeit, klagte über Durst, Mattigkeit, hatte hohes Fieber und verfiel in zunehmende Somnolenz.

Status: Etwas unterentwickeltes Kind in mittlerem Ernährungszustand. Schlechtes Allgemeinbefinden, hochgradige Schwäche, Somnolenz und Apathie. Die Körpertemperatur beträgt 37,4, der Puls ist schlecht gefüllt und irregulär. Die Haut und Skleren sind deutlich gelb gefärbt. Die Schleimhäute extrem blaß. Die Untersuchung des Nervensystems und der Lungen lassen nichts Krankhaftes erkennen. An der Herzspitze ein systolisches Geräusch, jedoch bestehen keine Zeichen eines Klappenfehlers. Die Leber überragt den Rippenbogen um drei Querfinger, ihre Konsistenz ist weich, ihr Rand stumpf; die Milz überragt den Rippenbogen um $1\frac{1}{2}$ Querfinger, sie fühlt sich sehr derb an. Der klare Urin enthält weder Eiweiß noch Gallenfarbstoff, dagegen ziemlich viel Urobilin sowie Indikan und sehr reichlich Urobilinogen. Die Fäzes sind dunkel, fest und geformt und geben keine positive Guajakreaktion. Dagegen enthalten sie reichlich Urobilinogen. Auf die quantitativen Mengen gehen wir nicht ein, weil uns Zahlen bei entsprechend großen normalen Kindern fehlen.

Die Untersuchung des Blutes zeigt eine enorme Anämie. Die entsprechenden Zahlen sind in der Tabelle zu ersehen. Im gefärbten Präparate (cf. Abb. 32) findet sich Anisocytose, Polychromie, punktierte Erythrocyten und zahlreiche kernhaltige Rote. Das Verhalten der weißen Elemente ist ebenfalls am besten aus der Tabelle zu ersehen. Die Resistenz der Erythrocyten war bedeutend herabgesetzt (Beginn der Hämolyse bei 0,68 Kochsalz, total bei 0,38 %. Ausgedehnte Netzhautblutungen. Wassermann und Pirquetreaktion negativ. Wegen zunehmender Verschlechterung wird das Kind splenektomiert. Bei der Operation zeigt sich die Leber vergrößert, aber glatt. Die Milz wiegt 170 g. Die Entfernung der Milz gelingt sehr leicht, da keine Verwachsungen bestehen.

Das Kind übersteht die Operation sehr gut. Schon nach kürzester Zeit ist der Ikterus geschwunden. 8 Tage nach dem Eingriff sitzt das Kind bereits im Bette und spielt; der Appetit ist gut, das Blutbild hat sich wesentlich gebessert; im übrigen verweisen wir auf die Tabelle.

Auch hier, wie in dem vorhergehenden Falle sieht man im Anschluß an die Operation durch 11 Tage hindurch Temperatursteigerungen bis gegen 39° C. Während dieser Zeit ist aber das sonstige Befinden ein ausgezeichnetes. Das Kind nimmt innerhalb von 1 Monat um 2 Kilo zu. $1\frac{1}{2}$ Monate nach der Operation wird neuerlich eine Prüfung der Resistenz vorgenommen. Sie zeigt Beginn der Hämolyse bei 0,36, total bei 0,20 [1]).

Datum	Erythro-cyten	Sahli	Färbeindex	Erythro-blasten	Leukocyten	Neutrophile	Eosinophile	Mastzellen	Lympho-cyten	Mono-nukleare	Myelocyten
5. V.	900 000	15	1	136 000	70 000	60 %	5 %	—	27 %	—	8 %
6. V.	800 000	13	2	142 000	61 000	50 %	—	—	38 %	9 %	3 %
9. V.	Splenektomie (ausgeführt von Prof. Ranzi)										
18. V.	1,580 Mill.	23	0,92	32 000	43 000	60 %	4 %		27 %	2 %	7 %
22. V.	2,000 „	35	1,0	4 000	21 000	60 %	5 %	1 %	27 %	1 %	6 %
26. V.	2,400 „	46	1,2	2 000	14 000	55 %	6 %	1 %	32 %	1 %	5 %
6. VI.	3,400 „	56	1,03	—	18 000	42 %	10 %	1 %	12 %	35 %	—
23. VI.	4,000 „	61	0,95	—	25 000	50 %	8 %	1 %	30 %	11 %	—

Ich verfüge über noch vier weitere analoge Fälle von typischem hämolytischen Ikterus, die gleichfalls mit gutem Erfolge splenektomiert wurden. Ich verzichte auf eine ausführliche Mitteilung der Krankengeschichten.

2. Pathologische Anatomie. Bei einem so schwierig zu beurteilenden Krankheitsbilde, wie es der erworbene hämolytische Ikterus ist, muß man sich vor allem an gewisse Kriterien halten, die vielleicht von entscheidender Bedeutung sind. Es ist daher angezeigt, die pathologische Anatomie des erworbenen hämolytischen Ikterus vorauszuschicken. Leider sind die Fälle, die zur Sektion kamen und einer genauen histologischen Untersuchung unterzogen wurden, relativ spärlich. In der Literatur bezieht man sich hauptsächlich

[1]) Die Untersuchungen erfolgten an der Kinderklinik. Herrn Prof. v. Pirquet bin ich für die Überlassung des Falles zu Dank verpflichtet.

auf die Fälle von Vaquez und Aubertin und auf die Publikation von
Oettinger. Das Hauptgewicht wird stets auf die Beschreibung der Milz
gelegt. In manchen Fällen findet sich die Angabe, daß neben der großen
Milz auch zahlreiche kleine Nebenmilze gefunden wurden, so besonders im Fall
von Micheli; in einem eigenen Fall haben wir ganz Ähnliches gesehen.

Vaquez und Aubertin berichten, daß die Milz sehr arm an Follikeln
gewesen sei; das galt nicht nur von der makroskopischen, sondern auch von
der mikroskopischen Betrachtung. Die wenigen erhaltenen Follikel zeigten eine

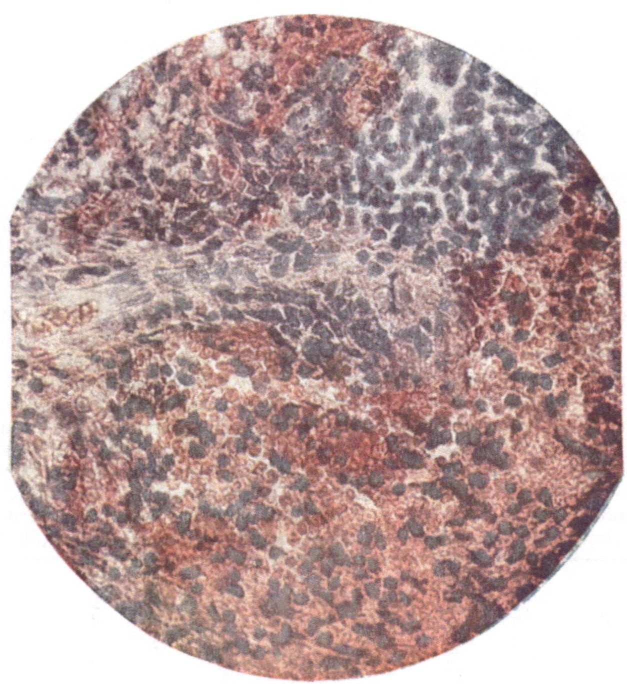

Abb. 33. Autochromaufnahme eines Schnittes durch die Milz eines erworbenen hämolytischen Ikterus. Man sieht den enormen Blutreichtum. Nur an einer Stelle zeigte sich
eine Ansammlung von lymphoiden Elementen, so daß man an einen Follikel denken konnte.
(Dominici-Färbung.)

geringe Neigung zur myeloiden Umwandlung. Makroskopisch war die Milz
bräunlichrot und strotzte von Blut. Bei der histologischen Betrachtung war
das in die Augen springende Symptom der Blutreichtum. Das Gros der roten
Blutzellen fand sich in den Billrothschen Zellsträngen. Die Erythrocyten
selbst boten nur wenig Zeichen von Degeneration. Leukocyten waren sehr
sparsam. Die eigentlichen Blutsinus zeigten sich fast leer. In den Endothelien
der Milzsinus ließ sich Eisen nachweisen, sonst erschienen sie eigentlich nicht
pathologisch verändert. Was das Gewebe der Billrothschen Stränge selbst
anbelangt, so zeigte sich in ihnen keine Bindegewebswucherung.

Wir sehen also vielfach Analogien mit der Milz beim familiären Ikterus.
Auch dort war der Gegensatz zwischen der Füllung des eigentlichen Milzparenchyms mit roten Blutzellen und der der venösen Kapillarräume sehr
auffällig.

Die Milz, über die Vaquez berichtet, ist exstirpiert worden. Da der
Patient wenige Tage nachher starb, war Vaquez in der Lage, auch die an-

deren Organe histologisch zu untersuchen. Von der Leber wird berichtet, daß
sie sowohl makro- als auch mikroskopisch von normaler Beschaffenheit war.
Das einzige krankhafte war der Reichtum an Eisenpigment in den präportalen
Randpartien der Acini. Jedenfalls fehlten jegliche Anhaltspunkte, die für
Cirrhose oder Cholangitis gesprochen hätten. Das Knochenmark war stark
gerötet und bot die Zeichen einer Hyperfunktion. In der Niere ließ sich
Siderose nachweisen. Ganz ähnlich lautet der Bericht von Oettinger.

Damit sind die wichtigsten Punkte besprochen, die auf die pathologische
Anatomie des akquirierten hämolytischen Ikterus Bezug haben.

Ich selbst habe in 5 Fällen von erworbenem hämolytischem Ikterus
Gelegenheit gehabt, die Milz zu untersuchen, und außerdem verfüge ich über einen vollständigen Obduktionsbefund.

Die fünf Milzen, die ich durch Splenektomie gewonnen habe, boten fast in jeder Beziehung die gleichen Verhältnisse, wie sie von Vaquez beschrieben wurden. Das auffälligste war der enorme Blutreichtum des Milzparenchyms. Wohl am deutlichsten ist dies zu erkennen, wenn die exstirpierte Milz in toto konserviert wird und kleine Stückchen behufs mikroskopischer Untersuchung erst aus dem fixierten Organ herausgeschnitten werden. (Abb. 33.) Gerade in einem solchen Falle war die Hyperämie am ausgesprochensten, ja es war oft schwer zu erkennen, ob überhaupt Milzgewebe vorlag. Erst nach langem Suchen gelang es Bilder zu finden, die an einen Follikel erinnerten. Ich schließe

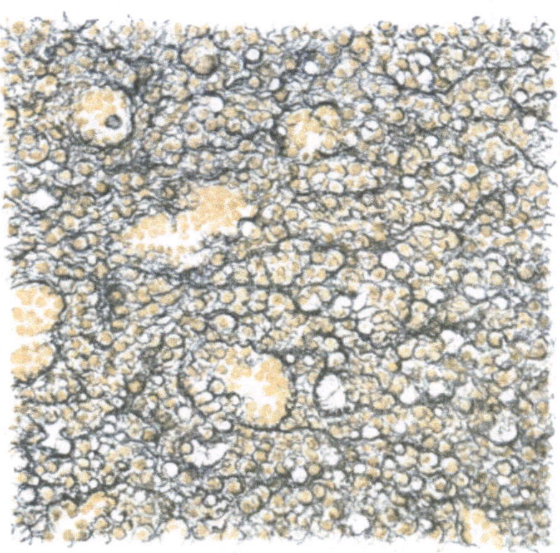

Abb. 34. Milz eines Falles von erworbenem hämolytischem Ikterus, gefärbt nach Mallory. Während bei gewöhnlichen Färbemethoden die Struktur der Milz wegen des enormen Blutreichtums kaum zu unterscheiden ist, erkennt man jetzt die Lagerung der Sinus; außerdem ist auch der Reichtum der zwischen den Sinus gelegenen Retikulumfasern zu erkennen.

mich daher in dieser Beziehung der Ansicht von Micheli an, wenn er sagt, daß
man den Eindruck gewinnt, die Follikel würden durch die gestauten Blutmengen
gleichsam erdrückt. Während nun in einem Fall die Blutverteilung eine ganz
diffuse war, habe ich mich bei zwei anderen Fällen davon überzeugen können,
wie sehr die Bilder, die hier zu sehen waren, an zirkumskripte Extravasate
erinnerten. Manchmal gewann ich sogar den Eindruck, als würden sich die
Erythrocyten von einem solchen Blutaustritte aus in das Gewebe vorschieben.
Ähnliche Bilder beschreibt Leon Kindberg et May in einem Fall, den sie
als „primären Milztumor" bezeichnet wissen wollten. Ganz abgesehen von
Extravasaten war das Milzgewebe auch sonst allenthalben von roten Blutkörperchen durchsetzt. Möglich, daß infolge des enormen Blutreichtums die Milzsinus
schwerer zu erkennen waren. Eine dichte Nebeneinanderstellung der Weidenreichschen Stabzellen, wie sie von Guizetti und Vaquez beschrieben wurde,
habe ich nur selten gesehen. Am leichtesten läßt sich noch der Sinus resp. seine
Wandung darstellen, wenn man eine Bindegewebsfärbung anwendet. (Abb. 34.)
An solchen Präparaten läßt sich auch an der Wandung der Sinusräume leicht

ein Durchtreten von Erythrocyten erkennen, wie es von Helly beschrieben
wurde. Manchmal sind auch hier Zellen zu sehen, die einen polynukleären
Kern besitzen und mit Trümmern von Erythrocyten beladen sind, eben im Begriffe in den Sinus einzutreten. Sonst wurden polynukleäre Leukocyten relativ
wenig gefunden. Wenn man aber weiß, wie reich sonst lymphatisches Gewebe,
z. B. Lymphdrüsengewebe an Erythrophagen sein kann, sobald Blutaustritte
in dieselben erfolgt sind, so muß man eigentlich bei diesen Milzen von
einer Armut an Erythrocyten beladenen Zellen sprechen.

Schon Weidenreich hat es versucht, aus dem histologischen Verhalten gewissermaßen die Richtung der Diapedese der Erythrocyten zu erkennen und hat
sich dahin geäußert, daß die Wandung der roten Blutzellen aus der Pulpa wahrscheinlich gegen die Sinus gerichtet ist. Wenn man daraufhin die pathologischen Bilder, speziell die beim erworbenen hämolytischen Ikterus studiert, so
könnte man Weidenreich recht geben. Manchmal hat man tatsächlich den
Eindruck, als ob die roten Blutzellen und auch lymphoide Zellen,
die in den Sinussträngen liegen, sich förmlich an die Wandung

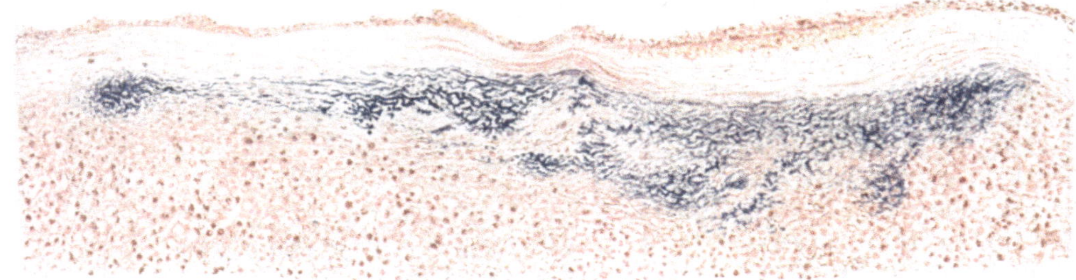

Abb. 35. Ablagerung von Eisenpigment in der Nähe der Milzkapsel eines Falles von erworbenem hämolytischem Ikterus. Der Schnitt wurde nur nach der Perlsschen Methode
behandelt. Im eigentlichen Milzparenchym ist kein Eisen nachweisbar.

der Sinus herandrängen, um sie zu durchsetzen. Die Pulpastränge
lassen eine Retikulumzeichnung nur schwer erkennen. Ich glaube, daß der
Grund hierfür in dem Mangel an lymphoiden Elementen zu suchen ist, der
allerdings vielleicht nur ein scheinbarer ist, weil die Zahl der roten Blutzellen
überwiegt. Die Retikulumfäden sind aber nicht fein, wie man sich
an gepinselten Präparaten überzeugen kann, sondern ziemlich dick-
faserig. An manchen Stellen, glaube ich, hat diese Verdickung bereits eine
solche Intensität angenommen, daß hier die Räume zwischen den einzelnen
Zellen uns förmlich als homogene Massen imponierten. Ein Teil derselben
färbt sich so stark mit Eosin, daß man auch an Detritusmassen aus Erythrocyten denken könnte. Wählt man eine spezifische Färbemethode auf Gitterfasern, so kann man sich von der Reichhaltigkeit dieser Elemente leicht
überzeugen (Abb. 34).

Behandelt man die Schnitte nach der gewöhnlichen Perlschen
Methode, also nur mit Ferrozyankali-Salzsäure unter eventueller
Nachfärbung mit Alauncochenille, so ist man überrascht davon,
wie eisenarm diese Organe erscheinen. Man könnte fast sagen, die
Organe sind eisenfrei. (Abb. 35.) Bloß in der Kapsel sind manche Stellen
enorm eisenreich. Besonders in dem Falle, wo eine starke Perisplenitis vorlag,
war die ganze Kapsel von Eisenablagerungen durchsetzt. Dieselben haben aber
nichts mit den Eisenabladungen gemein, die Pandolfini beschreibt. Ich
glaube, daß diese Ablagerungen Folgen von lokalen Blutungen sind. Manchmal

kann man auch dichte, aber ebenfalls nur begrenzte Eisenablagerungen in der
Nähe von größeren Gefäßen, wie mitten in einem kleinen Hämatom sehen
(vgl. S. 192).

Ganz anders imponiert dagegen der Eisengehalt einer solchen
Milz, wenn wir die Turnbullblaureaktion in Anwendung bringen.
Schon makroskopisch ist jetzt die Blaufärbung deutlich zu sehen. Untersucht man
nun bei starker Vergrößerung, so findet sich teils scholliges Eisen, teils eine Imprägnation von Zellen- und Zwischenräumen mit Eisen. Die Eisenpartikel liegen
entweder intrazellulär oder zwischen den Zellen verteilt. Dort, wo das Eisen in
dichten Haufen abgelagert ist, liegt meist ein Makrophag. (Abb. 36.) Das Gros
des Eisens ist in Form feinster Fasern angeordnet. Wenn man nicht wüßte,
daß es sich hier um eine Eisen-
färbung handelte, könnte man
bei Betrachtung mancher
Stellen glauben, eine Binde-
gewebsfaserfärbung vor sich
zu haben, um so mehr, als
z. B. rings um die Sinus ein
feinpunktierter Streifen von
intensiv blauer Farbe zieht.
Die blauen Pünktchen, aus
denen diese blauen Konturen
sich zusammensetzen, dürften
Querschnitte der Stabzell-
fortsätze sein; denn wenn
man den Sinus gelegentlich
schräg trifft, so werden aus
den hintereinander gelagerten
Pünktchen Streifen. Die Stab-
zellkerne sind nicht blau gefärbt, wohl aber ihr Protoplasma. Von der Sinusperi-
pherie aus sieht man blau-

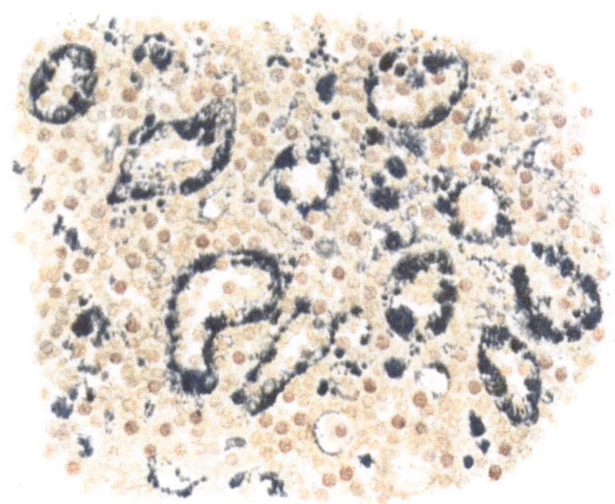

Abb. 36. Eisenablagerung im Milzparenchym nach
Behandlung des Schnittes nach der Turnbullblaumethode. Es handelt sich hier um denselben Fall
wie in Abb. 35.

gefärbte Fasern in das eigentliche Milzparenchym abzweigen, die vielleicht
mit dem Milzretikulum identisch sein dürften. Die von Mollier vertretene
Anschauung, daß die Fasern an den Stabzellen morphologisch mit dem Reti-
kulumgerüste identisch wären, scheint mir sehr wahrscheinlich, soweit man
einen Schluß aus den vorliegenden pathologischen Veränderungen ziehen kann.

In Präparaten, die nach der Dominicimethode[1] gefärbt sind, bringt
man die Erythrocyten besonders deutlich zur Ansicht. Dabei zeigen sich die
Follikel arm an roten Blutzellen, während die eigentliche Pulpa von ihnen
überschwemmt erscheint. Eine weitere eigentümliche Erscheinung ist der Blutreichtum in den normalerweise blutfreien Trabekeln (vgl. z. B. auch

---

[1] Bei meinen Untersuchungen an normalen und pathologischen Milzen habe ich
die Methode von Dominici sehr schätzen gelernt; da sie in den gewöhnlichen Lehr-
büchern der mikroskopischen Technik nicht Erwähnung findet, will ich sie kurz angeben: Fixation am besten in einem Sublimat-Gemisch; die Färbung gelingt aber auch
an formolfixierten Schnitten. Zur Färbung hält man sich zwei Lösungen bereit: die eine
besteht aus 0,25 Eosin r. g. und 0,3 Orange G. in 50 cm³ Wasser, die andere aus 0,25 Toluidinblau in 50 cm³ Wasser. Zuerst kommen die Präparate für 20—30 Minuten in die Eosin-
Orange-Lösung und dann nach kurzem Auswaschen in 60%igen Alkohol für ½—1 Minute
in das Toluidinblau; dann wird in 96%igem Alkohol differenziert, nachher in absolutem
Alkohol (½ Minute) völlig entwässert und schließlich in reinstes Xylol (dreimal wechseln)
gebracht. Eingeschlossen werden die Präparate in neutralem Kanadabalsam.

Abb. 26). Man hat den Eindruck, als würde es sich hier, wie wir es auch von der Pulpa beschrieben haben, um kleine Hämorrhagien handeln. Durchmustert man solche kleine Hämatome an Serienschnitten, so läßt sich unschwer ein Übergreifen der trabekulären Blutungen auf die Pulpa verfolgen. Wir haben bereits auf die Eisenablagerungen in den Trabekeln hingewiesen; falls nun diese Extravasate länger bestehen, so ist es gar nicht so unwahrscheinlich, daß es zu ähnlichen Veränderungen kommen kann, wie nach Hämatomen, z. B. in der Haut, wo sich die Hämosiderinablagerungen leicht als Reste vorausgegangener Blutungen bemerkbar machen können (vgl. Abb. 27).

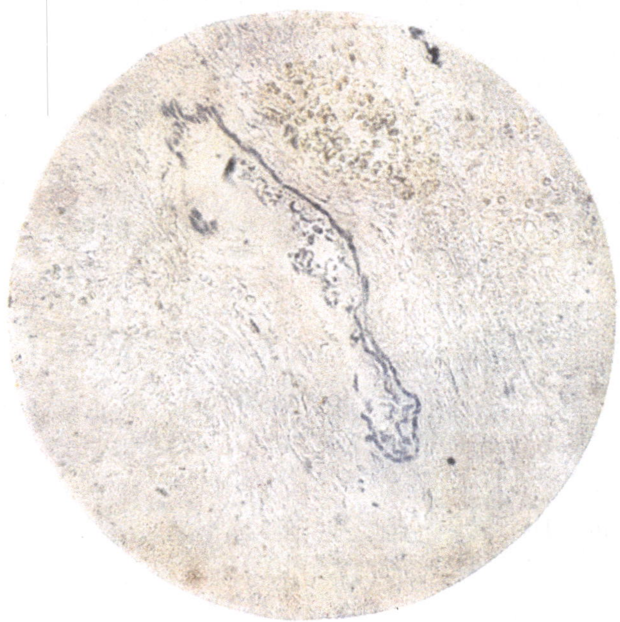

Abb. 37. Autochromaufnahme eines Milzschnittes, der nach der Elastikamethode gefärbt wurde. Das Gefäß eines Milztrabekels entbehrt an einer Stelle der Elastika. In der nächsten Nähe befand sich eine große Blutung innerhalb des Trabekels. Auch in dieser Abbildung sieht man an einer Stelle eine atypische Anhäufung von roten Blutkörperchen.

Diese Tatsache hat uns aufgefordert, eventuellen Veränderungen an den Gefäßen besondere Aufmerksamkeit zu schenken. Schon bei den gewöhnlichen Färbemethoden sind Verdickungen und eine unregelmäßige Gestaltung der Gefäßwände leicht zu erkennen. Viel deutlicher ist dies noch an Schnitten zu beobachten, die mittelst Weigertscher Elastikafärbemethode behandelt wurden. Die Elastika zeigt sich dabei nicht nur an den größeren, sondern auch an den kleineren Gefäßdurchschnitten vielfach pathologisch verändert. Der schöne regelmäßige Kontur der Elastika ist teils verfasert und zerzaust, teils an manchen Stellen unterbrochen. Da es unmöglich ist, hier alle Details zu berücksichtigen, so soll summarisch erwähnt werden, daß in manchen Milzen kaum ein Gefäßquer- oder Längsschnitt ganz intakt erscheint. Verfolgt man mittelgroße Gefäße in Serienschnitten, so kann man gelegentlich auch Einrisse an denselben feststellen. Wir bilden in folgendem einen Gefäßquerschnitt ab, an dem eine Kommunikation zwischen dem trabekulären Hämatom und dem Lumen des Gefäßes deutlich zu erkennen ist. (Abb. 37.)

Bei Besichtigung der auf elastische Fasern hin gefärbten Schnitte kann man noch eine Veränderung ·finden, die meines Erachtens erwähnenswert ist: an Stelle der Zentralarterie, also gewiß bereits außerhalb des Bereiches der Trabekel, zeigt sich manchmal um das Gefäßlumen ein grobmaschiges Netzwerk, das sich ähnlich wie die Elastika selbst färbt. Dieses Maschenwerk reicht oft weit in die Pulpa hinein. Ähnliches sah auch Micheli. Trifft man nun ein solches Netzwerk tangential, so kann es wie eine Gruppe kleiner Gefäßdurchschnitte aussehen, zumal in vielen solchen Pseudogefäßquerschnitten Erythrocyten zu finden sind (vgl. auch Abb. 78). Welche Bedeutung das gedachte Maschenwerk besitzt, ist schwer zu entscheiden. Man könnte daran denken, daß es sich hier wegen der elastischen Umschließung um Bildung neuer Blutbahnen handelt. Den Beweis dafür habe ich aber nicht erbringen können. Auch die Angabe Michelis, daß in der Innenzone einiger Follikel und ganz unabhängig vom zentralen Blutgefäß Klumpen einer homogenen Substanz zu sehen sind, die kernarm ist und sich mit der van-Gieson-Lösung nur schwach rot färbt, kann ich bestätigen. Micheli hält diese Gebilde für junges Bindegewebe.

Ist die Histologie der Milz schon unter physiologischen Verhältnissen schwierig und erfordert es ein langes Studium, bevor eine sichere Orientierung möglich wird, so erscheint es in pathologischen Milzen oft fast unmöglich, ein sicheres Urteil abzugeben. Obwohl ich mich schon lange mit der Milzhistologie beschäftigt hatte, so glaubte ich doch, als ich die ersten Schnitte aus der Milz von einem hämolytischen Ikterus durchmusterte, daß nur irgend eine Verwechslung unterlaufen und ich ein anderes infarziertes Organ vor mir hätte. Dies nur zur Erklärung, wie schwierig der Versuch ist, z. B. die Zentralarterie weiter in die rote Pulpa hinein zu verfolgen. In dieser Richtung bin ich trotz Studiums von Serienschnitten nicht vorwärts gekommen. Ich kann nicht sagen, ob jener Gefäßabschnitt, welchen Weidenreich Pulpaarterie nennt, fehlt, oder ob jene großmaschigen Netze, die rings um die Zentralarterie liegen, ihn ersetzen und daher auch den Weitertransport des Blutes aus den arteriellen Bahnen zu besorgen haben. Der Befund Michelis, daß um die penizillären Arterien periadventitielle Bindegewebswucherungen vorkommen, ist mir sehr wichtig, denn ähnliches habe ich in diesem Ausmaße nur in Milzen von perniziöser Anämie gesehen; auf diese Frage soll noch im nächsten Kapitel eingegangen werden.

Jedenfalls erscheinen die Sinus relativ arm an Erythrocyten. Wenn es überhaupt gelingt, einen sicheren Sinusquerschnitt ins Gesichtsfeld zu bekommen, so erscheint sein Lumen von Zellen umgrenzt. Manchmal fassen sie große Zellen in sich, die, weil sie länglich und mit Fortsätzen versehen sind, Ähnlichkeit mit Makrophagen haben, welche sich eventuell auf Wanderung befinden.

Untersucht man schließlich noch Schnitte, die nach der Mallorymethode gefärbt sind, so fällt vor allem der Mangel an Bindegewebe speziell in der Nähe der Zentralarterien auf; was man Fibroadenie nennen könnte, vermißt man beim typischen hämolytischen Ikterus. Ebenso fehlen in allen Fällen, die ich untersuchen konnte, jene Schollen der Media der Zentralarterie, die an Hyalin erinnern und nach Guizetti ein Vorkommnis darstellen sollen, das er für den angeborenen Ikterus als typische Erscheinung beschreibt und abbildet.

Die Veränderungen an den Gefäßen habe ich nicht nur an den exstirpierten Milzen, sondern auch in dem einen Fall gesehen, der zur Sektion gekommen ist, so daß die Meinung, es könnte sich um eine artifizielle Gefäßverletzung handeln, keine Berechtigung hat.

Fasse ich die vorliegenden, mir charakteristisch erscheinenden pathologisch-anatomischen Veränderungen der Milz beim erworbenen hämolytischen Ikterus zusammen, so sind dies in erster Linie: **der Blutreichtum innerhalb der Billrothschen Stränge, die eigentümliche Gefäßveränderung, der Mangel an Fibroadenie und der Eisenreichtum der Milz, der allerdings erst nach der Turnbullblaureaktion zum Vorschein kommt.**

Die Leber jenes Falles, der zur Sektion kam, zeigte nicht die geringste Andeutung einer cirrhotischen Veränderung, auch bestand keine Umlagerung des Parenchyms im Sinne von Kretz; an den Gallenkapillaren, die an vielen Stellen erweitert und mit Gallenthromben erfüllt waren, sah man Einrisse, so daß ähnliche Verhältnisse vorlagen, wie ich sie beim Ikterus nach Phosphorvergiftung und beim cyanotischen Ikterus beschrieben habe; trotzdem ließ sich auch hier ein Mißverhältnis zwischen Intensität der Gelbsucht und der Reichlichkeit der Gallenthromben konstatieren. Die Leber erwies sich, nach der Turnbullblaumethode gefärbt, reich an Eisen, das ausschließlich in den Kupfferschen Sternzellen lag; Hämosiderose der Leberzellen habe ich nicht gesehen (Abb. 38). An zahlreichen Stellen

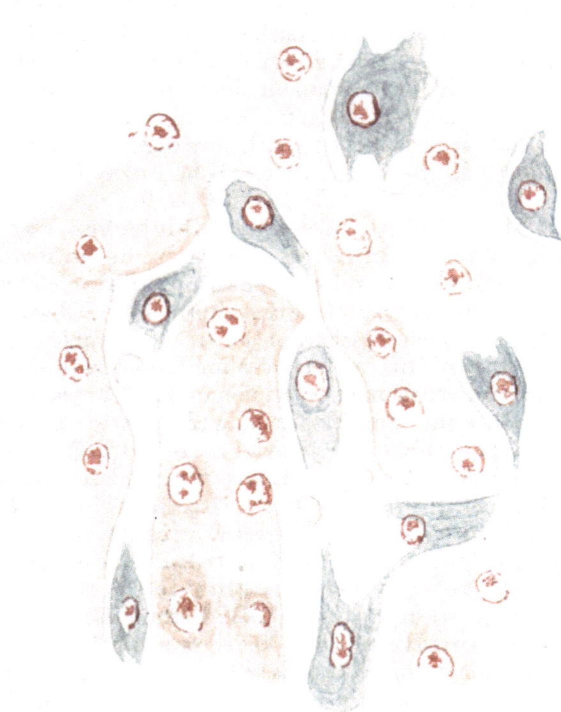

Abb. 38.   Leber eines Falles von erworbenem hämolytischem Ikterus. (Der Schnitt wurde nach der Turnbullblaumethode behandelt.) In manchen Partien zeigten sich die Kupfferzellen diffus blau gefärbt, an anderen Stellen zeigte sich die Eisenreaktion nicht so intensiv.

sah man in den Kupfferzellen phagocytierte Erythrocyten und rote Blutkörperchentrümmer (vgl. Abb. 44).

An den übrigen Organen war nicht viel Charakteristisches zu sehen. Die Niere war eisenreich, doch gewiß nicht in dem Ausmaße, wie es Minkowski für seinen Fall beschrieben hat. Das Knochenmark war intensiv rot gefärbt. Histologisch waren die Zeichen der Hyperfunktion des erythropoetischen Apparates zu erkennen. Es war eisenreich und das Eisenpigment fand sich hauptsächlich intrazellulär. Die Lymphdrüsen, die gleichfalls reich an Eisenpigment waren, erinnerten sowohl makroskopisch als auch mikroskopisch an Hämolymphdrüsen.

3. Spezielle Symptomatologie. Im Gegensatze zur kongenitalen Form, in deren Verlauf die Erscheinungen vom Anfange an bis zum spontanen

Exitus ziemlich gleich bleiben, zeigen sich beim akquirierten hämolytischen Ikterus sehr häufig Schwankungen. Dadurch kann das Symptomenbild der Krankheit mannigfach modifiziert werden, so daß die Diagnose in diesen Zwischenzeiten große Schwierigkeiten bereiten kann. Nicht nur das subjektive Befinden dieser Kranken unterliegt einem fortwährenden Wechsel, sondern es ändern sich auch die objektiven Erscheinungen. Nach den geringsten äußeren Einflüssen kann der Patient, der manchmal konstitutionell minderwertig (Enge der Aorta usw.) und der nur subikterisch war und eine leichte Milzvergrößerung trug, hinfällig und müde werden; das schlechte Aussehen verschlimmert sich noch mehr; das **schmutziggelbe Hautkolorit** macht einer stärkeren Gelbsucht Platz; gleichzeitig wird der Patient anämisch, was besonders an den Schleimhäuten zu erkennen ist. Trotzdem verrät sich in dem Gesicht dieser Kranken **eine leichte, an Fieber erinnernde Röte**; auch an den Fußsohlen und Fingerspitzen ist noch immer etwas Rot neben der Blässe zu erkennen, alles Merkmale, die uns schon beim ersten Adspekt des Patienten mahnen, nicht an eine Perniciosa zu denken. Auch ist in der Regel beim hämolytischen Ikterus jene Erscheinung nicht zu erkennen, die gerade bei der typischen Perniciosa so häufig ausgeprägt scheint: der Unterschied in der Verfärbung der Haare und dem tatsächlichen Alter der Personen; Menschen die an Perniciosa leiden und circa 40 Jahre alt sind, haben fast immer schon weiße Haare. Auch fehlt beim hämolytischen Ikterus stets das Gefühl von Wundsein der Zunge, was bei der typischen Perniciosa oft als Frühsymptome beobachtet werden kann. Schließlich soll daran erinnert werden, daß Patienten mit Perniciosa fast immer eigentümlich pastös sind, eine Erscheinung, die ich beim typischen hämolytischen Ikterus ebenfalls nicht gesehen habe.

Oft bestehen gleichzeitig starke **Schmerzen in der Milzgegend sowie rechts unter dem Rippenbogen.** Auf die Ähnlichkeit solcher Anfälle mit den Schmerzen bei der Cholelithiasis ist bereits hingewiesen worden. Es ist gewiß merkwürdig, daß der erste Fall von erworbenem hämolytischem Ikterus mit einer Gallenfistel in die Beobachtung kam (Widal und Abrami). Der Kranke wurde wegen angeblicher Gallensteinkolliken und Gallengangsverschluss operiert; da aber eine gesunde Gallenblase gefunden wurde, legte man eine Gallenblasenfistel an, die natürlich keinen Einfluß auf den bestehenden Ikterus zeigte.

Die **Patienten können im Anschluß an psychische, körperliche und sogar klimatische Einflüsse Verschlimmerungen** erfahren, die sich gelegentlich wiederholen, wobei sich der Allgemeinzustand immer schlechter gestaltet. Wir erinnern hier an den Patienten von Aschenheimer, der sich stets zur kalten Jahreszeit schlechter fühlte.

Das **Blutbild solcher Patienten kann während einer Verschlimmerung an das bei der Perniciosa erinnern.** Daß dies zu Verwechslungen geführt hat, darf uns nicht wundernehmen und wir müssen später noch versuchen, auf die trennenden Momente aufmerksam zu machen. Ähnlich wie bei Leukämien wird manchmal über **Druckempfindlichkeit des ganzen Sternums** geklagt. Natürlich kann es auch zu den sonstigen Folgeerscheinungen der Anämie kommen, wie z. B. zu Herzbeschwerden, Schwindel, Ohnmachtsanwandlungen, leichten Ödemen usw. Ähnlich wie die Verschlimmerung — oft unter gleichzeitigem Einsetzen von Nasenbluten oder Blutungen aus dem Zahnfleisch — rasch einsetzt, ebenso kann sich der Patient binnen kurzer Zeit auch wieder besser fühlen und wiederum so leistungsfähig werden, wie vordem. Epistaxis als Frühsymptom des hämolytischen Ikterus finden wir mehrmals notiert. Auf das Verhalten der Blutplättchen, gerade in solchen Zeiten, haben wir in den ersten Fällen nicht geachtet. Daß es auch hier zu Schwankungen kommt, lehren uns die Fälle V und VI.

Die Milz, die in der Regel groß ist, nimmt während der Verschlimmerung immer an Größe zu; manchmal geht damit Perisplenitis einher.

Die Besserung, die sich nach einer Attacke einstellt, kann dauernd oder nur vorübergehend sein. Leider ist das erstere Vorkommnis das viel seltenere. Von einem völligen Verschwinden des Milztumors im Stadium der Besserung ist wohl kaum die Rede. Eher scheint dies vom Ikterus zu gelten. Die Angabe Stejskals, daß bei solchen Patienten normale Salzsäurewerte im Magensaft gefunden werden, kann ich bestätigen. Manchmal kann gerade dieses Symptom differentialdiagnostisch gegenüber der Perniciosa in Betracht kommen.

Im Harne ist stets Urobilin resp. Urobilinogen zu finden. Zu Zeiten der Verschlimmerung kann die Urobilinurie eine enorme Intensität annehmen; Bilirubinurie fehlt meist. Auf das Vorkommen von Gallenfarbstoff im Harn nach Splenektomie, haben wir bereits mehrmals hingewiesen. In anfallsfreien Stadien gehört das Fieber nicht zum typischen Krankheitsbild. Während einer Attacke kann es manchmal eine solche Intensität zeigen, daß man an ein septisches Krankheitsbild denken kann. Bilirubinämie fehlt nie.

Aus meinem ziemlich großen Beobachtungsmaterial möchte ich nur noch zwei Fälle herausgreifen; der eine Fall zeigt uns die große Ähnlichkeit eines hämolytischen Ikterus mit einem septischen Krankheitsbilde, der andere dürfte insofern beachtenswert erscheinen, als es sich hier wahrscheinlich um ein Frühstadium dieser Krankheit handeln dürfte.

Fall V: Familienanamnese belanglos. Blutkrankheiten kommen in der Familie nicht vor. Im Alter von 3 Jahren erkrankte Patientin, die derzeit 35 Jahre alt ist und nur häuslichen Pflichten zu obliegen hat, an echten Blattern. Mit 4 Jahren bekam sie Drüsenschwellungen am Halse, die nach einigen Wochen aufbrachen; es entleerte sich Eiter. Die Wunde schloß sich bald. Im Alter von 15 Jahren bekam Patientin ein Ekzem, das sich allmählich über den ganzen Körper verbreitete. Bald nach Ausbruch des Ekzems, das fast 3 Jahre lang anhielt, wurde Patientin blaß; sie fühlte sich gleichzeitig sehr matt, hatte ununterbrochen Kopfschmerzen und Ohrensausen. Hitze konnte sie nicht vertragen; sie bekam oft Angstgefühl und Herzklopfen. Auf eine Arsen-Eisenkur wurde der Patientin besser; schließlich fühlte sie sich wieder ganz wohl und zeigte ein gesundes und junges Aussehen. Aus dieser Zeit kann sie sich erinnern, daß die Ärzte oft ihre Milzgegend betastet haben und daß ihr die Palpation Schmerzen bereitete. Von einer Äußerung eines Arztes, daß sie schon damals eine vergrößerte Milz gehabt hätte, weiß sie aber nichts. Bei Eintritt der heißen Jahreszeit trat abermals starke Blässe auf und die alten Beschwerden kamen wieder. Seither fühlt sie sich immer schwach, müde, klagt über Neigung zu Kopfschmerzen, Ohrensausen etc. Dieser Zustand hält nunmehr über 4 Jahre lang an. Patientin hat in früheren Jahren oft über Herzklopfen und Atembeschwerden beim Stiegensteigen zu klagen gehabt; diese Erscheinungen traten nunmehr in erhöhten Maßen wieder auf. Die anämischen Beschwerden konnten durch Eisen oder Arsen vorübergehend gebessert werden; nach Aussetzen der Kuren kamen die alten Klagen immer wieder. Eine neuerliche Arsenkur ein Jahr später hatte jetzt gar keinen Erfolg mehr.

Im Alter von 17 Jahren traten die ersten Menses auf. 6 Jahre hindurch war der Verlauf derselben unregelmäßig. Die Blutungen waren immer stark und dauerten 1 Woche. 5 Monate vor Beginn ihres jetzigen Leidens hörten die Menses ganz auf, dagegen kam es jetzt zu einem starken, ununterbrochen anhaltenden Ausfluß.

Ungefähr 1 Monat vor Aufnahme auf die Klinik begann die Patientin hoch zu fiebern. Gleichzeitig steigerten sich wieder alle ihre Beschwerden. Die Patientin wurde dauernd bettlägerig. Je höher das Fieber stieg, desto blässer wurde sie. Der rötliche Ausfluß aus dem Genitale hielt an; in den letzten Tagen kam es sogar zu diffusen Blutungen. Als neues Symptom, über das sie bis jetzt noch nie zu klagen hatte, trat jetzt Nasenbluten hinzu. In den allerletzten Tagen kam es auch zu Ödemen an den Beinen. Das Fieber hielt ununterbrochen an. In den Morgenstunden sank die Temperatur zumeist auf 38, abends stieg sie oft auf 40 und mehr. Der Ikterus nahm in den letzten Tagen stark zu.

Die Patientin ist gerade in der letzten Zeit von vielen Ärzten gesehen worden. Viele sprachen sich für eine Sepsis aus, und meinten dieselbe eventuell auf einen Abortus beziehen zu müssen; eine Auskratzung des Genitales wurde abgelehnt. Weil jetzt ein großer Milztumor zu tasten war, der sich schmerzhaft zeigte, sprach sich ein Teil der Ärzte für einen Milzabszeß aus. Auch die Diagnose „atypische" Leukämie wurde gestellt.

Status praesens: Große grazile Frau, an deren Skelett nichts Pathologisches auffällt. Mäßige Druckempfindlichkeit des Sternums. Patientin ist mäßig gut genährt, schlaffer nur am Abdomen und an den Oberschenkeln etwas reichlicher Paniculus adiposus; nirgends Drüsenschwellungen. Leichte Ödeme an den Unterschenkeln. Die Haut des ganzen Körpers gut durchfeuchtet, von wächsener Blässe, aber deutlich ikterisch verfärbt. Die sichtbaren Schleimhäute sind extrem anämisch. Nirgends am Körper Zeichen frischer oder alter Blutungen der Haut. Zunge trocken, Tonsillen nicht wesentlich vergrößert. Gehirnnerven frei, am Augenhintergrunde keine Blutungen. Im Bereiche des Thorax normaler Befund. Die Atmung ist etwas beschleunigt. Der Puls sehr frequent, 120 p. M., klein, sehr leicht unterdrückbar, dickrot. Herzdämpfung nach rechts und links etwas verbreitert. Diffuse anämische Herzgeräusche. Keine Anhaltspunkte für einen Klappendefekt. Lungenbefund normal. Abdomen etwas vorgewölbt, keine freie Flüssigkeit nachweisbar. Die Leber überragt gut handbreit den Rippenbogen; sie ist weich, nicht druckempfindlich. Die Milz ragt unter dem Rippenbogen handbreit hervor, sie überschreitet nach rechts die Mittellinie; sie ist hart und sehr druckempfindlich. Die Temperatur erreicht täglich Werte bis 40. In den Morgenstunden fällt sie auf 38. Nach den Angaben der Angehörigen soll dieser Fiebertypus seit einem Monat bestehen. In den ersten Tagen ihres Aufenthaltes hatte die Patientin fast täglich Nasenbluten. Als neues Symptom traten jetzt Diarrhöen hinzu. Die genitale Untersuchung zeigte einen etwas vergrößerten, aber sonst normal beschaffenen Uterus. Die bakteriologische Untersuchung des Blutes ergab ein negatives Resultat; das Blut war steril. Der Stauungsversuch am Arm (nach Frank) fiel negativ aus. Wassermann: negativ.

Die Untersuchung des Blutes ergab folgendes Resultat: 1,36 Mil. Erythrocyten, 32,5 Sahli, 3100 Weiße, Färbeindex: 1,4. Die differentielle Zählung der Weißen ergab: 57 % polynukleäre Leukocyten, 32 % Lymphocyten, 8 % Mononukleäre, 1 % Myeloblasten, 1 % Myelocyten, 1 % Reizungsformen. Auf 100 weiße Zellen kommen 5 Erythroblasten mit blasigem Kerne, 2 Megaloblasten. Sehr starke Anisocytose und Poikilocytose. Hochgradige Polychromasie (sehr viel dunkelblau tingierte Zellen), mäßige Dellenbildung. Blutplättchen sehr spärlich, diffus im Präparat verteilt. Die Prüfung der Resistenz ergab: beginnende Hämolyse bei 0,54, totale bei 0,28. Im deplasmierten Blute: 0,58—0,28. Keine Autoagglutination. Im Harn sehr große Mengen an Urobilin und Urobilinogen, Spuren Eiweiß, kein Bilirubin, keine Gallensäuren.

Zur Kupierung der Diarrhöen bekam die Patientin zuerst Einläufe mit Silbernitrat, später Tannineingießungen. Binnen kurzer Zeit standen die Durchfälle und auch das Fieber ging herunter. Schließlich verschwanden die Temperatursteigerungen vollkommen. In dieser Zeit des relativen Wohlbefindens, wo aber der Ikterus gleichmäßig anhielt, zeigte sich folgender Blutbefund: 1,54 Mil. Erythrocyten; 35 Sahli; 6000 Weiße. Die Zahl der Blutplättchen hat sich wesentlich vermehrt. Während dieser Periode hatten wir Gelegenheit, einige Stoffwechselversuche durchzuführen. Die Prüfung der Resistenz hatte sich im Prinzip nicht geändert. Auch hier haben wir zur Splenektomie geraten. Der Erfolg der Operation war ein ausgezeichneter. Über den Einfluß der Splenektomie auf das Blutbild und die Urobilinausscheidung orientiert uns die folgende Tabelle:

Datum	Erythrocyten	Hämoglobin (Sahli)	Färbeindex	Leukocyten	Differentiell							Blutplättchen	Resistenz	Urobilin im Stuhl	Blutungszeit nach Frank	kg
					Myelocyten	Myeloblasten	Neutrophile	Eosinophile	Lymphocyten	Mononukleäre	Reizungsformen					
4. III.	1,360	32,5	1,4	3 100	1	1	57	—	32	8	1	—	0,54—0,28	—	15 Min.	64
28. III.	1,540	35,0	1,4	6 000	1	—	60	1	30	8	—	30 000	(0,58—0,28)	1,34	10 „	60
Splenektomie 2. IV. 1917 (ausgeführt von Prof. Ranzi)																
10. IV.	2,680	60	1,34	10 600	—	—	54	—	33,5	12,5	—	480 000	0,48—0,28	0,42	7 „	57
10. V.	3,470	66	1,15	6 650	—	—	50	—	35	15	—	—	(0,50—0 28)	0,32	7 „	59,6
31. V.	4,100	70	1,04	7 080	—	—	48	1	36	15	—	500 000	0,48—0,28	0,41	6,5 „	64
28. VII.	4,470	73	0,96	7 130	—	—	51	2	35	12	—	—	(0,50—0,30)	0,23	—	68

Die Beschreibung des roten Blutbildes vom 10. IV. lautet: sehr deutliche Anisocytose, fehlende Polychromasie und Poikilocytose. Keine Megaloblasten. Auf 100 weiße Zellen kommen 10 Erythroblasten mit deutlich piknotischem Kern. Ziemlich zahlreiche

Jollykörperchen. Derselbe Fall bot uns auch Gelegenheit, den Eisenstoffwechsel vor und nach der Splenektomie zu studieren. Wir geben die Zahlen in Tabellenform wieder.

Eisenausfuhr pro Tag und Kilo Körpergewicht berechnet:

	Im Stuhl mg Eisen	Insgesamt mg Eisen	
Vor der Splenektomie	0,191	0,204	6 tägige Periode
1 Monat nach der Operation . .	0,230	0,244	6 tägige Periode
3 Monate nach der Operation . .	0,220	0,231	8 tägige Periode

Fall VI. 20 Jahre altes Mädchen; Vater an einer Lungenentzündung, Mutter an einer Rippenfellentzündung gestorben. Zwei Geschwister ganz gesund. In der Familie keinerlei Blutkrankheiten. Keiner ihrer Vorfahren war ikterisch. Als Kind hatte Patientin Keuchhusten, Masern, Diphtherie. Bis zu ihrer jetzigen Erkrankung war Patientin stets bei vollster Gesundheit; sie war immer kräftig und von sehr gutem Aussehen, eine gelbe Farbe hatte sie nie gehabt.

Seit 3 Wochen fühlt sich Patientin krank. Sie glaubt den Beginn der Erkrankung mit einer stärkeren Erkältung, die sie sich gelegentlich einer Menstruation zugezogen hatte, in Zusammenhang bringen zu müssen. Die Periode verlief wie sonst, nur empfand Patientin Mattigkeit, sie konnte vor Schwäche kaum gehen; nach Ablauf der Menstruation fühlte sie sich dann wieder wohl, bis eben vor 3 Wochen.

Damals verspürte sie ein allgemeines Unbehagen, besuchte aber doch ein Theater, legte sich dann bei bestem Wohlbefinden zu Bett. Morgens beim Erwachen fühlte sie sich sehr schwach und matt; als sie aufstehen wollte, bemerkte sie, daß sie über Nacht ganz gelblich-blaß geworden sei. Seither hält der leichte Ikterus ununterbrochen an. Patientin konnte zwar gehen, doch fühlte sie sich sehr müde und schwach. Eine Woche später hatte sie über große Appetitlosigkeit zu klagen, Ekel vor allen Speisen, besonders vor Fleisch. Es traten Kopfschmerzen und Ohrensausen auf, dabei starkes Herzklopfen und Atemnot beim Gehen, Schwellungen an den Beinen traten keine auf. Kein Brennen an der Zunge, auch hatte sie über ähnliche Erscheinungen nie vorher zu klagen. Große Schwäche. Patientin ging jedoch nicht zu Bett. Die Schwäche steigerte sich von Tag zu Tag, so daß die Patientin in der 3. Woche ihrer Erkrankung nicht mehr gehen konnte. Das Herzklopfen hatte an Intensität zugenommen. Die Magenbeschwerden hatten sich gebessert. Zwei Tage vor ihrer Aufnahme auf die Klinik begann die Patientin zu husten. In diesem Zustande wurde Patientin an die Klinik gewiesen. Stärkere Blutungen hatte Patientin nicht bemerkt; auch hatte sie nie vorher über stärkeres Nasenbluten zu klagen. Erste Menses mit 14 Jahren. Immer regelmäßig und gleich stark. Die vorletzte Menstruation vor Beginn ihrer jetzigen Erkrankung war sehr stark; die letzte Periode 4 Tage vor der Aufnahme auf die Klinik zeigte nur eine geringe Blutung.

Status praesens. Mittelgroß, von grazilem Knochenbau; keine Schmerzhaftigkeit der Knochen. An manchen Stellen Neigung zu stärkerer Pigmentierung der Haut. Unter dem Kieferwinkel bohnengroße harte Drüse, ebenso in Inquines. Patientin ist ziemlich kräftig, gut genährt. Keine Ödeme.

Die Haut am ganzen Körper subikterisch, von weißer wächsener Blässe. Die Skleren deutlich ikterisch. Sichtbare Schleimhäute extrem blaß. Nirgends an den Hautdecken oder Schleimhäuten Blutungen. Tonsillen nicht vergrößert. Der Augenhintergrund zeigt keine Blutungen. Hirnnerven normal, Pupillen prompt reagierend.

Thorax ohne Besonderheiten, Lungenbefund ebenfalls normal. Orthodiagramm zeigt eine normale Herzgröße. Über dem Herzen sind laute anämische Geräusche zu hören. Abdomen im Niveau des Thorax. Leber perkutorisch vergrößert, fühlt sich sehr weich an, kein scharfer tastbarer Leberrand. Milzdämpfung vergrößert, unterer Pol eben tastbar. Die Milzgegend ist etwas druckempfindlich. Peripheres Nervensystem normal. Die Untersuchung des Magens ergibt normale Aziditätswerte. Die Röntgenuntersuchung des Magens zeigt keine pathologischen Veränderungen. Im Stuhl kein Blut. Wassermannsche Probe negativ.

Die Untersuchung des Blutes ergibt folgende Werte: 860 000 Erythrocyten, 20,0 Sahli, 15 000 Leukocyten, Färbeindex 1,39. Differentiell: 78,75% Polynukleäre; 8,75% Lymphocyten; 6,75% Mononukleäre; 2,25% eosinophile; 1,50% Mastzellen; 1,0% Myeloblasten, 1% Reizungszellen. Das gefärbte Blutpräparat zeigt: auf 100 Leukocyten 35 Erythroblasten; auf 200 Zellen 1 Megaloblast; mäßige Poikilocystose; starke Anisocytose; beträchtliche Polychromasie. Blutplättchen in normaler Menge vorhanden. Unter den Weißen keine pathologische Frühformen. Die Zahl der Blutplättchen ist etwa normal, stellenweise gehäuft. Im Harn sehr viel Urobilin und Urobilinogen, keine Gallensäuren. Das Serum ist dunkel und enthält sehr viel Bilirubin. Die Prüfung der Resistenz ergibt folgende Werte: in toto 0,54—0,30; deplasmiert 0,58—0,30.

Da sich das allgemeine Befinden und auch das Blutbild innerhalb eines Monats nicht änderten, und die Prüfung der Resistenz für einen hämolytischen Ikterus sprach, ließen wir die Splenektomie durchführen. Der Erfolg war ein verblüffender. Auch hier geben wir die Blutwerte und die Urobilinzahlen, die wir im Stuhl fanden, in Tabellenform wieder.

| Datum | Erythrocyten | Hämoglobin (Sahli) | Färbeindex | Leukocyten | Differentiell | | | | | | | Blutplättchen | Resistenz | Urobilin im Stuhl | Blutungszeit nach Frank | kg |
					Neutrophile	Eosinophile	Lymphocyten	Mononukleäre	Mastzellen	Myeloblasten	Reizungszellen					
23. XII.	860 000	20	1,39	15 600	78,75	2,25	8,75	6,75	1,50	1	1	150 000	0,54—0,30	1,76	7 Min.	55,6
18. I.	970 000	23	1,40	14 600	—	—	—	—	—	—	—	160 000	(0,58—0,30)	1,90	—	56,7
Splenektomie 24. I. 1917 (ausgeführt von Prof. Ranzi).																
30. I.	1 420	32	1,35	16 000	63	20,6	13,2	3,2	—	—	—	800 000	0,50—0,32	0,7	7 Min.	52,7
15. II.	2 900	70	1,45	10 000	—	—	—	—	—	—	—	—	—	0,6	—	53,0
30. III.	4 132	90	1,31	9 600	70,3	15,3	11,4	3,0	—	—	—	700 000	0,48—0,32	0,3	10 Min.	55,7
20. IV.	4 560	92	1,30	7 800	76,1	10,7	11,0	2,2	—	—	—	700 000	0,48—0,28	0,2	—	56,9

10 Tage nach der Splenektomie zeigte das gefärbte Blutpräparat folgendes Bild: Auf 200 Zellen ein Erythroblast, sehr wenige Jollykörperchen. Keine Megaloblasten. Starke Anisocytose, tinktorell und der Form nach keine Besonderheiten. Blutplättchen sehr vermehrt, in dichten Haufen gelagert. $1^{1}/_{2}$ Monate später war das rote Blutbild ganz normal.

Der Verlauf war sonst noch in zweifacher Beziehung merkwürdig; die Urobilinurie hielt noch über 2 Monate lang an und dann fiel der Farbstoffwert im Stuhle nur sehr langsam. Beide Erscheinungen haben wir sonst bei unseren Fällen von akquiriertem hämolytischen Ikterus nicht wieder gesehen.

4. Verlauf. a) **Die kryptogenetische Form des Ikterus haemolyticus acquisitus.** In einer Anzahl der Fälle beginnt der erworbene Ikterus haemolyticus, ohne daß man auch nur irgend eine greifbare Ursache ergründen kann. Es ist möglich, weil die Mehrzahl der Fälle von hämolytischem Ikterus Frauen sind, daß hier die Funktion der Sexualorgane auf den Blutumsatz irgendwie von Einfluß ist. Sämtliche Fälle, die ich sah, waren Frauen. Drei hatten Geburten überstanden, zwei Frauen waren ledig. Jedenfalls ist das Puerperium imstande, das Krankheitsbild wesentlich zu verschlechtern (zwei eigene Fälle, außerdem solche von Surmont, Dehon et Dubus). Manchmal kann der Beginn des Leidens plötzlich wie eine Gallensteinkolik einsetzen; scheinbar ganz unvermittelt kommt es zu Schmerzen rechts unter dem Rippenbogen und binnen kürzester Zeit tritt Gelbsucht auf. In der Regel ist der Milztumor schon vorhanden. Die Qualität des Ikterus verrät aber, daß man es hier nicht mit einem gewöhnlichen Ikterus nach Gallengangsverschluß zu tun hat; die Bilirubinurie fehlt, und die Dunkelfärbung des Harnes ist fast ausschließlich auf Urobilin zurückzubeziehen. Wegen der Seltenheit des erworbenen Ikterus haemolyticus wird meist zuerst an andere Formen der Gelbsucht gedacht. So z. B. an Ikterus catarrhalis, bei älteren Leuten an Ikterus bei Karzinom; die größte differentielle Schwierigkeit bildet aber die Möglichkeit eines Ikterus bei einer nicht ganz gewöhnlichen Cholelithiasis. **Weil man in diesen Fällen von Ikterus haemolyticus acquisitus eine unmittelbare, greifbare Ursache nicht ausfindig machen kann, werden sie als Formen der primären oder essentiellen Form des akquierten Ikterus haemolyticus hingestellt.**

b) **Der sekundäre akquirierte Ikterus haemolyticus.** Die französische Literatur, in welcher der Icterus haemolyticus eine große Rolle spielt, bemüht sich, im Gegensatz zur primären Form desselben noch eine zweite Kategorie aufzustellen, wo ein Zusammenhang zwischen einem solchen Ikterus und einer vorangegangenen, oder einer noch bestehenden Krankheit festzustellen ist. Die Fälle dieser Gruppe will man unter dem Begriff: sekundärer akquirierter Ikterus haemolyticus zusammenfassen.

α) Der Ikterus bei Pneumonie. In seinem Buche über den Ikterus haemolyticus bringt Cavazza ein eigenes Kapitel, das betitelt ist: „Ittero nella polmonite". Es ist schon lange bekannt, daß es gerade bei der Pneumonie zu einer· Gelbsucht kommen kann. Oft ist die Gelbsucht kaum angedeutet, so daß wir gerade nur eine leichte Gelbfärbung der Skleren sehen, oft beherrscht aber der Ikterus gleichsam den ganzen Prozeß. Man hat Pneumoniefälle, wo die Gelbsucht ganz besonders im Vordergrund steht, unter dem Krankheitsbilde der Pneumonia biliosa zusammengefaßt. Die Prognose solcher Fälle ist ungünstig. Ob der Tod infolge der allgemeinen Toxämie oder der Gelbsucht selbst eintritt, ist wohl kaum zu entscheiden. Man hat sich natürlich vielfach bemüht, der Ätiologie der Gelbsucht im Gefolge der Pneumonie näher zu kommen. Man hat teils mechanische, teils funktionelle Schäden dafür verantwortlich gemacht. Nachdem der Ikterus sehr häufig bei Pneumonien auftritt, die sich im rechten Unterlappen abspielen, haben manche Kliniker, einen ursächlichen Zusammenhang zwischen mangelnder Zwerchfelltätigkeit und behinderter Gallensekretion durch die Leber angenommen. In diesem Sinne würde also dem Zwerchfelle die Funktion zukommen, die Galle aus der Leber herauszumassieren.

Ich habe mich oft bemüht, mit meiner Gallenkapillarmethode der Ätiologie des Ikterus bei Pneumonie näherzutreten. Manchmal habe ich Gallenkapillarthromben und eingerissene Gallenkapillaren gesehen. Ein regelmäßiges Vorkommen derselben kann ich aber nicht zugeben. Oft sieht man schwere Leberschädigungen durch Nekrosen, und es wäre möglich, daß gerade an diesen Stellen Galle aus den Sekretkapillaren austritt und das Bilirubin so Wege in die allgemeine Zirkulation findet.

Der Grund, warum man an einen Zusammenhang zwischen dem Ikterus bei Pneumonie und dem echten hämolytischen Ikterus gedacht hat, scheint wohl folgender gewesen zu sein: wir finden bei der Pneumonie gewisse funktionelle Störungen, wie sie nur bei hämolytischen Zuständen zu sehen sind; denken wir an die Urobilinurie oder an die mächtige Farbstoffausscheidung durch den Stuhl; wenn Kliniker, wie z. B. Hildebrandt behaupten, daß die Urobilinurie ausschließlich auf eine funktionelle Leberschädigung, also ähnlich wie bei der Cirrhose, zurückzuführen sei, so möchten wir doch zur Vorsicht mahnen. Gerade die großen Farbstoffausscheidungen durch die Galle und daher auch die großen Mengen von Urobilin im Stuhl lassen an eine Möglichkeit denken, daß die Urobilinurie in gleicher Weise entsteht wie z. B. beim hämolytischen Ikterus oder bei der perniziösen Anämie. Wir müssen daher jenen Klinikern recht geben, die bei Pneumonie mit einer vermehrten Zerstörung des Hämoglobins rechnen.

Was aber den Ikterus bei der Pneumonie, wie ich glaube, prinzipiell vom typischen hämolytischen Ikterus trennt, ist das Verhalten der Resistenz der roten Blutkörperchen. Auf Grund der Angaben sowohl der Literatur, als auch auf Grund meiner eigenen Erfahrungen kann ich sagen, daß die Resistenz der roten Blutkörperchen bei der Pneumonie entweder normal ist, oder sogar erhöht sein kann. Weil und Dufour sahen gelegentlich ebenfalls eine Erhöhung der Resistenz bis auf 0,38. Das Symptom der Substantia granulofilamentosa ist zu vieldeutig, als daß man sich darauf allein verlassen könnte. Es liegen Angaben in der Literatur vor, wonach sich tatsächlich im Anschluß an eine Pneumonie das typische Bild des hämolytischen Ikterus, also Splenomegalie, acholurischer Ikterus, Verminderung der Resistenz entwickelt hat. Ob man aber daraufhin schon berechtigt ist, zu sagen, daß tatsächlich die Pneumonie imstande sein soll, das typische Bild im Sinne von Widal auszulösen, wollen wir vorläufig unentschieden lassen.

In einer Reihe von Fällen, die in vivo das Symptomenbild der biliären Pneumonie darboten, haben wir sowohl Leber als auch Milz untersucht. Sicher sind eine Menge — auch anatomischer — Tatsachen vorhanden, die für einen vermehrten Blutuntergang sprechen; so sahen wir öfter eisenhaltige Kupfferzellen, eisenpigmentführende Zellen in der Milz und auch beträchtliche Hämosiderose im Knochenmark; ob aber diese Tatsachen genügen, hier schon an eine Zugehörigkeit zum hämolytischen Ikterus zu denken, möchten wir vorläufig unentschieden lassen, um so mehr als ich auch Fälle von biliärer Pneumonie kenne, wo all diese Erscheinungen fehlen können.

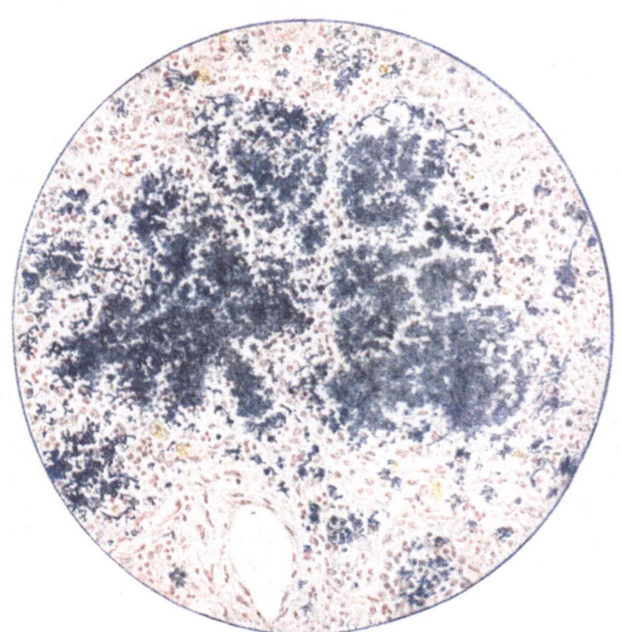

Abb. 39. Schnitt durch die infiltrierte Lunge bei biliärer Pneumonie (Turnbullblaureaktion). Die blau gefärbten Massen entsprechen Fibrinmassen, die wahrscheinlich mit Eisen imbibiert sind.

Nachdem einmal der Ikterus im Gefolge der Pneumonie zur Diskussion steht und sich in diesem Buche kaum mehr eine Gelegenheit finden wird, um auf diesen Gegenstand zur Sprache zu kommen, so will ich kurz über einige Erfahrungen berichten, die geeignet sein könnten, den pneumonischen Ikterus in ein anderes Licht zu stellen.

Im II. Kapitel haben wir von Versuchen gesprochen, die sich mit der Ablagerung von intravenös injiziertem Eisen beschäftigten (S. 67). Wir haben dort das Verhalten der Endothelien der Milz, Leber und des Knochenmarkes erwähnt und gesagt, daß die Bilder, die man beim Tier erhält, sehr an jene erinnern, die man von der Hämosiderose her kennt. Ähnlich wie sich die Kupfferzellen, dann gewisse Milzendothelien und Elemente im Knochenmarke bei der TDA.-Vergiftung mit Eisen imbibieren, in gleicher Weise können sich dieselben Zellen mit Eisen inkrustieren, wenn man bei Tieren kolloidales Eisen intravenös injiziert.

Bei der Durchmusterung der einzelnen Organe nach Eiseninjektion kann man sich davon überzeugen, daß an der Absorption von Eisen auch die Lunge großen Anteil nimmt. Bringt man das Eisen durch die bekannte

Perlsche Reaktion zur Darstellung, so zeigt sich neben der Leber nur noch die Lunge so intensiv blau gefärbt. Bei mikroskopischer Betrachtung findet sich das Eisen in großen Endothelien abgelagert, die an vielen Stellen das Lumen der Lungenkapillaren zu verlegen scheinen. Offenbar handelt es sich hier um eine Art selektiver Reaktion dieser Zellen, nachdem andere ebenso blutreiche Organe lange nicht so reichlich das Eisen absorbieren.

Diese Verwandtschaft, die sich zwischen den Kupfferzellen und den Lungenendothelien ergab, war der Anlaß, warum ich bei den unterschiedlichen Fällen von Anämie und Ikterus auch auf die Lungenendothelien acht gab und nachsah, ob sich nicht auch hier, analog wie in den Kupfferzellen, gelegentlich Hämosiderin nachweisen läßt. Zu eindeutigen Resultaten bin ich nicht gekommen, aber eine systematische Untersuchung der verschiedenen Lungen hat mich belehrt, daß speziell in gewissen Stadien der Pneumonie die infiltrierte Lunge reich an Hämosiderin sein kann. Die Frage, ob ein Zusammenhang zwischen diesen Erscheinungen und dem pneumonischen Ikterus besteht, schien mir bis zu einem gewissen Grade beantwortet, als ich bei zwei biliären Pneumonien eine hochgradige Eisenablagerung fand. Merkwürdigerweise färbten sich nach der Turnbullblaumethode vor allem die Fibrinmassen sehr stark blau (vgl. Abb. 39).

Eine Verallgemeinerung auf Grund zweier Beobachtungen scheint nicht angebracht, aber da sich in der Leber und Milz dieser beiden Fälle keine Hämosiderose fand, so gibt dieser Befund zu Gedanken Anlaß. Es wäre doch immerhin möglich, daß der Untergang von Erythrocyten, wie er in der Lunge doch sicher eine große Rolle spielt, in Parallele zu setzen wäre mit der Anschoppung von roten Blutkörperchen in der Milz beim hämolytischen Ikterus; in dem Sinne könnte also die Lunge der Hämolyse in ähnlicher Weise Vorschub leisten, wie wir es von der Milz angenommen haben. Bis zu welchem Grade hier der Abbau des Hämatinmoleküls fortschreitet, d. h. ob sogar Bilirubin gebildet werden kann, müssen erst weitere Untersuchungen lehren. Sollte die Lunge einzelner Personen tatsächlich die Eigenschaft besitzen, aus extrakapillär gelagerten Erythrocyten Bilirubin oder deren Vorstufen zu bilden, so hätten wir auch hier Anhaltspunkte gefunden, die zugunsten einer extrahepatischen Bilirubinbildung zu verwerten wären.

Analog wie beim hämolytischen Ikterus wird sich auch hier die Frage zuspitzen, ob z. B. die Lunge das Hämatinmolekül nur andaut und die vollständige Zerstörung erst der Leber resp. den Kupfferzellen überläßt, oder ob es in der Lunge wirklich zu einer Bilirubinbildung kommt. Der Mangel an Erythrocytentrümmern in den Kupfferzellen macht es mir wahrscheinlich, daß die Lunge gelegentlich auch in großem Umfange Hämatin bis zum Bilirubin zerstören kann. Offenbar — hier scheinen individuelle Unterschiede eine große Rolle zu spielen — geht der Zerstörungsprozeß bei einzelnen Personen viel rascher und intensiver vor sich, während ein andermal der Blutzerfall längere Zeit beansprucht. Die Tatsache, daß es eigentlich bei jeder Pneumonie zu Bilirubinämie kommt, weiter, daß fast alle Pneumoniker leicht ikterisch sind und große Mengen an Urobilin ausscheiden, fordert uns auf, hier an graduelle Unterschiede zu denken.

Da ich in einer Reihe von Fällen, die wir klinisch als biliäre Pneumonien geführt haben, auch schwere parenchymatöse Veränderungen in der Leber gesehen haben, so ist es ganz gut möglich, daß an der Entstehung der Gelbsucht auch die zelluläre Läsion der Leber selbst beteiligt sein kann.

Jedenfalls gewinnt man den Eindruck, daß auch der Ikterus bei der Pneumonie schwer einheitlich erklärt werden kann. Sicherlich spielt der pulmona!e Faktor bei der Entstehung eine große Rolle, aber es wäre gefehlt, wenn man darauf ein ebensogroßes Gewicht legen wollte, wie es versucht wurde, den pneumonischen Ikterus ausschließlich im Sinne einer Läsion der Leberzellen zu deuten.

Kehre ich wieder zu der Frage zurück, ob wir berechtigt sind, den Ittero nella polmonite im Rahmen des hämolytischen Ikterus zu besprechen und ihn gar als sekundären akquirierten Ikterus haemolyticus hinzustellen, so glaube ich dies mit einem Nein beantworten zu müssen.

Meines Erachtens soll man sich daher dem Standpunkte von Chalier anschließen, der nur dann von einem Ikterus haemolyticus gesprochen haben will, wenn Fragilität der Erythrocyten besteht. Wenn man im Gegensatz dazu als einteilendes Prinzip ausschließlich den vermehrten Blutuntergang als Kriterium für den hämolytischen Ikterus hinstellen will, dann muß man die Grenzen viel weiter ziehen; damit verliert aber das Krankheitsbild des hämolytischen Ikterus seine Bedeutung als klinische Einheit. Deswegen glaube ich an der Definition der Franzosen festhalten zu müssen, die, wie gesagt, das Schwergewicht auf folgende Symptome lenken: Fragilität der Erythrocyten, Freisein von ikterischen Intoxikationen, Splenomegalie, Anämie mit Anwesenheit von reichlichen filamentösgranulierten Erythrocyten. Hinzufügen möchte ich noch: Symptome der Pleiochromie, also vor allem reichliche Anwesenheit von Gallenfarbstoff im Duodenalsaft, eventuell Vermehrung des Urobilins im Stuhl. Die Urobilinurie kommt erst in zweiter Linie in Betracht. Als anatomische Kriterien: Fehlen einer schwereren parenchymatösen oder gar cirrhotischen Veränderung der Leber, Fehlen von Fibroadenie, dagegen starke Hyperämie der Milz.

Hält man sich an diese Merkmale, dann wird, wie ich glaube, so manches abfallen müssen, was bis jetzt noch zum sekundären akquirierten Ikterus haemolyticus gezählt wurde. Obenan der Ittero nella polmonite.

β) *Der Ikterus bei Tuberkulose und bei anderen Infektionskrankheiten.* Hohner beschrieb einen „Ikterus haemolyticus" bei Tuberkulose, ebenso Muratet und Mougneau. Auch hier glaube ich, daß man mit der Diagnose hämolytischer Ikterus zu freigebig gewesen ist. Man darf doch nicht, weil man in der Erkenntnis der Ikteruspathologie um einen Schritt weiter gekommen ist, wieder alles, was sich sonst nicht erklären läßt, als hämolytischen Ikterus auffassen.

Auch bei anderen Infektionskrankheiten kann es zum Ausbruch einer Gelbsucht kommen. So bespricht Anglada einen Fall als l'ictère Eberthien pleiochromique. Der Zusammenhang ist ziemlich klar. Es handelt sich hier um einen nicht-mechanischen Ikterus, bei dem bakteriologisch im Blute der Eberthbazillus festgestellt wurde. Was sonst der Grund war, an einen Zusammenhang dieses Falles mit dem echten Ikterus haemolyticus zu denken, ist aus der Beschreibung nicht zu erkennen.

Genauer publiziert ist der Fall von Sicard und Guthmann. Hier handelt es sich tatsächlich, soweit man das klinisch beurteilen kann, um einen hämolytischen Ikterus. Dabei wurde der Typhusbazillus aus dem Blute gezüchtet. Ob man daraus einen ursächlichen Zusammenhang zwischen Typhus und hämolytischen Ikterus erschließen kann, erscheint mir doch sehr fragwürdig, denn man muß doch daran festhalten, daß sonst beim Typhus Zeichen von Hämolyse fehlen. Trotzdem muß man aber in der Beurteilung vorsichtig sein, um so mehr, als sich in einer neueren Publikation Roque,

Charlier und Josseraud abermals für die Existenz eines l'ictère éberthien einsetzen. Ich persönlich habe nie einen hämolytischen Ikterus bei Typhus gesehen; wenn ich bei Typhus abdominalis Gelbsucht beobachtete, so dachte ich zunächst an eine komplizierende Cholangitis. Die Blutplättchenbefunde (Kaznelson) scheinen mir auch dagegen zu sprechen.

Chauffard beschrieb mehrere Fälle von schwerer Gelbsucht im Gefolge von Malaria. Schon Vincent machte im Anschluß an die Bemerkungen von Chauffard darauf aufmerksam, daß bei solchen Fällen auch mit einer Vergiftung durch Chinin, Antipyrin usw. zu rechnen sei. Trotzdem muß man aber mit der Möglichkeit im Sinne Chauffards rechnen. Erst jüngst habe ich einen Fall von scheinbarem hämolytischem Ikterus, d. h. Splenomegalie, verminderte Resistenz, Pleiochromie der Galle, leichten Ikterus gesehen, bei dem es gelang, durch Faradisation der Milz Malariaplasmodien zur Ausschwemmung zu bringen. Eine neuerliche Chinin- resp. Salvarsanbehandlung brachte Ikterus, Milztumor und Anämie binnen kürzester Zeit zum Schwinden. Ich will mich aber auf die Frage des Ikterus bei Malaria nicht weiter einlassen, weil mir persönliche Erfahrung auf diesem Kapitel der Milzpathologie fehlt. Im übrigen glaube ich, daß es bei der Malaria nicht notwendig ist, auf Vorgänge analog wie beim hämolytischen Ikterus zurückzugreifen, nachdem Malariaplasmodien Ursache genug sind, um den vermehrten Blutuntergang zu erklären.

γ) Der Ikterus bei sekundärer Syphilis. Genauer studiert ist der Ikterus bei sekundärer Syphilis.

Es kommt Gaucher und Giroux das Verdienst zu, hier die ersten Beobachtungen gemacht zu haben. Ich will zuerst einiges aus ihren Krankengeschichten herausgreifen.

Der erste Fall, über den sie berichten, betraf eine 22 Jahre alte Frau, die zwei Jahre früher Lues akquiriert hatte. Als sie zur Aufnahme kam, war sie bereits zwei Monate lang subikterisch. Objektiv zeigte sich tatsächlich leichte Gelbsucht, die Leberdämpfung betrug in der M.L. 12 cm. Milz in vertikaler Richtung 12 cm lang, 8 cm breit. Im Harn reichlich Urobilin, aber kein Gallenfarbstoff. Die Stühle waren gefärbt. Die hämatologische Untersuchung ergab: 3 000 000 Erythrocyten, 8000 Leukocyten (68 % polynukläre Neutrophile, 25 % Mononukleäre, 5 % Lymphocyten, 2 % eosinophile, 0,5 % basophile und 1,5 % Übergangsformen). Bei der Prüfung der Resistenz erhielt man folgende Werte: Beginn der Hämolyse bei 0,52 % NaCl, starke Hämolyse bei 0,48, totale bei 0,36 %. Nach vorangegangener Deplasmierung: Beginn der Hämolyse bei 0,60, starke Hämolyse bei 0,56 % NaCl, totale bei 0,44 %. Was die Hématies granuleuses anbelangt, so betrugen sie 10—12 % der roten Blutkörperchen (dargestellt nach der Methode von Widal). Außerdem zeigte das Blut dieses Patienten die Erscheinung der Autoagglutination.

Der zweite Fall bekam den Ikterus gleich nach Ausbruch des Exanthems. Außerdem befand sich die Frau im 7. Schwangerschaftsmonat. Bald nach Ausbruch der Gelbsucht kam es zur Frühgeburt einer mazerierten Frucht. Im übrigen war das klinische Bild ganz ähnlich wie im ersten Fall. Im Harn ließen sich keine Gallensäuren nachweisen.

Gaucher und Giroux beschreiben noch zwei weitere Fälle. Der therapeutische Erfolg in allen diesen Fällen spricht wohl sehr für einen Zusammenhang mit Lues; bald nach Einsetzen einer entsprechenden Inunktionskur schwand die Gelbsucht.

Ähnliche Fälle haben dann noch Teisset und Beurmann, Bith und Cain beschrieben.

Fast in allen Fällen kam es zu ähnlichen Erscheinungen wie beim echten Icterus haemolyticus — also zu Anämie, globulärer Fragilität, Autoagglutination, granulierten Erythrocyten und zu Zeichen von vermehrtem Blutuntergang bei scheinbarem Freisein der Gallenwege. Ein Milztumor fand sich stets. Klinisch war der Ikterus wohl immer léger et passagre. Daß aber auch dieser Ikterus gelegentlich zu Perniciosa führen kann, beweist ein Fall, über den Samberger berichtet hatte.

Den französischen Autoren war bereits die Tatsache bekannt, daß sich im Gefolge der sekundären Syphilis noch eine zweite Art der Gelbsucht entwickeln kann, die große Verwandtschaft mit dem gewöhnlichen Icterus catarrhalis zeigt.

Die ganze Frage bildet den Gegenstand einer ausführlichen Thése von Teisset. Ich persönlich habe nie Gelegenheit gehabt, solche Formen von hämolytischem Ikterus zu sehen. Meiner Ansicht nach gehört das Gros der Fälle von Gelbsucht im Stadium der sekundären Syphilis in die Gruppe des Icterus catarrhalis, womit ich aber nicht leugnen will, daß es trotzdem Fälle gibt, wie sie von Gaucher und Giroux beschrieben wurden.

δ) Ikterus im Gefolge anderer Krankheiten. Es werden in Zusammenhang mit dem Icterus haemolyticus auch andere Gelbsuchtsformen beschrieben; so z. B. nach langen Chloroformnarkosen, bei Bleiintoxikationen, nach Genuß verschiedener Medikamente, z. B. Laktophenin. Meines Wissens sind die Argumente, die die Zugehörigkeit zum hämolytischen Ikterus beweisen sollten, nicht überzeugend gewesen, daß man auf Grund derselben sagen könnte, es müsse sich hier um einen Icterus haemolyticus gehandelt haben; damit will ich aber nicht gesagt haben, daß die Ursache der Gelbsucht nicht doch in einem vermehrtem Blutuntergang bedingt sei; ich wehre mich nur dagegen, für alle diese Fälle den Namen: Icterus haemolyticus zu verwenden.

Mehr Aufmerksamkeit muß man gewissen Beobachtungen schenken, die zum Teil von Widal selbst resp. von seinen Schülern herrühren und von denen man erwarten könnte, daß alle Kriterien berücksichtigt wurden. So beschreibt z. B. Joltrain einen Icterus haemolyticus, der sich im Verlaufe eines Harnblasenkarzinoms einstellte. Eine gleiche Beobachtung stammt von Heinrichsdorf. Auch im Verlaufe eines Magenkarzinoms haben Roque, Chalier und Nové-Josseraud Ähnliches gesehen. Nachdem hier ausdrücklich erwähnt wird, daß es sich um „un ictère présentant les caractères cliniques et hématologiquer habituels aux ictères hémolytiques" gehandelt hat und auch die Gallenwege bei der Sektion frei waren, wird man in Zukunft wohl mit derlei Komplikationen rechnen müssen. Ich sah einen Fall von klinisch festgestelltem Icterus haemolyticus bei Bronchiektasie.

Jedenfalls fordern diese Beobachtungen auf, auch bei den sogenannten essentiellen Formen von Ikterus haemolyticus acquisitus auf Momente, wie überstandene Infekte, Intoxikationen usw. zu achten. Denn man muß mit der Möglichkeit rechnen, daß sich im Verlaufe einer Infektion oder Intoxikation Schäden vorbereiten können, die eventuell erst im weiteren Verlaufe das volle Krankheitsbild des hämolytischen erworbenen Ikterus bedingen.

ε) Ictère hémolysinique. In der französischen Klinik hat sich die Prüfung der Resistenz, sowie der Nachweis von Autoagglutination resp. von Hämolysinen als eine übliche Funktionsprüfung am Krankenbette eingebürgert. Diesem Umstande ist es zu verdanken, wenn man auch bei anderen Krankheitsbildern diese Symptome festgestellt hatte. So haben Chauffard, Vincent einen Fall von schwerer Anämie beschrieben, bei dem sie im Serum Autohämolysine fanden

In einem anderen Fall, den sie beobachtet haben, handelte es sich um einen 42 Jahre alten Mann, der komatös und stark ikterisch in das Spital gebracht wurde. Im Harn fand sich freies Hämoglobin, außerdem wurden hämorrhagische Massen erbrochen. Neben der starken Gelbsucht hat sich eine hochgradige Anämie entwickelt (10 % Hämoglobin, 0,92 Mill. Erythrocyten). Der Zustand besserte sich rasch. Das Serum, das leicht hämolytisch war, wirkte auf die eigenen Erythrocyten hämolytisch, viel stärker aber noch auf das Blutkoagulum. Das Serum enthielt auch Isohämolysine, da es auch die roten Blutkörperchen von zwei anderen Patienten löste. Die Resistenz der deplasmierten Roten war auf der Höhe der Krankheit 0,52, später 0,46. Nach Verschwinden des Anfalles fehlte die Autohämolyse, später auch das Isolysin. Die Autoren machten daher dieses Autohämolysin für die Entstehung der schweren Anämie und des Ikterus verantwortlich.

Anlaß bei den unterschiedlichen Krankheiten, die mit starker Hämolyse einhergehen, auf Auto- resp. Isolysine zu prüfen, gaben die bekannten, von uns schon erwähnten Untersuchungen an traumatischen Hämothoraxflüssigkeiten. Der Gedanke, der diesen Untersuchungen zugrunde lag, war folgender: Die Auflösung der Erythrocyten in hämorrhagischen Ergüssen wird vielleicht durch Verankerung der vom Organismus sezernierten und an die roten Blutzellen fixierten Hämolysine bedingt, worauf das Hämoglobin allmählich in Gallenpigment umgewandelt wird. Da nun Chauffard und später auch Troisier glaubten, daß dieser Mechanismus in ähnlicher Weise auch in der allgemeinen Zirkulation vor sich gehen kann und es so zur Entstehung eines Ikterus kommt, so legten sie auf das Vorkommen der Autolysine großes Gewicht. Eine auf diese Weise bedingte déglobulisation massive et rapide soll speziell bei verschiedenen Anämien und auch bei einigen Infektionskrankheiten eine so bedeutende Rolle spielen können, daß es selbst zum Ikterus kommen kann. In der Thèse von Troisier, finden im Anschluß an den Fall von Chauffard et Vincent noch 6 weitere Beobachtungen Erwähnung, die vielfach eine gewisse Ähnlichkeit zeigen. In 3 Fällen lautete die Diagnose: Anémie grave de type pernicieux. Stets bestand Subikterus. In einem Fall war Pneumonie und Ikterus, in einem weiteren leichter Ikterus bei subakuter Bleivergiftung und im letzten lautete die Diagnose: Anémie et ictère au cours d'une sépticémie stréptococcique postscarlatineuse. In 3 Fällen war die Resistenz der Roten normal, in den 3 anderen fehlt eine solche Angabe.

In der deutschen Literatur finden sich nur wenige hierhergehörige Angaben. Abgesehen vom Fall Roth, auf den wir noch zu sprechen kommen, existiert über diesen Gegenstand nur die Mitteilung von Frank. Unter 61 Fällen, wobei die verschiedensten Krankheiten untersucht wurden, fanden sich Autohämolyse 8 mal. Am häufigsten bei Pneumonie (3), dann bei Typhus (2) und je einmal bei Sepsis, Angina und Tuberkulose. Frank's Methode ist nicht gleich der von Troisier; sie ähnelt mehr der Methode von Landsteiner und Donath, indem das Blutkörperchen-Serumgemenge vorher auf eine halbe Stunde bei 0° belassen wird.

Auf Grund dieser Beobachtungen und gewisser Überlegungen sieht sich Chauffard und nach ihm auch Troisier veranlaßt, dieses Krankheitsbild vom typischen hämolytischen Ikterus abzutrennen und als Krankheit sui generis hinzustellen; sie sprechen daher von einem „Ictère hémolysinique". In neuerer Zeit hat Roth einen ähnlichen Fall beobachtet, doch ist er nicht in der Lage, auf Grund seiner Untersuchungen und der von Chauffard vorgebrachten Argumente, solchen Fällen eine Sonderstellung einzuräumen. Nach ihm handelt es sich nicht um die Bildung von spezifischen Autohämolysinen oder Autoagglutininen, sondern vielmehr um die Folgen einer primären strukturellen Schädigung der roten Blutkörperchen, wodurch dieselben imstande sein sollen, die eigenen Isohämolysine resp. Agglutinine zu finden. An der Tatsache, daß Autolysine vorkommen, kann er aber nicht rütteln. Jedenfalls ist das eine merkwürdig, daß beim hämolytischen Ikterus das Serum — so sagt wenigstens Troisier — frei von hämolytischen Eigenschaften ist, während die Resistenz herabgesetzt erscheint und umgekehrt beim Ictère hémolysinique die Resistenz normal ist (auch im Falle Roth), während das Serum stark hämolytisch wirkt. Ich selbst habe über diesen Gegenstand keine persönliche Erfahrung.

An eine prinzipielle Trennung beider Formen glauben die Franzosen nicht, denn beide Ikterusarten „entsprechen nur verschiedenen Phasen des hämolytischen Prozesses". In dem einen Falle wäre das Hämolysin frei im Serum; beim hämolytischen Ikterus mit globulärer Fragilität dagegen wäre das Hämolysin an die roten Blutzellen fixiert. Troisier greift auf seine bereits erwähnten Versuche zurück und meint: Man kann die roten Blutzellen (beim echten hämolytischen Ikterus) mit den extravasierten roten Blutzellen vergleichen, die fragil geworden sind, weil sie die Hämolysine fixiert haben.

Zur Frage der Autohämolysine wäre noch folgende Beobachtung nachzutragen. Nolf hat bei Hunden, die entlebert waren, eine Produktion von Autohämolysinen im zirkulierenden Blute beobachtet. Eine Nachprüfung dieser Frage wäre sehr erwünscht. Vielleicht wäre auch hier für eine ziemlich unverständliche Tatsache, der Schlüssel zu suchen, auf die Joannovics aufmerksam gemacht hat: Er fand, daß das Toluylendiamin ähnlich wie bei entmilzten Tieren schwächer wirkt, wenn man die Milzvene, unter Umgehung der Leber, direkt in den Kavakreislauf ableitet und jetzt erst das Gift verabfolgt. Als weiterer Beweis, daß sich die Verhältnisse beim hämolytischen Ikterus — im weitesten Sinne des Wortes — ähnlich wie in Hämatomen gestalten können, dient den französischen Autoren auch die Anwesenheit von Urobilin im Serum. Nachdem sich umgekehrt Urobilin auch bei anderen Krankheiten im Serum findet, so dachten sie bei diesen Zuständen wieder umgekehrt an hämolytische Prozesse. Hierher zählten sie gewisse Formen von Ikterus bei kardialer Inkompensation, dann bei Pneumonie, Bleivergiftung, akutem Alkoholismus, Chloroformintoxikation usw.

Schließlich finde ich in der französischen Literatur noch eine Angabe, die mir erwähnenswert erscheint und die zum mindesten überprüft werden sollte. Troisier et Guillain fanden in der Punktionsflüssigkeit bei traumatischem Hämatothorax eine hohe molekulare Konzentration. Ich führe hier die Werte von 4 Fällen an: $\varDelta = -0{,}70,\ -0{,}68,\ -0{,}62,\ -56$. Das Merkwürdigste ist nun, daß sie auch in einer Reihe von Fällen von echtem hämolytischem Ikterus im Blutserum hohe Werte fanden: in drei Fällen von kongenitalem Ikterus fanden sie einmal $\varDelta = -0{,}65$, im anderen $\varDelta = -0{,}62$, im dritten $\varDelta = -0{,}65$. In einem Fall von Ictère hémolysinique, bei der ersten Untersuchung $\varDelta = -0{,}8$, bei der zweiten $\varDelta = -0{,}85$. Chauffard et Vincent fanden sogar $\varDelta = -1{,}04$ im Momente der Krise; im Stadium der Besserung war der Wert auf $\varDelta = -0{,}60$ gesunken. Ohne auf die verschiedenen Erklärungsversuche, die von den einzelnen Klinikern herangezogen wurden, einzugehen, seien diese Befunde registriert. Leider fehlen entsprechende Untersuchungen bei meinen Fällen; es liegt dies vor allem in der Unmöglichkeit, solchen, meist sehr gebrechlichen Patienten öfter größere Blutmengen zu entziehen.

Fasse ich das Wichtigste zusammen, was sich über den sekundären akquirierten hämolytischen Ikterus sagen läßt, so glaube ich, mich dahin aussprechen zu können: Der Begriff des hämolytischen Ikterus war ursprünglich ein eng umschriebener, indem man sich bei der Beurteilung der einzelnen Erscheinungen vor allem an die verminderte Resistenz der Erythrocyten hielt. Als sich im späteren Verlaufe unsere Kenntnis von der Symptomatologie des hämolytischen Ikterus erweiterte, da kam schließlich ein Zeitpunkt, wo man den anderen Symptomen mehr Aufmerksamkeit schenkte als der Prüfung der Resistenz. Die Folge davon war, daß das Krankheitsbild gleichsam verschwommen wurde und jetzt auch von unberufener Seite Krankheitsbilder in den Rahmen des hämolytischen Ikterus hereingezwängt wurden, die es nicht verdienten. Die weitere Folge konnte nicht ausbleiben: der Begriff des hämolytischen Ikterus degradierte allmählich auf ein Niveau, den eine Zeit lang z. B. auch die Theorie von der Paracholie resp. Parapedese einnahm. Was man nicht genauer erklären konnte, wurde im Sinne eines hämolytischen Ikterus gedeutet.

Um daher weiteren Verirrungen möglichst aus dem Wege zu gehen, möchte ich glauben, daß es am zweckmässigsten ist, den Begriff des sekundären akquirierten hämolytischen Ikterus lieber fallen zu lassen; das Schwergewicht ist auf das Verhalten der Resistenz zu legen, und weniger auf das ätiologische Moment; damit entfällt aber meiner Ansicht nach eine Trennung in primäre und sekundäre Formen.

5. Differentialdiagnose. Der hämolytische Ikterus kann eine Menge von Krankheiten, die mit Gelbsucht und Anämie einhergehen, vortäuschen. Vor allem kommt hier für den Unerfahrenen in Frage: der inkomplette Steinverschluß, dann ein länger dauernder Icterus catarrhalis, eventuell der Ikterus im Stadium der sekundären Syphilis, die Hanotsche Lebercirrhose, oder besser gesagt, die splenomegale Cirrhose resp. der Morbus Banti und schließlich die Anaemia perniciosa. Auf eine genaue Differentialdiagnose der genannten Krankheitsbilder soll später eingegangen werden. Hier wollen wir die Differentialdiagnose nur soweit besprechen, als die globuläre Resistenz in Frage kommt.

a) Die globuläre Resistenz bei Leberkrankheiten. Eine Resistenzsteigerung zeigt sich vor allem beim Icterus catarrhalis. Statt eines normalen Anfangswertes von 0,48—0,42 kann es zu Werten von 0,42—0,38 kommen. Ja Brulé findet sogar Werte von 0,34. Gleiches gilt auch vom mechanischen Stauungsikterus, dann von der Gelbsucht bei Leberkrankheiten und vom Ikterus, der sich manchmal zu kardialen Affektionen hinzugesellt. Deswegen soll nicht gesagt sein, daß die Resistenz bei den erwähnten Affektionen immer herabgesetzt ist, denn sie kann gelegentlich auch normal sein; so sah Brulé normale Werte also 0,48—0,44 einmal bei Icterus catarrhalis, einmal bei einem pleiochromen Ikterus, bei einem Alkoholiker; dann in einem Fall von Herzikterus, weiterhin je einmal bei Gallengangsverschluß durch Stein bei Cholangitis und Cholelithiasis, bei Ikterus, der einen Typhus begleitete, bei Pneumonie, dann je zweimal bei schweren Ikterusfällen nach Chloroformintoxikation und viermal bei Karzinom der Leber. Er erwähnt dann noch eine ganze Reihe von Fällen von Cholämie und Gelbsucht mit Anämie, die gleichfalls normale Resistenz darboten. Auch berücksichtigt er Fälle von echter Lebercirrhose, wo die Resistenz teils normal, teils sogar etwas vermindert war. Bei dieser Gelegenheit kommt er auch auf Fälle zu sprechen, wir werden sie ja noch genau zu erwähnen haben, wo bei anatomisch festgestellter Lebercirrhose granulierte Erythrocyten, Normoblasten und manche andere Veränderungen vorlagen, wie sie bei der Perniciosa gefunden werden. Kurz, es gibt von der Regel, daß bei Leberaffektionen die Resistenz erhöht ist, Ausnahmen; unter diesen Umständen kann es tatsächlich manchmal

Schwierigkeiten bereiten, andere Krankheitsformen vom typischen hämolytischen Ikterus abzutrennen.

b) Das Krankheitsbild der „Cholämie" (Gilbert). Ein nicht so seltenes, aber leider noch zu wenig studiertes Krankheitsbild, das mit dem hämolytischen Ikterus verwechselt werden kann, ist die Cholämie im Sinne Gilberts. Es handelt sich hier um Individuen, die seit ihrer Kindheit leicht ikterisch sind und eventuell aus Familien stammen, in denen viele Mitglieder leberleidend waren. Gilbert betrachtet solche Personen als abgeschwächte Hämolytiker. Bei dieser sogenannten Cholämie sind die Erythrocyten numerisch normal, hie und da vermehrt. Es fehlt die medulläre Reaktion; granulierte Erythrocyten sind nicht auffallend vermehrt, auch die Fragilität der Erythrocyten, also die Resistenz ist normal. Eine Milzschwellung oder eine Vergrößerung der Leber fehlt. Daß es sich tatsächlich um einen dem hämolytischen Ikterus verwandten Zustand handeln dürfte, wird in einer Publikation von Cade und Charlier ausgeführt. Sie berichten über eine Familie, in der drei Personen ein ganz gleiches Krankheitsbild darboten wie beim echten hämolytischen Ikterus. Eine vierte Person aber zeigte Symptome, die an das Krankheitsbild von Gilbert erinnerten. Ich selbst kenne gleichfalls einen analogen Fall. Es handelt sich um eine Familie, bei deren Angehörigen scheinbar ein kongenitaler Ikterus mit Milzschwellung bestand. Bei der einen Person konnte ich mich selbst von der verminderten Resistenz, der Splenomegalie und dem erhöhten Blutumsatz überzeugen. Die Tochter dieser Frau bot nun die Erscheinungen der Cholämie, wie sie von Gilbert beschrieben werden. Sie hatte nie Urobilin im Harne, dagegen war die Urobilinmenge im Stuhl deutlich erhöht: 0,46 g. Die mittelst Duodenalsonden herausgeheberte Galle war intensiv dunkel gefärbt.

In neuerer Zeit hat sich für die Frage der Cholämie — im Sinne von Gilbert, Hijmans v. d. Bergh und Snapper interessiert. Sie gehen von der Beobachtung aus, daß es erst dann zu einer Bilirubinurie kommt, wenn der Gallenfarbstoffgehalt des Blutes einen gewissen Schwellenwert überschreitet. Analog wie der Schwellenwert des Hundeblutes mit Bezug auf die Bilirubinausscheidung gegen den Harn zu außerordentlich niedrig sein dürfte, so daß im Serum des Hundes der Gallenfarbstoffgehalt ein minimaler ist, ebenso möchten Hijmans v. d. Bergh und Snapper den Schwellenwert bei der Cholämie außerordentlich hoch annehmen. Die Nieren sind gegenüber dem Bilirubin viel dichter, als z. B. die Endothelien der anderen Gewebe, weswegen es viel leichter zu einer Imbibition der Gewebe mit Gallenfarbstoff kommt, als zur Bilirubinurie.

c) Ictère infecteux splénomégalique type Hayem. Bereits im Jahre 1896 hat Hayem ein Krankheitsbild beschrieben, das an den Icterus haemolyticus erinnert. Ihm zu Ehren wird noch immer, und zwar auch noch in der modernen Literatur, von einem Ictère infecteux splénomégalique type Hayem gesprochen. Daß es sich in diesen Fällen tatsächlich nicht um eine Krankheit sui generis handelt, sondern, daß Hayem einen echten Icterus haemolyticus gesehen haben dürfte, ist nunmehr geklärt. Denn der eine Patient, den Hayem sah und bei dem er einen Icterus infectiosus splenomegalicus annahm, ist später von Vaquez und Giroux nachuntersucht worden. Sie fanden eine mächtige globuläre Fragilität (la hémolyse initiale apparaissant à 0,64). Es wird sich daher empfehlen, entweder den Icterus infectiosus vom Typus Hayem überhaupt fallen zu lassen oder, wie es auch von mancher Seite geschieht, dem erworbenen Icterus haemolyticus den Namen Hayem beizugeben.

d) Beziehungen zur Leukämie. Wenn wir in der Milzliteratur nach Krankheitsbildern Umschau halten, die mit dem Icterus haemolyticus

Beziehungen haben, so stoßen wir auch auf eine Gruppe, die teils als leukämie-ähnliche, teils als atypische Anämien publiziert wurden.

Ich denke hier vor allem an den Fall, den Kerschensteiner als Leukämie aufgeführt hat: Das Krankheitsbild begann plötzlich mit Gelbsucht. Die Zahl der Leukocyten betrug 6700, die der Erythrocyten 0,8 Mill. Im Blutpräparate fanden sich 8 % Myelocyten.

Große Ähnlichkeit mit dem hämolytischen Ikterus scheinen mir auch die Fälle zu haben, die Morawitz als atypische schwere Anämie (Fall 1) und Hirschfeld und Alexander als akute schwere myeloische Leukämie beschreiben. Morawitz faßt seinen Fall meines Erachtens ganz richtig auf, denn er spricht von einer „akuten Hämophthise" und deutet den Ikterus als durch Pleiochromie bedingt. Der Fall heilte aus.

Im Anschluß daran möchte ich die ganz allgemein differential-diagnostische Regel einschalten, daß bei der Leukämie, und zwar sowohl bei der myeloischen als auch bei der lymphatischen, die Farbstoffwerte weder in der Galle noch im Stuhl vermehrt sind und daher auch Urobilinurie fast nie zur Beobachtung kommt.

e) Der septische Ikterus. Es ist sicher, daß viele Formen des akquirierten hämolytischen Ikterus mit dem Bilde der Sepsis manche gemeinsame Züge haben können, ebenso wie es ja auch bekanntlich umgekehrt im Gefolge von bakteriellen Infekten zur Gelbsucht kommen kann (vgl. Fall V, S. 216).

Schottmüller hat neuerdings das gleichzeitige Vorkommen von Ikterus und Uterusinfektionen mit Fränkelschem Gasbazillus oder anaëroben Strepto- resp. Staphylokokken betont. In der älteren französischen Literatur wurde auf den Nachweis von Bazillen, die aus dem Blute des Patienten gezüchtet waren und in vitro hämolysierten, großes Gewicht gelegt. Man kann zwischen den Zeilen dieser Arbeiten lesen, daß sich die betreffenden Autoren vorstellten, die hämolytische Eigenschaft der Bazillen sei Ursache des Ikterus.

Diese Fälle, die uns auch gut bekannt sind, haben aber mit dem typischen akquirierten Ikterus nichts gemein. Die Resistenz ist in diesen Fällen immer erhöht. Der Milztumor steht nie im Vordergrund des Krankheitsbildes. Auch die histologische Untersuchung der Organe zeigt nicht die geringste Ähnlichkeit mit dem typischen Bilde. Ich glaube, es würde nur Anlaß zu neuerlicher Verwirrung geben, wenn man auch dafür den Namen eines hämolytischen Ikterus wählt. Diesen Vorwurf muß ich speziell Schottmüller machen. Im übrigen kommen wir auf das Kapitel: septischer Ikterus noch in der speziellen Leberpathologie zurück.

Faßt man das Gesagte zusammen, so sieht man bei der akquirierten Form im Gegensatz zum kongenitalen Ikterus häufiger Komplikationen; deswegen ist es oft tatsächlich schwer, sofort die richtige Diagnose zu stellen. Wir konnten uns davon überzeugen, wie speziell die hämatologischen Symptome schwer eindeutig oder entscheidend zugunsten des hämolytischen Ikterus verwertet werden können. Die Trias: Anämie, größerer Milztumor und leichtikterische Verfärbung sagt noch gar nichts aus, ebensowenig das Vorkommen von granulierten Blutzellen, da sie bei vielen Formen von Anämie zu sehen sind. Bezüglich der Autoagglutination der roten Blutzellen äußert sich Broullet vorsichtig; er sagt, es sei zwar die Autoagglutination ein sicheres Kriterium, trotzdem gäbe es aber Fälle von sekundärem hämolytischem Ikterus, bei denen sie fehlt, während umgekehrt der Herzikterus manchmal diese Erscheinung positiv zeigen könne. Es bleibt daher als sicherstes Kriterium nur die Fragilität übrig. Wenn Lommel dieses Symptom beim hämolytischen Ikterus negiert, so wird man mit der Möglichkeit rechnen müssen, daß er hier einen diagnostischen

Fehler begangen hat. Ich persönlich glaube, daß man auf die verminderte Resistenz, auch wenn sie erst im deplasmierten Blute zutage tritt, den größten Wert legen soll. Wenn möglich, soll man Perioden der Besserung abwarten. Denn wir wissen, daß es Schwankungen gibt, je nachdem die Hämolyse stärker oder geringer in den Vordergrund tritt. Eine allgemeine Regel aber, so zwar, daß z. B. zur Zeit eines Knochenmarkskollapses die Resistenzverminderung eine geringere sei, und umgekehrt bei relativem Wohlbefinden sich die Werte der Norm nähern, läßt sich meines Erachtens nicht aufstellen.

6. Pathogenese. a) Die Theorie von Hayem. An eine Abhängigkeit des hämolytischen Ikterus von der Intensität der Zerstörung der Erythrocyten dachte bereits Hayem; an dieser Tatsache halten eigentlich auch heute noch alle Autoren fest. Nach Hayem soll aus dem freiwerdenden Hämoglobin Gallenfarbstoff bereitet werden; die sich dabei ergebende große Menge von Galle führt zu Pleichochromie resp. zur Eindickung der Galle. Diese zähflüssige Galle bereitet sich beim Abfluß aus dem Gallenwege ein Hindernis, so daß es zu Gallenretention und somit auch zu Gelbsucht hepatischen Ursprungs kommen soll. Ein weiterer Beweis für diese Anschauung war das gelegentlich gleichzeitige Vorkommen von hämolytischem Ikterus und Hämoglobinurie.

Bei dieser Gelegenheit wollen wir nicht unerwähnt lassen, daß bei der essentiellen Hämoglobinurie, der ja stets Hämoglobinämie vorausgeht, Resistenz-Veränderungen der roten Blutkörperchen fehlen (Mayer und Emmerich, Gläßner und Pick).

Eine wesentliche Stütze der Theorie Hayems bildeten die bekannten Untersuchungen von Stadelmann, die wir bereits an anderer Stelle ausführlich gewürdigt haben. Auch meine histologischen Arbeiten über den Ikterus können diese Anschauungen wesentlich stützen, indem sie zeigen, wie sich bei entsprechenden Fällen, trotz Freisein der Gallengänge doch Anhaltspunkte für einen mechanischen Ikterus ergeben, da die Gallenkapillaren ebenso eingerissen erscheinen, wie z. B. bei mechanischen Hindernissen in den großen Lebergängen. Die Frage drehte sich daher nur darum, warum resp. auf welche Weise es zu einem vermehrten Untergang von roten Blutzellen kommt. Am einfachsten wäre es anzunehmen, daß bei solchen Patienten im Körper ein Gift analog dem T.D.M. gebildet wird und daß auf diesem Wege die Erythrocyten geschädigt werden. Aus diesem Grunde ist vielfach auf das Vorkommen von Hämolysinen geachtet worden. Bis jetzt hat man sich aber von der Existenz eines solchen Toxins nicht überzeugen können. Die Tatsache, daß man in einschlägigen Fällen nie eine Hämoglobinämie konstatieren konnte, war schon Grund genug, den Hämolysinen keine große Rolle beizumessen. Da man die Wirkung des Toluylendiamins, das ja bei manchen Tieren ein ganz ähnliches Krankheitsbild auslösen kann, wie wir es vom menschlichen Ikterus haemolyticus her kennen, nicht in einer direkten Beeinflussung der roten Blutkörperchen sieht, sondern vielmehr annimmt, daß der Ikterus und auch die Anämie nur auf dem Umwege der hämolytischen Organe entstehen, so lag es nahe, auch für den menschlichen hämolytischen Ikterus einen ähnlichen Weg zu suchen.

Sicher ist die Leber dasjenige Organ, welches bei der Blutzerstörung die größte Rolle spielt; nichts liegt ferner als hier die Causa morbi zu suchen. Deshalb hat man von klinischer Seite dem Studium der Leberfunktion beim menschlichen Ikterus haemolyticus viel Aufmerksamkeit gewidmet; irgendwelche sichere Anhaltspunkte, die für eine gestörte Leberfunktion sprechen würden, haben sich aber nicht auffinden lassen; bloß in einem

Fälle von Gaisböck zeigte sich alimentäre Galaktosurie. Auch anatomisch findet sich die Leber zumeist gehörig beschaffen; in dem Fehlen einer cirrhotischen Veränderung sehe ich ein wichtiges differentialdiagnostisches Moment. Trotzdem gibt es eine Gruppe von Pathologen, die auch in neuerer Zeit sich als Anhänger einer hepatischen Theorie bekennen. Wir nennen hier vor allem E. Pick und H. Strauß.

b) Die Theorie von Minkowski (Gilbert). Minkowski und nach ihm Gilbert und seine Schüler (Chabrol, Lereboullet) verlegen den Sitz des erhöhten Erythrocytenzerfalles in die Milz. Nach ihrer Ansicht beteiligt sich die Milz aktiv an der Zerstörung der roten Blutzellen. Gilbert und seine Schule glauben in der Milz extrahierbare Hämolysine gefunden zu haben und vermuten daher bei einer Splenomegalie im Gefolge eines hämolytischen Ikterus eine vermehrte Produktion von solchen Hämolysinen. In dem Sinne wäre also diese Krankheit in erster Linie eine Milzkrankheit.

Was die Resistenzherabsetzung anbelangt, so sieht Gilbert in ihr nicht den Koeffekt einer beginnenden Hämolyse oder Plasmatropisierung. Für ihn ist die verminderte Resistenz bloß eine Begleiterscheinung, die mit der eigentlichen Hämolyse nichts zu tun hat.

c) Die Theorie von Widal. Eine fast entgegengesetzte Anschauung vertreten Widal und seine Schule. Sie sagen: da beim hämolytischen Ikterus im Harn die Gallensäuren fehlen, so muß diese Form der Gelbsucht auch in der Pathogenese eine Sonderstellung einnehmen. Nach der Ansicht von Widal spielt die Leber überhaupt keine Rolle, es handelt sich vielmehr um eine hämatogen-anhepatische Gelbsucht. Es soll also das in der Zirkulation frei gewordene Hämatin intravasal zu Bilirubin (Biligénie généralisée-Fiessinger) umgewandelt werden. Darum kommt es auch zu keiner Stase der in der Leber gebildeten Gallensäuren und insofern auch zu keiner Cholurie; also eine Vorstellung, wie sie ganz ähnlich vor vielen Jahren von R. Virchow resp. Leyden vertreten wurde. Die Ursache der intravasalen Hämolyse ist allerdings unbekannt, sie soll aber mit der herabgesetzten osmotischen Resistenz der Erythrocyten in Zusammenhang stehen. Der Milztumor ist spodogen, also ein Trümmerhaufen für bereits debile rote Blutelemente. Im Gegensatz zu Gilbert ist nach der Ansicht Widals die Resistenzherabsetzung bereits die erste Einleitung und insofern der Beginn eines Blutzerfalles. Bei dem angeborenen hämolytischen Ikterus ist die Fragilität der Roten scheinbar angeboren; wie sie aber bei der erworbenen Form zustande kommt, darüber spricht sich Widal nicht aus. Es würde sich letzten Endes um eine Blutkrankheit handeln, die in einer mangelhaften Ausbildung (Dystrophie) der Erythrocyten bedingt ist. Die von Haus aus im Knochenmarke schwächlich angelegten und daher gebrechlichen Zellen sollen schon normalerweise leichter zugrunde gehen und können daher den geringsten Schädlichkeiten früher zum Opfer fallen als gehörig gebildete Erythrocyten.

d) Die Theorie von Chauffard. Zwischen diesen beiden wohl extrem entgegengesetzten Ansichten bewegt sich die Anschauung von Chauffard. Mit Widal ist er der Ansicht, daß es eine primäre intravaskuläre Hämolyse gibt und daß davon die Fragilität abhängt. Mit Gilbert dagegen hält er an der Bedeutung der Leber für die Entstehung des Ikterus fest, denn Chauffard erkennt nur einen hepatogenen Ikterus an. Die Anschauung von Parkes-Weber weicht nicht wesentlich von der von Widal ab. Pappenheim, der in jüngster Zeit die ganze Frage

in kritischer Weise zusammengestellt hatte, bemüht sich einen vermittelnden
Standpunkt zwischen Minkowski und Chauffard einzunehmen. Ein ähnliches Kompromiß zwischen diesen beiden Theorien schließt auch Micheli.

e) Meine eigene Anschauung. Wenn ich schließlich meine Anschauung
über die Art und Weise der gesteigerten Zerstörung der Erythrocyten bringe,
so glaube ich mich auf Grund folgender Momente wenigstens, was den einen Punkt
anbelangt, als Anhänger der „lienalen Theorie" bekennen zu müssen:
Zwei Tatsachen sind es, die meiner Ansicht nach von entscheidender Bedeutung
sind, erstens, daß oft — fast möchte ich sagen immer — die Splenektomie
die ganze Krankheit in eklatantester Weise zur Ausheilung bringt,
und zweitens haben sich Veränderungen an den Gefäßen innerhalb
der Milz nachweisen lassen, an denen man meines Erachtens nicht
vorüber gehen soll.

Ich habe mich bemüht, zu zeigen, warum der Standpunkt von Weidenreich weitgehend zu berücksichtigen ist. Auf zweierlei Wegen können die Erythrocyten durch das Milzgewebe ihren Weg nehmen. Der eine Weg führt
entlang der Zentralarterien durch die Kapillaren in die Sinus und
schließlich in die Venen. Nachdem hier die Erythrocyten stets zwischen Endothelien fließen, dürften sie an Vitalität wenig einbüßen;
im Prinzipe würden sich für die roten Blutzellen dieselben Verhältnisse ergeben,
wie z. B. auf ihrem Wege durch eine Extremität. Nun gibt es aber auch
Bahnen in der Milz, die die roten Blutkörperchen durch das Milzparenchym gleichsam erst suchen müssen. Nachdem wir wissen, wie
außerordentlich günstige Bedingungen in diesen Bahnen für den
Untergang der roten Blutzellen bestehen (Phagocytose, langsamere
Vorwärtsbewegung), so ist anzunehmen, daß die roten Blutzellen,
falls sie zu reichlich in die Pulpa eintreten bzw. sich dahin verirren,
auch in viel reichlicherem Maße dem Untergang anheimfallen.
Ich vermute, daß die roten Blutzellen in der Pulpa nur zum Teil
total zerfallen, während das Gros, gleichsam nur angedaut, erst
in der Leber von den Kupfferschen Sternzellen aufgegriffen wird,
wo der Umwandlungsprozeß in Gallenfarbstoff vorbereitet oder
sogar vollendet wird. Wenn ich die Vermutung äußere, daß in der Milz
die roten Blutzellen überhaupt zerstört werden, so stütze ich mich hier auf
Angaben von Hijmans van den Bergh, der im abführenden Venenblute
der Milz bei einem Fall von hämolytischem Ikterus Bilirubin gefunden hat.

Die zahlreichen Gefäßveränderungen im Milzparenchym machen es mir
wahrscheinlich, daß die roten Blutzellen genötigt sind, reichlicher und leichter
in das Pulpagewebe überzutreten, als dies unter physiologischen Bedingungen
möglich ist. Ich sehe daher in dem Milztumor beim erworbenen
hämolytischen Ikterus nicht einen spodogenen Tumor, d. h. die
Milz ist in meinen Augen bei den hier einschlägigen Fällen kein
Friedhof für bereits abgestorbene Zellen, sondern sie beteiligt
sich aktiv als hämolytisches Organ, das beim hämolytischen Ikterus mehr leistet, als es wünschenswert erscheint. In diesem Sinne
möchte ich die Pathogenese des Ikterus haemolyticus folgendermaßen präzisieren: Durch irgendwelche Schädlichkeiten, die angeboren sein
können, ein andermal durch hinzutretende, allenfalls noch nicht
greifbare Infekte oder Intoxikationen ausgelöst werden, kann es
zu Störungen und Veränderungen der Milzfunktion kommen, so
daß das Blut in viel reichlicherem Maße über die Pulpa fließen muß.
Ich stelle mir weiter vor, daß die in der Milz gleichsam vorprä-
parierten Erythrocyten auf ihrem Wege durch die Leber eine Beute

der Kupfferzellen werden und den Leberzellen zur weiteren Verarbeitung anheimfallen. Infolge der erhöhten Farbstoffproduktion kommt es nicht nur zu Pleiochromie, sondern auch zu einer Eindickung der Galle, die dann bei ihrem Abfluß durch die sehr feinen Gallenkapillaren sich selbst, z. B. auch unter Bildung von Thromben, ein Hindernis bereiten kann. Die Folge ist Einreißen von Gallenkapillaren und Übertreten von Bilirubin in die Zirkulation, also Ikterus.

Die ganze Frage hat aber noch folgende Schwierigkeit: bei der histologischen Untersuchung der Leber des einen Falles von kongenitalem Ikterus und auch der akquirierten Form habe ich mich zwar von der Anwesenheit meiner Gallenthromben und auch von Einrissen der Gallenkapillaren überzeugen können. Die Häufigkeit dieser Thromben war aber nicht so groß, daß man sich sagen konnte, diese Veränderungen sind es allein, die den Ikterus bedingen. Ich möchte daher ähnlich wie ich es bei der Deutung des Ikterus nach TDA.-Vergiftung getan habe, auch hier die Annahme von Aschoff resp. Mc. Nee und Lepehne aufgreifen und vielleicht folgenden Standpunkt einnehmen: die große Menge von Erythrocyten, die halb angedaut von der Milz kommen, bereitet den Kupfferzellen erhöhte Arbeit; wahrscheinlich können sie diesem Plus nachkommen und bilden dementsprechend sehr viel Bilirubin. Es wäre aber möglich, daß die Leberzellen dieser erhöhten Arbeit nicht nachkommen können und sich daher ein Teil des Bilirubins der Exkretion durch die Leberzellen entzieht; die weitere Folge wäre somit ein Übertreten von Bilirubin in die allgemeine Zirkulation und insofern Ikterus.

Schließlich käme noch ein dritter Faktor für die Entstehung der Gelbsucht bei diesen Fällen in Betracht.

Falls sich die Untersuchungen von Hijmans van den Bergh bestätigen sollten, daß in der Milz das Hämoglobin bis zum Bilirubin abgebaut wird, dann wäre auch mit der Möglichkeit eines extrahepatischen Ikterus zu rechnen.

Die eigentliche Ursache der Gelbsucht beim hämolytischen Ikterus wäre dann nicht nur in dem Übertreten von Gallenfarbstoff aus den Gallenkapillaren zu suchen, die infolge der Pleiochromie und der Gallenkapillarthromben eingerissen sind, sondern es kämen noch zwei Faktoren hinzu: die Insuffizienz der Leberzellen, das ganze von den Kupfferzellen gebildete Material an sich zu reißen und außerdem die wirklich extrahepatische Bilirubinbildung in der Milz. Wir sehen also, daß auch die Erklärung der Gelbsucht beim hämolytischen Ikterus nicht eindeutig erklärt werden kann. Da dieser Komplex von pathogenetischen Möglichkeiten, die alle zusammen die Einheit des hämolytischen Ikterus zu bilden scheinen, häufig nebeneinander vorkommen, so erscheint es vielleicht angebracht, dies auch nominell zum Ausdruck zu bringen, weswegen ich hier von einem hepato-lienalen Ikterus sprechen möchte.

Die vermehrte Zerstörung von Erythrocyten, die wir am besten aus den Farbstoffanalysen beurteilen können, muß zu einer ganz gewaltigen Inanspruchnahme des erythropoetischen Apparates führen. Das rote Knochenmark, das sich in solchen Fällen findet, bietet deutlich Zeichen einer gesteigerten Erythropoese. Bei manchen Individuen scheint das Knochenmark dies spielend leisten zu können. Möglich, daß dieser Mechanismus gerade beim angeborenen Ikterus haemolyticus besonders gut ausgebildet ist. Sicher kommt es aber bei der akquirierten Form in gewissen

Zeiten zu einer ganz besonders überstürzten Blutzerstörung — vielleicht könnte man an plötzliches Einreißen von feinen Milzgefäßen oder Kapillaren denken —, wobei das Knochenmark gleichsam bis über die Grenze seiner Leistungsfähigkeit angestrengt wird und daher mit relativ geringerer und schlechterer Mobilisierung von Erythrocyten reagiert. Wegen der plötzlich erhöhten Zerstörung der roten Blutzellen — wir erinnern an die akute Zunahme des Milztumors im Beginn eines Knochenmarkkollapses, der im Verlaufe eines akquirierten hämolytischen Ikterus öfter zu sehen ist — kommt es einerseits zu einer Steigerung der Gallenfarbstoffausscheidung und insofern auch zu einer Zunahme des Ikterus, andererseits zu Steigerung der Anämie und eventueller Ausschwemmung von unreifen Blutzellen, wie sie auch bei der perniziösen Anämie zu sehen sind. Ganz abgesehen von dem Moment, daß zur Zeit der Verschlimmerung die Milz an Größe zunimmt, was sich klinisch oft durch Schmerzen im linken Hypochondrium äußert, muß auch betont werden, daß im Gegensatze zum spodogenen Milztumor die große Milz beim hämolytischen Ikterus fast ausschließlich von intakten roten Blutzellen erfüllt wird.

f) **Kritik der einzelnen Theorien.** Ein schwerer Stoß gegen die Theorie von Widal war der glänzende Erfolg der Splenektomie bei Fällen von angeborenem und akquiriertem Ikterus haemolyticus. In beiden Fällen kommt es nicht nur zu einer Besserung, sondern auch zur Heilung. Wir müssen in diesem therapeutischen Erfolg — fast möchte man sagen Experiment — den wichtigsten Beweis für die splenogene Ätiologie des Ikterus haemolyticus erblicken.

Bereits Gilbert hat an eine gewisse Verwandtschaft der Toluylendiaminvergiftung mit dem menschlichen Ikterus haemolyticus gedacht. Die stark ausgesprochene Hämosiderose der Leber, der Milz, des Knochenmarkes, die auf eine Destruktion der roten Blutzellen in den Organen selbst hinweist, scheint ihm recht zu geben. Gleiches gilt von der Pleiochromie, die sowohl beim menschlichen Ikterus haemolyticus zu finden ist, als auch bei der Toluylendiaminvergiftung. Auch was die Bedeutung der Milz anlangt, ergeben sich weitgehende Analogien. Wir haben gesehen, wie die Toluylendiaminvergiftung bei milzlosen Hunden viel milder verläuft; beim menschlichen Ikterus haemolyticus kann der ganze Prozeß durch die Entfernung der Milz zur Ausheilung gebracht werden. Trotzdem muß aber meines Erachtens das pathogenetische Moment für beide Fälle voneinander getrennt bleiben. In dem einen handelt es sich um ein exogenes Gift, im anderen aber offenbar um eine direkte Erkrankung der Milz. Wenn man sich doch der Anschauung von Gilbert anschließen wollte, so müßte man die Meinung vertreten, daß in der Milz des hämolytischen Ikterus ein Gift produziert wird, das ähnlich wirkt wie jenes Hämolysin, das sich in der Milz des toluylendiaminvergifteten Hundes bilden soll. Vorläufig fehlen aber dafür jegliche Anhaltspunkte.

Gilbert hat sich ursprünglich auch für die Existenz eines echten Hämolysins in der normalen Milz eingesetzt. Als durch Achard gezeigt wurde, daß es wahrscheinlich nur die nicht aseptisch aufbewahrte Milz ist, die Hämolysine enthält, während das frische Organ davon frei bleibt, schloß sich Gilbert zwar ihm an, betonte aber, daß die Milz bei toluylendiaminvergifteten Tieren hämolytisch wirke. Für die Milz eines menschlichen Ikterus haemolyticus existiert, was das Vorkommen eines Hämolysins anbelangt, nur eine Angabe: Vaquez und Aubertin haben Kochsalzextrakte aus der Milz eines Falles von hämolytischem Ikterus auf ihre hämolytische Eigenschaft geprüft. Der Extrakt, der allerdings aus einer Leichenmilz stammte, wirkte hämolytisch. Wenn man aber sieht, wie gering die hämolytische Wirksamkeit eines solchen Milzextraktes ist, dann wird man sich wohl fragen müssen, ob die Versuche in vitro auch auf den lebenden Organismus übertragbar sind, und ob diese Spur an Hämolysin tatsächlich genügen soll, um eine so mächtige Blutzerstörung anzuregen, wie sie tatsächlich beim echten hämolytischen Ikterus besteht. Das sind gewichtige Argumente, die von Widal und Achard allerdings zur Zeit, als die Erfolge der Splenektomie noch nicht bekannt waren, der splenogenen Theorie entgegen gehalten wurden.

Ich bemühe mich, die Milz im Sinne von Minkowski und Chauffard in den Mittelpunkt des ganzen krankhaften Prozesses zu stellen; trotzdem vertrete ich die Anschauung, daß es in der Milz nicht unter allen Umständen zu einer totalen Hämolyse kommt, sondern hier die roten Blutzellen gleichsam nur angedaut werden. Die Zertrümmerung des Hämoglobinmoleküles geschieht aber erst in der Leber resp. in den Kupfferzellen; die Hämosiderose der Leber ist mir ein Hinweis, daß sich auch dieses Organ an der Zerstörung des Hämoglobins beteiligt. Ich stelle die Blutextravasate, wie ich sie in der Milz beim hämolytischen Ikterus beschrieben habe, in Parallele zu Hauthämatomen. Hier kann es zu einem völligen Abbau der roten Blutzelle kommen — lokaler Ikterus im Sinne der Franzosen — in der Milz aber sind — weil das Organ durchblutet wird — anatomische Bedingungen gegeben, die bewirken, daß die roten Blutzellen hier nicht so lange bleiben können und sich bis zum Bilirubin umwandeln. Sie werden vielmehr durch das nachrückende Blut weiter transportiert, um erst von der Leber aufgegriffen und eliminiert zu werden. Jedenfalls bedarf meine „zelluläre Theorie" nicht der Hämolysine, die ja auch nicht gefunden wurden, sondern setzt voraus, daß alle roten Blutkörperchen, die die Gefäßlumina verlassen und gleichsam über Bindegewebe fließen müssen, reif für den Untergang werden, wobei stillschweigend vorausgesetzt wird, daß die Kupfferzellen nur solche geschädigte Erythrocyten aufgreifen und der Hämatolyse zuführen.

7. **Therapie.** Alle Mittel, die gegen Erkrankungen der Leber und des Blutes verwendet werden, sind auch beim Icterus haemolyticus versucht worden. Erfolge sind sicherlich beobachtet worden, aber von einer wirklichen Heilung konnte man nicht reden. Ganz abgesehen davon, muß man sich vor Augen halten, daß der Wechsel zwischen Verschlechterung und Besserung bei dieser Krankheit auch ohne jede Therapie ein so sprunghafter sein kann, daß man sich nicht all zu großen therapeutischen Illusionen hingeben soll.

Widal und Abrami haben es bei ihren Kranken auch mit der Organotherapie versucht, indem sie z. B. Knochenmark verfütterten. Wirkliche Erfolge haben auch sie nicht gesehen. Noch am meisten wird das Eisen gelobt, doch handelt es sich hier stets nur um die Behandlung der Anämie, aber nicht des Ikterus, der wohl medikamentös unbeeinflußbar ist. Bei der angeborenen Form erscheint jede Therapie zwecklos, denn die Anämie macht in der Regel keine subjektiven Beschwerden, und die Gelbsucht als solche ist zumeist nur ein Schönheitsfehler, aber keine Krankheit, die unbedingt eine Behandlung erfordert.

Der erste, der bewußt bei einem Fall von akquiriertem hämolytischem Ikterus die Splenektomie durchführte, war Micheli. Ich sage deswegen „bewußt", weil meiner Ansicht nach Umber zuerst einen hämolytischen Ikterus in der Meinung splenektomierte, einen „Banti" vor sich zu haben. Bei der angeborenen Form ist die Milzexstirpation zum erstenmal von Kahn und Wynter durchgeführt worden. Auch hier läßt sich aus der Literatur ein Fall anführen, wo man offenbar unbewußt einen Fall von kongenitalem Ikterus durch die Splenektomie zur Ausheilung brachte — ich meine den Fall von

Roth, bei dem er 12 Jahre nach der Splenektomie im Blute Jolly-Körperchen finden konnte.

Der Erfolg im Fall Micheli war ein glänzender. Der Patient, der vor der Operation alle klinischen, hämatologischen und biologischen Zeichen des erworbenen hämolytischen Ikterus zeigte, verlor unmittelbar nach der Operation die ikterische Verfärbung; seine Leber wurde kleiner, der Sahliwert stieg binnen weniger Tage von 30 % auf 65 %, die Zahl der Erythrocyten von 1,8 Mill. auf 4 Mill. Die Fragilität der Erythrocyten zeigte folgenden Wechsel:

	Blut in toto	Blut deplasmiert
Vor der Operation:	$R_1 = 0{,}34$	$R_1 = 0{,}34$
	$R_2 = 0{,}44$	$R_2 = 0{,}54$
	$R_3 = 0{,}54$	$R_3 = 0{,}60$
Nach der Operation:	Blut in toto	Blut deplasmiert
	$R_1 = 0{,}28$	$R_1 = 0{,}28$
	$R_2 = 0{,}36$	$R_2 = 0{,}36$
	$R_3 = 0{,}46$	$R_3 = 0{,}48$

Der Patient bot 2 Monate nach der Operation folgenden Befund: 4,7 Mill. Erythrocyten, 80 % Sahli.

Ich selbst habe in den letzten Jahren 8 Fälle von erworbenem Icterus haemolyticus beobachtet, von denen 6 auf der Klinik v. Eiselsberg operiert wurden, und kann mich der Ansicht von Micheli betr. des Erfolges der Splenektomie vollkommen anschließen. **Drei Eigentümlichkeiten haben wir fast jedesmal nach der Operation sehen können: das vorübergehende Stärkerwerden der Gelbsucht in den Tagen nach der Operation,** sowie die bereits erwähnte **Bilirubinurie** und dann einen **eigentümlichen Fieberverlauf.**

Es ist möglich, daß solche Patienten gegen Chloroform besonders empfindlich sind und daß dies der Grund ist, warum die Gelbsucht nach der Operation zunimmt. Es wird mir dies deswegen wahrscheinlich, weil gerade in dem Falle, wo wegen technischer Schwierigkeiten die Operation fast 2 Stunden dauerte, die Verstärkung der Gelbsucht ganz besonders im Vordergrund stand. Auch die Beobachtung, daß die letzten Fälle, die nur mit Äther narkotisiert wurden, nach der Operation keine Verstärkung der Gelbsucht darboten, spricht sehr zugunsten dieser Anschauung.

Was das Fieber anbelangt, so kann es in manchen Fällen sehr beunruhigend werden. Es zeigt manchmal intermittierenden Verlauf mit abendlichen Temperatursteigerungen bis zu 39° C. Da wir ein solches Fieber relativ häufig beobachtet haben und der Zustand schließlich ganz in Heilung übergegangen ist, so ist es mir wahrscheinlich, hier eher an einen mit dem Milzmangel selbst in Zusammenhang stehenden Prozeß zu denken, als an die Möglichkeit einer bei der Operation erfolgten Komplikation. Auch Herczel scheint etwas Ähnliches gesehen zu haben. Die Urobilinurie schwindet binnen kürzester Zeit (3—4 Tagen). Nur einmal sahen wir noch eine starke Aldehydreaktion am 8. Tage; es bestand Obstipation; nach Reinigung des Darmes ist sie binnen 24 Stunden geschwunden. Die Ausnahme bei Fall VI sei noch einmal hervorgehoben.

Ein Befund, der relativ oft im Anschlusse an Splenektomie zur Beobachtung kommt und auf den zuerst Roth, im Anschluß an die Milzexstirpation bei einem Fall von familiärem Ikterus aufmerksam machte, ist das **Vorkommen von Jollykörperchen in den Erythrocyten.** Die meisten Autoren sind sich darüber einig, daß die Jollykörper Kernreste darstellen. In Blutpräparaten, in denen alle möglichen Übergänge von typischen Erythroblasten bis zu solchen mit pyknotischem Kerne zu sehen sind, finden sich auch Erythrocyten mit Jollykörperchen. Solche Einschlüsse scheinen ein physiologischer Bestandteil des Mäuse- und Katzenblutes zu sein. Bereits Roth hat sich auf Grund seiner und einer älteren Beobachtung von Schur dahin ausgesprochen, daß das Vorkommen von Jollykörperchen mit dem Ausfall der Milzfunktion in irgend einer Beziehung stehen dürfte. Die Entkernung der vom Knochenmarke ins Blut gelangenden roten Blutkörperchen scheint nach Milzexstirpation gehemmt zu sein. Klemperer, Hirschfeld und Huber haben auf das Vorkommen der Jollykörper im Blute von Splenektomierten besonders geachtet und sie im Sinne einer Knochenmarksreizung gedeutet. Auf diese strittige Frage wollen wir noch zu sprechen kommen. Hier soll nur darauf hingewiesen werden, daß wir Gleiches nach der Splenektomie von akquiriertem hämolytischem Ikterus gesehen haben. Unmittelbar nach der Operation sind Jollykörperchen zumeist am reichlichsten vorhanden; geht es dem Patienten wieder besser, so nehmen sie auf Grund meiner Erfahrung wieder prozentisch an Zahl ab. Das gehäufte Vorkommen von Erythroblasten nach der Splenektomie werden wir bei der Besprechung der Perniciosa zu erwähnen haben. Gelegentlich sieht man es auch beim hämolytischen Ikterus.

Da man von der experimentellen Pathologie her weiß, wie günstig man durch Cholesterin die Hämolyse hemmen kann, ist Cholesterin von verschiedenster Seite als Therapeutikum bei Anämien empfohlen worden. Diese Behandlungsmethode ist auch beim hämolytischen Ikterus (z. B. von Oulmont et Boidin) anscheinend mit Erfolg verwendet worden. Es soll sich nicht nur das Blutbild, sondern auch die Resistenz gebessert haben.

In diesem Zusammenhange erscheint es uns wichtig, auf unsere Beobachtung hinzuweisen, daß TDA. bei Cholesterin gefütterten Tieren viel weniger wirksam ist. Wir haben uns die Sache im III. Kapitel so zurecht gelegt, daß wir eine Ablenkung der Funktion der Kupfferzellen und Milzendothelien annahmen (vgl. S. 156).

Als wichtigstes Kriterium, daß nach der Splenektomie die gesteigerte Hämolyse aufhört, und daß die Verhältnisse im Abbau des Hämatins annähernd normal werden können, wurden von uns die Ergebnisse der Urobilinbestimmungen im Stuhl herangezogen. Waren vor der Operation hohe Werte zu finden, so fielen sie nunmehr auf normale Zahlen; zur Illustrierung des Gesagten möge folgende Tabelle dienen:

| Hämo- lytischer Ikterus | Vor der Splenektomie | | | | | Nach der Splenektomie | | | | |
	Erythro- cyten	Sahli	Färbe- index	Urobilin im Stuhl	kg	Erythro- cyten	Sahli	Färbe- index	Urobilin im Stuhl	Anmerkung
Nr. I	760 000	30	1,7	2,96	57	2,600 000	70	1,09	0,062	8 Tage nach d. Oper.
	1,700 000	35	1,0	3,96		3,500 000	70	0,97	0,07	36 ,, ,, ,, ,,
Nr. II	2.200 000	45	1,0	1,75—3,8	48	4,000 000	80	1,0	0,12	3 Mon. ,, ,, ,,˙
Nr. III	2,190 000	50	1,1	2,59—2,43	53	3,900 000	76	1,0	0,09—0,10	28 Tage ,, ,, ,,

Wir haben die experimentelle Beobachtung gemacht, daß der Cholesteringehalt des Serums nach der Splenektomie mächtig in die Höhe schnellt. Diesen Wechsel konnten wir auch beim Patienten feststellen. In der folgenden

Tabelle sind die Blutanalysen bei zwei Fällen von erworbenen hämolytischen Ikterus vor und nach der Splenektomie angegeben:

	Vor der Splenektomie			Nach der Splenektomie I. Nach 2 Monaten II. Nach 3 Monaten		
	Gesamt- fett	Chole- sterin	Choleste- rinester	Gesamt- fett	Chole- sterin	Choleste- rinester
	in 1000 ccm Blut			in 1000 ccm Blut		
Hämolytischer Ikterus I.	4,738	0,732	0,309	7,798	1,076	0,276
II.	5,768	0,674	0,297	9,376	0,943	0,279

In einem Falle (II.) haben wir auch Gelegenheit gehabt, den Duodenalsaft vor und nach der Splenektomie zu analysieren. Vor der Operation zeigten sich folgende Werte: ungefähre Tagesmenge 1100 ccm, Farbstoff 3,107 g, Cholesterin 0,270 g.

28 Tage nach der Operation fanden wir folgende Werte: Tagesmenge 970 ccm, Farbstoff 0,278 g, Cholesterin 0,034 g.

Wir sehen also, daß nach der Operation nicht nur der Farbstoffgehalt der Galle abnimmt, sondern auch viel weniger Cholesterin nach außen befördert wird. Es scheint nicht unangebracht, sich vorzustellen, daß der hohe Cholesteringehalt des Blutes nach der Operation vielleicht auf eine mangelhafte Ausscheidung bezogen werden dürfte.

Es ist an anderer Stelle betont worden, warum wir den Standpunkt vertreten, daß in der Milz nicht nur rote Blutzellen zugrunde gehen, sondern wahrscheinlich auch Leukocyten. Wenn auch die endogene Harnsäureausscheidung nur als relativ ungenaues Maß für den Kernzerfall anzusehen ist, so schien es doch immerhin wichtig solche Analysen vor und nach der Splenektomie miteinander zu vergleichen; an unserer Klinik hat sich mit dieser Frage Adler-Herzmark beschäftigt. Die entsprechenden Zahlen bei Fällen von akquiriertem hämolytischen Ikterus möchten wir hier zusammenstellen.

<table>
<tr><td colspan="3" align="center">Fall I.</td><td colspan="3" align="center">Fall II.</td></tr>
<tr><td>Datum</td><td>Harnmenge</td><td>Harnsäure</td><td>Datum</td><td>Harnmenge</td><td>Harnsäure</td></tr>
<tr><td>18. III.</td><td>780</td><td>1,45</td><td>26. III.</td><td>855</td><td>1,606</td></tr>
<tr><td>19. III.</td><td>930</td><td>1,70</td><td>27. III.</td><td>1020</td><td>1,701</td></tr>
<tr><td>20. III.</td><td>1100</td><td>1,23</td><td>28. III.</td><td>870</td><td>1,679</td></tr>
<tr><td>21. III.</td><td>580</td><td>1,46</td><td></td><td></td><td></td></tr>
<tr><td colspan="3" align="center">Splenektomie</td><td colspan="3" align="center">Splenektomie</td></tr>
<tr><td>15. V.</td><td>1100</td><td>0,07</td><td>17. IV.</td><td>340</td><td>0,245</td></tr>
<tr><td>16. V.</td><td>980</td><td>0,045</td><td>18. IV.</td><td>790</td><td>0,240</td></tr>
<tr><td>17. V.</td><td>830</td><td>0,042</td><td>19. IV.</td><td>720</td><td>0,255</td></tr>
<tr><td>18. V.</td><td>650</td><td>0,026</td><td></td><td></td><td></td></tr>
</table>

Daß beim hämolytischen Ikterus der endogene Harnsäurefaktor hoch ist, darauf wurde bereits hingewiesen. Die Tatsache, daß nach der Splenektomie die Harnsäure so mächtig abfällt, ist neu. Ich glaube auch daraus den Schluß ableiten zu können, dass nach der Milzexstirpation eher weniger Blutzellen aus dem Knochenmarke eliminiert werden, und nicht wie Hirschfeld und Klemperer meinen, daß der erythropoetische Apparat gereizt erscheint.

In ähnlicher Weise stellt sich auch Kaznelson einen Zusammenhang zwischen Blutplättchenuntergang und Milzfunktion vor. An der Tatsache, daß es auch beim hämolytischen Ikterus nach der Splenektomie zu einer Vermehrung der Thrombocyten im kreisenden Blute kommt, ist nicht zu zweifeln.

Hält man das, was die drei letzten Tabellen sagen, sowie den glänzenden Erfolg der Splenektomie auf das subjektive und objektive Befinden zusammen, so muß man zu der Überzeugung kommen, daß beim hämolytischen Ikterus der hauptsächlichste hämolytische Faktor in der Milz zu suchen ist; denn wird dieselbe entfernt, so sinkt die Blutmauserung auf normale Werte. In dieser Tatsache möchte ich fast ein diagnostisches Kriterium erblicken, so daß ich vorschlagen möchte, dieses Moment auch in der Bezeichnung der Krankheit aufzunehmen. Sicher — und das sagt schon Banti — ist der hämolytische Ikterus", ebenso wie seine Pathogenese, ein polyvalentes Krankheitsbild und bedarf noch einer weiteren Trennung, aber eine Gruppe darf abgetrennt werden, wo wahrscheinlich der Milzprozeß im Vordergrund steht, denn nach seiner Entfernung fällt die Hämolyse auf ein Minimum ab. In dem Sinne wird man es auch verstehen, wenn ich mich unbedingt für die Splenektomie als therapeutischer Faktor beim akquirierten hämolytischen Ikterus einsetze. —

8. Unsere Resultate der Splenektomie. Ich habe im ganzen 8 Fälle von akquiriertem hämolytischen Ikterus der Splenektomie zugeführt. Der Erfolg war in allen Fällen ein ausgezeichneter, indem stets binnen kürzester Zeit (längstens nach einem $1/_2$ Jahr) nicht nur das Blutbild zur Norm zurückkehrte, sondern auch die betreffenden Individuen wieder vollkommen leistungsfähig wurden. Bei 3 Fällen liegt die Operation nunmehr fast 5 Jahre zurück. Eine Verschlechterung ist in diesen 3 Fällen in keiner Weise eingetreten. Bei den anderen ist das Intervall zwischen Operation und jetzt (April 1918) 3, $2^1/_2$, 2 und 1 Jahr resp. 6 Monate. Bei jenen Fällen, wo die Operation fast 5 Jahre zurückliegt, kann man wohl von Heilung reden. Über die anderen möchte ich mich noch vorsichtiger fassen; nicht deswegen, weil der momentane Erfolg vielleicht zu wünschen übrig ließe, sondern weil mir die Zeit noch zu kurz erscheint, um darüber ein abschließendes Urteil zu fällen.

Der menschliche hämolytische Ikterus im Rahmen der „hepatolienalen Erkrankungen".

Es ist das Bestreben des normalen Organismus, die Konzentration des Blutes an Erythrocyten stets auf derselben Höhe zu erhalten. Daß dieser physiologische Zustand dauernd bestehen bleibt, dafür sind wohl in erster Linie der erythropoetische Apparat, die Leber und die Tätigkeit der Milzzellen verantwortlich. Wir nehmen vom Knochenmarke an, daß es in der Zeiteinheit stets eine gewisse Menge roter Blutzellen bildet, und dementsprechend in der Leber auch ein adäquates Quantum an Erythrocyten der Zerstörung anheimfällt. Das Tempo, nach dem die Erythrocyten, die gleichsam zwischen Knochenmark und Leber-Milz hin und her geworfen werden, rascher oder langsamer abgebaut werden, kann von verschiedenerlei Faktoren beherrscht werden; unter ihnen spielt die Funktion des Milzapparates eine große Rolle. Es ist anzunehmen, daß in dem Maße, als von der Milz bald mehr, bald weniger Erythrocyten für die eigentliche Zerstörung vorbereitet werden, von ihr vielleicht auch Impulse ausgehen, die dafür Sorge tragen, daß einmal mehr, einmal weniger rote Blutzellen entstehen. Wie innig die gegenseitigen Wechselwirkungen zwischen Milz und Leberfunktion auf der einen Seite und die Beziehungen zwischen Milz und Knochenmarkstätigkeit auf der anderen sind, dafür scheint das Studium des menschlichen hämolytischen Ikterus ein gutes Beispiel zu sein.

Durch unsere Untersuchungen scheint in einwandfreier Weise bewiesen zu sein, daß tatsächlich sowohl bei der familiären als auch bei der akquirierten Form des hämolytischen Ikterus der Blutumsatz viel höher ist als in der Norm. Nun dürfte aber der Organismus gerade bei der kongenitalen Form die Fähigkeit besitzen, die überhastete Zerstörung der roten Blutzellen paralysieren zu können. Wir müssen also annehmen, daß hier das Knochenmark viel mehr als unter normalen Verhältnissen zu leisten im Stande ist. Trotzdem kann man annehmen, daß sich der Organismus allmählich an diese Mehrarbeit gewöhnt, sonst wäre es kaum zu verstehen, wieso solche Individuen durch viele Jahre hindurch vollkommen beschwerdefrei leben können. Daß nun wirklich die Milz als der treibende Faktor für den erhöhten Blutuntergang in Frage kommt, beweisen bei solchen Individuen die Erfolge der Splenektomie. Bei der erworbenen Form des hämolytischen Ikterus haben wir gleichfalls auf sichere Zeichen eines erhöhten Blutunterganges verwiesen. Daß auch hier das Tempo eines vermehrten Hämatinabbaues von der Milz angegeben wird, dafür scheinen uns gleichfalls die günstigen Erfolge der Milzexstirpation einen sicheren Beweis zu erbringen. Denn nach der Splenektomie fallen die vorher hohen Farbstoffwerte in der Galle und im Stuhle auf fast normale Werte herab.

Das Plus an Arbeit, welches beim akquirierten hämolytischen Ikterus dem Knochenmarke erwächst, kann von den verschiedenen Patienten verschieden beantwortet werden. Einmal stößt sich das Knochenmark nur wenig daran, und der vermehrte Blutuntergang kann durch eine gesteigerte Knochenmarkstätigkeit, die Jahre lang anhalten kann, paralysiert werden. Ein andermal verträgt sich dieser Zustand auf die Dauer nicht, und die Produktion von Erythrocyten kann nicht mehr mit dem vermehrten Untergang an roten Blutzellen Schritt halten. Dies kann sich teils durch Anämie, teils durch Ausschwemmung unreifer Zellformen aus dem Knochenmarke bemerkbar machen. Individuelle Unterschiede spielen hier sicher eine große Rolle. Die alltägliche Erfahrung, wie die einzelnen Personen auf einen stärkeren Blutverlust hin antworten, beweist uns, daß wir hier mit bereits bekannten Tatsachen rechnen müssen. Nur zu oft können wir uns davon überzeugen, wie manche Frauen z. B. im Anschluß an eine schwerere Genitalblutung sich die längste Zeit nicht erholen und fast das Aussehen einer Perniciosa darbieten, während andere gesunde Frauen denselben Blutverlust innerhalb kurzer Zeit überwinden.

Die vermehrten Abbauprodukte, die aus der gesteigerten Tätigkeit der Milz erwachsen, verlangen eine entsprechend erhöhte Leberfunktion. Es kann nun nicht jeder Leber funktionell gleichgültig sein, ob sie für eine normale Quantität an Abbauprodukten der roten Blutzellen zu sorgen hat, oder ob sie ein Vielfaches davon bewältigen muß. Der Leber von Individuen, die mit kongenitalem Ikterus behaftet sind, scheint diese Mehrarbeit kaum wesentliche Schwierigkeiten zu bereiten, denn in vielen Fällen zeigt die Sektion, obwohl der Zustand durch Dezennien angehalten hatte, eine normale Beschaffenheit des Leberparenchyms. Ein andermal, so z. B. in meinem Falle von kongenitalem Ikterus, zeigte aber die Leber bereits Zeichen von Umbau. Ich halte es nicht für ausgeschlossen, daß der Prozeß gelegentlich noch weitere Dimensionen annehmen kann und sogar schließlich auch zu Veränderungen führt, die sich mit jenen einer Lebercirrhose decken. Für die kongenitalen Formen wird dies in der Regel kaum zutreffen, ob aber alle Lebern von Fällen von akquiriertem hämolytischem Ikterus die Mehrarbeit, die ihnen aus der erhöhten Milztätigkeit erwächst, bewältigen können, wollen wir vorläufig dahingestellt sein lassen.

Jedenfalls glaube ich im menschlichen hämolytischen Ikterus ein Beispiel erb'icken zu müssen, welches uns demonstriert, daß Knochenmarksfunktion, Milztätigkeit und Funktion der Leber in vielfacher Wechselbeziehung zueinander stehen. Ebenso wie sich diese drei Systeme unter normalen Bedingungen gleichsam die Hand reichen und dafür sorgen, daß die Blutdichte stets die gleiche bleibt, scheint auch unter pathologischen Verhältnissen, z. B. bei der gesteigerten Blutzerstörung durch die Milz beim kongenitalen Ikterus das Gleichgewicht durch das Eingreifen der beiden anderen Organe, erhalten zu bleiben. In dem Sinne müßten wir also sagen, bei der kongenitalen Form des hämolytischen Ikterus handelt es sich um eine Hyperfunktion nicht nur der Milz, sondern auch der Leber und des Knochenmarkes. Jene sorgt für die restlose Verarbeitung der in der Milz angedauten Elemente, dieses für den vollkommenen Ersatz des im Übermaße Zerstörten. Nachdem die von uns angenommene Hypersplenie eine angeborene sein dürfte, scheinen auch die anderen Funktionen kongenital besser ausgestattet zu sein, so daß sich die Zustände, d:e sich von der Norm nur wenig unterschieden, durch Jahre hindurch halten können. Darin glaube ich mit einen Grund erblicken zu müssen, warum sich bei der akquirierten Form öfter Störungen bemerkbar machen. Die Knochenmarkskrise resp. das Blutbild, das manche Züge der Perniciosa darbietet, fasse ich als eine solche Störung der gegenseitigen Wechselwirkungen zwischen Knochenmark, Leber und Milztätigkeit auf. Daß auch die Leber gelegentlich pathologisch reagieren kann, darauf wollen wir noch zu sprechen kommen.

Da für den intermediären Hämoglobinstoffwechsel vor allem die Kupfferzellen, die Reticulo-Endothelien der Milz und auch die Parenchymzellen im Knochenmarke verantwortlich sind und wir beim hämolytischen Ikterus eine enorme Steigerung des physiologischen Blutabbaues beobachten konnten, so werden wir wohl nicht zu weit gehen, wenn wir bei dieser Krankheit mit einer Überfunktion all dieser Zellen rechnen, und daher den hämolytischen Ikterus im Rahmen der hepato-lienalen Erkrankungen besprechen.

V. Kapitel.

Abgrenzung der Pathologie der perniziösen Anämie, soweit wir sie in diesem Kapitel besprechen wollen. Es entspricht nicht der Bestimmung dieses Buches, die ganze Frage der perniziösen Anämie hier aufzurollen; vor allem kann weder die klinische Symptomatologie, noch die Diagnostik derselben ausführlich berücksichtigt werden. Auch die Hämatologie kann nur insoweit behandelt werden, als mir dies im Rahmen der „Erkrankungen des hepatolienalen Systems" zweckmäßig erscheint. Zwischen dem Krankheitsbilde des hämolytischen Ikterus und der perniziösen Anämie einerseits und zwischen diesem und dem sog. Morbus Banti andererseits ergeben sich so viele Berührungspunkte, daß es notwendig ist, auf ihre Besprechung näher einzugehen. Das vermittelnde Glied soll dabei nicht nur der Blutbefund allein sein, sondern auch die Untersuchung der Milz, des Knochenmarkes, sowie der Leber auf der einen Seite und die Analyse des intermediären Hämoglobinstoffwechsels auf der anderen. In diesem Sinne soll also die Stellung des retikulo-endothelialen Apparates im Zusammenhange mit dem Symptomenbilde der perniziösen Anämie diskutiert werden. Gerade das Verständnis der Milz- und Leberfunktion bei dieser Krankheit war es, das für die Beurteilung anderer pathologischer Zustände bestimmend war, die bis jetzt vielfach ausschließlich den Leberkrankheiten zugezählt wurden.

Wir haben uns vielfach davon überzeugen können, daß eine Einteilung der unterschiedlichen „perniziösen" Anämie möglich ist. Wir besprechen daher von diesem Gesichtspunkte aus die ganze Frage der Anämie und trennen sie in zwei große Gruppen: 1. die hämolytische perniziöse Anämie, 2. die aplastische Anämie. Schon jetzt soll aber betont werden, daß diese prinzipielle Trennung nicht immer durchführbar ist, es gibt sicher auch Kombinationsformen. Sie zu verstehen ist aber nur möglich, wenn man die extremen Typen kennt, die allerdings in ihrer reinen Form zu den Seltenheiten gehören.

A. Die hämolytische perniziöse Anämie.

1. Wie kam man allmählich zu der Überzeugung, daß die Hämolyse bei der perniziösen Anämie ganz besonders im Vordergrunde des Krankheitsbildes steht? Das Krankheitsbild der „Anaemia perniciosa" ist zuerst von Biermer (1868—1872) genauer studiert worden; was mit den damaligen Hilfsmitteln zu erforschen war, ist von seiner Seite geschehen. Seinen rein klinischen Beobachtungen ist wenig Neues hinzuzufügen. Auch anatomisch wurde die Frage spruchreif, als er auf das negative Ergebnis bei den Sektionen großes Gewicht legte. Ursprünglich verstand man unter „perniziöser Anämie" jede schwere Anämie, die allmählich und schleichend zum Tode führte, ohne daß man dafür eine Ursache finden konnte. Auch Birch-Hirschfeld stand als pathologischer Anatom noch im Jahre 1892 auf demselben Standpunkt. Trotzdem man in der Folge speziell durch das hämatologische Studium das klinische Bild weiter ausgebaut hatte, war man in der Erkenntnis des ganzen Krankheitsprozesses und insofern auch in der diagnostischen Beurteilung wenig weitergekommen. Und leider herrscht auch heute noch wenig Übereinstimmung, wobei jetzt noch manches zur Biermerschen Anämie gezählt wird, was besser davon ausgeschlossen wäre.

Derzeit legt man bei der Beurteilung der Anaemia perniciosa das Schwergewicht auf die vermehrte Blutzerstörung. Um diesen Fortschritt in der Auffassung entsprechend würdigen zu können, müssen wir uns in großen Zügen vor Augen halten, was über die endliche Ursache der essentiellen perniziösen Anämie im Laufe der Zeit bekannt wurde.

a) Die ältere Literatur. Immermann, der nach Biermer die beste Beschreibung des Krankheitsbildes gab, spricht sich über die eigentliche Ursache der perniziösen Anämie nicht aus. Er sagt offen, daß man darüber nichts wisse. Eichhorst äußert sich über die Pathogenese hypothetisch und meint, daß teils gestörte Blutbildung, teils vermehrter Blutzerfall als Ursache der Anämie in Betracht kommen. Beide können sich insofern kombinieren, als infolge der geschädigten Blutbildung das Blut weniger widerstandsfähig ist, und daher die Erythrocyten rascher zugrunde gehen, als man es von normalen erwarten würde. Er spricht von einem Circulus vitiosus. Vergleicht man diese Anschauung mit den modernen Vorstellungen, so läßt sich bis zu einem gewissen Grade eine Ähnlichkeit feststellen.

1876 hat Cohnheim als erster das rote Knochenmark bei der perniziösen Anämie gesehen. Daß es sich aber hier nicht um ein für diese Erkrankung charakteristisches Symptom handelt, war alsbald klar, denn bei zahlreichen anderen Krankheiten fanden sich im Knochenmark ähnliche Veränderungen. Mit der Möglichkeit, daß im Knochenmark die Ursache der Krankheit zu suchen sei, hat Cohnheim nicht gerechnet.

Wenn man auch schon vorher in Erfahrung gebracht hatte, wie häufig bei schweren Anämien Magenschleimhautatrophie beobachtet wird (French), so ist bezüglich der perniziösen Anämie zuerst von Quincke darauf verwiesen worden, der sogar noch weiter ging und sagte, daß diese Veränderungen für die Entstehung der Perniciosa verantwortlich gemacht werden müssen. Noch allgemeiner sprach sich Jürgens aus, der als Ursache der Krankheit nicht nur eine Schleimhautatrophie des Magens, sondern des ganzen Darmkanales annahm; der degenerative Prozeß könne sogar die Nervengeflechte des Magens in Mitleidenschaft ziehen; er sprach daher von einer Atrophia gastrointestinalis progressiva. Wenn man weiß, welche große Rolle gerade zu dieser Zeit die Lehre von den Autointoxikationen spielte, so wird man verstehen, warum dem Magendarmkanal ganz besondere Aufmerksamkeit geschenkt wurde. In diesem Sinne sieht Hunter die Ursache der Perniciosa in einer Vergiftung vom Darmtrakte aus; die Schleimhautveränderungen sollen der Entwicklung und der leichteren Resorption der vermeintlichen Toxine Vorschub leisten. Gegen diese Verallgemeinerung hat Nothnagel energisch Stellung genommen.

Viele pathologische Anatomen legen bei der Beurteilung, ob ein Fall als perniziöse Anämie anzusehen sei oder nicht, auf die Veränderungen im Magen-Darmkanal großes Gewicht. Dies zur Charakterisierung, wie häufig diese Veränderungen bei der Biermerschen Anämie vorkommen. Durch die anatomischen Untersuchungen wurde die Aufmerksamkeit der Kliniker auf den Magendarmkanal gelenkt, was zur Folge hatte, in der Achylia gastrica ein wichtiges diagnostisches Symptom der perniziösen Anämie zu sehen. Ein Teil der Autoren

meinte, daß diese schwere Schädigung des Magendarmkanals für die Nahrungs-
ausnützung von Bedeutung wäre. Dieser Anschauung ist besonders Martius
entgegengetreten. Ihm verdanken wir vor allem die Kenntnis, daß völlige
Achylie des Magens eine nicht so seltene Erkrankung ist, und daß das Allgemeinbefinden solcher Patienten trotz Achylie nicht im mindesten beeinträchtigt zu
sein braucht. Insbesondere waren keine Störungen in der Ernährung zu sehen.
Deswegen leugnete aber Martius nicht die anatomischen Magenveränderungen
bei typischer perniziöser Anämie. Er bringt auch eigene Beobachtungen und
beschreibt dieselben eingehend.

Als Anhänger der Lehre, daß die perniziöse Anämie auf Störungen von
Seite des Magendarmkanals zu beziehen sei, bekennen sich auch Keyher und
Botkin und stellen fest, daß im Darm von „perniziös" Anämischen gelegentlich Proglotiden von Bothriocephalus latus zu finden sind. Der Beweis,
daß die perniziöse Anämie und die Anwesenheit dieses Bandwurmes in Beziehung stehen, schien erbracht, als es gelang, durch Abtreiben des Wurmes
nicht nur die Anämie zum Stillstand zu bringen, sondern sie sogar zu heilen.
Wegen der nicht wegzuleugnenden Tatsache, daß auch bei ganz gesunden
Menschen gelegentlich der Bothriocephalus im Darm gefunden wird, sieht
sich Schapiro veranlaßt, eine Hilfshypothese aufzustellen: Nicht der Parasit
ist es, der diese Anämieform bedingt, sondern eine Erkrankung des Wurmes
soll es sein, die für den Menschen so gefährlich werden kann. Die ganze
Frage ist von Schaumann an der Hand eines großen Materials aufgegriffen
worden; auch er sah Atrophie der Darmschleimhaut bei der Bothriocephalus-
Anämie und ebenso bei der kryptogenetischen Perniciosa; — ein typischer
Befund ist es aber nicht. Deutlich war eine Atrophie nur in jenen Fällen
von Bothriocephalus-Anämie resp. bei der kryptogenetischen Form nachweisbar,
wo die Krankheit schon länger gedauert hatte. Schaumann sowie sein Schüler
Möller vertreten daher einen ähnlichen Standpunkt wie Schapiro: die Magen-
darmatrophie ist nur eine sekundäre Veränderung, also Folge der
Anämie, nicht aber die Ursache.

Aus dem Gesagten ergibt sich, daß man sich mehr für das Kausalitäts-
verhältnis bei der perniziösen Anämie interessierte, daß es aber den meisten
Pathologen bis dahin ziemlich gleichgültig war, was das Wesen der perniziösen
Anämie darstellt.

b) Das Wesen der perniziösen Anämie. Auf Veränderungen des
morphologischen Blutbildes haben bei Anaemia perniciosa bereits H. Müller,
Immermann, Quincke und besonders Laache geachtet. Man kannte
bereits die Anisocytose und die Poikilocytose. Ein genaueres Studium
des Blutes setzte aber erst mit den Arbeiten von Ehrlich ein. Sie bedeuten
einen Wendepunkt in der Erkenntnis der Anaemia perniciosa. Ehrlich hält
es für möglich, allein aus dem Blutbefund die Diagnose einer perniziösen Anämie zu stellen. Wenn man bedenkt, wie verwickelt vor Ehrlich
die Anschauungen über schwere Anämien waren, so mußte dies als eine bedeutsame
Neuerung begrüßt werden. Als Charakteristikum der Perniciosa sieht Ehrlich
den Megaloblasten an. Nach seinen histologischen Untersuchungen sollen
im Knochenmarke des normalen Menschen diese Zellen fehlen, dagegen
im Marke des Embryo vorhanden sein. Diese embryonalen Zellen können
nun im Knochenmark bei perniziöser Anämie wieder auftreten, — megaloblas-
stische Degeneration — und sogar ins zirkulierende Blut gelangen. Ehrlich
spricht daher von einem Rückschlag in den embryonalen Regenerations-
typus. Die Megalocyten, die natürlich in solchen Fällen auch zu finden sind,
wären kernlose Megaloblasten, also ebenfalls embryonale Elemente. Im Prinzip
würde es sich nach Ehrlich bei der Perniciosa um eine Minderwertig-

keit des Knochenmarks handeln, das bei den verschiedensten Gelegenheiten mit geringer und schlechter Produktion von Erythrocyten reagiert.

Die Untersuchungen von Ehrlich haben die früheren Beobachtungen von Cohnheim, der zuerst ein himbeergeleeähnliches Knochenmark bei der Perniciosa beschrieben hatte, wieder in den Vordergrund gerückt.

Anderer Anschauung ist Neumann. Nach ihm wäre das rote Mark nur von sekundärer Bedeutung, da er ähnliches auch bei anderen Krankheiten beobachten konnte. Er sieht in dieser Veränderung einen Kompensationsvorgang des Organismus gegen die Anämie; in diesem Sinne stellt also das rote Knochenmark einen Reizungszustand des Knochenmarkes dar. Eingehend wurde diese Angelegenheit von Geelmuyden studiert; er kam im wesentlichen zu derselben Anschauung wie Neumann. In logischer Konsequenz dieser Beobachtungen war er der erste, der bei der perniziösen Anämie mit der Möglichkeit eines gesteigerten Zerfalles von roten Blutkörperchen rechnete. Als Anhaltspunkt für diese Anschauung galt ihm die reichliche Anwesenheit von Pigment im Mark.

Es standen sich also zwei Meinungen entgegen: die eine (Ehrlich) hält die Perniciosa für einen Erlahmungsprozeß des Knochenmarkes, die andere (Neumann) sieht das Knochenmark im Zustand einer Reizung, was mit der Annahme gleichbedeutend ist, die Ursache der Erkrankung außerhalb des Knochenmarkes zu suchen.

Den Anhängern der intestinalen Theorie kam die Ansicht von Neumann sehr gelegen und auch sonst haben sich viele Kliniker der Anschauung von Neumann angeschlossen. Als warmer Anhänger der Anschauung von Ehrlich ist E. Bloch zu nennen. Er ist sogar noch um einen Schritt weiter gegangen als Ehrlich; er sagt: Die Biermersche progressive Anämie beruht auf einer asthenischen Beschaffenheit des blutzellenbildenden Gewebes, da minderwertiges Material produziert wird; er und Ehrlich sind aber mit ihrer Meinung in der Minderheit geblieben, weil die meisten Pathologen doch die megaloblastische Degeneration als einen Regenerationsvorgang ansehen, der allerdings in pathologischer Weise modifiziert erscheint. Für diese Anschauung haben sich speziell E. Meyer und A. Heinecke eingesetzt. Bekanntlich fanden sie an den verschiedensten Stellen der an perniziöser Anämie erkrankten Personen „myeloide Herde". Da diese Zeichen dafür sprechen, daß der Organismus große Anforderungen an die leukopoetischen Apparate stellt, so sahen E. Meyer und Heinecke im roten Knochenmarke eine Kompensationsvorrichtung, die sich nicht nur gegen einen allzugroßen Verlust an weißen Blutelementen richtet, sondern auch einen exzessiven Verlust an roten Blutzellen decken soll. Ganz ähnlich spricht sich auch Türk aus: Die embryonale Umwandlung des Knochenmarkes ist daher nicht, wie Ehrlich seinerzeit meinte, die Ursache, sondern eine notwendige und nützliche Abwehrmaßnahme des Körpers gegen die Anämie.

c) Experimentelle Untersuchungen. Man hat bald nach Erkenntnis des klinischen Krankheitsbildes der perniziösen Anämie versucht, auf experimentellem Wege ähnliche Veränderungen zu erzeugen. Die bedeutendste Arbeit, die sich mit solchen Versuchen beschäftigt, rührt von Tallqvist her. Durch allmähliche Darreichung von ganz kleinen Blutgiftdosen (Pyrogallol oder Pyrodin) gelingt es, eine Anämie zu erzeugen, die der perniziösen — wenigstens was das Blutbild betrifft — sehr ähnlich ist. Auch konnte Tallqvist die früheren Angaben von Quincke, Hunter und Minkowski bestätigen, die bei experimenteller Anämie eine enorme Reichhaltigkeit der Organe an Eisenablagerungen beschrieben — eine Erscheinung, die ebenfalls oft bei der perniziösen

Anämie zu sehen ist. Die Publikation von Kaminer und Rohnstein ist deswegen erwähnenswert, weil diese Autoren zum erstenmal bei experimenteller Anämie im zirkulierenden Blute nicht nur Megalocyten, sondern auch Megaloblasten gefunden haben. Hier sowie in der Arbeit von Reckzeh wird auf weitgehende Analogien im histologischen Bau der Organe bei experimenteller Anämie und menschlicher Perniciosa verwiesen. Itami glaubt, bei experimentellen Anämien histologisch verfolgen zu können, wie die Zerfallsprodukte der Erythrocyten im Organismus neuerdings zur Blutbildung resp. zum Hämoglobinaufbau verwendet werden.

Wir haben erwähnt, daß Quincke und Hunter bei experimentellen Anämien eine reichliche Ablagerung von Eisen in den Organen nachweisen konnten. Nachdem sie bei der menschlichen Anaemia perniciosa gleichfalls Hämosiderose gesehen haben, so fordern sie auch hier einen vermehrten Blutzerfall. Sie fanden z. B. in der Leber bei einer perniziösen Anämie 10 mal mehr Eisen, als in einer normalen. Jedenfalls müssen wir in diesen Beobachtungen von Quincke und Hunter, die übrigens vielfache Bestätigung erfahren haben, aber trotzdem wenig beachtet wurden, wichtige Argumente dafür erblicken, daß es sich bei der Biermerschen Anaemia perniciosa ähnlich wie bei der experimentellen Anämie um eine gesteigerte Hämolyse handeln müsse. In neuester Zeit hat für die Veränderungen des Blutbildes nach den unterschiedlichen Vergiftungen vor allem Pappenheim und seine Schule interessiert.

d) Welche Rolle spielen bei der Ätiologie der perniziösen Anämie Hämolysine? Die Veränderungen des Blutbildes nach Vergiftung mit T.D.A. oder Pyrodin, die eben sehr an die bei der Perniciosa erinnern, erweckten den Gedanken, daß es sich auch bei der Biermerschen Anämie um eine kryptogenetische Intoxikation handeln könnte. Man hat sich daher vielfach bemüht, das im menschlichen Organismus kreisende hämolytische Agens in irgend einer Weise zu fassen, um eventuell auf diese Weise die Pathogenese der Perniciosa in greifbarere Form zu bekommen und andererseits Mittel und Wege für eine kausale Therapie zu finden. Als ersten Versuch in dieser Richtung muß man den von Syllaba hinstellen. Er fand bei einem Fall von Biermerscher Anämie (ich hätte diesen Fall, nachdem der Patient durch 8 Jahre hindurch ikterisch war, als hämolytischen Ikterus gedeutet) im Serum dieses Patienten Hämoglobin und Bilirubin. Beide Tatsachen gaben ihm Anlaß, folgende Theorie aufzustellen: Durch irgend einen hämolytischen Vorgang wird Hämoglobin frei, dieses wird zu Gallenfarbstoff umgewandelt und führt eventuell zu Ikterus. Direkte Anhaltspunkte, wieso es zur Hämolyse kommt, konnte er nicht erbringen, aber jedenfalls war dieser Fund sehr wichtig, weil er zum erstenmal einen Anhaltspunkt dafür gab, daß bei der perniziösen Anämie ein vermehrter Blutzerfall bestehen muß. Allerdings soll hinzugefügt werden, daß er Hämoglobinämie nur in diesem einen Fall sah, während er bei anderen Formen im Blute nur Bilirubin finden konnte.

Neben Syllaba war es dann nur noch v. Stejskal, der das Vorkommen von Hämolysinen im Blute von Perniciosakranken wahrscheinlich machte. Wenn er das Blut von normalen Menschen in peinlich reinen Gefäßen auffing und das Serum absetzen ließ, so konnte er im Serum nie, selbst nach 8 tägigem Stehen, Hämolyse feststellen. Nahm er dagegen Perniciosablut, so ließ sich selbst bei der vorsichtigsten Versuchsanordnung eine Rötung des Serums kaum vermeiden. Da er gleichzeitig die osmotische Resistenz gegen NaCl-Lösungen etwas herabgesetzt fand, so meint er, daß es sich hier um eine echte Hämolysinwirkung gehandelt haben dürfte. Die Hämolyse ist bei der perniziösen Anämie nach v. Stejskal noch leichter nachweisbar, wenn man den Arm des Patienten vor der Venenpunktion mit einer Esmarchschen Binde für mehrere Minuten abschnürt. Speziell zur Zeit von „Nachschüben" soll sich dieser Einfluß auf die Hämolyse besonders deutlich bemerkbar machen. Diese und ähnliche Überlegungen, sowie die Beobachtung des ganzen klinischen Verlaufes — da es sich bekanntlich bei der perniziösen Anämie fast nie um eine kontinuierlich fortschreitende Krankheit handelt — haben bei vielen Klinikern, z. B. Türk, Schaumann, Hunter, Vaquez u. a. die Vorstellung erweckt, als würde es sich bei der typischen perniziösen Anämie um einen krankhaft gesteigerten Blutuntergang handeln, der durch ein blutzerstörendes Agens hervorgerufen wird. Wegen der chronisch gesteigerten Blutzerstörung befindet sich das Knochenmark in einem beständigen Reizzustand, der infolge seiner Gleichmäßigkeit und Dauer für den Organismus bedrohlich werden kann, da er die im Mark proliferierenden Erythroblasten schädigt. Je nachdem der hämolytische Prozeß mehr oder weniger intensiv und je nach der Reaktion des Knochenmarkes auf die Schädigung, ist der klinische Verlauf des einzelnen Falles verschieden. Das rote Knochenmark wäre gleichsam der sichtbare Ausdruck für einen chronischen Reizzustand des hämatopoetischen Apparates. Wenn die dauernde Hämolyse kein genug kräftiges Knochenmark findet, so muß die kompensatorische Markreaktion ausbleiben. v. Neusser meinte, daß man es in solchen Fällen mit hypoplastischen Individuen zu tun haben dürfte, und daß die Ohnmacht der Markreaktion nur als Teilerscheinung eines im allgemeinen minderwertigen Individuums aufzufassen sei. Auf die diagnostische Bedeutung anderweitiger Zeichen von Hypoplasie hat v. Neusser gerade in diesen Fällen großes Gewicht gelegt.

e) Die Bothriocephalus-Anämie als Hinweis für das Vorkommen von eventuellen Hämolysinen. Über den ursächlichen Zusammenhang zwischen dem Vorkommen des Bothriocephalus und dem Krankheitsbilde der schweren, an Perniciosa erinnernden Anämie ist viel diskutiert worden. Unbekümmert um den Modus, ob die lange Anwesenheit des Wurmes im Darme von Entscheidung ist oder ob vielleicht eine Krankheit des Wurmes, oder schließlich eine eigentümliche Disposition des betreffenden Menschen der Anlaß zur Anämie werden kann, hat Schaumann im Verein mit Tallqvist sich die Frage vorgelegt, ob es nicht gelingt, durch experimentelle Verabreichnng von Bothriocephalusgliedern ein der schweren Anämie ähnliches Krankheitsbild zu erzeugen. Tatsächlich scheint dies den beiden Autoren gelungen zu sein, indem Tallqvist, zum Teil gemeinsam mit Faust, aus Bothriocephalus-Proglottiden ein hämolytisch wirksames Lipoid darstellen konnte. Bei der Isolierung dieser Substanz legt er großes Gewicht darauf, ob der Bandwurm vor der Extraktion mazeriert wird. Mit diesem Gifte, das hitzebeständig ist und keine Antikörper produziert, konnte Tallqvist bei Kaninchen sowohl durch Verfütterung, als auch bei subkutaner Applikation Anämien hervorrufen. Die Intensität der Anämie war aber nie eine hochgradige. Trotzdem meint Tallqvist aus diesen Versuchen schließen zu müssen, daß es sich bei der Bothriocephalusanämie um die Resorption eines Giftes handelt, das in den mazerierten Bandwurmgliedern entsteht; möglicherweise kommt hier ein Cholesterinölsäureester in Frage. Von diesen Überlegungen ausgehend hat dann Faust versucht, durch Verfütterung von Ölsäure allein experimentelle Anämien zu erzeugen. Die so erzeugte Anämie war stets nur eine leichte, so daß es schwer fällt, diese Versuche im Sinne der Theorie von Tallqvist zu verwerten. Trotzdem waren diese Beobachtungen Anlaß für eine Reihe neuer Publikationen. Kurschon und Morgenroth haben in der Schleimhaut des oberen Abschnittes des Magendarmkanals hämolytische Substanzen gefunden; natürlich wurden diese Lipoide mit der Entstehung der Perniciosa in Zusammenhang gebracht. Ebensolche, gleichfalls nicht weiter definierbare Körper wurden von Micheli und Donati im Karzinomextrakte gefunden. Nachdem sich gelegentlich Karzinom mit Anämie paart, wurden diese Befunde gleichfalls auf die Perniciosa übertragen und zugunsten der Theorie von Tallqvist-Faust verwertet. Tallqvist hat diese Körper ebenfalls untersucht und vermutungsweise geäußert, daß auch hier Ölsäurederivate eine Rolle spielen könnten. Jedenfalls waren dies Gründe genug, um Tallqvist in seiner ursprünglichen Annahme zu bestärken und eine ähnliche Hypothese auch für die kryptogenetische Perniciosa aufzustellen; sie lautet: Da die normale Darmschleimhaut hämolytische Substanzen vom Charakter mancher Seifen enthält, so wäre mit der Möglichkeit zu rechnen, daß von einer kranken Darmschleimhaut — wie sie bei der Perniciosa gefunden wird — viel mehr von solchen Lipoiden resorbiert resp. gebildet werden, und daß daher die eigentliche Ursache der Perniciosa in einer gestörten Fettverarbeitung des Darmes zu suchen sei. Berger und Tsuchya haben, um dieser Theorie eine festere Basis zu geben, die Magendarmwandung von zwei Perniciosafällen auf die Anwesenheit solcher Lipoide untersucht. Die Resultate sind insofern beachtenswert, als es ihnen tatsächlich gelang, aus diesen Schleimhäuten Lipoide zu extrahieren, die 5—10mal stärker hämolytisch wirken sollen, als Extrakte aus normalen Organen. Auch gelang es bei Kaninchen durch subkutane Darreichung solcher Extrakte schwere Anämien zu erzeugen. Im Darmkanal wurden jedoch solche Körper nicht gefunden. Zum mindesten ist es v. Stejskal nicht gelungen, kräftigere Hämolysine aus Perniciosadärmen zu gewinnen als aus normalen Organen. Schlepfer untersuchte Magendarmschleimhaut von perniziösen Anämiefällen histologisch. Er sah Lipoide und lipoiddegenerierte Zellen und glaubte darin eine weitere Bestätigung der Tallqvistschen Theorie erblicken zu müssen. Doch scheinen entsprechende Kontrollfälle nicht berücksichtigt worden zu sein, denn Aschoff hat die Beobachtungen von Schlepfer überprüft und hat ähnliches auch in Organen gefunden, die nicht von Perniciosakranken stammten. Wir werden bei der Besprechung der Anaemia pseudoleukaemica infantum diese Frage noch einmal zu berühren haben (vgl. Kleinschmidt und Glanzmann S. 342).

Alle diese Beobachtungen dürften der Grund gewesen sein, warum man versucht hat, durch Darreichung von Cholesterin die perniziöse Anämie zu bessern, denn wir wissen ja, daß es tatsächlich gelingt, Hämolysine von Lipoidcharakter (wie z. B. das Kobragift) durch Cholesterin zu hemmen. So berichtet Reicher über einen Fall, wo es bei einer Perniciosa gelang, durch Cholesterinverfütterung eine — allerdings nur vorübergehende — Besserung zu erzielen; denn der Patient ging schließlich doch an perniciöser Anämie zugrunde. Seither sind noch einige Mitteilungen über günstige Erfolge durch diese Therapie veröffentlicht worden, doch hat sich diese Art der Behandlung keinen allgemeinen Eingang verschaffen können. Wir verweisen auch auf unsere Versuche S. 156.

Im Zusammenhang mit den Beobachtungen von Tallqvist wären auch Versuche von Iwao zu erwähnen. Er konnte bei Kaninchen durch subkutane Injektion von Oxyphenyläthylamin ebenfalls Anämie erzeugen, die manche Ähnlichkeit mit der Perniciosa darbot. Dieser Befund ist deswegen beachtenswert, weil diese Substanz bei Darmintoxikationen eine Rolle spielen könnte. Würde sich dies weiterhin bestätigen, so wäre hier eine neue Brücke

zwischen Darmschädigung und Anämie gefunden. Bei Hunden haben wir
nichts Ähnliches erheben können. Auch war die Gallenfarbstoffausscheidung
bei Gallenfistelhunden selbst nach Darreichung sehr großer Mengen nicht im
mindesten gestört. In jüngster Zeit hat sich auch Heß dafür interessiert. Seine
Ergebnisse decken sich mit meinen Erfahrungen.

Türk, der mit großer Objektivität das ganze experimentelle Tatsachenmaterial, das teils für, teils gegen eine Hämolyse vorgebracht wurde, zusammen-
faßt, schließt seine Betrachtungen folgendermaßen: Wenn wir nüchtern alles
würdigen, was an Tatsächlichem vor uns liegt, so müssen wir leider auch heute
noch (1913) bekennen, daß wir gar nichts wissen. Die Forschungen über die
lipoiden Organe und Wurmextrakte aus den letzten Jahren sind gewiß außerordentlich interessant und weisen uns vielleicht den Weg, um schließlich einen
Einblick in die Werkstatt der Krankheitsentstehung bei der Perniciosa zu
bekommen; aber den Einblick selbst haben wir uns noch nicht zu eröffnen
vermocht.

**2. Pathologisch-anatomische Tatsachen, die sich zugunsten der Theorie
verwenden lassen, daß es sich bei der perniziösen Anämie um einen erhöhten Blutzerfall handelt.** Wir haben das Krankheitsbild des menschlichen
hämolytischen Ikterus an die Spitze unserer Betrachtungen gestellt, weil wir
der Überzeugung waren, daß gerade das Studium dieses pathologischen Zustandes uns die beste Gelegenheit bietet, in das Wesen des intermediären Hämoglobinumsatzes Einblick zu gewinnen. Wie kaum an einem zweiten Beispiele
ließ sich hier das innige Ineinanderarbeiten zwischen Leber, Milz und Knochenmark demonstrieren. Die weitere Analyse dieses Krankheitsbildes vergewisserte
uns, wie sehr bei Störungen im Blutabbau die Endothelzellen dieser Organe
in erster Linie berücksichtigt werden müssen.

Im folgenden wollen wir versuchen, das Krankheitsbild der perniziösen
Anämie mit einem ähnlichen Maßstabe zu messen, wie wir es im vorigen
Kapitel beim hämolytischen Ikterus getan haben. Für den ersten Moment
erscheint es befremdend, wenn wir in der Einleitung zu einer Leberpathologie
eine typische Blutkrankheit zur Sprache bringen. Ich hoffe die weiteren
Darlegungen werden dies rechtfertigen.

In diesem Sinne wollen wir zunächst die Frage aufwerfen, was für Veränderungen finden wir bei der perniziösen Anämie in der Milz, Leber und im
Knochenmark?

Die Milz ist fast immer etwas, aber nur selten sehr bedeutend vergrößert; auch wenn sie sehr groß ist, was zu den Seltenheiten gehört, so
zeigen sich bei der typischen Perniciosa nur selten klinisch nachweisbare Größenschwankungen. Dem Anatomen ist die Feststellung des Milztumors leichter als
dem Kliniker. Daher sind seine Angaben maßgebender. Andrée hat bei
14 Fällen von perniziöser Anämie, die zur Sektion kamen, neunmal Milz-
schwellungen gesehen. Eine Vergrößerung über 500 g gilt schon als unge-
wöhnlich.

Histologisch — ich folge hier hauptsächlich den Angaben von Sternberg — bieten Kapsel und Trabekel keine abnormen Verhältnisse. Der
Follikelapparat ist zum Teil normal, zum Teil leicht atrophisch. Da man
von klinischer Seite den Standpunkt vertritt, daß bei der Perniciosa infolge
übermäßiger Anstrengung des Knochenmarkes sich der Organismus dadurch
zu helfen sucht, daß er auch an Stellen, bzw. in Geweben, Erythrocyten
produziert, die für die Blutbildung nur im embryonalen Leben von Bedeutung
sind, so wurde auf die Anwesenheit von myeloiden Zellen, wie sie bei der

Perniciosa besonders von Meyer und Heinecke beschrieben werden, großes Gewicht gelegt; sie beschreiben in der Milz von Perniciosakranken das Vorkommen von Myelocyten und Myeloblasten, und zwar sowohl in den Follikeln als auch in den Milzsträngen.

Schon Geelmuyden (1886) hat sowohl im Knochenmark als auch in der Milz und in der Leber blutkörperchenhaltige und pigmentführende Zellen beschrieben. Wie bereits erwähnt, war diese Tatsache für ihn der Grund, anzunehmen, daß ein vermehrter Untergang von Erythrocyten bei perniziösen Anämien eine große Rolle spielen muß. Sternberg konnte diese Angaben vollkommen bestätigen und sieht in ihnen ein Charakteristikum der Organe bei der Perniciosa.

Damit sind aber eigentlich die wichtigsten Angaben über das Verhalten der Perniciosamilz erschöpft. Gelegentlich wird auf das Vorkommen von Siderose hingewiesen, doch wird ebenso oft behauptet, daß es auch Fälle von Perniciosa ohne Eisenablagerungen in den Organen gibt.

Schwellungen der Lymphdrüsen werden bei unkomplizierten Perniciosafällen nicht beschrieben, jedenfalls treten sie klinisch nicht in den Vordergrund. Auf das Vorkommen von myeloider Umwandlung in den Lymphdrüsen ist immer geachtet worden. Öfters wird auch ein ziemlicher Reichtum an Erythrocyten hierselbst beschrieben. Schließlich soll ein Befund nicht unerwähnt bleiben, den Weigert bei einer Perniciosaleiche erhoben hat. Es zeigte sich nämlich eine starke Rötung sämtlicher retroperitonealer Lymphdrüsen. Etwas Ähnliches hat nur noch Saltykow beschrieben.

An der Leber machen sich klinisch selten auffallende Erscheinungen geltend. Sie fühlt sich öfter vergrößert und härter an, auch ist sie manchmal recht scharfrandig. Daß bei der Perniciosa gelegentlich eine subikterische Hautfärbung beschrieben wird, soll später noch Berücksichtigung finden; darüber sind sich aber alle Kliniker einig, daß ein deutlicher Ikterus nicht zum typischen Bilde der Perniciosa gehört. Der Anatom konstatiert zumeist deutliche Siderose, welche sowohl in den Leberzellen selbst, als auch im Interstitium nachweisbar ist. Die myeloiden Zellbildungsherde in der Leber haben stets das größte Interesse erweckt.

Schließlich sollen noch die Veränderungen im Knochenmarke zur Sprache kommen. Das Wenige, was darüber bekannt ist, haben wir bereits erwähnt; eine erschöpfende Darstellung fehlt. Der Grund dafür ist wohl darin zu suchen, daß wir über die normalen Verhältnisse noch sehr wenig orientiert sind. Auf das Vorkommen der verschiedensten Zellformen im Knochenmarke bei perniziöser Anämie ist viel und oft geachtet worden; was diese Zellen aber biologisch zu bedeuten haben, dafür haben sich eigentlich nur sehr wenige interessiert. Im Prinzip ist man sich darüber noch immer nicht klar, ob z. B. ein rotes Knochenmark als Ausdruck eines leistungsfähigen oder insuffizienten erythropoetischen Apparates anzusehen ist.

In der Vorstellung der meisten Pathologen wurzelt zu sehr die Anschauung, daß es sich bei der Perniciosa um eine Blutkrankheit allein handeln muß. Diesem Umstande ist es daher wohl zuzuschreiben, wenn man der Milz und Leber nur ein geringes Interesse entgegenbrachte und ihnen höchstens vom Gesichtspunkte der myeoliden Herde Aufmerksamkeit schenkte. Daß hier auch die Leber- und Milzfunktion aktiv eingreifen kann, mit dieser Möglichkeit hat man bis jetzt nicht gerechnet.

3. Der intermediäre Hämoglobinstoffwechsel bei der perniziösen Anämie. Auf den Zusammenhang zwischen klinisch nachweisbaren Blutuntergang und dem Krankheitsbilde der Perniciosa wurde relativ wenig Gewicht gelegt.

Erst in letzter Zeit wird öfter auf die Urobilinausscheidung durch den Harn geachtet; doch wird in der Regel aus diesen Reaktionen kein weiterer Schluß gezogen und, wie ich glaube, viel zu wenig diagnostisch beachtet. Weil man sich bewußt war, daß das Urobilin auch bei Leberschädigungen vorkommt, wurde auch auf diesen Körper als Stoffwechselabbauprodukt des Hämatins wenig Wert gelegt; im Gegenteil, Brugsch und Retzlaff haben z. B. die Sache sogar umgedreht und aus der Urobilinurie auf eine hepatische Schädigung bei der perniziösen Anämie geschlossen. Nur von manchen Autoren wird auf den Wechsel der Urobilinurie Rücksicht genommen und betont, daß sie in Zeiten relativen Wohlbefindens zurücktreten kann.

Im II. Kapitel waren wir bemüht auseinander zu setzen (cf. S. 58), warum als Maß des Hämoglobinstoffwechsels nur das Eisen und der Farbstoffrest (Bilirubin und Urobilinogen) in Frage kommen. Auf diese beiden Möglichkeiten sind wir bei Besprechung des hämolytischen Ikterus eingegangen. Während wir durch die Analyse des Eisenumsatzes nicht wesentlich weiter gekommen sind, war das Studium der Gallenfarbstoffausscheidung von entscheidender Bedeutung. Wie wir auch hier unter Berücksichtigung der gleichen Methoden die Frage zu klären versuchten, damit soll sich der folgende Abschnitt beschäftigen.

a) Der Eisenstoffwechsel. Man hat sich für die Pathogenese der perniziösen Anämie viel von dem Studium des Eisenstoffwechsels versprochen. So wurde schon von Hunter darauf aufmerksam gemacht, daß es gelegentlich zu ganz beträchtlichen Eisenausscheidungen kommen kann. Hunter notiert z. B. Werte, die das Sechsfache der Norm betragen. Diese Angaben sind aber nicht unwidersprochen geblieben. So findet z. B. Queckenstedt bei der perniziösen Anämie die tägliche Eisenausscheidung geringer als beim normalen Menschen. Daß die Verhältnisse bei der perniziösen Anämie doch nicht so einfach sein dürften, lehren die Analysen von Boeckmann und Hansen. Sie finden bei der perniziösen Anämie Eisenwerte, die zwischen 1,3 und 10,2 mg schwanken. Aus diesem Dilemma glaubte Kennerknecht einen Ausweg zu finden, indem er sagte, daß es bei der perniziösen Anämie zu starken Schwankungen im Eisenexport kommt. Er fand manchmal normale, ein andermal wieder unternormale Werte. Seinen Analysen ist besonders deswegen Aufmerksamkeit zu schenken, weil der Eisenexport sowohl im Harn, als auch im Stuhl berücksichtigt wurde. Wir werden noch sehen, daß ein Unterschied zwischen aplastischen und hämolytischen Anämien gemacht werden muß, und daß vielleicht in diesem Moment die Ursache zu suchen ist, warum einmal große Eisenmengen verloren gehen, ein andermal nur geringe. Auch in Anbetracht der Untersuchungen von Asher und Chevalier wäre eine neuerliche Untersuchung der Eisenfrage sehr erwünscht. Leider sind die Eisenanalysen sehr umständlich und werden daher vom Kliniker nicht gern durchgeführt.

Auf den Eisengehalt in den Nierenzellen beim hämolytischen Ikterus ist bereits hingewiesen worden; ähnliches ist auch bei der Perniciosa zu sehen. Muir und Paszkiewiz finden Eisen nur in den Tubuli contorti erster Ordnung.

Im II. Kapitel haben wir über Eisenanalysen in der menschlichen Galle berichtet. Dort sind auch einige Zahlen angeführt, die uns über das Verhalten zwischen Eisen und Bilirubin in der Galle bei perniziöser Anämie orientieren. Etwas Sicheres läßt sich aber daraus nicht ableiten. Jedenfalls gibt es auch hier starke Schwankungen. So sparsam wie beim familiären Ikterus ist jedenfalls der Organismus bei der perniziösen Anämie nicht.

Immerhin glaube ich, daß auch bei der Perniciosa die Leber mit ihren Eisenbeständen relativ ökonomisch vorgehen dürfte, denn der in der Leber

aufgestapelte Eisenvorrat kann bei der perniziösen Anämie manchmal ein sehr
hoher sein. Zur Illustrierung des Gesagten möge folgende Tabelle dienen,
welche einer Arbeit von Neuhaus entstammt, die er an unserer Klinik
durchführte.

	Gewicht der Leber	Gesamteisengehalt
Normal I	1380 g	0,728 g
Normal II	1290 „	0,637 „
Pernicosa I	1470 „	2,370 „
Pernicosa II	1650 „	2,848 „
Pernicosa III	1595 „	2,65 „
aplastische Anämie	1169 „	1,542 „
Leberzirrhose (atrophisch) . . . (ohne Ikterus)	1300 „	0,467 „

Wir verweisen auch auf die Eisenwerte, die wir in der Galle bei den unterschiedlichen Patienten ge'unden haben (cf. S. 62). Auf die Eisenstoffwechselversuche bei den unterschiedlichen Anämien werden wir erst an Hand der einzelnen Krankengeschichten zu sprechen kommen. Vorläufig soll nur so viel
gesagt sein, daß wir in der Eisenausscheidung auch bei Fällen von perniziöser
Anämie kein Maß erblicken können, ob viel oder wenig rote Blutkörperchen zugrunde gehen.

b) Der Urobilin- resp. Bilirubinstoffwechsel. Nachdem es uns
gelungen war, eine entsprechende Methode auszuarbeiten, um die Menge des
Urobilinogens im Stuhle zu bestimmen, war es sehr verlockend, diese Methode
heranzuziehen, um sich über die Größe der Blutmauserung bei der perniziösen
Anämie ein Urteil zu bilden. Ähnliche Analysen sind bis jetzt bei der Perniciosa kaum durchgeführt worden. In der Literatur finden wir die Untersuchungen von Kimura, der quantitative Bilirubinbestimmungen allerdings
nur in der bei der Sektion gewonnenen Blasengalle durchführte. Nebst anderen
Fällen analysiert er auch die Galle bei einer perniziösen Anämie und fand
hier sehr hohe Werte. Wenn man in den Sektionsprotokollen von Perniciosaleichen nachsieht, so findet sich immer der enorme Farbstoffgehalt im Duodenum und in der Galle erwähnt. Über die Bedeutung dieser dunklen Galle
hat man sich aber wenig gekümmert. Wir haben nun bei perniziöser
Anämie in einer ganzen Reihe von Fällen die tägliche Farbstoffausscheidung durch den Stuhl quantitativ bestimmt. In sämtlichen Fällen haben wir sehr hohe Werte gefunden. Einige dieser Zahlen
sind in der folgenden Tabelle zusammengestellt; außerdem verweisen wir auf
die Tabelle S. 93.

Nr.	Erythrocyten	Sahli	Färbeindex	Urobilinogenmenge pro die	kg	Anmerkung
I. Fall	1,6 Mill.	39	1,2	0,58—0,65	65	mit sehr gutem Erfolge splenektomiert.
II. Fall	1,48 „	45	1,4	0,93—1,14	55	wurde splenektomiert.
III. Fall	1,104 „	28	1,27	0,93—1,14	50	mit sehr gutem Erfolge splenektomiert.
IV. Fall	0,8 „	18	1,1	0,47—0,5	45	ist unoperiert gestorben dito.
V. Fall	1,7 „	34	1,0	0,7 —0,8	60	ist operiert worden; ein
VI. Fall	1,3 „	25	0,95	0,5	54	Jahr später Exitus.

Die gefundenen Zahlen müssen im Verhältnis zu den Normalwerten, — die zwischen 0,13 g und 0,15 g schwanken —, als sehr hoch bezeichnet werden, und zwar um so mehr, als es sich um schwer anämische Individuen gehandelt hat. Wenn auch der Methode von Charnas manche Fehler anhaften, so gibt sie uns doch eine ungefähre Vorstellung von der Höhe des Blutzerfalles.

Wir haben uns später bemüht, den Bilirubingehalt der mittelst des Duodenalschlauches herausgeheberten Galle zu bestimmen. Es ist klar, daß diese Methode zur Abschätzung des Blutzerfalles gleichfalls sehr ungenau ist, da wir mit vielen Fehlerquellen rechnen müssen: Erstens darf man sich — wie erwähnt wurde — nicht vorstellen, daß es gelingt, während der Dauer der Ausheberung die ganze Gallenmenge zu exprimieren, und zweitens ist es unmöglich, aus der Menge der Galle, die in 2—3 Stunden gewonnen wurde, auf die Tagesquantität zu schließen, da es wahrscheinlich ist, daß die Galle nicht kontinuierlich läuft und die Sekretion gerade in der Zeit des Verweilens der Sonde im Duodenum beschleunigt sein kann. Wenn man aber stets unter gleichen Bedingungen arbeitet und immer bei nüchternem Zustande des Patienten die Sonde einführt, so haben die Resultate doch einen gewissen relativen Wert. Die auf diese Weise gewonnenen Werte sind von Medak und Přibram ausführlich mitgeteilt worden.

		Datum	Biliver-din	Chole-sterin	Blutbefund
I. Fall	Vor der Splen-ektomie	22. III.	0,592	0,103	1,5 Mil. Erythrocyten
		30. III.	0,504	0,186	30 % Sahli
					10,000 Weiße
	Nach der Splenektomie	26. V.	0,0134	0,04	4 Mil. Erythrocyten
		30. V.	0,086	Spuren	
II. Fall	Vor der Splen-ektomie	14. IV.	0,89	0,23	1,54 Mil. Erythrocyten
		30. IV.	0,63	—	42 % Sahli
					3000 Weiße
					Auf 100 Weiße — 2 Megalo-b asten
	Nach der Splenektomie (vorgenommen am 2. XI.)	16. XI.	0,537	—	2,800 Mil. Erythrocyten, 52 % Sahli
		27. XI.	0,136	—	
		30. XI.	0,130	—	3,200 Mil. Erythrocyten, 65 % Sahli
III. Fall		21. II.	1,823	0,924	1,37 Mil. Erythrocyten, 30 % Sahli
		23. II.	1,378	0,382	
		24. II.	1,34	0,486	
IV. Fall		10. VII.	1,28	0,344	180,000 Erythrocyten, 1,2 Färbe-index, 4000 Weiße

Jedenfalls ergibt sich daraus, daß man bei der perniziösen Anämie und, wie erwähnt, auch beim hämolytischen Ikterus die höchsten Farbstoffwerte findet. Die Galle, die dabei abfließt, ist manchmal selbst für den Einhornschen Duodenalschlauch zu zäh und zu dickflüssig. Legt man einen dickeren Schlauch ein, so steigt die in der Zeiteinheit abfließende Tropfenzahl um ein beträchtliches.

Es war verlockend, aus der leicht zu berechnenden Blut- resp. zirkulierenden Hämatinmenge und der Größe des ausgeschiedenen Urobilins Schlüsse auf die Schnelligkeit der Blutmauserung gerade bei der perniziösen Anämie zu ziehen. Da aber das gegenseitige chemische Verhältnis zwischen Hämatin und Urobilinogen sowie die Konstitution des Urobilinogens noch vielfacher Korrektur bedarf, so wird es ratsam sein, keine bindenden Schlüsse daraus zu ziehen, um so mehr, als der Unterschied zwischen normalen und pathologischen Individuen ein so großer ist.

Wir haben in einer früheren Mitteilung ungefähr folgende Berechnung vorgenommen: Der normale Mensch (70 kg) besitzt ungefähr 3500 ccm Blut; ist der Hämoglobinwert 100 % Sahli, so würde sich $35 \times 14 = 490$ g Hämoglobin ergeben. Da das Hämoglobin 4 % Hämatin enthält, so hätte der normale Mensch ca. 19,6 g Hämatin innerhalb seiner Blutbahn. Wir haben an anderer Stelle auseinandergesetzt, daß wir die tägliche Bilirubinausscheidung pro Kilo Mensch analog wie beim Hunde auf ca. 0,007 g schätzen. Bringt man die Zahl 19,6 g Hämatin zu 0,49 g Bilirubin $(0,007 \times 70)$ in Relation, so würde auf Grund dieser Berechnung der normale Mensch in ca. 37 Tagen sein ganzes Blut umgesetzt haben. Wir wiederholen an dieser Stelle diese Werte, weil sie uns als Kontrast gegenüber den Berechnungen bei der perniziösen Anämie dienen sollen.

Nunmehr die Zahlen in einem Fall von typischer perniziöser Anämie: Körpergewicht 65 kg, Sahliwert 39 %, tägliche Urobilinmenge im Stuhl 0,6 g, geschätzte Blutmenge 3000 ccm. Wir müssen auf Grund des Sahliwertes statt 14 g Hämoglobin pro 100 ccm Blut 6 g setzen, resp. 180 g Hämoglobin; 7,2 g Hämatin wäre also die Farbstoffmenge, die bei diesem Perniciosakranken in der Blutbahn zirkuliert. Bringen wir das Urobilinogen des Stuhles mit der zirkulierenden Hämatinmenge in Relation, und nehmen wir an, daß sich aus 1 g Hämatin 0,5 g Urobilinogen bilden kann, so würden wir zu dem fast erschreckenden Zeitwert von 14 Tagen kommen, d. h. das Knochenmark dieses Patienten mit perniziöser Anämie muß dreimal so schnell als unter normalen Bedingungen arbeiten, um das ohnehin sehr niedrige Blutniveau zu erhalten.

Bei demselben Manne, für den die letzten Zahlen gelten, haben wir auch die Gallenfarbstoffausscheidung, so gut man sie durch die Duodenalsondenmethode schätzen kann, ermittelt. Der Mann schied in 2 Stunden 0,115 g Bilirubin aus. Wenn man dies auf die Zeit von 24 Stunden umrechnet, so ergibt sich eine tägliche Bilirubinausscheidung von 1,38 g, also jedenfalls auch ein sehr hoher Wert, der uns sogar zu dem Schlusse verleiten könnte, hier eine Mauserung des ganzen Blutes innerhalb 6—7 Tagen anzunehmen.

Auf Grund dieser Untersuchungen müssen wir daher jenen Autoren zustimmen, die sagen, daß bei der perniziösen Anämie eine schwere Blutzerstörung erfolgt. Eigentlich ist durch diese unsere Untersuchungen zum erstenmal der sichere Beweis für den enormen Blutuntergang erbracht worden.

4. Besteht die Wahrscheinlichkeit, daß es sich bei der Perniciosa um eine intravaskuläre Hämolyse handelt? Es war nun die Frage zu beantworten, wo und wodurch das Blut in so übermäßig erhöhter Weise zerstört wird. Obwohl wichtige Tatsachen, wie z. B. das Fehlen der Hämoglobinämie gegen eine intravaskuläre Hämolyse sprechen, so war doch mit der Möglichkeit eines ganz subtilen Vorganges zu rechnen, der allerdings sich in so geringem Maße abspielt, daß er sich bei Anwendung unserer gewöhnlichen Methoden nicht nachweisen läßt. Übrigens wäre vielleicht auch die Eventualität in Betracht zu ziehen, ob nicht die Blutzerstörung nur in den Gefäßbahnen der Eingeweide erfolgt und sich deswegen unserer Beobachtung entzieht.

In Anlehnung an die Versuche von Joannovics und Pick haben wir versucht, bei perniziöser Anämie Hämolysine vom Charakter der Lipoide zu fassen. Nachdem es schwierig war, infolge der geringen uns zur Verfügung stehenden Blutmenge die Lipoide selbst herzustellen, bestimmten wir das Jodbindungsvermögen der Lipoide, die sich aus einer gewissen Blutmenge extrahieren ließen. Es sollte uns dies gleichsam ein Maß sein für die ungesättigten Gruppen der betreffenden Lipoidsubstanz. Was die Methodik dieser Analysen anbelangt, so verweisen wir auf das im II. Kapitel Gesagte. Tatsächlich gelang es, in mehreren Fällen von perniziöser Anämie hohe Jodzahlen zu finden. Ob natürlich zwischen diesen und der fraglichen Hämolyse ein ursächlicher Zusammenhang besteht, wollen wir dahingestellt sein lassen. In vitro besaßen die extrahierten Lipoide nicht die geringste hämolytische Eigenschaft.

Die verschiedenen Hämolytika können durch Cholesterin abgesättigt werden. Da dem menschlichen Organismus Cholesterine in großer Menge zur Verfügung stehen, wäre es wahrscheinlich, daß gerade bei der Anwesenheit solcher hämolytischer Substanzen sich Cholesterin in vermehrter Menge zeigen würde. Die Werte, die wir in drei Fällen gefunden haben, — cf. p. 146 — waren aber niedrig. Man kann sogar sagen, daß in einem dieser drei Fälle ein Wert gefunden wurde, der der Niedrigste von allen war, die wir überhaupt bei der Untersuchung pathologischer Fälle erhalten haben.

Wäre das Cholesterin das physiologische Antihämolytikum, so müßte man sagen, daß im Blute eines Patienten mit perniziöser Anämie daran Mangel herrscht. Auch die Menge an Cholesterinester war in zwei Fällen sehr niedrig. Bloß in einem Fall von Coma hepaticum waren annähernd so niedrige Werte nachweisbar. Vergleicht man diese Zahlen mit jenen beim hämolytischen Ikterus, so ergeben sich gewisse Unterschiede: die Jodzahlen zeigten beim hämolytischen Ikterus allerdings höhere Werte, aber die Cholesterin- und Cholesterinesterzahlen unterschieden sich kaum von den normalen Kontrollfällen. Ob aus diesen Analysen eine wesentliche Aufklärung für die Pathogenese der perniziösen Anämie zu erwarten sein wird, wollen wir vorläufig dahingestellt sein lassen.

Wir haben in der Kapitelüberschrift die Frage aufgeworfen, ob bei der perniziösen Anämie intravaskulär hämolytisch wirksame Toxine in Betracht kommen. Auf Grund gerade der zuletzt angeführten Untersuchungen könnte man fast mit Ja antworten. Trotzdem möchte ich sehr vorsichtig urteilen und zunächst erwägen, ob nicht auch andere Faktoren für den erhöhten Blutzerfall verantwortlich gemacht werden müssen.

5. Ergeben sich irgend welche Beziehungen zwischen der perniziösen Anämie und dem Krankheitsbilde des hämolytischen Ikterus? Bei der Beschreibung des hämolytischen Ikterus haben wir auf Symptome verweisen können, die auch bei der perniziösen Anämie auftreten. Zur Zeit einer Blutkrise kann das Blutbild die typischen Veränderungen zeigen, so wie wir sie bei der Perniciosa zu sehen gewohnt sind. Ich bin überzeugt, daß es hier oft zu Verwechslungen kam.

Auch was den Ikterus anbelangt, ergeben sich zwischen der perniziösen Anämie und dem echten hämolytischen Ikterus vielfach Analogien. Soweit ich die Beschreibungen aus der Literatur überblicke und soweit meine eigene Erfahrung reicht, glaube ich behaupten zu können, daß ein deutlich ausgeprägter Ikterus wohl kaum zum typischen Krankheitsbilde der Perniciosa gehört. Wenn eine leichte Gelbfärbung bei der echten perniziösen Anämie zur Beobachtung kommt, so steht trotzdem die hochgradige Blässe der Haut im Vordergrund. Ungeachtet dessen möchte ich aber doch auf das leicht subikterische Kolorit, das der Haut eine schmutzig-, stroh- oder wachsgelbe Färbung verleiht, großes diagnostisches Gewicht legen, weil bei jener anderen Krankheitsgruppe von schwerer Anämie, die wir als aplastische Anämie noch besprechen werden, die leicht ikterische Verfärbung nicht einmal an den Skleren nachweisbar ist.

Die ikterische Verfärbung bei der typischen Perniciosa ist sicher auf die Anwesenheit von Bilirubin im Serum zurückzuführen. Der Nachweis derselben ist leicht. In der Regel bedarf es kaum chemischer Reaktionen, da das Serum so dunkel gefärbt, daß ein Zweifel wohl kaum möglich ist. Bei den aplastischen

Anämien ist dagegen das Serum hell und enthält manchmal die physiologischen Bilirubinmengen.

Zur Illustrierung des Gesagten möchte ich einige Bilirubinwerte im Serum wiedergeben, die bei den unterschiedlichen Fällen von Anämie gefunden wurden. Zur Farbstoffbestimmung bedienten wir uns der Methode von Hijmans v. d. Bergh und Snapper.

	Erythrocyten	Hämo-globin	Färbe-index	Urobilin im Stuhl g	Bilirubingehalt im Serum
Perniziöse Anämie I	950 000	21	1,39	0,80	1 : 50 000
„ „ II	1 063 000	22	1,40	0,93	1 : 50 000
„ „ III	789 000	18	1,40	1,57	1 : 60 000
Aplastische Anämie I	530 000	10	1,19	0,06	1 : 160 000
„ „ II	670 000	15	1,34	0,10	1 : 170 000
„ „ III	1 030 000	17	1,03	0,09	1 : 150 000

Auch auf die Fragilität der Erythrocyten ist bei der perniziösen Anämie in Anbetracht mancher Beziehungen zum hämolytischen Ikterus geachtet worden. Soweit man die ziemlich zerstreute Literatur überblickt, kann man sagen, daß in typischen Fällen eher eine Erhöhung der Resistenz beobachtet wird, als das Gegenteil. Wenn hie und da auch niedrige Werte angegeben werden, so wird man sich stets die Frage vorlegen müssen, ob in dem vorliegenden Fall nicht ein echter hämolytischer Ikterus im Stadium einer Blutkrise vorgelegen hat. In der Folge wird man sich bemühen müssen, die Fälle schärfer voneinander zu trennen. Ich persönlich habe die Anschauung, daß Fälle von sogenannter perniziöser Anämie mit niedriger Resistenz wohl immer Fälle von hämolytischem Ikterus sein dürften.

Als ein weiteres gemeinsames Symptom zwischen Perniciosa und hämolytischem Ikterus müssen wir das Verhalten des Blutumsatzes hinstellen. Im allgemeinen finden wir bei der perniziösen Anämie niemals so hohe Urobilinwerte im Stuhl oder jene intensive Dunkelfärbung der Galle, wie beim hämolytischen Ikterus; trotzdem müssen wir sagen, daß sich auch hier eine gewisse Verwandtschaft zu erkennen gibt. Wenn man sich noch weiter erinnert, daß auch bei der perniziösen Anämie hier und da eine leichte Vergrößerung der Milz gefunden wird, so wird man verstehen, warum es oft zu Verwechslungen zwischen diesen beiden Krankheitsbildern gekommen ist, und warum man sich andererseits die Frage vorgelegt hat, ob es überhaupt zweckmäßig erscheint, eine prinzipielle Trennung zu befürworten. Fast schien es, als wären zwischen perniziöser Anämie und hämolytischem Ikterus fließende Übergänge.

Wir werden im weiteren Verlaufe unserer Darlegungen noch auseinandersetzen, **warum der Mensch, der an Perniciosa erkrankt, wahrscheinlich schon durch seine Konstitution dazu prädisponiert erscheint, während dies bei der aquirierten Form des hämolytischen Ikterus nicht der Fall sein dürfte.** In dem Sinne möchten wir auch auf das Verhalten der Magensekretion großes Gewicht legen. Die Achylie des Magensaftes ist wohl eine typische Begleiterscheinung der Perniciosa, während beim hämolytischen Ikterus trotz einer bestehenden Anämie ganz beträchtliche Säurewerte im Magensaft zu finden sind. Auf das verschiedene Verhalten der Resistenz der Erythrocyten haben wir bereits hingewiesen.

6. Die Gründe, die uns veranlaßt haben, bei der perniziösen Anämie die Splenektomie zu empfehlen. Drei Tatsachen waren es, die in mir den Ent-

schluß reif werden ließen, auch bei der Perniciosa die Splenektomie als therapeutischen Faktor in Erwägung zu ziehen. 1. Die Erkenntnis, daß der
Milz, und zwar schon unter normalen Verhältnissen die Rolle zukommt, den Blutumsatz zu regeln; 2. die außerordentlich günstigen
Erfolge der Splenektomie beim hämolytischen Ikterus und 3. die
hohen Urobilin- resp. Bilirubinwerte bei der Perniciosa.

Die Resultate, welche die Splenektomie in Fällen von echter perniziöser Anämie gezeitigt hat, waren natürlich geeignet, unsere Ansichten über
die Perniciosa zu modifizieren.

Bevor wir versuchen wollen, unseren Standpunkt über das Wesen der
perniziösen Anämie auseinanderzusetzen, wollen wir zuerst Krankengeschichten
vorbringen, aus denen zu ersehen ist, von welch enormem Einfluß die Splenektomie auf das Krankheitsbild der perniziösen Anämie sein kann. Wir wollen
dann die Histologie der exstirpierten Milzen besprechen und uns fragen, ob
auch hier verwandte Züge zwischen Biermerscher Anämie und hämolytischem Ikterus bestehen. Schließlich wollen wir auch die übrigen Retikuloendothelien prüfen, ob sie gleichfalls in Mitleidenschaft gezogen sind. Denn
es wäre sehr wünschenswert, ein objektives, eventuell anatomisches Kriterium
in die Hand zu bekommen, ob wir in einem gegebenen Fall einen Ikterus haemolyticus oder eine perniziöse Anämie vor uns haben; denn eine exakte wissen-
schaftliche Definition der Perniciosa gibt es nicht.

Fall VII. 54 Jahre alter Mann. Familienanamnese ohne Belang; er selbst erinnert
sich an keine Kinderkrankheit; mit 15 Jahren Typhus. Im 20. Jahre ein fragliches Ulcus
am Genitale. Nach 2 Wochen verschwand es; ein Körperausschlag war nie zu beobachten.
Patient hat vier gesunde Kinder; seine Frau hat nie abortiert. Seit frühester Jugend
sehr mäßige Lebensweise (höchstens $\frac{1}{2}$ Liter Bier täglich). Sein jetziges Leiden begann
10 Monate vor der Spitalaufnahme mit allgemeiner Mattigkeit, schlechtem Aussehen und
einem eigentümlichen Brennen bald am Rücken, bald an den Rändern der Zunge. Deswegen, sowie wegen Inappetenz nahm er nur wenig Speisen zu sich. Das Brennen an der
Zunge dauerte ein bis zwei Wochen, verschwand dann, um bald wieder zu kommen; es
hielt in letzter Zeit bis zur Spitalaufnahme an. Bei Druck auf die Magengegend empfand
der Patient Schmerzen, namentlich nach dem Essen. Allmählich magerte er ab und zeigte
ein auffällig schlechtes Aussehen. Er verlor im Laufe der Erkrankung 12 kg an Körpergewicht. In den letzten zwei Monaten stellte sich ein so starkes Müdigkeitsgefühl ein,
daß er den größten Teil des Tages im Bette zubringen mußte; auch bekam er bei den
geringsten Bewegungen Herzklopfen und Atemnot. Seit 10 Monaten fühlt er sich ge-
schlechtlich impotent. In den letzten Wochen bemerkte er das Auftreten eigentümlicher
roter Flecken an den Handrücken, welche allmählich blau, dann grün und schließlich
bräunlich wurden. In jüngster Zeit kamen noch Kopfschmerzen, Schwindel und Ohrensausen hinzu. Sein Arzt überweist den Patienten an die Klinik mit der Diagnose:
fragliches Magenkarzinom.

Der hochgewachsene Mann zeigt kräftigen Knochenbau; die Muskulatur gering,
Fettpolster ziemlich reichlich. Haut sehr blaß, schmutzig gelblich; die Schleimhäute
sehr blaß; an den Konjunktiven subikterische Verfärbung. An der Bauchhaut links unter
dem Rippenbogen reichliche Pigmentflecke, deren Anordnung an Herpes zoster erinnert.
Mehrere ca. zweikronenstückgroße Hautblutungen an den unteren Extremitäten. Kein
Fieber; Maximum der beobachteten Temperaturen 37,3; Puls ca. 100, von geringer
Spannung, sonst aber normaler Qualität. Pupillen prompt reagierend; der Augenhintergrund blaß, mit kleinen Blutungen. Am Zungenrand kleine Substanzdefekte, die aber
nicht zu Blutungen neigen, sonst sind an der Zunge nur zahlreiche kleine Phlebektasien zu
sehen. Hals und Thorax normal gebaut. Atmung nicht angestrengt. Lungengrenzen
normal, gut verschieblich; auskultatorisch normale Verhältnisse. Herzspitzenstoß nur in
linker Seitenlage zu fühlen; Herzdämpfung normal; über der Spitze ein leises, hauchendes,
systolisches Geräusch, das gegen die Basis zu lauter wird. Keine Akzentuation des
2. Aorta- oder Pulmonaltones. Abdomen im Niveau des Thorax; der untere Leberrand
ist nicht zu fühlen. Milz scheint nicht wesentlich vergrößert zu sein. Weder am peripheren noch am zentralen Nervensystem sind irgendwelche Veränderungen nachweisbar.
Haut- und Sehnenreflexe normal.

Blutbefund: 622 Mill. Erythrocyten, 39 % Sahli, 1,20 Färbeindex, 4030 Leukocyten.
Im histologischen Präparate: starke Anisocytose und Polychromasie, sehr viel Mikrocyten,

weniger Makrocyten, vereinzelte kernhaltige Rote, sehr wenige Megaloblasten. Einzelne Erythrocyten zeigen basophile Granulierung. Die differentielle Zählung ergibt: 73 % polynukleäre neutrophile, 0,5 % eosinophile, 24 % Lymphocyten, 2,5 % Übergangszellen. Im Stuhl kein Blut, auch sonst frei von pathologischen Bestandteilen. Der Magen ist röntgenologisch normal konfiguriert. Nach einem Probefrühstück zeigt sich im ausgeheberten Inhalt totale Anazidität, Pepsin ist aber vorhanden. Das Serum gibt eine negative Wassermannsche Reaktion. Die Resistenzbestimmung ergibt folgende Zahlen: Beginn der Hämolyse bei 0,47, totale bei 0,30 % NaCl-Lösung. Im deplasmierten Blute dieselben Werte; keine Autoagglutination. Im nativ gefärbten Präparate läßt sich Substantia filamentosa deutlich nachweisen.

Der Patient reagierte auf die übliche Arsenmedikation gar nicht; im Gegenteil, die Menge der roten Blutkörperchen fiel noch tiefer. Wir haben daher dem Patienten die Splenektomie vorgeschlagen. Dieselbe wurde am 10. März 1913 von Professor Exner auf der Klinik Hochenegg ausgeführt. Der Patient, der mit Chloroform narkotisiert wurde, überstand die Operation gut. Die exstirpierte Milz wog 280 g. Tags darauf stellte sich hohes Fieber ein (39,3° C); im Bereiche des linken Unterlappens sichere Zeichen einer beginnenden Pneumonie. Nach 6 tägiger schwerer Krankheit erholt sich der Patient. Während der ersten Woche änderte sich das Blutbild fast gar nicht. Im Gegenteil, die Zahl der Roten sank noch tiefer. Nach 16 Tagen stieg die Erythrocytenzahl rasch in die Höhe (vgl. Tabelle).

Datum	Erythro-cyten	Sahli	Färbeindex	Leukocyten	Polynukl. Neutr. %	Eosinophile	Lympho-cyten %	Übergang %	Myelocyten	kg
5. III. 1913	622 000	39	1,2	4 030	73	0,5	24	2,5	—	70
Splenektomie 10. III. (Prof. Exner)										
12. III.	0 937 000	30	1,6	12 600	70	0,7	26	3,3	—	—
20. III.	1 700 000	52	1,5	8 500	67	2,0	27	4,0	—	65
1. IV.	2 500 000	66	1,3	8 000	70	3,0	25	2	—	—
15. IV.	2 800 000	75	1,3	10 000	68	4,0	27	1	—	68
1. V.	4 900 000	96	0,98	11 000	71	2,8	25	1,2	—	—
15. V.	4 900 000	97	0,98	9 800	62	3,0	32	3,0	—	72
1. VI.	5 100 000	98	0 96	9 300	70	4,4	23,6	2,0	—	—
1. IX.	5 000 000	95	0,95	8 600	68	3,2	28,0	0,8	—	85
7. XII.	4 980 000	95	0,95	9 000	65	5,0	28,0	2,0	—	86
10. III. 1914	4 990 000	95	0,95	8 600	70	6,0	23	1,0	—	92
1. VI. 1914	4 900 000	94	0,95	7 800	70,5	4,0	24	1,5	—	91

Unmittelbar nach der Splenektomie setzte eine enorme Ausschwemmung von kernhaltigen Roten ein. Megaloblasten waren unter ihnen weniger reichlich zu bemerken. In vielen Normoblasten zeigten sich mehrere Kerntrümmer. Im Laufe von ca. 5 Wochen nahm die Zahl der Normoblasten rasch ab, ebenso die Anisocytose. Auch die Polychromasie und Poikilocytose war nach ca. 5—6 Wochen kaum mehr nachweisbar.

Schließlich ist das Auftreten von Jollyschen Körperchen zu betonen. Unmittelbar nach der Splenektomie waren sie am reichlichsten, 6 Monate nach der Operation dagegen nur mehr in sehr geringer Zahl vorhanden.

Schon wenige Tage nach der Splenektomie war die Urobilinurie vollkommen geschwunden; auch das subikterische Kollorit, das an den Skleren besonders gut zu sehen war, begann zu schwinden.

Der Patient, der sich in den ersten zwei Wochen nach der Operation in einem recht bedrohlichen Zustand befand, erholte sich zusehend; die Gesichtsfarbe wurde frischer. Auch an den sichtbaren Schleimhäuten war der rasche Wechsel zwischen hochgradiger Blässe und normaler Farbe gut zu verfolgen. Patient, den ich 13 Monate nach der Splenektomie neuerlich untersuchen konnte, bot ein blühendes Aussehen; er hat nach der Operation 22 Kilo an Körpergewicht zugenommen und ist wieder vollkommen leistungsfähig geworden. Ca. 10 Monate nach der Operation machte er eine fieberhafte Influenza durch; sie hat auf sein Allgemeinbefinden keinen schlimmen Einfluß genommen.

Schließlich die Resistenzwerte 9 Wochen nach der Splenektomie: der Beginn der Hämolyse war bei 0,46, die totale Hämolyse bei 0,32 % NaCl-Lösung.

Der Urobilingehalt im Stuhl zeigte 8 Wochen nach der Splenektomie folgende Werte: 0,015 g; 10 Monate nach der Operation: 0,09.

Der Patient ist dann nach Hause gegangen und hat sich die längste Zeit wohl befunden. Über Beschwerden, die auf seine Anämie bezogen werden konnten, hatte er nicht zu klagen. Dagegen hatte er bei längerem Gehen oder Stiegensteigen sehr unter Husten und Kurzatmigkeit zu leiden (Emphysema pulmonum).

$3^1/_2$ Jahre nach der Operation kam der Mann wieder nach Wien; damals konnten wir folgenden Blutbefund erheben: 3,335 Mill. Erythrocyten, 5480 Leukocyten, Sahli 65%. Die differentielle Zählung ergibt folgende Werte: 62% polynukleäre Neutrophile, 2% Eosinophile, 26% Lymphocyten, 8% Mononukleäre, 2% Myelocyten. Im gefärbten Blutpräparate zeigt sich eine leichte Anisocytose, hier und da ein Megalocyt, und ganz vereinzelt ein Normoblast. Jollykörperchen ließen sich auch nachweisen, aber lange nicht in jenem Ausmaß, wie innerhalb des ersten halben Jahres nach der Splenektomie. Im Harn fanden sich Spuren Urobilin. Der Farbstoffgehalt des Stuhles betrug 0,20 g.

Die Gesichtsfarbe war eine gute. Objektiv zeigte sich ein beträchtliches Emphysem mit diffuser Bronchitis. Die Skleren waren weiß und zeigten nicht die geringste Andeutung eines subikterischen Kolorites.

5 Jahre nach der Splenektomie erfahre ich, daß die Anämie bei dem Patienten wieder Fortschritte gemacht hatte; er ist fast immer bettlägerig. Auch jetzt hat er sehr unter Husten und Atembeschwerden zu leiden. Nach Genuß von Digitalis soll es dem Patienten immer wieder besser gehen.

Fall VIII. 42 jähriger Kaufmann; stand seit ca. 1 Jahr in meiner Behandlung. Anfangs bloß Müdigkeit, Schwindel, starke Urobilinurie; der Blutbefund: 1,56 Mill. Rote, 35 % Sahli, 5200 Leukocyten; im gefärbten Blutpräparate: Anisocytose, Polychromasie, vereinzelte Normoblasten, Resistenz 0,46—0,30; Magenbefund: Achylie, Fermente fehlten. Dies waren genügend Symptome, um sie zugunsten der Diagnose Perniciosa zu verwenden. Eine sehr energische Arsenbehandlung war von ausgezeichnetem Erfolge. Das Blutbild und auch das Allgemeinbefinden besserten sich wesentlich. Nach kürzester Zeit kam es aber zu einer Verschlimmerung. Arsen ist noch einmal versucht worden, auch hofften wir durch Radiumdarreichung (Injektion von Radiumchlorid) den Zustand zu bessern; der Erfolg war aber auch nur ein vorübergehender. Nachdem ich zu gleicher Zeit den ausgezeichneten Erfolg bei Fall I verfolgen konnte, riet ich zur Splenektomie.

Vor der Operation konnte man bei erneuter Untersuchung des Patienten folgende Symptome feststellen: 55 kg schwerer, grazil gebauter Körper, hochgradig anämisch; die Skleren deutlich subikterisch, die Haut fahl, schmutziggelb, ohne deutlich ikterisch zu sein; kein Ödem; Temperatur gegen Abend oft erhöht; am Augenhintergrunde keine Blutungen; nirgends Drüsenschwellungen; Lungen und Herzbefund bis auf anämische Geräusche an der Basis normal; Milz und Leber nicht zu tasten; Milz auch perkutorisch nicht vergrößert. Im Blute: 1,48 Mill. Erythrocyten, 45 % Sahli, Färbeindex 1,4; 5100 Leukocyten. Im Harn sehr viel Urobilin. Resistenz: 0,45—0,30. Die Splenektomie gelang in Lokalanästhesie. Die exstirpierte Milz wog 310 g.

Datum	Erythro-cyten	Sahli	Färbe-index	Leuko-cyten	Polynukl. Neutr.	Eosino-phile	Lympho-cyten	Übergang	Myelo-cyten	kg
23. III. 1913	1480	45	1,4	4510	49	0,8	45	5	0,2	55
Splenektomie 27. III. 1913 (Prof. Exner)										
15. IV.	1700	35	1,0	7900	45	4,0	50	1	—	—
15. V.	3900	79	1,0	8200	40	7,0	50	3	—	60
15. VI.	4100	80	0,96	7800	—	—	—	—	—	—
1. XI.	4090	90	1,12	6800	—	—	—	—	—	65
3. III. 1914	4400	92	1,05	7000	48	2,8	48	1,2	—	65
5. IX.	4300	90	1,02	7230	—	—	—	—	—	64
3. III. 1915	4130	88	1,00	7100	50	2	46	2	—	—
10. VIII.	4200	90	1,03	6760	—	—	—	—	—	65
17. XII.	4000	65	1,07	6000	—	—	—	—	—	—
27. III. 1916	3760	75	1,1	6200	47	3	49	1	—	65
10. XI.	3780	75	1,05	5870	47	2	48	2	1	—
3. III. 1917	3106	55	1,07	5200	—	—	—	—	—	60
7. IV.	2870	48	1,00	4020	47	1	48	2	2	—
10. VI.	2010	37	1,10	4210	—	—	—	—	—	—
23. X.	1700	28	0,97	3070	38	2	54	4	2	57
1. XII. gestorben										

Auch in diesem Falle zeigte sich nach der Operation ein ähnlich günstiger Verlauf wie im ersten. Die vor der Operation nur angedeutete Normoblastose stieg. Fast in jedem mikroskopischen Gesichtsfelde fanden sich 1—2 Normoblasten. Außerdem zahlreiche Jollykörperchen. Die vor der Operation stark vorhandene Anisocytose, Poikilocytose und Polychromasie hielt nach der Splenektomie noch ca. 3 Wochen an. Dann aber besserte sich das Blutbild in jeder Beziehung. Hält man dies und die Hebung des Allgemeinzustandes zusammen, so muß man auch hier von einem ausgezeichneten Erfolge sprechen, wenn auch die Besserung nicht so rasch vor sich ging wie im ersten Falle. Der Mann war wieder in der Lage, seinen Dienst als Kaufmann zu versehen (er ist Geschäftsmann und steht den größten Teil des Tages in seinem Verkaufslokal).

Schließlich noch das Verhalten der Urobilinausscheidung nach der Operation: Der Harn ist hell und enthält nicht einmal Spuren von Urobilin; die vor der Operation im Stuhl geschätzte Urobilinmenge fiel von 0,93—1,14 g auf 0,098—0,12 g. Das Gelb der Skleren ist binnen kürzester Zeit geschwunden; die Resistenz der Erythrocyten hat sich nicht geändert; der Mageninhalt ist nach der Operation nicht mehr untersucht worden.

Ich konnte den Mann durch volle 4 Jahre hindurch nach der Operation beobachten. Die Blutbefunde finden sich in der Tabelle.

Dem Patienten ist es bis 15. Dezember 1916 sehr gut gegangen; im Anschluß an eine Erkältung bekam er eine heftige, mit Fieber verbundene Bronchitis, von der er sich durch den ganzen Winter hindurch nicht erholen konnte. Die immer wiederkehrenden Fiebersteigerungen und die oft tagelang anhaltende Inappetenz scheint auch die Anämie ungünstig beeinflußt zu haben; denn von nun an fiel die Zahl der Erythrocyten und das Blutbild verschlechterte sich rasch.

Bei der Blutuntersuchung, die dann im April 1917 vorgenommen wurde, zeigte sich folgendes: sehr starke Anisocytose, Poikilocytose, aber geringe Polychromasie. Zahlreiche kleine und ganz große Erythrocyten. Die Zahl der Erythroblasten hat sich enorm vermehrt; in jedem Gesichtsfeld 1—3 kernhaltige Rote. Während früher kaum Megaloblasten zu finden waren, sind dieselben jetzt auffallend reichlich.

Der objektive Befund zeigte eine schwere Anämie; die Hautfarbe war jetzt schneeweiß, ohne subikterischen Einschlag. Die Untersuchung des Blutserums ergab keine Vermehrung des Bilirubins; wir fanden Werte, die zwischen 1:200000 und 1:150000 schwankten. Der Harn ist während der ganzen Zeit blaß, enthält aber Spuren von Urobilin. Auch konnte ich eine Untersuchung des Stuhlfarbstoffes vornehmen; die Werte unterschieden sich nicht wesentlich von jenen, die wir bald nach der Operation feststellen konnten (0,09—0,13).

Der Patient ist schließlich an den Folgen der Anämie zugrunde gegangen. In der letzten Zeit kam es auch zu Blutungen aus der Nase. Leider hatten wir nicht mehr Gelegenheit, wenige Tage vor Tode eine Blutuntersuchung vorzunehmen.

Fall IX. 47 jährige Frau. Ihre Menses setzten erst mit 18 Jahren ein; sie überstand zwei normale Partus, abortiert hatte sie nie. Im 19. Lebensjahr erlitt sie ein schweres Kopftrauma, wobei sie sehr viel Blut verlor. Seither ist sie immer blaß geblieben. Seit drei Jahren sehr starke Kopfschmerzen und Krankheitsgefühl. Vor zwei Jahren Hämoptoe; seither Schwäche, Herzklopfen, zeitweiliges Anschwellen der Beine; die Patientin hat ungefähr 1½ Jahre lang das Bett nicht mehr verlassen; manchmal Nasenbluten; die Blässe nahm noch mehr zu; nur hie und da war ein leichter Stich ins Gelbliche zu bemerken. Anläßlich eines Spitalaufenthaltes wurde sie mit großen Arsendosen behandelt. Es trat keine nennenswerte Besserung ein, zum mindesten konnte sie nach wie vor das Bett nicht verlassen, denn sobald sie aufstand, kam es sofort zu Ohnmachtsanwandlungen. In letzter Zeit traten Diarrhöe und totale Inappetenz hinzu. Die Patientin wurde in elendem, fast bewußtlosem Zustande an die Klinik gebracht.

Die äußerst grazil gebaute Frau zeigte diffuse Ödeme an den unteren Extremitäten. Auch das Gesicht schien gedunsen. Die Haut war sehr blaß. Die sichtbaren Schleimhäute zeigten nicht die geringste Rötung. Geringe zitronengelbe Verfärbung der Skleren, Augenhintergrund sehr blaß, keine Blutungen. Die Zunge ganz glatt, Tonsillen und Zungengrundfollikel kaum angedeutet. Das Gebiß sehr defekt, keine Blutungen oder Geschwüre an der Zunge oder der Wangenschleimhaut. Pat. klagt über starke Dyspnoe; Puls 120, klein und sehr leicht unterdrückbar. Die Bewegungen der Hand geschehen müde und zitterig. Es besteht eine beträchtliche Verbreiterung des Herzens nach rechts und links. Über dem Herzen ein lautes systolisches Geräusch. Über den Lungen vorne normale Verhältnisse rückwärts beiderseits in den Pleurasäcken Flüssigkeit nachweisbar und diffuses Rasseln zu hören. Abdomen eher eingesunken. Leber palpabel, reicht handbreit über den Rippenbogen. Milz ist gerade unter dem Rippenbogen zu erreichen, in der Bauchhöhle kein Ascites nachweisbar. Das Blut zeigt folgende Zahlen: 620 000 Erythrocyten, 18 % Sahli, 3800 Leukocyten. Im gefärbten Präparate sehr starke Anisocytose, Poikilocytose und Polychromasie; zahlreiche kernhaltige rote Zellen, mäßig viele Megaloblasten. Im Harn manchmal Urobilinogen; im Stuhl 0,21—0,26 g Urobilin, Resistenz der Erythrocyten: 0,44—0,30. Obwohl die Patientin in fast mori-

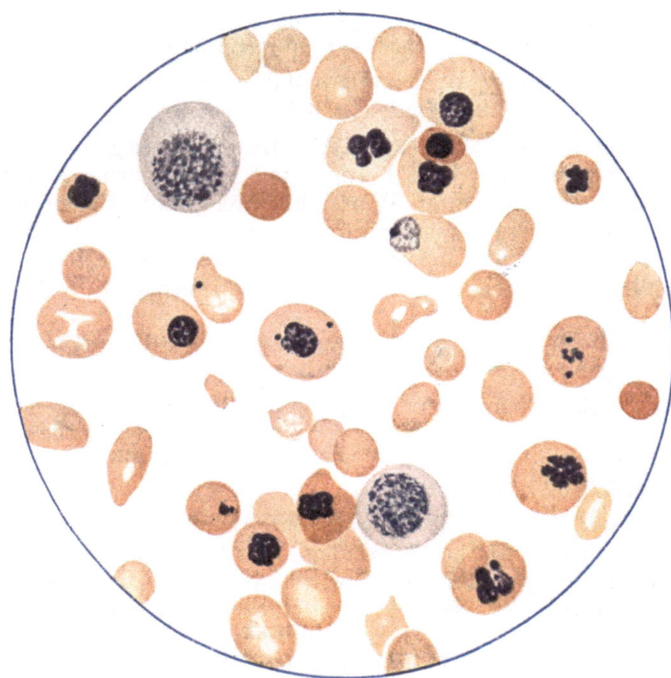

Abb. 40. Blutbild nach Splenektomie bei perniziöser Anämie. Viele Erythrocyten zeigen Jollykörperchen; außerdem ist die Vermehrung von Erythrocyten zu sehen.

bundem Zustande an die Klinik kam, und sich über den Lungen eine ausgedehnte Bronchitis und beiderseitiger Hydrothorax fanden, entschlossen wir uns doch zur Operation, die ausschließlich in Lokalanästhesie vorgenommen wurde (ausgeführt von Prof. Ranzi). Die Patientin erholte sich auffallend rasch; sie wurde lebhafter, ihr Appetit, der bis zum Zeitpunkte der Operation ganz darniederlag, hob sich, auch das subikterische Kolorit an den Skleren schwand binnen kurzer Zeit. Auch in diesem Falle kam es postoperativ zu einer enormen Ausschwemmung von kernhaltigen roten Zellen und von Erythrocyten, die mit Jollykörpern erfüllt waren. (Abb. 40.) Obwohl sich das Allgemeinbefinden ohne Zuhilfenahme irgend eines Medikamentes rasch besserte, so zwar, daß ca. ein Monat nach der Operation die Frau, die 1½ Jahre lang das Bett nicht verlassen hatte, zuerst mit Unterstützung, später aber allein herumging, trat in der Beschaffenheit des Blutbildes nur eine relativ geringe Erholung ein. Ca. 4 Monate nach der Operation konnte die Patientin wieder leichte Dienste im Krankensaal leisten; derzeit, 10 Monate nach der Splenektomie, ist sie sogar als Hilfskraft für leichte Dienste an der Klinik tätig. Die einzigen subjektiven Beschwerden, unter denen sie zu leiden hat, sind gelegentlich auftretende Diarrhöen, die sich aber nach Darreichung von Pankreatin und Calcium carbonicum oder Carbo animale sehr schnell stillen lassen. Anbei tabellarisch die Blutbefunde:

Datum	Erythro-cyten	Sahli	Färbe-index	Leuko-cyten	Polynukl. Neutr.	Eosino-phile	Lympho-cyten	Übergang	Myelo-cyten	kg
10. VI. 1913	620 000	18	1,45	3800	48	1,0	30	20	1,0	41,0
Splenektomie 14. VI. 1913 (Prof. R a n z i)										
18. VI.	92 000	25	1,15	7000	—	—	—	—	—	—
24. VI.	1 300 000	26	1,00	8000	40,5	2,0	40	17,5	—	39,2
3. VII.	1 400 000	20	0,9	7800	—	—	—	—	—	—
15. IX.	1 490 000	28	1,0	9100	42,8	5,0	49,0	4,2	—	43,0
15. X.	1 560 000	33	1,1	—	—	—	—	—	—	45
15. XI.	1 910 000	40	1,05	8300	47	4,5	44	5,5	—	—
15. XII.	1 790 000	39	1,0	6900	—	—	—	—	—	48
1. II. 1914	2 100 000	45	1,07	9100	45	4,9	47	4,1	—	50,0
15. III.	2 400 000	60	1,2	7800	—	—	—	—	—	54,0
20. IV.										57,6

13 Monate nach der Splenektomie ist das Blutbild im Prinzip noch immer dasselbe geblieben; aber die Patientin fühlt sich wohl und ist sogar für leichte Dienste brauchbar. Wenn man bedenkt, daß die Frau fast moribund war, so muß man die Operation als einen bedeutenden Erfolg ansehen. Wir haben oft auf Urobilinogen im Harne geprüft, doch die Probe nie positiv gefunden. Auch haben wir einmal den Duodenalsaft auf seinen Gallenfarbstoffgehalt geprüft; er war normal gefärbt und enthielt kein Urobilin. Die Resistenz war annähernd normal. In letzter Zeit haben wir der Patientin einige Radiumchloridinjektionen gegeben. Die Frau hat rascher an Gewicht zugenommen; im übrigen haben wir aber keinen wesentlichen Einfluß bemerken können.

Die Patientin ist 27 Monate nach der Splenektomie gestorben. Die Kranke wurde zwei Tage ante mortem an die Klinik gebracht und bot die schwersten Erscheinungen einer Anämie. Eine genaue Blutuntersuchung war kaum möglich: der Sahliwert war weit unter 20%. Die Zahl der Erythrocyten betrug 650 000. Die Zahl der Weißen war 3400. Das gefärbte Präparat zeigte das typische Bild einer Perniciosa — Anisocytose, Polychromasie, zahlreiche Normoblasten und Megaloblasten; in vielen roten Blutzellen fanden sich Jollykörperchen. Die Zahl der Blutplättchen war nicht gering. Die Patientin zeigte eine schneeweiße Haut, auch an den Skleren war keine Andeutung eines Ikterus zu bemerken. Im Harn fanden sich Spuren von Urobilin. Eine Untersuchung des Stuhles auf Farbstoff oder gar eine Untersuchung des Duodenalsaftes war unmöglich.

Bei der Sektion zeigte sich ein völlig negativer Befund. In der Gegend der Milz waren keine Nebenmilzen zu finden. Dagegen war das Retroperitoneum übersät mit rot gefärbten Lymphdrüsen. Die Leber war blaß, das Knochenmark diffus rot, aber nicht tiefrot, sondern mehr livid, mit einem Stich ins gräuliche. Die histologische Untersuchung der Leber bot normale Verhältnisse. Vor allem vermißte ich Veränderungen, wie sie z. B. von M. B. Schmidt bei splenektomierten Tieren beschrieben wurden. Ein auffälliges Wuchern der Kupferzellen war nicht zu bemerken. Auch fanden sich innerhalb der Kupferzellen keine Einschlüsse, wie Erythrocyten oder Trümmer von roten Blutkörperchen. Bei der Reaktion auf Hämosiderin zeigte sich nur eine diffuse und sehr geringe Blaufärbung der Leberzellen. Bröckliges Pigment, wie man es sonst bei der typischen Perniciosaleber zu sehen gewohnt ist, haben wir hier nur an wenigen Stellen gefunden. Die Lymphdrüsen boten die typischen Veränderungen der Hämolymphdrüsen; freies Pigment zeigte sich kaum, dagegen waren sehr zahlreiche Blutkörperchen führende Zellen vorhanden. Viele Bruchstücke von gefressenen Erythrocyten ließen Blaufärbung mit der Perlsschen Reaktion erkennen, besonders dann, wenn die Schnitte mit Schwefelammon vorbehandelt wurden.

Die bei der Sektion aus der Gallenblase erhaltene Galle haben wir genauer untersucht. Ihr Farbstoffgehalt war sehr hoch.

Fall X: 57 Jahre alte Frau. Der Vater der Patientin war stets sehr blaß und soll auch ikterisch gestorben sein; die Gelbsucht dauerte ein Jahr an. Die Familie hat in sehr schlechten Wohnungsverhältnissen in Galizien gelebt. Anhaltspunkte für eine hereditäre Affektion fehlen. Die Frau litt stets an starken Uterusblutungen. Schon als junge Frau hatte sie oft 14 Tage lang anhaltende Menstrualblutungen. Sie ließ sich deswegen oft in Kliniken untersuchen, doch immer mit negativem Ergebnis. Die Frau ist seit zwei Jahren blaß und leidet an Inappetenz; Ekel vor Fleisch. Seit 4 Monaten hütet sie das Bett. Beim Aufsetzen kommt es zu Schwindelgefühl, Herzklopfen, ja selbst Erbrechen; während des Erbrechens starkes Schwindelgefühl, nachher oft Bewußtseinstrübung; 5 Partus und 6 Abortus; dabei immer starke Blutverluste.

Aus der Krankengeschichte wollen wir nur Einiges hervorheben: Hochgradige Blässe der Haut und der Schleimhäute; Skleren gelblich verfärbt; die Haut ist nicht ikterisch, sondern schmutzigbräunlich; Haare schneeweiß; keine Retinalblutungen; im Munde nichts Charakteristisches; mäßig große axillare Lymphknoten. Thorax normal konfiguriert; am Herzen, das mäßig vergrößert erscheint, anämische Geräusche; über der Lunge vereinzelte bronchitische Rasselgeräusche; durch die mäßig dicken Bauchdecken ist weder Leber noch Milz zu tasten; Milzdämpfung kaum vergrößert; Magen röntgenologisch normal; Achylie; im Stuhl kein Blut; viel Muskelfasern; kein Fieber; Puls 110; Blutdruck 110; Wassermann negativ. Im Blut deutliche Anisocytose, basophile Granulierung der Erythrocyten, starke Polychromasie; viele kernhaltige Rote, darunter Megaloblasten. Im übrigen cf. Tabelle, Resistenz: 0,46—0,48. Splenektomie am 11. XI. 1913.

Datum	Erythrocyten	Sahli	Färbeindex	Leukocyten	Polynukl. Neutr.	Eosinophile	Lymphocyten	Übergang	Myelocyten	kg
7. XI. 1913	2 000 000	48	1,2	5 800	60	—	30	7,0	3	60
11. XI.	Splenektomie — ausgeführt von Prof. Ranzi —									
21. XI.	2 400 000	35	0,74	16 000	63,5	0,5	28	7,5	--	58
27. XI.	2 660 000	40	0,76	15 700	60	1,0	35	14	—	59
2. X.	3 800 000	52	0,88	14 600	—	—	—	—	--	—
2. XI.	3 600 000	57	0,8	13 720	59,7	3,0	36,1	11,2	..	60
1. XII.	4 020 000	65	0,8	13 700	56,2	2,5	40	1,3	--	61

Das Blutbild hat sich beim Verlassen der Klinik soweit gebessert, daß nur noch geringe Anisocytose zu bemerken war; auch fand man nur mehr vereinzelte, kernhalitge Rote. Die Frau, die sich außerordentlich wohl fühlte, verließ die Klinik, um sofort eine 15stündige Eisenbahnfahrt zu unternehmen. Ich habe sie seither nicht mehr gesehen; doch wird mir brieflich mitgeteilt, daß sie am 10. III. 1915 gestorben ist. Bis zwei Tage vor dem Tode ging es ihr gut. Plötzlich bekam sie große Schmerzen im Bauch, es kam zu Erbrechen. (Inkarzeration oder Volvulus?)

Fall XI: 52jährige Taglöhnerin; keine hereditäre Belastung, Pat. begann im 17. Jahre zu menstruieren, machte 4 Partus durch; nach dem zweiten Kind kam es zu einem Abortus; sonst war sie immer gesund. Erst seit ca. einem Jahr empfindet sie starke Müdigkeit, Inappetenz; gelegentlich kommt es zum Erbrechen grünlicher Massen; dann und wann Diarrhöen. Seither magert Patientin stark ab und wird blaß; hie und da zeigt sich die Haut etwas gelblich gefärbt; seit einem halben Jahr starker Schwindel beim Gehen; die letzten zwei Monate ist die Patientin bettlägerig. Potus und venerische Krankheiten werden negiert. Die ziemlich grazil gebaute Patientin ist leicht ödematös, dies zeigt sich besonders im Gesicht, an den Händen und ganz besonders an den Füßen. Die Haut ist grünlichblaß, an den Skleren bemerkt man eine leicht gelbliche Verfärbung. Im Munde sind an zahlreichen Stellen die Veränderungen der Hunterschen Glossitis zu sehen. Lungen und Herz zeigen nichts Atypisches. Im Abdomen ist die Leber eben nur zu tasten, die Milz stellt sich der palpierenden Hand als ein unter dem Rippenbogen fühlbarer, harter Körper entgegen. Im Harn mäßig starke Urobilinurie. Der Duodenalsaft ist sehr stark gallig gefärbt. Der Magensaft ist frei von Salzsäure; röntgenologisch bestehen keine Anhaltspunkte für einen Tumor. Im Stuhl sehr viel Urobilinogen (0,56 g). Das Blutpräparat zeigt die typischen Veränderungen einer Perniciosa: Anisocytose, Polychromasie, Poikilocytose, viele kernhaltige Erythrocyten, dazwischen auch einige Megaloblasten. Resistenz: 0,46—0,30. Über die numerischen Verhältnisse cf. Tabelle:

Datum	Erythrocyten	Sahli	Färbeindex	Leukocyten	Polynukl. Neutr.	Eosinophile	Lymphocyten	Übergang	Myelocyten	kg
3. I. 1914	1 118 000	25	1,13	4260	50,7	—	40	7	2,3	45
9. I.	Splenektomie — ausgeführt von Prof. Ranzi —									
20. I.	0 970 000	18	0,97	7200	47,9	0,3	41	8	2,8	—
1. II.	1 119 000	20	0,97	9600	50,3	0,7	44,3	4,1	0,6	40,0
15. II.	1 763 000									
15. III.	2 109 000									
15. IV.	3 297 000									

Im Laufe von 3 Monaten hat sich die Frau glänzend erholt und war, was ihr äußeres Aussehen betrifft, nicht mehr als anämisch zu erkennen. Das Merkwürdige in diesem Falle war, daß im Anschluß an die Operation eine reichliche Ausschwemmung von kernhaltigen Roten gefehlt hatte, obwohl sich die Frau fast einen Monat hindurch. sehr schlecht befand. Auch Jollykörper waren nicht in der Anzahl zu sehen, wie in den ersten Fällen. Ca. 4 Monate nach der Splenektomie war die Frau imstande herum zu gehen. In der Zeit zwischen 9./I.—15./II. hat sie wegen Inappetenz fast keine Nahrung zu sich genommen. Scheinbar unmotiviert hat sich das ganze Bild gewendet und von nun an ging es rasch vorwärts. Der Urobilingehalt im Stuhl betrug: 0,073 (15./III.). Im Duodenalsaft war eine blaßgrüne Galle nachweisbar.

Der Frau ist es dann durch ein volles Jahr sehr gut gegangen, so daß sie sogar wieder in eine Fabrik als Manipulantin eintreten konnte. 3 Monate konnte sie ihrer Aufgabe — Pakete in Papier einzuwickeln — nachkommen; sie mußte den größten Teil des Tages stehen. Schließlich fiel ihr die Arbeit zu schwer und sie mußte sich krank melden. Als sie sich jetzt wieder an der Klinik zeigte, war die Frau stark anämisch und im Blute ließen sich die typischen Veränderungen einer Perniciosa neuerdings nachweisen.

Dieser Fall bot uns Gelegenheit, den Eisenumsatz vor und nach der Splenektomie zu studieren. Auch konnten wir die Bilirubinwerte im Blutserum durch längere Zeit hindurch verfolgen.

Gesamt-Fe-Ausscheidung pro Kilogramm Patient				
	mg Fe im Stuhl	Gesamt-Fe in mg	Dauer der Versuchsperiode	Anmerkung
Vor der Splenektomie	0,172	0,188	6 Tage	
4 Wochen nach der Operation	0,331	0,358	7 Tage	
3 Monate nach der Operation	0,276	0,301	6 Tage	
6 Monate nach der Operation	0,210	0,227	6 Tage	Wohlbefinden
18 Monate nach der Operation	0,437	0,447	8 Tage	Neuerliche Verschlechterung

	Vor der Splenektomie	4 Wochen nach der Operation	2 Monate nach der Operation	3 Monate nach der Operation	6 Monate nach der Operation	20 Monate nach der Operation
Bilirubin im Serum .	1:84 000	1:118 000	1:180 000	1:190 000	1:170 000	1:170 000
Urobilin im Stuhl . .	0,51 g	0 137	0,084	0,078	0,140	0,032
Urobilin im Harn . .	stark positiv	positiv	negativ	negativ	negativ	negativ
Zahl der Erythrocyten	1,120 Mill.	1,670 Mill.	2,300 Mill.	3,170 Mill.	3,761 Mill.	0,976 Mill.

Fall XII. Ein 42 jähriger Tischler. Seit $1\frac{1}{2}$ Jahren krank. Hauptsymptome: Nachlassen der Kräfte, Blässe, drückendes Gefühl im Nacken und Schmerzen in den Waden. Auf der Zunge zeigten sich vor 10 Monaten sehr schmerzhafte Bläschen, die ihm beim Essen hinderlich waren. Öfter eigentümliche Geschmacksstörungen; er empfand alles, sogar Zucker, bitter. Vor 5 Monaten eine Arsenkur und danach Besserung. Im Dezember neuerliche Verschlimmerung, so daß er seit 3 Wochen bettlägerig ist, weswegen sich der Patient Ende Februar auf die Klinik aufnehmen ließ. Objektiv zeigte sich das typische

Bild: Enorme Blässe, leicht ikterisches Aussehen. Milz deutlich tastbar, ebenso die Leber. Im Harne enorme Urobilinmengen, desgleichen im Stuhl (0,78). Der Duodenalsaft fließt, intensiv dunkelbraun gefärbt, aus dem Schlauche. Blutbefund: 1,37 Mill. Erythrocyten, 30 % Sahli, 1,5 Färbeindex, 6000 Leukocyten. Im gefärbten Blutpräparate starke Anisocytose, Polychromasie, Poikilocytose, Megaloblasten neben zahlreichen Normoblasten. Resistenz 0,44—0,28. Der Mann hatte außerdem eine starke Aortitis. Die Splenektomie — ausgeführt von Prof. Ranzi — gestaltete sich wegen Adhäsionen sehr schwierig, so daß zur Narkose gegriffen werden mußte. Dabei ereignete sich das unangenehme Ereignis eines Herz- und Atemstillstandes. Das Herz wird durch das Zwerchfell hindurch massiert. Nach einiger Zeit beginnt wieder die Herztätigkeit und die Operation konnte zu Ende geführt werden. Tags darauf Zeichen einer beginnenden linksseitigen Pneumonie. Dem Patienten ging es 5 Tage lang sehr schlecht; am 18. Tag plötzlicher Exitus (Herztod?). Die Sektion zeigte, abgesehen von der ausgebreiteten Pneumonie, starke Herzdilatation, Verkalkung der Koronargefäße. Was ich besonders betont wissen möchte, wäre das Verhalten des Knochenmarks, das nicht rot gefärbt, sondern blaß war; das Fettmark schien zu überwiegen. In der Leber auffallend wenig Hämosiderin.

Fall XIII. 56 Jahre alte Hausbesorgerin. Als junges Mädchen hatte die Frau viel unter Blutarmut zu leiden. Sie bekam erst mit 18 Jahren die ersten Menses. Sie hatte drei Kinder. Nach jeder Entbindung schwere Blutungen. Einmal machte sie nach einer Verletzung mit einem Fleischmesser eine ernste Infektion durch. Sonst war sie immer gesund. 6 Jahre vor ihrer Aufnahme auf die Klinik war sie in ambulatorischer Behandlung unserer Klinik. Sie klagte damals über Magenbeschwerden; es wurde eine Untersuchung des Magens vorgenommen, es zeigte sich eine totale Achylie, der Röntgenbefund ergab ein negatives Resultat. Eine Blutuntersuchung unterblieb, doch findet sich keine Angabe über eine bestehende Anämie. Seit einem Jahr klagt Patientin über ein Wundsein der Zunge. Seit ca. 8 Monaten fühlt sie sich matt und immer müde. Während sie früher immer ein gutes Aussehen darbot, wurde sie jetzt blaß; das Gesicht wurde gedunsen, so daß ihr Arzt zunächst an Nephritis dachte. In letzter Zeit kam zu der blassen Gesichtsfarbe auch ein leicht ikterisches Kolorit hinzu; besonders an den Augen soll sich die Gelbsucht manchmal ganz besonders deutlich gezeigt haben. Der Appetit war in den letzten Wochen sehr gering, seit einer Woche ist die Frau bettlägerig, der Appetit besser.

Status praesens: Pastöses Aussehen, die Haut ist gelblichblaß, deutliche ikterische Verfärbung der Skleren. Keine Lymphdrüsenschwellungen. Tonsillen klein, Zunge ohne Besonderheiten. Lungen- und Herzbefund dem Alter entsprechend. Leber eben zu tasten, Milz unter dem Rippenbogen leicht zu fühlen. Magensaft vollkommen achylisch, Röntgenbefund normal. An den unteren Extremitäten keine Ödeme. Im Harn Urobilin und Urobilinogen stark vermehrt. Im Stuhl kein Blut. Blutuntersuchung cf. Tabelle. Im gefärbten Blutpräparate: Anisocytose, Poikilocytose, Polychromasie, viel kernhaltige Rote, Blutplättchen annähernd normal. Vereinzelte Megaloblasten. Im Stuhl 0,64 g Urobilin. Die Prüfung der Resistenz ergibt: 0,48—0,28.

Datum	Erythrocyten	Hämoglobin (Sahli)	Färbeindex	Leukocyten	Neutrophile	Eosinophile	Lymphocyten	Übergangszellen	Myelocyten	Blutplättchen	Nachblutungszeit	Urobilin im Stuhl	Bilirubin im Serum	kg
27. XII.	1,370	30	1,31	4700	58	2	30	9	1	80 000	7 Min.	0,64	1:80 000	68
Splenektomie 4. I. 1914 (Prof. Ranzi)														
18. I.	1,763	24	0,81	7960	57	0	37	15	1	900 000	7 Min.	0,271	1:111 000	62
27. II.	1,937	28	0,84	7480	55	0	35	10	—	700 000	—	0,097	1:200 000	64
10. IV.	2,476	38	0,80	6690	54	1	39	6	—	—	—	0,037	1:170 000	65
1. VI.	3,780	54	0,89	6700	55	2	36	7	—	300 000	7 Min.	0,13	—	67
14. VII.	3,970	59	0,97	7020	—	—	—	—	—	—	—	0,17	1:150 000	66

Auch hier hat, wie die Tabelle zeigt, die Splenektomie einen sehr guten Erfolg gehabt. Leider kam es bereits nach ca. 2 Jahren zu einer Verschlechterung ihrer Anämie, 27 Monate nach der Operation ist die Patientin gestorben. Der Fall bot uns Gelegenheit, den Stickstoffumsatz vor und nach der Splenektomie zu verfolgen.

	Vor der Splenektomie				3 Monate nach der Splenektomie		
	N-Ein-nahme	N-Ausscheidung				N-Ein-nahme	N-Ausscheidung	
		Harn-N	Kot-N				Harn-N	Kot-N
1. Tag ...	17,9	16,14		1. Tag ...	18,7	15,34	
2. „ ...	17,9	15,84		2. „ ...	18,4	16,72	
3. „ ...	18,3	15,98		3. „ ...	18,0	16,02	
4. „ ...	18,6	17,02	} 19,34 g N	4. „ ...	18,7	15,38	} 18,0 g N
5. „ ...	17,7	14,08		5. „ ...	17,9	14,06	
6. „ ...	18,0	13,67		6. „ ...	18,0	13,07	
7. „ ...	17,8	17,20		7. „ ...	18,4	18,12	
8. „ ...	18,4	15,37		8. „ ...	18,4	13,76	
	144,6 g N	125,30g N	19,34 g N		146,5 g N	122,47 g N	18,0 g N

Bilanz: 144,6 + 0,4 = 125,3 + 19,34
0,4 × 6,25 = **2,5 g Eiweißverlust**

Bilanz: 146,5 — 6,03 = 122,47 + 18
6,25 × 6,03 = **37,625 g Eiweißansatz**

Im Laufe der letzten 5 Jahre habe ich 18 mal Gelegenheit gehabt, mich von dem Erfolg der Splenektomie bei typischer perniziöser Anämie zu überzeugen. Ich habe im vorangehenden nur über 6 Fälle berichtet, weil der Krankheitsverlauf der anderen Beobachtungen sich kaum von jenen unterscheidet, über die wir berichten konnten.

7. Meine Resultate der Splenektomie bei der perniziösen Anämie. Fasse ich die Resultate der Splenektomie bei meinen 18 Fällen von perniziöser Anämie zusammen, so läßt sich folgendes sagen. Die Splenektomie ist sicherlich geeignet, die bedrohlichen Erscheinungen der perniziösen Anämie außerordentlich günstig zu beeinflussen. Kurze Zeit nach der Operation fühlen sich die Patienten viel wohler. Die Leute bekommen wieder Appetit, das Schwindelgefühl nimmt ab, das subikterische Kolorit schwindet binnen kürzester Zeit. Die vorher bestandene Urobilinurie hört auf und auch das Blutbild ändert sich rasch in günstigem Sinne, d. h. die Erythrocytenzahl nimmt zu, desgleichen der Hämoglobinwert. Auch das morphologische Verhalten des Blutes zeigt in der Regel nach einer kurzen Zeit eine wesentliche Besserung. In fast allen Fällen geht dieser Besserung ein Stadium voraus, wo Erythroblasten und Erythrocyten mit Jollykörpern in vermehrter Menge ausgeschwemmt werden. Diese Besserung kann manchmal so weit gehen, daß das Blutbild fast zur Norm zurrückkehrt.

Da manche Fälle erst in den letzten Jahren zur Operation kamen, so kann ich natürlich über alle meine Patienten noch kein abschließendes Urteil fällen. Am besten wird sich eine Übersicht meiner bisherigen Resultate erkennen lassen, wenn ich mein ganzes Beobachtungsmaterial in Tabellenform zusammenfasse:

Es überlebten die Operation		Davon starben an		Es leben noch		Alter zur Zeit der Operation				Männer	Frauen
		An-ämie	Kompli-kationen	Wohl-be-finden	An-ämisch	30—40 Jahre	40—50 Jahre	50—60 Jahre	60—70 Jahre		
länger als 4 Jahre	2	1	—	—	1	—	1	1	—	2	—
„ „ 3 „	1	1	—	—	—	—	1	—	—	1	—
„ „ 2 „	5	2	1	2	—	—	2	2	1	2	3
„ „ 1 Jahr	8	2	1	3	2	1	2	4	1	3	5
„ „ 1/2 „	0	—	—	—	—	—	—	—	—	—	—
„ „ 4 Tage	2	—	2	—	—	—	1	1	—	2	—
	18	6	4	5	3	1	7	8	2	10	8

Auf Grund meiner Erfahrungen glaube ich, kann man mein Beobachtungsmaterial in drei Gruppen zusammenfassen: der ersten Gruppe gehören Fälle an, wo der gute Erfolg ziemlich lange (2—3 Jahre) anhält. Leider sind diese Fälle die selteneren. Zur zweiten Gruppe müssen wir Fälle zählen, wo sich zwar eine Besserung einstellt, aber es innerhalb eines Jahres wieder zu anämischen Beschwerden kommt, an denen die Patienten erliegen. Unter der Gruppe 3 möchte ich Fälle zusammenfassen, bei denen sich die Anämie, soweit es sich um das Blutbild handelt, nicht bessert, wo sich aber die Patienten trotzdem viel wohler fühlen, so daß man auch hier kaum von einem Mißerfolg der Operation sprechen kann.

Auf die Indikationsstellung zur Splenektomie kommen wir erst später zu sprechen.

Jedenfalls kann man sagen, daß die Splenektomie in den angeführten 18 Fällen von typischer perniziöser Anämie relativ gute Resultate zeitigte und daß man in jenen Fällen, wo es durch andere Medikamente nicht gelingt, Besserung zu erzielen, öfter zur Splenektomie raten sollte, um so mehr als die Operation meist leicht und ohne allgemeine Narkose durchgeführt werden kann. Auf jeden Fall wird es aber ratsam sein, den Erfolg der Splenektomie bei perniziöser Anämie nur dem einer Remission des Krankheitsprozesses gleichzustellen. Von einer völligen Heilung der perniziösen Anämie durch Splenektomie wird man wohl nie sprechen können.

8. Der Einfluß der üblichen Mittel zur Behandlung von Anämien gegenüber Milz, Leber und Knochenmark. Es ist klar, daß man vor der Splenektomie in der Behandlung der perniziösen Anämie stets versuchen muß, medikamentös das Krankheitsbild zu bessern. Ich will hier nicht die einzelnen Möglichkeiten diskutieren, sondern will nur die Frage aufwerfen, ob überhaupt etwas darüber bekannt ist, wie z. B. das Arsen, das typische Mittel bei der Anämiebehandlung, den Hämoglobinumsatz beeinflußt. Syllaba stellt sich vor, das Arsen wirkt bei der Perniciosa dadurch, daß es einen stärkeren Zerfall von Erythrocyten bedingt, wodurch die hämopoetischen Organe gereizt werden, weswegen die Erythrocyten in der Peripherie zunehmen. Ich glaube ein abschließendes Urteil darf man nicht früher abgeben, bevor man sich nicht an Gallenfisteltieren davon überzeugt hat, ob durch Arsendarreichung der Gallenfarbstoffexport gesteigert oder herabgesetzt wird. Soweit unsere Erfahrungen am Menschen reichen, scheint eher die zweite Möglichkeit zu bestehen; denn im Stadium einer nach Arsendarreichung einsetzenden Besserung nimmt der Urobilinwert im Stuhl etwas ab. Vom rein histologischen Standpunkte aus hat sich für die Frage nach der Arsenwirkung Ziegler und Oblonsky und andererseits Bettmann interessiert.

Wir haben im III. Kapitel die Beziehungen des endothelialen Apparates zum Eisen besprochen und auch zeigen können, daß z. B. TDA. bei eisengespeicherten Tieren (cf. S. 145) viel geringer wirkt als bei normalen. Ich halte es nicht für unmöglich, daß auch das Arsen in erster Linie von den Kupfferzellen, aber auch von den anderen Endothelien absorbiert wird, und vielleicht auf diese Weise jene Zellen in ihrer Wirksamkeit modifiziert werden, die wir für den Blutuntergang hauptsächlich verantwortlich machen wollen.

Auch vom Salvarsan, dem speziell von Branwell in der Behandlung der Perniciosa sehr das Wort gesprochen wird, muß dasselbe gesagt werden. Meines Erachtens ist das Arsen ein Gift, das elektive Wirkungen gegenüber dem ganzen „endothelialen Apparat" besitzt. Ein abschließendes Urteil ist aber vorläufig auch hier nicht möglich. Ich habe mit der Salvarsanbehandlung bei den verschiedenen Perniciosapatienten günstige und ungünstige Resultate gesehen; vielleicht sind die hämolytischen Anämien dieser Behandlung zugänglicher.

Im Radium und vielleicht auch im Thorium glaube ich, solange es sich um kleine Dosen handelt, Knochenmarkreizmittel erblicken zu müssen. Ihre Anwendung vor der Splenektomie scheint mir nicht angebracht; nach derselben habe ich öfter sehr günstige Resultate gesehen, so daß ich in Fällen, wo nach der Operation sich das Blutbild nur langsam besserte, Injektionen von Radiumchlorid 5000—10 000 M.E. 2—3 mal in der Woche sehr empfehlen möchte. Vor großen Dosen und auch vor der Röntgenbehandlung bei perniziöser Anämie möchte ich warnen.

Über die Wirkung von intramuskulärer Injektion von arteigenem Blute habe ich keine persönlichen Erfahrungen. An unserer Klinik hat sich diese Methode nicht eingebürgert. Einen therapeutischen Erfolg könnte man sich in der Art vorstellen, daß die Zerfallsprodukte der roten Blutkörperchen in den Hämatomen knochenmarkreizend wirken. Tatsächlich kommt es nach Blutinjektionen bei Gallenfistelhunden zu einer gesteigerten Gallenfarbstoffausscheidung.

Jedenfalls sollen diese Bemerkungen genügen, um auf die vielfachen Beziehungen der unterschiedlichen Methoden, die zur Anregung der Blutbildung in Verwendung stehen, aufmerksam zu machen, die zwischen diesen und der Gesamtheit des retikuloendothelialen Apparates bestehen. Aschoff selbst scheint sich für diese Frage interessiert zu haben, nachdem er von Soper untersuchen ließ, wie sich Kupfferzellen und Milzendothelien gegenüber der Röntgen- oder Radiumbestrahlung verhalten.

9. Die Resultate der Splenektomie anderer Autoren. Nachdem ich zum erstenmal zu diesem Eingriff geraten hatte, ist bald nachher, ganz unabhängig von mir, auch von v. Decastello die Splenektomie anempfohlen worden. Wenn ich auch glaube, daß sein erster Fall keine typische Perniciosa, sondern eher ein hämolytischer Ikterus im Stadium einer Blutkrise (verminderte Resistenz, starker Ikterus, akuter fieberhafter Beginn, großer Milztumor) gewesen sein dürfte, so hat er ihn doch in der Meinung, eine echte Perniciosa vor sich zu haben, operiert. v. Decastello hat im ganzen über 6 Fälle berichtet und kommt zu demselben Resultat wie ich. Ebenso hat Mosse einen Fall, Klemperer und Hirschfeld 7 Fälle, J. P. Schneider 6 Fälle, Robertson 9 Fälle, Huber 3 Fälle, dann Jagic, Türk, Dahl, Flörcken, Neisser und Port je einen Fall zur Operation gebracht[1]).

In vielen Fällen kam es zu einer weitgehenden Besserung im Ernährungszustand der betreffenden Patienten. Die subikterische Nuance ist in allen Fällen geschwunden, wo sie vor der Operation bestand und hat in vielen Fällen einer dem normalen sich nähernden Gesichtsfarbe Platz gemacht. Auch der Urobilingehalt im Harne ist allmählich geschwunden. Auf das Verhalten der Stuhlfarbstoffe ist nur von Repper und Austin geachtet worden. Was das Blut anbelangt, so kam es fast in allen Fällen zu einer Vermehrung der Erythrocytenzahl und des Hämoglobinwertes. Auch in morphologischer Beziehung wurde fast immer eine Besserung im degenerativen Charakter des Blutbildes beobachtet. Oft verschob sich das Verhältnis zwischen Zahl der roten Blutkörperchen und Hämoglobingehalt. So kam es, daß manchmal der Färbeindex in die Höhe ging, manchmal aber fiel. Auch das Vorkommen von

---

[1]) Es ist mir unmöglich, auf die ganze kasuistische Literatur einzugehen; ich habe nur das Wichtigste berücksichtigt. Prinzipiell Neues ist nicht hinzugekommen. Besonders eingehend beschäftigt sich mit dieser Frage eine Dissertation von Kohan, die von Klemperer und Hirschfeld angeregt wurde.

Jollykörperchen, worauf zuerst Klemperer und Hirschfeld verwiesen haben,
wurde bereits erwähnt. Im wesentlichen finden fast alle Autoren
meine Angaben bestätigt, daß die perniziöse Anämie durch die
Splenektomie weitgehend gebessert wird.

Bevor ich auf die Wichtigkeit der Splenektomie in ihrer Bedeutung für
die Pathogenese der perniziösen Anämie zu sprechen komme und dabei die
Rolle der Milz berühre, möchte ich in aller Kürze meine eigenen histologischen
Untersuchungen an den exstirpierten Milzen vorbringen.

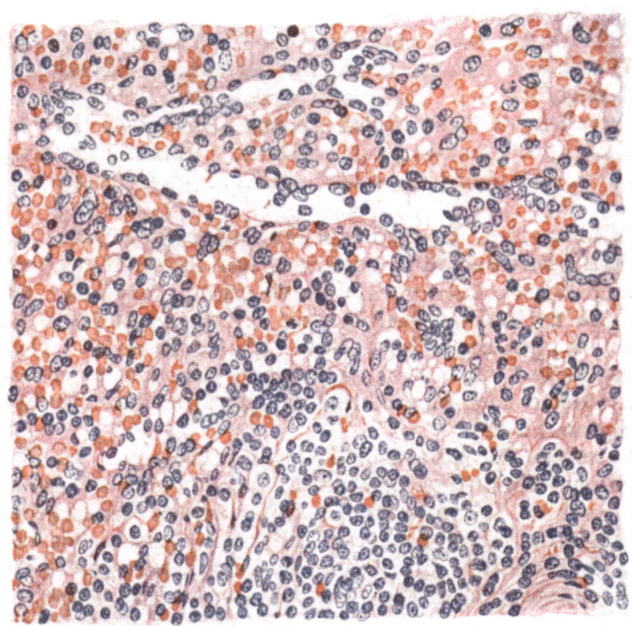

Abb. 41. Milz bei perniziöser Anämie. Ansammlung von zahlreichen Erythrocyten innerhalb der roten Pulpa. Zwischen den einzelnen roten Blutzellen sind Massen zu sehen,
die sich intensiv eosinrot färben. (Dominici-Färbung.)

10. Die histologische Untersuchung der von uns exstirpierten Milzen.
Der Grundgedanke, von dem ich mich zunächst bei der Betrachtung der
pathologischen Milzen leiten ließ, war nicht der, eine bloß morphologische Beschreibung zu bringen, also z. B. nur die einzelnen Zellen resp. das Bindegewebe
zu charakterisieren, oder auf das Bestehen einer myeloischen Reaktion hinzuweisen, sondern der, der ganzen Frage auch einen biologischen Stempel
aufzudrücken. Dies ist aber nur unter Zugrundelegung einer genauen Kenntnis
der normalen Histologie resp. Physiologie der Milz möglich gewesen. Diese befindet
sich aber vielfach noch in ihren Anfängen. Nachdem mir meine Untersuchungen
am normalen Organ die Überzeugung verschafften, daß die Betrachtung von
Weidenreich die richtigste sein dürfte, folge ich hauptsächlich seinen
Untersuchungen.

Schon makroskopisch stellt der Blutreichtum einer exstirpierten
Perniciosamilz das auffälligste Merkmal dar. Noch viel deutlicher ist
dies bei mikroskopischer Betrachtung zu erkennen. Die Erythrocyten sind vor
allem innerhalb der Pulpa zu sehen, während die Sinus fast leer erscheinen.
(Abb. 41 u. 42.) Die Anschoppung mit roten Blutzellen ist zumeist nicht

diffus. Am reichlichsten, aber doch ziemlich streng umschrieben findet sie sich bald rings um die Follikel, bald mehr in der Nähe eines Trabekels.

Auch hier, analog wie beim hämolytischen Ikterus, erhebt sich die **Frage, wie sind die roten Blutzellen in das Parenchym einge-drungen?** Die Erfahrungen, die sich im vorigen Kapitel ergeben haben, lenken unsere Aufmerksamkeit auf das Verhalten der Gefäße. Schon bei den gewöhnlichen Färbemethoden fällt vielfach die Dicke der Wandungen jener Gefäße auf, welche von den Trabekelarterien gegen die Follikel zu abzweigen. Wiewohl sie auch funktionell nur den Charakter von Zentral-

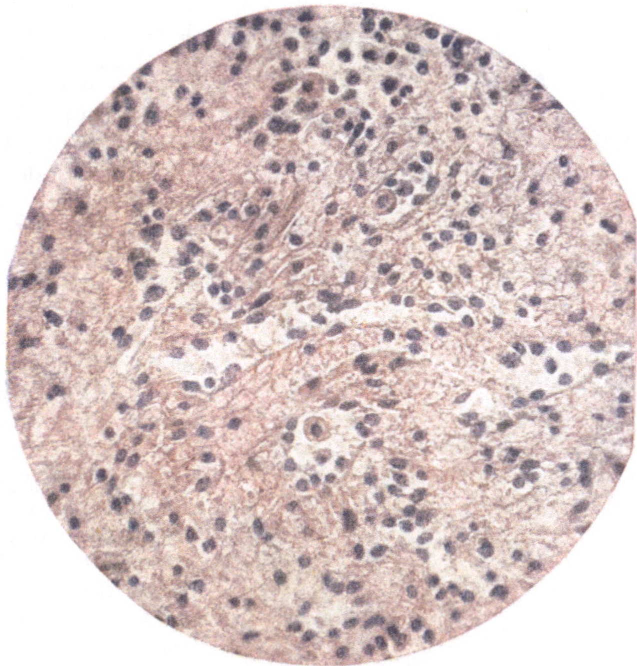

Abb. 42. Autochromaufnahme. Milzpulpa bei perniziöser Anämie. In einzelnen Sinus sind Megaloblasten zu sehen. (Hämatoxylin-Eosin.)

arterien haben können, so imponieren sie zumeist doch als relativ mächtige Stämme. Die Wandungen, speziell die Adventitia, sind durch derbe, feste Bindegewebszüge verstärkt. Die Elastika färbt sich manchmal schon sehr deutlich mit Farben, die nicht direkt zur Tingierung der elastischen Elemente verwendet werden. Von jenen zarten Konturen, die sonst der Elastika im Bereiche der Zentralarterie zukommen, ist fast nirgends etwas zu sehen. (Abb. 43.) Im Gegenteil, sie scheint zerklüftet, aufgefasert und von derber Konsistenz. An manchen Stellen ist dies mehr, an anderen weniger deutlich zu erkennen. Zu einem genauen Studium ist natürlich die Weigertfärbung zu Rate zu ziehen. Zwischen Elastika und Intima ist vielfach ein neues Gewebe eingelagert, das manchmal aus zartem Bindegewebe besteht. Die regelmäßige Rundung im Gefäßlumen der Zentralarterie ist nur selten ausgesprochen. Lumenumfang und Elastika verhalten sich nur selten wie konzentrische Kreise. (Abb. 44.) Nur zu oft ist die Öffnung des Gefäßdurchschnittes nicht rund, sondern mehr in die Breite gezogen, manchmal sogar zu einem schmalen Schlitze verengt.

Die Einlagerungen zwischen Elastika und Intima bestehen oft aus einem eigentümlichen opaken Gewebe. Tingiert man die Schnitte behufs Kontrastfärbung stark mit Eosin, so zeigen diese Massen eine gewisse Ähnlichkeit mit hyalinen Substanzen. (Abb. 45 und 46.) Noch viel stärker treten diese Formationen hervor, wenn man die Schnitte nach der Original-Mallorymethode färbt. Gerade diese Präparate können ungemein lehrreich sein, indem sich an ihnen leicht verfolgen läßt, wie die hyalinen Gebilde zentrifugal bis weit in das Gebiet der Penizillararterien reichen. (Abb. 47 und 48.) Nachdem auch das Bindegewebe, welches die größeren Gefäße als derbe und verdickte Adventitia begleitet, sehr häufig weit in die Pulpa eindringt, kann man bei der Malloryfärbung oft eigentümliche Bilder erhalten. (Abb. 49 und 50.) Allerdings finden sich diese Veränderungen nicht in allen Milzen, die wir durch Exstirpation erhalten haben; speziell die hyalinen Einlagerungen habe ich nur in drei Vierteln der Fälle gesehen. Trotzdem sind Veränderungen an den Gefäßen stets zu erkennen, und ich möchte in denselben eine typische Veränderung der Perniciosamilz erkennen. Die Alteration der Gefäße ist nicht überall diffus, denn man gewinnt da und dort den Eindruck, auch intakte Follikel und Gefäße vor sich zu haben. Dafür sind aber in anderen Gebieten die Gefäßveränderungen um so deutlicher zu erkennen. Jedenfalls scheint es, daß das Gefäßsystem

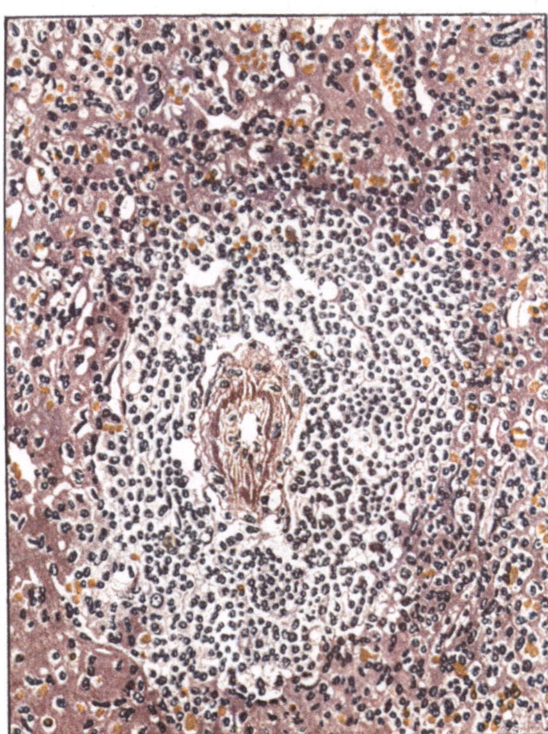

Abb. 43. Milz bei perniziöser Anämie. Querschnitt einer Zentralarterie. Eigentümliche Imbibition der Elastika mit Eosin. (Dominici-Färbung.)

der Milz bei der Perniciosa fast immer in Mitleidenschaft gezogen ist. Pathologische Prozesse an den Gefäßen sind hauptsächlich innerhalb des Parenchyms zu sehen. Nur manchmal sind auch die intratrabekulären Gefäße Sitz schwererer Veränderungen. (Abb. 51.)

Was nun die Schweigger-Seydelschen Kapillaren anbelangt, so ist ihr sicherer Nachweis nur an Serienschnitten möglich. Die enorme Hyperämie stört eine leichte Orientierung. An nicht wenigen Stellen läßt sich die vorhin beschriebene hyaline Entartung auch hier noch erkennen.

Follikel sind wohl immer nachweisbar. Manchmal scheinen sie vermindert. In solchen Fällen muß das Alter des betreffenden Patienten berücksichtgt werden. Fast könnte man sogar in einzelnen Fällen von einem vermehrten Vorkommen der Malpighischen Körperchen sprechen. In 18 Fällen, die von uns in letzter Zeit genauer beobachtet wurden, und wo wir auch

Gelegenheit hatten, die Milz anatomisch zu untersuchen, ergab sich folgendes: sechsmal waren Follikel reichlich vorhanden, viermal fast fehlend, sechsmal an-

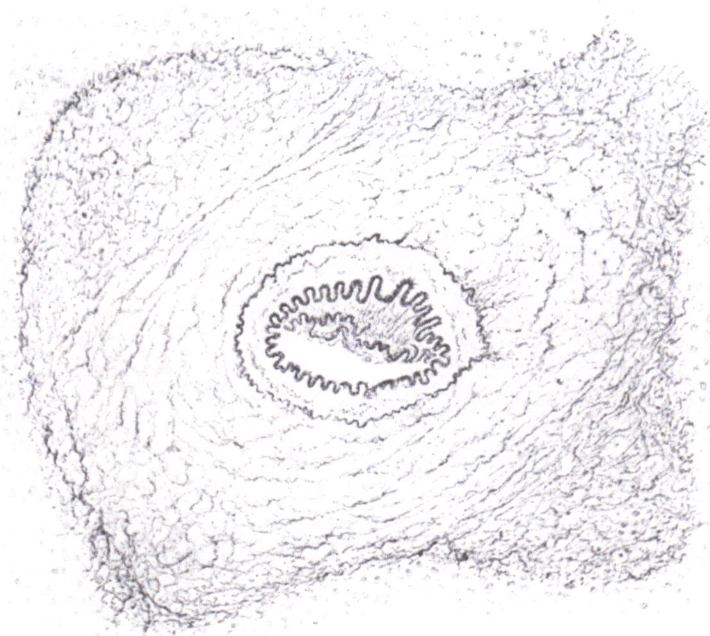

Abb. 44. Querschnitt einer trabekulären Arterie. Der Querschnitt des Gefäßes ist durch eine Wucherung verengt. (Weigertsche Elastika-Färbung.)

scheinend normal reichlich, zweimal sehr zerklüftet. Die eigentlichen Pulpazellen können durch die Hyperämie sehr verdeckt und zusammengedrängt erscheinen. Trotzdem sind die Erythrocyten lange nicht so in der Mehrheit, wie z. B. beim hämolytischen Ikterus, wo der Nachweis von lymphoiden Elementen Schwierigkeiten bereiten kann. Unter den Pulpazellen finden sich öfter Gebilde mit großen schwarzen Kernen, dentritischem Protoplasma und sideropherem Charakter. Die Anordnung dieser Zellen ist zumeist keine diffuse, sondern häufiger zirkumskript. Was die phagocytären Zellen anbelangt, so ist ihre Anwesenheit wohl immer zu konstatieren. Stets sind sie in der roten Pulpa

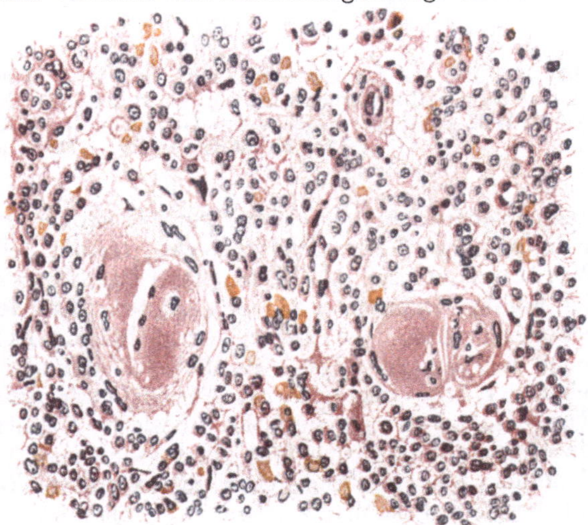

Abb. 45. Milz bei perniziöser Anämie. Einlagerung von hyalinen Massen zwischen Intima und Adventitia von Verzweigungen der Zentralarterien. (Hämoglobin-Eosin.)

zu sehen, doch kann von einer auffallenden Häufigkeit nicht gesprochen
werden.

Die Sinusräume sind fast immer leicht zu erkennen. Manchmal ist ihr
Nachweis durch die besondere Deutlichkeit der Stabzellen sehr erleichtert.
Erweitert sind sie aber, wie bereits bemerkt, fast nie; man hat eher den Ein-
druck, daß sie durch die gefüllten Pulparäume zusammengedrückt werden.
Ein Durchtreten von zelligen Elementen durch die Wandungen der Sinus ist
leicht zu konstatieren, soweit man aus histologischen Bildern überhaupt

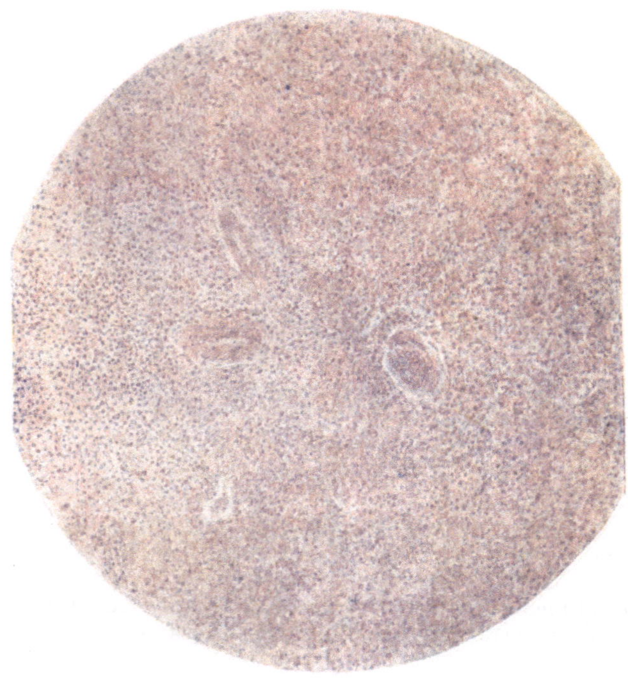

Abb. 46. Milz bei perniziöser Anämie. Schon bei kleiner Vergrößerung fallen die Querschnitte der Gefäße deutlich auf; das Lumen des einen Gefäßes scheint durch eigentümliche
hyaline Massen verlegt; obwohl dieses Gefäß von der Größe einer Zentralarterie ist, entbehrt
es der Follikularscheide. (Dominici-Färbung.)

einen solchen Schluß ableiten kann. Trotzdem getraue ich mich auf Grund der
histologischen Bilder nicht zu sagen, ob die Zellen tatsächlich im Sinne von
Weidenreich aus der Pulpa gegen die Sinus zu wandern. Bei Durchsicht
der Follikel kann man in der nächsten Nähe der Zentralarterien oft hyaline
Schollen finden. Sie können eine ähnliche Konfiguration wie die Russelschen Körperchen zeigen. Ähnliche Gebilde sind auch in der Pulpa selbst zu
sehen. Würde man sich der Ansicht jener Autoren anschließen, die in den
Russelschen Körperchen thrombosierte Kapillaren sehen, so könnte man
glauben, es handle sich hier um verschlossene Follikel- oder Pulpakapillaren.
Veränderungen im Sinne einer diffusen Fibroadenie habe ich, was die Pulpa
anbelangt, nur einmal gesehen. Ich betone ausdrücklich, daß ich dieses Urteil erst nach Besichtigung von Präparaten abgegeben habe, die nach der
Mallory- oder Ribbertschen Methode gefärbt waren. Manchmal sieht man
gerade an solchen Schnitten, daß sich eine Bindegewebswucherung, ähnlich wie

es auch **Banti** beschreibt, entlang der Zentralarterie entwickelt. Sonst habe ich aber nie Fibroadenie gesehen.

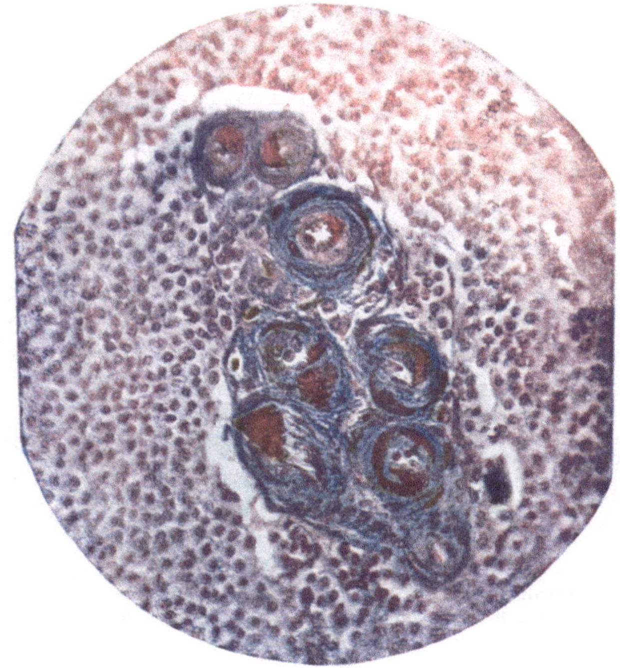

Abb. 47. Milz bei perniziöser Anämie. Die Verzweigungen einer Zentralarterie sind deutlich zu sehen; es finden sich teils hyaline Einlagerungen im Bereiche der Intima, teils Wucherungen des Bindegewebes der Adventitia. (Mallory-Färbung.)

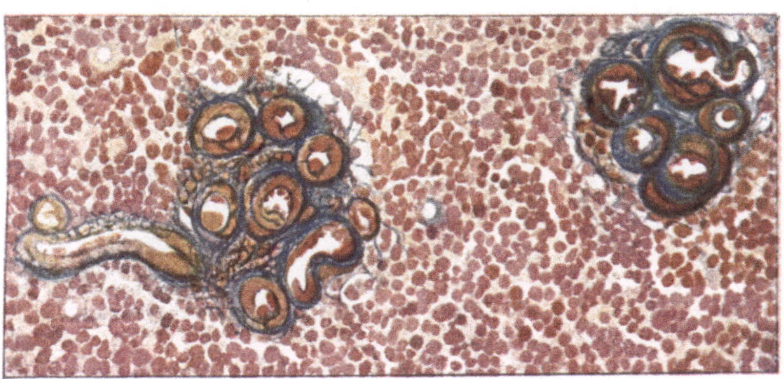

Abb. 48. Milz bei perniziöser Anämie. Ein ähnliches Bild wie in Abb. 51. (Mallory-Färbung.)

Bei spezifischer Färbung der **Gitterfasern** kann man sich von der Reichhaltigkeit derselben auch in der Perniciosamilz überzeugen.

Färbt man die Schnitte nach der Original-Perlsschen Methode, so ist Eisen nur an ganz wenigen Stellen zu finden; auch in dieser Beziehung wird man sehr an die Beschreibungen beim hämolytischen

Ikterus erinnert. Behandelt man dagegen die Schnitte mit frisch
bereitetem Schwefelammonium vor und taucht man erst dann die
Schnitte in Salzsäure-Ferricyankali, so zeigt sich ein enormer

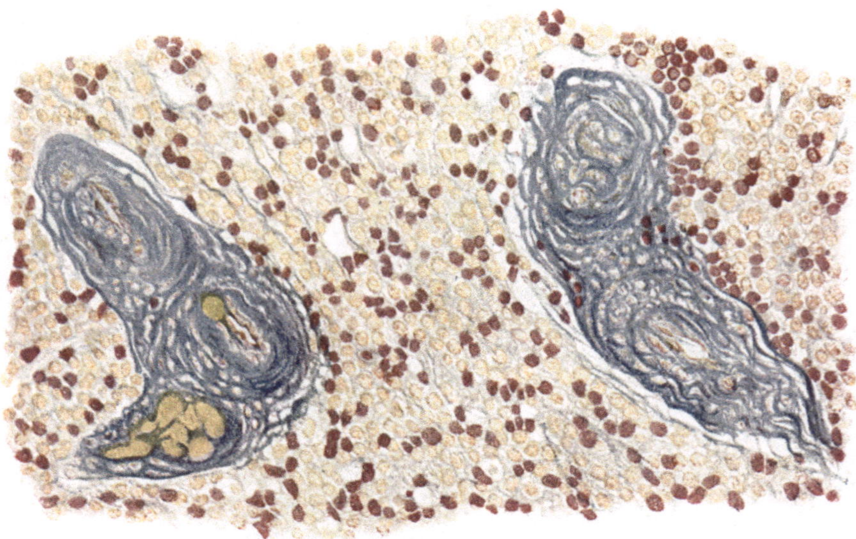

Abb. 49. Milz bei perniziöser Anämie. Verzweigungen der Zentralarterien. Man sieht
sowohl hyaline Einlagerungen, als auch Bindegewebswucherungen im Bereiche der Adventitia.
(Mallory-Färbung.)

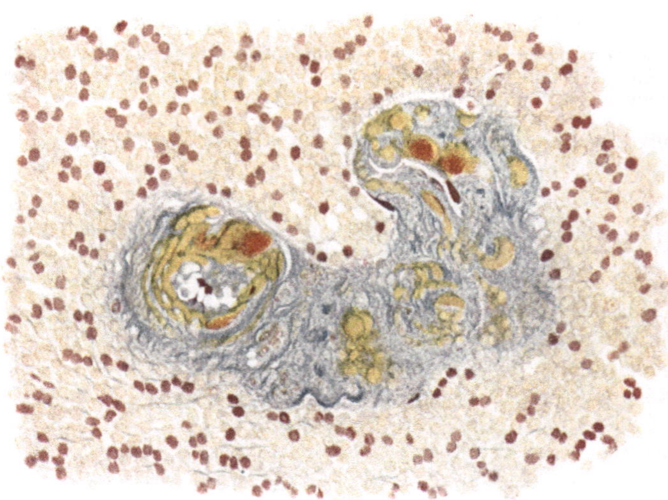

Abb. 50. Milz bei perniziöser Anämie. Ein ähnliches Bild wie in Abb. 54. (Mallory-Färbung.)

Eisenreichtum. Nunmehr sind Siderocyten und andere mit Eisen impräg-
nierte Zellen in großer Menge zu sehen. Reich an Eisen sind auch die Stabzellen. Trifft ein Schnitt gelegentlich einen Sinus der Fläche nach, so daß
man auf diese Weise eine Ansicht auf die Innenfläche erhält, so sieht man
manchmal ein eigentümlich blaugefärbtes Netzwerk, das sehr an gleich-

artige Präparate erinnert, die **Mollier** allerdings eisenfrei abgebildet hatte. In manchen Makrophagen, die eisenhaltig erscheinen, sind noch Blutkörperchenreste zu sehen. Daß man gelegentlich nach Eisenfärbung den Kontur der Sinus besonders deutlich sieht, soll nicht unerwähnt bleiben. Es ergibt sich somit eine große Ähnlichkeit mit dem, was wir im vorigen Kapitel besprochen haben.

Bevor ich auf die Deutung der dargestellten Veränderungen eingehe, möchte ich noch erwähnen, daß wir zwecks Studiums der Strömung des Blutes in der Milz in einem Falle mit größter Vorsicht die arteriellen Gefäße von einer eben splenektomierten Perniciosa injiziert haben; die Zeit, die zwischen

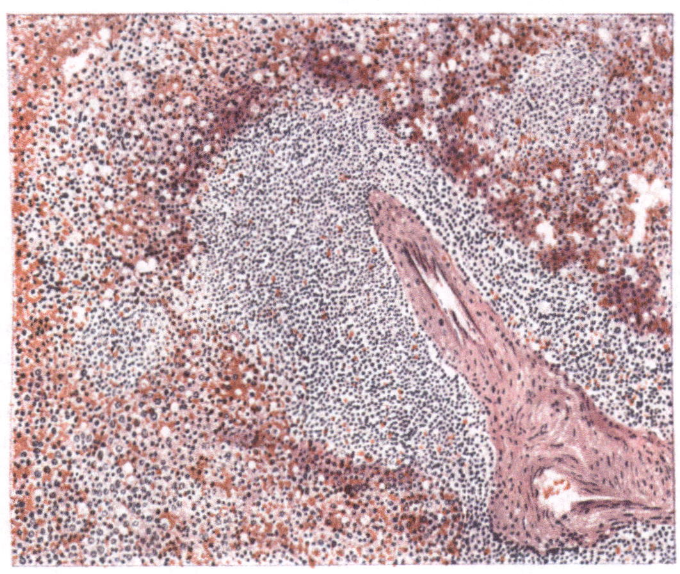

Abb. 51. Milz bei perniziöser Anämie. Schwere Gefäßveränderung bereits an der Abzweigung einer Zentralarterie aus dem Trabekulargefäße zu sehen. (Dominici-Färbung.)

der Exstirpation und dem Beginn der Injektion verging, betrug kaum 10 Minuten. **Eine Ausfüllung der Lumina der Zentralarterien erfolgte dabei nicht, dagegen kam es zu reichlichen Farbstoffaustritten in die Pulpa.** Man sah rings um die Zentralarterien Farbstoffextravasate. Eine Füllung des Sinus haben wir auch nach Zusatz von Amylnitrit oder Atropin zur Injektionsflüssigkeit nicht gesehen.

In neuerer Zeit wird auf den Zusammenhang zwischen Milztätigkeit und Blutplättchenuntergang größeres Gewicht gelegt. Ich war daher bemüht, auch in der Milz von Perniciosakranken auf das Vorkommen von Blutplättchen zu achten, um so mehr als sie auch bei Perniciosa nach der Splenektomie im Blute in die Höhe gehen. Ähnlich wie es von **Bernhardt** und **Kaznelson** behauptet wurde, konnte ich mich bei geeigneter Behandlung der Milz gleichfalls von einem gehäuften Vorkommen der Blutplättchen überzeugen. Ich halte es nicht für ganz ausgeschlossen, daß jene manchmal sich eosinrot färbenden Massen, welche in der Perniciosamilz zwischen den Erythrocyten zu sehen sind, ausschließlich aus Thrombocyten bestehen.

Überblickt man die hier beschriebenen Milzveränderungen, so läßt sich **mikroskopisch eine große Ähnlichkeit der Perniciosamilz mit jener** beim hämolytischen Ikterus feststellen. Genau so wie dort weisen auch hier die geschädigten Gefäße auf atypische Zirkulationsbedingungen. Der Annahme, die von mancher Seite vertreten wird, als würde es beim hämolytischen Ikterus und ebenso auch bei der Perniciosa innerhalb der Milz zu einer Aufspaltung des Hämatins in Eisen und Hämatin kommt, scheinen mir die Eisenreaktionen nicht zu widersprechen. Die Qualität, wie sich das Eisen mikrochemisch nachweisen läßt, ist kein Maßstab, ob es an den Farbstoffrest noch fester oder bereits lockerer gebunden erscheint (Hueck). Es ist mir dies um so beweisender, als auch in der Leber das Eisen nicht immer so leicht nachweisbar ist, wie man es auf Grund des großen Blutumsatzes und des chemisch nachweisbaren Eisengehaltes erwarten sollte.

11. Besteht ein Zusammenhang zwischen den geschilderten Milzbefunden und der gesteigerten Hämolyse? Wenn man auf der einen Seite sieht, wie die Splenektomie auch bei der perniziösen Anämie von so außerordentlich günstigen Resultaten begleitet ist, und sich andererseits erinnert, was unsere Farbstoffuntersuchungen in der Galle und im Stuhle vor und nach der Operation ergeben haben, so drängt sich der Gedanke auf, die Perniciosamilz mit der Pathogenese der Krankheit in ursächlichem Zusammenhang zu bringen, zum mindesten aber mit der Möglichkeit zu rechnen, daß durch die Exstirpation der Milz der vermehrten Zerstörung von Erythrocyten Einhalt geboten wird. In Anlehnung an die Beschreibung der Milzhistologie, wie sie von Weidenreich gegeben wurde, habe ich versucht, mir über die hämolytische Funktion der Milz überhaupt eine Anschauung zu bilden; dazu bin ich durch das Studium der pathologischen Milzen und durch experimentelle Untersuchungen angeregt worden. Wie ich bereits bei Besprechung der Pathogenese des erworbenen hämolytischen Ikterus angedeutet habe, besteht in der Milz für die Fortbewegung des arteriellen Blutes ein doppelter Weg. Die Erythrocyten können einmal entlang den Zentralarterien, auf dem engen Wege der Pulpakapillaren in das System der Sinus gelangen, von wo aus der Weitertransport in die Venen sich sehr leicht vollführen dürfte. Diese Bahn ist eine ganz geschlossene, d. h. sie ist von endothelialen Zellen eingefaßt. Die zweite Möglichkeit besteht darin, daß die roten Blutzellen sich auf dem Wege der Pulpa selbst fortbewegen müssen. Gelangen Erythrocyten hierher, so ist das Weiterfließen derselben keinesfalls ein günstiges. Ganz abgesehen davon, daß die Erythrocyten sich nicht in Räumen bewegen, die mit Endothelien ausgekleidet sind, ist doch mindestens der Kreislauf ein langsamer (vgl. die Versuche von Wicklein).

Über die Art und Weise, wie es zu einem Eindringen roter Blutzellen in die Pulpa kommt, haben sich nur wenige Autoren eine Vorstellung gebildet. Weidenreich denkt an die Follikelkapillaren. Nachdem von den Zentralarterien kleinste Gefäße abzweigen, die sich schließlich im Follikel wandungslos verlieren, so wäre mit der Möglichkeit eines solchen Abirrens entlang dieser Gefäße zu rechnen. Wie bereits an anderer Stelle (vgl. S. 23) gezeigt wurde, scheinen dies auch die Wege zu sein, auf denen die in die Milz eindringenden winzigen Fremdkörper in die Pulpa abgeschoben werden. Daß dies auch von den leicht kennbaren Erythrocyten, z. B. des Huhnes, gilt, hat Weidenreich wahrscheinlich gemacht. Es wäre nun möglich — das ist allerdings Hypothese —, daß auch „individuumeigene" rote Blutzellen, wenn sie bereits für den Untergang reif sind, jenen Weg einschlagen, um in der Milzpulpa zu verschwinden, ähnlich wie es z. B. von Tuschkörnchen oder körperfremden Erythrocyten beschrieben wurde. Wenn dies der Fall wäre, dann muß tatsächlich das entstehen, was man im Sinne von Ponfick spodogenen Milztumor nennt. Dies steht aber mit den bekannten Tatsachen vielfach in Widerspruch; denn, wäre die Milz nur das Organ der Zerstörung, dann müßten sich die ausgereiften Blutkörperchen nach der Splenektomie in der Zirkulation stauen und es käme zu einer Polycytämie. Studien an splenektomierten normalen Individuen (das Herabsinken der Resistenz im Sinne von Pel, Abnahme der Farbstoffwerte in der Galle) und vor allem auch das Verhalten des menschlichen Organismus beim hämolytischen Ikterus sprechen aber entschieden gegen eine solche Deduktion. Ich vertrete daher den Standpunkt, daß in ähnlicher Weise, wie man von einer aktiven und passiven Hyperämie spricht, man auch von einer verschiedenen Art des Zufließens der Erythrocyten in die Milzpulpa sprechen könnte. Eben wegen des Vorkommens dieser übermächtigen Hyperämie in der Pulpa beim hämolytischen Ikterus und des glänzenden Erfolges der Milzentfernung bei dieser Erkrankung kam ich auf den Gedanken, hier von einem physiologisch unbeabsichtigten Eindringen scheinbar gesunder Erythrocyten in die Pulpa zu sprechen. Wir verweisen hier auf die Angaben verschiedener Pathologen, die bei der perniziösen Anämie und auch bei dem hämolytischen Ikterus in der Milzpulpa normalgefärbte Erythrocyten sahen. Ähnlich wie rote Blutzellen, wenn sie in das Unterhautzellengewebe austreten, in einem Hämatom langsam zerstört werden, stelle ich mir vor, daß auch Erythrocyten, sobald sie mit dem Milzparenchym in Berührung kommen, gleichgültig ob sie jüngere oder ältere sind, die Reife für die Umwandlung in Bilirubin erlangen.

Was ist nun die eigentliche Ursache für das Eindringen scheinbar gesunder Erythrocyten in das Milzparenchym? Schon beim hämolytischen Ikterus wurde auf Veränderungen der Gefäße großes Gewicht gelegt; wegen der enormen Blutüberfüllung in der Milz war eine genaue Berücksichtigung der Gefäßbahn schwer. Bei der perniziösen Anämie, wo der Gefäßprozeß scheinbar langsamer vorwärtsschreitet, glaube ich, kann man die Veränderungen besser überblicken. Deswegen habe ich mir die Vorstellung gebildet, daß das Vorwärtsfließen des Blutes aus den Zentralarterien gegen die Milzsinus erschwert ist und sich daher das Blut Wege suchen dürfte, die den physiologischen kaum entsprechen. Es wäre weiter möglich, daß die Erythrocyten den physiologischen Notweg gleichsam als Hauptweg benützen und daß es deswegen zu einer Überladung der Milzpulpa mit roten Blutzellen kommt. Unter diesen Umständen wären günstigere Bedingungen für die Zerstörung einer größeren Anzahl von roten Blutzellen geschaffen, als dies in einer normalen Milz vorgesehen ist. Ob man sich nun dieser meiner Theorie anschließt oder nicht, mag dahingestellt bleiben. Auf keinen Fall wird man die Veränderungen an den Gefäßen leugnen können. Bei dieser Gelegenheit möchte ich die Verhältnisse bei der akuten hämorrhagischen Nephritis zum Vergleich heranziehen. Auch dort bestehen Zusammenhänge zwischen den Gefäßalterationen und der Hämaturie.

In jüngster Zeit ist von Herxheimer eine Publikation erschienen, die sich mit den Gefäßveränderungen der Milz beschäftigt. Das Wesentliche dieser Arbeit ist die Tatsache, daß bei sehr vielen Individuen die feinsten Gefäße des Milzparenchyms hyaline Degeneration zeigen, die sich manchmal bis in die Penizilargefäßchen verfolgen läßt. Ich habe ähnliches ebenfalls feststellen können, doch glaube ich, daß diese Veränderungen, wenigstens in quantitativer Beziehung, nichts mit jenen zu tun haben, wie wir sie in der Perniciosamilz beschreiben konnten.

Deswegen bin ich aber noch weit davon entfernt, in der Milzveränderung allein die Ursache der perniziösen Anämie zu erblicken.

12. Die Rolle des erythropoetischen Apparates bei der Perniciosa. Der Versuch, bei der Perniciosa die Milz ätiologisch in den Vordergrund zu rücken, ist neu. Es ist hier nicht der Platz, alle Einwände, die sich dagegen anführen lassen, des genaueren zu besprechen. Bloß eine Frage möchten wir streifen: nämlich den Zusammenhang zwischen Anaemia perniciosa und dem Vorkommen von Bothriocephalus latus im Darmkanal. Gerade an der Hand dieser Befunde wollen wir uns bemühen, zu zeigen, warum bei der Beurteilung der vermehrten Hämolyse, die hier eine große Rolle spielt, auch das Verhalten des erythropoetischen Apparates berücksichtigt werden muß.

Reyher hat, wie erwähnt, aufmerksam gemacht, daß es durch Abtreiben des Bothriocephaluswurmes oft gelingt, auch die Perniciosa zu heilen. Wie schwer es aber andererseits ist, an einen unmittelbaren Zusammenhang zwischen der Anwesenheit des Parasiten im Darm und dem Krankheitsbild der schweren Anämie zu denken, zeigt die Statistik; in Finnland sind z. B. 20 % der Bevölkerung mit Bothriocephalus latus behaftet, während nur ein ganz geringer Bruchteil der Finnländer an schwerer Anämie leidet. Dies war ja auch der Grund, warum Tallqvist seine Theorie nicht auf die Anwesenheit des Bandwurmes allein stützen konnte, sondern eine gleichzeitige Erkrankung des Bandwurmes annahm.

Eine weitere Schwäche der Theorie, daß ein unmittelbarer Zusammenhang zwischen Anwesenheit des Bandwurmes und der Anämie existiert, ist auch folgende Tatsache: Es sind genug Fälle bekannt geworden, wo die Patienten trotz einer glücklichen Bandwurmkur — wenigstens was die Abtreibung des Wurmes anbelangt — doch an der Perniciosa zugrunde gingen. Man muß daher auch bei der Bothriocephalusanämie m. E. mindestens zwei Komponenten berücksichtigen, die für den Ausbruch der Krankheit von Bedeutung sein müssen: Die Anwesenheit des vielleicht erkrankten Bandwurmes, und das Verhalten des erytropoetischen Apparates.

Einzelne Kliniker scheinen bei der Beurteilung der Perniciosa als Myelopathie zuweit gegangen zu sein, wenn sie z. B. der Giftwirkung seitens der Bandwürmer gar keine Rolle beimessen und die Ursache der Perniciosa ausschließlich in einer Asthenie des hämatopoetischen Apparates suchen. Von diesem Gesichtspunkte aus hat Schaumann die Frage vom Zusammenhang zwischen Darmparasiten und perniziöser Anämie noch einmal studiert und bei solchen Individuen auf eine angeborene Minderwertigkeit hinweisen können und daher auch eine gewisse dispositionelle Schwäche des Knochenmarkes angenommen. In mehr als der Hälfte der von ihm untersuchten Fälle fanden sich bei den Vorfahren solcher Patienten Alkoholismus, Nervenkrankheiten oder Geistesstörungen. Besonders beachtenswert ist aber folgende Beobachtung Schaumanns: Er konnte 8 Familien ausfindig machen, in denen Bothriocephalusanämie mehrfach auftrat. Ja, in einer und derselben Familie bestand sogar ein Fall einer echten kryptogenetischen Anämie und daneben ein Fall von sogenannter Bothriocephalusanämie. Schließlich sah er bei 7 Patienten, trotz Ausheilens der Bandwurmanämie das Auftreten von kryptogenetischer Anämie, seu Perniciosa. Schaumann stellt sich daher auf den Standpunkt, man müsse neben einem exogenen Moment, also in unserem Falle dem Darmparasiten, noch eine primäre Ursache im Sinne einer konstitutionellen degenerativen Anlage des Knochenmarkes annehmen. Die Anwesenheit des Bandwurmes wäre nur die Gelegenheitsursache. In einer weiteren Studie vertritt er den Standpunkt, daß man nicht nur mit einer angeborenen Funktionsanomalie des hämatopoetischen Apparates zu rechnen hätte, sondern auch mit einer besonderen dispositionellen Empfänglichkeit gegenüber gewissen Schädlichkeiten, wie es z. B. auch Blutungen sein können.

Auf Grund dieser Überlegungen mußte man sich daher vorstellen, daß die vermehrte Blutzerstörung durch die Anwesenheit des Bothriocephalus im Darme nicht bei allen Menschen gleich deletär wirkt; nur diejenigen, die vielleicht ein minderwertiges Knochenmark besitzen, sind dazu disponiert, im Sinne einer perniziösen Anämie zu reagieren. Untersuchungen an Bothriocephalusanämie, die sich mit der speziellen Frage beschäftigen, ob es sich um einen vermehrten Bluttergang handelt, fehlen. Ich persönlich habe in den letzten Jahren nicht Gelegenheit gehabt, mich bei solchen Fällen über die Höhe der Urobilinausscheidung durch den Darm zu orientieren.

Daß es sich bei Individuen, die an kryptogenetischer Perniciosa erkrankt sind, ebenfalls um eine Klasse von konstitutionell minderwertigen Menschen handelt, die für die Perniciosa gleichsam prädestiniert sind, erscheint mir sehr wahrscheinlich. Ich glaube, man kommt zu dieser Erkenntnis, wenn man sich auch an folgende Tatsachen hält: Ein typisches Symptom der perniziösen Anämie ist die Achylie. Speziell die Rostocker Schule, und ihr voran Martius, vertritt den Standpunkt, daß die Achylie nicht ein Folgesymptom der Perniciosa darstellt, sondern vielmehr der Ausdruck einer Konstitution ist. Er sieht in der Achylie und der Veränderung der Magen- resp. Darmschleimhaut den Ausdruck einer Funktionshypoplasie. Das familiäre Vorkommen von Achylie, und wie Martius sogar zeigen konnte, das Bestehen von Achylie bei den Nachkommen eines Patienten, der an Anaemia perniciosa gestorben ist, spricht wohl sehr zugunsten seiner Anschauung. Dabei scheinen aber die Autoren nicht an einen direkt ursächlichen Zusammenhang zwischen Achylie und Perniciosa zu denken, so verstehe ich wenigstens eine Bemerkung von Queckenstedt.

Im Zusammenhange damit wären die interessanten Beobachtungen von Liberow — die ich für 3 Fälle bestätigen kann — zu erwähnen, der bei Achylie im Blute eine Vermehrung der Lymphocyten gegenüber den polynukleären Leukocyten feststellen konnte. Ebenso müssen die Arbeiten von Sieß und Störck, Moeves und Kahler berücksichtigt werden, die in der Lymphocytose ein Symptom des konstitutionell Minderwertigen erblicken.

Mc. Cadskey setzt ebenfalls im Knochenmark eine dispositionelle Schädigung voraus; er spricht von einem embryonic factor. Ähnlich äußert sich auch Micheli über die Perniciosa, denn er stellt sie im Gegensatz zu den sonstigen Anämien, „wo eine fehlerhafte torpide Regeneration fehlt". Für die Beurteilung der Minderwertigkeit solcher Individuen erscheint es mir auch angebracht zu betonen, daß in sieben meiner Fälle von perniziöser Anämie, nämlich Frauen, die Menstruation stets erst im 18. oder 20. Lebensjahr begann. Auch aus anderen Krankengeschichten habe ich gleiches ableiten können. Sehr beachtenswert erscheint mir auch eine Publikation von Bartlett, wo in einer Familie von 8 Mitgliedern der Vater und 3 Söhne an echter Perniciosa starben, während eine Tochter an einer ausgesprochenen sekundären Anämie litt. Alle hatten als Frühsymptome Mund- und Zungengeschwüre.

Um die gegenseitigen Beziehungen zwischen Blutzerfall und Tätigkeit des erythropoetischen Apparates zu verstehen, braucht man nicht erst ein so kompliziertes Beispiel, wie es die Perniciosa ist, heranzuziehen.

Der normale, auch mit starkem Blutverlust einhergehende Partus führt nie zu einer schweren Anämie; und doch können sich im Anschluß an ihn Anämien entwickeln, die manche mit der echten Perniciosa gemeinsame Symptome haben. Aber auch nach anderen Blutverlusten (Hämorrhoidalblutungen, Blutungen aus einem Ulcus ventriculi usw.) können sich ähnlich schwere Anämien entwickeln. Ist dies doch der Grund gewesen, warum von mancher Seite auch chronische Blutverluste zu den Ursachen der Biermerschen Anämie gezählt wurden.

Jedenfalls scheint es mir zweckmäßig, bei den verschiedenen Individuen mit einer verschiedenen Leistungsfähigkeit des hämopoetischen Apparates zu rechnen. Deswegen wäre es nach dem Dargestellten geraten, bei Beurteilung des Wesens der perniziösen Anämie mindestens zwei Komponenten zu berücksichtigen: Das Verhalten des Knochenmarkes und den hämolytischen Faktor.

Ich möchte mir daher den Vorgang bei der Entstehung der kryptogenetischen perniziösen Anämie folgendermaßen vorstellen. Durch irgend einen pathologischen Faktor (möglicherweise spielen dabei die Veränderungen an dem Gefäße auch eine Rolle) kann es in der Milz zu einer Steigerung der physiologischen Hämolyse kommen. Für den normal gebauten erythropoetischen Apparat mag es ein leichtes sein, unter Zuhilfenahme seiner Reservekräfte das nötige Plus an Erythrocyten zu bilden. Anders dagegen, wenn es sich vielleicht um ein minderwertiges Knochenmark handelt. Ähnlich wie chronische, wenn auch kleinste Blutungen imstande sein können, den erythropoetischen Apparat bis zur Grenze seiner Leistungsfähigkeit zu erschöpfen, in gleicher Weise muß man es auch von einer gesteigerten Hämolyse voraussetzen, wie wir sie aus der Zusammenarbeit zwischen Milz und Leber erwarten.

Ein Übertragen dieses Gedankens auf unser therapeutisches Handeln bei der perniziösen Anämie schien mir logisch. Genau so wie man bestrebt sein muß, blutende Gefäße zu fassen und zu ligieren, wird man therapeutisch darauf dringen müssen, bei einer hämolytischen Anämie das blutzerstörende Organ zu beseitigen. Ob sich dann das Individuum nach der Entfernung desselben rasch erholt oder nicht, das ist für den ersten Moment schwer zu entscheiden. Da wir auf Grund unserer Erfahrung sagen müssen, daß beim hämolytischen Ikterus der Milz sicher eine blutzerstörende Funktion zukommt, so erscheint es angebracht, weil sich bei der Perniciosa und dem Ikterus haemolyticus einige verwandte Züge zeigen, auch bei der Biermerschen Anämie die Splenektomie in Betracht zu ziehen. Ich bin vollkommen davon überzeugt, daß die lienale Veränderung allein nicht das einzige auslösende Moment der Perniciosa ist, sondern, daß auch großes Gewicht auf die Minderleistungsfähigkeit des übrigen hämopoetischen Apparates zu legen ist. Trotzdem erscheint mir aber die Splenektomie indiziert, weil durch sie ein faßbarer hämolytischer Faktor beseitigt werden kann. Ich glaube, daß die Splenektomie ganz besonders in jenen Fällen von perniziöser Anämie ausgeführt werden soll, bei denen einerseits Gründe für die Annahme einer gesteigerten Hämolyse bestehen und andererseits der Milztumor besonders in den Vordergrund tritt.

13. Die Bedeutung der Leber im Krankheitsverlaufe der perniziösen Anämie. Das Studium des Hämoglobinabbaues fordert uns auf, bei der perniziösen Anämie von einem vermehrten Blutuntergange zu sprechen. Da für die Hämolyse in erster Linie die Leber und die Milz in Betracht kommen, und wir uns mit den Veränderungen innerhalb der Milz bereits beschäftigt haben, so erübrigt es, sich darüber schlüssig zu werden, ob auch in der Leber Veränderungen zu finden sind, die für eine vermehrte Blutzerstörung in Betracht kommen.

Wir haben bereits im II. Kapitel darauf hingewiesen, daß keine Beziehungen bestehen zwischen Hämosiderose und der Intensität des Blutunterganges. Hier möchten wir es noch einmal betonen; bei der perniziösen Anämie besteht sicher kein Parallelismus zwischen vermehrtem Blutuntergang und der mikroskopisch nachweisbaren Eisenablagerung innerhalb der Leberzellen. Kommt eine perniziöse Anämie gleichsam auf der Höhe der vermehrten Hämolyse zur Sektion, — wir verfügen über einen Fall, wo ein solcher Fall ganz plötzlich an einer Koronarsklerose zugrunde ging — so braucht innerhalb der Leberzellen durchaus nicht ein besonderer Reichtum an eisenhaltigem Pigment vorhanden zu sein. Umgekehrt ist uns bekannt, daß schwere Formen von aplastischer Anämie und sehr geringem Blutumsatze eine auffallend deutliche Hämosiderose der Leber zeigen können.

Bei der Besprechung der Leber vom hämolytischen Ikterus, jenem klassischen Beispiele des stärksten Blutzerfalles, haben wir in den eigentlichen Leberzellen ebenfalls nur wenig Hämosiderin gefunden, dagegen nach der Turnbullblaureaktion eine diffuse Bläuung der Kupfferzellen beschrieben. Ganz Ähnliches läßt sich manchmal auch bei der Perniciosa sehen. Ich habe dies besonders bei jenem Falle beobachtet, der plötzlich zugrunde ging und sich noch auf der Höhe der Hämolyse befand. Zur Regel gehört dies bei den gewöhnlichen Fällen nicht, nachdem sich oft auch Eisen in Körnchenform innerhalb der

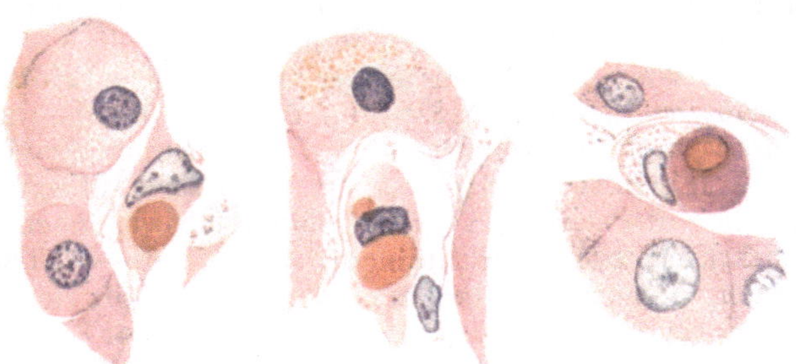

Abb. 52. Kupfferzellen mit phagocytierten Erythrocyten aus der Leber bei perniziöser Anämie. (Dominici-Färbung.)

Kupfferzellen abgelagert finden kann. Ob dies mit der Tatsache zusammenhängt, daß viele Perniciosafälle gegen Schluß ihres Lebens sich mehr der aplastischen nähern, will ich dahin gestellt sein lassen.

Da wir wissen, daß die Kupfferschen Endothelien die Zellen sein dürften, die sich vorwiegend mit der Bildung des Bilirubins beschäftigen, so wird man auch diesen Elementen bei der Perniciosa mehr Aufmerksamkeit schenken müssen, als es bis jetzt vielfach geschehen ist. Fast in allen Fällen von perniziöser Anämie habe ich innerhalb der Kupfferzellen Trümmer von Erythrocyten und vielleicht auch ganze rote Blutkörperchen gefunden. Ich möchte fast glauben, daß es sich hier um eine typische Erscheinung handelt und stimme in dieser Beziehung Gelmuyden vollkommen bei, der von Blutkörperchen haltigen Zellen spricht, möchte mich aber genauer fassen und sagen, daß dies wohl sicher Kupfferzellen sein dürften (vgl. Abb. 52).

Wegen der vielfachen Beziehungen zwischen Perniciosa und hämolytischem Ikterus, wobei wir ganz besonders auf den leichten Ikterus hinweisen möchten, der ebenfalls der perniziösen Anämie fast immer zukommt, war es interessant, auch dem Verhalten der Gallenkapillaren Aufmerksamkeit zu schenken. Resümierend läßt sich darüber folgendes sagen: hier und da lassen sich auch bei der Perniciosa innerhalb der vielleicht etwas weiteren Gallenkapillaren vereinzelte Thromben nachweisen, doch gehören dieselben zu den großen Seltenheiten. Eingerissene Gallenkapillaren habe ich nie gesehen.

An sonstigen Veränderungen wäre noch die fettige Degeneration der Leberzellen zu erwähnen. Die Besprechung dieser Frage würde uns von unserem eigentlichen Thema viel zu weit entfernen. Erwähnen wollen wir nur, daß von

Maidorn und ebenso auch von Mohr der Fettansammlung in der Leber für die Hämolyse eine entscheidende Bedeutung zugemessen wird.

Wir sehen also, daß sich die Leber bei perniziöser Anämie bis auf die fettige Degeneration nicht wesentlich von jener beim hämolytischen Ikterus unterscheidet. Man wird wohl nicht fehl gehen anzunehmen, daß auch pathogenetisch der Leber jere Rolle zukommt, die ihr im Rahmen der verschiedenen Hämolysen gebührt.

Man nimmt von mancher Seite an, daß nach Wegnahme der Milz die Leber resp. die Kupfferzellen vikariierend die Funktion der Milz übernehmen können. Insofern wäre es also leicht, sich den relativ geringen Erfolg der Splenektomie bei der Perniciosa zu erklären, um so mehr als es bis jetzt kaum gelungen ist, eine Perniciosa durch Exstirpation der Milz zu heilen. Gerade aber, was die Perniciosa betrifft, so glaube ich doch, daß die Kupfferzellen die Funktion der Milz nicht vollkommen übernehmen können, nachdem in meinen Fällen das Rezidiv bei splenektomierten Anämien nicht mehr mit einem erhöhten Blutzerfall einherging, sondern sich das Krankheitsbild vielfach eher dem der aplastischen Anämie näherte.

14. Wie erklären sich andere Autoren den Erfolg der Splenektomie bei der perniziösen Anämie? Nicht alle Autoren, welche die Splenektomie bei Perniciosa ausführen ließen, schließen sich meiner Anschauung an. Klemperer und Hirschfeld sind, als sie sich zur Milzexstirpation bei perniziöser Anämie entschlossen, von folgenden Überlegungen ausgegangen: Sie haben nach Entfernung — allerdings normaler Milzen — Entstehung von Hyperglobulie gesehen. Sie meinen daher, es müßte von der Milz gleichsam ein Hormon gebildet werden, das regulierend resp. hemmend auf das Knochenmark wirkt. Nach der Milzentfernung käme es zu einer Hyperaktivität des Knochenmarkes. Nach ihrer Anschauung müßte also bei der perniziösen Anämie durch die Anwesenheit der Milz das Knochenmark in seiner Funktion gehemmt werden. Um diese Hemmung aus dem Weg zu schaffen, empfehlen sie die Splenektomie bei der perniziösen Anämie. Als Beweis für die Richtigkeit ihrer Auffassung führen sie folgendes an: Nach der Milzexstirpation, speziell bei der perniziösen Anämie, kommt es zu einer vermehrten Ausschwemmung der Normoblasten und Erythrocyten, die mit Jollykörperchen beladen sind. Nachdem für sie die Normoblasten der Ausdruck eines Reizungszustandes des Knochenmarkes sind, müßte die Splenektomie ein Knochenmarksreiz sein.

In nicht so dezidierter Weise spricht sich v. Decastello über den Wert der Splenektomie bei der perniziösen Anämie aus. Er sagt: „Durch die Splenektomie wird der physiologische Mechanismus gestört, durch den die normal abgenutzten oder pathologisch geschädigten Erythrocyten in der Milz abgefangen, abgebaut und ihre Bestandteile der Leber zugeführt werden. Der Zerfall der Erythrocyten wird dadurch zeitlich, örtlich und vielleicht sogar selbst qualitativ geändert, die Ausscheidung ihrer Schlacken durch die Leber vermindert. So erscheint es möglich, daß eben diese Erythrocytenbestandteile es sind, die als nutritiver Reiz auf das Knochenmark durch Zufuhr des eigenen Zellmateriales einwirken, seine Funktion steigern und der Norm nähern, und zur Produktion widerstandsfähiger Erythrocyten, ja selbst zur Überproduktion führen können". Also eine Verbindung meiner Theorie mit der von Klemperer-Hirschfeld.

14. Kritik der einzelnen Anschauungen. Gegen die Annahme, als würde sich das Knochenmark nach Milzentfernung in einem besonders gereizten Zustande befinden, spricht vieles: In dem einen Fall von Perniciosa (vgl. S. 263, Fall XII), der vor der Operation eine mächtige Gallenfarbstoffausscheidung zeigte, erschien das Knochenmark 8 Tage nach der Splenektomie, als der Patient plötzlich starb, nicht mehr rot, wie wir es sonst bei Anämien mit starker Hämolyse zu sehen gewohnt sind. Auch Klemperer und Hirschfeld verloren zwei perniziös anämische Patienten, bei denen das Knochenmark nach der Operation ebenfalls blaß, jedenfalls aber nicht rot war. Ganz in gleichem Sinne sprechen auch die Versuche von Pearce und Pepper: innerhalb der ersten drei Monate nach der Splenektomie bleibt das Fettmark gleich; erst nachher wird es rot. Schließlich wollen wir auch an die Versuche erinnern — und wir können sie auf Grund eigener Erfahrungen bestätigen —, die zeigen, wie milzlose Tiere stärkere Aderlässe viel schwerer vertragen und eine konsekutive Anämie viel langsamer paralysieren können, als die entsprechenden Kontrolltiere.

Was nun das Auftreten von Normoblasten und von Jollykörpern anbelangt, so ist dies meines Erachtens noch kein unbedingter Beweis, der im Sinne einer Knochenmarksreizung verwertet werden könnte. Um zu zeigen, daß auch andere Autoren die Anwesenheit von Erythroblasten nicht unbedingt im Sinne einer Knochenmarksreizung deuten, zitiere ich hier eine Stelle aus dem Buche von Türk (2. Bd., 2. Abt., S. 510): „Denn es ist eine alte Erfahrung, auf welche v. Neusser schon im Jahre 1899 mit großem Nachdruck hingewiesen hat, daß sehr häufig Inkongruenzen zwischen dem Blutbilde und dem Zustande des Knochenmarkes bestehen, und daß man aus dem augenblicklichen „Blutstatus" nicht ohne weiteres auf den jeweiligen „Knochenmarksstatus" zu schließen berechtigt ist. Man muß also nicht gerade Normoblasten und Megaloblasten spielend im Blute auffinden können, wenn sie auch noch so reichlich im Knochenmark vorhanden sind, und umgekehrt kann manchmal förmlich eine Ausschwemmung der letzten Vorräte davon in die Blutbahnen erfolgen, so daß man kurz danach anatomisch das Markgewebe äußerst erythroblastenarm und überhaupt zellarm antrifft."

Während Hirschfeld und Klemperer noch in ihrer ersten Publikation der Vermutung Ausdruck verleihen, als wäre in der Milz ein Hormon vorhanden, das die erythroblastische Tätigkeit des Knochenmarks in Schranken hält, spricht sich Hirschfeld gemeinsam mit Weinert in einer neueren Publikation bereits vorsichtiger aus. Sowohl an der Hand von Experimenten als auf Grund klinischer Beobachtungen finden sie das Auftreten von Jollykörpern in den Erythrocyten als ein typisches Symptom nach Milzentfernung. Dieser Befund tritt auch auf, wenn keine Anämie besteht. Sie stellen daher folgende Vermutung auf: „Die Milz hat einen Einfluß auf den Entkernungsvorgang der Erythroblasten in dem Sinne, daß es nach Wegnahme dieses Organs für lange Zeit zur regelmäßigen Ausschwemmung jollykörperhaltiger Erythrocyten kommt."

Ich habe bereits an anderer Stelle darauf hingewiesen, warum die funktionellen Prüfungen (Gallenfarbstoff-Urobilinogenausscheidung) eher an eine — im Anschluß an die Splenektomie einsetzende — Hypofunktion des Knochenmarkes denken lassen, als an eine Reizung desselben. Wenn man bedenkt, — um an ein Beispiel zu erinnern —, wie enorm beschleunigt der Hämatinumsatz, z. B. beim hämolytischen Ikterus und ebenso auch bei der perniziösen Anämie ist, was ein sehr suffizientes Knochenmark voraussetzt, so sollte man doch meinen, daß nach der Splenektomie, wo sofort der Hämatinstoffwechsel gedämpft erscheint, die Anämie viel rascher beseitigt werden müßte. Wie lange man manchmal auch beim hämolytischen Ikterus auf eine Besserung des Blutbefundes warten muß, ist erwähnt worden. Es ist nicht einzusehen, warum die Perniciosa hier eine Ausnahme machen sollte. Ich stehe daher nach wie vor auf dem Standpunkt, daß zwar durch die Splenektomie einer der wichtigsten hämolytischen Faktoren aus dem Organismus entfernt wird, daß aber außerdem das Knochenmark in seiner Funktion als erythropoetisches Organ eher gedämpft als zu erhöhter Tätigkeit gereizt wird.

Nachdem wir dem Knochenmarke bei der Perniciosa schon ohnehin eine Minderwertigkeit zugesprochen haben, so leidet somit der erythropoetische Apparat nach der Splenektomie in doppelter Hinsicht: außer der bei perniziöser Anämie angeborenen, vielleicht auch manchmal erworbenen schlechten Reaktionsfähigkeit wird das Knochenmark außerdem noch durch den Wegfall der Milzfunktion in seiner Tätigkeit gehemmt. Wenn sich daher unter diesen Umständen das Blut trotzdem erholt, dann wird man daraus erst ermessen können, eine wie große Rolle die vermehrte Hämolyse vor der Splenektomie gespielt hat.

Die mir von mancher Seite imputierte Annahme, als wäre die Perniciosa ausschließlich eine Milzerkrankung, weise ich zurück, nachdem ich eine solche Äußerung nie getan habe, wohl aber mich bestimmt dahin ausgesprochen habe, daß bei der Beurteilung des Wesens der Perniciosa außer dem hämolytischen Faktor, der manchmal vorwiegend in der Milz lokalisiert sein kann, noch ein zweiter eine wichtige Rolle spielt, das ist die Minderwertigkeit der Knochenmarksfunktion des betreffenden Kranken.

15. Die Bedeutung der Hämolymphdrüsen für die Pathogenese der perniziösen Anämie. Bereits Weigert und in neuerer Zeit Matthes haben auf das Vorkommen stark rot gefärbter Lymphdrüsen bei der perniziösen Anämie hingewiesen. Es ist auch von uns gezeigt worden, wie die Lymphdrüsen nach Splenektomie vikariierend für die Tätigkeit der Milz eintreten können. In der menschlichen Pathologie scheint uns besonders der Fall Fáltin beachtenswert. Daß es sich in solchen Fällen tatsächlich um echte Hämolymphdrüsen handelt, davon konnte ich mich oft überzeugen. Die Mitteilungen Weidenreichs über die Hämolymphdrüsen belehren uns, daß diese Gebilde gleichfalls blutzerstörende Eigenschaften besitzen. Da diese Organe, wie Weigert und Matthes betont haben, bei der Perniciosa gelegentlich vermehrt vorkommen, müssen wir auch funktionell mit ihrer Existenz rechnen. Nach der Splenektomie werden diese Gebilde, wie ich mich in zwei Fällen überzeugen konnte, sicher größer, und es ist daher wohl anzunehmen, daß jetzt auch ihre hämolytische Bedeutung mehr in den Vordergrund tritt. Es liegt die Möglichkeit vor, daß bei reichlicher Existenz solcher Drüsen der sonst nützliche Erfolg der Splenektomie illusorisch wird. Bei dieser Gelegenheit möchte ich auf eine Angabe aus der Literatur zurückgreifen. v. Schuhmacher vertritt die Anschauung, als wären die Lymphdrüsen im embryonalen Organismus immer Hämolymphdrüsen. Wenn dies der Wahrheit entsprechen sollte, dann hätten wir die Berechtigung, anzunehmen, daß erwachsene Menschen, bei denen sich noch Hämolymphdrüsen finden, in der Entwicklung zurückgeblieben sind. Wenn wir vorher den Standpunkt vertreten haben, daß das Knochenmark bei der perniziösen Anämie minderwertig ist, so würde die Behauptung von v. Schuhmacher und die Tatsache des Vorkommens von Hämolymphdrüsen mit dieser Annahme gut in Einklang zu bringen sein.

16. Der Purinumsatz bei der perniziösen Anämie und der Einfluß der Splenektomie auf den Harnsäurestoffwechsel. Im hämatopoetischen Apparate werden nicht nur die roten Blutkörperchen, sondern auch die weißen gebildet. Genau so, wie man sich vorzustellen hat, daß die Erythrocyten nach einer gewissen Lebensperiode zu Grunde gehen, in gleicher Weise wird man mit der Möglichkeit rechnen dürfen, daß das Leben der einzelnen Leukocyten nur ein begrenztes ist.

Das Studium der Erythrocytolyse gestaltet sich deswegen relativ einfach, weil die Bestandteile der roten Blutzellen sich leichter verfolgen lassen und weil aller Wahrscheinlichkeit nach die Schlacke des Hämatins — das Bilirubin — im Stoffwechsel kaum einen sehr tiefgehenden Abbau erfahren dürfte.

Das Schicksal der Leukocyten ist im allgemeinen viel schwieriger zu beurteilen, weil hier gleichsam der charakteristische Farbstoffkomplex oder das entsprechende Gegenstück zum Eisen fehlt.

Histologisch sind wir nur sehr wenig darüber unterrichtet, in welchen Organen und in welcher Weise die weißen Blutkörperchen zerstört werden. Dominici beschreibt Phagocytose von Leukocyten; der größte Teil der weißen Blutkörperchen bildet die Beute der sogenannten Makrophagen. Manche Morphologen, wie z. B. Weidenreich und Maximow, betonen, daß die Phagocytose unabhängig von dem morphologischen Verhalten der Leukocyten erfolgt, d. h. es scheint gleichgültig zu sein, ob die Leukocyten intakt sind oder bereits Zeichen von Degeneration zeigen, um reif für den Untergang zu werden. Der Kern wird nach der Aufnahme in den Makrophagen fragmentiert und allmählich homogenesiert; es kommt zur Bildung von homogenen Chromatinkügelchen. Schließlich verschwinden die letzten Spuren des Kernes und es bleibt nur noch eine mehr oder weniger starke basophile Granulierung übrig. Bereits Flemming und nach ihm dann Benda haben in den Zellen der Lymphdrüsen und auch in den Milzfollikeln Gebilde beschrieben, die sie tingible Körperchen nannten. Sie sind seither vielfach beobachtet worden und werden allgemein als die Trümmer zerfallener Kerne gedeutet. Von pathologisch-anatomischer Seite wurde diesen Gebilden noch wenig Aufmerksamkeit geschenkt.

Da die Kerne der weißen Blutkörperchen quantitativ in der Zelle eine große Rolle spielen und somit die Leukocyten reich an Purinsubstanzen sein müssen, so hat bereits Horbaczewski die Vermutung geäußert, die endogene Harnsäure könnte als Maß für die zugrunde gegangenen Kerne der weißen Blutzellen angesehen werden. Da man sich folgerichtig sagen mußte, daß die einzelnen Purinderivate auch auf den Untergang anderer zelliger Elemente bezogen werden können, wurde der endogenen Harnsäureausscheidung als Maß des Leukocytenzerfalles weniger Aufmerksamkeit geschenkt.

Da wir gesehen haben, welch großen Einfluß die Milz auf den Hämoglobinabbau haben kann, so lag es nahe sich die Frage vorzulegen, ob ein Parallelismus zwischen Hämoglobinabbau und endogener Harnsäureausscheidung besteht. Von diesem Gesichtspunkte aus studierten wir den Purinumsatz einerseits beim hämolytischen Ikterus und bei der perniziösen Anämie, andererseits den Einfluß der Splenektomie auch bei anderen hepatolienalen Erkrankungen. Die Analysen, auf die wir hier zu sprechen kommen, sind teils von Adler-Herzmark, teils von Steiner an unserer Klinik durchgeführt worden.

		Datum	Harnsäure	Urobilin im Stuhl	Blutbefund	Anmerkung
Hämolytischer Ikterus	Vor der Splenektomie (1. IV.)	18. III.	1,764	2,7	1,576 Mil. Erythrozyten	Es ist dies derselbe
		19. III.	1,576	—	45⁰/₀ Sahli	Fall, der bereits auf
		20. III.	1,696	2,45	8200 Leukozyten	Seite 205 zur Sprache
		21. III.	1,790	2,63		kam.
	Nach der Splenektomie	10. VI.	0,326	0,21	3,60 Mil. Erythrozyten	
		11. VI.	0,476	0,19	75⁰/₀ Sahli	
		12. VI.	0,497	—	10760 Leukozyten	
		13. VI.	0,503	0,15		

		Datum	Harn-säure	Urobilin im Stuhl	Blutbefund	Anmerkung
Perniziöse Anämie I.	Vor der Splenek-tomie (9. I.)	3. XI.	0,976	—	1,118 Mil. Erythrozyten	Es ist dies derselbe Fall, der bereits auf Seite 264 zur Sprache kam.
		4. XI.	0,786	—	25% Sahli	
		5. XI.	0,778	0,689	4260 Leukozyten	
		6. XI.	0,802	0,702		
	Nach der Splenek-tomie	15. IV.	0,082	0,27	2,760 Mil. Erythrozyten	
		16. IV.	0,057	0,19	35% Sahli	
		17. IV.	0,097	0,23	6700 Leukozyten	
		18. IV.	0,067	—		
Perniziöse Anämie II.	Vor der Splenek-tomie	6. III.	1,532	0,93	1,54 Mil. Erythrozyten	Es ist dies derselbe Fall, der bereits auf Seite 260 zur Sprache kam.
		7. III.	1,04	—	42% Sahli	
		8. III.	1,13	0,876	3000 Leukozyten	
		9. III.	0,97	—		
	Nach der Splenek-tomie	1. VIII.	0,092	0,09	3,79 Mil. Erythrozyten	
		2. VIII.	0,120	—	70% Sahli	
		3. VIII.	0,170	0,17	7600 Leukozyten	
		4. VIII.	0,087	—		
Chroni-sche apla-stische Anämie		7. V.	0,372	0,07	1,58 Mil. Erythrozyten	Es ist dies derselbe Fall, der auf Seite 293 zur Sprache kommt.
		8. V.	0,424	—	41% Sahli	
		9. V.	0,409	—	3400 Leukozyten	
		10. V.	0,381	0,091		
Akute apla-stische Anämie		17. X.	1,173	0,26	1,76 Mil. Erythrozyten	Hohes Fieber zwischen 39—40° C. schwan-kend (vgl. S. 302),
		18. X.	0,972	—	20% Sahli	
		19. X.	1,306	0,18	3100 Leukozyten	
		20. X.	1,107	0,17		
Hypertro-phische Leber-zirrhose I.	Vor der Splenek-tomie	26. III.	1,606	0,56	3,2 Mil. Erythrozyten	
		27. III.	1,710	—	48% Sahli	
		28. III.	1,679	0,49	10680 Leukozyten	
		29. III.	1,597	—		
	Nach der Splenek-tomie	17. IV.	0,245	0,17	4,07 Mil. Erythrozyten	
		18. IV.	0,240	—	60% Sahli	
		19. IV.	0,253	—	12700 Leukozyten	
		20. IV.	0,300	0,21		
Hypertro-phische Leber-zirrhose II.	Vor der Splenek-tomie	4. III.	1,186	0,39	1,74 Mil. Erythrozyten	
		5. III.	1,107	—	43% Sahli	
		6. III.	1,182	—	3000 Leukozyten	
		7. III.	1,170	0,457		
	Nach der Splenek-tomie	8. VI.	0,374	0,102	2,9 Mil. Erythrozyten	
		9. VI.	0,297	—	70% Sahli	
		10. VI.	0,302	0,097	7200 Leukozyten	
		11. VI.	0,291	0,107		
Atro-phische Leber-zirrhose		23. III.	0,694	0,170	3,9 Mil. Erythrozyten	
		24. III.	0,768	—	72% Sahli	
		25. III.	0,604	0,110	3780 Leukozyten	
Polyzyt-ämie		3. II.	0,396	0,210	8,26 Mil. Erythrozyten	
		4. II.	0,410	—	122% Sahli	
		5. II.	0,320	0,187	9620 Leukozyten	
		6. II.	0,367	0,176		

In Beantwortung der oben gestellten Frage kann man folgendes sagen: In Fällen, wo sich ein erhöhter Erythrocytenzerfall feststellen läßt, ist auch die endogene Harnsäureausscheidung hoch. Ob diese Werte nur im Sinne eines vermehrten Leukocytenunterganges zu deuten sind, wage ich nicht zu entscheiden, denn dies wäre wieder eine Frage für sich. Sehr wichtig erscheint uns der Einfluß der Splen-ektomie; in den beiden Fällen von perniziöser Anämie, die wir zur Sprache brachten, sank der endogene Harnsäurewert nach der Splenektomie mächtig ab. Ähnliches gilt auch vom hämolytischen Ikterus, und verweisen wir diesbezüglich auf die Tabellen auf S. 239. Also auch hier Parallelismus zwischen Urobilin- und Harnsäureausscheidung. In der eben gegebenen Zusammenstellung haben wir noch zwei aplastische Anämien, eine atrophische Lebercirrhose und einen Fall von Polycythämie berücksichtigt. Nachdem es uns hier nur darauf ankam, auf die Beziehungen zwischen Urobilin- und Harnsäureausscheidung hinzuweisen, lassen wir die Literatur, die sich mit dem endogenen Purinumsatz allein beschäftigt, zunächst unberücksichtigt.

17. Zusammenfassung. Wenn ich nunmehr meine Anschauung über die perniziöse Anämie und die Indikationen zur Splenektomie zusammenfasse, so glaube ich folgendes sagen zu dürfen: Die perniziöse Anämie trifft meist Individuen mit einer minderwertigen Konstitution. Besonders das Knochenmark scheint einer dauernden Überlastung im Sinne einer Mehrinanspruchnahme kaum gewachsen zu sein. Ebenso wie gewisse abnorm Konstituierte nach Blutung oder anderen toxischen Einflüssen den Blutverlust viel schwerer als gesunde Personen bewältigen können, ebenso wird man nicht überrascht sein dürfen, wenn bei Individuen mit minderwertigem Knochenmarke länger dauernde, wenn auch nicht stürmische Hämolysen anämische Zustände besonderer Art hervorrufen. Sicher ist das Vorkommen einer gesteigerten Blutkörperchenzerstörung häufiger als wir denken; nur dem Dazwischentreten anderer vikariierender Organe ist es zu danken, wenn sich nicht öfter eine Gleichgewichtsstörung im prozentuellen Blutgehalt Geltung verschafft. Ich bin daher der Meinung, daß die histologische Beurteilung der roten Blutkörperchen kein sicheres und richtiges Maß für die Beurteilung des Hämatinumsatzes bei der Perniciosa ist, womit ich aber den großen diagnostischen Wert der üblichen klinischen Blutuntersuchung nicht im mindesten geschmälert wissen will. Der Verminderung der Erythrocyten, die schon ein Unterliegen des Knochenmarkes darstellt, müßte ein Stadium der vermehrten Zerstörung als Symptom des krankhaften Prozesses vorausgehen. Ähnliches gilt auch von anderen Kapiteln des Stoffumsatzes, z. B. kann der erhöhte Grundumsatz, wie er beim Basedow besteht, durch vermehrte Zufuhr von Kalorien durch lange Zeit bemäntelt werden, und so die Körpergewichtsabnahme fehlen. Unter gewissen Umständen kann ein großer Milztumor bei der perniziösen Anämie schon makroskopisch auf eine Mehrbeteiligung dieses Organes hinweisen, aber wie schon betont, ist ein großer Milztumor nicht die Regel, nachdem eventuell auch eine kleinere Milz durch ihre hämolytische Funktion störend im Sinne einer perniziösen Anämie wirken kann. Ich sehe daher in der Größe der Milz nicht das ausschließliche Kriterium, um in einem Fall von perniziöser Anämie zur Splenektomie zu raten. Das Hauptkriterium, ob die Splenektomie indiziert erscheint, ist für mich die erhöhte Zerstörung der Erythrocyten, also hohe Farbstoffwerte in der Galle resp. im Stuhl. Bestehen diese Symptome und findet sich in dem betreffenden Fall auch eine große Milz, so sind damit für mich die wichtigsten Anzeigen zur Splenektomie gegeben. Die Träger der vermehrten Hämolyse scheinen auch bei der perniziösen Anämie vorwiegend die Milzzellen und die Kupfferschen Endothelien zu sein. Das Zusammenarbeiten dieser Elemente mit dem erytropoetischen Apparate dürfte aber nicht so glatt erfolgen. Was die eigentliche Ursache der Mehrarbeit der Zellen des hepato-linealen Systems ist, wage ich nicht zu entscheiden.

B. Die aplastische Anämie.

Es gibt Fälle von schwerer Anämie, die ausschließlich auf eine Insuffizienz des erythropoetischen Apparates zu beziehen sind. Um diese Fälle einerseits vom Standpunkte des Hämoglobinumsatzes, andererseits was die Milzfunktion anbelangt, im Zusammenhange mit der Biermerschen Anämie beurteilen zu können, erscheint es notwendig, zunächst das Krankheitsbild der aplastischen Anämie hier kurz zu skizzieren.

1. **Historische Entwicklung dieses Krankheitsbegriffes.** Der Name aplastische Anämie knüpft sich an eine Beobachtung von Ehrlich. Man weiß seit den Untersuchungen von Ehrlich, daß es bei schweren Anämien zu einer Umwandlung des Fettmarkes in rotes Zellmark kommt. Wohl am häufigsten wurde diese Veränderung bei der sogenannten Anaemia perniciosa gefunden. Ehrlich fand nun im Knochenmark solcher Individuen die bekannte megaloblastische Reaktion und als klinischen Ausdruck dafür die Ausschwemmung von Megaloblasten und Megalocyten. Er beobachtete nun einen Fall von schwerer Anämie (die Zahl der Erythrocyten betrug 213 000, die Zahl der Leukocyten war 2000, darunter 80 % Lymphocyten), der auch zum Tode führte, wo sich im gefärbten Blutpräparate weder Normo- noch Megaloblasten fanden. Die Krankheit wurde von einer Uterusblutung eingeleitet. Nachdem unter normalen Verhältnissen im Anschluß an schwere Hämorrhagien eine neutrophile Leukocytose zu erwarten wäre, so war auch die Verminderung der Weißen und die gleichzeitige Lymphocytose auffallend. Wegen dieser Besonderheiten stellte Ehrlich die Diagnose, daß in diesem Falle die Umwandlung des Fettmarkes in rotes Mark im Sinne von Cohnheim ausgeblieben oder zum mindesten eine mangelhafte gewesen sein mußte. Der Obduktionsbefund gab ihm recht, denn im Knochenmarke des Femurs fand sich am oberen Ende nur schwefelgelbes, am unteren nur rötlich-gelbes Fettmark. Da also in diesem Falle die posthämorrhagische Regeneration ausgeblieben war, wählte Ehrlich den Namen: aplastische Anämie.

An diese Beobachtung schlossen sich eine Reihe von Mitteilungen, die im Prinzip den Ehrlichschen Anschauungen recht gaben. Da gewisse Erscheinungen in dem Krankheitsbilde dieser Fälle immer wiederkehren, so erscheint es gerechtfertigt, von einem typischen Symptomenkomplex — der aplastischen Anämie — zu sprechen. Allen diesen Fällen kommt gemeinsam zu: Starke Verminderung der Erythrocyten und des Hämoglobingehaltes, wobei der Färbeindex in der Regel niedrig befunden wird; die Größe der Roten wird in der Regel als normal beschrieben; Erythroblasten fehlen; Leukopenie, bei relativ hohen Lymphocytenwerten. Außerdem Neigung zu hämorrhagischer Diathese.

Der Beginn der Erkrankung kann sich verschieden gestalten. Manchmal schleicht sich die Krankheit scheinbar ganz unvermittelt ein. Bei Frauen beginnt der Prozeß zumeist mit Störungen der Menstruation; die Blutungen häufen sich und nehmen größere Intensität an. In dem Maße als die Metrorrhagien anhalten, kann die Anämie beginnen und intensive Grade annehmen. Blutungen an anderen Stellen, Fieber und Verfall der Kräfte brauchen in den Anfangsstadien nicht im Vordergrunde zu stehen. Dementsprechend kann sich der ganze Krankheitsverlauf manchmal durch Monate, ja selbst Jahre hinziehen.

Relativ häufig beginnt die Krankheit im Anschluß an eine schwere Blutung (Nasenbluten, Metrorrhagie); da diese erste Blutung nur die Einleitung zu einer ganzen Serie von weiteren Blutverlusten sein kann, wurde vielfach angenommen, die erste Blutung könnte bereits die erste Erscheinung des ganzen krankhaften Prozesses sein.

In anderen Fällen kann man sich nicht des Eindruckes erwehren, daß ein infektiöser Prozeß als auslösendes Moment eine Rolle gespielt haben muß. Es war nicht wundersam, wenn ein Teil dieser Fälle von pathologisch-anatomischer Seite ausschließlich zur Sepsis gezählt wurde. Schließlich soll nicht unerwähnt bleiben, daß auch Beobachtungen vorliegen, wo sich der ganze Prozeß allmählich und scheinbar unmotiviert — ohne Blutungen — einschleicht. Erst gleichsam in ultimis kommt auch hier die hämorrhagische Diathese zum Ausbruch. Was die Dauer der Krankheit betrifft, so haben wir bereits einige Andeutungen darüber gemacht. Im allgemeinen dauert das Krankheitsbild nur wenige Wochen. Je stürmischer der Beginn, desto näher das Finale. In leichteren Fällen kann es zu Ausheilungen kommen; doch wird man sich in solchen Fällen stets die Frage vorlegen müssen, ob hier die Diagnose richtig war. Der anatomische Befund richtet sich sehr danach, wie der klinische Verlauf des ganzen Prozesses war. Bei den akuten Fällen findet man zumeist Blutungen in den verschiedenen Organen oder Körperhöhlen. Das Hauptinteresse konzentriert sich auf die Beschaffenheit des Knochenmarkes. Bei der Sektion fehlt im Femur das rote Knochenmark. Ja, auch in den Rippenmarkhöhlen können jegliche Zeichen fehlen, die im Sinne einer Blutregeneration verwertet werden könnten (Hirschfeld, Engel). Die Fälle, die sich im Laufe der Jahre in der Literatur gesammelt haben, sind von Hirschfeld und andererseits von Accolas zusammengestellt worden. Da man sich vielfach auch an dem Ausdruck „aplastisch" gestoßen hatte, wurden statt dieser Bezeichnung andere Namen gewählt. So spricht Pappenheim von einer asthenischen oder paralytischen Anämie, Herz und Hirschfeld von einer aregeneratorischen, Türk von einer hämolytischen Anämie mit fehlender oder mangelhafter Markregeneration. Die Franzosen fassen dieses Krankheitsbild vielfach zusammen als: Anaemie avèc anhématopoèse (Aubertin). Im Prinzip meinen aber alle Autoren dasselbe, nämlich die Anämie ist in einer mangelhaften Produktion von roten Blutelementen bedingt.

Von Kurpjuweit sind letale Anämien im Greisenalter beschrieben worden, die viele gemeinsame Züge mit der aplastischen Anämie zeigen. Ich kenne ähnliche Fälle, einer hatte ebenfalls Milzschwellung, zwei waren von einer aplastischen Anämie durch nichts anderes charakterisiert als durch das Alter (68 und 71 Jahre).

2. Läßt sich durch das Experiment ein ähnliches Krankheitsbild erzeugen? Bevor wir in die Pathogenese der menschlichen Krankheitsbilder eingehen, wollen wir die Frage aufwerfen, ob etwas Ähnliches in der experimentellen Pathologie bekannt ist.

Nach Bettmann gelingt es beim Kaninchen, durch entsprechend kleine Arsendosen eine Umwandlung des Fettmarkes in rotes Mark hervorzurufen. Wählte er aber zu große Dosen, so erfolgte diese Umwandlung sehr langsam oder konnte sogar ausbleiben. Weiter hat Hirschfeld bei Kaninchen durch Injektion von abgetöteten Typhusbouillonkulturen rotes Knochenmark in Fettmark umwandeln können. Vielleicht dürfte er zu diesen Untersuchungen veranlaßt worden sein, weil Urobilinurie und Hämosiderose beim menschlichen Typhus nur ausnahmsweise beobachtet werden. In Analogie zur aplastischen Form der perniziösen Anämie legte er hier auf die Beschaffenheit des Knochenmarkes das größte Gewicht. Diese Versuche sind

von Sternberg überprüft worden, ohne daß dieser sich von der Richtigkeit
der Resultate der Versuche von Hirschfeld überzeugen konnte.

Blumenthal und Morawitz konnten in anderer Weise eine Erschöpfung
der erythropoetischen Tätigkeit des Knochenmarkes im Sinne einer aplastischen Anämie auslösen. Wenn sie Tiere unterernährten und ihnen wiederholt
größere und kleinere Blutmengen entzogen, so kam es im Knochenmark gleichfalls zu Bildern, die sehr an eine Aplasie erinnerten. Ähnliches haben auch
Isaak und Möckel bei Kaninchen nach Saponinvergiftung gesehen.

Viel zur Klärung der Frage, ob es eine experimentelle aplastische Anämie
gibt, haben die Versuche von Selling beigetragen. Als Ausgangspunkt für diese
experimentelle Untersuchung dienten ihm folgende Beobachtungen: Man sieht
bei jugendlichen Individuen, die sich lange in Räumen aufhalten müssen,
die mit Benzoldämpfen erfüllt sind — dies kommt hauptsächlich in Kautschuk-
fabriken vor — Erkrankungen auftreten, die sehr an aplastische Anämie erinnern.
Es treten Hämorrhagien in der Haut auf, die Leute bekommen Blutungen
aus Mund und Nase, eventuell Uterus. Oft gesellen sich hohe Temperatur-
anstiege hinzu. Die Erythrocyten sinken auf Werte unter eine halbe Million.
Dabei nimmt die Zahl der weißen Blutzellen rasch ab. An der Verminderung
beteiligen sich vor allem die polynukleären Leukocyten. In allen frischen
Blutausstrichen fehlen die Blutplättchen. Bei der Obduktion zeigt sich das
Mark im Femur fast immer ockergelb.

Wenn wir zu den Versuchen von Selling übergehen, so finden wir hier
anatomisch ganz dieselben Veränderungen, wie man sie bei der menschlichen
Benzolvergiftung zu finden gewohnt ist, also innerhalb der hämopoetischen Organe schwere Schädigung der Parenchymzellen. Durch
wiederholte Benzolinjektionen kann das myeloide Gewebe fast völlig zum
Schwinden gebracht werden. Die Zahl der zirkulierenden weißen Blutzellen
kann tief herabsinken. Obwohl der erythropoetische Bildungsapparat schwer
geschädigt ist, verändert sich im Blute die Zahl der Erythrocyten nur
wenig. Man wird wohl nicht fehlgehen, wenn man dies auf die fehlenden
Hämorrhagien bezieht. Insofern besteht also ein Unterschied zwischen der
Benzolvergiftung beim Tier und beim Menschen. Was die Blutplättchen anbelangt, so ist auch hier ein fast völliges Fehlen derselben im Blute zu konstatieren.

Ganz analoge Veränderungen lassen sich beim Tier durch starke Belichtung
mit Röntgenstrahlen erzielen. Die diesbezüglichen Studien von Heineke sind
seitdem vielfach bestätigt worden. Auch hier Zerstörung des erythropoetischen
Apparates, Leukopenie usw. Auch aus der menschlichen Pathologie lassen
sich Befunde erheben, die fast den Wert eines Experimentes besitzen: es
sind dies die traurigen Erfahrungen, die manche Röntgenologen an sich selbst
erfahren mußten. Ganz besonders illustrierend ist eine hierhergehörige Mitteilung von Cavazzeni und Minelli, wo ein Röntgenologe unter Erscheinungen zugrunde ging, die völlig an die aplastische Anämie erinnerten.

Wenn wir also von der Frage ausgegangen sind, ob sich experimentell
ein Krankheitsbild erzeugen läßt, das in letzter Linie in einer primären Zerstörung des erythropoetischen Apparates besteht, so müssen wir dies im positiven Sinne beantworten. Ein ganz analoges Krankheitsbild, wie wir es vom
Menschen her kennen, läßt sich experimentell nicht hervorrufen, weil beim
Tier die Neigung zu Blutungen fehlt, dagegen sind die traurigen „Experimente"
am Menschen um so beweisender, denn hier treten die Blutungen ganz besonders in den Vordergrund des Symptomenbildes.

3. Der Hämoglobinumsatz bei der aplastischen Anämie. Wir haben
uns bei der Beschreibung der typischen Biermerschen Anämie bemüht,

zu zeigen, daß ein Parallelismus zwischen anatomischem Verhalten und funktionellem Geschehen im Hämoglobinstoffwechsel besteht, und haben dabei auf den vermehrten Export an Blutfarbstoffderivaten großen Wert gelegt. Wenn sich nun die aplastische Anämie auf eine verminderte Tätigkeit des erythropoetischen Apparates zurückführen ließe, so müßte sich dies auch funktionell am Hämoglobinstoffwechsel zeigen lassen.

Werfen wir die Frage auf und versuchen wir sie zu beantworten, wie sich der Hämoglobinstoffwechsel bei der experimentellen aplastischen Anämie gestaltet, so müssen wir sagen, daß sich in der Literatur entsprechende Zahlen nicht finden lassen. Ich bin leider noch nicht dazu gekommen, diese Lücke auszufüllen; denn es kämen vor allem Bestimmungen an Gallenfisteltieren in Betracht. Es ist aber zu bezweifeln, ob man auf diese Weise zu entsprechenden Resultaten kommt, weil bei den benzolvergifteten Tieren in erster Linie der leukopoetische Apparat leidet, während die roten Blutkörperchen ziemlich unbeeinflußt bleiben. Insofern kann man das Krankheitsbild der Benzolvergiftung beim Kaninchen mit der aplastischen Anämie beim Menschen nicht in Parallele stellen.

Was die Funktionsprüfung bei der menschlichen aplastischen Anämie anbelangt, so wäre auch hier vieles nachzutragen. Wenn ich zuerst die Literatur überprüfe, so finde ich entsprechende Angaben nur bei Türk. Er sagt: Im Gegensatz zur echten Perniciosa fehlt bei der aplastischen Anämie die subikterische Verfärbung der Haut und selbst der Skleren. Weiter betont er, daß die Urobilinurie bei diesen Fällen nur eine untergeordnete Rolle spielt. Er meint weiter, daß beide Symptome in unmittelbarem Zusammenhang zueinander stehen und glaubt sich dies nur so erklären zu können, daß hier bei der Blutzerstörung ein anderer Vorgang eingehalten werde, als bei den mit wachsgelber Hautverfärbung und Urobilinurie einhergehenden Formen. Damit ist aber meines Wissens das Wichtigste aus der Literatur erschöpft. Es liegt dies z. T. wohl auch daran, daß solche Fälle hauptsächlich von Hämatologen beschrieben wurden und daß diese Forscher sich viel weniger für Stoffwechselfragen interessierten.

Wir hatten Gelegenheit, in einem chronischen Falle von aplastischer Anämie durch viele Wochen hindurch den Farbstoffumsatz zu studieren.

Der Fall erscheint uns auch in anderer Beziehung beachtenswert, so daß es zweckmäßig erscheint, ihn genauer mitzuteilen.

Fall XIV. 48 Jahre alte Frau. Mutter im Alter von 77 Jahren an Wassersucht, Vater mit 35 Jahren an Lungentuberkulose gestorben. Patientin hatte 7 Geschwister, 5 sind in jungen Jahren gestorben. Patientin gibt an, immer gesund gewesen zu sein. Erste Menses mit 15 Jahren immer regelmäßig. Die Frau war 14 mal schwanger, 4 mal kam es zum Abortus (nach 4—5 wöchiger Schwangerschaft). Letzter Abortus November 1916. Nachher 4 Wochen lang starke Blutungen. Ungefähr zu gleicher Zeit kam es auch zu starkem Nasenbluten. Seither neigt sie überhaupt zu öfterem Nasenbluten. Einmal wurde sie dabei auch ohnmächtig. Manchmal dauern die Blutungen tagelang, wenn auch nicht immer sehr intensiv. Einmal hielt das Nasenbluten 10 Tage lang an. Petechien an der Haut hatte sie nie bemerkt, ebensowenig blaue Flecke, falls sie sich irgendwo anstieß. Patientin hat in früheren Jahren immer schwer gearbeitet. Seit 4 Monaten wurde das Nasenbluten seltener. Die Hauptklage, die die Patientin an die Klinik führte, waren hartnäckige Kopfschmerzen.

Status praesens. Kräftige gut genährte Person. Am Skelett nichts Auffälliges. Keine Druckempfindlichkeit der Knochen. Panniculus adiposus reichlich vorhanden, Muskulatur mäßig kräftig entwickelt. Haut blaß, wachsfarben, gut durchfeuchtet, leichte Ödeme an den unteren Extremitäten, kleine Hauthämatome an den Füßen. Sichtbare Schleimhäute intensiv blaß. Haare braun, nicht ergraut; Zunge und Rachen blaß, nirgends Follikel oder adenoide Wucherungen zu sehen. Keine Blutungen an der Zahn- oder Wangenschleimhaut. Thorax normal geformt. Lungen normal. Herz innerhalb normaler Grenzen. Systolische Geräusche über allen Ostien. Abdomen ohne Besonderheiten. Milz und Leber weder perkutorisch noch palpatorisch vergrößert. Blutbefund: 1,430 Mill. Erythrocyten, 4000 Leukocyten, Sahli 23, Färbeindex 1,0. Im gefärbten Blutpräparate zeigen die roten Blut-körperchen mäßiggradige Anisocytose, starke Poikilocytose, keine Polychromasie. Megalo-cyten fehlen, dagegen sind Mikrocyten zu finden. Vereinzelte Normoblasten, keine Megalo-blasten. Blutplättchen kaum nachweisbar, starke Lymphocytose. Der Stauungsversuch im Sinne von Frank fällt negativ aus. Nachblutungszeit 35 Minuten. Die täglichen Urobilinwerte im Stuhle bewegten sich zwischen 0,023 und 0,08 g. Die mittels Duodenal-schlauch entleerte Galle war stets auffallend hell. In einigen Portionen haben wir auch Eisenbestimmungen neben der Analyse des Bilirubins vorgenommen. Die entsprechenden Zahlen finden sich auf Seite 62. Im späteren Verlauf kam es dann wieder zu Nasenbluten und auch zu Blutungen aus dem Genitale. Der Blutbefund war schließlich: Sahli 9; 275 000 Erythrocyten, 2800 Weiße, Färbeindex 1,5! Zu einer Ausschwemmung von Erythroblasten kam es nicht. Das Serum dieser Patientin war ganz hell, wie bei einer hydrämischen Ne-phritis. Der Farbstoffwert, nach Hijmanns v. d. Bergh bestimmt, schwankte zwischen 1:180 000 und 1:200 000. Die Prüfung des Magensaftes ergab folgende Werte: Fr. HCl 20, Gesamt HCl 45. Im Harn war zuerst kein Urobilin nachweisbar, als sich die Hautblutungen häuften, wurde die Probe positiv.

Der Fall bot uns Gelegenheit sowohl die endogene Harnsäure zu bestimmen, als auch einen Eisenstoffwechselversuch anzustellen.

Gesamt-Fe-Ausscheidung pro Kilogramm Patient			
mg Fe im Stuhl	Gesamt-Fe in mg	Dauer der Versuchsperiode	Anmerkung
0,530	0,578	7 Tage	kein Nasenbluten

Die Harnsäurewerte finden sich auf der Tabelle auf Seite 288 zusammengestellt. Die Patientin ist gestorben; aus dem Sektionsbefund heben wir folgende Daten heraus: hochgradige Anämie, Ekchymosen im Epikard in der Pleura, in den Leptomeningen und in der weißen Hirnsubstanz. Fettige Degeneration des Herzmuskels. Atrophie der Milz. Das Knochenmark des Femurs ist von oben bis unten schwefelgelb, es ist kaum eine rote Stelle zu sehen. Die Galle in den Gallenwegen hell. Keine Hämolymphdrüsen.

Die mikroskopische Untersuchung zeigt in der Milz Mangel an Follikeln, die Pulpa ist relativ arm an Erythrocyten; dagegen ist ziemlich viel Pigment nachweisbar, das bereits mit der gewöhnlichen Perlsschen Reaktion Blaufär-bung gab. An den Gefäßen, die im allgemeinen zart sind, finden sich keine auffälligen Veränderungen.

Die Leber zeigt ziemlich starke fettige Degeneration. Die Kupfferzellen sind auffallend blaß, in denselben sind keine Erythrocyten nachweisbar. Die Leber verrät starke Hämosiderose. Das körnige Pigment findet sich fast aus-schließlich in den Leberzellen.

Das Knochenmark besteht fast nur aus Fettzellen; wo sich vereinzelte zellige Elemente finden, dort ist auch reichlich Pigment angehäuft. Dasselbe gibt starke Eisenreaktion.

Wir haben noch einen ganz analogen Fall von aplastischer Anämie durch längere Zeit beobachten können. Auch hier war die Farbstoffausscheidung niedrig, während die Untersuchung des Eisenstoffwechsels ebenfalls hohe Werte erkennen ließ.

Ich glaube die hier vorgebrachten Untersuchungen beweisen, daß es zweckmäßig erscheint, die aplastischen Anämien nicht nur wegen des Blutbildes und ihrer allgemeinen Symptome von der typischen Perniciosa abzutrennen, sondern auch die Unter-suchung des Blutumsatzes fordert uns auf, diesen Typus als etwas Besonderes herauszugreifen. Im Gegensatz zur typischen perni-ziösen Anämie, bei der wir uns von einem gesteigerten Blutabbau überzeugen konnten, und wobei gleichzeitig auch der Körper mit dem Eisenexport spart, sehen wir bei der aplastischen Anämie niedrige Farbstoffwerte als Ausdruck für einen geringen Blut-umsatz, während umgekehrt die Eisenausscheidung sich beträcht-lich über die Norm erhebt.

Fragen wir uns schon an dieser Stelle, ob sich diese beiden Befunde irgendwie mit Tatsachen in Einklang bringen, die wir bereits zur Sprache gebracht haben, so glauben wir vor allem an die Befunde bei splenektomierten Tieren und Menschen erinnern zu müssen. Auch dort haben wir eine Steigerung der Eisenausscheidung gesehen und gleichfalls auf niedrige Farbstoffwerte hinweisen können.

4. Die Anschauung von Frank von der Entstehung der aplastischen Anämie. Bevor wir noch weitere Erfahrungen auf diesem Gebiete bringen, wollen wir uns kurz mit den Anschauungen über die Entstehung der menschlichen aplastischen Anämie beschäftigen. Darüber, daß es sich hier um eine schwere Schädigung des Knochenmarkes im Sinne Ehrlichs handelt, sind wohl alle Kliniker einig. Der Unterschied liegt nur darin, daß die eine Partei glaubt, die Knochenmarksschädigung ist die Folge einer Ermüdung nach enormer Inanspruchnahme, die andere, daß es sich um eine primäre Toxikose des hämopoetischen Apparates handelt, ohne daß eine extramedulläre Hämolyse vorangegangen wäre.

Als Anhänger der ersteren Anschauung bekennt sich Türk, der dies auch im Namen der Krankheit ausgedrückt hat, als er sich für den Krankheitsbegriff: hämolytische Anämie mit fehlender oder mangelhafter Markregeneration ausgesprochen hatte. Einen ähnlichen Standpunkt nehmen auch Pappenheim, Herz und Hirschfeld ein. So sagt z. B. Pappenheim: „die aplastische Anämie ist nicht primär myelopathisch, sondern sie ist eine sekundär aregeneratorische Erythrohämotoxikose" und weiter: „sie ist keine eigene Anämieform, sondern nur eine bloße Abart der perniziösen Anämien".

Als Vertreter der Anschauung einer primären Myelotoxikose kommt seit neuestem Frank in Betracht. Nachdem er vielfach Stellung gegen all das nimmt, was bis jetzt gelehrt wurde, erscheint es zweckmäßig, seinen Standpunkt auseinanderzusetzen.

Im Anschluß an die Beobachtung von Denys, der bei einem Fall von rezidivierender Purpura im Blute die Blutplättchen vermißte, hat Hayem darauf verwiesen, wie relativ häufig sich die Beobachtungen von Denys bei gewissen Fällen von Purpura feststellen lassen. Die Studien von Hayem sind lange Zeit unberücksichtigt geblieben; erst Frank hat auf den Wert der Arbeiten von Hayem hingewiesen und so das Krankheitsbild der Pseudohämophilie in die deutsche Literatur eingeführt. Frank schlägt für diese Krankheit den Namen essentielle Thrombopenie vor [1]). Im klinischen Bilde treten hauptsächlich folgende Erscheinungen in den Vordergrund: Jugendliche Individuen, in deren Familie sich keine auffallende Neigung zu Blutungen gezeigt hatte, erkranken an Epistaxis, Blutungen aus dem Zahnfleisch, bei weiblichen Individuen kommt es zu Menorrhagien; außerdem zeigt sich eine ausgesprochene Vulnerabilität der Haut, indem schon auf leichte Traumen sich Purpuraflecken entwickeln können. Der ganze Symptomenkomplex kann in mehreren aufeinanderfolgenden Attacken ablaufen, manchmal aber auch in einer gleichsam kontinuierlichen Form zum Tode führen. Infolge der Blutverluste kommt es zur Anämie, die den Typus der Chloranämie darbietet. Fieber soll nur dann auftreten, wenn größere Blutmengen zur Resorption gelangen. „Die Menschen — so sagt Frank — sind infolge der chronischen Blutarmut dauernd schwächlich und wenig leistungsfähig; manche gehen wohl auch unter dem Bilde der sogenannten aplastischen Anämie zugrunde."

Menschen, die der „konstitutionellen" Form angehören, zeigen fast immer Petechien oder Blutunterlaufungen an ihrer Haut. Es kommt nach den leich-

---

[1]) Richtiger wäre wohl der Name: Thrombocytopenie.

testen Traumen zu Blutaustritten. Ein wichtiges Symptom scheint bei diesen
Leuten der Stauungsversuch zu sein: Bringt man am Oberarm eines solchen
Patienten eine Stauungsbinde an, so läßt sich durch die venöse Stauung ein
Purpuraexanthem des ganzen Vorderarmes hervorrufen.

Eine bei diesen Leuten ebenfalls interessante Erscheinung ist die verlängerte Blutungszeit: sticht man in die Fingerbeere oder in eine beliebige
Körperstelle eines solchen Patienten, so blutet es aus dieser kleinen Wunde sehr
lange nach — vorausgesetzt, daß man den Einstich sich selbst überläßt. Bringt
man dagegen an den Wundrand einige Wattefasern, so hört in der Regel die
Blutung momentan auf. Dieses Symptom, auf das zuerst Duke aufmerksam
gemacht hat, kann bei der kontinuierlichen Form der Thrombopenie dauernd
bestehen, während bei der intermittierenden Form die verlängerte Blutungszeit nur während der Attacken so deutlich ausgeprägt erscheint. Kommt es
zu stärkeren Blutaustritten, so tritt in der Regel Fieber hinzu.

Trotz der starken Neigung zu Blutungen ist die Gerinnung des durch
Venaepunktion gewonnenen Blutes nicht verzögert. Durch diese Tatsache,
auf die bereits Hayem aufmerksam gemacht hatte, unterscheidet sich die
essentielle Thrombopenie von der Hämophilie. Auch was die osmotische Resistenz anbelangt, ergeben sich Unterschiede: im Gegensatze zum hämolytischen Ikterus fehlt bei der essentiellen Thrombopenie eine Herabsetzung
der Resistenz. Ich hätte diesen Gegensatz nicht so besonders hervorgehoben,
wenn es sich nicht gerade auf diesem Gebiete ereignet hätte, daß es zu Verwechslungen gekommen wäre.

Als ein sehr wichtiges Kriterium der Pseudohämophilie muß das Verhalten der Blutplättchen hingestellt werden. Die bedeutende Verminderung
der Zahl der Blutplättchen ist das Charakteristikum dieser Krankheit. Die wenigen Plättchen, die sich im Blute nachweisen lassen, sind zumeist auffallend groß. Zum Nachweis resp. zur Zählung der Blutplättchen
bediente sich Frank der Methode von Fonio. Von der Brauchbarkeit dieser
Methode konnte ich mich vielfach überzeugen.

Ein weiteres Merkmal dieser Erkrankung ist der Verlust der Retraktibilität des Blutkuchens. Fängt man Blut in einem U-Röhrchen auf und
beobachtet man die Zeit, wann sich der Blutkuchen von der Glaswand unter
Auspressen von Serum ablöst, so finden wir bei den verschiedenen Blutarten Unterschiede. Bei der „Purpura hémorrhagique protopathique" fand
Hayem einen Verlust der Retraktibilität des Blutkuchens. Auffällige Veränderungen der Leukocyten hat Hayem nicht gesehen; auch in den Fällen
von Frank ist nichts Auffälliges erwähnt worden; gleiches gilt von der Beschaffenheit der Erythrocyten.

Es kommt Hayem das große Verdienst zu, in das Wesen dieser Erkrankung Licht gebracht zu haben. Er machte vor allem darauf aufmerksam, daß
ein prinzipieller Unterschied zwischen hämorrhagischer Diathese und schlechter
Gerinnbarkeit des Blutes besteht. Blutstillung und Gerinnung werden
häufig miteinander verwechselt. Bei der Blutgerinnung handelt es sich
um die Umwandlung von Fibrinogen in Fibrin, während bei der Blutstillung
(Blutungszeit nach Duke) die Zeit in Betracht kommt, die vergeht, bevor sich
die ersten Fibrinfäden nach Entnahme des Blutes bilden. Gerade letzteres
Moment kommt aber beim Stehen einer Blutung in Frage, denn die Thrombocyten sind Anlaß für das Entstehen eines Fibringerinnsels. Nach Hayem
sind die Thrombocyten auch die Ursache für eine genügende Festigkeit des
Thrombus, wie er beim Stehen einer Blutung eine Rolle spielen soll. Als Maß
für die Festigkeit des Pfropfes in vitro kommt daher die Intensität resp.
Schnelligkeit der „Retraktibilität" des Blutkuchens in Frage.

Nach den Vorstellungen von Hayem, Frank und Kaznelson sollen die Gefäße bei den Patienten, die an essentieller Thrombocytopenie leiden, besonders zart und dünnwandig sein. Auf geringste Traumen hin kann es zu Einreißen der Kapillaren kommen. Während beim normalen Menschen durch das Eingreifen von Thrombocyten die Blutungen zum Stehen kommen, haben die Erythrocyten bei Mangel an Blutplättchen freie Bahn, so daß es zu ausgedehnten Hämorrhagien kommen kann.

Jedenfalls sehen wir daraus, eine wie große Rolle die Blutplättchen bei der Entstehung einer hämorrhagischen Diathese zu spielen scheinen und wie richtig es daher war, wenn Frank für diese Erkrankung den Namen „Thrombopenie" resp. Thrombocytopenie empfohlen hatte.

Nachdem nun die hämorrhagische Diathese und das Verhalten der Blutplättchen bei den Anämien, ihnen voran bei der „aplastischen Anämie" berücksichtigt werden muß, erscheint es notwendig — bevor wir weitergehen —, einiges aus der Physiologie der Blutplättchen nachzutragen: Nach Fonio sollen im Kubikmillimeter normalen Blutes 300000—350000 vorkommen; die 2—3 μ großen Gebilde kreisen isoliert im zirkulierenden Blute; bei Verlangsamung der Strömung werden sie zufolge ihres geringen spezifischen Gewichtes an die Wandung der Gefäße geschleudert und können an Unebenheiten der Wände kleben bleiben; daß sie bei der Bildung von Thromben eine große Rolle spielen, ist seit den Untersuchungen von Bizzozero, Hayem usw. eine bekannte Tatsache. Ein jeder Thrombus ist zunächst nichts anderes als ein Konglomerat von Blutplättchen; erst allmählich setzen sich Fibrinfäden und Leukocyten an. Also auch hier sehen wir, daß die Blutplättchen beim Gerinnungsvorgang die Rolle eines indifferenten Fremdkörpers darstellen, an den sich die ersten Fibrinfäden anklammern. Frank nennt sie den Agent provocateur der Gerinnung unter physiologischen Verhältnissen.

Was die Abstammung der Blutplättchen betrifft, so war man sich darüber lange im unklaren. Viel verdanken wir in dieser Frage den Untersuchungen von Wright. Da sie durch die Aschoffsche Schule — durch Ogata — bestätigt wurden, dürfen wir an der Richtigkeit der Lehre von Wright kaum zweifeln. Nach diesen Angaben stammen die Blutplättchen von den Megakariocyten des Knochenmarkes ab. Dieselben strecken Pseudopodien aus, welche zum Teil durch Lücken in der Wand der Knochenmarkskapillaren in das Gefäßlumen hereinragen. Diese pseudopodienartigen Fortsätze können in kleinste Bruchstücke zerfallen und so zu Blutplättchen werden.

Auf Grund dieser Befunde muß man annehmen, daß das Fehlen von Blutplättchen mit einer Insuffizienz der Megakariocyten identisch ist.

Viele Tatsachen der experimentellen Pathologie passen zu dieser Annahme. Fast in allen Fällen, wo es zu einer Erschöpfung der Knochenmarkstätigkeit kommt (aplastische Anämie, Benzolvergiftung, bei gewissen Formen der Leukämie), sehen wir einerseits Plättchenmangel, andererseits Neigung zu hämorrhagischer Diathese. Speziell die Studien von Selling über die Benzolvergiftung haben viel zur Klärung beigetragen.

Frank wirft nun in seinen Studien die Frage auf, wieso es bei der essentiellen Thrombocytopenie zu einer Verminderung der Blutplättchen kommt. Leichter fällt ihm die Erklärung, warum bei einer aplastischen Anämie im Blute die Blutplättchen fehlen. Ähnlich wie andere Knochenmarkselemente, z. B. die Myelocyten und Erythroblasten, einer Noxe zum Opfer fallen können, und aufhören Leukocyten und rote Blutkörperchen zu produzieren, in gleicher Weise glaubt er auch bei der Thrombopenie von den Megakariocyten annehmen zu müssen, daß sie gelegentlich primär geschädigt werden und so die Fähigkeit verlieren, Blutplättchen abzustoßen. In diesem Sinne nimmt er bei der essentiellen Thrombocytopenie eine isolierte Erkrankung der Knochenmarksriesen an. Schließlich hält er es auch nicht für ganz ausgeschlossen, daß es sich hier vielleicht um einen pathologisch gesteigerten Zerfall der bereits gebildeten Plättchen handeln dürfte.

Auf Grund seiner Studien über die essentielle Thrombocytopenie frägt sich Frank, ob nicht zwischen der aplastischen Anämie und der essentiellen Thrombocytopenie Beziehungen bestehen und unterzieht daher die Fälle von aplastischer Anämie — oder besser gesagt die Fälle, die man als aplastische Anämien beschrieben hat — einer Revision. Als verbindendes Glied zwischen dem, was er essentielle Thrombocytopenie nennt, und der aplastischen Anämie, legt er auf das Vorkommen einer hämorrhagischen Diathese und auf das Verhalten der Blutplättchen das größte Gewicht. Ja, er geht noch weiter und meint sogar eine genetische Verwandtschaft zwischen den beiden Krankheiten: essentielle Thrombocytopenie und aplastische Anämie annehmen zu müssen. So sagt Frank: wir fassen die aplastische Anämie als das Resultat der nämlichen Noxe auf, welche bei der essentiellen Thrombocytopenie einwirkt. Bei dieser — nämlich bei der Thrombocytopenie — richtet sie sich in fast spezifischer Weise nur gegen ein farbloses Element des myeloischen Gewebes, nämlich gegen die Blutplättchen resp. deren Mutterzellen, die Megakariocyten. Allmählich können ihr aber auch die granulierten Elemente des Blutes und weiter auch deren Stamm- und Bildungszellen (Myelocyten und Myeloblasten) zum Opfer fallen; dabei werden natürlich auch die Vorstufen der roten Blutkörperchen betroffen und die Produktion an Erythrocyten muß weitgehend eingeschränkt sein. Von diesem Standpunkte ausgehend, will er 4 Verlaufstypen des idiopathischen Morbus Werlhofii unterschieden wissen:

1. Die intermittierende Thrombopenie; 2. die kontinuierliche Thrombopenie; 3. die kontinuierliche Thrombopenie läuft nach längerer Zeit in das Bild der aplastischen Anämie aus; 4. die Krankheit verläuft ohne Vorstadium als aplastische Anämie — letztere Form nennt er auch Panmyelophthise.

Wie man aus dieser Betrachtungsweise von Frank ersieht, legt er auf das Symptom Anämie nicht das Hauptgewicht; nach ihm ist sie vorwiegend posthämorrhagisch und hat daher in letzter Linie ihre Ursache in einem Blutplättchenmangel. „Durch den Blutverlust läuft gewissermaßen das Reservoir allmählich leer, ohne daß die geringste Nachfüllung mit Erythrocyten erfolgt."

Weiter sagt er: „Außer den Hämorrhagien spielt aber natürlich auch die physiologische Ausmerzung abgenutzter Erythrocyten für die Entstehung der Blutarmut eine sehr wichtige Rolle. Selbst wenn kein Blutverlust stattfindet, muß im Laufe von Monaten auf diesem Wege, da ja der Nachschub aus dem erythropoetischen Gewebe fehlt, eine sehr erhebliche Anämie zustande kommen." In dem Sinne will nun Frank die aplastische Anämie anders benannt wissen und empfiehlt den Namen hämorrhagische Aleukie. Der Name soll sagen, daß alle farblosen myeloischen Elemente im Blute (Plättchen, neutrophile und eosinophile) und vor allem im Marke selbst (Megakariocyten, Myeloblasten, Myelocyten, hämoglobinfreie Vorstufen) der Vernichtung anheimfallen. Er stellt die aplastische Anämie im Gegensatz zur typischen perniziösen Anämie und meint, daß es sich in einem Falle um eine Erythrotoxikose, bei der Aleukie aber um eine Leukotoxikose handelt. Die eigentliche Ursache der Aleukie will er auf Wirkungen von Giftstoffen bezogen wissen. Anlaß zu dieser Annahme bieten ihm die Tatsachen, daß man sowohl beim Menschen als auch beim Tier morphologisch und klinisch ähnliche Krankheitsbilder durch bekannte Gifte hervorrufen kann (Arsen, Benzol, Röntgenstrahlen, Thorium X). — In einer neueren

Abhandlung, die sich ebenfalls mit der Frage der Aleukie beschäftigt, bemüht sich Frank zu zeigen, daß auch Gifte endogenen Ursprunges bei der Entstehung der aplastischen Anämie eine Rolle spielen dürften. Ein solches Gift soll nun gelegentlich in der Milz entstehen können. Eigene Befunde kann er zugunsten dieser Annahme nicht anführen. Sein Tatsachenmaterial schöpft er vielmehr aus der Literatur. So führt er an, daß bei vielen Zuständen, die mit der Aleukie verwandt sein sollen, ein Milztumor vorkommen kann. Besonders denkt er hier an den Morbus Banti und an die indische Kala-Azar. Der Gedankengang von Banti, daß die Milz Ursache und Ursprungsort von Giftstoffen sein kann, die auf das Knochenmark wirken, findet somit in Frank einen Anhänger.

Das Wichtige, das sich aus diesen Beobachtungen ergibt, scheint mir folgendes zu sein: bis jetzt hat man als Ursache von Blutaustritten, wie sie bei allen möglichen Krankheiten vorkommen können, Schädigungen der unterschiedlichen Blutgefäße angenommen. An der Richtigkeit dieser Annahme ist wohl kaum zu zweifeln, seitdem man sich durch den Stauungsversuch förmlich in experimenteller Weise von der leichten Lädierbarkeit der Gefäße überzeugen konnte. Nachdem nun Hayem und Frank bei manchen Fällen, wo Blutungen in der Haut und aus den Schleimhäuten ganz besonders im Vordergrund standen, auch eine Verminderung der Blutplättchen konstatieren konnten, und sich die Blutplättchen von gewissen Knochenmarkselementen herleiten, so war man berechtigt, manche Hämorrhagien auch mit einer Insuffizienz des erythropoetischen Apparates in Beziehung zu bringen. Es würde sich also um eine gleichzeitige Alteration des Knochenmarkes und der peripheren Gefäße handeln.

Wir werden später noch auseinander zu setzen haben, warum es sich bei Fällen von aplastischer Anämie nicht nur um eine Schädigung im Bereiche des erythropoetischen Apparates handeln dürfte, sondern wahrscheinlich auch die Kupferzellen und die Milzendothelien Schaden gelitten haben. Diese Mitbeteiligung von Zellen, die wenigstens für den, der nicht geneigt ist die Frage von einem gemeinsamen Standpunkte aus zu betrachten, nicht zusammengehören, trotzdem aber konsensuell reagieren, lenkt neuerdings unsere Aufmerksamkeit auf die Karminversuche von Aschoff resp. auf die Beobachtungen, die wir bei eiseninjizierten Tieren gewonnen haben; hier kam es nicht nur zu einer Speicherung von Karmin und Eisen in den Kupfferzellen, oder den Milz- und Knochenmarkselementen, sondern auch die unterschiedlichen Gefäßendothelien zeigten ein gleiches Verhalten. Die Übertragung dieser Beobachtungen am Tier auf die menschliche Pathologie scheint uns sehr einleuchtend. Ähnlich wie ein ganzes Konglomerat von Zellen gegenüber Farbstoffen oder kolloidalem Eisen gleichartig reagiert, in gleicher Weise dürften auch diese verwandten Zellen auf gewisse Toxine hin ansprechen und so Anlaß geben zu den verschiedensten pathologischen Zuständen.

5. Eigene Beobachtungen und der Fall von Přibram und Stein. Es erschien sehr erwünscht, mit demselben Maßstab, den wir bei der typischen perniziösen Anämie angelegt haben, auch die „aplastischen" Formen im Sinne von Frank zu messen. Wie verhält sich also in diesen Fällen der chemisch meßbare Hämoglobinstoffwechsel, wie das anatomische Bild, vor allem die Eisenablagerungen in den Organzellen und in Zusammenhang damit das gegenseitige Vorkommen von Blutplättchen und Megakaryocyten? Wir wollen hier über drei eigene Fälle berichten; der Fall XVIII, der hier Erwähnung findet, ist bereits einmal von Přibram und Stein publiziert worden.

Fall XV. Rosa D., 26 jährige Maschinenschreiberin. Der Vater starb an einer Magenkrankheit, Mutter und Bruder sind gesund. Als Kind hatte Patientin Masern. Sie war bis jetzt immer gesund und sah gut aus. Mit 14 Jahren wurde sie zum erstenmal und von da an regelmäßig menstruiert. Die durchschnittliche Dauer der Menses betrug 5 Tage. Seit 15. Nov. ist Patientin verheiratet. Sie glaubt aber bis zum Tage ihrer Spitalsaufnahme noch virgo zu sein. Die letzten Menses traten am 24. Dez. vergangenen Jahres ein und dauerten ohne Unterbrechung 6 Tage. Patientin verlor damals ziemlich viel Blut. Um den 15. Dez. — also 9 Tage vor den letzten Menses — hatte Patientin Zahnfleischblutungen, die bis heute noch nicht vollständig sistierten. Am 4. Januar bekam sie nach heftigen Schmerzen Nasenbluten. Da es unstillbar war, suchte sie einen Arzt auf, der ihr einen Tampon einführte. Auf die Tamponade stand die Blutung nicht vollständig Neuerliche Tamponade am 6. d. M. brachte ebenfalls keinen vollständigen Erfolg, so daß Patientin am 8. die Klinik Chiari aufsuchte, wo nach zweimaliger Tamponade die Blutung endlich stand. Patientin bekam eine Gelatineinjektion. Am 14. wurde sie an unsere Klinik transferiert. Status praes.: Schwächlich gebaute Frau von mittlerer Größe, Fettpolster vorhanden. Die Haut ist von wächserner Blässe, in der linken Trochanterengegend und am Knie tiefe Hämatome von Handtellergröße. Es besteht Fieber zwischen 38—39⁰. Unmittelbar ante exitum steigt die Temperatur fast auf 40⁰. Zähne schadhaft, Blutungen an der Gingiva. Tonsillen stark hypertrophisch, zerklüftet. Einige submandibulare Drüsen vergrößert, Schleimhäute sehr blaß. Schilddrüse in beiden Lappen vergrößert, starke Pulsation der Carotiden. Lunge ohne Besonderheiten. Herz von normaler Größe, hauchendes systolisches Geräusch an der Spitze. Pulszahl 120, Arterienrohr schwach gefüllt. Abdomen im Niveau des Thorax, Bauchdecken gespannt, Leber und Milz palpabel. Nervensystem ohne pathologischen Befund. Genitalbefund: Endometritis bei hypoplastischem Genitale. Augenbefund: In der Retina zahlreiche Blutungen von verschiedener Größe viele weiße und gelbweiße Herde, die nur an wenigen Stellen isoliert sind, meist mit Blutungen zusammenhängend. Blutbefund: 1 240 000 Rote, 18 % Sahli, 0,7 Färbeindex, 1660 Leukocyten, davon 8 % Polynukleäre, 50 % Lymphocyten, 2 % Eosinophile, 30 % Mononukleäre, 10 % Metamyelocyten. Morphologisch fast normal gefärbte rote Blutkörperchen, keine Megalocyten, keine Polychromasie, keine Geldrollenbildung. Vollständiges Fehlen der Blutplättchen. Blutgerinnungszeit 8 Minuten. Der Stauungsversuch ergibt im Sinne Franks ein positives Resultat. Die Nachblutungszeit währt 40 Minuten. Die Duodenalsondierung fördert helle, gelbe Galle zutage, die eine Spur Urobilin enthält. Wir untersuchten zwei Stuhlportionen, die vielleicht beide zusammen einer dreitägigen Periode entsprochen haben d ürften. Der Urobilingehalt des einen Stuhles betrug 0,07 g, der des anderen 0,05 g. In den folgenden Tagen traten diffuse, über den ganzen Körper verteilte, größere und kleinere Hautblutungen auf. Auch Zahnfleisch- und Blutungen aus der Wangenschleimhaut erneuerten sich. Am 17. starb Patientin unter den Zeichen hochgradiger Erschöpfung.

Obduktionsbefund: Allgemeine hochgradige Anämie bei hämorrhagischer Diathese, chronische Endometritis hypertrophica mit zottiger Schleimhautverdickung und profuser menstrueller Blutung aus dem Endometrium, multiple Ekchymosen des gesamten Verdauungstraktes, insbesondere im Magen, Duodenum und unterem Ileum, Ekchymosen im Epi- und Endokard, hämorrhagische lobulärpneumonische Herde jüngsten Datums in beiden Lungenunterlappen. Anämie und fettige Degeneration der Leber und Nieren mit multiplen Blutungen, subakuter blasser Milztumor mäßigen Grades. Status thymico-lymphaticus: Großer, teils drüsiger, teils fettiger Thymuskörper, Hypertrophie der Tonsillen, Hyperplasie der Rachen- und Zungengrundfollikel, der Follikel im Magen und im Dickdarm. Proximal im Oberschenkel blaß-rotes Mark, distal Fettmark, Hypophyse vergrößert, besonders in ihrem hinteren Anteil.

Da der Stuhl Blutfarbstoff enthielt, war es zwecklos, einen Eisenstoffwechsel anzustellen. Die Eisenbestimmungen im Harn gaben sehr hohe Werte; sie schwankten zwischen 6—8 mg pro die.

Die Bestimmung der endogenen Harnsäure ergab keine eindeutigen Resultate: 10. I.: 0,478; 11. I.: 0,763; 12. I.: 0,437; 13. I.: 0,887.

An den letzten Tagen ging Harn verloren.

Die histologische Untersuchung der uns interessierenden Organe zeigt folgendes: Die Milz ist reich an Follikeln, die jedoch keine Keimzentren enthalten. Die Gefäße, die zumeist zentral gelagert erscheinen, bieten gegenüber der Norm keine Besonderheiten dar. Ihr Lumen ist klaffend; jene eigentümlichen Ablagerungen in den Gefäßwandungen, wie wir sie z. B. bei der Perniciosa beschrieben haben, fehlen. Die Gefäße sind bis in das Bereich der Penicilarkapillaren frei von Erythrocyten. Follikelkapillaren — im Sinne von Weidenreich — konnte ich nicht finden. Die Zellen, die den Follikel zusammensetzen, sind zum Teil aus Lymphocyten, zum Teil aus lymphoiden Zellen bestehend.

Die Zahl der sternförmigen Retikularzellen ist nicht gering. Das rote Pulpagewebe ist arm an lymphoiden Zellen. Trotzdem sind die Sinusquerschnitte gut zu sehen, da das eigentliche Stromagewebe etwas an Fibroadenie erinnert. Jedenfalls sind die Gitterfasern reichlich. Ein auffallender Reichtum der die einzelnen Sinus auskleidenden Stabzellen — was doch sonst bei der typischen Fibroadenie nie fehlt — ist nicht zu bemerken. Das ganze Gewebe erinnert etwas an die Veränderungen der Rachitismilz oder an die Bilder einer Milz von Anaemia splenica infantum. Jedenfalls ist das Stroma und natürlich auch die Räume der Sinus sehr arm an Erythrocyten. Bis auf vereinzelte eosinophile Myelocyten habe ich keine myeloiden Veränderungen finden können. Die Milz ist nach der Turnbullblaumethode behandelt worden. Man findet vereinzelte Eisenpartikelchen, trotzdem muß die Hämosiderose als sehr mäßig bezeichnet werden.

Was die Leber anbelangt, so war hierselbst nur wenig Pathologisches zu finden. Auffallend schien mir die Armut an Kupfferschen Zellen. Die wenigen Zellen, die ich fand, waren schmal; ihre Kerne dünn und langgestreckt. Eisen habe ich innerhalb dieser Zellen niemals zu sehen bekommen. Die nur gering angedeutete Hämosiderose war ausschließlich in den Leberzellen lokalisiert. Meist waren die mit Eisen imbibierten Zellen auch fettig degeneriert.

Im Knochenmarke prävalierten Fettzellen. Nur zwischen denselben zeigten sich kleine Anhäufungen von myeloiden Elementen. Die genauere Analyse zeigte viele Erythroblasten; typische Megaloblasten habe ich nicht gesehen. Das Gros der Zellen bestand aus basophilen ungranulierten einkernigen Zellen, die ich weder als typische Lymphocyten oder als Myeloblasten noch als verzweigte Retikulumzellen ansprechen konnte. Trotzdem fanden sich auch neutrophile und eosinophile Myelocyten. Auffallend schien mir der enorme Eisenreichtum des Knochenmarkes. Das Eisen war teils in großen Zellen, teils in Häufchen gelagert, teils lag es in größeren Massen an den Grenzen der Fettalveolen. Keine Megakariocyten.

In den Lymphdrüsen zeigte sich eine auffallende Armut an lymphatischem Gewebe. Die Follikel waren nicht vergrößert, Keimzentren fehlten. An Stelle der Marksubstanz fanden wir ein verhältnismäßig zellarmes, retikuläres Gewebe. Hie und da eine Andeutung von myeloider Metaplasie; eine Vermehrung im Sinne von Hämolymphdrüsen bestand nicht.

Ich konnte noch einen zweiten Fall beobachten, wo analog wie im vorhergehenden einerseits in der Galle Mangel an Farbstoff, andererseits Fettmark konstatiert werden konnte.

Fall XVI. Frau L. Kr., 56 Jahre alt, Familienanamnese belanglos. Die Patientin hatte vier Kinder, kein Abortus. Bis auf Masern und Blattern in der Kindheit, erfreute sie sich immer der besten Gesundheit. Seit einigen Jahren leichte Gelenkschmerzen, seit zwei Jahren Atemnot beim Stiegensteigen und schnellerem Gehen. Vor zwei Wochen bekam Patientin in der Nacht starkes Nasenbluten, das mehrere Stunden dauerte. Nach einer Woche wiederholte sich das Nasenbluten zum zweitenmal. Diesmal hatte es nicht solange gedauert, da ein herbeigeholter Arzt die Blutung stillen konnte. Vor zwei Tagen wiederholte sich die Blutung wieder, infolgedessen suchte sie die Klinik auf. Mit 15 Jahren erste Menses, mit 47 Jahren Menopause. Kein Potus, keine venerische Affektion.

Status präs.: Auffallend blaß aussehende, mittelgroße Frau, Blutungen am Zahnfleisch und punktförmige Petechien an beiden Unterschenkeln. Lunge und Herz ohne pathologischen Befund, Leber und Milz nicht vergrößert. Senil atrophisches Genitale, am Nervensystem keine Besonderheiten. Blutbefund: 1 360 000 Rote, 22 % Sahli, 0,8 Färbeindex, 2000 Weiße. Davon 53 % Polynukleäre, 41 % Lymphocyten, 2,5 % Eosinophile, 2 % Mononukleäre, 1 % Mastzellen. Normal gefärbte Erythrocyten, Poikilocytose, keine Geldrollenbildung, keine Normoblasten oder Megaloblasten, auch keine Megalocyten, vollständiges Fehlen der Blutplättchen. Die mittelst Duodenalschlauch entleerte Galle ist ganz hell. Im Harn Spuren von Urobilin. Stauungsversuch positiv; Nachblutungszeit

40 Minuten, Gerinnungszeit 8 Minuten. Während des Spitalaufenthaltes hatte die Frau nur einen Stuhl; derselbe enthielt nur 0,05 g Urobilinogen. Patientin starb 4 Tage nach der Aufnahme unter den Zeichen hochgradiger Schwäche und Nachlassen der Herzkraft. Die höchste Temperatur während des Aufenthaltes auf der Klinik betrug 37,6.

Auch hier war es unmöglich, einen Eisenstoffwechselversuch durchzuführen. Die endogenen Harnsäurewerte finden sich auf Seite 288.

Bei der Obduktion zeigte sich schwerste Anämie der Organe, hochgradige fettige Degeneration des Herzens, der Leber und der Nieren. Subepikardiale und subendokardiale Blutungen, fettige Infiltration des Herzmuskels, Residuen einer alten Endokarditis an der Aortenklappe. Beginnendes Atherom der Aorta ascendens, Emphysem der Lunge, akutes Lungenödem, partielle Adhäsion beider Lungen. In einer Hiluslymphdrüse ein verkalkter Herd. Gastritis chronica, zahlreiche Ekchymosen der Mukosa. Chronischer Katarrh des Dick- und Dünndarmes. Hämosiderose von Leber und Milz. In der Gallenblase dunkler Inhalt. Im aufgeschnittenen Oberschenkel nur Fettmark. Retroperitoneale Lymphdrüsen auffallend rot gefärbt.

Die Milz war viel blutreicher als im vorangehenden Falle. In der Verteilung zwischen Follikelsubstanz und roter Pulpa war gegenüber der Norm kein großer Unterschied zn konstatieren. Auffallend war die mächtige Entwicklung des Gefäßsystems. Als völlig intakt konnte ich die Wandungen desselben nicht bezeichnen. An manchen Stellen war das Lumen der Zentralarterien durch eigentümliche hyaline Massen, die in der Media zu liegen schienen, in ähnlicher Weise verengt, wie ich es sonst nur noch bei der typischen Perniciosa gesehen habe. Die Zellen der Follikel bestanden vorwiegend aus typischen Lymphocyten. Hie und da ein myeloides Element. Das Stroma der roten Pulpa war ziemlich dicht, dazwischen lagen viele Lymphocyten, aber auch lymphoide Elemente. Dadurch, daß das Parenchym von Erythrocyten dicht erfüllt erschien, kamen die Lumina der Sinus nur schwer zur Geltung. Einen auffallenden Reichtum an Stabzellen habe ich nicht konstatieren können. Die Milz ist eisenreich. Das Eisen fand sich sowohl in den Retikulum- als auch in den Stabzellen.

Die Leber war vielfach fettig degeneriert, ebenso war ein geringer Grad von Umbau zu konstatieren. Die Kupfferzellen waren spärlich, trotzdem aber massiger als im vorhergehenden Fall. Sie enthielten etwas Eisen in Körnchenform, aber lange nicht so reichlich wie die Leberzellen.

Das Knochenmark hatte vielfach den Charakter des Fettmarkes. Man sah vor allem große Fettzellen, um die sich myeloide Zellen scharten. Zwischen ihnen zeigten sich große Zellen, dicht mit grobem und feinem Pigment besetzt; letztere gaben durchwegs die Eisenreaktion. Die Knochenmarkselemente bestanden aus Megaloblasten und Myelocyten, Normoblasten und zahlreichen lymphoiden Zellen. Megakariocyten habe ich nicht finden können. Lymphocyten fand ich vielfach zu dichten Häufchen angesammelt.

Wir haben in letzter Zeit auch Fälle gesehen — aus der Literatur lassen sich ähnliche ebenfalls zusammenstellen —, die manche Züge mit dem Bilde der aplastischen Anämie gemeinsam haben, sich aber in mancher Beziehung doch wesentlich von den bis jetzt geschilderten unterscheiden. Auf die Krankengeschichte eines solchen Falles möchten wir genauer eingehen:

Fall XVII. R. A., 15 Jahre alter Knabe. Er stammt von gesunden Eltern, war nie krank, bis ca. einen Monat vor seiner Aufnahme auf die Klinik. Ziemlich unvermittelt wurde er blaß. Zu gleicher Zeit bekam er Schluckbeschwerden, er wurde leicht schwindelig und mußte daher zu Bett liegen. Während er sich noch ziemlich gleich schlecht fühlte, schwollen die Halslymphdrüsen an. Die Schluckbeschwerden wurden geringer, das Allgemeinbefinden verschlechterte sich aber zusehends. Besonders nahm die Blässe immer mehr zu. Der Harn soll auch dunkler geworden sein. In letzter Zeit Zahnfleischblutungen und auch leichte Epistaxis. Der ganze Mund begann ihm zu schmerzen, dabei ein höchst übler Geruch aus der Mundhöhle. Seit zwei Wochen hohes Fieber. Dasselbe schwankte stets zwischen 38—40⁰. Er hat stark an Körpergewicht eingebüßt. In allerletzter Zeit traten auch am Körper Hautblutungen auf.

Bei der Aufnahme auf die Klinik zeigt sich folgender Befund: Dem Alter entsprechend gebauter Knabe. Muskulatur und Knochen sehr grazil. Kein Paniculus adiposus. Keine Ödeme. Die Hautfarbe sehr blaß, desgleichen die der sichtbaren Schleimhäute. An den unteren Extremitäten zahlreiche, grünlich gefärbte Blutaustritte unter die Haut. Besonders in der Gegend des rechten Trochanters ein großes Extravasat. Im Bereiche der rechten Kubitalis, wo mittelst einer dünnen Pravaznadel etwas Blut aspiriert wurde, ein großes Extravasat. Am Augenhintergrund gleichfalls viele kleine Blutaustritte. Bei Öffnen des Mundes intensiver Fötor, wie bei gangränöser Stomatitis. Die ganze Gingiva mit schmutzigen Borken belegt, die bei Berührung leicht bluten. Auch aus den Nasenöffnungen ragen blutige Borken hervor. Bei Besichtigung des hinteren Rachens erblickt man große, förmlich wie Tumoren vorspringende Massen, die mit einer gelblich-weißen Schmiere bedeckt erscheinen. Dieser Tumor scheint von der linken Tonsillengegend auszugehen. Er greift aber auch auf den weichen Gaumen und den Zungengrund über. In der Gegend der Tonsille bemerkt man ein kraterförmiges Geschwür, das sich tief sondieren läßt. Bei Druck auf die Umgebung entleeren sich bröckelige Massen, nicht aber flüssiger Eiter. Entsprechend diesem Geschwür erscheinen die regionären Lymphdrüsen ganz besonders geschwollen. Auf der anderen Seite ist die betreffende Tonsille zwar vergrößert, sonst aber nicht pathologisch verändert. Im Bereiche des Thorax ist außer kleinen Blutaustritten nichts Pathologisches zu finden. Die Herz- und Lungengrenzen sind nicht krankhaft verändert. Über dem Herzen hört man akzidentelle Geräusche. Die Hilusdrüsen röntgenologisch nicht vergrößert. Milz und Leber normal groß. Auch sonst ist im Abdomen nichts Pathologisches zu erkennen, jedenfalls sind die inguinalen Lymphdrüsen nicht vergrößert. Die Pulszahl schwankt zwischen 100—130. Die Respiration war stets frequent. Es bestand hohes Fieber von intermittierendem Charakter. Die höchsten Werte schwankten zwischen 39—40° C. Patient lebte noch 21 Tage. Die Veränderungen am Zahnfleisch und im Bereiche des Gaumens wurden trotz energischer lokaler Behandlung nicht besser. Die Blässe nahm immer mehr zu, die Blutaustritte unter der Haut wurden zahlreicher. Was den Blutbefund betrifft, so fanden wir folgende Zahlen: Bei der Aufnahme 1,685 Mill. Rote, 1685 Weiße, Sahli 52 %, Färbeindex 1,54. Wenige Tage ante exitum 1,000 Mill. Rote, 745 Weiße, Sahli 21 %, Färbeindex 1,05. Die differentielle Zählung der Weißen ergab 82 % lymphoide Zellen (Mononukleäre und Lymphocyten), 15 % polynukleäre Neutrophile, 1 % Myelocyten, 2 % Eosinophile. Die Prüfung der Resistenz der Roten zeigte normale Werte. Im gefärbten Blutpräparate haben wir keine Blutplättchen finden können. Stauungsversuch positiv. Nachblutungszeit 45 Minuten. Gerinnungszeit 8 Minuten. Im Harn fand sich niemals Urobilin; die Duodenalsondierung konnte nie durchgeführt werden. Wir haben mehrere Stuhlportionen auf ihren Farbstoffgehalt untersucht. Anfangs fanden wir noch Werte von 0,07—0,09. Später sanken die Tagesmengen auf 0,04—0,05. Die Eisenwerte im Harn schwankten zwischen 5—6 mg pro die. Harnsäurebestimmungen unterblieben.

Obduktionsbefund: Hyperplasie der Tonsillen und der Zungengrundfollikel mit Gangrän des Zungengrundes und ödematöser Durchfeuchtung der Schleimhaut des Pharynx und der umgebenden Weichteile. Tiefe Ulzeration der linken Tonsille. Hyperplasie der zervikalen Lymphdrüsen (die Drüsen sind blaß, von grauroter Farbe und zeigen eingesprengte Blutungen). Graurotes Knochenmark. Chronischer Milztumor, allgemeine hochgradige Anämie, fettige Degeneration und Infiltration des Myokards, akutes Lungenödem, parenchymatöse Degeneration der Nieren. Blutungen im Epikard und in der Nierenrinde. Fettige Degeneration. Stauung der Leber.

Die histologische Untersuchung der Organe ergab folgendes: Im Knochenmarke fanden sich viele typische myeloide Elemente, wie Myelocyten, dagegen sehr wenige Erythroblasten, nur hie und da eine Mitose. Megaloblasten habe ich nicht gefunden. Auch die Zahl der Erythrocyten ohne Kern war sehr spärlich. Das Gros der Zellen bestand aus großen einkernigen Elementen mit zumeist basischem ungranulierten Protoplasma. Megakariocyten ließen sich nicht nachweisen.

Milz: Die Follikel wenig vorspringend. In manchen Schnitten überhaupt fehlend. Gefäße ziemlich dickwandig; das gilt auch von den Gefäßen von der Größe der Zentralarterien. Keimzentren waren nicht zu sehen. Die Milz war reich an Erythrocyten, aber lange nicht in dem Maße wie bei der echten Perniciosa. Die Zellen der Follikel entsprachen teils dem Typus der kleinen Lymphocyten, teils größeren Elementen mit buchtigem Kern und hellem Protoplasma. Hie und da sah man Ansammlungen von kleinen Lymphocyten, ohne Zusammenhang dieser Zellhaufen mit Follikeln. Das Gefüge der roten

Pulpa schien ganz verwaschen. Echte Sinus waren relativ selten zu sehen. Man hat den Eindruck, als würde das, was man rote Pulpa nennt, hauptsächlich aus Retikulumgewebe bestehen. Die hier zu findenden Zellen bestanden vorwiegend aus großen lymphoiden Elementen. Manche Zellen waren ganz besonders groß und führten große buchtige Kerne, andere stellten längliche Elemente dar, die etwas an junge Bindegewebszellen erinnerten. Myeloide Zellen waren eine große Rarität. Wo ein Sinusquerschnitt zu sehen war, erschien die Wandung sehr dick. Die nicht reichlichen Stabzellen saßen einer Membran auf, die aus dickem, hyalin aussehenden Bindegewebe bestand.

Leber: Deutliche Azinuszeichnung, keine Anzeichen eines Umbaues. Fast in jedem Azinus-Zentrum waren mehr oder weniger ausgedehnte Leberzellnekrosen zu sehen. Die Gefäße erschienen normal, die Lymphspalten waren kaum zu finden. Die Kupfferzellen erschienen ganz an die Leberzellgrenze gedrückt, sie waren als schmale, dünne Elemente zu erkennen. Jedenfalls waren sie nicht reichlich. Sehr auffallend war die reichliche Anwesenheit von lymphoiden Elementen entlang den Blutkapillaren und an den Berührungsstellen der einzelnen Azini. Das Bild erinnerte fast an das der lymphatischen Leukämie; der geringste Teil dieser Zellen war aber als kleiner Lymphocyt anzusprechen.

Die Lymphdrüsen imponierten als Blutlymphdrüsen, aber weniger durch ihr makroskopisches Verhalten. Bloß bei mikroskopischer Betrachtung war die reichliche Anwesenheit von Erythrocyten innerhalb gebahnter Wege zu erkennen. Die Lymphdrüsen erschienen fast frei von Keimzentren und auch arm an kleinen Lymphocyten. Die Mehrzahl der Zellen bestand aus größeren lymphoiden Elementen. Daneben waren Erythroblasten und Myelocyten zu finden.

Die Färbung der Präparate nach der Turnbullblaumethode ergab ein vollkommen negatives Resultat. Weder in der Leber, noch in der Milz oder im Knochenmarke ließen sich histologisch größere Eisenmengen nachweisen.

Fälle ganz analoger Art habe ich in letzter Zeit noch 2 gesehen; es ist hier nicht der Platz, diese Frage im Detail zu behandeln, es soll nur summarisch berichtet werden, daß sich in allen Fällen pathologisch-anatomisch Herde feststellen ließen, von denen aus sich eine Sepsis hätte entwickeln können. In dem Sinne wurden auch diese Fälle von anatomischer Seite eher als Sepsis gedeutet. Einer der letzten Fälle bot das typische Bild einer sogenannten Aleukie im Sinne von Frank; bei der Sektion zeigte sich eine chronische Eiterung der einen Kieferhöhle.

Zu der Frage, Verhalten des Knochenmarkes auf Noxen, die im allgemeinen die Granulopoese anregen, ist bereits aus unserer Klinik durch Přibram und Stein Stellung genommen worden. Uns erscheint gerade dieser Fall sehr lehrreich, weswegen ich ihn hier kurz rekapituliere.

Fall XVIII. Es handelte sich um eine 35jährige Frau, die seit ihrem 14. Jahr normal menstruierte und dreimal gesunde Kinder geboren hatte. Einmal ein Abortus im Anschluß an ein Trauma. Sie selbst hatte als Kind Diphtherie und laborierte öfter an Halsentzündungen und Drüsenschwellungen am Halse. Die jetzige Krankheit datiert in ihren Anfängen ca. 6 Wochen zurück. Im Anschluß an eine Erkältung bekam Patientin Kreuzschmerzen und Husten. Bettlägerig war sie damals noch nicht. Erst 3 Wochen später kam es zu Halsschmerzen und abendlichen Temperatursteigerungen bis 39,4° C. Dazu trat sehr starkes Mattigkeitsgefühl. Nach 8 Tagen brach ein Tonsillarabszeß auf, der sich im Laufe der Erkrankung gebildet hatte. Gleichzeitig entwickelte sich unter einer Prothese am Oberkiefer eine periostale Eiterung. Seit ca. 3 Wochen hatte die schon seit jeher bestehende Blässe der Patientin die jetzige Intensität angenommen. Manchmal sah die Patientin unklar, sie atmete schwer und bekam Herzklopfen. Sie litt an völliger Inappetenz und erbrach seit ca. 8 Tagen nach jeder Mahlzeit. Das Erbrochene war nie blutig, auch bestanden nie Hautblutungen.

Bei der Spitalaufnahme zeigte sich: freies Sensorium, passive Rückenlage, Temperatur 39,8, Atmung sehr frequent (40), leichenblasses Kolorit, reichlicher Paniculus adiposus, männlicher Behaarungstypus. Am Zahnfleisch des Oberkiefers, sowie am linken vorderen Gaumenbogen und der Tonsille befand sich ein dunkel belegtes Geschwür mit unterminierten Rändern. Die Zungenbälge und Tonsillen waren enorm groß. Adenoide Wucherungen in der Nase. Starker Foetor ex ore, mäßige Schwellungen der Submaxillar- und Halslymphdrüsen. Die übrigen Drüsen waren normal groß. Eine retrosternale Dämpfung ließ sich nicht mit Sicherheit konstatieren. Lungen bis auf Rasseln intakt, über dem nicht vergrößerten Herzen ein präsystolisches Geräusch an der Herzspitze. Puls sehr klein fadenförmig (156 in der Minute), Leber vergrößert, druckempfindlich. Milz perkutorisch vergrößert, eben palpabel. Im Harn anfangs Urobilin, später verschwand dieser Farbstoff; sonst kein pathologischer Bestandteil. Im Blute: 1,2 Mill. Erythrocyten, Sahliwert kleiner als 15, der Färbeindex liegt unter 0,5. Die Erythrocyten zeigen schlechte Färbbarkeit, Anisocytose besonders in der Richtung der Mikrocyten, keine Normoblasten, dagegen einige polychromatophile Erythrocyten. Sehr wenige Blutplättchen. Zahl der Leukocyten 100 700. Die differentielle Zählung ergab: 99,6 % ungranulierte und nur 0,4 % polymorphkernige Leukocyten. Das überwiegende Element waren einkernige Zellen, große mononukleäre Lymphocyten. Unter den 99,6 % ungranulierten Zellen befanden sich nur 4 % kleine Lymphocyten. Bald nach der Aufnahme auf die Klinik ist die Frau gestorben. Die klinische Diagnose lautete: akute lymphatische Leukämie.

Die Obduktion ergab folgenden Befund: Mächtige Vergrößerung der Pharynx- und Gaumentonsillen, sowie der Follikeln am unteren Zungengrunde und am ganzen Gaumenring. Oberflächliche Epithelnekrosen der Tonsillen und der ganzen Pharynxschleimhaut. Tiefgreifendes, speckig belegtes Ulcus am vorderen Gaumenbogen linkerseits, belegtes Geschwür des Zahnfleisches in der Umgebung der stark kariösen oberen mittleren Schneidezähne; ein gleich aussehendes, bis auf den Knochen reichendes Abklatschgeschwür der Schleimhaut im Antrum oris. Hyperplasie der Lymphdrüsen am Halse, nach abwärts zu abklingend. Infiltration der Thymus, welche teilweise von geradezu knorpeliger Beschaffenheit schien. Die Lymphdrüsen der anderen Körperregionen waren unverändert. Knochenmark überwiegend zellig, zum Teil grau, zum Teil rot. Hochgradige allgemeine Anämie, Tiegerung des Myokards usw.

Die histologische Untersuchung, die ich zum Teil ergänzen konnte, ergab im Bereiche des Ulcus tonsillae: Reichliche Nekrosenbildung, spärliche polynukleäre Leukocyten, hauptsächlich lymphatische Infiltration. — Lymphdrüse aus der Halsgegend: das prävalierende Element hierselbst sind kleine Lymphocyten, doch sind daneben in reichlicher Menge atypische lymphatische Zellen zu sehen, die in der normalen Lymphdrüse nicht zu finden sind; es sind dies Zellen mit großem, oft gebuchtetem Kerne. Auf eine nähere Beschreibung kann ich mich hier nicht einlassen. Jedenfalls waren myeloische Zellen sehr sparsam.

Die Zeichnung der Milz erscheint ganz verwaschen. Follikel fehlen fast vollkommen. Zum mindesten findet sich im Bereiche der Zentralarterien ein Gewebe, das sich nicht wesentlich von der Beschaffenheit der roten Pulpa unterscheidet. Typische Querschnitte von Milzsinus sind nur schwer zu erkennen. Das Gros der roten Pulpa besteht aus Erythrocyten, sowie kleinen und großen lymphoiden Zellen. Sehr reichlich waren große Zellen mit blassem Kern und einem sehr lichten Protoplasma zu erkennen; das Protoplasma schien sich im Retikulum zu verlieren. Daneben waren auch innerhalb der roten Pulpa Zellen zu finden, die länglichen Kern führten und an junge Bindegewebszellen erinnerten. Auch hier waren myeloische Elemente selten.

Im Knochenmarke schienen die lymphocytären Elemente deutlich zu prävalieren. Sie waren nicht nur herdförmig angeordnet, sondern schienen diffus verteilt; dazwischen lagen Erythrocyten, Erythroblasten und die typischen myeloischen Elemente.

Sehr auffallend war die Leber: es bestand ein leichter Grad von Umbau des Gewebes. Die Leberzellbalken waren schmal, selten zwei oder gar drei Zellen tief, manche Kerne waren auffallend groß. Der Raum zwischen den einzelnen Balken schien sehr breit. Die Gefäße waren erfüllt von kernhaltigen Elementen. Darunter fielen zwei Elemente ganz besonders auf: typische kleine

und große Lymphocyten und dentritische Zellen, mit oft dunklem Protoplasma
und manchmal verzweigtem Kerne. Ich glaube, es handelte sich hier um große,
vielleicht abgestoßene Milzendothelien (Histiocyten), daneben waren auch
typische Kupfferzellen mit dünnem schmalem Kerne zu erkennen.

Der Fall wurde von Pŕibram und Stein als Sepsis gedeutet, wobei wahrscheinlich die Tonsille die Einbruchspforte gewesen sein dürfte. Den Zusammenhang zwischen Blutbild und anatomischem Befund wollten sie so erklärt
wissen. Während der leukopoetische Apparat eines normalen Individuums
auf eine Infektion in typischer Weise mit der Ausschwemmung von granulierten polymorphkernigen weißen Blutzellen reagiert, meinen sie, daß im
vorliegenden Falle das Individuum die Fähigkeit verloren hat, gegen die Infektion Granulocyten zu mobilisieren; vielmehr reagierte der Organismus mit
einer Ausschwemmung von einkernigen lymphoiden Elementen. Dem eventuellen Einwand, daß das Individuum vor der letzten Erkrankuug gleichsam
lymphatisch leukämisch krank gewesen wäre, läßt sich folgendes entgegenhalten:
die Frau hatte weder einen Milztumor, noch eine allgemeine Lymphdrüsenschwellung. Nur in der Umgebung der Infektionsstelle waren die Lymphdrüsen
vergrößert und das erst in letzter Zeit.

Auf das eigentümliche Verhalten mancher Infektionskrankheiten, daß
Lymphocyten statt polynukleäre Leukocyten in vermehrter Menge ausgeschwemmt
werden, ist bekanntlich zuerst von Türk hingewiesen worden. Unter gewissen
Bedingungen, meint Türk, besitzt der leukopoetische Apparat noch eine gewisse funktionelle Leistungsfähigkeit; falls aber infolge der Schwere oder
der Qualität der Infektion die Mehranforderung sich noch steigert, dürfte
unter dem Drucke des pathologischen Reizes die Insuffizienz manifest werden.
Jetzt werden statt Granulocyten — Lymphocyten ausgeschwemmt. Ob es
sich bei solchen Individuen stets nur um „Lymphatiker" handelt, wollen wir
dahingestellt sein lassen. Immerhin soll auch hier die Angabe von Sieß und
Störk Erwähnung finden, die bei Lymphatikern, sogar nach Knochenmarksreizung, z. B. durch Gelatineinjektion, eine sogenannte träge Reaktion fanden,
also nur geringe Polynukleose, dafür aber vermehrte Ausschwemmung von
Lymphocyten. Pŕibram und Stein vertraten daher den Standpunkt, daß
das konstitutionelle Moment des Knochenmarkes beim Zustandekommen der
akuten lymphatischen Leukämie von ausschlaggebender Bedeutung ist; eine
Sepsis, die bei einem normalen Individuum einen vielleicht gut ab-
laufenden, mit Granulocytenausschwemmung einhergehenden Prozeß hervorruft, kann bei Individuen mit bestimmter Disposition
zu einer akuten Leukämie führen.

In sehr vielen Fällen, die sich ähnlich verhalten, wie es Frank beschreibt,
sieht man Absinken der Erythrocyten, der Blutplättchen und der Leukocyten.
Obwohl dies der häufigste Typus zu sein scheint, so gibt es davon doch Ausnahmen. Ich habe mich zweimal davon überzeugen können, daß sich der
Prozeß ausschließlich auf die roten Blutkörperchen und die Blutplättchen
lokalisierte, während die weißen Blutzellen scheinbar unbeeinflußt blieben.
Auf den einen Fall möchten wir im folgenden zu sprechen kommen.

Fall XIX. 32 Jahre alter Mann, Soldat. In der Familie kamen keine Blutkrankheiten vor; Patient selbst·hat als Kind alle Kinderkrankheiten ohne irgendwelche Komplikationen durchgemacht. Er betrieb viel Sport und war bis zu seiner jetzigen Krankheit
vollkommen gesund. Vor 3 Wochen bekam er eine schwere Halsentzündung mit hohem
Fieber bis 40°. Von ärztlicher Seite wurde mit der Möglichkeit eines Tonsillarabszesses
gerechnet; eine Inzision unterblieb, weil sich der Zustand scheinbar von selbst besserte,
wenigstens fiel die Temperatur auf normale Werte. Trotzdem fühlte sich der Patient
nicht wohl und blieb zu Bett. 8 Tage später, als er noch Bettruhe pflegte, bekam er scheinbar ganz unmotiviert heftiges Nasenbluten. Bis jetzt hatte er nie über Blutungen zu
klagen. Tags darauf bemerkte er auch kleine Blutflecke an der Haut. Mit diesen Erschei-

nungen kam der Patient an die Klinik. Potus oder eine venerische Affektion werden geleugnet.

Status praesens: Der Patient ist groß, auffallend blond, ziemlich grazil gebaut, dabei aber muskulös. Die Haut ist blaß, ohne ikterisches Kolorit. An den unteren Extremitäten zahlreiche Petechien, vereinzelte auch am Stamm. An der Mundschleimhaut zunächst keine Blutungen, kein Foetor ex ore. Die Tonsillen groß, zerklüftet. Vereinzelte Pfröpfe. Bei Druck auf die Mandeln entleeren sich aus den Krypten Eitermassen. Die Temperatur schwankt zwischen 36,5—37,4. Über dem Herzen und den Lungen normale Verhältnisse. Leber und Milz nicht vergrößert. Harn und Stuhl ohne Veränderungen. Bezüglich des Blutes verweisen wir auf die Tabelle:

Datum	Zahl der Erythrocyten	Sahli	Färbeindex	Zahl der Leukocyten	Neutrophile Polynukleäre	Eosinophile	Lymphocyten	Mononukleäre	Myelocyten	Blutplättchen	Nachblutungszeit	Urobilin im Stuhl	Höchste Temperatur des Tages
10. III.	3,760 Mill.	40	0,66	10,760	39	3	28	30	Θ	1000	35	0,08	36,8
11. III.	3,150 „	37	0,7	—	—	—	—	—	—	1000	—	—	37,3
12. III.	2,760 „	32	0,7	11,370	41	—	32	27	—	—	40	—	36,8
13. III.	2,109 „	29	0,8	9,130	—	—	—	—	—	—	—	0,10	38,1
14. III.	1,760 „	20	0,7	10,340	38	1	33	28	—	300	40	—	37,3
15. III.	1,010 „	15	0,9	8,460	—	—	—	—	—	—	—	0,04	37,6
16. III.	0,673 „	9	0,8	9,370	31	—	36	32	1	200	—	—	38,1

Der Patient ist an seiner Anämie zugrunde gegangen. Gegen das Lebensende kam es auch zu Epistaxis, zu einer fötiden Stomatitis und zu Blutungen am Augenhintergrund. Wir hatten Gelegenheit, den Farbstoffgehalt des Serums, und in mehreren Portionen des Harnes auch das Eisen zu bestimmen. Der Bilirubinwert des Serums schwankte um 1:180 000. Die Tagesmenge an Eisen im Harn betrug einmal 7,6 mg, ein andermal 8,9 mg.

Die Sektion ergab ein ziemlich monotones Bild. Chronische eitrige Tonsillitis; hochgradige Anämie sämtlicher Organe; Blutungen am Epikard, Pleuren, und auch in den Menigen. Fettige Degeneration des Herzens. Mäßiggradige Hämosiderose der Leber, geringer Milztumor, Hämolymphdrüsen. Das Knochenmark des Femurs z. T. gelb, z. T. dunkelrot. Bei der mikroskopischen Untersuchung der Organe zeigte sich: im Knochenmarke, und zwar in jenem Teile, der sich makroskopisch rot zeigte, viele typische myeloide Herde, daneben auch lymphoide Zellhaufen. Keine Megaloblasten, überhaupt sehr wenig kernhaltige Rote. Keine Megakariocyten.

Milz reich an Follikeln, dieselben enthielten keine Keimzentren. An den Gefäßen keine Veränderungen. In der roten Pulpa wenig Erythrocyten. Blutplättchen lassen sich auch in Präparaten, die nach der Methode von Bernhardt behandelt wurden, nicht nachweisen. Die Sinus scheinen normal beschaffen.

In der Leber sind die Kupfferzellen auffallend verringert und klein. Die Gitterfasern sind nicht vermehrt, dagegen sind ziemlich reichlich lymphoide Elemente vorhanden. An vielen Stellen des Parenchyms zeigt sich Fetteinlagerung.

Die Lymphdrüsen bieten die Charakteristika der Hämolymphdrüsen. Behandelt man die Schnitte der einzelnen Organe nach der Turnbullblaureaktion, so zeigen sich alle sehr eisenreich. In der Leber findet sich das Eisen fast ausschließlich in den Leberzellen. Die Kupfferzellen sind zum großen Teil frei.

Fasse ich das Wichtigste zusammen, was wir hier in diesem Abschnitte zur Sprache brachten, so läßt sich sagen: es ist sicher ein großes Verdienst von Frank, auf die wichtigen Arbeiten von Hayem hingewiesen zu haben. Erst seit diesen neueren Beobachtungen schenkt man dem Verhalten der Blutplättchen mehr Aufmerksamkeit. Dieselben beanspruchen in der Beurteilung der unterschiedlichen Anämien ebenso Beachtung wie Erythrocyten und weiße Blutkörperchen.

Die klinischen Bilder, auf die Frank hinwies, waren mir nicht neu. Dadurch, daß meine Zusammenstellung sich um über 4 Jahre verzögert hatte, bin ich in der Darstellung auch dieser Frage überholt worden. In einem großen

Teil der Fälle besteht tatsächlich ein Parallelismus zwischen Neigung zu Blutungen und dem Mangel an Thrombocyten. Relativ häufig kommen Fälle vor, die wie akute Infektionskrankheiten beginnen und dann sich ziemlich stürmisch jenes Krankheitsbild entwickelt, das Frank Panmyelophthise nennt. Es war uns wichtig darauf hinzuweisen, daß sich an dieser Myelophthise manchmal nur der erythropoetische Apparat und die Stammzellen der Blutplättchen beteiligen, während die Leukocyten und ihre Mutterzellen scheinbar unversehrt bleiben. Im Zusammenhang mit den wichtigen Beobachtungen von Türk, der auf das Vorkommen von Lymphocytose bei verschiedenen Infektionskrankheiten aufmerksam machte, haben wir auf einen Fall von akuter lymphatischer Leukkämie hingewiesen; einerseits beweist uns diese Beobachtung, daß es vielleicht Übergänge zwischen Aleukien im Sinne von Frank und der akuten lymphatischen Leukämie gibt und andererseits kommt man zu der Überzeugung, daß man die Knochenmarksfunktion nicht nur nach Art einer Hyper- oder Hypofunktion zu trennen hat, sondern daß hier auch andere Möglichkeiten noch in Frage kommen.

Eine völlige Verquickung der Aleukie mit der aplastischen Anämie möchte ich vermieden wissen. Zum mindesten möchte ich mich wenigstens für eine Trennung in akute und mehr chronisch verlaufende Formen einsetzen. Bei den chronischen Fällen handelt es sich zumeist um Personen, die gleichsam dazu schon konstitutionell veranlagt sind, während die akuten Formen bei Leuten zu sehen sind, die sich bis zum Beginn ihrer Erkrankung vollkommen wohl und leistungsfähig gefühlt haben. Damit soll nicht gesagt sein, daß es nicht auch gelegentlich Übergänge gibt.

6. **Unsere Anschauung von der Pathogenese der aplastischen Anämie.** Überblicken wir das hier zusammengestellte Tatsachenmaterial, so begegnen wir zwei Auffassungen über die Pathogenese der aplastischen Anämie; auf der einen Seite die Anschauung von Frank, die das Wesen der aplastischen Anämie in einer primären Schädigung des Knochenmarkes sieht und auf der anderen jene der übrigen Autoren, die das Schwergewicht auf eine primäre hämolytische Erythrotoxikose legen, worauf das Knochenmark seine Produktion an farbigen Elementen einzustellen anfängt.

Wenn wir nun auf Grund unseres Tatsachenmateriales dazu Stellung nehmen wollen, so müssen wir zuerst auf das Verhalten des Hämoglobinabbaues eingehen. Soweit unsere Zahlen lehren, handelt es sich bei den typischen Fällen von aplastischer Anämie nicht um einen gesteigerten Blutzerfall, ähnlich z. B. jenem bei der hämolytischen perniziösen Anämie. Speziell in den chronischen Fällen haben wir sowohl in der Galle als auch im Stuhle hohe Farbstoffzahlen vermißt. Gleiches gilt im allgemeinen auch von den akuteren Fällen, obwohl hier Täuschungen leicht unterlaufen können, weil Blutungen in die Gewebe Anlaß zu höheren Gallenfarbstoffwerten geben. Was die Eisenablagerungen betrifft, so hätten wir soweit man histologisch unterscheiden kann, einheitlichere Werte erwartet; in manchen Fällen haben wir deutliche Hämosiderose gesehen, in anderen wieder nicht. Was der Grund dafür sein kann, wagen wir nicht zu entscheiden. Der Mangel an Blutplättchen scheint tatsächlich ein wichtiges Symptom der aplastischen Anämie zu sein. Daß die Anämie ausschließlich die Folge der Blutungen ist, möchte ich bezweifeln.

In der Frage der Ätiologie können wir uns der Ansicht von Frank anschließen, sicherlich dürften Gifte eine große Rolle spielen. Das gleichzeitige Vorkommen von akuter aplastischer Anämie und kryptogenetischen Eiterherden scheint häufiger vorzukommen als bisher angenommen wurde. Was die Frage eines ursächlichen Zusammenhanges zwischen primärer Blutung und konsekutivem Ausbruch von Erscheinungen einer akuten aplastischen Anämie anbelangt, so möchte ich mich in dieser Beziehung etwas vorsichtiger ausdrücken, als es von Frank geschehen ist. Ich glaube nicht, daß unter allen Umständen die erste Blutung schon das erste Symptom der Krankheit sein muß. Die Erfahrungen, daß im Anschluß an eine schwere Entbindungsblutung sich die Anämie durch Monate hindurch fortschleppt, ist doch immerhin zu berücksichtigen. Allerdings muß ich zugestehen, daß ich unter diesen Umständen niemals das akute Entstehen einer Aleukie im Sinne von Frank verfolgen konnte.

Schließlich wäre es nicht unmöglich, daß eine allmählich oder plötzlich einsetzende Hämolyse (ich denke dabei nicht an eine durch alimentär beigebrachte Gifte ausgelöste Hämolyse) in gleicher Weise die Knochenmarkstätigkeit tangiert, wie wir es bei der akut einsetzenden aplastischen Anämie gesehen haben. Daß auch Leberaffektionen, z. B. der Icterus catarrhalis, das Knochenmark schwer schädigen können, werden wir noch zu besprechen haben.

Aus der Betrachtung des Gesagten ergibt sich, wie verschieden die Ursachen sein können, die den erythropoetischen Apparat im Sinne der aplastischen Anämie schädigen. Ob hier ausschließlich mit einer Minderwertigkeit des Knochenmarkes gerechnet werden muß, oder ob auch spezifische Noxen, und zu diesen möchten wir vor allem bakterielle Ursachen rechnen, hier in Frage kommen, wollen wir nicht weiter diskutieren. Wir stellen uns somit auf denselben Standpunkt wie Pappenheim und meinen, daß die verschiedensten Ursachen, die sonst vom Organismus, soweit es sich um den erythropoetischen Apparat handelt, leicht bewältigt werden können, bei manchen Individuen anders beantwortet werden. Jedenfalls kann gelegentlich die Regeneration der roten Blutkörperchen völlig ausbleiben, wo es sonst dem Organismus unter den gleichen Bedingungen ein leichtes sein kann, den Verlust zu ersetzen. In der Deutung der Blutungen glauben wir uns aber unbedingt der Ansicht von Frank anschließen zu müssen.

Endlich wäre im Anschluß daran die Frage zu diskutieren, warum einmal im Anschluß an eine akute Blutung, also wo nur der erythropoetische Apparat mehr in Anspruch genommen wird, auch der Granulocytenapparat mitleidet, und das andere Mal im Gefolge einer Infektion auch die Erythropoese so sehr daniederliegen kann. Vielleicht kann man sich dies in folgender Weise erklären. Erythroblasten und Myeloblasten sind, was ihre Abstammung anbelangt, Geschwister, indem sie sich von einer gemeinsamen Mutterzelle herleiten (Maximow); scheinbar greift jener Prozeß, der sich dem Kliniker als aplastische Anämie präsentiert, gerade an dieser Mutterzelle an, so daß beide Abkömmlinge mehr oder weniger mitbeteiligt sein können. In dem Sinne wäre es also gleichgültig, ob die Noxe gleichsam via Myelocyt oder via Erythroblast sich der Mutterzelle nähert. Falls auch der Megakariocyt in Parallele zu stellen wäre mit dem Erythroblasten oder Myeloblasten, so ließen sich damit auch die Vorstellungen von Frank decken.

7. Einfluß der Regeneration auf die Knochenmarksfunktion. Die Frage nach der Regeneration der Zellen im Anschluß an gesetzte Schäden spielt in der Pathologie eine große Rolle. Auf allen möglichen Gebieten drängt sich immer wieder die Frage auf, warum es in einem Falle zu einem mächtigen Widerersatz innerhalb der geschädigten Organe kommt, während ein andermal jegliche Heilung im Sinne der Regeneration fehlt. Mansfeld hat gefunden, daß bei schilddrüsenlosen Tieren die Regeneration des Blutes, soweit man dies aus Blutkörperchenzählungen erschließen kann, unter den verschiedensten Bedingungen viel langsamer erfolgt als bei entsprechend

normalen Kontrolltieren. Auch der umgekehrte Weg ließ sich für den Zusammenhang zwischen Blutregeneration und Schilddrüsentätigkeit verwerten.
Gab nämlich Mansfeld normalen Tieren subkutan Schilddrüsenextrakt, so
nahm die Zahl der Roten um Beträchtliches zu. Merkwürdigerweise oft erst
dann, wenn nach einer entsprechend langen Applikationsdauer das Mittel
ausgesetzt wurde.

Auch aus der Literatur lassen sich, soweit es sich um die Behandlung
menschlicher Anämien handelt, zwei Angaben in diesem Sinne verwerten:
sowohl Roos, als auch Kocher berichten über ausgezeichnete Erfolge bei
Anämien durch Darreichung von Jodothyrin. Speziell Kocher hat darauf
aufmerksam gemacht, wie häufig Anämische, die durch Jahre hindurch mit Eisenoder Arsenpräparaten ohne Erfolg behandelt wurden, durch Schilddrüsenzufuhr
vollständig geheilt werden konnten. Durch die bekannten Arbeiten von
Kudernatsch, die in jüngster Zeit von Abderhalden bestätigt wurden, ist
der mächtige Einfluß der Thyreoidea auf das Wachstum resp. auf die Regeneration besonders handgreiflich geworden. Aus dem eben Gesagten möchte
ich daher die Vermutung ableiten, ob nicht bei der Beurteilung der Disposition
für die Entstehung einer aplastischen Anämie vielleicht die Schilddrüse eine
Rolle spielen dürfte. Ich habe zweimal, allerdings bei chronischen Fällen von
Anämie mit mangelnder Markregeneration, Schilddrüse gegeben und bin mit
den Erfolgen sehr zufrieden gewesen. Ebenso einmal bei einem Patienten
mit Perniciosa, wo durch die Milzexstirpation nur eine sehr geringe Besserung
erzielt wurde. Nach der einsetzenden Schilddrüsendarreichung besserte sich
das Blutbild wesentlich.

Der erythropoetische Apparat steht sicher auch unter dem Einflusse
der Milztätigkeit. Bei der Besprechung des physiologischen als auch pathologischen Blutabbaues haben wir vielfach auf die engen Beziehungen zwischen
Milz- und Knochenmarksfunktion hingewiesen. Es sind uns eine Menge Tatsachen bekannt, die dafür sprechen, wie sehr Milz und Knochenmark vielfach
gleichen Schritt halten. Wird zu viel zerstört, so arbeitet das Knochenmark
unter sonst gleichen Bedingungen vermehrt. Ich glaube daher in der normalen Milzfunktion einen mächtigen Reiz des Knochenmarkes
erblicken zu müssen. Meiner Ansicht nach steht die Annahme, die von
mancher Seite vertreten wird, als müßte in der Milz eine Substanz vorhanden
sein, die auf den erythropoetischen Apparat in hemmendem Sinne wirkt, mit
den uns bekannten Tatsachen nicht im Einklang. Im Gegenteil, die Milz hat
auf die Regeneration der Erythrocyten eher einen fördernden Einfluß.

Unter diesen Umständen wird man es verstehen, wenn wir die Splenektomie nur unter solchen Bedingungen empfehlen, wenn sich
das Knochenmark in einem Zustande erhöhter Tätigkeit befindet,
während bei erlahmender Funktion nach unserer Anschauung
die Entfernung der Milz nur von Schaden begleitet sein kann.

Wenn man sich erinnert, daß wir uns den Vorgang der Andauung der
Erythrocyten in der Milz in ähnlicher Weise vorstellen, wie z. B. in einem subkutanen Hämatom, so wird man es verstehen, wenn wir als therapeutischen
Faktor bei der Behandlung aplastischer Anämien, wo es sich unserer Ansicht
nach vielleicht auch um eine mangelnde Tätigkeit der Milz handelt, subkutane
Blutinjektionen empfehlen.

**8. Der Einfluß der Milzexstirpation auf das Krankheitsbild der essentiellen
Thrombocytopenie.** Wir haben uns bemüht, zu zeigen, daß der Milz die Eigenschaft inne wohnen muß, Erythrocyten zu zerstören. Auf Grund unserer Stoffwechseluntersuchungen haben wir uns ein Urteil bilden können, ob das Knochenmark mehr oder weniger leistungsfähig ist und kamen so zu der Anschauung,

warum das Knochenmark bei Anwesenheit der Milz wahrscheinlich eher imstande sein dürfte, viele Erythrocyten zu produzieren, während nach der Splenektomie lange nicht mehr so viele rote Blutzellen in die allgemeine Zirkulation gelangen.

Nun darf man aber über einige Tatsachen nicht hinweggehen, die diesem scheinbar etwas einseitigen Standpunkt widersprechen. Bei der Analyse unserer splenektomierten Perniciosafälle konnte man sich leicht davon überzeugen, wie häufig im Anschluß an die Operation die Zahl der Blutplättchen mächtig in die Höhe schnellt. Nachdem man nun weiter weiß, daß diese Gebilde ihre Abstammung dem Knochenmarke verdanken, so könnte man gerade in dieser Tatsache ein Argument dafür erblicken, daß die Splenektomie eher knochenmarkreizend und nicht hemmend wirkt; zum mindesten würde sich also ein Widerspruch ergeben zwischen dem Abbau des Hämoglobins und der Zerstörung der Blutplättchen. Wenn es mir auch bekannt war, daß nach Splenektomie der endogene Harnsäurestoffwechsel — sowohl bei Menschen als auch bei Tieren — sinkt, so zwang mich doch folgende Beobachtung zur Vorsicht.

Fall XX. 5 Jahre altes Kind. Die Eltern waren gesund; auch das Kind, das allerdings stets schwächlich war, fühlte sich bis vor kurzer Zeit stets wohl. Scheinbar unvermittelt bekam der Knabe Nasenbluten. Bald nachher traten Hautblutungen hinzu, die sich allmählich über den ganzen Körper erstreckten. Da der Knabe sehr anämisch und apathisch wurde, brachten ihn die Eltern in das Spital (Primarius des Kinderspitales Dr. Edwin Rossiwal). Wir hatten Gelegenheit, das Kind zu untersuchen und konnten dabei folgenden Befund erheben: der 5jährige Junge ist im Wachstum etwas zurückgeblieben; er zeigt leichte Erscheinungen von Rachitis. Die Haut ist auffallend blaß, an den Schleimhäuten läßt sich keine deutliche Gelbfärbung erkennen. An zahllosen Stellen der Haut sind teils frische, teils ältere Blutungen zu erkennen. Auch an der Wangenschleimhaut finden sich zwei Blutungsbezirke. An der Gingiva sind weder Blutungen noch Nekrosen zu sehen. Im rechten Nasenloch steckt ein blutiger Tampon; auch im Bereiche des linken Naseneinganges finden sich ältere Blutkrusten. Die Tonsillen sind sehr groß. Die Knochen sind nirgends besonders druckempfindlich. Lungen- und Herzbefund normal. Lungenlebergrenze gut verschieblich. Das Abdomen leicht vorgetrieben. Der untere Leberrand überschreitet den Rippenbogen um mehr als 2 Querfinger; der Rand fühlt sich scharfrandig und hart an. Die Milz ist groß derb; sie überschreitet den Rippenbogen um 2 Querfinger. Im Augenhintergrund vereinzelte Blutungen. Im Harn Spuren Urobilin. Im Stuhle findet sich eine tägliche Urobilinmenge von 0,06 g. Die Blutuntersuchung ergibt folgende Werte: Zahl der Erythrocyten 1,405 Millionen, Zahl der Weißen 4040. Die differentielle Zählung ergibt: 42,5% polymorph. neutroph. Leukocyten, 53% Lymphocyten und 4,5% mononukleäre. Die Erythrocyten sind schlecht gefärbt. Es zeigen sich Mikro- und Makrocyten; es besteht angedeutete Polychromasie, aber reichliche Poikylocytose. Bei Subvitalfärbung findet sich reichlich Substantia granul. filamentosa. Blutplättchen sind nur in sehr geringer Zahl vorhanden. Der Sahliwert beträgt 20%, somit der Färbeindex 0,5. Am 14. Juni 1913 wurde im Kinderspital die Splenektomie ausgeführt. Die Angst des Chirurgen vor einer besonderen Neigung zu Blutungen erwies sich als ungerechtfertigt. Das Kind überstand die Operation sehr gut. Vor allem zeigte sich ein günstiger Einfluß auf die Blutung. Während das Kind vorher täglich neue Blutungen teils in die Haut, teils aus der Nase bekam, hörte mit einem Schlage die hämorrhagische Diathese auf.

Die Veränderungen des Blutbildes gestalteten sich sehr eigentümlich. Bald nach der Operation stieg die Zahl der Roten in die Höhe; vor allem aber kam es zu einer mächtigen Hyperleukocytose. So fanden wir 14 Tage nach der Operation folgende Werte: Zahl der Roten 3 Millionen, Färbeindex 0,85. Zahl der Weißen 68 000; die differentielle Zählung ergibt: 75% kleine Lymphocyten, 5% große Lymphocyten, 12% neutroph. polynukleäre Leukocyten, 3% mononukleäre, 1% eosinophile, 1% Myelocyten, 3% Reizungszellen. Dabei zeigte sich außerdem eine mächtige Zunahme der Blutplättchen. Während vor der Operation keine kernhaltigen roten Blutzellen zu finden waren, lassen sich jetzt Normo- und sogar vereinzelte Megaloblasten nachweisen. 14 Tage später betrug die Zahl der Weißen nur mehr 22 000, die differentielle Zählung ergab ähnliche Werte: 18% polynukleäre neutrophile, 67% kleine Lymphocyten, 6% große Lymphocyten, 4,6% mononukleäre, 1% eosinophile, 2,4% Reizungszellen, 0,6% Myelocyten. Die Zahl der Roten war die gleiche, der Färbeindex war 0,9. Auch jetzt ließ sich eine deutliche Vermehrung der Blutplättchen nachweisen.

3 Wochen später betrug die Zahl der Weißen nur mehr 11 000. Die Zahl der roten Blutzellen war mittlerweile auf 3,5 Millionen gestiegen.

Während das Kind vor der Operation apathisch war, wurde es jetzt lebhaft, konnte das Bett verlassen und spielen. Solange das Kind im Spital war, kam es nicht mehr zu einer Blutung. Auch in den folgenden 6 Monaten konnte die Mutter weder Blutflecken noch Nasenbluten feststellen. Ca. 7 Monate nach der Operation erkrankte das Kind ziemlich plötzlich an Kopfschmerzen, Fieber, Erbrechen. 5 Tage später ist das Kind gestorben. Der behandelnde Arzt gab als Todesursache Meningitis tuberculosa an.

Nachzutragen wäre noch, daß wir nach der Operation mehrmals Gelegenheit hatten, Stuhl und Harn zu untersuchen; Urobilin konnten wir im Harn niemals finden, die Farbstoffmengen im Stuhl blieben annähernd dieselben wie vor der Splenektomie.

Die histologische Untersuchung der Milz zeigte eigentlich eine normale Beschaffenheit. Die Milz war sehr reich an Follikeln, die deutlich Keimzentren darboten; die rote Pulpa enthielt Erythrocyten, aber lange nicht in jenem Ausmaße, wie wir es bei der Perniciosa zu sehen gewohnt waren. Veränderungen an den Gefäßen fehlten; auch ließen sich Andeutungen von Fibroadenie, aber nur in einzelnen Follikeln nachweisen; die lymphoiden Elemente bestanden vorwiegend aus kleinen und großen Lymphocyten. Die Sinus waren nicht sehr deutlich ausgeprägt. Ein auffallender Pigmentreichtum war nicht festzustellen. Das wenige vorhandene Pigment zeigte stellenweise Eisenreaktion. Im allgemeinen konnte aber gesagt werden, daß der Eisengehalt (geschätzt durch die Turnbullblaureaktion) der Milz kein sehr hochgradiger war.

Der Fall hat uns ursprünglich in der Deutung vielfach Schwierigkeiten bereitet. Auf Grund der Funktionsprüfung mußten wir dieses Krankheitsbild eher zur aplastischen Anämie zählen. Auch der klinische Verlauf schien zugunsten dieser Anschauung zu sprechen, da gerade Blutungen als die häufigsten Begleiterscheinungen dieser Krankheit anzusehen sind. Nachdem wir stets den Standpunkt vertreten haben, daß die Milzexstirpation in erster Linie nur in solchen Fällen indiziert erscheint, wo sich der Hämoglobinumsatz vermehrt zeigt, war es eigentlich nicht ganz logisch, auch in einem Falle von scheinbar aplastischer Anämie zur Splenektomie zu raten. Wir haben uns auch damals bei der Frage, ob die Splenektomie empfehlenswert ist oder nicht, nur sehr reserviert geäußert und waren daher durch den Erfolg eigentlich etwas überrascht. Da wir nun wußten, daß sich auch in einem solchen Fall im Anschluß an eine Splenektomie die Zahl der Blutplättchen im zirkulierenden Blute vermehrt, und es uns andererseits bekannt war, daß die Neigung zur hämorrhagischen Diathese zumeist mit Verminderung derselben einhergeht, so deuteten wir den Erfolg der Operation in folgender Weise: Da bei diesem Kinde die Blutarmut in erster Linie auf die starken Blutverluste zu beziehen war, die vielleicht mit dem Mangel an Blutplättchen in Zusammenhang standen, so erklärten wir uns in diesem Falle den Erfolg der Splenektomie dadurch, daß durch diesen Eingriff in erster Linie die Zahl der Blutplättchen vermehrt wird und wahrscheinlich auf diesem Umwege die Neigung zur hämorrhagischen Diathese und schließlich auch die Anämie beseitigt wird. So äußerten wir uns damals, als wir Ende Juli 1914 das Manuskript der Redaktion übergaben. Zu jener Zeit waren weder die Arbeiten von Frank noch die von Kaznelson erschienen.

Die Arbeiten von Frank haben wir bereits im Zusammenhang mit dem Krankheitsbilde der aplastischen Anämie erwähnt, so daß wir nur noch die Mitteilung von Kaznelson berücksichtigen müssen. Auch er, — wobei ich natürlich die Priorität von Kaznelson nicht im mindesten bezweifeln will — hat Gelegenheit gehabt, in einem Fall von sogenannter essentieller Thrombocytopenie (Frank) die Splenektomie ausführen zu lassen. Auch hier war der Erfolg ein sehr markanter, indem die typischen Erscheinungen der hämorrhagischen Diathese, die in diesem Falle Jahre hindurch bestanden hatten, zurücktraten; ausserdem stieg die Zahl der Blutplättchen von zirka 300 auf weit über $^1/_2$ Million im Kubikmillimeter. Auch was die Retraktibilität anbelangt — ein Symptom, auf das wir bereits bei Besprechung der Arbeiten von Frank verwiesen haben — zeigte sich eine mächtige Beeinflussung durch die Splenektomie: denn jetzt begann der Blutkuchen bereits nach 20 Minuten sich von der Wand des U-Röhrchens loszulösen und füllte nach einer Stunde nur mehr ein Viertel seiner Weite, während vor der Splenektomie die aufgefangene Blutprobe nicht einmal nach 48 Stunden Retraktion des Blutkuchens zeigte.

Kaznelson stellte sich ursprünglich vor, daß durch die Milzexstirpation die Megakariocyten, die Mutterzellen der Blutplättchen zu erhöhter Tätigkeit veranlaßt werden; in dem Sinne wäre also Milzmangel gleichbedeutend mit erhöhter Tätigkeit eines Teiles des Knochenmarkes. Diese Beobachtungen bringen uns ältere Untersuchungen über den Zusammenhang zwischen Blutplättchen und Milzfunktion in Erinnerung. Foà und Aschoff haben fast gleichzeitig auf eigentümliche Veränderungen in der Milz verwiesen, die sie als Blutplättchen gedeutet wissen wollten. Dies war auch der Grund, warum Foà glaubte, in der Milz die Bildungsstätte der Blutplättchen erblicken zu müssen. Damit standen allerdings die Beobachtungen in Widerspruch, die nach Milzexstirpation nicht nur kein Verschwinden der Blutplättchen fanden, sondern sogar eine Zunahme derselben erkennen ließen. Diese Tatsachen greift nun Kaznelson auf und schließt, daß die Milz nicht die Bildungsstätte, sondern das Grab der Plättchen sei; die Milz hätte demnach eine thrombocytolytische Funktion. Nach der Splenektomie soll diese Funktion von Lymphdrüsen, Knochenmark und Leber übernommen werden. Der Milztumor bei der essentiellen Purpura würde sein Analogon in dem Milztumor bei der hämolytischen Anämie finden, und die eigentliche Ursache der hochgradigen Thrombocytopenie wäre also eine übermäßige Zerstörung der Blutplättchen durch die Milz.

An der Tatsache einer günstigen Beeinflussung der hämorrhagischen Diathese bei gleichzeitigem Mangel an Blutplättchen ist wohl nicht zu zweifeln. In jüngster Zeit haben sich auch Klemperer und Hirschfeld entschlossen, in einem Falle von essentieller Thrombopenie die Splenektomie durchführen zu lassen. Auch hier war die Operation von Erfolg begleitet. Die Beobachtungen von Kaznelson, von Klemperer-Hirschfeld, sowie meine eigenen veranlassen mich zur Frage eines Zusammenhanges von essentieller Thrombopenie und aplastischer Anämie Stellung zu nehmen.

Sind im zirkulierenden Blute zu wenig Blutplättchen, so kann die Ursache eine doppelte sein: es werden entweder zu wenig Thrombocyten gebildet oder sie werden in zu überstürzter Form zerstört.

Nach den Vorstellungen von Frank würde es sich bei der essentiellen Thrombopenie gleichsam um die mildeste Form der aplastischen Anämie handeln. Wenn dieser Standpunkt der richtige wäre, dann würde die Ursache der Thrombopenie in einer verminderten Bildung zu suchen sein. Gegen diese Möglichkeit lassen sich mehrere Argumente anführen. Die wenigen Blutplättchen, die sich im Blute bei der essentiellen Thrombopenie finden, sind in der Regel große Gebilde. Da diese großen Thrombocyten meist nur bei starker Vermehrung der Blutplättchen gefunden werden, so soll dies nach Kaznelson eher im Sinne einer gesteigerten Regeneration gedeutet werden.

Die Blutplättchen werden unter normalen Bedingungen wahrscheinlich von der Milz zerstört. Nachdem bei der essentiellen Thrombopenie sehr häufig ein Milztumor gefunden wird und Kaznelson in der exstirpierten Milz sehr viele Blutplättchen finden konnte, so wird man wohl in Analogie zu den unterschiedlichen hämolytischen Anämien eher mit einer abnorm starken Thrombolyse zu rechnen haben. Da mit fällt aber die essentielle Thrombopenie ganz aus dem Rahmen der aplastischen Zustände und wäre insofern eher im Zusammenhange mit dem hämolytischen Ikterus abzuhandeln. Wenn ich mich in der Frage der essentiellen Thrombopenie, soweit es sich um den Standpunkt von Frank gehandelt hat, ablehnend geäußert habe, so geschah dies hauptsächlich auf Grund der Befunde von Kaznelson und Klemperer.

Wir waren hauptsächlich deswegen bemüht, das Krankheitsbild der essentiellen Thrombopenie von der aplastischen Anämie zu trennen, weil die Erfolge der Splenektomie, wie sie von Kaznelson und Klemperer-Hirschfeld angegeben wurden, geeignet gewesen wären, unseren Standpunkt zu diskreditieren, weil wir uns doch dagegen ausgesprochen haben, daß die Entfernung der Milz bei aplastischen Anämien indiziert erscheint [1]).

9. Zusammenfassung. Im Gegensatze zur typischen hämolytischen Perniciosa, bei der sich in einwandfreier Weise ein vermehrter Untergang der roten Blutzellen nachweisen läßt, gibt es eine schwere und ebenfalls zum Tode führende Anämie — die aplastische Anämie — bei der die Ursache der Blutarmut scheinbar nicht mit einem erhöhten Zerfall des Hämoglobins einhergeht. Ein wichtiges Symptom, das sehr häufig im Gefolge dieser Erkrankung in den Vordergrund tritt, sind die Blutungen. Oft hat man den Eindruck, daß es die Blutverluste allein sein können, die die schwere Blutarmut zur Folge haben; in manchen Fällen muß man aber auch andere Ursachen dafür verantwortlich machen. Das Blutbild kann gewisse gemeinsame Eigenschaften mit der hämolytischen Form der Perniciosa zeigen, oft sind aber Erscheinungen ähnlich wie bei einer sekundären Anämie. Die meisten Autoren stellen sich auf den Standpunkt, daß die Ursache der aplastischen Anämie in einer geschädigten Knochenmarksfunktion zu suchen sei; der erythropoetische Apparat soll hier die Fähigkeit verloren haben, die normalen Erythrocytenmengen zu produzieren, die notwendig wären, das tägliche Defizit aus der physiologischen Mauserung der roten Blutzellen zu decken. Unsere Befunde, die sich mit dem intermediären Hämoglobinstoffwechsel beschäftigen, stimmen mit dieser Vorstellung gut überein. Der Mangel einer subikterischen Verfärbung, ebenso die Farbstoffarmut des Serums sind Zeichen, daß ein gesteigerter Hämoglobinumsatz kaum eine große Rolle spielen kann.

Die Untersuchungen von Hayem resp. von Frank sind imstande, diese Anschauung weitgehend zu stützen. Der Grundgedanke dieser Arbeiten geht dahin, daß die Neigungen zu Blutungen mit einem Mangel der Blutplättchen in Zusammenhang steht. Da diese Gebilde von einer Zellgruppe stammen, die im Knochenmarke vorkommt, und ein Mangel an Plättchen auf eine Insuffizienz der Mutterzellen bezogen werden kann, so wäre gerade in dieser Veränderung der Beweis dafür zu erblicken, daß das Knochenmark in seiner Funktion geschädigt ist.

Der erythropoetische Apparat ist ein Konglomerat von Zellen; wenn sie auch phylogenetisch zusammen gehören, so dürften sie doch im Laufe der Entwicklung eine gewisse Selbständigkeit angenommen haben; es darf daher nicht wundernehmen, wenn man in einzelnen Fällen Schädigungen nur einzelner Zellgruppen findet, während ein anderes Mal der ganze erythropoetische Apparat gelitten hat. Trotzdem möchte ich bei der essentiellen Thrombopenie, wie sie von Frank resp. Hayem beschrieben wurde, keine

---

[1]) In jüngster Zeit habe ich einen Fall von Aleukie splenektomieren lassen. Die Patientin ist 24 Stunden später gestorben. Zu einer Vermehrung der Blutplättchen ist es nicht gekommen.

primäre Knochenmarksschädigung annehmen, sondern in ihr — ähnlich wie es auch Kaznelson vertritt — eine Milzaffektion sehen und den Mangel an Blutplättchen eher auf eine vermehrte Zerstörung beziehen.

Klinisch erscheint es wichtig, zwischen chronischen und akuten Formen der aplastischen Anämie zu trennen. Die akuten ergreifen fast immer ein bis dahin scheinbar ganz gesundes Individuum, der Beginn ist entweder eine Blutung oder eine Infektionskrankheit; die chronischen beginnen schleichend und halten im Gegensatze zu den akuten fast immer länger als ein Jahr an. Ähnlich äußert sich auch Helly, wenn er sagt: Es bleibt für die Beurteilung des Knochenmarkszustandes in seiner Beziehung zur terminalen Erkrankung von untergeordneter Bedeutung, ob seine offensichtliche Insuffizienz eine Folge einer primären Entwicklungsstörung ist, oder ob eine durch längere Zeit wirkende Schädigung (wiederholte Blutverluste, Infektionen oder dergleichen) das Knochenmark in einen eigentümlichen Zustand der Regenerationsunfähigkeit versetzt hat.

Es scheint mir wichtig, darauf hinzuweisen, wie oft in manchen Fällen, speziell bei akuteren Formen, eine septische Affektion mit im Spiele sein kann (cf. auch Buschke und Hirschfeld). Im Zusammenhange damit habe ich auch eine akute Leukämie erwähnt, wo wir gleichfalls eine schwere Knochenmarksschädigung im Anschluß an einen septischen Prozeß verfolgen konnten. Daß es in diesem Falle zu keiner hämorrhagischen Diathese gekommen ist, mag wohl seinen Grund darin haben, daß die Megakariocyten weniger gelitten haben.

Wir haben uns bemüht zu zeigen, wie sehr Knochenmark, Milz und Leberendothelien in vielfacher Beziehung zueinander stehen. Im Anschluß an unsere Anschauung, daß es sich bei den aplastischen Anämien um ein konstitutionell minderwertiges Knochenmark handeln dürfte, wäre auch die Frage aufzuwerfen, ob sich bei solchen Individuen eben wegen der Wechselbeziehungen des Knochenmarkes zu Leber und Milz nicht auch die Kupfferschen Sternzellen und die Milzendothelien funktionell minderwertig geben. Wir werden später bei der Besprechung der Hämochromatose zeigen, wie reichlich sich die unterschiedlichen Endothelzellen mit Eisen beladen können, ohne daß gleichzeitig Zeichen eines erhöhten Blutzerfalles bestehen müssen. Da wir dort auch den Standpunkt vertreten werden, daß die endothelialen Elemente vielleicht die Fähigkeit verloren haben dürften, das Eisen wieder abzugeben, so könnte man — um wieder auf die Frage der aplastischen Anämie zu sprechen zu kommen — daran denken, daß das manchmal zu beobachtende Vorkommen von reichlichem Eisenpigment, besonders wenn es bereits durch die Perllsche Reaktion allein nachweisbar wird, im Sinne einer Funktionsstörung der betreffenden Endothelien zu deuten wäre.

Die gelegentlich zu beobachtende vermehrte Eisenausscheidung, wie wir sie bei manchen Fällen von aplastischer Anämie beschrieben haben, ließe sich ebenfalls als eine Insuffizienzerscheinung des endothelialen Apparates deuten, um so mehr als auch nach der Splenektomie der Eisenexport in die Höhe geht und die Knochenmarksfunktion wohl ziemlich sicher darniederliegt.

C. Die Unterschiede zwischen der hämolytischen perniziösen Anämie und dem hämolytischen Ikterus.

Wir hätten nunmehr die Abgrenzung des hämolytischen Ikterus gegenüber der perniziösen Anämie zu besprechen. Selbst einem kundigen Arzte kann diese Trennung unter Umständen große Schwierigkeiten bereiten. Wenn man außerdem bedenkt, daß bei beiden Krankheitsformen unserer Ansicht nach die Milz eine große pathogenetische Rolle spielen dürfte, so wird der Unterschied zwischen ihnen um so mehr verwischt, und man könnte fast die Frage aufwerfen, ob es überhaupt notwendig ist, beide Krankheitsbilder getrennt zu betrachten.

Die Gelbsucht, die das Krankheitsbild des hämolytischen Ikterus begleitet, wurde von uns nur als ein sekundäres Symptom dargestellt.

Wir haben uns dahin ausgesprochen, daß die Ursache der Gelbsucht nicht einheitlich gedeutet werden kann. Es spielt die durch den vermehrten Blutuntergang bedingte Pleiochromie sicher auch hier eine Rolle und wäre der Ikterus vielleicht auf eine leichte Stase zu beziehen. Nachdem sich aber bei der perniziösen Anämie in den Gallenwegen weder Thromben noch eingerissene Gallenkapillaren finden lassen, so müssen noch andere Möglichkeiten in Betracht gezogen werden. Bei der Erklärung des hämolytischen Ikterus haben wir den Kupfferschen Sternzellen eine große Bedeutung zugedacht. Wir haben uns vorgestellt, daß zwar die Leberendothelien imstande sind, große Bilirubinmengen zu bilden, aber kaum fähig sein dürften, das ganze gebildete Quantum an die Leberzellen abzugeben. Es entgeht daher dem Leberkreislauf ein Teil des Bilirubins und kommt so in die allgemeine Zirkulation, was vom Körper in gleicher Weise mit Ikterus beantwortet wird, gleichgültig ob der Gallenfarbstoff so oder durch bloße Stase in den Gallenwegen ins Blut gelangt. Die symptomatische Ähnlichkeit zwischen der perniziösen Anämie und dem hämolytischen Ikterus kann manchmal so groß sein, daß ich nicht einsehe, warum man zur Erklärung der geringen Gelbsucht, wie sie gerade für die perniziöse Anämie charakteristisch ist, andere Momente heranziehen sollte.

Die Gelbsucht, die bei der Perniciosa auftreten kann, ist also unserer Ansicht nach ätiologisch ganz ähnlich zu deuten, wie jene beim hämolytischen Ikterus. Sie wäre somit für beide Krankheitsbilder sekundär und daher in Parallele zu stellen mit anderen Symptomen, wie z. B. mit der Urobilinurie oder der Bilirubinämie. Der Grund, warum in einem Fall von Perniciosa leichte Gelbsucht besteht, im andern aber nicht, wäre ausschließlich in graduellen Unterschieden zu suchen. Wenn wir uns dies vergegenwärtigen, dann darf uns dieses Symptom bei der hämolytischen Perniciosa nicht wundernehmen; offenbar ist es ein Kriterium dafür, daß das Knochenmark, im Verhältnis zu der immerhin beträchtlichen Zerstörung von Erythrocyten, ganz genügende Mengen an Blutelementen aufzubringen vermag. Da nun bei der Perniciosa — wie wir glauben — die Produktionsfähigkeit des Knochenmarkes in der Regel nicht so ergiebig ist, wie beim hämolytischen Ikterus, so hält sich die Gelbsucht bei der Perniciosa meist nur in bescheidenen Grenzen. Trotzdem schreitet aber die Anämie fort, weil sich ein Mißverhältnis zwischen Produktion und Zerstörung der roten Blutzellen offenbar früher einstellt.

Nicht nur in funktioneller Beziehung besteht zwischen den beiden Krankheitsbildern eine große Ähnlichkeit, sondern diese ist in mancher Beziehung auch bei der anatomischen Untersuchung der Organe zu erkennen. In beiden Fällen zeigt sich Hämosiderose, wobei allerdings nicht verschwiegen werden soll, daß sich hier doch gewisse prinzipielle Unterschiede zeigen. In der Milz läßt sich zumeist bei beiden Fällen ähnliches feststellen. Hier und dort schwere Gefäßschädigungen, ebenso starke Überladung des Milzparenchyms mit Erythrocyten. Beim hämolytischen Ikterus, wo die Zerstörung der roten Blutzellen in der Milz viel intensivere Grade annimmt, ist dementsprechend auch der Blutgehalt innerhalb der Pulpa ein viel größerer.

Nachdem gelegentlich beim hämolytischen Ikterus auch die Anämie sehr in den Vordergrund treten kann, wobei es ebenso wie bei der Perniciosa zu

Nachschüben kommt, fällt eine differentielle Trennung oft sehr schwer, und es ist daher nicht zu verwundern, warum ein und derselbe Fall von dem einen Arzt als Perniciosa, von dem andern als hämolytischer Ikterus angesprochen wurde. Eine Entscheidung ist oft erst möglich, wenn man das Verhalten des Blutes zu Rate zieht. Aus den numerischen Werten der Erythrocyten und auch des Hämoglobingehaltes läßt sich differentiell nicht viel erschließen. Wenn auch der hämolytische Ikterus öfter einen hohen Färbeindex zeigt, so läßt sich das Gegenteil nicht unbedingt zugunsten einer perniziösen Anämie verwerten. Bei der Perniciosa kommt Anisocytose und Makrocytose häufiger zur Beobachtung; ebenso sehen wir hier öfter Megaloblasten, doch kann man sich darauf nicht unbedingt verlassen. Ein differentielles Kriterium scheint in der Zahl der Leukocyten gelegen zu sein, indem bei der Perniciosa die Leukocyten meist vermindert, beim hämolytischen Ikterus dagegen an Zahl teils normal, teils sogar erhöht sind.

Vor allem ist aber zur Entscheidung die Resistenzbestimmung der Erythrocyten zu Rate zu ziehen. Bei der Perniciosa ist die Resistenz in der Regel erhöht (Pachydermie), beim hämolytischen Ikterus vermindert. Bei Anwendung des deplasmierten Blutes wird der Unterschied noch viel markanter.

Von großer differentialdiagnostischer Bedeutung ist das Verhalten der Magensekretion: Anazidität stellt bei der Perniciosa fast die Regel dar, beim hämolytischen Ikterus fehlt sie zumeist. Daß wir die Achylie in Übereinstimmung mit der Rostocker Schule als etwas Dispositionelles hinstellen, ist bereits erwähnt worden. Was die Urobilinausscheidung durch den Stuhl anbelangt, so finden sich beim hämolytischen Ikterus, meiner Erfahrung nach, die höchsten Werte, während bei der perniziösen Anämie Farbstoffmengen über ein Gramm zu den Seltenheiten gehören.

Bei einiger Erfahrung ist es meist leicht, die aplastische Anämie zu erkennen. Die Patienten sind gewöhnlich nur blaß, der Harn ist hell und enthält weder Urobilin, noch Urobilinogen. Auch das Serum ist blaß; vor allem aber muß die Urobilinarmut im Stuhl resp. die auffallend blasse Galle erwähnt werden. Nicht unerwähnt soll die starke Neigung zu Blutungen sein. Die mangelhafte Entwicklung der Blutplättchen kann ebenfalls als Zeichen einer aplastischen Anämie Berücksichtigung finden. In die Gruppe der aplastischen Anämie gehören vielleicht auch die Fälle, wo sich die Anämie teils mit Karzinom, teils mit Lues paart.

In einem gewissen Stadium der typischen perniziösen Anämie, also der Anämie mit erhöhtem Blutzerfall, kann es zu einer Verminderung der Farbstoffausscheidung teils durch die Galle, teils durch den Stuhl kommen. In dem Sinne glaube ich annehmen zu können, daß es einen allmählichen Übergang der typischen Perniciosa in eine aplastische Form gibt. Kommt es zu Blutungen, oder blaßt die ikterische Färbung ab, was vielleicht noch besser an der Abnahme des Farbstoffgehaltes im Serum zu erkennen ist, so muß man immer mit der Möglichkeit rechnen, daß aus einer hämolytischen Anämie eine aplastische geworden.

Ich persönlich möchte also glauben, daß man bei der Beurteilung der unterschiedlichen Hämoptysen auf das Verhalten der Knochenmarksfunktion das Hauptaugenmerk richten soll; zur perniziösen Anämie soll man hauptsächlich jene hämolytischen Anämien zählen, bei denen das blutzerstörende Agens a priori auf ein minderwertiges oder ein sich überhaupt anders gestaltendes Knochenmark stösst, während beim hämolytischen Ikterus der erythropoetische Apparat im Anfang der Erkrankung offenbar gesund ist und selbst durch viele

Jahre hindurch sehr leistungsfähig bleiben kann. Eben, weil wir das abnorme Verhalten des blutbildenden Apparates als das Charakteristische hinstellen, das sich sehr häufig mit konstitutionellen Anomalien, wie z. B. Achylie paart, so ist meines Erachtens auf dieses dispositionelle Verhalten bei der Perniciosa besonders acht zu geben. An Vergleichen, die man aus anderen Kapiteln der allgemeinen Pathologie herbeiholen könnte, fehlt es ja nicht. Die Lehre vom Status thymicus et hypoplasticus ist dafür ein beredtes Zeugnis. Daß wahrscheinlich andere Noxen, wie z. B. Lues, als komplizierende Momente ebenfalls den erythropoetischen Apparat schädigen können, und daß aus einer Kombination von Hämolyse und erworbener medullärer Schädigung sich ebenfalls das Bild der Perniciosa entwickeln kann, soll deswegen nicht in Zweifel gestellt werden.

Was das die Hämolyse auslösende Moment anbelangt, so dürfte es beim echten hämolytischen Ikterus tatsächlich in der Milz selbst zu suchen sein. Oft setzt der ganze Prozeß im Anschluß an einen Infekt ein. Wenn man sich vergegenwärtigt, wie häufig feinste Gefäßpartien bei Infektionskrankheiten Schaden leiden können, so wäre doch immerhin mit der Möglichkeit zu rechnen, ob sich etwas Ähnliches nicht auch an den Kapillaren der Milz abspielen könnte. Es scheint in der Natur des Organes zu liegen, daß Veränderungen der Milzgefäße zu einer vermehrten Hämatolyse führen. Das Wiederaufflackern einer akuten Nephritis mit einer neuerlichen Hämaturie ist eine bekannte Erscheinung. Warum sollen sich solche Gefäßprozesse nicht auch in der Milz abspielen und zu Rezidiven einer erhöhten Hämatolyse führen? Ich halte es daher für nicht unwahrscheinlich, wenn dergleichen Nachschübe mit einer rasch ansteigenden Vergrößerung des Organes und möglicherweise auch mit einer Perisplenitis einhergehen.

Der therapeutische Erfolg der Milzexstirpation zeigt uns deutlich, warum die perniziöse Anämie unter den hepatolienalen Erkrankungen Platz finden muß. Die Analyse des echten hämolytischen Ikterus läßt wohl kaum einen Zweifel aufkommen, daß der enorme Hämoglobinumsatz durch die Splenektomie in physiologische Grenzen zurückverwiesen werden kann. Knochenmark- und Lebertätigkeit können wieder zur Ruhe gelangen und das Individuum kann völlig genesen. Nachdem sich nun zwischen dem hämolytischen Ikterus und der perniziösen Anämie vielfach Analogien auffinden lassen — für uns war besonders die beschleunigte Blutkörperchenmauserung maßgebend — haben wir uns zur Splenektomie entschlossen.

Bei der perniziösen Anämie finden wir häufig einen größeren Milztumor und nicht selten haben wir, ganz ähnlich wie beim hämolytischen Ikterus, an den Milzgefäßen Veränderungen gesehen, die uns an eine pathologische Durchblutung der Milz denken ließen. Nachdem die Milz als das wichtigste hämolytische Organ bekannt ist, schien es folgerichtig, auch bei der perniziösen Anämie eine erhöhte Milztätigkeit für den gesteigerten Blutzerfall verantwortlich zu machen. Daß dieser Schluß tatsächlich ein richtiger war, beweist der günstige Erfolg der Splenektomie in vielen Fällen von perniziöser Anämie. Wenn man aber die Erfolge der Milzexstirpation beim hämolytischen Ikterus und jene bei der perniziösen Anämie vergleicht, so fällt das Resultat zuungunsten der perniziösen Anämie aus. Fast alle splenektomierten hämolytischen Ikterusfälle gingen in Heilung aus, während bei der Perniciosa von einer vollkommenen Wiederherstellung überhaupt nicht gesprochen werden kann; deswegen soll aber nicht geleugnet werden, daß es gelegentlich zu lang anhaltenden Besserungen im Befinden einer perniziösen Anämie kommt.

Beim hämolytischen Ikterus haben wir es mit einer enorm gesteigerten Einschmelzung der roten Blutzellen zu tun, und doch ist die Regeneration im Knochenmark imstande, diese Verluste durch vermehrte Arbeit zu paralysieren. Anders bei der Perniciosa. Oft ist der Blutzerfall, soweit sich dies durch Funktionsprüfung ermitteln läßt, lange nicht so hochgradig, und trotzdem macht sich die Anämie intensiver geltend als beim hämolytischen Ikterus. Man muß daher annehmen, daß der Blutbildungsapparat bei der perniziösen Anämie anders beschaffen sein muß als beim hämolytischen Ikterus. Schon die histologische Untersuchung des Knochenmarkes weist große Unterschiede auf, denn die Produktion von Megaloblasten, also embryonalen Zellen, an Stelle von Normoblasten scheint für den Begriff der perniziösen Anämie charakteristisch zu sein.

Genau so wie beim Krankheitsbilde der aplastischen Anämie alle möglichen Ursachen (Infektionen, Blutungen, Röntgenbestrahlungen) das Knochenmark gleichsam zum Stillstand seiner Tätigkeit zwingen können, — ebenso stelle ich mir vor — dürften die verschiedensten krankhaften Prozesse, die mit vermehrtem Blutuntergange einhergehen, imstande sein, das Knochenmark megaloblastisch zu modifizieren. Unter den verschiedenen Ursachen kann z. B. in Schweden das Vorkommen des Bothriocephalus im Darme eine große Rolle spielen. Ebenso wissen wir, wie leicht z. B. dauernde Hämorrhoidalblutungen zur Perniciosa führen können. In dem einen Falle gelingt es, durch Abtreibung des Wurmes die Krankheit zum Stillstand oder gar zur Ausheilung zu bringen, ebenso wird man sich in den anderen Fällen bemühen, durch Stillung der Blutung aus den Hämorrhoidalknoten das Fortschreiten der Anämie zu dämmen. In jüngster Zeit bemüht sich Cederberg auch Eiweißspaltungsprodukte verantwortlich zu machen, die aus dem Darmkanal stammen sollen und vielleicht die Ursache der Hämolyse sein könnten.

Bei der kryptogenetischen perniziösen Anämie fehlt die Kenntnis einer greifbaren Ursache für den intermediären Blutuntergang. Wenn wir nun sehen, daß in der Milz, soweit man histologisch urteilen kann, ähnliche Bilder zu sehen sind wie beim hämolytischen Ikterus, dann erscheint es angebracht, auch hier mit einer ähnlichen Ursache für den Blutzerfall zu rechnen, wie eben beim hämolytischen Ikterus.

Es gibt nun sicherlich Fälle von perniziöser Anämie, wo die Milz entweder ganz klein erscheint oder wo sich histologisch in der Milz nur relativ wenig Erythrocyten finden. Das darf uns an der Tatsache, daß gelegentlich die Milz eine enorme hämolytische Funktion entfalten kann, nicht irre machen. Sicher handelt es sich bei der perniziösen Anämie um keine pathogenetische Einheit und es ist möglich, daß unter den kryptogenetischen Fällen auch einige vorkommen dürften, wo man mit anderen Ursachen für den Blutzerfall wird rechnen müssen; aber für einen großen Teil glaube ich unbedingt die gesteigerte Tätigkeit der Milz in den Vordergrund rücken zu müssen. Klinisch wird man besonders dann daran zu denken haben, wenn sich die Milz neben einem objektiv nachweisbaren gesteigertem Blutzerfall beträchtlich vergrößert erweist.

Wenn wir bis jetzt nur von der Zusammenarbeit von Milz und Knochenmark gesprochen haben, so soll dabei der Mitarbeit der Leber nicht vergessen werden. Die Kupfferzellen, die speziell beim hämolytischen Ikterus sich in reichlicher Menge finden, beteiligen sich bei der perniziösen Anämie sicher auch am Erythrocytenabbau und spielen, da sie fast immer eisenhaltig erscheinen, dabei eine wichtige Rolle. Nachdem sich aus dem syncytialen Verbande der Kupfferzellen siderofere Zellen loslösen können, so erscheint es nicht unwahrscheinlich, warum von hier aus ein Produktionsreiz für das Knochenmark entsteht; denn bekanntlich geht einerseits das unter physiologischen Bedingungen beim Blutzerfall frei gewordene Eisen nicht verloren, und andererseits muß in irgend einer Weise Eisen an das Knochenmark behufs Neubildung von Erythrocyten geliefert werden. Wenn nun, wie es beim hämolytischen Ikterus zu sein scheint, entsprechend der Blutzerstörung wieder genügend Blutelemente geliefert werden, so müssen alle diese Elemente, also auch die blutzerstörenden Elemente der Milz, die Kupfferzellen und die Erythroblasten — im weitesten Sinne des Wortes — sich in Hyperfunktion befinden. Würden wir die Nomenklatur, wie sie von Aschoff gewählt wurde — endotheliale Zellen —, beibehalten, so müßten wir für diesen Fall eine endotheliale Hyperfunktion annehmen.

Schon beim hämolytischen Ikterus kann diese gegenseitig Ineinanderarbeit zwischen Milz, Leber und Knochenmark zuweilen im Sinne einer Disharmonie gestört sein, die sich klinisch als plötzlich einsetzende Anämie (Blutkrise , manifestiert. Bei der perniziösen Anämie kann sich eine Störung dieses Ineinanderarbeitens an den verschiedensten Stellen bemerkbar machen. So sehen wir histologisch, daß sich Eisen nicht nur in den Kupfferzellen findet, sondern auch in den Leberzellen vorkommt, wo es von uns beim typischen hämolytischen Ikterus nie gefunden wurde. Auf das eigentümliche Verhalten des Knochenmarkes habe ich schon hingewiesen. Nachdem sich also morphologisch Unterschiede zeigen, warum sollen dann nicht auch funktionell andere Verhältnisse vorliegen. Wir möchten daher glauben, daß bei der perniziösen Anämie neben der Schwäche des erythropoetischen Apparates auch das Ineinanderarbeiten des endothelialen Apparates gestört ist, denn wie wäre es sonst zu verstehen, daß das Eisen, das doch für den Wiederaufbau des Hämoglobins so wichtig ist, gleichsam die Schranke der Kupfferzellen überschreitet und sogar bis in die Leberzellen gelangen kann.

Wir sehen also, daß beim Typus echte Perniciosa zwei oder sogar drei Komponenten zu berücksichtigen sind: Hämolyse und Knochenmarksschwäche und eventuell auch Insuffizienz der Kupfferzellen. Nachdem jeder Einzelfaktor an sich weitgehende Schwankungen zeigen kann, so wird es verständlich, warum so viele Variationen bei der Perniciosa bestehen können und daher auch das klinische Symptomenbild ein so polyvalentes sein kann.

Wir haben früher die Ansicht ausgesprochen, daß die mit Eisen vollgefressenen Kupfferzellen sich aus dem synzytialen Verbande loslösen und das Eisen zum Knochenmark, der Stätte des Wiederaufbaues, transportieren. Ist dagegen das Knochenmark zu dieser Synthese unfähig, so müßte das Eisen hier liegen bleiben und sich aufspeichern. Die bei einem Teile der aplastischen Anämien ausgeführten Untersuchungen entsprechen nun in der Tat dieser Ansicht. Während das Knochenmark beim hämolytischen Ikterus und bei den Fällen von perniziöser Anämie, die gleichsam auf der Höhe der Hämolyse gestorben sind, trotz starker Hämosiderose der Leber- und der Milzendothelien, auffallend wenig histologisch nachweisbares Eisen enthält, ist das insuffiziente Knochenmark der sogenannten aplastischen Anämien ungemein eisenreich. Also auch hier schwere, vielleicht die schwerste Schädigung des endothelialen Apparates.

Wenn ich jetzt am Schlusse meiner Darstellung der beiden wichtigsten Anämien mich frage, inwieweit meine Anschauung von der anderer Autoren abweicht, so glaube ich folgendes sagen zu können: in früherer Zeit hat man bei der Beurteilung der einzelnen Anämien das Schwergewicht auf das Blutbild allein gelegt. Auch ich berücksichtige selbstverständlich die Veränderunges des Blutes, doch dränge ich die Beurteilung des Hämoglobinumsatzes viel mehr in den Vordergrund als es bis jetzt gebräuchlich war. Da der Hämoglobinstoffwechsel von zwei wichtigen Komponenten abhängig ist, nämlich von der Blutbildung und der Zerstörung der Erythrocyten, so war es natürlich, dies auch auf die Pathogenese der unterschiedlichen Anämien zu übertragen. Ohne mich noch einmal auf die einzelnen Methoden einzulassen, sei gesagt, daß sich auf Grund solcher Analysen eine Gruppe von perniziösen Anämien abtrennen läßt, aus der man nicht den Eindruck gewinnt, als würde es sich um eine schwere Insuffizienz des erythropoetischen Apparates handeln. Im Gegenteil, das Knochenmark produziert viel mehr rote Blutkörperchen als dies beim normalen Menschen zu geschehen pflegt. Da es trotz dieser Überproduktion an Erythrocyten zu einer schweren Anämie kommt, so kann die Ursache nur in einer vermehrten Zerstörung zu suchen sein, wobei man sich allerdings zugestehen muß, daß vielleicht die vom Knochenmarke produzierten Erythrocyten nicht vollwertig sind. Insofern lenkt sich also unsere Aufmerksamkeit auf das Verhalten der Leber und Milz. Während man in früheren Zeiten diesen Organen nur eine untergeordnete Rolle beimessen wollte, in ihnen vielleicht nur eine Ablagerungsstätte von bereits zerstörten Erythrocyten sah, möchte ich hier an einen aktiven Prozeß denken und insofern der Milz und Leber eine wichtige Funktion als hämolytische Organe beimessen.

Die Erfolge der Splenektomie beim hämolytischen Ikterus und die große Ähnlichkeit dieses Krankheitsbildes mit der hämolytischen Perniciosa lenkten unsere Aufmerksamkeit natürlich auf die Milz und veranlaßten uns auch bei der perniziösen Anämie, die Splenektomie durchführen zu lassen; wenn man aber bedenkt, daß es sich bei der Perniciosa nur um vorübergehende Erfolge handelt, während es beim hämolytischen Ikterus nach der Splenektomie scheinbar wirklich zur Heilung kommt, dann wird man sich wohl sagen müssen, daß wegen dieser prinzipiellen Unterschiede die beiden Krankheiten nicht wesensgleich sein können. Den Einwand, daß die Milz bei der perniziösen Anämie überhaupt nicht jene Rolle spielen dürfte, die wir ihr beimessen, glauben wir entkräften zu können; alle, die bei geeigneten Fällen die Splenektomie durchführen ließen, konnten sich von dem günstigen Erfolge der Operation auf das allgemeine Blutbild und vor allem auch auf den Hämatinumsatz überzeugen. Wenn die Dauerresultate trotzdem ungünstig sind, so kommen offenbar noch andere Beziehungen zwischen Milz und Leber und Knochenmark in Betracht, deren Existenz wir zwar vermuten, aber noch nicht scharf präzisieren können, und die vielleicht die Ursache sein dürften, warum sich der Organismus bei perniziöser Anämie nach der Splenektomie nicht so erholen kann, wie beim hämolytischen Ikterus.

Klarer sind unserer Ansicht nach die Verhältnisse bei der aplastischen Anämie. Den Anschauungen, die schon in früherer Zeit geäußert wurden, daß es sich bei der aplastischen Anämie um einen Insuffizienzzustand des erythropoetischen Apparates handeln dürfte, glauben wir auf Grund der Analyse des Hämatinumsatzes bestimmen zu müssen. Trotz der relativ geringen Zerstörung an Erythrocyten kommt das Knochenmark den dauernden Ansprüchen, die sich aus der Mauserung der roten Blutkörperchen ergeben, nicht nach. Die sich daraus ergebende Anämie schreitet vorwärts und führt schließlich zum Tode. Da sich auch an den Kupfferzellen und Milzendothelien Veränderungen erkennen lassen, die ebenfalls auf eine geringe Betätigung dieser Elemente hinweisen, so rechne ich mit der Möglichkeit, daß es sich bei der aplastischen Anämie nicht nur um eine Schwäche im Bereiche des Knochenmarks handelt, sondern auch die mit dem erythropoetischen Apparate verwandten Kupfferzellen und Milzendothelien an dieser Insuffizienz partizipieren dürften.

Jedenfalls berechtigen uns diese Überlegungen, die sich auf Grund klinischer und anatomischer Betrachtungen ergeben haben, die hämolytische und aplastische Anämie im Rahmen der hepatolienalen Erkrankungen abzuhandeln.

VI. Kapitel.

Wenn ich auch der Ansicht bin, daß es besser wäre, die Bezeichnung „Anaemia splenica" künftighin fallen zu lassen, so muß ich dieselbe doch kurz streifen, um auf die Unmöglichkeit dieses Begriffes hinzuweisen, der nur noch historisches Interesse verdient.

Andererseits brauchen wir wieder einen Platz, wo Beobachtungen Aufnahme finden können, die sich schwer in andere Kapitel einreihen lassen, teils weil sie mit den bekannten Typen nicht übereinstimmen, teils weil sie uns pathogenetisch noch unklar erscheinen.

1. Anaemia splenica im Sinne von Griesinger und Strümpell. Die Bezeichnung Anaemia splenica stammt von Griesinger (1867). Er verstand darunter einen Symptomenkomplex, der durch Milztumor und Anämie charakterisiert ist, wobei es aber zu keiner Vermehrung der Leukocyten kommt. In der Literatur erscheint dieser Name zuerst in einer Publikation von Groetschel, einem Schüler von Griesinger. Später wurde ein ähnliches Krankheitsbild mit gleichem Namen von Strümpell beschrieben. Hier handelte es sich um ein junges Individuum (25 Jahre alt), das im Laufe von $1^1/_2$ Jahren vier Attacken von schwerer Anämie durchgemacht hatte. Jeder Anfall dauerte ca. 8 Wochen, worauf eine Zeit scheinbarer Gesundheit folgte. Während eines jeden Anfalles kam es zu Temperatursteigerungen und Anschwellung der Milz. Zu Zeiten der Besserung nahm die Milz wieder ihre normale Größe an. Im vierten Anfall starb der Patient. Ante mortem wurde die früher größere Milz wieder klein.

Bei der Sektion zeigte sich rotes Knochenmark, sonst nur fettige Degeneration und Anämie; die Milz war sehr blutreich. Strümpell erwähnt aus der Literatur noch zwei Fälle (beschrieben von Müller), die ganz ähnliche Erscheinungen boten. Offenbar legt Strümpell auf das Kleinerwerden der Milz vor dem Tod symptomatischen Wert. Er spricht außerdem von einem vermehrten Blutzerfall und einer Abnahme der Blutmenge (Hypoplasie des Blutes). Charakteristisch ist für die Krankheit die Dauer, 2—3 Jahre. Bereits Müller rechnete den einen Fall zur perniziösen Anämie, vom zweiten sagt er, daß auch dieser Fall im Laufe der letzten Wochen vollständig einer Perniciosa ähnlich wurde. Auch Strümpell meint, daß es oft schwer fällt, derlei Fälle von Anaemia splenica von der essentiellen Anämie mit geringerem Milztumor zu trennen. Bloß das Schwanken der Milzgröße, sowie der Milztumor überhaupt, waren für ihn Anlaß, hier von einer Krankheit sui generis zu sprechen. Strümpell betont ausdrücklich, daß die Vergrößerung der Milz in seinem Fall nicht durch Hyperplasie bedingt war, sondern ausschließlich durch Hyperämie; er zieht bei dieser Gelegenheit einen Vergleich mit dem Milztumor bei Infektionskrankheiten.

Anläßlich der Beobachtung dieses Falles stellt er, was die Pathogenese anbelangt, folgende Hypothese auf: Die Milzveränderung ist die Ursache der

21*

Anämie; denn der Milztumor schwankt entsprechend den Veränderungen der
Anämie; der Milztumor wird größer bei Verschlimmerung des Zustandes und
kleiner bei Besserung. Strümpell vertritt auch die Anschauung, daß schon
unter physiologischen Bedingungen in der Milz Erythrocyten zerstört werden.

2. Anaemia splenica im Sinne von Banti. Banti hat im Jahre 1883 mit
dem Namen Anaemia splenica ein Krankheitsbild herausgehoben, das sich von
jenem, das Griesinger resp. Strümpell beschrieben haben, wesentlich unterscheidet. Vielleicht um eine Verwechslung zu vermeiden, spricht Banti von
einer Anaemia splenica delli adulti. Selbst in seiner „Anatomia pathologica"
(1907) hält er noch an dieser Bezeichnung fest, obwohl er sich der Polyvalenz ähnlicher Krankheiten vollkommen bewußt ist. Er sagt: L'anaemia splenica e
una malatia propria della giovenezza e della virilità, also eine Krankheit der
Jugend und des „keuschen" Alters. Sie fängt mit Milzschwellung an, wobei
die Milz oft rasch ein großes Volumen annehmen kann, so daß sie binnen
kurzer Zeit mit ihren unteren Polen den Rippenbogen um 6—10 cm überragt
und andererseits mit ihrem vorderen Rand oft die Mittellinie erreicht. In
diesem Stadium, das oft vier bis acht Jahre dauern kann, ist die Splenomegalie oft von einer leichten Anämie begleitet. Diesem ersten Stadium folgt
ein zweites, das durch ein Zunehmen der Anämie charakterisiert ist. Während
dieser Zeit kommt es zu Schleimhautblutungen, seltener zu Hämorrhagien
der Haut. Noch am häufigsten sieht man Epistaxis. Der Blutverlust
soll aber allein die Anämie nicht erklären. Während der ganzen Zeit
fehlt Ikterus. Die Leber ist normal groß, auch der Darm funktioniert
normal. Im Harn ist nichts Pathologisches zu finden, nicht einmal Urobilin.
Trotz der üblichen Therapie führt die Krankheit zum Tode. Bloß die Milzexstirpation sei imstande, den Zustand aufzuhalten, sogar dauernd zu heilen.
Im ersten Stadium schwankt die Zahl der roten Blutkörperchen um 4 Millionen,
der Hämoglobinwert zwischen 30—40 %. Nur in den Spätstadien soll es zu
einer mäßigen Poikilocytose kommen. In der Regel fehlen kernhaltige rote
Blutkörperchen. Die Zahl der Leukocyten kann bis auf 2000 sinken, dabei besteht leichte Lymphocytose. Tritt der Tod durch eine interkurrente
Krankheit ein, so ist der pathologische Prozeß ausschließlich auf die Milz
lokalisiert, wenn dagegen die Anämie fortschreitet, so sieht man die üblichen
Komplikationen der Anämie: also fettige Degeneration des Herzens, der Leber
usw. Manchmal sind Andeutungen einer Siderose zu finden. Charakteristisch
ist weiter die Abwesenheit einer Wucherung des interlobulären Bindegewebes;
sobald diese Veränderungen zu finden sind, handelt es sich im Sinne
von Banti nicht mehr um eine echte Anaemia splenica, sondern bereits um
eine Splenomegalie + Lebercirrhose, also um einen echten Morbus Banti.
Das Knochenmark ist fast immer aplastisch. Die Lymphdrüsen sind normal.

Die Milz ist sehr vergrößert; ihr Gewicht kann zwischen 2 und 3 Kilo
schwanken. Die Vergrößerung ist in allen Durchmessern gleichmäßig. Die
Kapsel ist zumeist normal, selten verdickt. Verwachsungen mit dem Zwerchfell oder mit der Umgebung kommen vor. Das Parenchym der Milz ist gut
erhalten und von roter Farbe; am Querschnitt sieht man die weißen Follikeln.
Histologisch wird in den Follikeln Fibroadenie gefunden; anfangs ist sie nur rings
um die Zentralarterie nachweisbar, später kann sie sich allmählich über den ganzen
Follikel ausbreiten, bis sie ihn schließlich vollständig ersetzt. Sobald der Follikel
ein Bindegewebsknötchen darstellt, spricht Banti von einer Sclerosi dell follicolo.
Der fibroadenische Prozeß ergreift nicht alle Follikel gleichzeitig, daher ist es
gerade in solchen Fällen leicht, die verschiedenen Entwicklungsstadien
der Fibroadenie im Follikel zu studieren. Auch in den scheinbar noch intakten
Malpighischen Körperchen sieht man selten Keimzentren. Wohl aber und zwar

besonders in ihrer Mitte kariolytische und nekrotische Prozesse. Manchmal findet man zwischen noch gesunden Follikelzellen eigentümliche, große hyaline Körper, die nach Banti von zusammengesinterten nekrotischen Zellen herstammen. Die Fibroadenie stellt in ihrem Beginne — darauf legt Banti großes Gewicht — nicht einen zirkulär um die Zentralarterie fortschreitenden Prozeß dar, sondern sie fängt an den kleinen Arterien an, welche außerhalb der Follikel liegen (Penicillari). Die größeren Äste der Arteria lienalis sind nicht verändert.

In der Pulpa sind die Sinus eng, die intervaskulären Zwischenbündel (Billrothstränge) viel breiter als normal. Ihr Gewebe zeigt hier die typischen Veränderungen der Fibroadenie. Ihre Fasern sind im Vergleich zur Norm sehr verdickt. Manchmal kann der bindegewebige Prozeß in einzelnen Bezirken so fortgeschritten sein, daß man glauben könnte, Trabekelgewebe vor sich zu haben. In den engen Spalten der Billrothschen Stränge sieht man oft große runde und polygonale Zellen von 10—14 μ Durchmesser. Der Kern mißt 5—8 μ und ist sehr arm an Chromatin. Ähnliche Zellen kommen oft im Innern des Sinus vor, und zwar vorwiegend randständig. Die Anordnung dieser Zellen ist manchmal so charakteristisch, daß sie den Durchschnitt von mit Epithel ausgekleideten Schläuchen vortäuschen können. Kernhaltige Rote sind selten, ebenso globulifere und pigmenthaltige Zellen. Die Vena lienalis zeigt fast immer eine Endophlebitis chronica. Die Phlebosklerose kann sich bis in die Pfortader fortsetzen, doch nie in der Richtung der Mesenterialvenen, sondern stets leberwärts zu.

Über die Ätiologie kann sich Banti nicht aussprechen; er stellt aber Malaria und Syphilis entschieden in Abrede. Er glaubt vielmehr an unbekannte Agenzien, die sich ursprünglich in der Milz lokalisiert haben. Zuerst äußert sich die Wirkung dieses Agens in den kleinen Arterien; das Produkt dieses chemisch irritativen Zustandes soll die diffuse Fibroadenie sein.

Wie kommt es nun zur Anämie? Entweder durch den geänderten Stoffwechsel der Milz, oder durch ein unbekanntes Agens (perchè l'ignote agente morbigeno è un microorganisme vivente) sollen sich anämisierende Gifte bilden (vileni anemizzanti), die durch die Vena lienalis in den Kreislauf gelangen. Das kontinuierliche Fließen dieser Gifte über die Venen führt zu Endophlebitis. Überzeugt von der Bedeutung der Milz, als des primären, ursächlichen Herdes für diese Krankheit, hat Banti bereits im Jahre 1882 zur radikalen Heilung der Krankheit die Exstirpation der Milz vorgeschlagen.

Ich persönlich entsinne mich nur eines Falles, der etwas an die Beschreibung von Banti erinnert; es ist dies jener Fall, den wir versucht haben als essentielle Thrombopenie zu deuten (cf. S. 311 Fall XX). Da Banti dem Verhalten der Blutplättchen keinerlei Aufmerksamkeit schenkte, ist es für mich schwer, seine Fälle retrospektiv zu deuten.

3. Die Anaemia splenica im Sinne von Senator und Micheli. Senator rechnet ebenfalls mit einem Krankheitsbild, das er Anaemia splenica nennt. Er will darunter gewisse Formen der „Pseudoleukämie" bezeichnet wissen, die sich im weiteren Verlauf durch Hinzutreten einer Lebercirrhose als Morbus Banti dokumentieren. Es ist dies ein Standpunkt, der sich z. T. an den von Micheli anschließt, welcher auch sagt, daß es keine Anaemia splenica gibt, die nicht einem Stadium des Morbus Banti entsprechen würde. Micheli sagt: Io non conosco difatti alcun caso sicuramente dimonstrativo di anemia splenica che risponde ad una della modalità di evoluzione ammessa dal Banti per questo tipo morboso, oder l'anemia splenica non è che periodo, che un fatto del morbo di Banti. Andererseits hat Senator wieder eine Verwirrung in die ganze Frage

gebracht, als er an Beziehungen zwischen Anaemia splenica und „Pseudoleukämie" dachte.

**4. Das Krankheitsbild im Sinne von Strümpell läßt sich nicht vergleichen
mit jenem von Banti.** Vergleicht man die Beschreibung Strümpells mit
jener Bantis, so kommt man zu der Überzeugung, daß es sich hier um zwei
verschiedene Krankheiten handeln muß. In dem einen Krankheitsbild macht
sich eine große Milz mit nur geringer Anämie bemerkbar, während bei dem
andern die Ähnlichkeit mit der perniziösen Anämie resp. dem hämolytischen
Ikterus unverkennbar ist.

Bei der großen Unklarheit, die über die Anaemia splenica herrschte, war
es nicht zu verwundern, wenn hier die verschiedensten Krankheitsformen sub-
sumiert wurden; dies um so mehr, als von Senator wegen gewisser verwandter
Züge auch die sogenannte „echte" Pseudoleukämie mit der Anaemia splenica
im Sinne Bantis in Beziehung gebracht wurde. In der deutschen Literatur
wurden — offenbar der Autorität Senators folgend — relativ viel Fälle, die
vielleicht andere Autoren noch zur Anaemia splenica gezählt hätten, als Pseudoleukämie oder perniziöse Anämie besprochen, während in der englischen Literatur viel häufiger Publikationen zu finden sind, die sich mit der Anaemia
splenica beschäftigen.

Ganz im Sinne Strümpells wurde ein Fall von Zypkin veröffentlicht.
Die Autorin sagt selbst, ihr Fall stehe gleichsam in der Mitte zwischen perniziöser Anämie und Pseudoleukämie. Einen ähnlichen Standpunkt vertreten
auch die Publikationen von Weiler, Gretsel, Concato, Sippy usw. Mehr
an das Krankheitsbild, wie es Banti beschreibt, lehnen sich folgende Fälle
an: Osler, Morse, Jackson, Vickery.

Schließlich wurde auch — allerdings nur in der älteren Literatur — mit
der Möglichkeit eines Vorkommens von Grenzfällen zwischen Perniciosa und
Pseudoleukämie einerseits, und der echten Leukämie andererseits gerechnet.
In diesem Sinne haben Freund, Weil und Clerc ihre Fälle gedeutet. Auch
Zypkin scheint einen ähnlichen Standpunkt zu vertreten, denn sie schließt
ihren Artikel mit folgenden Worten: „Aus allem erhellt, daß zwischen der
Anaemia splenica und der myeloiden Leukämie nicht nur ein Zusammenhang,
sondern sogar ein unmittelbarer Zusammenhang besteht."

**5. Der Versuch Naegelis, den Begriff — Anaemia splenica — fallen
zu lassen.** Für die meisten Fälle fehlt der pathologisch-anatomische Beleg,
so daß es schwer fällt, nachträglich die Fälle zu diskutieren. Ein neuer Zug
kam in die ganze Frage durch die Arbeit von Naegeli. Er kritisiert die
als Anaemia splenica beschriebenen Fälle und kommt zu folgendem Schlußergebnis: Die „Anaemia splenica" stellt nur einen Symptomenkomplex dar.
Es fehlt daher jegliche Berechtigung, soweit man das aus den Angaben von
Griesinger und Strümpell ableiten kann, hier ein Krankheitsbild sui generis
anzunehmen, weil ein umschriebenes anatomisches Substrat dafür nicht vorhanden ist. Es dürften wohl, ganz abgesehen von der perniziösen Anämie,
die verschiedensten Affektionen (Tuberkulose, Tumoren, präcirrhotische Milztumoren, Malariamilzen) vorgelegen sein. Die Namengebung nach Strümpell
ist daher hinfällig, weil der Beobachtung dieses Autors eine perniziöse Anämie
zugrunde gelegen sein dürfte. Naegeli schließt: „Die Anaemia splenica
Griesinger ist also ein Symptom der lienalen Pseudoleukämie und wie
diese als Sammelbegriff in eine Reihe von Krankheitsbildern zu verlegen."

Im Anschluß an diese Darstellung haben mehrere Autoren (Senator,
Sternberg, Lehndorf) zu der Ansicht von Naegeli Stellung genommen.
Auch Senator korrigiert zum Teil seine frühere Ansicht von der unbedingten
Zugehörigkeit der Anaemia splenica zum Morbus Banti, indem er sagt: Die

Bantische Krankheit ist zwar ein Folgezustand der Anaemia splenica, diese ist aber nicht immer ein Vorstadium der ersteren. Im Prinzip also dasselbe, was Banti selbst gesagt hat. Sonst stimmt er aber Naegeli vollkommen bei und meint ebenfalls, daß mit dem Begriff Anaemia splenica vielfach zu freigebig vorgegangen wurde, und daß es sich wahrscheinlich um einen Sammelbegriff handeln dürfte, hinter dem sich die verschiedensten Krankheitszustände verbergen können. Trotzdem glaubt Senator als Kliniker an dem Namen Anaemia splenica festhalten zu müssen, weil für viele Zustände eine Diagnose in vivo kaum zu bewerkstelligen ist.

Sternberg als Anatom schließt sich Naegeli vollkommen an und will gleichfalls den Begriff Anaemia splenica fallen lassen. Ganz gleich spricht sich auch Lehndorf aus.

Der Effek dieser Diskussion war der, daß in den modernen Hämatologien der Name und Begriff Anaemia splenica vollkommen ausgeschaltet ist. So sagt z. B. Türk: „Von einer Krankheit Anaemia splenica zu reden, ist heute ein Unsinn. Die Bezeichnung eines Krankheitsfalles als Anaemia splenica ist dementsprechend auch gar keine Diagnose, sondern nur eine klangvolle Umschreibung des „ignosco“.“

6. Im Laufe der letzten Jahre ließen sich einige Krankheitsbilder schärfer präzisieren, die früher sicher noch zur Anaemia splenica gerechnet worden wären; kurze Differentialdiagnose derselben. Was für Krankheiten kämen nun in Betracht, bei denen der Arzt die Verlegenheitsdiagnose Anaemia splenica stellen könnte? Da wird man zunächst jene Krankheiten zu berücksichtigen haben, die sich unter ähnlichen Sammelbegriffen gleichfalls durch die Literatur schleppen, also vor allen andern die Pseudoleukämie im älteren Sinne.

a) **Leukämie und Aleukämie.** Liegt ein größerer Milztumor vor, so ist vor allem darauf zu achten, eine Leukämie auszuschließen. Die echte chronische Myelämie bietet kaum große Schwierigkeiten, so daß sie keiner weiteren Besprechung bedarf. Mehr Erfahrung erfordert die Beurteilung eines aleukämischen myelämischen Milztumors, doch wird es bei der Anwendung moderner Untersuchungsmethoden gleichfalls nicht schwer fallen, einer Fehldiagnose aus dem Weg zu gehen. Bei der Lymphämie spielen die Drüsenschwellungen meist eine so große Rolle, daß man sich nicht ausschließlich auf das Blutbild allein zu verlassen brauch . Differentialdiagnostisch spielt hier das Urobilin eine große Rolle; ich habe wenigstens bei der Leukämie im Serum nie hohe Farbstoffwerte gesehen und auch das Vorkommen von Urobilin im Harne von Leukämikern gehört zu den großen Seltenheiten.

b) **Lymphogranulom.** Auch das echte Granulom, das mit Milzvergrößerung einhergeht, ist in der Regel durch die generalisierte Drüsenschwellung, Fieber, Diazoreaktion und durch das Blutbild so wohl charakterisiert, daß auch dieses Krankheitsbild leicht auszuschließen ist. Übrigens besitzen wir in der Probeexzision einer Drüse einen wertvollen diagnostischen Behelf. Schwierigkeiten dürften nur jene Fälle bieten, wo sich der Prozeß der Granulomatose ausschließlich auf das Milzterritorium beschränkt (Ziegler). Hier wird es ganz besonders geboten sein, die unterschiedlichen Regionen auf kleinste Drüsenschwellungen hin zu untersuchen. In manchen Fällen kann die Röntgenuntersuchung mit dem Nachweis von größeren Hilusschatten wertvolle Dienste leisten. Im übrigen fehlen die anderen Symptome des Granuloms (Fieber, Diazoreaktion, Eosinophilie) nur selten. Ein hierher gehöriger, sehr lehrreicher Fall ist der von Steiniger sowie der von Oppenheim.

c) **Echte Tumoren der Milz.** Es ist notwendig, zu wissen, daß auch isolierte Sarkome, Lymphosarkome und Echinokokken der Milz wegen der Splenomegalie und der meist gleichzeitig bestehenden Anämie ein oft schwierig zu lösendes diagnostisches Problem darstellen können. Die unregelmäßige Konfiguration des Milztumors führt manchmal auf die richtige Diagnose; dagegen läßt hier das Blutbild, mit Ausnahme beim Echinokokkus, meist ganz im Stich.

d) **Tuberkulose der Milz.** Es existieren in der Literatur einige Beobachtungen von isolierter Tuberkulose der Milz, die einen Milztumor zur Folge hatten. Meist bestand dabei Vermehrung der Erythrocyten.

e) **Splenomegalie vom Typus Gaucher.** Eine eigentümliche Erkrankung, welche manchmal große, in anderen Fällen geringere differentielle Schwierigkeiten bereiten kann, ist die Splenomegalie vom Typus Gaucher. Wenn wir erfahren, daß in der Familie bereits ähnliche Erkrankungen vorgekommen sind, und daß die Milzschwellung schon von frühester Jugend bestanden hat, dann wird soweit der familiäre hämolytische Ikterus nicht in Betracht kommt, in erster Linie an diese seltene Krankheit zu denken sein. Auch hier handelt es sich um eine Splenomegalie, mit gleichzeitiger, oft schwerer Anämie. Steht man einem sporadischen Fall gegenüber, so kann man meines Erachtens die Untersuchung des Blutes differentialdiagnostisch ausbeuten. Ich sah in einem solchen Falle im Blute eine ganz gewaltige Vermehrung des Cholesterins.

f) **Tropische Milztumoren.** Kala-Azar, typische Malariamilztumoren und Schistomiasis japonica kann ich hier übergehen, nachdem die Anamnese (Aufenthalt in den Tropen oder verseuchten Gegenden) uns wohl immer auf die richtige Diagnose führen dürfte. Negativer Befund von Malariaplasmodien im Blute spricht nicht unbedingt gegen die Diagnose Malaria. In zweifelhaften Fällen kann man durch Faradisierung der Milz oder durch Adrenalininjektionen vereinzelte Plasmodien in die Zirkulation bringen, worauf der Körper in der Regel mit einem Anfall antwortet. Dann sind in der Regel auch Plasmodien im Blute zu finden.

g) **Der thrombophlebitische Milztumor und die cirrhotische Splenomegalie.** Auf die Milztumoren, die sich im Anschluß an eine Thrombose der Milzvenen entwickeln, sowie auf das große Kapitel der Splenomegalien bei Cirrhosen und auch auf die Gauchersche Krankheit komme ich noch zu sprechen. Ich glaube, daß ein nicht geringer Teil jener Fälle, die als Anaemia splenica in der Literatur geführt werden, in die beiden ersten Gruppen Aufnahme finden dürften.

7. Das Krankheitsbild der Splenomegalia haemolytica (Banti). Ich darf dieses Kapitel nicht abschließen, ohne auf einige Fälle von Milztumoren und gleichzeitiger Anämie einzugehen, die uns trotz Berücksichtigung aller differenzieller Kriterien auch jetzt noch Schwierigkeiten bieten könnten. So beschrieb Banti 1913 folgenden Fall:

Eine 41 jährige Frau, die 8 Kinder geboren hatte und einmal auch an Malaria krank war, wird allmählich anämisch. $2^{1}/_{2}$ Jahre bevor sie Banti sah, hatte sie bereits einen Milztumor; sie wurde noch einmal schwanger, und dabei nahm die Anämie noch weiter zu. Nunmehr wird sie auch leicht ikterisch: l'anèmie empira et s'accompagna d'une légère coloration ictérique des conjonctives oculaires. Der Partus erfolgt bereits im 8. Monat ohne Komplikation. Jetzt kommt es zu einer beträchtlichen Verschlimmerung ihres Befindens. Zunahme der Anämie, leichte Ödeme, Unmöglichkeit zu gehen. In diesem Zustande sieht sie Banti. Ganz abgesehen von der Anämie zeigt die Haut eine leichte zitronengelbe Farbe; auch die Skleren sind etwas gelb. Milz sehr groß, 22×12 cm; sie überragt den Rippenbogen; der vordere Rand reicht bis 3 cm an die Mediane heran. Die Leber ist bis 7 cm unter dem Rippenbogen noch zu tasten. Im Harn viel Urobilin und an manchen Tagen auch Spuren von Bilirubin. Die Stühle sind gut gefärbt. Die Temperatur steigt manchmal bis auf 37,5°, kein Hautjucken. Die Untersuchung des Blutes ergibt eine ausgesprochene Hypochromie, Poikilocytose und Anisocytose; polychromatische Elemente fehlen, ebenso basophile Granula und Substantia filamentosa. Weiter betont Banti die Abwesenheit von kernhaltigen Elementen. Es zeigt sich weder im gesamten, noch im deplasmierten Blut eine Änderung der Resistenz gegenüber der Norm. Das Serum enthielt weder Iso- noch Autohämolysine, auch bestand keine Autoagglutination. Der Fall wurde splenektomiert; das Verhalten des Blutes vor und nach der Operation ist in der folgenden Tabelle zusammengestellt.

Datum	Rote	Normo-blast	Fleischl	Val. Globulin	Resistenz		Leuko-cyten
					total	deplasma-tisiert	
1. V. 1911	3,7		40	0,54	0,44	44—24	4 500
11. V. 1912	2,45		20	0,41	0,24		2 000
16. V.	2,19		20	0,47	44—24	48—28	3 000
18. V.	Splenektomie						
20. V.	3,95	10,3	38	0,47	0,40—20	40—16	18 891
29. V.	5,85	5,0	65	0,55			8 263
17. VI.	3,512	3,0	28	0,40	44—12	44—12	5 240
22. VI.	4,50	1,6	28	0,31			5 400
9. VII.	3,59		40	0,57	36—10	36—10	6 900
21. XII.	3,737		43	0,58	44—10	44—10	11 266

Banti meint, daß es sich in diesem Falle keineswegs um eine energische Funktion des Knochenmarkes gehandelt haben dürfte, nachdem die Erythrocyten eher Zeichen einer intensiven Degeneration, als der Regeneration darboten. Er sagt: nous étions donc en présence d'un état aplastic ou arégénératif, ou anhémopoïétique de la moëlle. Der Patient, der außerdem noch eine schwere postoperative Pneumonie zu überstehen hatte, erholte sich rasch. Für unsere eigene Beurteilung des Falles ist eine Bemerkung von Banti beachtenswert, wo er ausdrücklich sagt, daß der Ikterus nach der Operation eine Zeitlang schwankte, ebenso im Harne Bilirubin und Urobilin. Der Patient hat sich rasch erholt und wurde wieder vollkommen arbeitsfähig.

Die histologische Beschreibung der Milz erscheint mir wichtig: Follikel sind vollständig erhalten, die Pulpa ist sehr blutreich, viele endotheliale Zellen des Retikulum und der venösen Sinus sind angeschwollen. Ihre Kerne färben sich nur schwach oder gar nicht. Die Erythrocyten in den „cordons" (Billrothsche Stränge) sind teils entfärbt, teils fragmentiert oder phagocytiert. Das Retikulum des Follikels und der Pulpa zeigt keine Veränderungen.

Wenn ich den Fall, soweit dies aus einer Literaturangabe überhaupt möglich ist, retrospektiv betrachte, so meine ich, daß es sich hier doch um ein dem hämolytischen Ikterus sehr verwandtes Krankheitsbild gehandelt haben dürfte. Die Veränderungen an der Milz, in welcher es trotz der langen Krankheitsdauer zu keiner Fibroadenie gekommen ist, erinnern sehr an jene, wie sie beim hämolytischen Ikterus oder bei der Perniciosa beobachtet werden. Auch das Bestehen des Ikterus, von dem ausdrücklich bemerkt wird, daß er bald nach der Operation geschwunden ist, läßt gleichfalls an eine vermehrte Blutzerstörung denken. Auch die Urobilinurie muß ähnlich gedeutet werden.

Was hat Banti veranlaßt in diesem Fall von der Diagnose hämolytischer Ikterus abzuweichen und statt dessen ein besonderes Krankheitsbild anzunehmen? Sicherlich nicht Mangel an Vertrautheit mit diesem Gegenstand. Hat doch Banti ein Jahr vorher einen typischen Fall von akquiriertem hämolytischen Ikterus selbst beschrieben. Er war es auch, der wohl als der erste einen solchen Fall mit gutem Erfolg operieren ließ, wenn auch Michelis Fall früher zur Publikation kam. Eben darum, weil sich Banti an die typischen Kriterien: herabgesetzte Resistenz, filamentöse und basophile Granulation, Autoagglutination, hoher Färbeindex hielt, mußte er in diesem Fall etwas Atypisches sehen. Die Gründe, warum er von einer splenomégalie hémolytique anhémopoïétique sprach, waren: die Hypochromie des Blutes, das Fehlen von Polychromasie, die Abwesenheit von granulierten Erythrocyten, Erythroblasten und der Substantia filamentosa. Statt des Ausdruckes hämolytischer Ikterus bediente sich Banti aus den erwähnten Gründen der Bezeichnung Splenomegalia haemolytica.

Ich habe gleichfalls Gelegenheit gehabt, einen analogen Patienten zu sehen; da wir hier den Hämoglobinumsatz studieren konnten, erscheint es mir geboten, den Fall kurz zu beschreiben.

Fall XXI. Eine 31 Jahre alte Frau erzählt, in ihrer Jugend oft krank gewesen zu sein. Beginn der Menses mit 14 Jahren; im Anschluß an eine Verkühlung sollen sie dann durch zwei Jahre ausgeblieben sein; mit 16 Jahren machte sie eine schwere Erkrankung durch, die 4 Monate lang anhielt; einige Ärzte sprachen von einem Typhus; einige von einer Blutvergiftung. Sie erholte sich nur sehr langsam. 4 Jahre später heiratete sie. Sie gebar 5 gesunde Kinder; 2 davon sind an Kinderkrankheiten gestorben.

Die jetzige Erkrankung begann vor ungefähr einem Jahr. Die ersten Erscheinungen waren Appetitlosigkeit, Magendrücken und Aufstoßen. Die Frau wurde blässer und nahm an Gewicht ab. Der Stuhl war unverändert. Zeitweilig war der Harn viel dunkler. Seit ca. 4 Wochen wurde die Frau etwas ikterisch. Hautjucken bestand nie; über Brennen auf der Zunge hatte sie nie zu klagen.

Die Frau ist stark abgemagert; sie liegt den größten Teil des Tages zu Bett. Fieber haben wir nicht feststellen können. Die Patientin ist blaß, außerdem zeigt die Hautfarbe ein deutlich ikterisches Kolorit. Nirgends Lymphdrüsenschwellungen. Keine Druckempfindlichkeit der Knochen. Normaler Herz- und Lungenbefund. Das Abdomen im Niveau des Thorax. Im linken Bauchraum ist die Milz als großer Tumor tastbar; sie ist etwas druckempfindlich. Die Leber ist nicht vergrößert; sie fühlt sich auch nicht härter als eine normale Leber an. Die Funktionsprüfung des Magens ergibt: 54 Gesamtazidität, 31 freie HCl, röntgenologisch normale Verhältnisse, bis auf eine Verdrängung des Organes gegen die Mediane zu. Im Harn viel Urobilin und auch etwas Bilirubin. Die Untersuchung des Blutes ergibt: 3,1 Millionen Erythrocyten, 3800 Leukocyten. Sahliwert 35%. Somit Färbeindex 0,5. Im gefärbten Präparate zeigt sich Poikilocytose, Hypochromie und Anisocytose. Keine polychromatischen Elemente, ebensowenig punktierte Erythrocyten. Kernhaltige Erythrocyten ließen sich nicht finden. Keine Substantia filamentosa. Die Prüfung der Resistenz ergibt: Beginn bei 42, total bei 22. Im deplasmierten Blute: 44 resp. 26. Die Zahl der Blutplättchen ist anscheinend nicht vermindert. Die differentielle Zählung der Weißen ergibt 72% Neutroph.

Die stark dunkel gefärbten Stühle ergeben hohe Urobilinwerte. Nach der Methode von Charnas bestimmt, schwanken die täglichen Mengen zwischen 0,7—0,8. Auch in der mittelst Duodenalschlauch ausgeheberten Galle fand sich sehr viel Farbstoff. Die Farbstoffmenge, die innerhalb $2^1/_2$ Stunden entleert wurde, betrug 0,125.

Die Splenektomie gelang leicht; das Gewicht der bereits stark entbluteten Milz betrug 890 g. Die Leberoberfläche zeigte sich während der Operation ganz normal.

Im Anschluß an die Operation erholt sich die Patientin ziemlich rasch. Auch der objektive Befund des Blutbildes zeigt bereits nach kurzer Zeit eine wesentliche Besserung. Ähnlich wie wir es beim hämolytischen Ikterus verfolgen konnten, nahm auch hier im Anschluß an die Splenektomie die gelbe Farbe der Haut noch etwas zu; nach ca. 10 Tagen war sie aber völlig geschwunden. Die Veränderungen des Blutbildes nach der Operation sind auf der folgenden Tabelle zusammengestellt:

Datum	Zahl der Roten	Sahli-wert	Leuko-cyten	differentiell				Farb-stoff-gehalt im Stuhl	kg
				polynukl. Neutr.	Eosi-noph.	Lympho-cyten	Mono-nukl.		
14. X. 1915	3,1 Mill.	35	3800	72 %	1%	12 %	15 %	0,72	48
23. IX. 1915	3,17 ,,	34	3490	70 ,,	—	13 ,,	17 ,,	0,77	47,7
Splenektomie am 12. XI. 1915									
15. XI. 1915	3,3 Mill.	40	12000	68 %	1 %	10 %	21 %	—	—
1. XII. 1915	3,8 ,,	45	10600	64 ,,	3 ,,	13 ,,	20 ,,	0,20	45,2
1. I. 1916	4,1 ,,	60	7080	—	—	—	—	0,17	48
29. I. 1916	4,6 ,,	60	7000	—	—	—	—	0,17	48,7
30. V. 1916	4,3 ,,	67	6730	73 ,,	2	15 ,,	10 ,,	0,20	52
27. X. 1916	4,4 ,,	68	6370	—	—	—	—	0,14	56

Auch der Einfluß der Splenektomie auf den Hämoglobinumsatz braucht hier nicht näher besprochen zu werden, weil das Wichtigste bereits in der Tabelle angeführt wurde. Einmal hatten wir auch Gelegenheit, die Resistenz des Blutes und den Gallenfarbstoffgehalt im Duodenalsaft zu bestimmen. Ein wesentlicher Einfluß auf die Resistenz war nicht zu bemerken. Wir fanden folgende Werte: 0,42—0,18. Der Bilirubingehalt einer $2^1/_2$ stündigen Duodenalsaftportion betrug jetzt 0,02. Schließlich wäre noch nachzutragen, daß bereits 14 Tage nach der Operation im Harn kein Urobilin zu finden war. Zu einer wesentlichen Steigerung der Erythroblasten nach der Operation kam es nicht.

Die histologische Untersuchung der Milz zeigte ganz ähnliche Verhältnisse wie beim hämolytischen Ikterus. Das Charakteristische war auch hier der enorme Blutgehalt. Neben den zahllosen Erythrocyten waren relativ nur wenig lymphoide Elemente zu finden. Die Sinusräume schienen gleichsam von außen her zusammengedrückt, die Stabzellen vermehrt. An den größeren Gefäßen ließen sich kaum schwerere Veränderungen nachweisen. Im Bereiche der Penizillargefäße waren aber ähnliche Erscheinungen zu sehen, wie wir sie bei der Perniciosa beschrieben haben. Was den Eisengehalt betrifft, so gilt auch hier dasselbe, was wir von der Perniciosa resp. vom hämolytischen Ikterus gesagt haben: die gewöhnliche Perlssche Reaktion versagte, während nach entsprechender Vorbehandlung mit frisch bereiteter Schwefelammoniumlösung sich reichlich Hämosiderin nachweisen ließ. Das Eisen fand sich vorwiegend in der roten Pulpa. In den Follikeln, die an Zahl sehr vermindert schienen, war kein Hämosiderin zu finden.

Die Beschreibung dieses Falles zeigt somit einen weitgehenden Parallelismus mit jenem, den Banti beschrieben hatte. Ich glaube, daß auch hier unsere Farbstoffanalysen imstande waren, klärend zu wirken. Banti nennt dieses Krankheitsbild Splenomegalie hemolytique anhemopoiètique, weil er auf Grund seines Blutbefundes an eine mangelnde Knochenmarksfunktion denkt. In unserem Falle haben wir histologisch ganz dieselben Verhältnisse wie Banti feststellen können. Wenn man aber berücksichtigt, welche enorme Blutmengen zerstört wurden, ohne daß die Frau eine schwere Anämie bekam, so müssen wir auf Grund der Analyse des Hämoglobinabbaues sagen, daß die Knochenmarksfunktion keineswegs sehr schwer geschädigt sein konnte.

Wir können zusammenfassend sagen: auch wir kennen Fälle, wie sie zuerst von Banti beschrieben wurden, die gewisse gemeinsame Züge mit dem echten hämolytischen Ikterus darbieten, sich aber in einem prinzipiellen Punkte von diesem unterscheiden, nämlich in dem Verhalten der Resistenz. Da sich dieser Zustand außerordentlich günstig durch die Splenektomie beeinflussen läßt, so glauben wir, daß Banti vollkommen recht hat, wenn er hier von einer Splenomegalia haemolytica spricht. Anderer Ansicht sind wir aber in der Bewertung der Knochenmarksfunktion. Da wir durch die Funktionsprüfung im Hämoglobinabbau erfahren haben, daß die Knochenmarkstätigkeit sehr leistungsfähig zu sein scheint, so glauben wir darin einen neuen Beweis gefunden zu haben, daß die rein histologische Beurteilung des Blutbildes kein unbedingt verläßliches Maß dafür ist, ob eine Anämie ihren Grund in einer mangelhaften Produktion oder einer vermehrten Zerstörung der roten Blutzellen hat. In dem Sinne bin ich also anderer Ansicht als Banti und möchte nicht von einer „anhemopoietischen" Splenomegalie sprechen.

Im Anschluß an das Gesagte wäre noch zu betonen, daß gelegentlich auch im Verlaufe eines echten hämolytischen Ikterus das wichtigste Symptom — nämlich die verminderte Resistenz der roten Blutkörperchen — fehlen kann, und zwar gerade in Intervallen relativer Besserung; man könnte sich vorstellen, daß zu dieser Zeit der hämolytische Prozeß etwas eingedämmt war. Wiederholt haben wir gerade in solchen Zeiten auch Blutbilder gesehen, die sich eher dem chlorotischen als dem hämolytischen näherten. Später kam wieder der typische hämolytische Ikterus mit verminderter Resistenz zum Vorschein.

Zur Illustrierung des Gesagten möge folgende Beobachtung dienen:

Fall XXII. Ein 21 jähriges Mädchen gibt an, bis zu ihrem 19. Jahre stets gesund gewesen zu sein. Damals verspürte sie eines Abends plötzlich einen krampfartigen Schmerz rechts unter dem Rippenbogen, der sich bis in die Schulter zog. Nach einer Viertelstunde ließ dieser Schmerz nach, um sich am nächsten Tage zu wiederholen. Später wurden die Schmerzen mehr gegen das Epigastrium zu lokalisiert; manchmal kam es dabei zu Erbrechen. Allmählich trat eine ikterische Verfärbung hinzu. Ein herbeigerufener Arzt konstatiert einen Milz- und Lebertumor und verwies die Patientin an unsere Klinik. Wir haben sie durch längere Zeit beobachten können. Aus der Krankengeschichte will ich folgende Tatsachen herausgreifen: Hautdecken deutlich ikterisch, sichtbare Schleimhäute blaß, keine Drüsenschwellung. Im Bereiche des Thorax nichts Atypisches, außer ein leichtes systolisches Geräusch an der Herzspitze, Puls 100—110, Abdomen vorgewölbt. Leber deutlich palpabel, zeigt stumpfen Rand, nicht druckempfindlich. Milz tritt 4 Querfinger unter dem Rippenbogen hervor, reicht bis an die Mediane, Oberfläche glatt. Im Harn sehr viel Urobilin. Im Stuhl 0,9 g Urobilinogen. Im Blut beträgt die Zahl der Erythrocyten: 2,8 Mill., Sahli 60 $^0/_0$, Leukocyten 9000. Resistenz: Beginn der Hämolyse 0,54, total 0,32. Die deplasmierten Erythrocyten zeigen beginnende Hämolyse bei 0,58. Morphologisch: ausgesprochene Anisocytose, Polychromasie, vereinzelte kernhaltige Elemente, punktierte Erythrocyten. Der Patientin wurde die Splenektomie vorgeschlagen, dieselbe wurde aber zunächst verweigert, weswegen die Patientin die Klinik verließ.

Nach einem Vierteljahr stellte sich die Patientin wieder vor. Der Ikterus hatte stark abgenommen; es war nur mehr eine leichtgelbliche Verfärbung an den Skleren zu sehen. Noch immer starke Blässe. Die Größe der Milz und der Leber war gegenüber dem Befunde während des ersten Aufenthaltes auf der Klinik nicht verändert. Im Harne nur geringe Urobilinmengen. Im Stuhl 0,5 g Urobilinogen. Erythrocytenzahl 3,1 Mill., Sahli 38 $^0/_0$, Leukocyten 5700. Im Blut nur geringe Anisocytose, polychromatische Elemente fehlen ganz, ebenso kernhaltige und punktierte Erythrocyten. Resistenz: Beginnende Hämolyse 0,48, totale 0,30. Die deplasmierten Erythrocyten begannen sich bei 0,50 zu lösen.

Ein halbes Jahr später wurde die Patientin wieder in stark ikterischem Zustand an die Klinik gewiesen. Die Milz schien deutlich vergrößert, dabei starke Druckempfindlichkeit der Gallenblasengegend. Patientin hat im Harn sehr viel Urobilin, im Stuhl ca. 2 g Urobilinogen. Resistenz: Beginnende Hämolyse bei 0,6, totale bei 0,42, deplasmiert 0,70—0,40. Wegen der Schmerzen entschließt sich die Patientin doch zur Splenektomie. Die Milz zeigt die typischen Veränderungen des hämolytischen Ikterus. Der Ikterus schwand innerhalb 14 Tagen. Patientin ist seit ca. $1^1/_2$ Jahren vollkommen gesund, die Untersuchung zeigt ein normales Blutbild; auch die Resistenz ist normal. Der Harn ist frei von Urobilin, im Stuhle sind die Urobilinogenwerte noch immer etwas erhöht.

In letzter Zeit habe ich noch einen solchen Fall gesehen. Vielleicht kommen solche Fälle doch häufiger vor.

Wir werden im folgenden noch öfter zu betonen haben, daß nicht immer alle Krankheiten, wie wir sie hier beschreiben, symptomatisch untereinander völlig übereinstimmen; dieselbe Ursache — also in unserem Falle der vermehrte Blutuntergang in der Milz — kann von den Organen, die sich sonst noch an der Hämolyse beteiligen, verschieden beantwortet werden. In dem Sinne möchte ich — obwohl ich den typischen Icterus haemolyticus doch gesondert besprochen habe — in der Splenomegalia haemolytica prinzipiell nichts anderes sehen, als eine Abart des hämolytischen Ikterus.

Eine gewisse Ähnlichkeit mit den eben beschriebenen Fällen zeigt meines Erachtens auch eine Beobachtung, die Türk als Typus S beschreibt (cf. Fall Nr. 2). Leider fehlen hier die Resistenzbestimmungen. Was die anderen Fälle von Typus S, die Türk in seiner Monographie beschreibt, anbelangt, so möchte ich sie zu den Cirrhosen rechnen (cf. Giese), den 3. und 4. Fall von Türk (Typus S) aber zum typischen hämolytischem Ikterus.

Schließlich möchten wir noch auf eigentümliche große Milztumoren zu sprechen kommen, die das Blutbild einer perniziösen Anämie darbieten können und auch sonst vielfach an die Perniciosa erinnern. Ein Fall soll etwas genauer beschrieben werden.

Fall XXIII. 33 Jahre alte Frau. Vater der Patientin ist an einem Magenleiden im 45. Lebensjahre gestorben, die Mutter lebt und ist gesund. Die Patientin hat 7 Geschwister, sie alle sind gesund. Als Kind hatte sie Scharlach. Die ersten Menses hatte sie mit 16 Jahren, sie waren stets regelmäßig, aber sehr stark. Die jetzige Erkrankung trat vor 7 Jahren auf. Patientin bemerkte eine Schwellung in der Milzgegend, die ihr jedoch keinerlei Schmerzen bereitete. Im Jahre 1910 suchte sie wegen einer angeblichen Blinddarmentzündung einen Arzt auf, wobei ihr gesagt wurde, sie habe eine Milz- und Leberschwellung. Sie suchte in den folgenden Wochen viele Ärzte auf. Schließlich kam sie an unsere Klinik und wurde hier aufgenommen. Nach kurzer Zeit verließ sie wieder die Anstalt um nach einiger Zeit wiederzukommen. Das wiederholte sie noch einigemal, so daß sie fast ein Jahr durch in unserer Beobachtung blieb. Der Übersichtlichkeit halber gehen wir auf die Details der einzelnen Beobachtungen nicht ein, sondern verweisen auf die Tabelle. Zu jeder Zeit bestand ein sehr großer Milztumor, fast von der Größe wie man ihn bei Leukämie zu sehen gewohnt ist. Die Patientin war immer sehr blaß und zeigte stets eine leicht subikterische Verfärbung. Manchmal hatte sie starkes Nasenbluten, zu anderen Zeiten auch atypische Genitalblutungen, die sie sehr schwächten. Die Magenuntersuchung, die zweimal durchgeführt wurde, zeigte normale Salzsäurewerte. Im Harn war stets viel Urobilin.

Datum	Erythrocyten	Sahli	Färbeindex	Leukocyten	Farbstoffgehalt im Stuhl	Resistenz der Erythrocyten (deplasmiert)	Mikroskopischer Blutbefund
3. III. 13	0,97 Mill.	25	1,5	7 000	0,43	0,48—0,28	Zahlreiche Megaloblasten; wenig Blutplättchen; Nasenbluten.
13. V.	1,93 „	40	1,13	5 340	0,57	0,48—0,30	Wenige Megaloblasten; Blutplättchen vorhanden.
27. IX.	1,32 ,	31	1,30	7 600	0,34	0,48—0,28	Vereinzelte Megaloblasten; zahlreiche Normoblasten.
31. X.	2,03 „	40	1,18	3 980	0,73	—	Keine Megaloblasten; viele Normoblasten.
23. I. 14	1,79 „	30	1,3	5 620	0,80	0,46—0,30	Megaloblasten und Normoblasten vorhanden; Genitalblutung.
4. II.	1,01 „	25	1,4	4 200	0,98	0,48—0,28	Zahlreiche Megaloblasten, sehr wenig Blutplättchen; Nasenbluten.
23. II. Splenektomie (Prof. Ranzi). Gewicht der Milz: 1700 g.							
14. III.	1,93 Mill.	40	0,8	7 380	—	—	Zahlreiche Erythroblasten; sehr viele Jollykörper; sehr viele Blutplättchen.
1. IV.	2,76 „	60	1,1	11,300	—	0,46—0,30	Vereinzelte Erythroblasten.
7. V.	3,71 „	70	1,1	9 800	0,09	0,44—0,28	Fast normales Blutbild.
30. XII.	4,38 „	83	1,14	7 800	0,10	0,48—0,28	Normales Blutbild.
17. VII. 15	4,60 „	82	1,02	6 970	0,13	—	Ganz normales Blutbild
3. IV. 16	4,52 „	80	1,06	7 300	0,20	—	
1. XII. 17	4,48 „	78	1,02	—	0,17	0,48—0,30	
3. IV. 18	4,67 „	75	0,98	8 300	—	—	Normales Blutbild.

Nachzutragen wäre noch, daß im Blutpräparate aus der Periode vor der Splenektomie auch sonst alle Kriterien der perniziösen Anämie zu sehen waren. Die differentielle Zählung zeigte eine deutliche Lymphocytose. Auch auf Autoagglutination und Isohämolysine wurde geachtet, doch mit negativem Resultate. Im Serum zeigte sich vor der Operation eine deutliche Vermehrung des Bilirubins; ein Jahr nach der Splenektomie unterschied sich das Serum nicht wesentlich von einem normalen. Bei der Operation zeigte sich die Leberoberfläche ganz glatt.

Der Fall erscheint erwähnenswert, weil er sich schwer in ein bekanntes Krankheitsbild einfügen läßt. Faßt man ihn als atypische perniziöse Anämie auf, bei der es zur Entwicklung eines enorm großen Milztumor gekommen ist, so ist der außerordentlich günstige Verlauf der Splenektomie sehr merkwürdig, weil wir bei den anderen Fällen von perniziösen Anämien nach längstens 3 Jahren immer schon wieder eine Verschlimmerung gesehen haben. In die Gruppe des typischen hämolytischen Ikterus fällt es uns auch schwer, diesen Fall aufzunehmen, nachdem die Resistenzwerte eigentlich dagegen sprechen. Auch mit dem Bilde, das Banti als Splenomegalia haemolytica anhaematopoetica beschreibt, deckt sich unser Fall nicht, weil das Blutbild nicht den Forderungen entspricht, wie sie von Banti gestellt wurden.

Ich glaube, man wird hier wohl am richtigsten urteilen, wenn man auch hier an einen hämolytischen Ikterus denkt, wo es allerdings zu keiner Verminderung der Resistenz gekommen ist. Wenn ich trotzdem diesen Fall gesondert betrachte, so geschieht dies — ich habe es auch bereits im Kapitel über den hämolytischen Ikterus gesagt — aus rein didaktischen Gründen. Die Verminderung der Resistenz ist für das Gros der Fälle von hämolytischen Ikterus ein so charakteristisches Symptom, daß man demselben fast eine entscheidende Bedeutung zumessen kann.

8. Atypische Formen |von „Anaemia splenica". Viel komplizierter gestaltet sich ein Fall, den Isaac noch im Jahre 1912 als Anaemia splenica beschrieben hatte.

Ein 18jähriger Bursche, der mindestens 11 Jahre einen beträchtlichen Milztumor mit sich trug und stets blaß und schwächlich war, kommt unter eigentümlichen allgemeinen Erscheinungen zur Beobachtung. Der Junge, der in der Entwicklung zurückgeblieben erscheint, zeigt sehr starke Blässe der Haut und der Schleimhäute; keine vergrößerten Lymphdrüsen. Die Lungen ohne wesentlichen Befund; das Herz etwas nach links dilatiert. Spitzenstoß außerhalb der Mamillarlinie fühlbar; über dem Herzen ein systolisches Geräusch; Abdomen vorgetrieben, Leber nicht palpabel. Die Milz stark vergrößert, hart, nicht druckschmerzhaft, überragt den Rippenbogen nach unten um 12 cm und reicht in der Mittellinie bis fast zum Nabel. Ascites nicht mit Sicherheit nachweisbar; im Harn nur Spuren von Urobilin, im Blut 3,2 Mill. Erythrocyten; der Sahliwert ist nicht angegeben, 1800 Leukocyten. Keine Erythroblasten. Sonst ist die Blutuntersuchung nicht vollständig, vor allem fehlt die Beschreibung der morphologischen Verhältnisse, ebenso eine Prüfung der Resistenz. Der Patient akquiriert während des Spitalaufenthaltes eine Erkrankung, die an Sepsis erinnert; im Blute wurden auch Streptokokken gefunden. In dieser Periode wurde abermals eine Blutuntersuchung vorgenommen. Die entsprechenden Werte lauten: 32% Hämoglobin, 2,6 Mill. Erythrocyten. 6000 Leukocyten, vorwiegend polynukleäre Formen, keine Erythroblasten. Der Fall kommt zur Sektion. Interesse beansprucht vor allem der Milzbefund, den ich wörtlich wiedergebe:

Milz enorm vergrößert, 1500 g schwer. Perisplenitis. Mehrere kleinere frische Infarkte neben einem älteren. Pulpa graurötlich, ziemlich fest. Trabekel deutlich, Follikel nicht sichtbar. Geringe Schwellung der mesenterialen und retroperitonealen Lymphdrüsen, ebenso der Inguinaldrüsen. Die Intima der Milzvene glatt und spiegelnd, zeigt nur an einer Stelle eine leichte beetartige Verdickung. Auch mikroskopisch ist die Milzvene mit Ausnahme der einen Stelle intakt. In den endokarditischen Effloreszenzen werden auch im Schnittpräparate Kokken gefunden.

Die mikroskopische Untersuchung der Milz ergibt folgendes: Die Kapsel und stellenweise auch die Trabekel stark verdickt. Nirgends die normale Milzstruktur erhalten; an keiner Stelle Follikel sichtbar. Das Milzparenchym bietet in allen Schnitten ein ziemlich gleichartiges Aussehen: Ein sehr zellreiches Gewebe, das von zahlreichen Blutungen durchsetzt ist, mit stark verengtem, oft kaum sichtbarem Venensinus. Die zelligen Bestandteile werden zum großen Teile durch große spindelförmige Zellen repräsentiert, die nach den verschiedensten Richtungen verlaufen. Daneben sieht man zahlreiche Zellen mit großem, rundem oder stark gebuchtetem Kern, seltener mit zwei Kernen, sehr wenige Leukocyten und Lymphocyten. Die erwähnten großen Zellen sind niemals granuliert; auch finden sich keine blutkörperchenhaltige Makrophagen.

Das Bindegewebe zeigt in nach van Gieson gefärbten Präparaten, abgesehen von den verdickten Trabekeln, keine besondere Vermehrung der Fasern. In den nach Ribbert-Mallory behandelten Schnitten ist das Milzretikulum im allgemeinen von normaler Dicke; stellenweise jedoch Bezirke mit stark verdickten Fasern und besonders die Follikelarterien von einem sehr dichten, starken Maschenwerk umgeben, dessen Fasern sich allmählich in die Umgebung verlieren.

Erwähnt sei noch, daß sich in einer kleinen Milzarterie eine Kokkenembolie fand.

Zusammengefaßt handelt es sich also in der Milz um die Entwicklung eines sehr zellreichen, hauptsächlich aus spindeligen Zellen bestehenden Gewebes mit einer allerdings nur stellenweise sehr starken Verdickung des Milzretikulums.

Die Leber bietet ein völlig normales Bild, nirgends finden sich Zeichen von Bindegewebshyperplasie oder zelliger Infiltration.

Das Knochenmark ist mäßig zellreich; die Fettlücken sind überall erhalten. Die vorhandenen Zellen sind hauptsächlich Myeloblasten; gekörnte Markzellen und polynukleäre Leukocyten finden sich nur in geringer Zahl. (Diese Veränderungen des Markes sind wohl durch die terminale Sepsis bedingt.)

Der Fall erscheint mir merkwürdig, weil sich das Krankheitsbild, wie es hier vorliegt, in keine der bekannten Gruppen einfügen läßt; gegen die Diagnose hämolytischer Ikterus und damit verwandte Krankheiten spricht der Zellreichtum der Milz. Auch das vollkommene Fehlen des Ikterus (in der Krankengeschichte findet sich davon keine Erwähnung) muß in diesem Sinne gedeutet werden. Nach der Beschreibung glaube ich Ähnliches nur bei splenomegalen Cirrhosen und bei den thrombophlebitischen Milztumoren gesehen zu haben. Die Angaben über die Leber und das Verhalten des Gefäßes sprechen aber dagegen.

Im Zusammenhang mit der Beobachtung von Isaak möchte ich kurz auf einen Fall eingehen, der vielleicht in mancher Beziehung mit dem eben erwähnten eine gewisse Ähnlichkeit zeigt.

Fall XXIV. 32jährige Frau, lernte erst als Kind von 6 Jahren gehen, war immer schwächlich und blaß, machte alle Kinderkrankheiten durch. Mit 20 Jahren erste Menses. Bereits im 25. Jahre, als sich Patientin wegen dysmenorrhoischer Beschwerden untersuchen ließ, soll der Arzt von einem Milztumor, eventuell Leukämie gesprochen haben. Nach ihrer Angabe litt sie als Mädchen immer an Bleichsucht, nahm fast jeden Winter Eisenpillen. Mit 27 Jahren heiratete sie; geboren hatte sie nie, war auch nie schwanger. Schwerere Arbeiten konnte sie nie leisten, wurde sehr oft ohnmächtig. Ihr Gatte sagte, daß sie mehrmals mit dem Rettungswagen nach Hause gebracht wurde, weil sie auf der Straße zusammengestürzt sei. Nachher erholte sie sich immer rasch. Sie bleibt zwar ein bis zwei Tage zu Bett, ging dann aber ihrer Arbeit wieder nach. Wegen starker Kopfschmerzen wird sie an die Klinik gewiesen und mit Meningitisverdacht aufgenommen. Tatsächlich werden die Erscheinungen immer stürmischer und Patientin geht am 8. Tag nach der Aufnahme unter den typischen Symptomen einer tuberkulösen Meningitis zugrunde.

Solange die Patientin noch relativ wohl war, ließ sich folgender Befund erheben: Die 42 Kilo schwere Patientin ist außerordentlich blaß, die Haut, wiewohl förmlich durchsichtig, aber durchaus nicht ikterisch, erinnert am ehesten an das Kolorit bei Chlorose. Skleren nicht gelblich, nur blaß, das Herz klein, Aortenbogen vom Jugulum aus nicht zu tasten. Die Milz groß, überragt den Rippenbogen um 3 Querfinger. Leber nicht zu fühlen. Harn blaß, enthält kein Urobilin. Im Stuhl fand sich 0,06—0,07 % Urobilin. Das Blut: 2,8 Mill. Erythrocyten, 3200 Leukocyten, 20 % Sahli. Morphologisch sind die Erythrocyten sehr farbstoffarm, zeigen starke Poikilocytose, geringgradige Anisocytose; schon im Nativpräparate viele Stechapfelformen. Keine kernhaltigen Elemente, keine basophilen Granulationen. Resistenz: 0,44—0,26, deplasmiert: 0,46—0,26, keine filamentöse Granulation. Blutplättchen entsprechend.

Bei der Sektion fanden sich außer Meningitis tuberculosa alte, derbe, harte Schwielen mit verkästen Einlagerungen in der Lunge und verkäste Hilusdrüsen. Hochgradige Anämie und Enge der Aorta, kleines, aber dickwandiges Herz, Thymus in Resten vorhanden. Die Milz ist sehr groß (650 g) derb, nicht sehr blutreich, Lymphdrüsen nirgends vergrößert, Leber normal, relativ klein, Galle sehr hell, Uterus sehr klein. Knochenmark blaß, fettreich, nur da und dort kleine rote Stellen.

Die mikroskopische Untersuchung der Milz ergab: starke Verdickung der Trabekel, Follikel kaum nachweisbar, die Pulpa wird ersetzt von einem Gewebe, das an manchen Stellen an derbes, faseriges, in Strängen angeordnetes Bindegewebe erinnert, an andern mehr den Charakter von jungem, aber dichtem Retikulumgewebe zeigt. Lymphoide Elemente sind kaum zu finden, oft als begrenzte Häufchen, förmlich wie kleine Blutungen angeordnet; Makrophagen oder gar Siderocyten sind fast fehlend. Die Wandungen der Blutgefäße sind stark verdickt und zeigen ähnliche Veränderungen, wie wir sie bei der Perniciosa beschrieben haben. In der Leber normale Verhältnisse, die Kupfferzellen ganz klein und frei von Pigment und Eisen. Im Knochenmarke zeigt sich nichts Auffallendes.

Wir werden im nächsten Kapitel die Milzveränderungen bei der Rachitis kennen lernen. Dort werden wir auch die Frage aufwerfen, was eventuell aus solchen Individuen, die in ihrer Jugend solche Milztumoren hatten, im späteren

Alter wird. Ohne mich hier irgendwie definitiv binden zu wollen, möchte ich doch die Möglichkeit diskutieren, ob es sich nicht in meinem Fall und auch in dem von Isaak um Milztumoren handeln dürfte, die vielleicht mit jenen bei Rachitis verwandt sind. In meinem Fall ist in der Anamnese ausdrücklich betont worden, daß die Patientin erst sehr spät gehen lernte.

Je mehr Erfahrung man auf dem Gebiete der Milztumoren erlangt, desto eher wird man hie und da auf Beobachtungen stoßen, die sich in das aufgestellte Schema nicht einfügen läßt. Die Schwierigkeit einer richtigen Beurteilung wächst, sobald man das noch sehr dunkle Gebiet der chronischen Milztumoren bei und nach lang anhaltenden Infektionserkrankungen berührt. Da ich überzeugt bin, daß noch viele andere Milztumoren zur Beobachtung kommen werden, über deren Ätiologie und Pathogenese man noch ganz im unklaren ist, so erscheint es mir vorläufig aus rein praktischen Gesichtspunkten erlaubt, noch ein Kapitel für jene Fälle offen zu lassen, über die man sich derzeit noch nicht im klaren ist. Damit soll aber nicht gesagt sein, daß dieses Kapitel Anaemia splenica betitelt sein soll.

VII. Kapitel.

In den ersten Jahren des Kindesalters kommt ein klinisch wohlcharakterisiertes, allerdings nicht sehr häufiges, Krankheitsbild zur Beobachtung, das mit hochgradiger Anämie und starker Milzschwellung einhergeht und oft mit dem Tode abschließt. Seine Stellung als Krankheiteinheit und sein Verhältnis zu eventuell ähnlichen pathologischen Krankheitsbildern bei Erwachsenen ist noch immer nicht völlig geklärt.

1. Das Krankheitsbild der Anaemia pseudoleucaemica infantum (v. Jaksch). Wenn auch in der älteren Literatur, z. B. bei Romberg oder Henoch (1852), dieses Krankheitsbild offenbar schon angeführt wurde, so muß es doch als Verdienst von v. Jaksch angesprochen werden, diese Erkrankung als ein klinisch einheitliches Krankheitsbild herausgehoben zu haben. Seine Befunde sind um so beachtenswerter, als zu damaliger Zeit eine Unterscheidung der einzelnen Milzkrankheiten noch sehr im argen lag. Er unterscheidet zweierlei Formen, und zwar Fälle mit Leukocytose, die bei sekundärer Anämie im Verlaufe gleichzeitig bestehender Rachitis auftreten, und solche mit starker Leukocytose und mächtigem Milztumor: letztere Form nennt er Anaemia pseudoleucaemica infantum. Als differentielles Moment zwischen dieser Krankheit und der echten Leukämie erwähnt v. Jaksch die bei der Anaemia pseudoleucaemica infantum fehlende Eosinophilie, dann die nicht so hochgradige Vermehrung der weißen Zellen, die er für die Leukämie als charakteristisch ansieht, und schließlich die enorme Herabsetzung des Hämoglobingehaltes. Auf das Vorkommen von Myelocyten usw. hat man damals noch nicht geachtet (1889). Weiter führt v. Jaksch als differentielles Kriterium die wenig geschwollene Leber an. Es war v. Jaksch auch bekannt, daß diese Form der Anämie mit der Rachitis in Verbindung steht; doch betont er ausdrücklich, daß es bei der Rachitis auch noch andere Formen von Anämie gibt, bei denen nur eine ganz geringe Milzschwellung vorkommt und wo außerdem nie eine hochgradige Anämie oder Leukocytose zu beobachten ist.

Mit diesem von v. Jaksch beschriebenen Krankheitsbild wurden in der Folge sicherlich auch manche andere Anämien des Kindesalters verwechselt; zum Teil geschieht das auch noch heute. Zahlreiche Diskussionen knüpfen sich an diesen Gegenstand, wobei hauptsächlich folgende Fragen aufgeworfen wurden: 1. In welchem Zusammenhang steht die Anaemia pseudoleucaemica zu der Anämie und Milzvergrößerung bei der Rachitis, und, wenn ein solches Gegenseitigkeitsverhältnis nicht besteht, welche ätiologischen Momente sind es, die für diese Krankheit in Betracht kommen? 2. Lehnt sich dieses Krankheitsbild an ähnliche Erkrankungen Erwachsener an? Insbesondere bestehen irgendwelche Beziehungen zu der Anaemia perniciosa oder zu der Leukämie? 3. Wenn dies der Fall wäre, hat es dann überhaupt einen Zweck, von einer selbständigen Krankheit zu reden oder wäre es nicht zeitgemäß, eine hämatologisch richtigere bzw. bereits eingebürgerte Bezeichnung dafür in Anwendung zu bringen?

Ich kann hier unmöglich die ganze Literatur über diesen Gegenstand aufrollen, und dies um so weniger, als mir vorliegendes Kapitel doch nur ferner steht. Ich habe hierher gehörige Fälle wohl gesehen, auch untersucht, aber stets nur als Forscher der Milztumoren, nicht aber als Kinderarzt. Ich maße mir daher kein sicheres Urteil über die ätiologischen Fragen zu und enthalte mich auch einer Kritik über die Abgrenzung der Anaemia pseudoleucaemica gegenüber anderen kindlichen Anämien. Im folgenden lehne ich mich, was die Klinik anbelangt, ganz an die Literatur an; ich berücksichtige zunächst die älteren Arbeiten: v. Jaksch, Flesch, Ostrowski, Japha.

Im 1.—3. Lebensjahr der Kinder begegnet man den verschiedensten anämischen Zuständen. In den meisten Fällen kann man einen Grund dafür finden. Man weiß z. B., daß das Kind seit irgend einer Ernährungsstörung blaß ist und seit dieser Zeit die Anämie anhält oder noch stärker wird, oder es spielen ungünstige hygienische Lebensbedingungen, angeborene Syphilis, Tuberkulose mit. Unter den Ernährungsstörungen versteht man meistens jene, welche sich bei Kindern einstellen, die frühzeitig künstliche Nahrung erhielten und oft mit dyspeptischen Zuständen zu kämpfen hatten (Heubner, Japha). Oft geht die Anämie bei richtiger Therapie zurück; manchmal nimmt aber der Verlauf, trotz entsprechender Behandlung, einen malignen Charakter an. Während bei den ersteren Formen nur die allgemeinen Symptome der Anämie, eventuell leichter Milz- und Lebertumor bestehen, und im Blut außer der Abnahme von Erythrocyten und des Hämoglobins allenfalls Normoblasten zu sehen sind, können sich bei Fällen der zweiten Kategorie Makrocyten und Megaloblasten zeigen; jetzt nimmt in der Regel der früher nur geringe Milztumor rasch an Größe zu und das Allgemeinbild wird immer bedrohlicher.

Der Beginn der schweren Anämien läßt sich oft nicht genau angeben, meistens ist erst die stark vorgeschrittene Blässe die Veranlassung, daß ärztliche Hilfe in Anspruch genommen wird. Abgesehen von der Blässe, kommen auch Blutungen der Haut oder der Schleimhäute (Zahnfleisch, Nase, Darm) vor. Von einem deutlichen Ikterus wird in den wenigsten Fällen berichtet. Terminal kommen Ödeme an den unteren Extremitäten zum Vorschein. Ähnlich wie bei der Perniciosa der Erwachsenen, braucht der Paniculus nicht sehr zu schwinden. Die Lymphdrüsen sind fast stets etwas vergrößert, sie imponieren uns aber fast nie als Tumoren. Die Vergrößerung der Milz kann gelegentlich eine ganz gewaltige sein; sie kann selbst den ganzen linken Unterleib ausfüllen; dabei bewahrt sie im allgemeinen ihre gewöhnliche Konfiguration, ist hart und in der Regel unempfindlich. Die Leber ist groß, ihr Rand scharf, ihre Konsistenz jedoch viel weicher als die der Milz. Ascites fehlt; ein Kollateralkreislauf spielt selten eine große Rolle. Erscheinungen von seiten des Verdauungskanales fehlen, soweit sie nicht von allem Anfang an bestanden hatten, d. h. als ätiologisches Moment in Frage kamen.

Bei der histologischen Untersuchung des Blutes findet man vor allem Veränderungen an den Erythrocyten; neben Mikrocyten können typische Megalocyten gefunden werden, ebenso starke Poikilocytose und Polychromasie; oft zeigen die Erythrocyten basophile Granulierung; sehr reichlich finden sich kernhaltige rote Blutzellen, und zwar manchmal in einer Menge, wie sie beim Erwachsenen nur selten zu sehen ist, 1000—2000 in einem cmm. Neben dem Vorkommen von Normoblasten wird fast von allen Autoren auch die Anwesenheit von Megaloblasten erwähnt. Bezüglich der weißen Blutzellen herrscht keine vollständige Übereinstimmung. Manche Autoren beschreiben ein Überwiegen der Lymphocyten, andere betonen mehr die Polynukleären. Die Zahl schwankt meist um 20 000. Terminal kommt es oft zu einer bedeutenden Vermehrung der Myelocyten. Auf das Verhalten der Blutplättchen wurde nicht geachtet.

Die Prognose wurde früher im allgemeinen als ernst bezeichnet; über Heilungen wurde nur selten berichtet.

Pathologisch-anatomisch sind nur wenige Fälle genau untersucht worden. Bei der Sektion sieht man vor allem die Anämie mit ihren Folgen. Die Milz ist stark vergrößert; die Kapsel zuweilen verdickt; im Durchschnitt von gleichmäßiger roter Farbe, derb, fest, zäh. Manchmal sind Zeichen von Perisplenitis vorhanden. Die Milz ist arm an Malpighischen Follikeln, gelegentlich wurde vermehrtes interstitielles Bindegewebe konstatiert; die Gefäße sind oft erweitert; an den feineren Gefäßchen wurden auch Anomalien gesehen. In der Pulpa, die durch ihre Vermehrung die Follikel verdrängen kann, findet man oft erythropoetische, resp. myeloide Herde (Naegeli-Furrer, Luzet, Wiel und Cleve, Lehndorf, Pianese). An den Lymphdrüsen sieht man zuweilen Hyperplasie des Bindegewebes; öfters wird die Anwesenheit von Erythrocyten betont. Das Knochenmark ist fast immer gerötet; es enthält kernhaltige Erythrocyten, zahlreiche eosinophile Myelocyten und Riesenzellen (Ostrowski). Die Leber präsentiert sich als weiches Organ; manchmal ist das Bindegewebe etwas vermehrt. Auf die Anwesenheit von Eosinophilen und kernhaltigen roten Zellen wurde oft großes Gewicht gelegt. Ostrowski betont, daß in seinen Fällen viele Leberzellen eine abgerundete Form — etwa so wie beim Embryo — zeigten.

2. Der Zusammenhang der Anaemia pseudoleucaemica infantum mit der Rachitis. Aschenheim und Benjamin vermuten einen engen Zusammenhang der Anaemia pseudoleucaemica infantum mit der Rachitis; sie schlagen daher für den ganzen Symptomenkomplex den Namen: rachitische Megalosplenie vor. Als Beweis für ihre Behauptung führen sie die Tatsache an, daß die Mehrzahl der Autoren bei Kindern mit Anaemia splenica auch Rachitis nachweisen konnten. Nachdem sie im rachitischen Knochenmarke vorwiegend lymphoide Elemente gefunden haben, und sich bei vielen Fällen von Anaemia splenica gleichfalls eine lymphoide Umwandlung des erythropoetischen Apparates feststellen ließ, so sehen sie darin eine weitgehende Bestätigung ihrer Anschauung. Sie weisen weiter auf eine Reduktion der polynukleären neutrophilen Leukocyten im Blute bei Rachitikern resp. eine Vermehrung einkerniger Zellformen hin, die mit einer ebensolchen bei der Anaemia splenica infantum korrespondiert. In einer weiteren Arbeit von Aschenheim allein meint er, daß eine Unterscheidung zwischen Rachitis mit schweren Blutveränderungen und mäßigem Milztumor einerseits und klinisch diagnostizierter Anaemia splenica infantum andererseits fallen zu lassen sei. „Es gibt keine Grenzen zwischen diesen beiden Erkrankungsformen, sondern nur fließende Übergänge." Auch Finkelstein äußert sich ähnlich, denn er sagt: Man hat früher gemeint, daß es sich um eine besondere dem Säuglingsalter eigentümliche Bluterkrankung handle ...., aber es bestehen so viele Übergänge und Verbindungsglieder zwischen der „pseudoleukämischen" Anämie und der Norm oder der einfachen Anämie, daß unmöglich ein Morbus sui generis hier vorliegen kann. Man kann bei reichlichem Material eine ganze Reihe zusammenstellen: einmal solche, die bei mäßig verringerter Erythrocytenzahl ohne wesentliche Veränderung des histologischen Blutbildes einen größeren Milztumor aufweisen und auf der anderen Seite solche, wo bei wechselnder, umfangreicher Milzschwellung eine immer größere Anteilnahme der Erythrocyten und eine immer deutlichere Verschiebung der Leukocyten bis zur Annäherung an den typischen Befund der einfachen Anämie stattfindet. So eigenartig darum auch die extremen Fälle der Anaemia pseudoleucaemica erscheinen mögen, das Vorhandensein dieser Zwischenstufen spricht sehr für eine ätiologische und pathogenetische Zusammengehörigkeit mit den einfachen Anämien.

Auch einige rein anatomische Beobachtungen sprechen sehr zugunsten dieser Anschauung; so sahen Kuchterin und Sasuchin ähnliche Verhältnisse, wie sie bei der Anaemia splenica beschrieben werden, auch in der Milz bei Rachitis und sogar bei Gastroenteritis der Brustkinder. Das Studium der Rachitikermilz bildet den Gegenstand einer ausführlichen Arbeit von Hayaski (Institut Chiari). Er findet hier eine regelmäßige Vermehrung der Gitterfasern, die aber nicht parallel mit der Bindegewebswucherung geht. Dagegen meint er, daß je stärker die Veränderungen an den Knochen ausgesprochen sind, auch die Wucherungen der Gitterfasern in der Milz zu erkennen wären. Im übrigen betont er den Blutreichtum der Rachitikermilz. Er hält die Wucherung der Gitterfasern für wahrscheinlich abhängig vom Blutgehalte.

3. Die alimentäre Anämie. Die Tatsache, daß sich im Kindesalter im Anschluß an Verdauungsstörungen schwere Anämien entwickeln können, hat schon frühzeitig die Aufmerksamkeit auf den Zusammenhang von Ernährung und Blutbildung gelenkt. Vor allem waren es Franzosen, die sich zuerst für diese Frage interessierten. Halle und Jolly beschrieben Kinder im Alter von 13—30 Monaten, die bei vollständig normalem Organbefund neben Anämie ein apathisches Wesen zur Schau trugen. Rachitis kann daneben vorkommen, ebenso Darmstörungen. Als Ursache der Anämie wurde die Ernährung mit eisenarmer Milch vermutet. Da in diesen Fällen einerseits eine Eisentherapie von außerordentlich günstigem Erfolge begleitet war und andererseits auch das Blutbild sehr an das der Chlorose erinnerte, so sprachen die Franzosen von einer Anémie à type chlorotique resp. von Oligosideraemie. Diese Beobachtungen fanden zunächst in der deutschen Literatur wenig Beachtung. Erst durch Czerny wurde der Gegenstand aufgenommen. Auch er sprach von einer Ernährungsanämie; doch erhielt durch ihn die Lehre erst eine solide Basis. Das Wesentliche seiner Anschauung war, daß die Ursache nicht in einem Eisenmangel zu suchen sei, sondern daß alimentäre Komponenten hier eine große Rolle spielen dürften. Die Grundzüge seiner Lehren hat Czerny auf dem 1. internationalen Pädiaterkongreß zu Paris (1912) mitgeteilt. Ausführlich wurde die ganze Frage von seinen Schülern Kleinschmidt und Glanzmann dargestellt. Ich glaube, es lassen sich daraus eine Menge wichtiger Befunde auch für die Beurteilung der Pathologie des erwachsenen Menschen ableiten, so daß ich es gerechtfertigt finde, wenn ich darauf etwas genauer eingehe.

Die alimentäre Anämie im Sinne von Czerny findet sich vorwiegend bei Frühgeborenen oder bei Zwillingskindern. Unter den 45 Kindern, die Kleinschmidt beschreibt, fanden sich 12 Frühgeburten, 9 Zwillinge, 3 Drillinge und 5 Kinder, von denen ausdrücklich angegeben wurde, daß sie schon von Geburt an debil waren. Ebenso wurden öfter nervöse Störungen in der Aszendenz oder bei den Geschwistern erwähnt. Die durch Geburt und Abstammung bedingte Minderwertigkeit äußert sich bei solchen Kindern öfter auch in konstitutionellen Störungen. Viele dieser anämischen Kinder zeigen nervöse und psychopathische Züge. In groben Symptomen kommt dies zum Ausdruck, wie z. B. durch Pylorospasmus, Laryngospasmus usw. Eine große Rolle spielt bei Kindern mit alimentärer Anämie die exsudative Diathese; als Folge derselben kommt vor allem die Hyperplasie der lymphoiden Organe in Betracht: also Milztumor, Hyperplasie der Tonsillen etc. Bei leichteren Fällen kann der Prozeß auf die Tonsillen lokalisiert bleiben. Trotzdem spielt der Milztumor bei der alimentären Anämie eine große Rolle (unter 45 Fällen 35 mal). Daß der Tumor um 2—3 Querfinger über den Rippenbogen hervortrat, sah Kleinschmidt nur 10 mal. Wo hochgradige Tumoren gefunden wurden, dort handelt es sich nach ihm nicht nur um ein einfaches Nebeneinander von Lymphatismus und Anämie. Kleinschmidt vertritt vielmehr die Anschauung, daß unter dem Einfluß der Anämie bei disponierten, d. h. bei exsudativ veranlagten Kindern die Milzschwellung besonders großen Umfang anzunehmen vermag. Die Milzschwellung hängt also nicht ausschließlich mit der Anämie zusammen.

Neben angeborener Disposition und exsudativer Diathese legt Kleinschmidt resp. Czerny großes Gewicht auf das Vorkommen von Rachitis. Auf das gleichzeitige Vorkommen von Rachitis bei Anaemia pseudoleucaemica infantum ist bereits — wie wir erwähnt haben — von Aschenheim und Benjamin hingewiesen worden. Bei der Ernährungsanämie sah Kleinschmidt unter 34 Fällen 27 mal Rachitis.

In der Regel haben solche Kinder eine gewisse Neigung zu Adipositas. Zur Abmagerung kommt es meist nur infolge mangelhafter Nahrungsaufnahme. Die fetten Kinder zeigen oft neben Anämie noch ein mehr oder weniger gelbliches Kolorit; magert das Kind ab, so wird es blaß-weiß. Blutungen in die Haut oder in den Schleimhäuten sind eine seltene Erscheinung. Der Harn solcher Kinder ist zumeist blaß, Urobilin ist nur in den wenigsten Fällen nachzuweisen. Was die Veränderungen des Blutes betrifft, so zeigt sich das Hämoglobin stark vermindert. Es schwankte in den Fällen von Kleinschmidt zwischen 20 und 50 %. Im Verhältnis zur Herabsetzung des Sahliwertes zeigen sich die Erythrocyten relativ nur wenig vermindert. In sehr vielen Fällen von Kleinschmidt war die Erythrocytenzahl nicht unter 4 Millionen gesunken. Dementsprechend zeigt der Färbeindex niedrige Werte. Wenn auch diese Fälle mit der Chlorose, was das Blutbild anbelangt wesensgleich zu sein scheinen, so werden sie von der Czernyschen Schule doch von der Chlorose getrennt. Kleinschmidt spricht sogar von einer Pseudochlorose. Bei diesen leichteren Fällen schwankt die Größe der Erythrocyten innerhalb geringer Grenzen; zu einer hochgradigen Poikilocytose kommt es kaum; dasselbe gilt auch von der Polychromasie. Normoblasten kommen vor, sie sind aber bei diesen Fällen nie sehr reichlich. Die Zahl der Leukocyten ist zumeist nicht verändert.

Neben diesen Fällen von Pseudochlorose gibt es auch Formen mit ganz entgegengesetztem Blutbefund. Auch diese Fälle gehören in die Gruppe der Ernährungsanämien. Hier sinkt ebenfalls der Hämoglobingehalt stark, aber relativ nie so tief, weswegen der Färbeindex meist 1 oder sogar höher ist. Im Blutbilde zeigen sich viele polychromatische Zellen, auch sind hier die Größenunterschiede der Zellen viel beträchtlicher, desgleichen ist die Poikilocytose stärker als bei der Pseudochlorose. Auffällig ist das reichliche Vorkommen von Erythroblasten. Daneben sieht man Mitosen und freie Kerne. Unter den Erythroblasten können sich auch sehr viele Megaloblasten finden. Was die Veränderungen der weißen Blutzellen bei diesen Formen betrifft, so gibt es hier oft große Schwankungen. Gewöhnlich ist die Zahl der Weißen vermehrt (15 000 bis 18 000), doch kann es auch zu Leukopenie kommen. Differentiell zeigt sich oft eine Verschiebung zugunsten der Lymphocyten. Sonst weichen die Schwankungen nicht wesentlich von der Norm ab. Hie und da kommt es zur Ausschwemmung von Myelocyten. Auf das Verhalten der Blutplättchen wurde nur wenig geachtet.

Solche Formen können sich mit den verschiedensten Infekten kombinieren; auf diese Weise kommt es nicht nur zu Veränderungen im Krankheitsbilde, sondern auch zu weitgehenden Abweichungen der Blutzahlen. Dies äußert sich nicht nur an den roten Blutzellen, sondern vor allem auch an den weißen: es kann einerseits zu einer schweren Leukopenie kommen, andererseits kann die Zahl der Weißen weit über 20 000 emporschnellen. Ähnliches gilt von den einzelnen Leukocytenzahlen selbst. Die Schwere der Infektion steht nicht in Parallele mit der starken Schädigung des Blutes.

Eine Heilung der alimentären Anämie ist — das ist prinzipiell wichtig — durch Einschränkung der Fettzufuhr und Übergang zu gemischter Diät im Verlaufe von 2—6 Monaten zu erreichen. Die Schnelligkeit, mit der sich normale Verhältnisse wieder herstellen lassen, ist vorwiegend von der Schwere der Anämie abhängig. Die Besserung der Blutbeschaffenheit geht ganz allmählich vor sich. Auch der Milztumor, dem Czerny eine direkte Abhängigkeit von der Anämie nicht zusprechen kann, bildet sich unter dem diätetischen Regime allmählich zurück. Bevor ein größerer Milztumor zur Norm zurückkehrt, dauert es in der Regel mehrere Monate.

Fälle von reiner alimentärer Anämie kommen nur selten zur Obduktion, weil die Kinder fast immer an infektiösen Komplikationen zugrunde gehen. Für die Beschaffenheit des Knochenmarkes ist dies insofern von Bedeutung, als infolge des Infektes die Granulocyten und auch die Myelocyten in den Vordergrund treten können. Darin dürfte wohl auch der Grund zu suchen sein, warum die Angaben über das Knochenmark so verschieden lauten. Im allgemeinen wird das Knochenmark bei der alimentären Form der Anämie in lebhafter Tätigkiet gefunden; es erscheint makroskopisch in der Regel tiefblaurot. In den übrigen Organen wird auf das Vorkommen von Blutbildungsherden großes Gewicht gelegt. Als wichtiges Kriterium der alimentären Anämie sieht Kleinschmidt die Hämosiderose der Organe an.

4. Der Urobilinstoffwechsel bei der alimentären Anämie. Die Annahme Czernys, daß es sich bei der alimentären Anämie um einen erhöhten Blutzerfall handeln dürfte, wurde in jüngster Zeit durch Untersuchungen von Glanzmann bestätigt. Indem er ähnlich, wie ich es getan habe, die Farbstoffausscheidung durch den Stuhl als Maßstab des Blutzerfalles analysiert, findet er bei den alimentären Anämien in den Fäzes der Kinder vermehrte Urobilinmengen. Seine Angabe, daß die Schwere der Anämie einigermaßen mit den Farbstoffwerten parallel ginge, erscheint mir wichtig.

5. Der Einfluß der Fettnahrung auf den Hämoglobinabbau. Bereits den älteren Klinikern war der enorme Einfluß einer zweckmäßigen Ernährung resp. die Heilung von dyspeptischen Störungen bei der kindlichen Anämie bekannt. DemEinfluß Czernys ist es wohl zu verdanken, wenn nunmehr schwere alimentäre Anämien beim Kinde eine Seltenheit geworden sind. Das Grundprinzip der Ernährungsvorschrift von Czerny ist: schnelles Übergehen zur gemischten Kost, bei fast vollständigem Ausschalten der Milchnahrung. Das Schadhafte der Milchdiät scheint in ihrem hohen Fettgehalte gelegen zu sein.

In speziellen Stoffwechseluntersuchungen, die von Glanzmann vorgenommen wurden, konnte. zahlenmäßig der günstige Einfluß einer Änderung der Diät auf den Verlauf der Anämie gezeigt werden; dabei ändert sich nicht nur das Blutbild, sondern der günstige Einfluß wird auch im Sinne einer Herabsetzung der Gallenfarbstoffausscheidung bemerkbar. Schon an einem gesunden Kinde ließ sich zeigen, daß Fettzugaben zur normalen Diät die Urobilinwerte in die Höhe treiben. Die Czernysche Schule stützt sich hier auf Versuche von Weinberg in Pawlows Laboratorium. Weinberg hatte an Gallenfisteltieren den Einfluß der verschiedenen Nahrungsmittel auf die Gallensekretion studiert. Fettsäuren und überhaupt Fett sind nach ihm als das beste Cholagogum anzusehen.

Auf Grund seiner eigenen Befunde und der aus dem Pawlowschen Laboratorium schließt daher Glanzmann, „wenn die Fettnahrung in der Nahrung zu einer vermehrten Gallenfarbstoffsekretion führt, so müssen wir, falls die Entstehung des Bilirubins aus Hämatin wirklich zutrifft, den logischen Schluß ziehen, daß sie auch zu einer vermehrten Hämolyse Anlaß gibt. Die Entstehungsmöglichkeit einer alimentären Anämie ist somit bei jeder Fettübernährung, welche zu einer Luxuskonsumption des Blutes führt, gegeben".

6. Die Bedeutung der Funktion des erythropoetischen Apparates für das Symptomenbild der Anaemia pseudoleucaemica infantum. Als Ursache, warum es bei Kindern nicht bei jeder Fettüberfütterung zu vermehrtem Blutuntergange kommt, glaubt Glanzmann verschiedene Gründe angeben zu müssen: nicht jedes Knochenmark muß sich bei einer peripheren Blutschädigung insuffizient zeigen; besteht aber eine konstitutionelle Minderwertigkeit des Blutbildungsgewebes, so kommt es bei Einwirkung der alimentären Noxe leicht zu einer relativ insuffizienten und morphologisch-pathologischen Regeneration und einer Abartung in pathologische Bahnen. Wir finden hier einen ähnlichen Standpunkt, wie wir ihn bei der Deutung der perniziösen Anämie eingenommen haben.

Außerdem rechnen die Pädiater mit der Art und Weise, wie im Darmkanal die Fettverdauung und -resorption erfolgt. Es ist nach ihrer Meinung nicht gleichgültig, ob das Fett aus dem Magen rasch oder langsam in den Darm gelangt; in einer plötzlichen Überladung des Darmes mit Fett sehen sie eine Gefahr für den Organismus. Eine der vielen Schutzvorrichtungen des Organismus vor überstürzter alimentärer Hämolyse dürfte wohl in den Darmepithelien zu suchen sein, indem vielleicht diese die aufgenommenen Fettsäuren und Seifen in nicht mehr hämolytisch wirkende Neutralfette synthetisieren. Beide Momente sind sehr beachtenswert, weil im Krankheitsbilde der hämolytischen perniziösen Anämie Achylie des Magens und Veränderungen an den Epithelien des Magendarmkanales immer eine große Rolle spielen. Bei dieser Gelegenheit soll auch der Arbeit von Weltmann gedacht werden, der bei Ratten schwere Anämie beobachten konnte, wenn er die Tiere durch längere Zeit hindurch mit Öl fütterte.

Wir haben bereits erwähnt, daß Infektionen das Krankheitsbild der alimentären Anämie wesentlich modifizieren können. Es lassen sich nun aus der Literatur Fälle von schwerer Anämie mit gleichzeitigem großen Milztumor zusammenstellen, wo ein Zusammenhang zwischen Infektion und „Anaemia pseudoleucaemica infantum" kaum zu leugnen ist. Vor allem scheint hier die Lues eine große Rolle zu spielen. Wohl am weitesten dürfte hier Baginsky gegangen sein, der anläßlich eines solchen Falles von einer echten syphilitischen Leukämie sprach. Die Details der einzelnen Formen hier zu besprechen, würde zu weit führen.

Nächst der Lues sprechen die Pädiater bei der Entstehung von Anämien im Kindesalter auch der Tuberkulose eine gewisse Bedeutung zu. Die modernen Kinderärzte vertreten den Standpunkt, daß es nicht die Infektion allein sein kann, die man für den ganzen Symptomenkomplex — Milztumor, Anämie, Blutbild usw. — verantwortlich machen kann; denn in den wenigsten Fällen besteht ein Parallelismus zwischen der Schwere der Infektion und der Malignität der „Anaemia pseudoleucaemica infantum". Man wird vielmehr zu der Auffassung gedrängt, daß eine verminderte Leistungsfähigkeit der blutbildenden Organe des Kindes vorliegen muß, damit es zur Ausheilung der Anämie kommt.

7. Echte Fälle von hämolytischem Ikterus im Kindesalter. Im Kindesalter kommen Anämien vom Typus des hämolytischen Ikterus vor. Ganz abgesehen, daß ich zwei solche typische Fälle (der eine Fall wurde von Nobel (Wien) aus der Wiener Kinderklinik publiziert) von hämolytischem Ikterus bei Kindern, allerdings im Alter von 3—5 Jahren gesehen habe, lassen sich aus der Literatur auch solche, meist aber anders gedeutete Fälle herausfinden; z. B. der Fall von Lenoble, Petrone. Richtig beurteilt ist m. E. nur der Fall von Armand-Delille. In unseren beiden Fällen von hämolytischem Ikterus bei Kindern waren die kernhaltigen Erythrocyten (Normo- und Megaloblasten) enorm vermehrt. Man zählte auf 1,5 Mill. Erythrocyten 200 000 kernhaltige Rote in einem Fall, 178 000 auf 1,32 Mill. im andern. Lebhaft wird man hier an die Angabe von Reckzeh erinnert, der behauptet, daß das Blut neugeborener Tiere eine besondere Vulnerabilität zeigt; wenigstens konnte er bei experimentellen Anämien junger Tiere eine enorm reichliche Ausschwemmung von kernhaltigen Roten konstatieren. Auch wir sahen beidemal

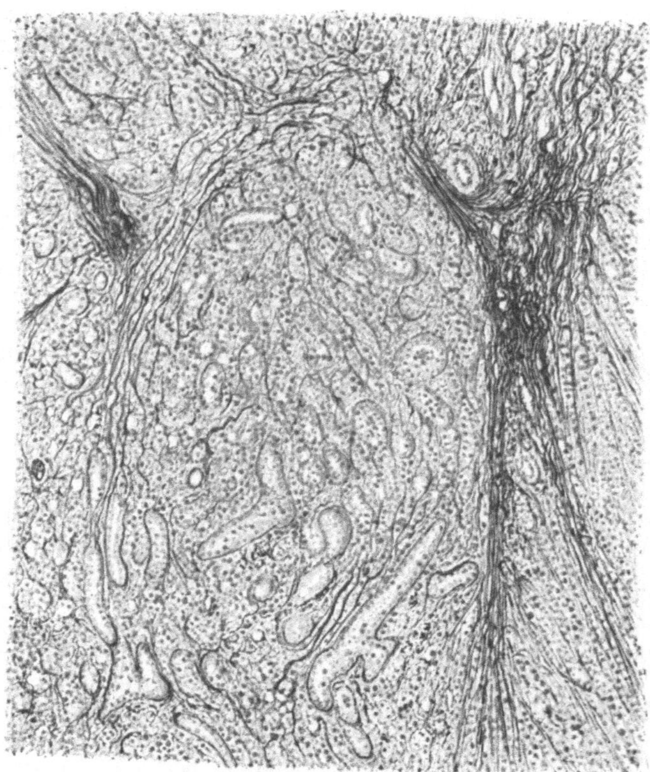

Abb. 53. Milz bei Anaemia pseudoleucaemica infantum (v. Jaksch). Starke Vermehrung des interstitiellen Bindegewebes, das von den Trabekeln aus strahlig in die Pulpa eindringt. (Ribberts Bindegewebsfärbung.)

eine beträchtliche Vermehrung der Leukocyten, so z. B. 100 000, dabei Ausschwemmung von Myelocyten. Die Ähnlichkeit des Blutbildes mit jenem der Leukämie war sehr groß. Die Splenektomie, die beidemal zu einer völligen Heilung der kleinen Patienten geführt hatte, ermöglichte die Untersuchung der Milzen, die das typische Bild wie bei hämolytischem Ikterus darboten.

Was die Leukocytenausschwemmung anbelangt, so wird man ebenfalls an die Angaben von Reckzeh gemahnt. Erwachsene Tiere zeigten nach Pyrrogallolintoxikation höchstens eine Leukocytose von 34 000, Neugeborene 106 000. Schließlich soll nicht unerwähnt bleiben, daß Loeper bei kindlichen Anämien im Gefolge von chronischen Magen- und Darmerkrankungen eine Herabsetzung der Resistenz der Erythrocyten konstatieren konnte.

8. Eigene Beobachtungen an Fällen von Anaemia pseudoleucaemica infantum. Ich habe dem Krankheitsbilde der „Anaemia pseudoleucaemica infantum“

in den letzten Jahren großes Interesse entgegengebracht und hätte gerne solche Fälle in ähnlicher Weise analysiert, wie ich dies z. B. beim hämolytischen Ikterus und bei der perniziösen Anämie getan habe. Obwohl ich mich an viele Kinderärzte gewendet habe, bot sich mir dazu keine Gelegenheit. Fast alle sagten mir, daß solche Fälle, wie man sie in früheren Jahren zu sehen gewohnt war, jetzt nicht mehr vorkommen. Sollte dies bereits der Einfluß einer zweckmäßigen diätetischen Behandlung im Sinne von Czerny sein? Mittlerweile ist die ganze Frage mit jenen Untersuchungsmethoden, die ich hier gern angewendet hätte, von Glanzmann aufgegriffen worden. Es freut mich, daß sich die Berliner Schule bei der Analyse der kindlichen Anämie vielfach meinen Anschauungen angeschlossen hat.

Durch die Zuvorkommenheit des Herrn Dr. Sluka kam ich in den Besitz von mehreren Milzen, welche von Kindern stammten, die vor vielen Jahren an den Folgen der Anämie bei sogenannter „Anaemia pseudoleucaemica infantum" zugrunde gegangen waren. Ich will den Untersuchungen von Herrn Dr. Sluka nicht vorgreifen; aber so viel kann ich sagen, daß es sich hier, soweit man aus der histologischen Betrachtung der Organe überhaupt ein Urteil schöpfen kann, um verschiedenerlei Krankheiten handeln dürfte.

Bei der einen Gruppe — hier dürfte es sich um reine Fälle von — sagen wir — alimentären Anämien gehandelt haben — ließ sich Hämosiderose ähnlich wie bei Perniciosa feststellen. Das Eisenpigment fand sich in der Milz teils innerhalb der Pulpazellen, teils frei im Parenchym. In der Leber war eisenführendes Pigment sowohl in den Leberzellen, als auch in den Kupfferzellen zu finden. Wir sahen somit ganz ähnliche Bilder, wie sie schon von Wegelin beschrieben wurden.

Bei einer anderen Kategorie von Fällen habe ich die Anwesenheit von Siderocyten vermißt.

Bei Fällen der ersten Gruppe zeigte die Milz jene eigentümlichen Veränderungen, wie sie auch der rachitischen Milz eigen zu sein pflegen. (Abb. 53 und 54.) Neben einer reichlichen Vermehrung der Gitterfasern finden sich durch das ganze Parenchym gleichmäßig verteilte, ziemlich derbe Bindegewebszüge. Bei der zweiten Gruppe, die allerdings klinisch auch zur Anaemia pseudoleucaemica gezählt wurden, habe ich solche Milzveränderungen nicht gesehen.

Ohne mich — wie gesagt — weiter in dieser Frage verbreiten zu wollen, will ich kurz sagen, daß die erste Gruppe histologisch tatsächlich etwas Spezifisches zu sein scheint; von der zweiten Gruppe möchte ich aber glauben, daß sie wahrscheinlich mit der echten Leukämie verwandt ist.

Schließlich noch eine Bemerkung zur rachitischen Milz. Wenn man histologisch sieht, welch schwere Veränderungen in einer rachitischen Milz zu erkennen sind, so muß man sich fragen, wieso es möglich ist, daß diese derben

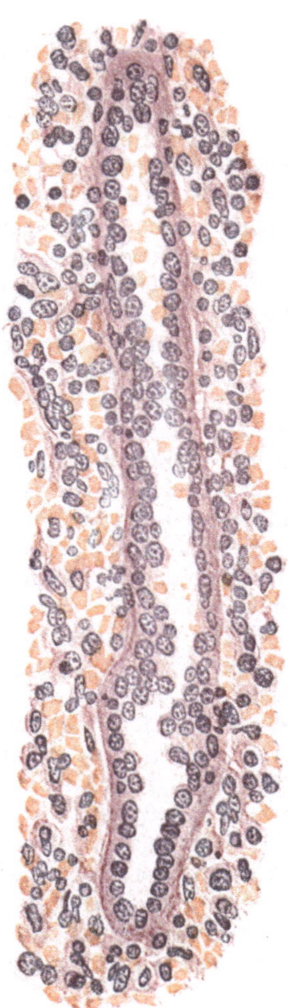

Abb. 54. Milz bei Anaemia pseudoleucaemica infantum (v. Jaksch). Quergetroffener Sinus. Starke Vermehrung der Stabzellen. (Dominici-Färbung.)

Bindegewebszüge vollkommen spurlos verschwinden können. Deshalb halte ich es für sehr wünschenswert, Kinder, die an großen rachitischen Milzen gelitten haben, in Evidenz zu behalten.

Wir haben im vorigen Kapitel einen Milztumor besprochen, der histologisch große Ähnlichkeit mit jenem bot, den Isaak beschrieben hatte. Wir fanden in dieser Milz eigentümliche Bindegewebszüge, die etwas an die rachitische Milz erinnerten; die Veränderungen waren aber viel ausgedehnter als in den schwersten Fällen von „Anaemia pseudoleucaemica infantum". Auffallend war in unserem Fall, daß dieser Patient als Kind sehr spät gehen lernte.

Schließlich noch eine Bemerkung über einen eventuellen Zusammenhang zwischen Rachitis und Splenomegalie bei Lebercirrhosen. Es ist uns aufgefallen — wir kommen darauf noch zu sprechen — daß Patienten, die an Cirrhosis hepatis leiden, häufig in ihrer Jugend relativ spät gehen gelernt haben und manchmal noch Erscheinungen einer abgeklungenen Rachitis darboten. An einen ähnlichen Zusammenhang zwischen „Morbus Banti" und in der Jugend akquirierter Rachitis hat Schabat gedacht.

9. Zusammenfassung. Das Kapitel haben wir mit der Beschreibung des Krankheitsbildes der Anaemia pseudoleucaemica infantum begonnen. v. Jaksch hat es ursprünglich als einen einheitlichen Symptomenkomplex hervorgehoben. Verfolgt man die weitere Literatur, so kommt man zu der Überzeugung, daß die Beobachtung von v. Jaksch, so richtig sie war, eine ziemliche Verwirrung angerichtet hat, und daß in einer Zeit fast jede kindliche Anämie oder jeder Milztumor mit etwas atypischem Blutbilde unter der Diagnose Anaemia pseudoleucaemica infantum geführt wurde. Wir werden im folgenden Kapitel sehen, wie eine ähnliche Verwirrung auch heute noch auf dem Gebiete des Bantischen Krankheitsbildes besteht.

Der erste Stoß, der gegen die Sonderstellung der v. Jakschschen Krankheit geführt wurde, ging von Aschenheim und Benjamin aus. Die innige Beziehung zur Rachitis ist hier zum erstenmal scharf betont worden. Da sie bei der Rachitis gelegentlich große Milztumoren auch ohne Anämie gesehen haben, so rechnen sie mit der Möglichkeit, daß es fließende Übergänge zwischen dem Milztumor bei der Rachitis und der Anaemia pseudoleucaemica infantum gibt.

Als ein großer Fortschritt auf diesem Gebiete müssen die Untersuchungen aus der Czerny-Klinik begrüßt werden. Ich sehe ihr Verdienst hauptsächlich darin, daß sie einerseits auf die innigen Beziehungen zwischen Nahrungszufuhr und dem Krankheitsbilde verwiesen und andererseits zur Analyse der kindlichen Anämien auch die Abbauprodukte des Hämoglobinumsatzes zu Rate gezogen haben. So stellten sie fest, daß durch Fettzufuhr mehr rote Blutzellen zugrunde gehen können, als z. B. bei Eiweißnahrung. Die Nachteile einer zu lange geübten Milchdiät sehen sie vor allem in der zu reichlichen Fettzufuhr. Den Grund, warum dies bei dem einen Kinde ohne Nachteil ist, während ein anderes eine schwere Anämie bekommt, vermuten sie in einem verschiedenen Verhalten der Knochenmarksfunktion. Bei einem sonst gesunden Kinde bereitet ein vermehrter Verbrauch an roten Blutzellen dem erythropoetischen Apparate keine weiteren Schwierigkeiten; anders dagegen bei funktionell minderwertigen Kindern. Für sie ist die Rachitis oder auch die exsudative Diathese — die bei Kindern, die zu Anämie neigen, ebenso häufig vorkommt — bereits der Ausdruck einer konstitutionellen Minderwertigkeit.

In dem Sinne ist also das Krankheitsbild der Anaemia pseudoleucaemica infantum nichts anderes als die Reaktion eines funktionell minderwertigen Knochenmarkes auf erhöhten Blutuntergang. Nachdem bei derart disponierten Kindern oft geringe Infektionen gleichfalls den erythropoetischen Apparat schwer in Mitleidenschaft ziehen und dadurch eine Anämie heraufbeschwören können, so ist es zu verstehen, warum gelegentlich die reine Ernährungsanämie eben durch solche Komplikationen zu einer atypischen werden kann. Dies modifiziert nicht nur den gesamten Symptomenkomplex, sondern vor allem auch das Blutbild.

Ich habe dieser Frage deswegen mehr Aufmerksamkeit geschenkt, weil ich glaube, daß wir hier mit Tatsachen bekannt gemacht werden, mit denen die Ärzte der erwachsenen Patienten bis jetzt kaum gerechnet haben. Wir haben bei der Besprechung der perniziösen Anämie und auch des hämolytischen Ikterus in pathogenetischer Beziehung neben dem Knochenmarke die Hauptaufmerksamkeit der Milz und Leber gewidmet. Auf Grund gewisser therapeutischer Erfolge sahen wir uns veranlaßt, der Milz als Hämolytikum eine aktive Rolle zuzumessen; mit der Möglichkeit, daß durch die Nahrung eventuell ein hämolytisches Agens eingeführt werden kann, haben wir nicht gerechnet. Warum wir uns gegen eine intravaskuläre Hämolyse ausgesprochen haben, ist ausführlich auseinandergesetzt worden. Daß aber trotzdem die Fettsubstanzen auch bei experimenteller Hämolyse, z. B. durch Toluylendiamin und auch bei der Perniciosa des Menschen eine Rolle spielen dürften, haben wir betont. Da auch bei den Ernährungsanämien ähnlich wie bei den erwähnten Krankheitsbildern die Organe Hämosiderose zeigen, so möchte ich auch bei der kindlichen Anämie der Vermutung Raum geben, daß es sich hier kaum um eine intravaskuläre Hämolyse handeln dürfte.

VIII. Kapitel.

Zu den umstrittensten Gebieten der inneren Medizin gehört das Kapitel über den sogenannten „Morbus Banti". Während diese Bezeichnung von mancher Seite gerne gebraucht wird, vermeiden andere Kliniker diese Diagnose. Ähnlich äußern sich auch die pathologischen Anatomen; während einzelne von ihnen die Existenzberechtigung des Morbus Banti vollkommen leugnen, setzen sich dagegen andere selbst auf Grund histologischer Untersuchungen für sie ein. Um in dieses dunkle Gebiet hineinzuleuchten, erscheint es notwendig, historisch vorzugehen, wobei wir insbesondere der pathologisch-anatomischen Auffassungsweise weitgehendst Platz einräumen möchten. Selbstverständlich sei zunächst der Angaben von Banti selbst gedacht.

1. Die Beschreibung des Krankheitsbildes, so wie sie von Banti gegeben wurde. a) Die Klinik der Krankheit. Im Jahre 1894 beschrieb Banti ein Krankheitsbild, das er unter dem nichts präjudizierenden Titel: Splenomegalie mit Lebercirrhose zusammenfaßte. Diese Krankheitsform kommt nach ihm vorwiegend bei jugendlichen Individuen vor, in deren Anamnese Malaria, Syphilis, Infektionskrankheiten, sowie chronische Vergiftungen (Alkohol, Diätfehler) keine Rolle spielen; zum mindesten soll zwischen vorher überstandenen Krankheiten und der uns hier interessierenden Krankheit kein unmittelbarer Zusammenhang zu erkennen sein. Die eigentliche Krankheit präsentiert sich, soweit man das nach den Symptomen beurteilen kann, in drei Stadien: 1. das anämische Stadium, 2. das Übergangsstadium, 3. das ascitische Stadium.

α) *I. Stadium.* Das klinische Bild des anämischen Stadiums, Stadio anaemico, hat große Ähnlichkeit mit jenem, das Banti unter dem Namen Anaemia splenica zusammenfaßte. Wegen leichter Ermüdbarkeit, Herzklopfen, Dyspnoe, eventuell Nasenbluten kommen die Patienten zum Arzt. Neben einer mäßig starken Anämie, die objektiv selten mit einer Verringerung der Erythrocyten (unter 3 Mill., Hämoglobinminimum $50\,^0/_0$, Fleischl) einhergeht, zeigt sich ein Milztumor von oft beträchtlicher Größe. Die Milz, die eine glatte Oberfläche hat, ist respiratorisch gut verschieblich, nicht schmerzhaft; eine eventuelle Perisplenitis gehört zu den Seltenheiten. Lymphdrüsenschwellungen fehlen. Die Leber ist in diesem Stadium palpatorisch weder vergrößert, noch hart. Ikterus fehlt. Abgesehen von den eben beschriebenen Blutveränderungen erwähnt Banti noch Poikilocytose und Anisocytose; Normoblasten kommen nicht zur Beobachtung. Die Leukocyten weichen weder numerisch, noch qualitativ von der Norm ab. Im Harn zeigt sich nichts Pathologisches, auch ist die Farbe normal; Urobilin oder gar Bilirubin lassen sich nicht nachweisen. Der Patient, der in der Regel bei entsprechendem Appetit ist, leidet an keinerlei Verdauungsstörungen. Fieber kommt vor, gehört aber nicht zu den charakteristischen Symptomen; manchmal zeigt das Fieber intermittierenden Charakter; der Temperatursteigerung kann ein Frostanfall vorangehen. Die Dauer dieser Krankheitsperiode schwankt zwischen 3—12 Jahren. Arsen zeigt in diesem

Stadium einen günstigen Einfluß auf den Verlauf der Krankheit; selbst der Milztumor kann im Anschluß an eine solche Therapie kleiner werden.

β) II. Stadium. (Übergangsstadium, Stadio intermedio.) Der Beginn dieses Stadiums ist an einer allmählich einsetzenden Verringerung der Harnmenge zu erkennen. Gleichzeitig wird der Harn dunkler und uratreicher. Nunmehr ist auch Urobilin nachweisbar. Gallenfarbstoff kann schließlich auch hinzutreten. Während die Patienten vorher nur blaß waren, bekommen sie jetzt allmählich ein schmutzig-braunes Kolorit; schließlich kann es zu einer typisch ikterischen Verfärbung der Haut kommen. In diesem Stadium machen sich auch öfter Störungen im Bereich des Magendarmkanals bemerkbar. Die Leber, die bis dahin nicht vergrößert war, nimmt an Umfang und Härte zu; sie kann um 2—3 Querfinger den Rippenbogen überragen. Dieses Stadium soll höchstens 12—18 Monate dauern.

γ) III. Stadium. (Ascitisches Stadium, Stadio ascitico.) Ohne jegliche subjektive Beschwerden kann es zur allmählichen Entwicklung von Ascites kommen. Eine Verkleinerung der früher größeren Leber leitet oft dieses Stadium ein. Der Prozeß schreitet rasch vorwärts, so daß die Leber bald gänzlich hinter dem Rippenbogen verschwindet. Der Ascites kann ebenfalls bald eine gewaltige Ausdehnung annehmen. Die eventuelle Punktionsflüssigkeit unterscheidet sich in nichts von der bei einer typischen atrophischen Lebercirrhose. Die Harnmenge wird nun noch geringer; der Harn enthält reichlich Urobilin aber wenig Gallenfarbstoff. Die Milz ändert während des ganzen Verlaufes nur wenig ihre Größe. Dagegen können die Erscheinungen der Anämie wieder mehr in den Vordergrund treten. Trotzdem fällt die Zahl der Erythrocyten und auch der Gehalt an Hämoglobin selten unter 3 Mill. bzw. 50 %. An den Leukocyten ist wenig Charakteristisches zu bemerken. Die Anämie plus Ikterus können dem Patienten ein eigentümliches Aussehen geben. Trotz der Gelbsucht ist der Stuhl cholisch gefärbt. Öfter sieht man abendliche Temperatursteigerungen. Nasenbluten wird beobachtet, dagegen fehlen andere charakteristische Zeichen einer hämorrhagischen Diathese. Auch kommt es zu keinen starken Blutungen gegen den Darmkanal. An den Folgen des hochgradigen Ascites gehen die Patienten dieses Stadiums meist innerhalb von 6 bis 12 Monaten zugrunde, selten an den Folgen von chronischen Hämorrhagien.

b) Verhalten des Blutes. Die Untersuchung des Blutes beansprucht großes Interesse. Auch hier will ich vor allem an den Befunden Bantis festhalten.

Fall beobachtet von	Erythrocyten	Hämoglobin	Leukocyten	Neutrophile		Eosinophile		Basophile		Mononukleäre		Lymphocyten		Stadium des „Banti"
				abs.	%	abs.	%	abs.	%	abs.	%	abs.	%	
I. Micheli	3 500 000	42	2500	1525	61	275	11	25	1	175	7	500	20	I. Periode
II. Micheli	4 800 000	50	1800	1119	64	72	4	9	0,5	90	5,0	477	26,5	I. „
			2300	1549	63	69	3	0	—	92	4,0	690	30	
III. Banti 12. XI. 1902	5 745 000	62	8643	6613	77,2	292	3,5	8	0,1	363	4,2	1261	14,6	II. „
24. I. 1903	5 125 000	67	6493	4719	72,8	168	2,6	25	0,4	376	5,8	1194	18,4	
IV. Banti 12. VI. 1902	3 880 000	60	6493	4161	74,1	110	1,7	12	0,2	415	6,4	1141	17,6	II. „
10. II. 1904	4 350 000	42	2609	1594	61,1	57	2,1	10	0,4	266	10,2	579	22,2	

Fall beobachtet von	Erythro- cyten	Hämoglobin	Leukocyten	Neutro- phile		Eosino- phile		Basophile		Mono- nukleäre		Lympho- cyten		Stadium des „Banti"
				abs.	%	abs.	%	abs.	%	abs.	%	abs.	%	
V. Banti	4 240 000	44	2830	1514	53,5	127	4,5	—	—	481	17	709	25	II.Periode
VI. Banti	5 430 000	75	3500	1960	56	35,0	1,0	—	—	910	26	595	17	II. „
VII. de Marchis	4 610 000	88	4800	2736	57	189	10,2	28	0,6	696	14,5	844	17,6	II. „
VIII. Micheli	3 500 000	50	3000	1575	52,5	15	0,5	—	—	255	8,5	1185	39,5	II. „
IX. Micheli	3 400 000	40	3800	2641	69,5	96	2,5	19	0,5	361	9,5	722	19,0	III. „
X. Banti	3 740 000	70	5180	2420	47,5	507	9,8	—	—	455	8,8	1756	33,9	III. „
XI. Rossi	3 744 000	35	3050	1927	63,2	106	3,5	—	—	619	20,3	396	13,0	III. „

Banti zieht daraus folgende Schlüsse: Verminderung der Erythrocyten kann vorkommen, kann aber auch einer Vermehrung Platz machen. Dagegen ist die Herabsetzung des Hämoglobinwertes fast typisch, und zwar in dem Verhältnis, daß der Färbeindex stets vermindert ist. Normoblasten fehlen. Eine Leukocytose kam nicht zur Beobachtung; dafür ist Leukopenie öfter zu finden. Myelocyten fehlen; oft sieht man eine absolute und relative Mono- nukleose, selbst in Fällen, wo Leukopenie besteht. Wo aber Leukopenie auf- tritt, dort macht sie sich in einer absoluten und relativen Verminderung der neutrophilen Leukocyten bemerkbar. Ähnliches gilt von der Lymphocytose; es besteht nur eine absolute, lymphocytäre Leukopenie, denn die Lymphocyten- zahl ist in der Regel normal; eine absolute Vermehrung kommt nicht vor, selbst in den Fällen nicht, wo es sich um eine relative Lymphocytose handelt. Kommt es überhaupt zu einer Lymphocytose, so geschieht dies stets auf Rechnung der neutrophilen Leukocyten.

Banti äußert sich über die Erythro- und Leukopoese bei seinem Krank- heitsbilde sehr vorsichtig; im allgemeinen meint er, daß es im Verlaufe dieser Erkrankung infolge verminderter Bildung zu einer schweren Schädigung des Blutes kommt. Als Stütze dafür führt er die fehlende Urobilinurie und den Mangel an Pigment in Leber und Milz an (Banti findet in den Organen kein Hämosiderin).

c) Pathologische Anatomie. Nach Banti sind die wichtigsten Ver- änderungen an der Milz und der Leber, eventuell auch an der Vena splenica zu sehen. An den übrigen Organen ist wenig Bemerkenswertes zu erkennen. Banti teilt auch die anatomischen resp. histologischen Veränderungen nach den drei klinischen Stadien ein.

α) Im ersten Stadium sind die Veränderungen an den Organen vielfach identisch mit denen bei der Anaemia splenica. Die Milz ist groß und kann ein Gewicht von 2—8 Kilo erreichen. Ihre Form bleibt dabei unverändert; wenn auch die Kapsel an einzelnen Stellen verdickt erscheint, ist die Ober- fläche im allgemeinen doch glatt. Gelegentlich kann es auch zu einer leichten Fixation mit der Nachbarschaft kommen. Das Milzgewebe ist gleichmäßig zäh, konsistent und am Durchschnitt von dunkelroter Farbe. Trabekeln und Malpighische Follikeln sind stets zu erkennen; manche der letzteren er- scheinen als harte Knötchen.

Kapsel und Trabekel zeigen mikroskopisch nur geringe Veränderungen; erstere erscheint, ähnlich wie bei chronischen, peritonealen Prozessen, verdickt, die letzteren sind manchmal ebenfalls dicker. Das Hauptinteresse beanspruchen die Follikel; manche von ihnen zeigen einen ganz normalen Bau, andere sind sogar vergrößert, ohne dabei noch irgendwelche schwerwiegende Strukturveränderungen darzubieten. Häufig ist bereits die Erscheinung der Fibroadenie zu erkennen, durch welche die Follikel, wenn auch manchmal nur zum Teil, zerstört werden können. Oft sieht man nur eine Bindegewebswucherung rings um die Arteria centralis in Form eines mehr oder weniger breiten Faserringes. (Abb. 55 und 56.) Der fibröse Anteil im Zentrum des Follikels

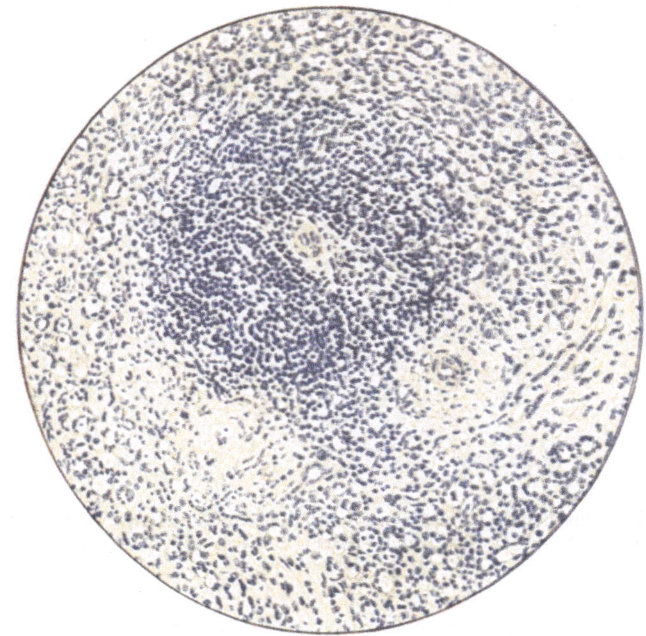

Abb. 55. Das Bild entstammt einem Milzschnitt, der mir von Banti überlassen wurde; es soll sich hier um eine typische Bantimilz handeln. Man sieht den Beginn der Fibroadenie ausgehend vom Follikel. I.—II. Stadium des Morbus Banti.

kann verschieden breit sein, so daß er $^1/_3$, $^2/_3$ selbst $^3/_4$ des ganzen Durchmessers für sich in Anspruch nimmt. Diese Veränderung, die nach Banti das Charakteristikum der Fibroadenie darstellt, besteht aus dichtem, nicht bloß faserigem, sondern manchmal auch hyalin aussehendem Bindegewebe. Das Bindegewebe läßt mehr oder weniger breite Spalten oder Maschenräume erkennen; die Spalten, die eine oblonge Form zeigen, liegen in der Regel mit ihrem Längsdurchmesser konzentrisch bzw. parallel zur Arterie der Malpighischen Körperchen. In den Spalten bzw. Maschenräumen liegen öfter, gleichsam an ihre Gerüstfäden angeheftet, chromatinreiche Kerne, deren Form recht verschiedenartig sein kann. Dort, wo solche Veränderungen noch nicht sehr weit vorgeschritten sind, sieht man an Stelle der Kerne Zellen, die sich nicht wesentlich von jenen des normalen lymphoiden Gewebes unterscheiden. Banti nennt sie Chromoblasten. Die erwähnten Maschenräume werden gegen die Peripherie des Follikels immer größer; dementsprechend fassen sie auch mehr Kerne. Das die Maschen umziehende, oft hyalin degenerierte Netzwerk wird gegen die Peripherie immer zarter und zarter, bis es schließlich ein, dem normalen Retikulum ähnliches Netzwerk darstellt. Eine scharfe Grenze zwischen dem fibroadenischen Gewebe und der Adventitia der Arteria centralis ist oft schwer nachweisbar. Der fibroadenische Prozeß kann auch noch in einer Gegend der Arterie zu sehen sein, wo sie sich im Sinne eines Penicillus auflöst. An den arteriellen Gefäßen selbst sind nicht die geringsten Zeichen von Arteriosklerose nachweisbar. Die Fibroadenie beginnt stets in der Nähe des zentralen Gefäßes. Daß ein ganzer Follikel der Fibroadenie verfällt, ist im ersten Stadium selten. Je vorgeschrittener der Krankheitsverlauf ist, desto mehr Follikel erscheinen betroffen. Insofern kann man aus dem anatomischen Bilde ungefähr einen Schluß auf die Dauer der Erkrankung ziehen. Jedenfalls kann man im Anfangsstadium der Krankheit

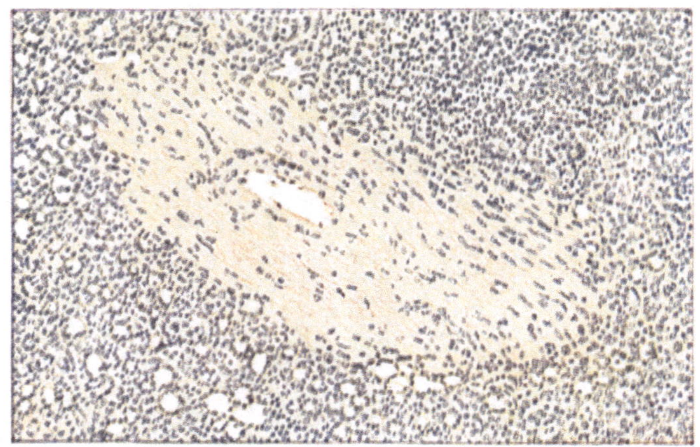

Abb. 56. Das Bild entstammt gleichfalls einem Milzschnitte, der mir von Banti überlassen wurde; man sieht ein bereits vorgeschrittenes Stadium der Fibroadenie. III. Stadium der Fibroadenie.

die fibröse Umwandlung des Malpighischen Follikels fast in allen ihren Abstufungen verfolgen. Auch sonst können die Follikel pathologische Veränderungen darbieten: weder in den „Eigenzellen" des Milzfollikels selbst, noch in denen des Netzwerkes zeigen sich Karyokinesen; die Erscheinung des Keimzentrums läßt sich bei Morbus Banti in den Follikeln der Milz nicht nachweisen; in manchen Fällen zeigt sich statt eines Keimzentrums eine nekrotisch hyaline Masse, deren Form sehr verschieden ist; selbst eckige, unregelmäßige und verzweigte hyaline Gebilde können auf diese Weise zum Vorschein kommen. Da mit dem Ausdruck hyalin nichts Bestimmtes ausgesagt ist, so beschreibt Banti das Verhalten dieser Schollen: sie widerstehen dem Einfluß der Essigsäure, färben sich mit Eosin und nach van Gieson rosa, mit Kernfärbemitteln erfolgt nur diffuse Färbung; die Substanz zeigt keine Reaktion auf Amyloid. Woraus diese hyalinen Schollen hervorgehen, konnte Banti nicht ermitteln. Schließlich erwähnt Banti noch zwei Veränderungen des Follikels, denen er aber weniger Bedeutung zumißt. Nämlich Thrombose einiger Gefäße und dann eine eigentümliche Veränderung des Retikulums, die darin besteht, daß seine Fasern nicht gleichmäßig, sondern rosenkranzartig verdickt erscheinen.

In der eigentlichen Pulpa konnte er ebenfalls eigentümliche Veränderungen wahrnehmen. Die Venensinus erscheinen zwar nicht weiter als unter nor-

malen Verhältnissen; dafür sind aber die Räume zwischen ihnen viel breiter. Die Veränderungen an den Sinus bestehen darin, daß die Stabzellen, die sich unter normalen Ver-
hältnissen im Längs- und Querschnitt von dem lymphoiden Gewebe kaum abheben, deutlich als selbständige Gebilde hervortreten. Außerdem haben sie an Zahl, soweit man dies am Querschnitt eines Sinus beurteilen kann, bedeutend zugenommen. Die Auskleidung, entlang der Innenfläche kann so dicht werden, daß der Sinus am Querschnitt wie ein Epithelkanal aussieht. Ähnliche Zellen, wie sie an der Zirkumferenz des Sinus zu sehen sind, finden sich auch in dem Gewebe zwischen den Sinusräumen. Das Retikulum der Pulpa ist ähnlich beschaffen wie im Follikel; die Fasern sind hier ebenfalls verdickt und zeigen „hyalines" Aussehen. Am deutlichsten läßt sich

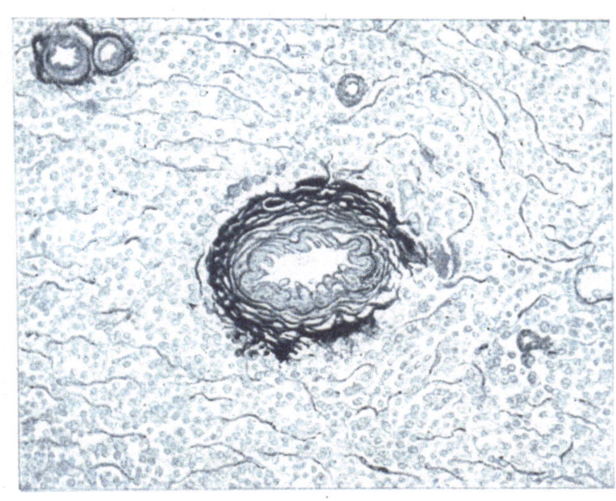

Abb. 57. Es betrifft dasselbe Präparat, wie in Abb. 55. Der Schnitt ist nach der Ribbert-Methode gefärbt und zeigt den Beginn der Fibroadenie (I. Stadium). Auch diesen Schnitt verdanke ich der Liebenswürdigkeit von Banti.

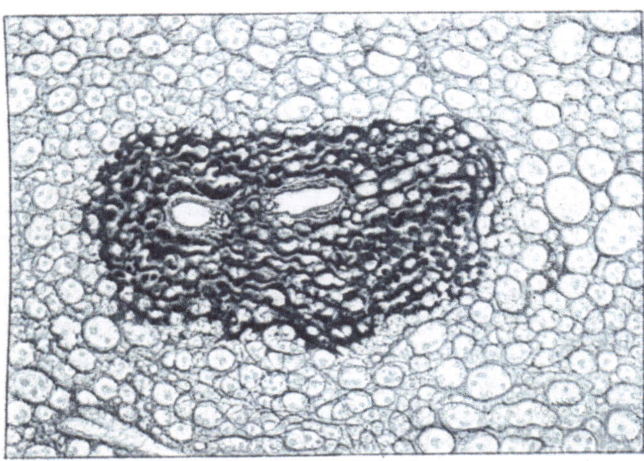

Abb. 58. Es betrifft dasselbe Präparat, wie in Abb. 56. Der Schnitt ist nach der Ribbert-Methode gefärbt und zeigt ein vorgerücktes Stadium der Fibroadenie (II.—III. Stadium). Auch diesen Schnitt verdanke ich der Liebenswürdigkeit von Banti.

diese Veränderung bei Färbung nach der Mallorymethode, speziell in der Modifikation von Ribbert kenntlich machen. (Abb. 57 und 58.)

Die Zellen, die sich in den Räumen zwischen den Sinus zeigen, unterscheiden sich zumeist nicht wesentlich von normalen. Manchmal besteht aber doch ein gewisser Parallelismus zwischen dem Alter des Prozesses und den Veränderungen im Gewebe. So kann es schließlich in besonders vorgeschrittenen Fällen zu einer fibrösen Umbildung einzelner Pulpapartien kommen; ist dies eingetreten, so wird das Pulpagewebe von Bindegewebsfaserbündeln durchsetzt, die vielfach parallel verlaufen, In den engen Lücken, die zwischen ihnen noch übrigbleiben können, zeigen sich Zellen mit großen ovalen Kernen. Die Zellen bieten kaum Zeichen, die auf Karyokinese schließen lassen. Zellen, die Blutpigment führen, gehören zu den Seltenheiten. Die Veränderungen an den Sinus sind im übrigen dieselben geblieben

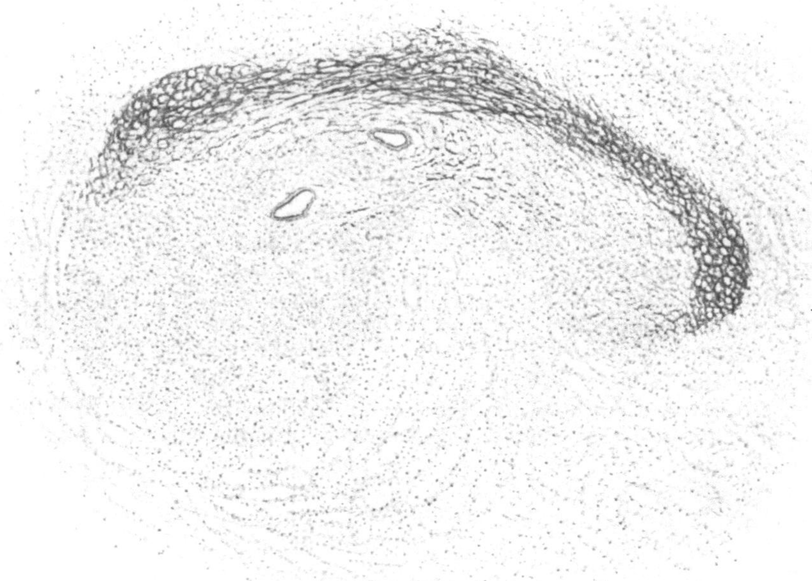

Abb. 59. Der Schnitt entstammt einer Milz von einem sogenannten „Banti“, wie wir ihn z. B. in Wien oft zu sehen Gelegenheit haben (cf. Fall XLIV). Man sieht — bei Ribbert-Färbung —, daß der fibroadenische Prozeß nicht vom Zentrum des Follikels ausgeht.

Die Veränderungen an den Follikeln, ebenso jene im Bereich des Retikulums der roten Pulpa sind die charakteristischen Läsionen, für die Banti den Namen: „Fibroadenie“ gewählt hat.

Banti legt weiter großes Gewicht auf Veränderungen im Bereiche der Vena lienalis. Sehr oft sah er eine Verdickung ihrer Wand, die durch einen endophlebitischen Prozeß hervorgerufen wurde Dieser ist teils zirkumskript, teils diffus. Mikroskopisch läßt sich zumeist eine Erkrankung der Intima als Ausgang des ganzen Prozesses feststellen. Der Prozeß kann sich bis in die Pfortader fortsetzen, läßt aber die Vv. mesentericae frei; er schreitet bloß gegen die Leber fort.

Schon im ersten Stadium der Krankheit ist die Leber groß; Banti gibt eine Vergrößerung bis zu 2 Kilo an; noch ist aber die Leberoberfläche glatt, und auch ihre Farbe und Konsistenz weichen kaum von der Norm ab. Mikroskopisch ist es oft schwer, deutliche Veränderungen zu erkennen; nur manchmal ist die Leber stark fettig degeneriert. Dagegen sind Veränderungen, die auf eine beginnende oder schon bestehende Cirrhose hinweisen würden, wie z. B. Verbreiterung der Interstitialräume, Wucherungen der Gallengänge, nicht vorhanden; ebenso fehlt Siderose.

An den anderen Organen ist nichts Besonderes oder Charakteristisches zu erkennen; nur das Knochenmark ist hypoplastisch.

β) II. Stadium. Stadio intermedio An der Milz sind keine wesentlichen Veränderungen gegenüber denen im ersten Stadium zu erkennen. An der Leber jedoch sieht man bereits makroskopisch, daß sie krank ist, denn ihre Oberfläche ist meist leicht granuliert. Die Größe braucht sich nicht wesentlich geändert zu haben. Mikroskopisch zeigt sich eine beginnende Hyperplasie im Bereich der interlobulären Zwischenräume. Banti legt Wert darauf, daß Wucherungen des jungen Bindegewebes hauptsächlich von den Endausbreitungen der Vena portae ihren Ausgang nehmen. Die Gallengänge erscheinen intakt.

γ) III. Stadium. Stadio ascitico. Im Peritoneum ist reichlich seröses Transsudat angesammelt. Die Leber ist klein, ihre Kapsel verdickt und getrübt. Adhäsionen zwischen dem Peritoneum viscerale und parietale (speziell in der Gegend des Zwerchfells) sind häufig. Dadurch, daß

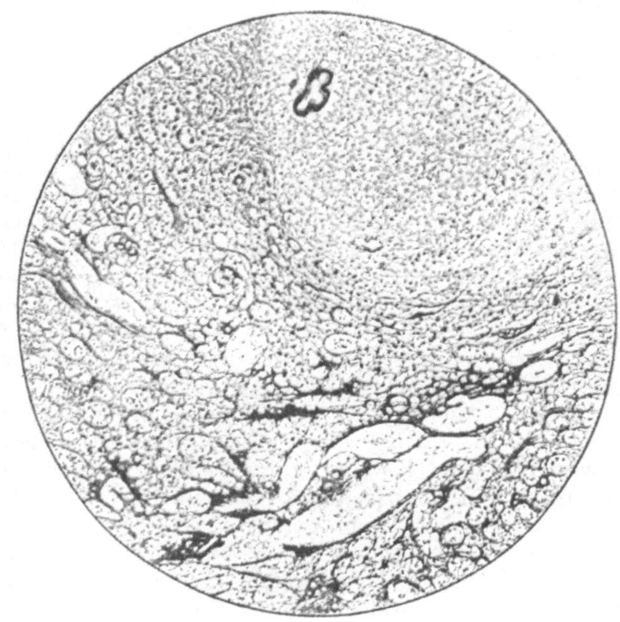

Abb. 60. Der Schnitt entstammt der Milz eines anderen Falles von sogenanntem „Morbus Banti“ (cf. Fall XLV). Auch hier sieht man, daß die Fibroadenie nicht vom Zentrum des Follikels ausgeht.

die Oberfläche zahlreiche kleine Unebenheiten darbietet, erinnert sie in ihrem Aussehen sehr an die Leber bei der atrophischen Cirrhose. Die einzelnen Erhabenheiten sind nicht gleichmäßig groß. Schneidet man die Leber ein, so erscheint ihr Parenchym hart, der Schnitt knirscht; auch zeigt sich die Schnittfläche granuliert; die einzelnen Körner sind gelblich und von blässeren, graurötlichen, eingesunkenen Bindegewebsringen umgeben; auch in diesem Stadium ist makroskopisch an den Gallengängen nichts Auffälliges zu bemerken.

Histologisch zeigt sich das typische Bild der annulären Cirrhose; kleinzellige Infiltrationen im Bereich des annulär um die Acini gelegenen Bindegewebes sind selten nachzuweisen. An den Portalvenen sind vielfach Zeichen einer Endophlebitis zu erkennen, wodurch es sogar zu Verengerungen ihres Lumens kommen kann. An den Gallengängen sind mikroskopisch gleichfalls Veränderungen zu bemerken, wie sie öfters bei Cirrhose gefunden werden, und zwar in Form der bekannten neugebildeten Gallengänge. Die Leberzellen selbst sind fettig degeneriert; auch jetzt fehlt Siderose. Die Milz ist wie im ersten Stadium beschaffen; nach wie vor besteht fibröse Bindegewebswucherung im Bereiche der Follikel und der Pulpa; in den sklerotischen Follikeln sind nunmehr elastische Elemente etwas reichlicher zu finden. Während bei den zwei ersten Stadien die Endophlebitis vorwiegend in der Milzvene und in der Pfortader, von der Mündung der Vena lienalis an nach aufwärts, zu sehen ist, kann im ascitischen Stadium auch die Mesenterialvene mit betroffen sein, aber in weit geringerem Grade als die Milzvene selbst. An den Lymphdrüsen ist nichts Pathologisches zu bemerken. Das Knochenmark ist jetzt rot.

c) Statistik und Pathogenese der Krankheit. Banti hat in einer seiner letzten Arbeiten 50 Fälle zusammengestellt, von denen er anzugeben glaubt, daß sie mit dem von ihm aufgestellten Krankheitsbilde identisch sind. Unter diesen 50 Fällen waren 32 Frauen und 18 Männer. Nach ihrem Alter geordnet waren: 2 Fälle 10—15 jährig, 17 Fälle 15—25 jährig, 15 Fälle 25—35 jährig, 11 Fälle 35—45 jährig, 5 Fälle 45—55 jährig. Der jüngste Patient war 12 Jahre alt, der älteste 55 Jahr.

Was die Ätiologie anbelangt, läugnet Banti entschieden einen ursächlichen Zusammenhang mit gastrischen Störungen, Erkrankungen der Leber — also auch Ikterus —, Malaria und Lues. Daß in einer Familie mehrere Fälle vorgekommen wären, ist von ihm nicht beobachtet worden. Bezüglich einer Lokalisation auf bestimmte Länder oder Landstriche äußert sich Banti nicht. Das Blut des Patienten, punktierter Milzsaft, das während der Operation gewonnene Blut der Vena lienalis, oder das Knochenmark von tödlich verlaufenen Fällen wurden auf die Anwesenheit von Mikroorganismen untersucht. Nie konnte sich Banti von der Anwesenheit irgend welcher Bakterien oder Parasiten überzeugen. Ebenso blieben Kulturversuche stets resultatlos. Auch hat man Blut oder Stückchen Milz Tieren implantiert, um zu sehen, ob auf diese Weise Wege zu finden wären, die ätiologisch verwertet werden könnten; die Resultate blieben stets ergebnislos. Trotzdem aber meint Banti, daß es sich um irgend eine Infektion handeln müsse, wenn es ihm auch nicht gelungen ist, den eigentlichen Erreger zu fassen. Das unbekannte Agens soll sich besonders in der Milz lokalisieren; hier soll es seine Wirksamkeit vor allem gegen das Retikulum richten; der Endeffekt soll die Fibroadenie sein. Banti meint, daß das Toxin entlang der arteriellen Blutgefäße in die Milz gelangt wäre, weil der pathologische Prozeß in seinen Anfängen hauptsächlich im Bereich der pinselförmigen Arterienverzweigungen zu sehen sei. Um den ganzen Bantischen Symptomenkomplex einheitlich erklären zu können, muß man noch zu weiteren Theorien greifen. Deswegen nimmt Banti an, daß das primär in der Milz lokalisierte Toxin entweder neue Noxen auslöst oder den Milzstoffwechsel so modifiziert, daß es zu lokalen und allgemeinen Veränderungen kommt. Für die immerhin nur geringgradige Anämie macht Banti keinen vermehrten Blutuntergang verantwortlich, denn im Anfang besteht keine Urobilinurie, und auch in der Leber und Milz ist Blutpigment nicht zu erkennen. Urobilin sieht man erst bei schon bestehender Leberläsion. Banti denkt daher viel eher an eine Knochenmarksläsion. Die Annahme eines hypoplastischen Knochenmarks wird aber illusorisch, da das Knochenmark stets Zeichen einer erhöhten Tätigkeit verrät. Um diesem Dilemma auszuweichen, greift Banti zu folgender weiterer Hypothese: Die Hypoglobinogenie im Knochenmark ist zwar herabgesetzt; die in ungenügender Menge gebildeten Erythrocyten werden aber unzureichend von dem Knochenmark abgegeben. Splenogene Gifte werden auch da für die Hyposthenie des Knochenmarkes verantwortlich gemacht. Die Gifte, die in der Milz gebildet werden, verlassen das Organ auf dem Wege der Vena lienalis und Vena portae; das soll der Grund sein, warum es gelegentlich in der Milzvene zu einer Endophiebitis kommt. Schließlich sollen auch die gleichen

Gifte eine „cirrho genetische" Wirkung entfalten können. Der Vorgang, unter dem sich die Cirrhose entwickelt, soll ähnlich dem bei der atrophischen Cirrhose nach Alkohol sein. Die Disposition des einzelnen Individuums kann — nach Banti — auf das Auftreten der einzelnen Symptome und auf die Stadien der Krankheit einen begünstigenden resp. verzögernden Einfluß ausüben; daher die Mannigfaltigkeit der Krankheitsbilder.

d) Der Einfluß der Splenektomie. Da Banti die Ursache des ganzen Übels in der Milz vermutete, so entschloß er sich, den betreffenden Kranken die Splenektomie vorzuschlagen. Die Resultate der chirurgischen Eingriffe schienen der Theorie Bantis recht zu geben, denn tatsächlich kann es bei solchen Patienten zur Heilung kommen; wie sollte man es sich sonst erklären, daß im Anschluß an die Operation die verschiedenen Symptome, wie Anämie, Hyposthenie und auch die Beschwerden von seiten der Leber zurücktreten.

Zur Beurteilung des Gesagten sei hier eine Statistik von Banti wiedergegeben; die Fälle sind teils von Banti selbst, teils auf seine Veranlassung hin operiert worden.

Eigene Fälle von Banti:

I. Periode	2 Fälle	2 Heilungen
II. „	6 „	5 „
III. „	2(3) „	0 „

Aus der Literatur gesammelte Fälle:

I. Periode	2 Fälle	1 Heilung
II. „	16 „	8 Heilungen
III. „	2 „	1 Heilung.

Nach Bantis Aufzeichnungen beträgt die Mortalität 44,4 %, und zwar in der

I. Periode	25 %
II. „	40 „
III. „	60 „

Damit glaube ich das Wichtigste aus den Arbeiten Bantis, soweit es sich um das von ihm aufgestellte Krankheitsbild handelt, erwähnt zu haben. Auf Einzelheiten werde ich noch zurückkommen.

2. Die Literatur nach Bantis erster Mitteilung. Im Anschluß an die Mitteilungen Bantis, in welchen er das von ihm gezeichnete Krankheitsbild „Splenomegalia con cirrosi epatica" nannte, folgten zahlreiche Publikationen über ähnliche Beobachtungen; so bürgerte sich allmählich die Bezeichnung Morbus Banti ein. Im Anfange stammte das Gros dieser Beobachtungen von italienischen Klinikern (Silva, Casarini, Carazzani, Bonardi, Finzi, Rinaldi, Silvestrini, Marini etc.). Die meisten stimmten den Anschauungen Bantis bei. Von ausländischen Klinikern schlossen sich zuerst die Franzosen Roquet et Bret an; darauf die Engländer Sippy, Osler und Brill. In Deutschland hat zum erstenmal Senator Stellung zur Frage des Morbus Banti genommen; auch er ist der Meinung, daß der Milzerkrankung eine primäre Rolle zukommt.

Meines Erachtens wirkte für die Folge ein Vortrag Senators direkt verwirrend, indem er das Krankheitsbild des „typischen" Morbus Banti (Splenomegalie plus Cirrhose) mit der Anaemia splenica vermengte. Senator spricht nämlich von einer lienalen Pseudoleukämie und meint darunter den Morbus Banti. Ich führe hier die Worte von Senator wörtlich an: „Ich halte es für wichtig, das Bantische Krankheitsbild in der Weise zu erweitern, da die Fälle sich im übrigen fast gleichen, und man sonst dahin käme, außer der Bantischen Krankheit noch eine Form von Anämie und Splenomegalie aufzustellen, die mit Ascites, aber ohne ausgesprochene Cirrhose verläuft." Liest man das, so gewinnt man den Eindruck, daß unter dem Begriff Morbus Banti etwas Ähnliches geschaffen werden sollte, wie z. B. mit dem Krankheitstypus: Pseudoleukämie. Noch in einer anderen Richtung glaube ich, hat Senator keinen glücklichen Griff getan, indem er Magen-Darmblutungen als Symptom des Morbus Banti ganz besonders in den Vordergrund rückte. Auch Osler kommt darauf zurück und wundert sich, warum Banti dieses Symptomes nie Erwähnung getan hat. Schließlich legt Senator außerdem noch großes Gewicht auf die Blutbeschaffenheit und betont neben Oligocythämie und Oligochromhämie auch die Leukopenie. Im Gegensatz zu Banti mißt er der Malaria als ätiologischen Faktor große Bedeutung zu; er meint, daß sich auf dem Boden einer Malariainfektion eine Bantische Krankheit entwickeln kann. Senator legte sich weiter die Frage vor, ob es sich beim Morbus Banti wirklich um eine neue und nicht vielmehr um eine den Ärzten zwar wohl bekannte, aber noch nicht speziell beschriebene Krankheit handelt.

Ich will hier nicht, wie es Senator getan hat, das ganze Gebiet der Anaemia splenica in den Kreis der Betrachtungen ziehen, um so mehr, als dies schon zum Teil in einem früheren Kapitel geschehen ist. Dagegen muß betont werden, daß O. Hermann in einer sehr beachtenswerten Dissertation (1891) sich von ähnlichen Überlegungen wie Banti leiten ließ, wenn er auch in manchen seiner Behauptungen zu weit gegangen ist. Er vertrat den Standpunkt, daß bei jeder Cirrhose der Leber die primäre Erkrankung in der Milz zu suchen wäre. Ich zitiere hier wörtlich seine Schlußsätze: „Denkt man sich den Fall, daß die Milz bei den andauernd gesteigerten Anforderungen allmählich erlahmt und ihrer Aufgabe nicht mehr völlig gerecht werden kann, so wird eine bald sich steigernde Menge von Substanzen, die vorher von der Milz verarbeitet wurden, unverändert der Leber zugeführt werden und dort, wenn eine genügende Ausscheidung durch die Gallenwege nicht mehr stattfindet, entzündliche Reize hervorrufen. Diese Reizung muß sich natürlich in der Umgebung der Pfortaderkapillaren geltend machen." Es ergibt sich daraus, daß eigentlich der von Banti vertretene Gedanke einer splenogenen Pathogenese der Cirrhose nicht neu war. Albu, der in seinem Referat über den Bantischen Symptomenkomplex auf diese Arbeit von Hermann zurückkommt, geht noch weiter, indem er sagt: „Wenn im vorstehenden der Nachweis gelungen ist, daß bei der Bantischen Krankheit in gleicher Weise wie bei der gewöhnlichen Lebercirrhose der Milztumor sowohl das Primäre, als auch das Wesentliche und Charakteristische in der Krankheitsentwicklung ist, so entfällt jede grundsätzliche Differenz in der Auffassung der beiden Krankheitszustände." Indem Albu zum Schlusse kommt, daß das Krankheitsbild Bantis als solches kein neues war, ist er derselben Ansicht wie Senator; nur hat man solche Fälle früher schlechtweg mit den Krankheitsbildern der „Cirrhosis hepatis" zusammengeworfen.

Ohne schon hier auf die Existenzberechtigung des Bantischen Symptomenkomplexes als neue Krankheit einzugehen, muß angeführt werden, daß man in Deutschland einerseits mit der Diagnose Morbus Banti sehr freigebig war, andererseits aber nicht recht wagte, die weiteren Konsequenzen zu ziehen, die Banti aus seinen Betrachtungen zog. Verständlich wird dies, wenn man bei der weiteren Betrachtung dieser Frage historisch vorgeht.

Von pathologisch-anatomischer Seite wurde die Frage zuerst von Chiari aufgegriffen; er beschreibt Fälle, die insofern an Morbus Banti erinnern, als bei Fall I (18 jähriges Mädchen, im 5. Lebensjahr Malaria, im 15. Jahre wird ein Milztumor erkannt, seither Anämie, in letzter Zeit Hydrops, Ascites) bei der Sektion

Milztumor und Cirrhosis hepatis gefunden wurde; im II. Fall entwickelte sich im Anschluß an eine Sepsis ein Milztumor. Bei der Obduktion zeigt sich außer dem Tumor lienis auch eine Hepatitis interstitialis chronica. Bei Fall III bestand seit 3 Jahren ein Milztumor, Anämie, Lebervergrößerung, Ascites; das 20jährige Mädchen starb an Verblutung aus einem Varix oesophagis. Fall IV zeigt das Bild einer Cirrhosis hepatis mit mächtigem Milztumor und Hydrops, Ascites; der Mann wurde 25mal punktiert; im Verlaufe der Krankheit entwickelte sich ein Caput medusae; außerdem kam es zu einer mächtigen Erweiterung der Ösophagusvenen. Chiari fand im ersten Fall vielfach Arterienveränderungen, die an Lues hereditaria erinnerten; beim zweiten Fall Narbenstränge in der Leber, die in verschiedenster Richtung die Leber durchzogen; beim dritten derbes Narbengewebe um die Gallengänge, ebenso beim vierten Fall. Er meint daher, daß die Lues als ätiologisches Moment mehr zu berücksichtigen sei. Als Anatom verzichtet er auf die Sonderstellung dieser Fälle als Morbus Banti; für ihn handelt es sich beim Morbus Banti um Fälle von Cirrhosis hepatis auf hereditär luetischer Basis.

Ganz ähnlich stellt sich auch Marchand zu dieser Frage. Der von ihm beschriebene Fall zeigte klinisch große Ähnlichkeit mit den Fällen Bantis; auch das histologische Verhalten erinnerte sehr an die Bilder wie sie Banti gibt. Marchand meint aber trotzdem an der Wahrscheinlichkeitsdiagnose: kongenitale Lues festhalten zu müssen, obwohl die Anamnese keinen sicheren Anhaltspunkt dafür ergab und auch sonst keine anatomisch charakteristischen Substraten für Lues zu finden waren. Während Chiari insofern noch Banti recht gab, daß sich aus einer Splenomegalie eine Cirrhose entwickeln könne, leugnet Marchand dies vollständig. Er nimmt vielmehr an, daß die fibrös indurierte und vergrößerte Milz der sogenannten Bantischen Krankheit entweder die Folgeerscheinung einer primären Lebererkrankung oder einer ursprünglichen, durch Stauung komplizierten Milzvergrößerung bei kongenitaler Syphilis darstellt. Ganz ähnlich sprach sich schon vorher Wenthworth aus. Nach seiner Auffassung sind sämtliche Erscheinungen einschließlich jener in der Milz nur als sekundäre anzusehen, und zwar als Folgen irgend einer Intoxikation. Auch Gilbert und Lereboullet sind nicht gesonnen, der Bantischen Krankheit eine Sonderstellung zuzuerkennen. Für sie handelt es sich in solchen Fällen, obwohl sie klinisch sehr an die von Banti beschriebenen Fälle erinnern, um primäre Erkrankungen der Milz, deren Ursache allerdings verschieden sein kann (Alkohol, Lues, Malaria). Burr leugnet ebenfalls unter Berücksichtigung von drei eigenen Fällen die Spezifizität des Morbus Banti. Ich führe diesen Autor auch deswegen an, weil seine Anschauungen über die Bantische Krankheit, besonders was die Entstehung betrifft, wesentlich von denen anderer Autoren abweicht. Er meint, es handele sich um eine vasomotorische Parese im Gebiet des Splanchnicus; diese führe zu einer Anschoppung von Leber und Milz; erst auf diese Weise könne es zu Veränderungen kommen, die den von Banti beschriebenen ähnlich seien.

Wiewohl die maßgebendsten Anatomen sich im allgemeinen gegen eine Sonderstellung des Bantischen Symptomenkomplexes aussprachen, so wurde von klinischer Seite an der Diagnose Morbus Banti doch festgehalten und — meiner Ansicht nach — so mancher Irrtum begangen; so kam es auch, daß schließlich jeder größere Miltzumor, für den keine Erklärung zu finden war, unter den Begriff und Namen „Bantische Krankheit" gezwängt wurde.

Ich will nun die Fälle chronologisch geordnet anführen, die von internklinischer Seite als Morbus Banti beschrieben wurden:

1902. Pribram: Die geringe Leukocytenzahl hat sich bereits als Charakteristikum der Bantischen Krankheit im Sinne von Senator neben den anderen Blutstörungen eingebürgert, denn er spricht bereits von einer Senatorschen Trias und versteht darunter: Oligocythämie, Oligochromhämie und Leukopenie.

Die Fälle von N. E. Brill betreffen 3 Geschwister mit großem Milztumor, Leberschwellung, sehr geringgradiger Anämie. Der Autor scheint an kongenitalen Ikterus mit Splenomegalie gedacht zu haben, denn er legt auf das Fehlen ähnlicher Fälle in der Familie großes Gewicht. Die Neigung zu Hautblutungen, die gelbliche Verfärbung, die aber nicht als Ikterus zu deuten wäre, weil im Harn Bilirubin fehlte, ließ den Autor an eine eigene Krankheitsgruppe denken, die mit „Banti“ nur eine entfernte Ähnlichkeit besitzt.

Hocke: Es ist dies der eine Fall, auf den Chiari Bezug nahm, als er vermutete, daß hereditäre Lues in solchen Fällen eine große Rolle spielen dürfte. Der Fall erinnerte sehr an den Bantischen Symptomenkomplex. Die Patientin starb an den Folgen einer Blutung aus einem geplatzten Varix.

Aus demselben Jahre stammen die Beobachtungen von Weinberger und Breuer. Sie bringen nichts wesentlich Neues. Im Falle Weinberger wird mit der Möglichkeit einer Pfortaderthrombose gerechnet; es soll sich das Leiden im Anschluß an eine Malaria entwickelt haben.

Auch der Fall Keusch bedeutet keinen Fortschritt in der Erkenntnis des Morbus Banti.

1903. Aus diesem Jahre wäre vor allem die Arbeit von Borissowa zu erwähnen. Es handelt sich hier um eine 52jährige Person, die seit ca. $^1/_2$ Jahr ein Größerwerden des Unterleibes bemerkte; auch kam es öfter zu Nasenbluten; später traten unter gleichzeitig fortschreitender Ausdehnung des Bauches Beinödeme hinzu; nie bestand Ikterus, Lues wird negiert; objektiv zeigte sich starke Blässe (1,9 Mill. Erythrocyten, 35 Fleischl, ca. 11000 Leukocyten; im Blut viel Normoblasten, auch Megaloblasten); im Harn fand sich viel Urobilin; bei der Palpation des Abdomens zeigte sich eine große Milz und eine sehr vergrößerte Leber; außerdem bestand reichlich Ascites, der mehrmals punktiert werden mußte. Bei der Sektion zeigte sich, abgesehen von der Anämie, der große Milztumor; die Leber war 2575 g schwer, ihre Oberfläche deutlich granuliert; Knochenmark dunkelrot. Wenn man vom fehlenden Ikterus, der hochgradigen Anämie und dem Mißverhältnis zwischen großer Leber und Ascites absieht, so bleibt für den Bantischen Symptomenkomplex nur die große Milz übrig. Histologisch wurde ein Fehlen der Milzfollikel festgestellt; in der Pulpa zeigte sich Verdickung und Verdichtung des Retikulums; auch war hier eine Sklerose der größeren Gefäße zu sehen; an Stelle der normalen Pulpazellen fanden sich große Zellen. Diese Zellen, die auch innerhalb der Pulpamaschen zu sehen waren, wurden als gequollene Endothelzellen der kapillaren Sinus aufgefaßt. Sie stellen nach Borissowa nichts anderes dar, als jene Zellen, von denen Banti sagt, daß sie aussehen wie die Epithelien eines Drüsenkanalquerschnittes. Sehr eigentümlich ist der Leberbefund: trotz des Fehlens aller Zeichen einer typischen Lebercirrhose bestand ein mächtiger Ascites. Dagegen fand sich im Bereiche der ganzen Leber, vor allem aber in den peripheren Teilen der Acini, eine mehr oder weniger gleichmäßige Anfüllung der Blutkapillaren mit Zellen, welche vollständig den großen Zellen in der Milzpulpa glichen. Borissowa nimmt an, daß diese Zellen, die auch innerhalb der Portalgefäße der Leber zu sehen sind, die Ursache für den Ascites abgeben. Auf das Knochenmark gehe ich hier nicht ein.

Ich habe den Fall Borissowa deswegen genauer angeführt, um zu zeigen, wie freigebig man mit der Diagnose eines Morbus Banti war, selbst wenn weder im klinischen, noch im anatomischen Bilde die geringste Ähnlichkeit mit dem Original-Banti bestand. Wer die der Arbeit beigegebenen Bilder studiert, wird sofort zugeben müssen, daß es sich hier wohl ziemlich sicher um einen Fall von Splenomegalie vom Typus Gaucher gehandelt haben muß.

Eine Publikation von Fichtner berichtet, daß es bald im Anschluß an ein Trauma (Stoß gegen die Milz-Lebergegend) zu einem entzündlichen Tumor im linken oberen Bauchraum kam. Eine weitere Ausbreitung des letzteren trat nicht ein; dagegen entwickelte sich langsam — nach 4—5 Wochen — eine Milzvergrößerung. Nach 6 Jahren kam es zu einer Gallensteinkolik mit Abgang von ca. 60 Gallensteinen. 10 Jahre nach dem Trauma wird dieser Fall von Fichtner unter der Diagnose: Morbus Banti vorgestellt. Jetzt war die Leber nicht zu tasten, dagegen war die Milz sehr groß; Ascites oder Ikterus fehlte; 5 Mill. Erythrocyten, 100 % Sahli, 6000 Leukocyten.

Die Fälle von Kühn und Stark erinnern betreffs ihrer Symptome und anatomischen Verhaltens sehr an das von Banti beschriebene Krankheitsbild.

Eine sehr beachtenswerte Arbeit über die Bantische Krankheit stellt die von Rogger, einem Arzt aus Alexandrien dar. Ihr Inhalt stimmt vielfach mit einer Arbeit von Kartulis überein, die allerdings 10 Jahre später erschienen ist. Es ist merkwürdig, daß Kartulis der Arbeit von Rogger gar nicht Erwähnung tut. Rogger weist bereits im Jahre 1903 darauf hin, daß in Ägypten eine Krankheit vorkommt, deren klinisches Bild (Ascites, enorme Milzschwellung, Vergrößerung der Leber, besonders des linken Lappens, Anämie) an Morbus Banti erinnert und auch insofern mit Morbus Banti große Ähnlichkeit zeigt, als die Splenektomie selbst noch in vorgeschrittenen Fällen von ausgezeichnetem Erfolge begleitet sein kann. Kartulis weist — wie wir noch sehen werden — den Zusammenhang mit Malaria nach, indem er Plasmodien sogar in der Milz findet, während sie im zirkulierenden Blut fehlen.

1904. Die Untersuchungen von Umber betreffen folgenden Fall: ein 15 jähriger Knabe, der weder luetisch noch tuberkulös behaftet war, leidet seit 8 Jahren an Anämie und Milztumor. Seit 1 Jahr besteht Nasenbluten und leichter Ikterus; bei der Untersuchung findet sich ein großer Milztumor, eine glatte, vergrößerte Leber, kein Ascites; im Stuhl wird Blut nachgewiesen; im Harn zeigt sich Urobilin schwach positiv. Blut: 50 % Sahli, 3,9 Mill. Erythrocyten, 8500 Leukocyten, keine Lymphocytose, starke Anisocytose. (Bezüglich der genaueren Blutzahlen siehe die Tabelle.) Der Ikterus nimmt zu, zeitweise besteht geringer Ascites, der wieder verschwindet; während dieser Zeit nimmt die Milz weiter an Größe zu. Unter Verschlechterung des Blutbildes (auf 2,2 Mill. Erythrocyten und 50 % Sahli) zeigt sich körnige Degeneration der Erythrocyten. Die vorgenommene Splenektomie — die Milz wog 1300 g — war von außerordentlich günstiger Wirkung. Am Tage nach der Operation beginnt der Ikterus abzunehmen; nach 12 Tagen ist kaum mehr etwas von ihm zu sehen. Die Leberschwellung geht bis zur Norm zurück. Die histologische Untersuchung der Milz ergab: Neben reichlicher Pigmentablagerung zeigt sich eine enorme Überfüllung der Milzsinus und der Kapillaren mit Erythrocyten; gleiches sieht man auch innerhalb der Follikel, welche zum Teil vergrößert sind. Ausgesprochene Wucherung oder Verdickung der Kapsel, der Trabekel oder des Retikulums ist nirgends wahrnehmbar. In den Follikeln fällt außerdem die Anwesenheit zahlreicher einkerniger protoplasmareicher Zellen auf, die mit feinsten gelblichen Pigmentkörnchen übersät sind. Daneben finden sich in vielen Follikeln Riesenzellen vom Charakter der Megakaryocyten. Die Wandungen der großen Milzvenen normal, dagegen sind die Wandungen zahlreicher Arteriolen hyalin degeneriert. Das Lebergewebe — es wurde während der Operation ein Stückchen exzidiert — zeigt als einzigen abnormen Befund eine mäßig reichliche, vorzugsweise nur aus Lymphocyten bestehende Zellanhäufung im Bereiche des periportalen Bindegewebes, das aber nicht merklich gewuchert war; das Leberparenchym ist ganz unverändert. Umber stellt sich vor, daß es sich im vorliegenden Falle um ein Frühstadium des Morbus Banti handelt. (Ikterus im Vorstadium?)

Datum	Hg Prozent (Sahli)	Rote Blutkörperchen	Weiße Blutkörperchen	Beschaffenheit der roten Blutkörperchen	Im Trockenpräparat (gef. nach Romanowski-Ziemann) prozent. Verhalten der weißen Blutkörperchen					
					Polynukl. Neutrophile %	Eosinophile %	große Mononukleäre %	Übergangsform %	große Lymphocyten %	kleine Lymphocyten %
4. 12. 03	50	3 990 000	8 500	Auffallende Größendifferenzen von Mikrocyten bis zu Megalocyten. Polychromatophilie. Keine Poikilocytose.	—	—	—	—	—	—
11. 12.	—	4 110 000	7 000	—	—	—	—	—	—	—
19. 12.	45	3 480 000	8 000	Vereinzelte Erythrocyten mit deutlicher körniger Degenerat. Keine Kernhaltige.	—	—	—	—	—	—
4. 1. 04	—	2 484 000	11 500	—	—	—	—	—	—	—
5. 2.	55	2 262 000	8 000	—	—	—	—	—	—	—
6. 2.	55	—	—	—	67,6	1,4	3,5	2,8	22,6	2,1

Operation am 27. Februar.

Datum	Hg Prozent (Sahli)	Rote Blutkörperchen	Weiße Blutkörperchen	Beschaffenheit der roten Blutkörperchen	Polynukl. Neutrophile %	Eosinophile %	große Mononukleäre %	Übergangsform %	große Lymphocyten %	kleine Lymphocyten %
28. 2.	90	1 860 000	23 000	—	—	—	—	—	—	—
29. 2.	84	2 450 000	36 000	—	63,2	3,0	10,9	15,9	6,4	0,6
1. 3.	72	3 200 000	17 000	—	—	—	· –	—	—	—
2. 3.	72	4 540 000	11 000	—	—	—	—	—	—	—
19. 3.	—	—	—	—	51,6	1,5	25,0	12,1	8,3	1,5
10. 3.	—	—	—	—	65,2	0,0	14,4	5,5	14,4	0,5
27. 3.	60	3 678 000	10 500	Normale Beschaffenheit der Erythrocyten.	—	—	—	—	—	—
6. 4.	60	4 578 000	11 700	do.	47,5	5,0	8,0	6,5	18,0	15,0
21. 5.	100	5 000 000	12 000	do.	67,0	0,66	13,3	8,5	7,3	1,3

Der vorliegende Fall diente Umber zum Studium des Stoffwechsels beim Morbus Banti. Ich will hier nicht alle seine Tabellen zum Abdruck bringen, sondern nur das wichtigste Ergebnis daraus herausgreifen: Der 40 Kilo schwere Patient bekommt in der ersten Periode bei 77 Kalorien pro Kilo 83 g Eiweiß (13,3 g N). Nach den Berechnungen von Camerer braucht ein so schweres Individuum pro Kilo nur 47,8 Kalorien und 13 g Eiweißstickstoff. Der Patient büßte aber trotz der obigen Kost innerhalb 6 Tagen 1,3 g N ein. In einer zweiten Periode wurde die Kalorienzufuhr auf das Doppelte des normalen Kalorienbedürfnisses und die Eiweißzufuhr auf 100 g (15,9 g N) gesteigert. Auch jetzt noch konnte der Patient seine Eiweißzersetzung nicht völlig decken; erst als er 95 Kalorien pro Kilo und 115 g Eiweiß (18,44 g N) bekommt, beginnt er, sich in positive N-Bilanz zu setzen. Es weist dies somit auf einen abnorm gesteigerten Eiweißzerfall hin und Umber spricht daher von einem toxogenen Eiweißzerfall. (cf. Tabelle.)

Nach der Splenektomie zeigten die Stoffwechselversuche folgendes: Bei einer Kost, bei der sich der Patient früher eben noch in N-Gleichgewicht

erhalten konnte, retenierte er jetzt in 5 Tagen 2,12 g N. In der entsprechenden Periode mit höherer N-Zulage hat er nach der Operation innerhalb
11 Tagen 30,23 g N reteniert. Umber schließt daraus, daß durch die Operation
ein toxisches Moment aus dem Körper entfernt wurde, welches vorher dauernd
eine pathologisch gesteigerte Eiweißeinschmelzung verursacht hatte. Er stellt
daher die Hypothese auf, daß in der Milz des Bantikranken sowohl ein
blutzerstörendes, daher anämisierendes, als auch ein den Stoffumsatz im Körper
toxisch beeinflussendes Moment wirksam sein müsse, und daß dasselbe durch
Exstirpation der Milz aus dem Körper entfernt werden kann. Im folgenden

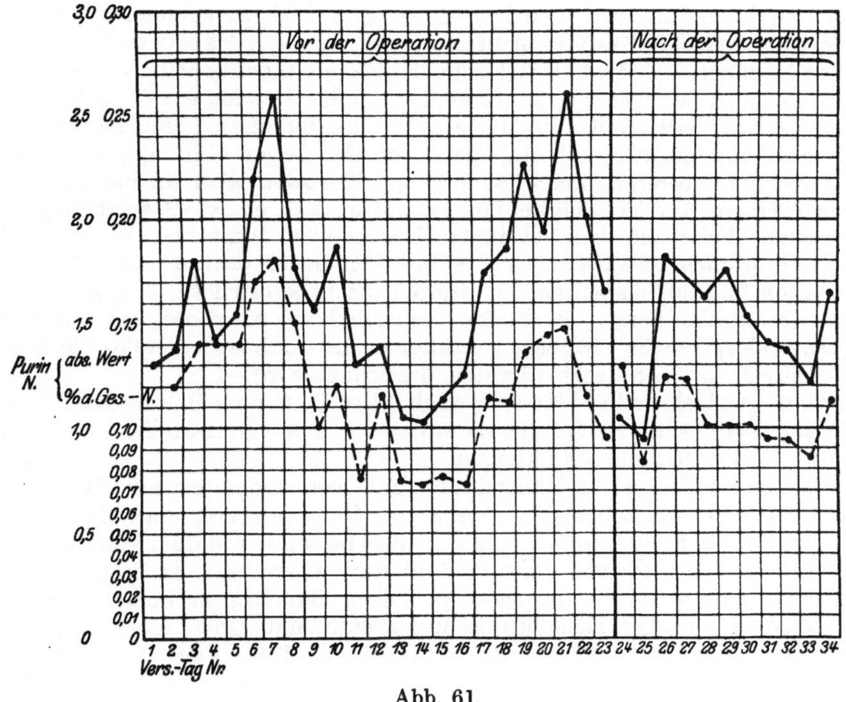

Abb. 61.

bringe ich aus der Arbeit von Umber eine Tabelle, welche vor der Splenektomie
eine mächtige Ausschwemmung von endogenen Harnpurinen zeigt; nach der
Operation weicht der Stickstoffumsatz nicht wesentlich von der Norm ab.

Umber bezieht diese Schwankungen auf ein zeitweiliges Eingeschwemmt-
werden von Kerntrümmern aus der Milz. Für ihn ist das Verhalten des Stoffwechsels ein Kriterium für den typischen Morbus Banti; in dem Sinne macht
er vom toxogenen Eiweißzerfall auch die Indikation zur Splenektomie abhängig.
Im Anschluß daran beschreibt er einen Fall, der scheinbar kein Morbus Banti
war, was tatsächlich durch das weitere klinische Verhalten erkannt werden
konnte; hier war auch kein toxischer Eiweißzerfall.

Hochhaus nahm im Anschluß an eine Demonstration eines Bantifalles
Gelegenheit, seine Ansichten zu vertreten. Bezüglich der Ätiologie steht er
auf dem Standpunkt, daß die Lues, wie dies zuerst von Chiari angenommen
wurde, die einzige Ursache des Morbus Banti sein dürfte. Für viele Fälle nimmt
er eine abnorm verlaufende Lebercirrhose an, bei der die Schwellung der Milz
auffallend frühzeitig und mächtig in Erscheinung tritt. Schließlich macht er

die — meiner Meinung nach — sehr wichtige Bemerkung, daß die Beschaffenheit der Gegend, wo „Banti" häufiger vorkommen soll, von großer Bedeutung sein muß. Er glaubt, daß in Gegenden, wo Malaria herrscht und durch das Malariavirus die Milz in irgend einer Weise vorher affiziert worden wäre, diese Form der Cirrhose häufiger zu beobachten sei.

Im selben Jahre hatte auch Naunyn Gelegenheit, sich über den Bantischen Symptomenkomplex zu äußern. Er sagt: „weder nach dem, was ich selbst sah, noch nach meinen Kenntnissen der Literatur kann ich die Lehre Bantis vertreten. Weil ich aber nicht der Entwicklung entgegentreten möchte, die die Lehre von der sogenannten Bantischen Krankheit zu nehmen scheint, möchte ich diese Fälle von richtiger Cirrhose mit Hypersplenie, für welche ich mir die Deutung Bantis nicht aneignen kann, „Pseudo-Bantische Cirrhosen" nennen. Und als Bantische Krankheit möchte ich die Fälle von Anaemia splenica mit später hinzutretendem Ascites bezeichnen." In weiterer Folge schließt er sich vollkommen Senator an, indem er den Ascites, der im III. Stadium hinzutreten kann, nicht von der Leber abhängig macht, da trotz Ascites die Lebererkrankung fehlen kann. Trotzdem aber scheint Naunyn im Prinzip einen „Banti" anerkennen zu wollen, weil er bei Besprechung der Umberschen Fälle auf den bei ihnen bestehenden toxischen Eiweißzerfall eingeht. Im übrigen teilt Naunyn — später komme ich darauf noch zurück — die Cirrhosen folgendermaßen ein: 1. beginnende Lebercirrhose, 2. gewöhnliche Cirrhose (ascitische Form), 3. biliäre Lebercirrhose (Cirrhose mit Ikterus), 4. hypermegalosplenische Cirrhose, worunter er die Cirrhose versteht, die heutzutage vielfach als Bantische Cirrhose bezeichnet wird.

Ebenfalls ablehnend äußert sich auch Albu in seinem Sammelreferat; er erblickt im Bantischen Symptomenkomplex nur eine eigentümliche Verlaufsweise verschiedenartiger Erkrankungen.

Wichtig ist der genau beobachtete Fall von Lossen: ein 24jähriges Mädchen hatte im 12. Lebensjahr eine starke Hämatemesis; angeblich wurde 1 Liter geronnenes Blut entleert. Schon damals bestanden in dem ausgedehnten Abdomen Schmerzen, die von Jahr zu Jahr stärker wurden. Im letzten Halbjahr will sie eine große Tumormasse im linken Bauchraum bemerkt haben. Keine Menstruation. Die nicht ikterische Patientin hat einen mächtigen Milztumor. Die Leber ist nicht fühlbar. Blutbefund: 37 % Fleischl, 3,367 Mill. Erythrocyten, 2470 Leukocyten. Die Splenektomie gestaltete sich außerordentlich schwierig. Am Hilus mächtige Verzweigungen sowohl arterieller, als auch venöser Gefäße. Namentlich die Venen sind enorm erweitert, vermehrt, mannigfach verästelt und ausnehmend dünnwandig. Besonders schwierig war die Operation am oberen Milzpol, weil an dieser Stelle ein ganzer Knäuel fingerdicker Venen aus der Milz austrat. Die Patientin ging 16 Tage nach der Operation an subakuter Peritonitis zugrunde. Bei der Sektion zeigten sich, abgesehen von den Stümpfen der abgebundenen Venen, zahlreiche nicht gefaßte Varicen im Bereich der V. coeliaca und ebenso im Bereich des Ösophagus. Die Leber war makroskopisch normal. An der Innenfläche der Venen des Pfortaderwurzelgebietes, sowie der Vena portae zahlreiche leistenförmige Verdickungen, während die Wand selbst im allgemeinen nicht verdickt war. Die histologische Untersuchung der Organe ergab: in der Milz streckenweise eine Vermehrung der bindegewebigen Substanz, welche aber mit dem Trabekularnetz nicht in Zusammenhang stand. Das Endothel der kapillaren Sinus war gut erhalten. Die Pulpa war reich an Erythrocyten. An den Follikeln fehlen jene Veränderungen, die Banti beschreibt. Die histologische Untersuchung der Leber ergibt normale Verhältnisse. Lossen ist geneigt, den ganzen „Bantischen Symptomenkomplex", also die endophlebitischen Veränderungen im Pfortadergebiet, sowie den Miltzumor auf eine gemeinsame Ursache zu beziehen.

Die Publikation von Queru et Duval bringt nichts von Bedeutung; die Autoren raten zu einer frühzeitigen Operation bei dem Bantischen Symptomenkomplex.

1905. Aus der Arbeit von Voit, bei der es sich nur um eine Krankendemonstration handelt, ersieht man, daß der Autor ganz auf dem Standpunkt von Banti steht und an einer primären Erkrankung der Milz festhält.

Simons berichtet über 3 Fälle, die Ähnlichkeit mit dem Bantischen Krankheitsbild haben. Im ersten Fall wurde anatomisch Lues der Milz und Leber sichergestellt. Im zweiten Fall handelte es sich um ein Individuum, in dessen Anamnese Dysenterie und tropische Malaria eine große Rolle gespielt hat. Der dritte Fall zeigte weder anamnestisch noch anatomisch eine greifbare Ursache (die klinische Diagnose lautete: Cirrhose + Splenomegalie + Anämie). Simons kommt, als pathologischer Anatom, zu dem Schluß, daß eine anatomische Diagnose der Bantischen Krankheit nicht möglich sei. Den dritten Fall hatte auch Umber gesehen und ihn wegen des fehlenden toxischen Eiweißzerfalles als Bantische Krankheit — in seinem Sinne — abgelehnt. Er gebraucht hier auch zum erstenmal den Ausdruck: „splenogene toxische Anämie und stellt sie in Gegensatz zur hypersplenischen Cirrhose im Sinne Naunyns.

1906. v. Baumgarten faßt seine Erfahrungen in einer Arbeit über den Morbus Banti mit folgenden Worten zusammen: „Dafür, daß der Symptomenkomplex der Bantischen Krankheit auch noch auf ganz andere Weise zustande kommen kann, als es sich Banti gedacht hat, gibt der eben beschriebene Fall ein neues gewichtiges Zeugnis.“ Es handelte sich hier um einen 16jährigen Burschen; im Anschluß an eine Angina kam es zu einer Schwellung des Bauches und der Beine. Patient bleibt bettlägerig, die Schwellung nimmt zu. Nach $^3/_4$ Jahren die erste Punktion (7 Liter). Er ist nicht ikterisch, eher blaß, cyanotisch; sonst sehr schwächlich; Bauch stark aufgetrieben (Ascites), Leber nicht tastbar; der Milztumor reicht bis zum Nabel; im Harn Eiweiß und Nierenelemente. Im Blut 3,3 Mill. Erythrocyten, 2600 Leukocyten. Dem Patienten wird die Talmaoperation vorgeschlagen; dabei zeigt sich die Milz stark vergrößert, die Leber verkleinert und höckerig. Bald nach der Operation kommt es zu Blutabgang aus Mund und After; unter allgemeinem Verfall erfolgt der Exitus. Bei der Sektion findet sich: starke Erweiterung der Bauchhautvenen; die Nabelvene ist offen und enorm, bis zu Zeigefingerdicke erweitert, mit einem frischen Gerinnsel erfüllt; die Vv. epigastricae münden direkt in die Vena umbilicalis. Milz sehr groß, zeigt Infarkte, ist dunkelrot. Milzvenen schlaff, dünnwandig, erweitert. Milzarterie normal. Leber stark verkleinert, zeigt das Gepräge der atrophischen Cirrhose. Die Milz läßt histologisch eine zell- und blutreiche, sonst aber normale Pulpa erkennen; keine Verdickung des Retikulums. Die klinische Diagnose lautete: Morbus Banti. „Die Sektion — so sagt v. Baumgarten — konnte die Diagnose nur bestätigen“. Weiter sagt er: obwohl die Zugehörigkeit des Falles zum „Morbus Banti“ keinem Zweifel unterliegen kann, so ist doch die Pathogenese desselben nicht in der Weise zu interpretieren, wie es Banti für die nach ihm benannte Krankheit angenommen hat. Die Ursache für diesen Morbus Banti sieht v. Baumgarten in einer durch kongenitale Bildungsanomalie verursachten Hemmung des Leberwachstums, welche Annahme durch das Vorhandensein einer unzweifelhaft kongenitalen Abnormität, nämlich das totale Offenbleiben der Vena umbilicalis unterstützt wird. v. Baumgarten weist auf einen analogen Fall hin, den Cruveilhier (1835) beschrieben hat; auch hier bestand eine Splenomegalie und Leberveränderung. Cruveilhier glaubt auch beide Veränderungen auf die Persistenz der Nabelvene beziehen zu müssen. Wir werden noch Gelegenheit haben, auf diese Fälle zu sprechen zu kommen.

1907. Die Arbeit von Einhorn, der über viele eigene Fälle berichtet, verliert dadurch an Wert, daß kein einziger Obduktionsbericht beiliegt. Der Autor teilt seine Bantifälle in drei Gruppen ein: 1. reine Form: Splenomegalie, Anämie, Cirrhosis hepatis, Ascites. 2. Hämorrhagische Form: neben den eben genannten Symptomen auch noch Magenblutungen. 3. Splenomegalie, Lebervergrößerung, Anämie, manchmal mit schweren Magensymptomen kombiniert. Auch insofern sind viele seiner Fälle nicht „rein", weil in der Anamnese vieler Patienten Abusus spirit. nicht wegzuleugnen ist.

In dem Falle Hedenius handelte es sich um ein relativ altes Individuum (71 Jahre). Als der Mann, der in der Jugend Intermittens überstand, 62 Jahre alt wurde, bemerkte man zum erstenmal einen großen Tumor im Unterleib (Milz); doch hatte er schon seit 7 Jahren Schmerzen in dieser Gegend. Nie kam es zu Blutungen oder Ikterus. Der Patient stand durch 3 Jahre fast ununterbrochen in Beobachtung. Anfangs bestand nur eine große Milz und Leberschwellung, aber kein Ascites. Im Blute: 5 000 000 bis 4 200 000 Erythrocyten, 3800—2000 Leukocyten, Hämoglobin 80—58 %. Später trat allmählich Kachexie hinzu und auch kam es zu Ascites; die Leber nahm an Größe ab; der Milztumor blieb gleich groß; kein Ikterus. Wenige Wochen ante exitum 4,7 Mill. Erythrocyten, 3300 Leukocyten, 60 % Hämoglobin; mächtiger Ascites, der oft punktiert werden mußte. Manchmal bestand schleimiges Bluterbrechen. Bei der Sektion ergab sich eine leichte Darmstenose, die aber klinisch keine Symptome gemacht hatte. Die Portalvenen waren sehr erweitert. Die Leber war klein und bot die typischen Zeichen einer Cirrhose. Die Gefäßstämme der Porta hepatis sind von einem ca. 0,5 cm dicken, bindegewebigen Mantel umgeben. Die Milz war 2 Kilo schwer, aber von normaler Form; ihre Kapsel verdickt, Trabekel kräftig, Follikel schwer zu erkennen. Mikroskopisch fehlte das typische Bild wie es Banti beschrieben hat; es zeigte sich keine Fibroadenie, nur mäßige Verdichtung der Gerüstsubstanz, aber reichlich Pigment. Der Anatom sprach sich für eine chronisch-entzündliche Hyperplasie des Organes aus. Die Blutgefäße der Milz wurden nicht untersucht. Da anderweitige ätiologische Momente für die Entstehung der Cirrhose fehlten, denkt Hedenius daran, die chronische Darmstenose mit der Leber-Milzerkrankung in Beziehung zu bringen. Er kommt zu folgenden Schlüssen: „Wenn man auch klinisch Fälle sieht, die betreffs der Symptome große Ähnlichkeit mit der Bantischen Krankheit besitzen, so braucht nicht immer auch anatomisch ein analoger Befund erhoben zu werden. Jedenfalls können Leukopenie und die anderen Zeichen, die Senator bei der Bantischen Krankheit beschreibt, auch bei anderen Erkrankungen mit Splenomegalie vorkommen." Schließlich sagt Hedenius: „Eine kritische Prüfung der klinischen Symptome und der pathologischen Ergebnisse seien unerläßlich, damit die bequeme Diagnose „Morbus Banti" nicht länger mehr in solcher Ausdehnung mißbraucht werde."

Ein meines Erachtens sehr bemerkenswerter Fall von „Bantis Krankheit" ist der von Edens. Ein 31 jähriger Mann erkrankt plötzlich unter den Erscheinungen von Magenblutungen. Nachdem er sich ein ganzes Jahr vollkommen gesund gefühlt hat und auch wieder arbeiten konnte, kommt es wieder zu einem Anfall von Magenblutung. Der Patient zeigt objektiv Anämie (2,68 Mill. Erythrocyten, 15 % Sahli, Leukocyten 3620, Färbeindex 0,28), er ist subikterisch; die Milz ist vergrößert und sehr empfindlich; außerdem besteht Hydrothorax und Ascites. Im Harn kein Urobilin. Die Anämie nimmt anfangs zu, bessert sich aber wieder. Die Leukocyten fallen bis auf 2200 herunter; die differentielle Zählung ergibt: Lymphocyten 20 %, Polynukleäre 78 %, Eosinophile 2 %. Der Ascites nimmt zu und muß daher oft punktiert werden, so daß innerhalb von drei Monaten 200 Liter entleert wurden. Der Exitus erfolgt unter den Erscheinungen einer Peritonitis. Bei der Sektion ergibt sich, abgesehen von der eitrigen Peritonitis, folgendes: die Leber hat eine glatte Oberfläche und ist überhaupt unverändert. Die Milz besitzt eine fibröse Kapsel, ist sehr groß (25:15:8), am Durchschnitt blaßrot, von sehr derber Konsistenz. Die Milzarterien sind stark geschlängelt. In der Milzvene stecken sehr alte derbe, fibröse Thromben, daneben solche jüngeren Datums, die bis in die Vena portae reichen. In der Vena portae selbst, gegenüber der Einmündung der Vena lienalis, ein alter wandständiger Thrombus. Histologisch sind in der Milz fast keine Follikel erkennbar; dagegen ist die Stützsubstanz stark verdickt und vermehrt, besonders in der Nähe der Gefäße. Von hier aus setzen sich dichtere Bindegewebsbündel nach allen Richtungen in das Parenchym fort. Das Leberparenchym zeigt stark gefüllte Gefäße; der acinöse Bau ist zwar stark verwischt, bietet aber keine cirrhotischen Veränderungen. Schon klinisch wurde mit der Möglichkeit einer Milzvenenthrombose gerechnet. Ein Trauma war anamnestisch nicht eruierbar. Entscheidend erschien dem Autor, hier an eine solche Krankheit zu denken, weil im Harn kein Urobilin vorhanden war und sich überhaupt vielfach eine Inkongruenz mit dem Bantischen Symptomenkomplex zeigte. Bezüglich der Ätiologie des Milztumors könnte man nach Edens zweierlei Meinungen sein: entweder handelt es sich um einen primären Milztumor und um eine sekundäre Thrombose (Bonne), oder umgekehrt. Edens beschreibt noch einen zweiten Fall: eine 42 jährige Frau, mit 9 Partus und einmaliger Curettage, erkrankt plötzlich mit Schmerzen in der Milzgegend; es kommt zu septischem Fieber und Erbrechen. Dieser bedrohliche Zustand dauert fünf Wochen; allmählich fällt das Fieber. Während der Krankheit war der Stuhl schwarz wie Teer gefärbt; ca. 3 Monate später wird die Kranke von Edens untersucht: großer Milztumor, Leber kaum zu tasten, Blut normal, eher Hyperglobulie. Der Fall kam nicht zur Sektion. In einem dritten ähnlichen Falle lehrte die Sektion, daß tatsächlich eine Milzvenenthrombose bestanden hatte. Auf diese Fälle komme ich noch zu sprechen.

Im gleichen Jahre erschien eine sehr beachtenswerte Arbeit von Predletschensky. Er wirft die Frage auf, ob der Morbus Banti als eine Krankheit sui generis aufzufassen sei. Er meint, daß kein die Bantische Krankheit stets begleitendes Symptom wirklich als charakteristisch für diese Krankheit aufzufassen sei. Er rechnet daher seine selbst beobachteten 6 Fälle zu den seltenen Formen der atrophischen Cirrhose, bei denen allerdings der Krankheitsprozeß vornehmlich in der Milz lokalisiert war. In ätiologischer Beziehung rückt er Lues hereditaria, Malaria und Autointoxikationen in den Vordergrund.

Der Fall Thöle bietet insofern Interesse, als sich das ganze, sogenannte Bantische Krankheitsbild nach einer tropischen Dysenterie entwickelt hatte. Auch hier handelte es sich scheinbar um ein III. Stadium des „Banti“, wo ebenfalls durch Splenektomie plus Talmasche Operation ein therapeutischer Erfolg erzielt wurde.

Auch in dem Fall, der von Cero publiziert wurde und bei dem vielleicht ebenfalls das III. Stadium einer Bantischen Krankheit vorlag, ließ sich durch Splenektomie eine günstige Beeinflussung erzielen.

1908. Der Fall, den Haring als Bantische Krankheit mitgeteilt hatte, zeigte folgendes Verhalten: Nach einem schweren Trauma — Tritt in die Magengegend — erfolgte erst nach längerer Zeit, während welcher der Patient sich vollständig wohl fühlte, plötzlich Bluterbrechen. Bei der Aufnahme in das Spital ließ sich eine sehr große Milz, keine vergrößerte Leber und kein Ikterus nachweisen. In der Meinung, das erste Stadium einer Bantischen Krankheit vor sich zu haben, wird die Splenektomie ausgeführt. Die Verwachsungen waren so zahlreich und der Venenreichtum so enorm, daß die Operation unterbrochen werden mußte. Bei der Besichtigung zeigte sich die Leberoberfläche glatt. Über das weitere Schicksal des Patienten wird nichts näheres berichtet.

Der Fall, den Noger und Bäumlein als sogenannten Morbus Banti hinstellen, hat folgende Anamnese und Verlauf: Ohne sich vorher jemals ernstlich krank gefühlt zu haben, spürt die Patientin (verheiratete Frau — kein Partus —) ganz unvermittelt einen Tumor in der linken oberen Bauchhälfte. Erst jetzt hatte sie über leichte Schmerzen in der Gegend des Tumors zu klagen; sonst war sie gesund. Es bestand keine Anämie, kein Ikterus. (4,468 Erythrocyten, 6,85 $^0/_0$ Fleischl, 3000 Leukocyten); Harn normal. Trotzdem wird die Milz exstirpiert; wegen Verwachsungen und reichlichen Blutgefäßen gestaltet sich die Operation sehr schwierig. Nach der Operation erholte sich die Patientin rasch und blieb von jetzt an ganz gesund. Diese Mitteilung ist insofern beachtenswert, als hier eine ausgezeichnete Abbildung eines mikroskopischen Milzschnittes beigegeben wurde. Da in der Milz eine hochgradige Hyperplasie des Milzparenchyms (indurative Splenitis) und außerdem Gefäßveränderungen zu sehen sind, die zu Atrophie und Verödung der Follikel geführt haben sollen, meinen die Autoren, auf Grund des pathologisch-anatomischen Befundes, von einem Morbus Banti sprechen zu müssen. Bei der Besichtigung des Bildes muß ich aber sagen, daß ich die Meinung der Autoren nicht teilen kann, denn es handelt sich hier durchaus nicht um eine Fibroadenie im Sinne Bantis, da — soweit man das aus der Abbildung ersehen kann — die Follikel intakt sind. Zu dem Schluß, den die Autoren aus ihrer Mitteilung ziehen: „Die klinische Beobachtung und der histologische Befund lehren, daß der Morbus Banti doch als nosologische Einheit aufzufassen ist, und zwar als primäre Erkrankung der Milz" — möchte ich, soweit es sich um das histologische Bild im Sinne von Banti handelt, ein ? hinzufügen.

Oettinger und Fissinger beschreiben zwei Fälle, die sie ebenfalls in das Krankheitsbild des Morbus Banti einbezogen wissen wollen. Das Symptomenbild des einen Falles (Coul), der auch zur Sektion kam, war folgendes: ein 65 jähriger Mann — Alkoholiker — bemerkt seit ungefähr 3 Jahren ein langsames Zunehmen des Bauchumfanges; dabei abwechselnd Diarrhöen und Obstipation; es kommt häufig zu Nasenbluten. Bei der Untersuchung läßt sich ein Milztumor feststellen, später kam auch Ascites hinzu, der oft punktiert werden mußte. Kein Ikterus. Im Harn Urobilin. Im Blut: une légère anémie rouge sans leucocytose quantitative ni qualitative. Bei der Sektion findet sich eine „primäre hypertrophische Cirrhose" der Milz, kompliziert mit Endophlebitis der Milzvenen, welche sich bis in die Pfortader erstreckte und sich auch bis in die Leber verfolgen ließ. Das Leberparenchym war frei und zeigte keinerlei cirrhotische Veränderungen.

Über eine interessante Beobachtung berichtet v. Jaksch; leider ist der Fall, wiewohl er zur Sektion kam, nicht völlig aufgeklärt, da — wie ich glaube — über eine genauere Untersuchung der Milzvenen nicht berichtet wird. Der Patient hatte seit Jahren eine enorme Milzvergrößerung. An der Leber war klinisch nichts Atypisches zu bemerken. Kein Ikterus. Das Merkwürdige an diesem Falle waren Harnsäuretophi. Die Blutuntersuchung ergab: 3,0 Mill. Erythrocyten, 1600 Leukocyten. Die Milz wurde oft und lang mit Röntgen bestrahlt, der Tumor wurde aber nicht kleiner. v. Jaksch, der die Bantische Krankheit in ätiologischer Beziehung nicht als ein einheitliches

Krankheitsbild anerkennt, meint, daß eventuell auch eine gichtische Diathese imstande sein könne, den Bantischen Symptomenkomplex auszulösen und daher die Gicht ätiologisch berücksichtigt werden müßte.

Auf das Vorkommen von Morbus Banti im Kindesalter machte zuerst Finkelstein aufmerksam. Sein erster Fall zeigte bei der Sektion eine dem Laenneeschen Typus ähnliche Cirrhose der Leber, daneben eine mächtige Milzhypertrophie von „pseudoleukämischem Charakter“, außerdem Ascites, Peritonitis und rotes Knochenmark. Der 11 jähr. Patient erkrankte im Anschluß an eine Fieberattacke (täglich oder jeden zweiten Tag hohes Fieber, das sich aber durch Chinin beeinflussen ließ); seitdem war er blaß, matt, aber nie ikterisch; manchmal hatte er Nasenbluten. Das Augenfälligste war das große Abdomen und der stark ausgeprägte Kollateralkreislauf. Nach Ablassen des Ascites trat die große Milz erst recht in den Vordergrund; die Leber war relativ klein und hart; die Blutuntersuchung ergab: 4,0 Mill. Erythrocyten, 4160 Weiße. Das Kind ging an den Folgen einer Peritonitis (Punktion?) zugrunde. Die histologische Untersuchung zeigte Veränderungen an der Milz, die mit jenen, die Banti beschrieb, große Ähnlichkeit haben sollten, indem der sklerotische Prozeß in den Follikeln zu beginnen schien. Wie unklar man damals in der Beurteilung war, beweist am besten diese Publikation, in der gleichsam in einem Atem von Pseudoleukämie und Morbus Banti gesprochen wird. Der zweite Fall ist weniger interessant, als er nur klinisch beobachtet wurde.

Ein Fall, der so recht zu dem paßt, welchen Edens beschrieben hat, ist von Devé publiziert worden: eine 25 jährige Frau hat seit 5 Jahren einen Milztumor; außerdem leidet sie an schweren Magenblutungen, die zu starker Anämie führten. Der Exitus erfolgte im Anschluß an eine solche schwere Blutung. Bei der Sektion zeigte sich die Milzvene bis in die Milz hinein thrombosiert. Zahlreiche Varizen an den Magen- und Darmvenen beweisen, daß im Bereiche der Milzvene schon lange Zeit Stauung bestanden haben muß. Keine Lebercirrhose. Den Fall hätte ich nicht erwähnt, wenn er nicht in späteren Publikationen (z. B. im Referat von Isaak) doch wieder zu den Bantifällen hinzugezählt worden wäre.

1909. Rein kasuistisches Interesse verdient ein Fall von Pfannenstil: ein 16 jähriges Mädchen mit Milztumor, großer Leber, Anämie und Ikterus klagt hauptsächlich über Schmerzen in der Bauchgegend, ebenso über Durchfälle. Die Beschwerden bestehen schon seit drei Jahren. Ante exitum tritt noch Ascites hinzu. Die Sektion zeigt eine Lebercirrhose, starke Fibroadenie der Milz unter Mitbeteiligung der Follikel. Bemerkenswert ist dieser Fall, weil sich in der Leber auch ein primärer Krebs feststellen ließ.

Buren Knott reiht seinen Fall auch in die Rubrik „Banti“. Es handelte sich da um ein 5 Jahre altes Kind mit hochgradiger Anämie und großem Milztumor. Die Splenektomie war von glänzendem Erfolg begleitet. Das histologische Bild zeigte Fibroadenie.

Der 17 jährige Patient von Müller hatte 3 Jahre lang eine beträchtliche Auftreibung des Abdomens nebst Erweiterung der Bauchvenen; Leber und Milz waren groß; gelegentlich kam es zu Temperatursteigerungen bis 39° und darüber. Die Leber wurde im Verlaufe der Krankheit eher kleiner. Es bestand Ikterus, aber kein Ascites. Das Genitale blieb infantil. Blutuntersuchung: 3,7—2,4 Mill. Erythrocyten, 2300—4600 Leukocyten, Sahli 60—66%. Der vorliegende Fall, der von Müller als typischer Banti angesprochen wurde, zeigte keine Stoffwechselstörung im Sinne Umbers. Die Milz wurde exstirpiert; worauf die Beschwerden zurückgingen, ebenso schwanden Anämie und Ikterus. Der Fall erinnert in mancher Beziehung an die Beobachtungen von

v. Neusser, der öfter auf das gleichzeitige Vorkommen von Lebercirrhose bei jugendlichen Individuen und hypoplastischem Genitale hingewiesen hatte.

1910. Ein Kliniker, der sehr warm für eine Sonderstellung der Bantischen Krankheit eintritt, ist Luce. Sein Fall betrifft ein 6 jähriges Kind; in der Aszendenz spielt zwar Lues keine Rolle, wohl aber Potus. Das Kind war sehr blaß, hatte keine Drüsenschwellung, die Milz überragte um 2 cm den Rippenbogen; eine Lebervergrößerung war nicht nachweisbar. Die Blutuntersuchung ergab: Sahli 30 %, Erythrocyten 2,1 Mill., 6700 Leukocyten. Histologischer Befund: polychromatische Zellen, Anisocytose, Normoblasten. Ein Stoffwechselversuch ergab keinen toxischen Eiweißzerfall. Nach der Milzexstirpation erholte sich das Kind sehr rasch. In der Milz zeigt sich histologisch: „ganz kolossale Anschoppung der Pulpa mit roten Blutkörperchen“, „hochgradige Reduktion der lymphatischen Elemente“, „das eigentliche Markgewebe ist extensiv und intensiv außerordentlich reduziert“, „jegliche intrafollikuläre Bindegewebsentwicklung fehlt“. Wichtig erscheint mir auch folgender Passus, mit dem der Autor seine Krankengeschichte schließt: „der bis dahin wesenlose Begriff der Anaemia splenica wird also in meiner Beobachtung inhaltlich durch die, einen bestimmten klinischen Symptomenkomplex repräsentierende Bezeichnung als Bantische Krankheit konkret substituiert werden müssen.“ Das Kriterium, das Luce veranlaßte die Diagnose: Bantische Krankheit zu stellen, war die Tatsache, daß sich der ganze Krankheitsprozeß durch die Splenektomie zur Heilung bringen ließ.

Auch der Fall von Monem wurde als „Morbus Banti“ publiziert. Ein Mann wird überfahren und niedergestoßen. Unmittelbar nach dem Trauma klagt der Patient über Schmerzen in der Milzgegend, bald darauf ist hier auch ein Tumor nachweisbar. Allmählich entwickelte sich Ascites, der innerhalb von 15 Monaten 15 mal punktiert werden mußte.

Ähnlich dem eben erwähnten Fall von Müller ist jener von Paulicek: ein hypoplastisches 17 jähriges Mädchen hatte schon in frühester Jugend unter häufiger Epistaxis und Magenblutungen zu leiden. Menses sind bis jetzt nicht eingetreten. Das Mädchen ist blaß, ihre Leber vergrößert; sie überschreitet mit ihrem unteren Rand den Rippenbogen um 3 Querfinger. Die Milz ist sehr vergrößert. Bei der Besichtigung zeigen sich zahlreiche ektatische Venen in der Haut des Bauches und des Thorax. Das Mädchen kommt zunächst wegen der fehlenden Menses zum Arzt. Crines pubis fehlen vollständig. Im Harn viel Urobilin und Urobilinogen. Blut: 5,5 Mill. Erythrocyten, 70 % Fleischl, 1950 Leukocyten, keine pathologischen Zellformen. Während der Beobachtung kommt es zu einer rasch sich steigernden Anämie: 1,79 Mill. Erythrocyten, 20 % Fleischl, 1100 Leukocyten. Deswegen wurde zur Splenektomie geschritten. Die histologische Untersuchung ergibt: Malpighische Körperchen sind geschwunden, die Pulparäume sehr weit und erfüllt mit polygonalen Zellen; das Retikulum verdickt und von zahlreichen, roten Blutzellen durchsetzt; relativ wenig lymphoide Elemente. Außerdem fanden sich in der Milz große und kleinere, aus Miliartuberkeln zusammengesetzte Knoten; Tuberkelbazillen wurden nicht gefunden.

Die Monographie von Micheli und Bozzolo bringt, was den Morbus Banti anbelangt, nichts wesentlich Neues. Die beiden Autoren schließen sich vollständig den Anschauungen Bantis an. Ich werde darauf noch zu sprechen kommen.

Chiari nimmt neuerdings die Frage der Bantischen Krankheit auf und stellt sich jetzt ganz auf die Seite der italienischen Pathologen, indem auch er annimmt, daß von der Milz aus eine sekundäre Anämie entstehen kann. Als Hauptbeweis gilt auch ihm der Erfolg der Splenektomie.

Der Fall Monaschkin hat nur geringes Interesse, da es sich hier nur um eine klinische Beobachtung handelt.

1911. Seiler beschreibt 4 Fälle von sogenanntem Banti: Fall I setzte mit Ikterus nach einem Diätfehler ein. Wiewohl der Ikterus kein hochgradiger war, so dauerte er doch 10 Jahre. Dann erkrankte der Patient plötzlich unter Fiebererscheinungen. Gleichzeitig nimmt der Ikterus an Intensität zu. Die Leber scheint klinisch normal zu sein. Der mächtige Milztumor zeigte Größenschwankungen, wobei er einmal (3. Juni 1910) bis 1 cm unterhalb des Nabels reichte. Eine Blutuntersuchung am 15. Juni ergibt eine deutliche Abnahme der roten Blutkörperchen. Die Leukocytenzahl geht aber nie unter 5000, meist ist sie 7000, der Färbeindex stets hoch. Histologisch ließen sich oft Normoblasten und Poikilocytose nachweisen. Das Resümee des Autors lautet: „nach den klinischen Symptomen muß ein sogenannter Morbus Banti diagnostiziert werden." Der II. Fall. Der Beginn der Krankheit läßt sich auf ein Trauma zurückführen (Sturz von einer Leiter). Seither hatte der Patient öfters Nasenbluten und Bluterbrechen; später kamen Ascites und Beinödeme hinzu. Großer Milztumor, normal große Leber, kein palpabler Rand; kein Ikterus. Blut: 3000—4900 Leukocyten. Wassermann positiv! III. Fall. Der Milztumor bestand seit 17 Jahren; in letzter Zeit Ascites und Diarrhöen. Der Ascites schwand, kam aber wieder. Später auch Bluterbrechen mit nachfolgender Blässe und Schwäche. Bei der Untersuchung zeigt sich starke Venektasie der Bauchvenen. Leber klein; Milz dagegen sehr vergrößert. Leicht ikterische Verfärbung. Leukopenie. Unter allgemeiner Entkräftung erfolgt der Exitus. Bei der Sektion war die Leber klein und bot die typischen Veränderungen einer Cirrhosis hepatis. In der Pfortaderwand sah man als Residuen chronischer Phlebitiden trübe Kalkplatten. Die Vena lienalis war stark dilatiert und sehr geschlängelt. Die Erweiterungen reichen bis in die Gegend des Hilus. Histologisch: Milzfollikel sehr spärlich, aber vollkommen normal. Retikulum sehr verdickt. Der Autor schließt: das Krankheitsbild und die Sektionsbefunde entsprechen der Bantischen Fibroadenie. Beim IV. Fall, der sich anschließend an eine fieberhafte Erkrankung ausbildete, wurde gleichfalls die Diagnose „Banti" gestellt. Es bestand kein Ikterus, wohl aber eine starke Leukopenie.

Ein Teil dieser Fälle ist auch von Neuberg publiziert worden, so daß ich diese Arbeit nicht im besonderen zu besprechen habe.

Die Beobachtung von Masuda erinnert an die Fälle, die von v. Baumgarten publiziert wurden. Auch er steht analog wie v. Baumgarten auf dem Standpunkt, daß entsprechende Gefäßanomalien (Persistenz der Vena umbilicalis) genügen, um Milzanschwellung, Leberveränderungen, Anämie und Stauungszustände herbeizuführen. Zu Ascites ist es in seinem Falle nicht gekommen. Auch waren Milz und Leber zu Zeiten relativen Wohlbefindens größer, als gegen das Lebensende. Der Milzbefund ähnelte sehr dem von Banti beschriebenen. Allerdings wird über das gegenseitige Verhältnis zwischen Follikel und Fibroadenie nichts ausgesagt. Klinisch zeigte sich leichter Ikterus und ein großer beweglicher Milztumor. Die Leber war mäßig groß, aber hart. Der Autor erwähnt ausdrücklich, daß trotz der Persistenz der Vena umbilicalis die abdominellen Hautvenen nicht sichtbar waren. Im Blut: 1,8 Mill. Erythrocyten, 1150 Leukocyten, geringe Poikilocytose, Lymphocytose (der Autor spricht von „kleinen uninukleären Leukocyten", meint aber wohl damit die Lymphocyten).

Die Fälle, die Unger beschreibt, bieten nichts Besonderes. Fall I ist wohl als megalosplenische Cirrhose aufzufassen, zu der sich Ascites hinzugesellte. Der Obduktionsbefund und auch die histologischen Berichte sind unzulänglich. Die Milzvene war frei, aber stark geschlängelt. Es bestand Leukopenie. Unger faßte diesen Fall als Morbus Banti im 3. Stadium auf. Dieser Fall, sowie der folgende betrafen Frauen, die viele Geburten hinter sich hatten. Der III. Fall kam ebenfalls zur Sektion. Manche Kliniker hätten ihn seiner Beschreibung nach als megalosplenische Cirrhose aufgefaßt. In allen drei Fällen bestand starke Leukopenie. 2800, 2800 und 1600. Zwei Fälle wurden operiert, beidemal mit schlechtem Erfolg.

Der Fall Schmidt ist wegen seiner luetischen Abstammung interessant. In relativ kurzer Zeit entwickelte sich bei einem schwächlichen Knaben (14 Jahre alt) ein großes Abdomen. Die Bauchvenen traten deutlich hervor. Bei der Untersuchung zeigte sich eine große Milz und eine mäßig vergrößerte, aber harte und oberflächlich höckerige Leber. Im Abdomen ließ sich etwas freie Flüssigkeit nachweisen. Blutbefund: 4,8 Mill. Erythrocyten, 3200 Leukocyten, 32,6 % Lymphocyten. Die Mutter hat zweimal abortiert und litt außerdem an Tabes dorsalis. Wassermann positiv! 12 Röntgenbestrahlungen hatten keinen, eine Salvarsaninjektion dagegen ausgezeichneten Erfolg. In relativ kurzer Zeit ging die Milzvergrößerung zurück, der Patient fühlte sich sehr wohl. Die derben Knoten in der Leber waren nicht mehr zu fühlen. Auf die Frage, die sich der Autor vorlegt, ob man auch diesen Fall diagnostisch der Bantischen Krankheit zugesellen soll, antwortet er bejahend; allerdings will er mit dem Namen: Morbus Banti eine klinische, nicht aber anatomische Einheit umgrenzt wissen.

Der Fall, den Senator gemeinsam mit Kreuse beschreibt, wird von diesen beiden Autoren nicht zum Morbus Banti gezählt; sie sprechen vielmehr von einer idiopathischen Milzschwellung. Obwohl sich Senator dessen bewußt war, daß hier ein Banti nicht vorliegen dürfte, wurde die Splenektomie doch vorgenommen. Der Erfolg war günstig. Ich werde auf diesen Fall noch zu sprechen kommen; ich würde ihn eher zur thrombophlebitischen Form zählen.

Oettinger und Marie, die bereits einmal zur Frage des Morbus Banti Stellung genommen hatten, publizieren neuerdings einen ähnlichen Fall: ein 39 jähriger Mann, der hereditär nicht belastet war, hatte vor 4 Jahren Anfälle von Hämatemesis und gleichzeitig Melaena. Auch bestand seit längerer Zeit ein Milztumor. Der Mann, der leicht subikterisch aussah, hatte keine vergrößerte Leber und keinen Ascites. Die Milz ist ca. 21 cm lang, 19 cm breit. Im Harn viel Urobilin, sonst aber keine pathologischen Bestandteile; der Patient war nie in einer Malariagegend. Schon bei der Operation zeigte sich eine mächtige, von außen unsichtbare, fingerdicke epigastrische Vene. Außerdem: „dans le ligament suspenseur du foie on aperçoit une vène également très volumineuse." Die Exstirpation der Milz war durch die zahlreichen Venen die das Organ am Hilus und am oberen Pol mit der Umgebung vereinen, enorm erschwert. Der Patient geht an den Folgen einer postoperativen Blutung (Lösung einer Ligatur?) zugrunde. Bei der Sektion zeigte sich: „la vène ombilicale restée perméable atteint presque le volume du petit doigt." Histologisch fand sich, wie die Autoren sagen, eine typische Fibroadenie der Milz, aber „integrité relative des follicules." In der Leber waren keine sicheren Zeichen einer Cirrhose zu erkennen. Die Milzvene war enorm verdickt. Der Fall erinnert uns vielfach an die Beschreibungen von v. Baumgarten resp. Mesuda.

Lindwarew beschreibt unter der Diagnose Bantische Krankheit folgenden Fall: 47 jähriger Mann. Beginn der Erkrankung vor 6 Jahren; wenigstens wurde damals zum erstenmal eine Vergrößerung der Milz wahrgenommen. Ikterus soll schon seit längerer Zeit bestehen. Ascites kam erst in den letzten 10 Tagen ante exitum zum Vorschein. Sonst ließ sich aus der Anamnese nichts Wesent-

liches ermitteln; hauptsächlich fehlten Angaben über Syphilis und Malaria.
Das Blutbild war: 1,665 Mill. Erythrocyten, 8158 Leukocyten, 55 % Hämoglobin,
also ein Färbeindex von 1,6; starke Polychromasie und Anisocytose; keine
Erythroblasten. Bei der Obduktion zeigte sich neben allgemeiner Blässe auch
Ikterus. Der untere Rand der Milz reichte bis zum Niveau des Nabels (sie
wog 825 g); die Leber bis zum Rippenbogen. Etwas Ascites. Leber mäßig
groß (1630 g); linker Lappen sehr klein, rechter sehr groß. Die Milz zeigte
am Querschnitt eine dünne Kapsel, ihre Schnittfläche war glatt, Pulpa sparsam, hellrot, Trabekel deutlich ausgesprochen. Knochenmark rot. Bei der
histologischen Beschreibung der Milz spricht Lindwarew von großen Zellen,
die mit roten Blutkörperchen angefüllt sind; die Zellen sollen 14—60 μ im
Durchmesser betragen; die Größe ist von der Zahl der in ihnen enthaltenen
roten Blutzellen abhängig. So sagt er: „einige enthalten bis zu 50 Erythrocyten,
andere nur 1—2; die Zellen, die viele Erythrocyten führen, haben eine
bläschenförmige Gestalt, ihr Protoplasma umschließt den Inhalt in Form
einer dünnen Hülle; am Rand liegt meist ein sichelförmiger Kern. Solche Zellen
erinnerten Lintwarew sehr an Fettzellen, allerdings mit dem Unterschied,
daß sich hier an Stelle eines großen Fetttropfens eine Anhäufung von
Erythrocyten findet. Diese großen Zellen sollen nun — wie sich der
Autor vorstellt — die Erythrocyten in die Leber transportieren; wo sie sich
vermöge ihrer klebrigen Oberfläche anheften. Speziell bei Stauungen im
Kreislaufe sollen diese Zellen an den Kapillarendothelien der Leber haften
bleiben, hier zusammen mit den eingeschlossenen Erythrocyten zerfallen und
schließlich zu vermehrter Gallenfarbstoffbildung Anlaß geben. Lindwarew
schließt daraus ganz allgemein, daß die Ursache vieler Krankheiten, wie z. B.
der Anämie, Polyglobulie, Lebercirrhose, eventuell auch des Banti und des Typus
Gaucher im wesentlichen darin besteht, daß rote Blutkörperchen in vermehrter Menge zugrunde gehen und ihre Zerfallsprodukte von den Erythrophagen der Milz aufgenommen werden. Der übermäßige Zerfall an solchen Zellen
kann in der Leber zur Ablagerung von eisenhaltigem Pigment führen, aber
andererseits auch Anlaß zu Bindegewebswucherung werden.

Diese Arbeit wurde von Pappenheim in den „Folia haematologica.“
in höchst absprechender Weise kritisiert; so sagt z. B. Pappenheim: „diese
schwer ernsthaft zu nehmende, zugleich naive Publikation beherrscht nicht
einmal die Literatur. Die Behauptung, daß der Verfasser hier zum
erstenmal die Bezeichnung Erythrophagen kreiert habe, steht, was ihre
Naivität betrifft, auf dem sonstigen Niveau der Arbeit.“ Ich selbst habe
die Methode, die Lindwarew anwendet, speziell die Acetonfixation
vielfach nachgeprüft. Trotz eines großen Materiales habe ich solche Zellen,
wie sie in dieser Publikation beschrieben werden, nie gesehen. Fast möchte
ich glauben, daß es sich hier um eine Verwechslung mit lipoidhaltigem Zell-
material handelt. Derartig große Zellen sieht man meines Erachtens — ich
verlasse mich hier ausschließlich auf die Mikrophotographien — nur beim
Typus Gaucher und bei der Lipämie resp. bei manchen Formen von Xanthomatose. Auf was es bei der Beurteilung der Diagnose Morbus Banti ganz
besonders ankommt, nämlich auf die Fibroadenie, darauf geht der Autor gar
nicht ein. Im übrigen werde ich am Schlusse dieses Kapitels noch auf
diese Publikation zu sprechen kommen. '

Der Fall Ridder, der in manchen Zügen, soweit sich dies in vivo überhaupt beurteilen läßt, an das typische Bild des „Morbus Banti“ erinnert,
reagierte glänzend auf eine Quecksilberkur. Auf Grund der positiven
Wassermannschen Reaktion hatte man sich zu dieser Therapie entschlossen.
An diesem Patienten wurde auch ein Stoffwechselversuch durchgeführt. Ein

toxischer Eiweißzerfall ließ sich aber nicht konstatieren. Ähnlich günstig quoad Hg-Therapie äußerte sich Urrutia und Steinhauser. Die Arbeit von Zaccarini konnte ich im Original nicht einsehen. Aus dem Referate („Fol. haemat." XII. S.321) glaube ich schließen zu müssen, daß es sich hier wohl um einen thrombophlebitischen Prozeß gehandelt haben dürfte.

Perussia, Vallardi und Curschmann betonen, daß manches, was als Banti demonstriert wird, auf Lues zurückzuführen sei. Sie treten daher bei positivem Wassermann für eine Salvarsantherapie ein.

Der Fall Blecher ist nicht ganz eindeutig; es ist hier schwer zu entscheiden, ob das Trauma erfolgt ist, nachdem schon eine große Milz bestanden hat, oder ob nicht umgekehrt das Trauma die Ursache der Milzvergrößerung war. Die histologische Untersuchung betont die geringe Zahl der sonst normal konfigurierten Follikel. Und doch wird hier von einer Bantimilz gesprochen.

Bret et Cordier beschreiben einen Fall, den man vielleicht als 3. Stadium eines Morbus Banti deuten könnte. Der Fall kam zur Obduktion und präsentierte sich dabei als typische megalosplenische Cirrhose. Von der Milz sagt der Autor: sclérose de la rate à point de départ exclusivement vasculaire.

1912. Auf die Publikation von Bengue kommen wir noch gelegentlich der Besprechung der Baumgarten-Fälle zurück.

Hie und da begegnet man bei der Beschreibung von Morbus Banti-Fällen doch einer gewissen Skepsis; so wird z. B. in der Arbeit von Skutetzky — es handelt sich hier um eine Lebercirrhose mit großer Milz und komplizierender Tbc. peritonei — das Fehlen der typischen Fibroadenie in der vergrößerten Milz ausdrücklich betont und dabei gesagt, wie schwer es oft ist die Diagnose: Morbus Banti auch anatomisch zu stellen.

Lommel bringt unter dem Titel: „Über die sogenannte Bantische Krankheit" folgende Beobachtung: Der 28 jährige Patient erkrankte im 10. Lebensjahre plötzlich mit Erbrechen, Durchfall und Nasenbluten. Wenige Tage darauf entwickelte sich eine starke Gelbsucht, die zwar im Verlaufe eines Halbjahres etwas abnahm, aber bei immerhin leidlichem Befinden nie völlig verschwand. Als der Patient 15 Jahre alt war, erkrankte er unter schweren, fieberhaften Erscheinungen. Der Arzt sprach damals von einer Blutzersetzung. Seither ist der Patient dauernd krank, d. h. ikterisch und sehr blaß. Während der langen Beobachtung durch Lommel schwankte Gelbsucht und Anämie (z. B. 2,4 Mill. Erythrocyten, 65% Sahli), öfters Leukocytenwerte bis 19000; manchmal kam es auch zu Ausschwemmung von Myelocyten; Urobilinurie bestand fast immer, die Fäzes waren immer gefärbt; die Untersuchung zeigte einen großen Milztumor; die Leber war eher klein und hart; kein Ascites. Lommel fand hier eine vermehrte, endogene Harnsäureausscheidung, sonst war keine wesentliche Stickstoffeinbuße. Der Patient starb; leider wurde der Fall nicht obduziert, weswegen Lommel sich der Unsicherheit der klinischen Diagnose: Bantische Krankheit bewußt war.

Die beiden von Goebel als Banti bezeichneten und operierten Fälle (der eine erholte sich sehr gut, der andere starb) sind mikroskopisch so dürftig ausgearbeitet, weswegen man auch hier eine Entscheidung weder im positiven noch im negativen Sinne treffen kann.

In neuerer Zeit nimmt Umber noch einmal Stellung zur Bantischen Krankheit. Nach wie vor steht er auf dem Standpunkt, daß man nur in dem erhöhten Eiweißumsatze das entscheidende Kriterium besitze, ob man eine Splenomegalie mit Ikterus und Lebervergrößerung zum Banti zählen soll oder nicht. Er fügt außerdem zwei weitere Krankengeschichten bei. Ich will zur weiteren Charakterisierung, wie freigebig man gelegentlich mit der Diagnose

Morbus Banti war, nur auf die Histologie der Milz des einen Falles eingehen.
1. Fall: die Milzfollikel zeigen bei regelmäßiger Ausbildung große Keimzentren;
die sonst normal gebauten Sinus erscheinen besonders blutreich; die Pulpa
besteht aus Zellen der gewöhnlichen Form; vereinzelt finden sich eosinophile
Zellen an die Trabekeln angelagert. Auffallend sind kleine Blutungen
mit deutlich vortretendem Retikulum dicht neben einzelnen Follikeln. An
anderen Stellen finden sich kleine, schwielige, durch hyaline Aufquellung
der Bindegewebsfasern gebildete Herde, die ebenfalls in unmittelbarer Nachbarschaft der Follikel sich befinden. Die vorgeschrittensten Stadien scheinen
die schon makroskopisch erkennbaren Herde zu bilden, die aus schwielig
straffem Bindegewebe bestehen, in welchem bräunliches Pigment und Kalk
eingeschlossen sind; letztere liegen meist perivaskulär unmittelbar neben den
Follikeln. In der Leber sind typische Veränderungen im Sinne einer Cirrhose
mit starkem Umbau zu erkennen. Im 2. Fall fehlt der histologische Befund.

Der Fall Steinhauer hat für uns weniger Interesse, weil es sich hier
nur um eine klinische Beobachtung handelt. Daß hier eine antiluetische Behandlung besonders wirksam war, ist bereits erwähnt worden.

Nunmehr folgt eine sehr wichtige Publikation von Kartulis; sie ist
meines Erachtens für die Auffassung und Stellung des Morbus Banti unter
den Splenomegalien von großer Bedeutung. Kartulis greift auf eine ältere
Arbeit von Day und Ferguson zurück und betont neuerdings, wie enorm
häufig in Ägypten Lebercirrhosen mit Ascites und großer Milz vorkommen.
4 % aller Kranken, die auf die Abteilung von Day und Ferguson zur Beobachtung gelangen, leiden an solchen Splenomegalien; bei 7 % der Fälle läßt
sich konstatieren, daß der Beginn der Erkrankung mit einer Vergrößerung
der Milz einsetzt; bei 16 % der Fälle wird Ruhr oder andere Darmerkrankungen
als ätiologisches Moment angegeben. Allen ist aber Anämie, Fieber, Schmerzen
in der Milzgegend und Splenomegalie gemeinsam. Zuerst kommt es zu einer
Lebervergrößerung, später zu einer Verkleinerung und Ascites. In beiden
Publikationen wird die Ähnlichkeit mit Kala-azar hervorgehoben. Milz-
punktionen ergaben aber stets ein negatives Resultat. In allen diesen Fällen
handelte es sich um langwährende Krankheiten; klinisch erinnert ihr ganzer
Verlauf an die Beschreibungen von Banti. Das Blut ist qualitativ und
quantitativ ähnlich in Mitleidenschaft gezogen, wie es von Banti beschrieben
wurde. Die 10 von Kartulis publizierten Fälle seien, was das Blutbild
anbelangt, tabellarisch zusammengestellt.

Fall	Erythrocyten	Hämoglobulin	Färbeindex	Leukocyten
I.	3,88	55	0,72	7000
II.	3,36	35	0,53	6600
III.	2,614	34	0,65	5200
IV.	3,856	38	0,5	5400
V.	2,600	34	0,65	3100
VI.	3,1	—	—	3250
VII.	2,43	42	0,9	5830
VIII.	4,15	42	0,5	6400
IX.	3,735	34	0,46	5300
X.	3,570	32	0,45	4500

Auf das Fehlen von Blutungen wurde von Kartulis ebenso wie seiner Zeit
von Banti Wert gelegt. Der Ikterus stellt auch hier nur ein Begleitsymptom
vor. Kartulis betont auch, daß die von ihm erhobenen Milzveränderungen

ganz dieselben seien, wie sie von Banti beschrieben wurden. Ich habe durch
die Liebenswürdigkeit von Kartulis gleichfalls Gelegenheit gehabt, einige
Milzen seiner Fälle histologisch zu untersuchen und kann seine Behauptung
nur vollauf bestätigen. Seine Präparate zeigen meiner Ansicht nach die
größte Ähnlichkeit mit jenen, die mir von Banti geschickt wurden. In drei
Fällen konnte Kartulis im aspirierten Milzsaft Gebilde finden, die er als
entartete Formen von Malariaplasmodien anspricht. Er stellt sich daher auf
den Standpunkt, daß die Malaria bei der Entstehung dieser „ägyptischen
Krankheit" von Bedeutung sein dürfte.

1913. Großer und Schaub beschreiben einen Fall von Morbus Banti,
und unterwerfen ihn gleichfalls einer Stoffwechseluntersuchung; im Gegensatz
zu Umber betonen beide, daß sie einen gesteigerten Eiweißzerfall nicht konstatieren konnten. Das 10 jährige Kind ist seit einem Jahr krank. Die Krankheit verschlimmerte sich unter Bluterbrechen und gleichzeitiger starker Anämie.
Im Harn kein Urobilin. Ursprünglich dachte man an ein blutendes Ulcus
ventriculi. Die Milz erweist sich sehr groß, dagegen ist die Leber kaum zu tasten.
Die Milz wurde exstirpiert, worauf das Kind sich rasch erholte. Über die
Leber wird nichts näher ausgesagt. Der histologische Milz-Befund, der von B.
Fischer (Frankfurt) erhoben wurde, lautete: Durch die mikroskopische Unter-
suchung wird die von Banti beschriebene Fibroadenie festgestellt und dürfte
dieser Befund im Zusammenhang mit den klinischen Symptomen für die
Diagnose einer echten Bantimilz verwendbar sein. Aus der histologischen
Beschreibung gewinne ich aber nicht den Eindruck, daß es sich hier tatsächlich um jene Veränderungen gehandelt hat, wie sie von Banti beschrieben
wurden. Ich greife hier z. B. nur die Beschreibung der Follikel heraus: die
Follikel sind durchschnittlich etwas kleiner, einzelne derselben sind normal
gebaut und haben deutliche Keimzentren. Allerdings lautet ein Satz später:
in manchen Follikeln ist eine deutliche Verdickung der Follikelarterien vorhanden und um dieselben zeigt sich eine Vermehrung des Bindegewebes.

In einer Arbeit von Grützner kommt derselbe Fall noch einmal zur
Publikation. Hier werden auch histologische Bilder beigegeben. Fig. 3 bildet
einen ganz gesunden Follikel mit normalem Keimzentrum ab.

Die Publikation von D'Espine spricht von einem Morbus Banti bei
einem 13 Monate alten Kinde. Aus der Beschreibung des ganzen Falles wird
man aber nicht klar, ob es sich nicht doch nur um eine „Anaemia pseudoleucaemica infantum" gehandelt hat. Trotz vorgeschrittener Erkrankung war
in der Leber keine Veränderung zu finden. Auch der 2. Fall, der ebenfalls
ein Kind betraf, gehört meines Erachtens nicht hierher, da es sich hier um
eine ausgedehnte Tuberkulose gehandelt hatte. Die Impfung mit Milzbrei
führte zu einer generalisierten Tuberkulose des Versuchstieres.

Weiter will ich noch die Arbeit von Paravecchio erwähnen, der
statt der Splenektomie die Splenektolysis vorschlägt; hier wurde die Milz
an die Haut fixiert und nach Freilegung ihrer Oberfläche mit dem Thermokauter
stückweise zerstört.

Im Jahre 1915 ist eine größere Arbeit von Krull erschienen, die sich ebenfalls mit der Bantischen Krankheit befaßt. In seiner Zusammenfassung
äußert er sich darüber ungefähr folgendermaßen: die sogenannte Bantische
Krankheit ist eine abweichende Form der atrophischen Lebercirrhose im Sinne
von Laennec; diese Abweichung besteht in der außerordentlichen Größe der
Milzschwellung, die auch klinisch stets im Vordergrunde steht. Es ist hieraus
leicht verständlich, zumal wenn öfters Blutbrechen hinzukommt, daß die Anämie
sehr hochgradig sein kann.

Ich glaube, damit das Wichtigste aus der Literatur vorgebracht zu haben, das auf dem Gebiete des Morbus Banti bis Ende 1915 publiziert wurde.

3. Kritik der Literatur und eigene Erfahrungen. Verfolgt man die historische Entwicklung der Frage der Bantischen Krankheit seit der ersten Publikation durch Banti selbst bis z. B. zur zweiten Arbeit von Umber (1912), so muß man sagen, von dem ganzen Symptomenbilde, wie es von dem italienischen Pathologen beschrieben wurde, ist nicht mehr viel übrig geblieben. Ich möchte fast sagen, daß das, was früher die Anaemia splenica war, die man sich auf Anraten von Nägeli aus der Pathologie auszumerzen bemühte, jetzt der Morbus Banti geworden ist. Wenn Umber in seiner jüngsten Arbeit vorschlägt, man solle für jenen Symptomenkomplex, der mit einer primären Milzveränderung beginnt, und wobei es dann zu allgemeinen Schädigungen des Organismus kommt, die eventuell in Anämie, sekundärer Leberschrumpfung, Ascites und Ikterus ausarten können, aber nicht auftreten, wenn zur rechten Zeit exstirpiert wird, den Namen Morbus Banti reservieren soll, so tut er dem eigentlichen Wesen dieser Krankheit eine gewisse Gewalt an, da doch unter dem Begriff Morbus Banti ein eng umgrenztes Krankheitsbild zu verstehen ist. Ich will dadurch weder die Bedeutung der Arbeiten von Banti, noch die Umbers irgendwie schmälern; aber wenn man dem Vorschlage Umbers folgt, dann wäre in den Begriff Morbus Banti auch der hämolytische Ikterus und so manches andere einzubeziehen. Daß Banti selbst eine solche Verquickung der Begriffe nicht gewünscht hat, beweisen seine jüngeren Publikationen, in denen er z. B. für den meines Erachtens schon gefestigten Begriff des hämolytischen Ikterus den vielleicht richtiger gewählten Namen Splenomegalia haemolytica einzuführen bemüht ist.

Bevor ich die Fälle der Literatur einer allgemeinen Kritik unterziehe, will ich zuerst meine eigenen Beobachtungen über das Bantische Krankheitsbild vorbringen. Ich betone zunächst, daß es sich mir hier vorwiegend um die anatomische Diagnose handelt, und daß ich nur dann von einer Bantimilz sprechen möchte, wenn die histologische Untersuchung den Forderungen Bantis gerecht wird. Es wurden in den letzten acht Jahren an unserer Klinik ca. 23 Fälle der Splenektomie zugeführt, in denen vielleicht andere Kliniker auf Grund der Symptome die Diagnose Morbus Banti gestellt hätten. In keinem einzigen Falle habe ich aber histologisch in der Milz das gesehen, was Banti beschreibt.

Durch die außerordentliche Zuvorkommenheit von Banti bin ich nämlich in die Lage gekommen, seine Präparate studieren zu können (cf. Abb. 59, 60, 61, 62); ich maße mir daher ein gewisses Recht an, hier eine objektive Kritik zu üben. Auch in meinen Fällen habe ich „Fibroadenie“ gesehen, doch waren die Follikel oft intakt geblieben; zum mindesten war der Übergang der Fibroadenie aus den Follikeln gegen die Pulpa nie so zu konstatieren, wie es von Banti beschrieben wurde.

Was nun die Klinik dieser Fälle betrifft, so habe ich mich in meinen Fällen nach einer genauen Durchsicht der Krankengeschichten nie davon überzeugen können, daß unsere Kranken gleichsam drei Stadien durchzumachen hatten, wie es von Banti verlangt wird. Meist begannen die Krankheiten plötzlich, eventuell im Anschluß an eine Infektion oder an eine schwere oder leichtere Darmstörung. Oft war schon gleich im Anfang Ikterus zu konstatieren oder der Milztumor entwickelte sich binnen wenigen Wochen. Dergleichen Beobachtungen machten auch viele andere Autoren. Ich greife — um nur ein Beispiel zu wählen — die 4 Fälle von Seiler heraus; sein erster Fall setzte nach einem Diätfehler ein, worauf alsbald Ikterus folgte. Der zweite Fall beginnt im Anschluß an ein Trauma; seither öfter Bluterbrechen und Nasenbluten. Der vierte Fall beginnt im Anschluß an eine Infektionskrankheit.

Etwas Ähnliches gilt von der anatomischen Angabe — Lues! Banti hat stets einen solchen Zusammenhang geleugnet, und doch legen einige Autoren bei der Besprechung mancher Fälle von sogenanntem Morbus Banti auf dieses ätiologische Moment großes Gewicht, weil sie sich bei richtiger Diagnose von der antiluetischen Behandlung ebensoviel versprechen, wie z. B. von der Splenektomie. Man darf sich eigentlich darüber nicht wundern, wenn viele Ärzte an den Vorschriften von Banti vorbeigegangen sind, nachdem auch eine Autorität wie Senator, sich nicht mehr an das Symptomenbild im Sinne Bantis gehalten hat. Banti betont bei seinen Fällen ausdrücklich das Fehlen von Hämatemesis. Senator aber, und ebenso auch Osler legen gerade auf dieses Symptom, und zwar auch als häufiges Frühsymptom, großen Wert. Dadurch wurde das von Banti doch ziemlich genau präzisierte Krankheitsbild meiner Ansicht nach mit einem anderen verwechselt, z. B. auch mit der Splenomegalie, die als thrombophlebitischer Milztumor ihre Selbständigkeit zu wahren hat. Es ist richtig, daß gerade bei der von Banti beschriebenen Form der Splenomegalie Veränderungen an den Milzvenen vorkommen. Aber eben dadurch, daß einige Autoren glaubten, es könnten diese Veränderungen vielleicht Anlaß zu wandständigen Thromben geben, verwechselten sie Ursache und Folge, und vertraten den Standpunkt, daß es beim echtem Morbus Banti zu Thrombose in der Milzvene kommen kann. Andere Autoren, denen ich mich anschließe, vertreten aber die Ansicht, daß das Primäre für diese Fälle die Thrombose im Stamm- und Wurzelgebiet der Pfortader ist, während der Milztumor sich nur als deren Folge ausbildet. Gerade diese thrombophlebitischen Milztumoren gehen oft mit mächtigem und zu Varikositäten führenden Kollateralkreislauf einher und disponieren daher ganz besonders zu Hämatemesis.

Auch das Krankheitsbild des hämolytischen Ikterus ist öfters verkannt worden; ich glaube sicher zu sein, daß der eine Fall von Umber mit dem erhöhten Eiweißumsatz nicht ein Morbus Banti war, sondern ein hämolytischer Ikterus. Allerdings spielen auch hier Miltzumor und Ikterus eine große Rolle. Aus der histologischen Beschreibung anderer exstirpierter Milzen glaube ich ebenfalls den Nachweis erbringen zu können, daß die betreffenden Autoren auf falscher Fährte sich befanden, als sie in solchen Fällen die Diagnose Banti stellten. Gerade, weil Banti den außerordentlich günstigen Einfluß, den die Splenektomie auf den Verlauf seiner Krankheit nimmt, betont hat, wurde dieses Moment vielfach als das charakteristische Merkmal des Morbus Banti angesehen. So kam es, warum manche Kliniker den Standpunkt vertraten, daß, wenn es gelingt durch die Splenektomie ein Krankheitsbild zu bessern, eine Bantische Krankheit vorliegen dürfte. Wie wenig ein derartiger Standpunkt für den hämolytischen Ikterus gilt, haben wir bereits betont; daß aber dieser Eingriff auch bei der typischen, hypertrophischen Cirrhose gelegentlich von außerordentlich günstigem Einfluß sein kann, werden wir noch zeigen. Jedenfalls liegt in der Gunst oder Ungunst des Erfolges der Splenektomie nicht das entscheidende Moment, ob eine mit Milztumor einhergehende Erkrankung als Morbus Banti aufzufassen ist oder nicht.

Wer meinen bisherigen Betrachtungen gefolgt ist, der könnte glauben, daß ich die Existenz des echten Morbus Banti überhaupt leugnen will. Gerade das Gegenteil; denn ich kenne Fälle, wo es mir tatsächlich gelang, bei der histologischen Untersuchung der Milz dieselben Bilder zu sehen, wie sie von Banti beschrieben wurden. Ich bin aber der Meinung, daß diese Fälle in unseren mittel- und nordeuropäischen Gegenden nur selten vorkommen. Zur Illustrierung des Gesagten möchte ich folgendes mitteilen.

Ich habe Gelegenheit gehabt, die große Milz eines jungen Burschen (17 Jahre) zu untersuchen, der aus Albanien stammte. Der Patient, der an einer anderen Krankheit verstorben ist (otogener Kleinhirnabszeß), hatte einen Milztumor, der fast bis zum Nabel herabreichte. Angeblich soll er nie an Malaria gelitten haben. Überhaupt wurde von den Angehörigen dieses Burschen der Milzvergrößerung gar keine Bedeutung zugemessen, denn sie bedeuteten mir, daß in ihrer Heimat sehr viele Menschen, die sich sonst ganz gesund fühlen, auch solche Milztumoren haben. Bei der Blutuntersuchung zeigte der Kranke nur eine ganz geringgradige Anämie (4,1 Mill. Erythrocyten, 5600 Leukocyten, Sahli 72%). In der Milz dieses Falles habe ich zum erstenmal alle jene Veränderungen gesehen, die auch Banti beschreibt. Von diesem Gesichtspunkte aus erscheint es mir wichtig, noch einmal darauf hinzuweisen, daß ich auch in den Milzen, die mir Kartulis aus Ägypten zugeschickt hat, ganz dieselben von Banti geschilderten Bilder gesehen habe. Kartulis meint, daß die von ihm beschriebene Form der Bantischen Krankheit etwas mit Malaria zu tun haben könnte. Umgekehrt leugnet aber Banti selbst jeglichen Zusammenhang mit Malaria. Nachdem gerade diese Erkrankung in Italien besser gekannt sein dürfte als bei uns, so wird, ganz abgesehen von der Autorität Bantis, daran festgehalten werden müssen, daß das Krankheitsbild, das Banti selbst beschreibt, mit Malaria gewiß nichts zu tun haben dürfte. Ich meine daher, daß man dem von Banti skizzierten Krankheits- bilde — ich habe es daher im Anfange dieses Kapitels weitgehend berücksichtgit — nichts weiter hinzuzufügen braucht.

Ich persönlich habe eine echte Bantimilz unter meinem großen Material, das 65 Splenektomien und 58 zur Sektion gebrachte Milz- tumoren umfaßt, nur einmal gesehen, und zwar in dem vorhin zitierten Falle, der aus Albanien stammte; ich möchte daher die Meinung vertreten, daß der typische Banti in südlicheren Gegenden vielleicht öfter zu sehen sein dürfte. In dem Sinne will ich durch- aus nicht über jeden, unter dem Namen Morbus Banti publizierten Fall ein unbedingt absprechendes Urteil fällen; dagegen glaube ich sagen zu müssen, daß mir für das Gros der Fälle die Beweise für die Annahme der Diagnose Morbus Banti nicht so bindend erscheinen, wie es von mancher Seite geschieht. Sicherlich wurden neben wenigen Fällen von echtem Morbus Banti, vielfach der akqui- rierte hämolytische Ikterus, dann die thrombophlebitischen Milz- tumoren, manche Fälle, wie sie v. Baumgarten beschrieben hat und sehr viele Fälle megalosplenischer Cirrhosen unter der, wie ich glaube nicht gerechtfertigten Diagnose Bantische Krankheit veröffentlicht.

IX. Kapitel.

Die Veränderungen in der Milz bei Erkrankungen, die mit allgemeiner
venöser Stauung einhergehen, fesseln selten das Interesse des Klinikers;
Vergrößerungen, die allerdings nur selten größere Dimensionen annehmen,
fallen wohl nur dann auf, wenn wir speziell auf sie achten, d. h. besteht
eine allgemeine oder bloß abdominelle Stauung, so wird wohl immer auch
eine Vergrößerung der Milzdämpfung zu konstatieren sein, vorausgesetzt, daß
es das Hautödem oder der Ascites erlaubt; palpatorisch ist eine „Stauungsmilz" nur selten nachweisbar.

In funktioneller Beziehung interessiert uns aber der venöse Milztumor
sehr; deswegen erscheint es notwendig, die Pathogenese der venösen Stauung
des Milzparenchyms kurz darzustellen. Die anatomischen Verhältnisse sind
bei der menschlichen Stauungsmilz viel zu kompliziert, als daß es ratsam
wäre, mit ihnen anzufangen. Wir wollen daher mit der experimentellen Stase
der Milz beginnen.

I. Die experimentelle Stauungsmilz.

1. Das histologische Bild bei experimenteller Milzstauung. Ursprünglich
wurde die venöse Stauung im Bereich der Milz dazu benutzt, um normal
histologische Fragen der Milz zu studieren: hauptsächlich spitzte sich die
Frage darauf zu, ob sich der Blutstrom in der Milz in geschlossenen Bahnen
bewegt, oder aber ob sich das Blut durch Spalten des Pulpagewebes hin-
durchwinden muß. Basler hat sich zuerst mit dieser Frage beschäftigt. Er
hat wiederholt bei lebenden Tieren die Venen vor der Arterie unterbunden
und eine venöse Hyperämie der exstirpierten Milz zu erzeugen versucht.
Wenn es auch gelang, die Venen stark mit Blut zu überladen, so war er
doch nicht imstande, die Maschen des Pulpagewebes mit roten Blutzellen zu
füllen. Basler stellte sich daher auf die Seite jener Histologen, die einen
intermediären Kreislauf der Milz leugnen.

Diese nicht ganz systematisch durchgeführten Versuche wurden von
Sokoloff wieder aufgenommen, der im wesentlichen die Resultate von
Basler bestätigen konnte. Wenn er die Milz nur 4—10 Minuten gestaut ließ,
so erschienen zwar die Venen der Milzpulpa prall mit Blut gefüllt, aber
das eigentliche Parenchym enthielt nur wenige rote Blutzellen. Wäre die
Pulpa tatsächlich zwischen Venen und Arterien als gleichsam wandungslose
Bahn eingeschaltet, wie dies von Mollier angenommen wird, so müßte bei
passiver Hyperämie die Pulpa mit Blut überladen erscheinen; wie die Versuche
zeigten war sie es aber nicht. Im Gegenteil, die Pulpastränge waren eher breiter
und schienen zellärmer. Die Ursache der relativ spärlichen Menge an Pulpazellen
scheint darin begründet zu sein, daß es zur Ansammlung von Ödemflüssigkeit im
Pulpaparenchym kam. Sokoloff meint, daß infolge der Steigerung des venösen
Blutdruckes eine ausgiebige Transsudation von Blutplasma aus den Venen gegen

die Pulpa zu stattfindet; daß daneben auch vereinzelte rote Blutscheiben durchtreten können, erscheint ihm sehr wahrscheinlich. Jedenfalls setzt dies eine Art von Membran voraus, die die Wandung des Sinus bilden hilft.

Die arteriellen Blutgefäße speziell im Bereiche der Follikeln sind schon unter normalen Bedingungen auffallend eng. Sokoloff erwägt deswegen die Möglichkeit, ob es nicht bei einfacher und kurzwährender venöser Hyperämie zu einer Verlangsamung des arteriellen Blutstromes kommen muß, um nicht den Blutreichtum der Milz noch hochgradiger auszugestalten; dies wäre vielleicht dadurch möglich, daß es zu einer Kontraktion der ohnedies relativ engen Arterien kommt.

Ganz anders gestalten sich die Verhältnisse, wenn es sich in der Milz um eine langwährende und hochgradige venöse Stauung handelt. Dies läßt sich z. B. bei Hunden schon nach 25 Minuten lang währender Unterbindung der Milzvenen erzeugen. Jetzt erscheinen nicht nur die Blutgefäße, sondern auch die Maschenräume der Pulpa strotzend mit Blut gefüllt. Sokoloff meint daher, daß die Wandungen der venösen Kapillaren, die ihr Lumen von dem eigentlichen Pulpaparenchym trennen, auf die Dauer dem venösen Drucke nicht gewachsen sind. Ob nun der Durchtritt der roten Blutzellen durch präexistente Lücken erfolgt, oder durch Risse in der endothelialen Kapillarwand, will Sokoloff nicht entscheiden; doch glaubt er eher mit der ersteren Möglichkeit rechnen zu müssen. Jedenfalls beruht die Blutüberfüllung der Milzpulpa bei venöser Stauung auf einer Diapedese von roten Blutzellen.

Wenn man bedenkt, wie selbst geringgradige Stauungen das histologische Bild der Milz modifizieren können, so wird man gerade in der Beurteilung des Blutreichtums menschlicher Leichenmilzen sehr vorsichtig sein, da ante exitum sehr häufig Stauungen im Abdominalkreislauf bestehen dürften.

Im Gegensatz zu der Anschauung von Sokoloff vertritt Weidenreich die bereits im I. Kapitel erwähnte Meinung, daß das arterielle Blut, wenn es via Schweigger-Seidelscher Kapillaren gegen die venösen Sinus keine freie Bahn findet, entlang der feineren Kapillaren, die von den Zentralarterien abzweigen, direkt in die Pulpa fließt. Auf die Details der Auseinandersetzungen Weidenreichs kann ich hier nicht noch einmal eingehen und verweise auf das dort Gesagte.

Die Tatsache, daß sich Blut bei ausgesprochener venöser Hyperämie der Milz in der Pulpa ansammelt, steht fest und es erhebt sich daher die Frage, was mit den Erythrocyten geschieht, die in die Milzpulpa ausgetreten sind. Schon seit den grundlegenden Arbeiten von Virchow über die pathologischen Pigmente weiß man, in wie wechselnder Menge Pigmente in der Milz vorkommen. Jetzt besteht über die Abstammung des physiologischen Milzpigmentes kaum mehr ein Zweifel, aber damals beschäftigte man sich noch mit der Frage, ob dieses Pigment wirklich hämatogenen Ursprunges sei; von diesem Gesichtspunkte aus war es naheliegend, den Pigmentgehalt bei der artifiziellen Stauung zu studieren. Die sich damit beschäftigende Arbeit von Wicklein bedeutet zugleich eine Fortsetzung der Publikation von Sokoloff. Zuerst wurde das Verhalten des Pigmentes unter physiologischen Bedingungen studiert. In voller Übereinstimmung mit Virchow wurde neben einem körnigen, eisenhaltigen Pigment auch eine in gelöster Form vorkommende eisenhaltige Substanz nachgewiesen. Alle korpuskulären Pigmente gaben mit geringen Ausnahmen eine deutliche Eisenoxydreaktion. Wicklein meinte daher, daß das Pigment der normalen Milz wahrscheinlich ein organischer, eisenoxydhaltiger Körper sein dürfte. Eine Gleichmäßigkeit der Verteilung resp. ein regelmäßiges Vorkommen des Pigmentes in den Milzen gesunder Hunde ließ sich aber unmöglich feststellen. Neben Milzen,

die nur Spuren enthalten, findet man solche, die ebenfalls von gesunden
Tieren stammen, aber sehr große Pigmentmengen aufweisen. Jedenfalls spricht
diese Tatsache dafür, von wie großer physiologischer Bedeutung die Pigmentbildung in der Milz ist. Neben dem Pigment, das in körniger Form in der
Milz ausfällt, findet Wicklein noch eine Substanz, die gleichfalls Eisenreaktion gibt. Imbibiert man Milzschnitte mit Ferrocyankali und Salzsäure
oder mit Schwefelammonium allein, so kommt es auch zu einer Färbung von
Gewebszellen. Diese diffuse Eisenreaktion läßt sich an gewissen Zellen immer
wieder finden; es sind dies Zellen teils im Bereiche der Kapillarhülsen, teils
der Lymphscheiden der kleinen Arterien oder die Endothelzellen der Milzsinus.

Wicklein zog daraus den Schluß, daß in den Blutbahnen der Milz entweder
eine farblose oder gelöste resp. gequollene Eisenverbindung vorkommt. Was
die Entstehung der Pigmente anbelangt, so bildete sich Wicklein folgende
Hypothese: Die in die Pulpa übergetretenen Erythrocyten schrumpfen zuerst,
häufen sich dann zu kleinen Klumpen, die vorerst keine Eisenreaktion geben;
unter fortschreitender chemischer Umwandlung entstehen aus den Erythrocyten allmählich Pigmentkörner, welche beieits Eisenreaktion geben. Bei
der Auflösung dieses Pigmentes könnte eventuell eine gelöste oder gequollene,
farblose Eisenverbindung entstehen. Wenn man nun bei Hunden, so wie es
Sokoloff getan hatte, das Blut der Vena lienalis staut und die Tiere nach
4 Stunden bis 21 Tagen tötet, so ergeben sich im Pigmentgehalt die mannigfaltigsten Bilder. Trotz deutlicher Stauung läßt sich aber innerhalb
der Blutextravasate, die durch Diapedese entstanden sind, keine
Steigerung des Pigmentreichtums nachweisen. Es zeigt sich vielmehr, daß die im Gefolge der venösen Stauung in die Maschenräume
der Milzpulpa ausgetretenen Erythrocyten unverändert das Organ
wieder verlassen. Im Anschluß daran kann das physiologische Pigment
sogar vollständig geschwunden sein. Eine Restitutio ad integrum tritt zu
verschiedener Zeit ein; in der Regel ist sie bereits nach einer Woche erreicht.
Als treibendes Moment der Entfernung der roten Blutzellen aus der Milz
kommt nach Wicklein die Kontraktilität der Milz in Betracht, die für
den Menschen zuerst von Botkin festgestellt wurde. Bei dieser Gelegenheit
wollen wir auch auf Versuche zurückgreifen, die wir bereits auf Seite 142
erwähnt haben. Wir erzeugten experimentelle Stauungsmilzen und konnten
uns davon überzeugen, daß bereits nach 48 Stunden die gestaute Milz wieder
ihre alte Größe angenommen hat (vgl. auch S. 383).

Die Entstehung des Pigmentes selbst scheint kaum von Zirkulationsstörungen, wie sie hier experimentell erzeugt wurden, abhängig zu sein; auch ist
es nach Wicklein nicht wahrscheinlich, daß der Pigmentreichtum abhängig
ist von Blutergüssen, die außerhalb der Milz entstanden sind, da nach experimenteller, intraperitonealer Blutung keine wesentliche Änderung im Pigmentgehalt der Milz eintrat. Daher dürfte das normale, eisenhaltige Milz-
pigment eine andere Bedeutung haben, als das Pigment, das in den gewöhnlichen Extravasaten entsteht. Wicklein diskutiert daher die Möglichkeit,
ob nicht das in den Milzgefäßen kreisende Blut gelöstes Hämoglobin an das
Milzgewebe abgibt, und anderseits ob es nicht andere, etwa aus der Nahrung
stammende eisenhaltige Verbindungen sein dürften, welche in diesem Organ
zu Pigment und vielleicht auch zu Blutfarbstoff verarbeitet werden.

Zur weiteren Klärung der Frage ließ Thoma — wohl angeregt durch
die Arbeiten siner Schüler Sokoloff und Wicklein — durch Panski weitere
Studien ausführen. Bei den früheren Untersuchungen wurden die Venen nur
vorübergehend unterbunden; Panski beschäftigt sich mit der Frage, welches
sind die Folgen der dauernden Unterbindung der Milzvenen. Unter dieser Be-

dingung waren in der Milz Veränderungen zu sehen, wie man sie in einem hämorrhagischen Infarkte beobachten kann; aber auch jetzt verschwindet das Pigment aus der Milz vollkommen. Deshalb rechnet Wicklein mit der Möglichkeit, daß zur Entstehung des Pigmentes Sauerstoff notwendig sei, zumal an den Grenzen eines hämorrhagischen Infarktes, also dort, wo auf dem Wege der Diffusion noch Sauerstoff eindringen kann, tatsächlich reichlicher Pigment zu finden ist. Diese Vorstellung deckt sich zum Teil mit der von Neumann vertretenen, der braunes, eisenhaltiges Pigment nur dort finden konnte, wo rote Blutkörperchen oder gelöstes Hämoglobin mit lebendem Gewebe in innigen Kontakt treten. Der Mangel eisenhaltigen Pigments nach Unterbindung der Milzvenen wäre somit auf das Fehlen von freiem oder lose gebundenem Sauerstoff zurückzuführen. Zugunsten dieser Anschauung führt Wicklein folgende Versuche an: Wenn man die Ligaturen an den Venen nach 3—7 Tagen wieder löst, so läßt sich jetzt reichliches Pigment nachweisen. Es scheint mir wichtig, daß Thoma bei Besprechung dieser Versuche ausdrücklich hervorhob, daß die Galle dieser Tiere eine dunkle, fast schwarze Farbe hatte.

2. Der Einfluß der experimentellen Milzstauung auf den Hämoglobinabbau. Diese Studien verdienen, angesichts der neueren Anschauungen über die Milzfunktion, erhöhtes Interesse. Wir wissen — vgl. Kap. III und Kap. IV —, eine wie große Rolle die „Hyperämie" der Milz gerade bei pleiochromen Zuständen, z. B. beim Toluylendiaminikterus und vor allem auch beim hämolytischen Ikterus, spielt, und warum nach Wegfall der Milz die Blutmauserung fast zur Norm zurückkehren kann, resp. das Toluylendiamin sich viel weniger wirksam zeigt. Von diesen Überlegungen ausgehend, hat sich Přibram die Frage vorgelegt, ob auch eine künstliche Hyperämie der Milz mit einer vermehrten Erythrocytenzerstörung einhergeht. Es wäre natürlich am naheliegendsten gewesen, den Einfluß künstlicher Hyperämie, wie sie sich z. B. durch eine partielle Ligatur der Milzvenen herstellen läßt, auf die Gallenfarbstoffausscheidung zu prüfen. Nachdem dies aber nur unter gleichzeitiger Anwendung von Narkose möglich ist, die schon an und für sich die Gallenfarbstoffausscheidung wesentlich beeinflußt, so begnügte sich Přibram damit, nachzusehen, ob Ligatur der Milzvene zu Urobilinurie führt; als Versuchsobjekte dienten ihm Hunde. Tatsächlich konnte Přibram starke Urobilinausscheidung im Harn nachweisen, wenn er bei Hunden ca. 24—48 Stunden vorher den Blutstrom in den Milzvenen stark eingeschränkt hatte. Er bezieht die Urobilinurie auf eine primäre Pleiochromie, die wieder auf eine vermehrte Blutkörperchenzerstörung zurückzuführen ist. Um dem Einwand zu begegnen, als wäre die Operation allein resp. komplizierende Blutungen ins Peritoneum imstande, eine Urobilinurie auszulösen, wurden entsprechende Kontrollversuche angestellt, aber stets mit negativem Erfolg. Weiter konnte Přibram zeigen, daß die so erzeugte Urobilinurie nur eine passagere ist, denn nach 2—3 Tagen war das Urobilin wieder aus dem Harn verschwunden. Eine Erklärung hierfür ergab sich aus folgendem Versuche: Tötet man das Tier am 3.—4. Tag nach der Ligatur der Milzvenen, so zeigt sich die Milz, die während der Operation zu einem großen Organ angeschwollen war, viel kleiner als beim gesunden Tier. Die Oberfläche ist gerunzelt, ähnlich wie bei faradischer Reizung der Milz. Hält man dies mit den bereits erwähnten Versuchen von Sokoloff zusammen, so gewinnt man den Eindruck, als würde sich die Milz förmlich gegen die Stauung wehren und durch die Arterie nur so viel Blut zufließen lassen, als den eingeschränkten venösen Lichtungen entspricht. Přibram bringt hier den Vergleich mit einem Herzen, das selbstregulatorisch sich den geänderten Verhältnissen anpaßt. Es würde also eine Verminderung der Stauung parallel einhergehen mit allmählichem Schwinden der experimentellen Urobilinurie. Daß auch Tiere mit Eckscher Fistel, die mehr oder weniger immer mit Stauung im Pfortaderkreislauf einhergeht, ganz besonders starke Urobilinurie zeigen können, ist ebenfalls von Pŕibram gezeigt worden.

Um auch den Einfluß einer eventuellen Leberstauung, die so häufig bei kardialen Stauungszuständen der Milz zu sehen ist, in ihrer Beziehung zur Urobilinurie abzuschätzen, wurde geprüft, welchen Einfluß Leberstauungen vor und nach der Splenektomie haben. Es geschah dies in der Weise, daß unter Benutzung eines Unterdruckverfahrens einem Hunde nach Resektion der IV., eventuell der V. Rippe die rechte Pleura eröffnet und die Vena cava inferior zwischen Vorhof und Zwerchfell durch eine Ligatur oder Naht verengt wurde. Ein normales Tier zeigt daraufhin starke Urobilinurie. Ein milzloses Tier reagiert ebenfalls mit Urobilin im Harn, aber in viel geringerem Maße. Es geht daher nicht an, zu behaupten — soweit es überhaupt gestattet ist, Resultate experimenteller Versuche auf die menschliche Pathologie zu übertragen —, daß das auslösende Moment für die Urobilinurie resp. die Pleiochromie der Galle ausschließlich in Stauungszuständen der Milz zu suchen sei. Unter Berücksichtigung dieser Versuchsergebnisse wird man sich vielmehr sagen müssen, die Pleiochromie, wie sie bei so vielen kardialen Stauungszuständen zu sehen ist, wird wahrscheinlich auch von der Stauung in anderen Organen abhängig sein. Damit soll aber nicht behauptet sein, daß eine passive Hyperämie der Milz allein nicht doch Pleiochromie nach sich ziehen kann.

II. Die Stauungsmilz beim Menschen.

Die Stauungsmilz spielt in der menschlichen Pathologie eine große Rolle. Wir sehen sie vor allem 1. bei der allgemeinen kardialen Stauung, 2. bei der ausschließlich auf den Pfortaderkreislauf beschränkten Stauung und 3. bei einer partiellen Stauung, die sich auf einen Teil des Pfortadergebietes erstreckt, und bei der hauptsächlich die Milz betroffen ist. Die beiden letzten Formen verdienen erhöhtes klinisches Interesse.

1. Milz bei allgemeiner Stauung; die indurierte Milz. Bei der allgemeinen kardialen Stauung kann es zu einem leichten Ikterus kommen. Über den „cyanotischen" Ikterus — wie ich ihn nannte — habe ich mich schon vor Jahren dahin ausgesprochen, daß sich in der Leber histologisch ganz die gleichen Bilder nachweisen lassen, die ich beim Phosphorikterus beschrieben habe. Die Ätiologie war mir damals nicht ganz klar. Da ich in der Leber solcher Fälle innerhalb der Gallenkapillaren eingedickte Galle sehen konnte, so vermutete ich schon damals, daß es sich beim cyanotischen Ikterus um einen vermehrten Blutuntergang handeln dürfte. Die funktionelle Untersuchung des Hämoglobinabbaues — also die Untersuchung des Duodenalsaftes auf seinen Gehalt an Bilirubin, ebenso die Farbstoffbestimmung der Fäzes — hat mir gezeigt, wie sehr ich auf der richtigen Fährte war. Untersucht man die Fäzes nach der Methode von Charnas bei kardialen Affektionen, so findet man fast stets sehr hohe Werte Zum mindesten sind sie viel größer, als man sie bei entsprechenden normalen Patienten finden kann. Wir werden daher kaum fehlgehen, wenn wir die namentlich bei inkompensierten Vitien zu beobachtende Urobilinurie auch im Sinne einer vermehrten Urobilinresorption resp. Pleiochromie deuten. Untersuchungen über den Gallenfarbstoffwert im Duodenalsaft von Herzkranken haben unsere Annahme durchaus bestätigt. Wir haben hier, soweit eine quantitative Schätzung überhaupt zulässig ist, Werte gesehen, wie sie sonst nur noch bei der Perniciosa vorkommen. Ob für die vermehrte Zerstörung der Erythrocyten und die sich daraus ergebende Urobilinurie die Stauungsmilz resp. Leber allein oder zusammen mit den anderen gestauten Organen (Lungen!) verantwortlich ist, läßt sich derzeit nicht entscheiden. Auf Grund der beschriebenen Versuche ist es vielmehr wahrscheinlich, daß die verschiedensten Komponenten in Betracht kommen. So ist es z. B. eine bekannte Tatsache, daß in dem Maße, als sich die kardialen Beschwerden bessern, auch die Urobilinurie geringer wird oder sogar schwindet. Auf diese Schwankungen in der Urobilinausscheidung hat besonders Jonas geachtet. Ich habe mich an fortlaufenden Stuhluntersuchungen davon überzeugen können, wie bei Herzfehlern in Zeiten relativer Besserung tatsächlich weniger Urobilin durch den Stuhl ausgeschieden wird, als in Zeiten schwerster Inkompensation. Gallenfarbstoffbestimmungen im Duodenalsaft lassen sich bei Herzkranken nur schwer durchführen, ich mußte daher auf derartige Untersuchungen verzichten. Jedenfalls erkennt man aus den Stuhlanalysen, daß es sich bei der kardialen Stauung um einen vermehrten Blutuntergang handeln muß, der aber sicher nicht auf die Tätigkeit der gestauten Milz allein zu beziehen ist.

Die histologischen Untersuchungen der Milz bei allgemeiner Stauung erinnern sehr an die experimentellen Bilder, die Sokoloff und andere beschrieben haben. Die Befunde stimmten mit meiner Auffassung überein, daß die gestaute Milz zu vermehrter Zerstörung von Erythrocyten Anlaß geben kann. Přibram hat gezeigt, wie die Milz bei Hunden trotz venöser Stauung nicht dauernd groß bleibt, sondern eher schrumpft; als Grund hierfür nimmt er ein aktives Eingreifen elastischer und vor allem kontraktiler Elemente in der Hundemilz an. Der menschlichen Milz fehlt die glatte Muskulatur, somit die Möglichkeit, eine bestehende Stauung aus eigener Kraft auszugleichen.

Auch bei der Lebercirrhose können, wenn bereits die Pfortaderstauung im Vordergrund steht, ähnliche Verhältnisse in der Milz auftreten, wie sie bei allgemeiner Stauung zu sehen sind. Im nächsten Kapitel wird ausdrücklich darauf hingewiesen, daß dies nicht für alle Cirrhosen gilt; nur in gewissen Stadien muß mit dem Stauungsfaktor auch bei Lebercirrhose gerechnet werden.

Wir haben bei der Besprechung des hämolytischen Ikterus betont, welch große Rolle wir dem erythropoetischen Apparat zusprechen. Wenn viele rote Blutkörperchen zugrunde gehen, so muß für den nötigen Ersatz Sorge getragen werden. Dafür kommt das Knochenmark in Betracht. Schon aus dem makroskopischen Verhalten desselben kann man oft erschließen, ob sich der erythropoetische Apparat in Hyperfunktion befindet oder nicht. Die dunkelrote Färbung erspart oft eine genauere histologische Untersuchung. Es erscheint mir wichtig darauf hinzuweisen, wie häufig sich bei vielen inkompensierten Vitien ein rotes Knochenmark findet. Daher ist anzunehmen, daß bei vielen Herzfehlern im Stadium der Inkompensation ebenfalls mehr Blutzellen gebildet werden dürften als unter normalen Bedingungen.

Wir haben bei der Analyse der Anämien auf das Vorkommen von Hämosiderin großes Gewicht gelegt und uns dahin ausgesprochen, daß durchaus nicht immer ein Parallelismus bestehen muß zwischen vermehrtem Blutuntergang und Hämosiderose. Auf das Vorkommen von Eisenpigment in den Kupfferzellen und in der Milz haben wir vielfach hingewiesen. Auch von diesem Gesichtspunkte aus erscheint es wichtig zu wissen, daß Hämosiderose in der Leber und Milz bei allgemeiner kardialer Stauung etwas ganz Gewöhnliches darstellt, daß aber aus diesem Moment allein ein vermehrter Blutuntergang noch nicht erschlossen werden kann.

In den früheren Abschnitten waren wir bestrebt zu zeigen, wie sich der normale Organismus bemüht, das Niveau der roten Blutkörperchen im zirkulierenden Blute stets auf gleicher Höhe zu erhalten. Nun läuft unser Körper bei allen Gelegenheiten, wo es sich um einen vermehrten Blutuntergang handelt, Gefahr, anämisch zu werden, weil offenbar die Leistungsfähigkeit des Knochenmarkes nur über gewisse Reservekräfte verfügt. Die Frage, ob es bei kardialen Stauungen nicht auch zu Anämien kommt, müssen wir im allgemeinen mit Nein beantworten. Im Gegenteil, es kann eher sogar zu einer leichten Form der Polycytämie kommen. Da man über die Tatsache eines vermehrten Blutunterganges bei inkompensierten Herzfehlern aber nicht hinweggehen kann, so muß man sagen, daß hier das Knochenmark außerordentlich leistungsfähig sein muß.

2. Der thrombophlebitische Milztumor. Schon Banti und vor ihm Bonne haben darauf hingewiesen, wie häufig eine entzündliche Milzschwellung mit einer Endophlebitis verbunden ist und wie leicht es im Anschluß daran zu einer Thrombosierung der Milzvenen, eventuell sogar der Pfortader kommen kann. Speziell Bonne war der Ansicht, es könnte sich bei der lienalen Endophlebitis um eine Fortsetzung der Splenitis auf die Venenwandung handeln. In seiner Publikation legte er sich die Frage vor, ob es infolge der durch Induration der Milz geschaffenen Verlangsamung der Zirkulation zu einer autochthonen Thrombose in der Milzvene kommen könne; er sah in den Kapillaren der Milz „Riesenzellen" und meinte, daß ihre Anwesenheit vielleicht die Gerinnungsfähigkeit des Blutes befördert.

In den von Bonne beschriebenen Fällen war keine Cirrhose der Leber zu finden; bloß in dem einen Falle, in dem der Thrombus als ganz frischer erkannt wurde. Histologisch findet Bonne in der Milz Verdickung der Trabekel, Degenerationen an den Arterien, sowie eine diffuse, aber bedeutende und gleichmäßige Verdickung des Retikulums, wobei allerdings die gewöhnliche, netzartige Struktur des adenoiden Gewebes erhalten bleibt. Eine ähnliche Vorstellung über die Entstehung von Milzvenenthromben hatte schon Frerichs. In neuerer Zeit haben Delatour (1895), Dock und Warthin u. a. mit Milzvenenthrombose kombinierte Splenomegalien beschrieben. Den ursächlichen Zusammenhang zwischen diesen beiden Krankheitserscheinungen erkannte aber erst Rommelaëre. Um die Ausarbeitung des klinischen Krankheitsbildes haben sich Edens und Cauchois, ein Schüler von Deve, besondere Verdienste erworben. Ich bin von der Häufigkeit dieses Krankheitsbildes vollkommen überzeugt; im vorigen Kapitel wurde dieser Gegenstand bereits gestreift; eine genauere Beschreibung des Krankheitsbildes bringe ich im folgenden

a) Wesen der Krankheit. Aus der großen und recht unklaren Gruppe der „primären Splenomegalien" resp. des „Morbus Banti" kann man einen nicht nur anatomisch, sondern manchmal auch klinisch charakteristischen Symptomenkomplex herausschälen, der im wesentlichen aus der Trias zusammengesetzt erscheint: Splenomegalie, Anämie und starke Blutungen aus Varizen, die sich im Gefolge von Milzvenenthrombose entwickelt haben. Die Splenomegalie ist das Sekundäre; das Primäre ist die Thrombose der Milzvenen; also eine Splenomegalie spleno- bzw. pyelothrombotischen Ursprunges.

b) Ätiologie der Venenthrombose. Die Ursache der Milzvenenthrombose hat vieles mit der der Pfortaderthrombose gemeinsam. Auf die Auffassung von Bonne habe ich bereits hingewiesen. In einer Arbeit von Borrmann, in der er sich in erster Linie mit der Entstehung der Pfortaderthrombose beschäftigt, wird ursächlich auf die primäre Endophlebitis großes Gewicht gelegt. Selbstverständlich vergißt er nicht die Kompressionsthrombosen und solche Thrombosen, die durch eine von der Umgebung der Pfortader auf die Wand der letzteren übergreifende Entzündung hervorgerufen werden (chronische Peritonitis, Pankreatitis mit Fettgewebsnekrose, syphilitische und tuberkulöse Prozesse usw.). Nur für einen geringen Teil — er sammelte 7 Fälle aus der Literatur und beschrieb auch noch einen eigenen Fall — läßt sich eine scheinbar „primäre" Wanderkrankung der Pfortader als die eigentliche Ursache der Thrombose ausfindig machen. Über die eigentliche Ätiologie der „primären" Endophlebitis spricht er sich aber nicht aus; er meint nur, daß es sich vielleicht um eine ähnliche Erkrankung handeln dürfte, wie sie das Atherom für die Arterien darstellt. Lossen und Cauchois haben diese Deduktionen von Borrmann, die er allerdings nur für die Pfortader aufgestellt hat, auf die Milzvenen übertragen. Lossen meint, daß möglicherweise Lues tarda als Ursache der Endophlebitis in Betracht zu ziehen sei. Gegen die Annahmen Borrmanns nimmt Saxer Stellung; er kann aber keine tatsächlichen Argumente dagegen vorbringen. Diese Frage kam gelegentlich eines Vortrages über Fettgewebsnekrose, den Ponfick auf der Naturforscherversammlung in Karlsbad hielt, zur Diskussion. Die meisten Pathologen (Heller, Askanazy, Schmorl) stimmten Ponfick zu, als er von einer traumatischen Pyelothrombose sprach. In gleichem Sinne meint auch Edens ein Trauma bei seinem Fall von „primärer" Milzvenenthrombose beschuldigen zu müssen; denn er fand keine Endophlebitis, aber Veränderungen im Gefüge der elastischen Fasern, die auf eine Gewaltwirkung schließen ließen. Auch glaubte er, daß man in ähnlichen Fällen nicht nur auf Dehiszenzen in der Wand des Hauptstammes selbst zu achten habe, sondern auch auf Zerreißungen der Wand kleinerer Seitenäste, deren Thrombose sich eventuell auf die größeren Lumina fortsetzen kann. Insofern könnten solche Wirkungen vielleicht auch kleinere Traumen nach sich ziehen. Edens fügt deswegen die Bemerkung bei, daß es nichts zur Sache tut, wenn manchmal in der Anamnese ein Trauma geleugnet wird.

Cauchois hat vom klinischen Standpunkt aus in den 10 Fällen, die er beschrieb (eigene und aus der Literatur), folgende drei Möglichkeiten als ätiologische Momente hervorgehoben: 1. Allgemeine Ursachen (cause générale) 5 Fälle, 2. lokale Ursachen (cause locale) 3 Fälle und 3. unbekannte Ursachen (cause inconnue) 2 Fälle.

In drei Fällen der ersten Kategorie kam ein überstandenes Puerperium in Betracht. In den beiden weiteren Fällen dieser Gruppe wird ätiologisch ein schwerer Typhus resp. Dysenterie beschuldigt. Zur zweiten Kategorie werden Fälle gerechnet, wo die Ursache in der Leber zu suchen war und wo sich auch Gefäßveränderungen innerhalb der Leber nachweisen liessen. In diesem Punkte schließt sich also Cauchois ganz den Anschauungen Borrmanns an. Zu den Ursachen der dritten Kategorie rechnet er das Trauma und bezieht sich auf Ponfick.

Was das Geschlecht anbelangt, konnte er über 5 Männer und 5 Frauen berichten. Die Fälle, die er in die erste Kategorie einbezog, sind: Bearth (I), Rommeclaër (II), Cerne-Deve (III). Die der zweiten Kategorie sind: Oettinger und Fissinger' (I und II), Umber (III), die der dritten Kategorie: Delatour, Edens. Hier die Zusammenstellung, die ich der Arbeit von Cauchois entnommen habe.

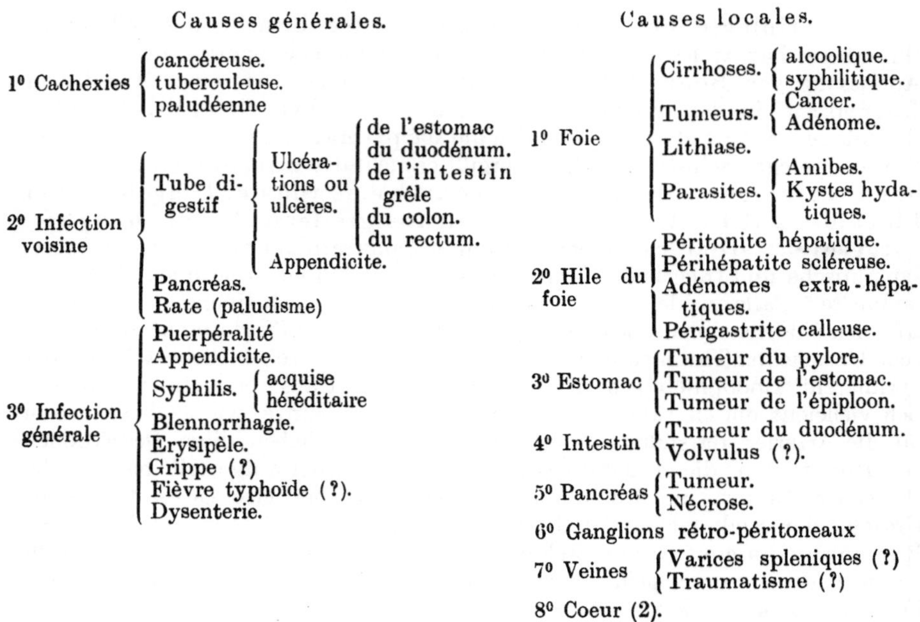

<table>
<tr><td colspan="4">Causes générales.</td><td colspan="3">Causes locales.</td></tr>
<tr>
<td>1⁰ Cachexies</td>
<td colspan="3">cancéreuse.
tuberculeuse.
paludéenne</td>
<td>1⁰ Foie</td>
<td colspan="2">Cirrhoses. { alcoolique. / syphilitique.
Tumeurs. { Cancer. / Adénome.
Lithiase.
Parasites. { Amibes. / Kystes hydatiques.</td>
</tr>
</table>

Causes générales.

1⁰ Cachexies { cancéreuse. / tuberculeuse. / paludéenne

2⁰ Infection voisine { Tube digestif { Ulcérations ou ulcères. { de l'estomac / du duodénum. / de l'intestin grêle / du colon. / du rectum. } Appendicite. } Pancréas. / Rate (paludisme)

3⁰ Infection générale { Puerpéralité / Appendicite. / Syphilis. { acquise / héréditaire } Blennorrhagie. / Erysipèle. / Grippe (?) / Fièvre typhoïde (?). / Dysenterie.

Causes locales.

1⁰ Foie { Cirrhoses. { alcoolique. / syphilitique. } Tumeurs. { Cancer. / Adénome. } Lithiase. } Parasites. { Amibes. / Kystes hydatiques.

2⁰ Hile du foie { Péritonite hépatique. / Périhépatite scléreuse. / Adénomes extra-hépatiques. / Périgastrite calleuse.

3⁰ Estomac { Tumeur du pylore. / Tumeur de l'estomac. / Tumeur de l'épiploon.

4⁰ Intestin { Tumeur du duodénum. / Volvulus (?).

5⁰ Pancréas { Tumeur. / Nécrose.

6⁰ Ganglions rétro-péritoneaux

7⁰ Veines { Varices spléniques (?) / Traumatisme (?)

8⁰ Coeur (2).

Im Zusammenhang damit wäre zu erwähnen, daß Simmons das Vorkommen von primären Thrombophlebitiden mit Lues in Beziehung brachte. Man wird daher in allen Fällen auf die Wassermannsche Reaktion zu achten haben. In unseren fünf Fällen war sie viermal negativ und einmal positiv (Fall XXX).

c) **Symptomatologie.** α) *Der Milztumor.* Der Beginn des Leidens ist oft schwer zu bestimmen; es kann unter den verschiedensten Erscheinungen einsetzen. Häufig ist eine leichte Druckempfindlichkeit in der Milzgegend das erste Symptom. Bei rapiderem Verlauf kann schon gleich im Beginn eine Vergrößerung der Milz zu beobachten sein. Es ist auffallend, wie wenig schmerzhaft der selbst rasch wachsende Milztumor zu sein pflegt; meist empfindet der Kranke nur das Gefühl der Schwere. Kommt es bei gleichzeitiger Schwellung der Milz zu Ascites, so wird an der Diagnose einer eingetretenen Phlebothrombose der Vena lienalis wohl kaum mehr zu zweifeln sein (vgl. Edens). Die Entwicklung des Milztumors kann manchmal sehr rasch erfolgen. Es ist wichtig, dies zu wissen, da man nur zu oft geneigt ist, bei großen Schwellungen die Diagnose auf „chronischen Milztumor" zu stellen. Ich sah einmal im Verlaufe von 5 Wochen die Milz von einem kleinen, kaum tastbaren Tumor bis zu einem mächtigen Gebilde anschwellen, das fast zum Nabel reichte (vgl. Fall XXXII). Selten sind es Schmerzen, die den Patienten zum Arzte führen, viel öfters die Anämie oder das „Gefühl einer Geschwulst" in der Oberbauchgegend. Der Milztumor ist derb und bietet vielfach Ähnlichkeit mit der leukämischen Milz. Die Kombination von Splenomegalie plus Ascites ist selten; meist alternieren diese Symptome. Es kann aber auch vorkommen, daß zuerst nur die Erscheinungen des Ascites bestehen und später nachlassen, worauf der Milztumor in den Vordergrund tritt. Die Milz ist zumeist respiratorisch und auch palpatorisch gut verschieblich. Die Erscheinungen der Perisplenitis fehlen zumeist.

β) Blutungen. Es ist anzunehmen, daß sich das Milzblut nach erfolgter Thrombose auf dem Umwege von Kollateralen einen Ausweg sucht, da es durch den Hauptstamm nicht mehr abfließen kann. Solange sich diese Bahnen noch nicht entwickelt haben, kommt es zu Stagnation von Blut in der Milz und in den Gefäßen, soweit sich dieselben überhaupt erweitern können. Daß in der ersten Zeit nur der Blutreichtum die Vergrößerung der Milz bedingt, wird bei der histologischen Analyse solcher Milzen sehr wahrscheinlich. Auch die Tatsache, daß bald nach einer Blutung die Milz klein wird, beweist, daß im Anfang der Milztumor fast ausschließlich auf der Hyperämie beruht. Führt die Hämorrhagie zum Tode, so ist der Größenunterschied zwischen der Milz in vivo und bei der Sektion um so auffallender. Hat die Venostase längere Zeit bestanden und sich bereits ein chronischer Milztumor entwickelt, so ist das in der Regel nicht mehr so deutlich zu verfolgen. Die Hämorrhagien gehören sicher zu den häufigsten und bestcharakterisierten Symptomen des phlebothrombotischen Milztumors (nach Cauchois 8mal unter 10 Fällen). Die Hämorrhagie kann eine tödliche sein oder sie kann sich auch mehrmals wiederholen; kleine Blutergüsse machen sich meistens nur durch Melaena bemerkbar; sie sind aber im allgemeinen selten. Oft ist es die Hämatemesis, die den Patienten zum Arzt führt und der erst den Milztumor entdeckt. Die Erweiterung der manchmal sehr dünnwandigen Venen am Milzhilus ist oft so mächtig, daß man intraperitoneale Blutungen noch öfter, als es wirklich der Fall ist, erwarten würde. Merkwürdig oft sieht man Epistaxis, die meist als Frühsymptom auftritt, manchmal aber auch erst auf der Höhe der Erkrankung vorkommt. Wie es dazu kommt, läßt sich schwer erklären.

Fall XXIV. 46 Jahre alte, verheiratete Frau aus Galizien. Vielleicht tuberkulös belastet, mit 18 Jahren Beginn der Menses. 6 Monate vor Spitalaufnahme plötzliches Verschwinden der Menses. Die Frau hat 5mal geboren. Venerische Affektionen und Potus werden geleugnet. Im Anschluß an die letzte Geburt will sie Schmerzen im Bauch verspürt haben. Sie sagte, sie hätte das Gefühl, als ob ihr etwas Schweres im Bauche liegen würde.. Den Hauptschmerz lokalisierte sie in die linke Oberbauchgegend. Seit zwei Jahren bemerkte sie ein Größerwerden des Bauches. Damals ging sie zu einem Arzt, der bereits einen großen Milztumor festgestellt hatte. Seit ungefähr zwei Jahren klagte sie über ganz besonders starke Schmerzen in der Oberbauchgegend; die Schmerzen traten attackenweise auf und erinnerten sehr an Geburtswehen. Manchmal kam es auf der Höhe der Schmerzen zu Erbrechen. Das Erbrochene soll saueren Geschmack gehabt haben, blutig war es nie, meist grünlich. In der letzten Zeit steigerten sich die Anfälle ganz besonders, weswegen Pat. die Klinik aufsuchte. Auf das häufige Nasenbluten seit ca. 5 Monaten legte sie kein großes Gewicht; sie bezog es auf die sistierten Menses.

Die Frau sah nicht auffallend anämisch aus. Kein Ikterus, auch an den Skleren keine Andeutung von gelblicher Verfärbung. Keine Lymphdrüsenschwellungen. Negativer Venenpuls. Thoraxorgane ohne Besonderheiten. Vielleicht ein etwas akzentuierter 2. Aortenton. Radialis geschlängelt. Blutdruck: 115 RR. Abdomen im Bereiche des Thorax; 1. Hypochondrium deutlich vorgewölbt. Hierselbst läßt sich ein ziemlich harter Tumor mit glatter Oberfläche tasten; er überschreitet in der Mittellinie die Nabelhöhe. Daselbst sind zwei deutliche Inzisuren zu fühlen. Der Tumor, der respiratorisch gut verschieblich ist, konfluiert perkutorisch mit der Milzdämpfung. Der weiche Leberrand ist unterhalb des rechten Rippenbogens zu tasten. Kein Ascites. Kystoskopisch ist eine normale Funktion beider Nieren zu konstatieren. Blut: 4,08 Mill. Erythrocyten, 86 % Sahli, 4750 Leukocyten, Diff.: 82 % Neutr. polyn., 9 % Lymph., 3 % Eosinoph., 3 % Monon., 3 % Mastzellen. Keine Anisocytose, keine Polychromasie, keine Normoblasten. Resistenzbestimmung: Beginn der Hämolyse 0,36, total 0,20. Im Harn keine pathologischen Bestandteile, auch kein Urobilin. Im Stuhl 0,157 Urobilin. Magenwerte: 31 Gesamtazidität, 8 freie HCl. Röntgenologisch ist der Magen weit nach rechts verdrängt, sonst normale Beschaffenheit. Die Funktionsprüfung der Leber ergab ein völlig negatives Resultat.

Die klinische Diagnose lautete vermutungsweise auf thrombophlebitischen Milztumor. Wegen der starken Schmerzen rieten wir zur Splenektomie. Dabei zeigte sich, daß der Tumor einer großen Milz entsprach, die mit der Nachbarschaft, ja selbst mit der vorderen Bauchdecke verwachsen war. An den adhärenten Stellen zeigten sich bis kleinfingerdicke Venen. Die Exstirpation (ausgeführt von Prof. Ranzi) gestaltete sich wegen der Adhäsionen und wegen der Venektasien sehr schwierig; besonders in der Gegend des oberen Milzpoles mußte sehr vorsichtig vorgegangen werden; trotzdem kam es an verschiedenen Stellen zu Einrissen und starken Blutungen.

Die Patientin überstand die Operation. Zwei Tage nachher bekam sie eine Pneumonie beider Unterlappen. Auch diese überstand sie. Am 17. Tag bekam die Patientin plötzlich Bauchschmerzen, der Puls wurde schlecht, tags darauf entleerte sie stark blutig gefärbte Fäzes. Die Blutentleerungen aus dem After wiederholten sich noch mehrmals. Der Zustand verschlimmerte sich rasch. Am 19. Tag nach der Splenektomie kam es zum Exitus.

Bei der Sektion zeigte sich: fibrös eitrige Peritonitis im Bereiche hämorrhagisch infarzierter Dünndarmschlingen. Die zuführenden Venae mesentericac thrombosiert. Bei der Eröffnung der Vena portae erscheint ihr Lumen erweitert; an mehreren Stellen finden sich Verdickungen ihrer Wandung. Das Lumen der Vena lienalis verödet. An Stelle der Einmündung der Vena lienalis in die Pfortader eine leichte Einziehung. Der obliterierte Strang zieht unter einer Peritonealschichte, die diffus getrübt erscheint. Von dieser Stelle dringen in die Tiefe gegen die Vena lienalis derbe Stränge. Dieses derbe Schwielengewebe reicht bis in die Gegend der Unterfläche der Leber. Auch das Pankreas scheint teilweise in diesen schwieligen Prozeß miteinbegriffen.

Wegen dieses Befundes wurde mit der Möglichkeit gerechnet, daß es sich hier um eine ehemalige Pankreatitis haemorrhagica gehandelt haben dürfte, und daß vielleicht die Thrombose der Milzvene in letzter Linie darauf zu beziehen sei.

Fall XXX. 43 Jahre alte Frau. Beide Eltern hochbetagt leben. Pat. hat 12 Geschwister. Eine Schwester starb an Tbc. pulm. Sie war mit Ausnahme eines Gelenkrheumatismus, der aber nach ca. 6 Wochen wieder völlig ausheilte, nie ernstlich krank. Sie hatte zwei normale Geburten überstanden, nach denen es nie zu Fieber kam. 5 Monate vor Spitalsaufnahme beging Patientin einen Diätfehler. Einige Stunden später erbrach sie das Genossene wieder. Den Tag darauf kam ihr zweimal „aus dem Magen in den Mund Blut". Deswegen beunruhigt, suchte sie tags darauf einen Arzt auf. Am Weg hin wurde ihr plötzlich übel und sie erbrach — wie sie sagte — ein halbes Lavoir voll Blut. Die Patientin wurde nach Hause transportiert. Sie war sehr blaß und fiel öfters, besonders beim Versuch, sich im Bette zu erheben, in Ohnmacht. Ein herbeigerufener Arzt fand im Bauch — in der Magengegend — einen Tumor und schloß sich daher der Anschauung des ersten Arztes, daß es sich hier um eine tuberkulöse Hämoptoe handle, nicht an. Er dachte eher an ein Magenkarzinom. Die Patientin erholte sich wieder ziemlich rasch und konnte bereits nach wenigen Tagen ihrer häuslichen Arbeit nachgehen. Jetzt verspürte sie öfter unter dem linken Rippenbogen ein eigentümliches Druckgefühl. Ein dritter Arzt, der die Frau untersuchte, diagnostizierte einen größeren Milztumor und riet zur Röntgenbestrahlung. Die Milz wurde nunmehr 6mal bestrahlt. Es zeigte sich, was die Größe der Milz anbelangt, kein Unterschied gegen früher. Eine Blutuntersuchung wurde nicht vorgenommen. Vor ca. 3 Wochen hatte die Patientin wieder einen Anfall von plötzlichem Schwächegefühl. Sie hatte das Gefühl von Erbrechen, zu einer Entleerung kam es aber nicht. Auf Veränderungen im Stuhl hat sie nicht geachtet. Nunmehr suchte sie die Klinik auf.

Die grazil gebaute, etwas abgemagerte Patientin ist blaß, aber nicht ikterisch. Auch an den Skleren ist keine gelbliche Verfärbung zu erkennen. Keine Drüsenschwellungen. Mit Ausnahme einer leichten Spitzenaffektion und einem geringen Hochstand der unteren Lungengrenze links hinten normale Thoraxverhältnisse. Auch an den Kreislauforganen ist nichts Pathologisches zu erkennen. Sicherlich keine Klappenaffektion. Die Milzgegend erscheint etwas pigmentiert (Röntgen!). Das Abdomen im Niveau des Thorax; bloß das Epigastrium etwas vorgewölbt. Hier ist die Milz als großer, derber Tumor zu tasten; sie ist respiratorisch gut verschieblich. Am Innenrand des Tumors sind deutlich zwei Crenae zu tasten. Die Leber erscheint perkutorisch nicht vergrößert; ihr unterer Rand ist als mäßig harte Kante zu fühlen. Die Milz reicht palpatorisch bis unter das Nabelniveau, nach rechts bis über die Linea alba. Im Rektum und am Genitale nichts Pathologisches zu tasten. Im Harn Spuren von Urobilinogen, sonst normaler Befund. Im Blut: 3,6 Mill. Erythrocyten, 55 % Sahli, 3620 Leukocyten; Diff.: 72 % Neutrophile, 27 % Lymphocyten, 1 % Mononukleäre. Keine auffallende Anisocytose; ebenso keine Polychromasie. Die Prüfung der Resistenz ergibt normale Verhältnisse: 0,46 bis 0,30; Wassermann positiv! Im Duodenalsaft mäßig dunkler Inhalt. Im Stuhl 0,22 g Urobilinogen. In den Fäzes ist Blut chemisch nicht nachweisbar. Eine Ausheberung des Mageninhaltes wurde unterlassen. Aus dem Duodenalschlauch entleert sich bei der Passage durch den Magen kongosaurer Inhalt. Röntgenologisch findet sich eine enorme Verdrängung des Magenlumens nach rechts, ebenso ist auch das Duodenum seitlich disloziert.

Wegen der bereits öfter erfolgten Hämatemesis rieten wir zur Operation. Unsere Diagnose lautete: thrombophlebitischer Milztumor. Die Operation wurde an der I. chir. Klinik von Prof. Ranzi ausgeführt. Gleich nach Eröffnung· der Bauchhöhle sieht man sehr viele Venengeflechte, so daß der Zugang zur Milz nur nach reichlichen Unterbindungen möglich ist. Das Herausschälen der sehr vergrößerten Milz gestaltet sich außerordentlich mühsam. An Stelle des Lig. gastrolienale findet sich eine derbe faserige Masse, dazwischen größere und kleinere Venen. Das Isolieren der einzelnen Gefäße ist wegen des derben Zwischengewebes nicht leicht. Aus dem Gefäßstumpf, der mit der Milz entfernt wurde, läßt sich ein derber Strang isolieren. Besonders schwierig, da es leicht zu Blutungen kommt, gestaltet sich die Loslösung der Milz aus ihrer oberen Nische. Auch hier ist· die Milz mit dem Zwerchfelle dicht verwachsen. Ein Teil der Milzkapsel läßt sich an der adhärenten Stelle nicht entfernen. Von hier blutet es lange nach, so daß ein Docht zurückgelassen werden mußte. Im übrigen gestaltet sich der Wundverlauf normal. Die Patientin erholt sich rasch. Im Laufe von $1/_2$ Jahr hat die Frau 8 Kilo zugenommen. Das Blutbild ist normal[1]).

γ) *Das Blutbild.* Die thrombophlebitische Form der Splenomegalie ist oft mit Anämie verbunden; Ikterus wurde nie konstatiert. Eine Ausnahme machte nur der Fall von Ewald; hier fanden sich 5,28 Mill. Rote und 160% Sahli; auch bestand Ikterus; doch zeigte die Sektion, daß der Gallengang mechanisch verlegt war. Ich glaube, man hat im Allgemeinen zwei Formen der Anämie zu unterscheiden: 1. eine Anämie als Folge der Blutverluste und 2. eine Anämie als Komplikation der Splenomegalie. Nach Cauchois kann die Anämie gelegentlich so intensiv werden wie bei der „Perniciosa". Dabei können natürlich die Erscheinungen einer schweren Anämie bestehen, also Schwäche, Ohrensausen, Atemnot, Neigung zu Ohnmacht usw. Die Erythrocyten- resp. Leukocytenwerte der von Cauchois angeführten Fälle betragen: im Falle Dévé 2,019 Erythrocyten, 2790 Leukocyten; im Falle Delatour 3,568 Erythrocyten, 7000 Leukocyten, zu einer späteren Zeit: 3,464 Erythrocyten, 4000 Leukocyten; im Falle Dock-Warthin (I) 4,480 Erythrocyten, 5850 Leukocyten; im Falle Dock-Warthin (II) 2,800 Erythrocyten, 5850 Leukocyten; im Falle Edens 2,68 Erythrocyten, 3620 Leukocyten; später 2,250 Erythrocyten, 2280 Leukocyten. Ein hoher Färbeindex bestand nie, dagegen fanden sich öfter neutrophile Myelocyten und vereinzelte kernhaltige rote Blutkörperchen. Zählen wir noch unsere eigenen Erfahrungen hinzu, so muß man sagen, daß Leukopenie relativ oft vorkommt. Die Resistenz der Erythrocyten erweist sich fast immer normal.

δ) *Ascites.* Ascites sieht man teils im Beginn der Erkrankung, also zu einer Zeit, wo wahrscheinlich der phlebothrombotische Prozeß den Pfortaderstamm in Mitleidenschaft gezogen hat, teils in einer späteren Krankheitsperiode. Tritt Ascites bei schon bestehendem Milztumor ziemlich rasch auf, so ist wohl ein Fortschreiten der Milzvenen-Thrombose auf die eigentliche Pfortader anzunehmen. Sonst sind wohl geringe Grade von Ascites als Ausdruck von zufälligen Komplikationen zu deuten, z. B. Herzinsuffizienz, Peritonitis.

ε) *Der Kollateralkreislauf.* Wie bereits erwähnt, spielt die Entwicklung eines Kollateralkreislaufes eine große und wichtige Rolle. Selbstverständlich handelt es sich hier immer um Erweiterungen von schon präexistenten venösen Anastomosen. Das eventuell gestaute Milzvenenblut wird in die Venen des Ösophagus, des Zwerchfelles, des Magens, des Kolons, der retroperitonealen Gebilde und der Bauchwand abgeleitet. Wir sehen also Kommunikationen, die teils direkt in die Cava inferior resp. superior (die Venae oesophageae und phrenicae münden in die Vena azygos), teils in die Pfortader (Verbindungen mit der Vena gastrica magna) führen. Zu einem echten umbilikalen Kreislauf (Caput medusae) scheint es bei einer reinen Milzvenenthrombose nur selten zu kommen. Bloß ein Fall von Rommelaëre zeigte „la tête de Méduse"; hier bestand Ascites und außerdem wahrscheinlich auch eine Lebercirrhose. Aus solchen Varizen

---

[1]) Ende 1917 habe ich von der Frau Nachricht bekommen; sie befindet sich wohl.

können, wenn sie platzen, tödliche Blutungen erfolgen. Ewald berichtet über eine tödliche Blutung in den Magendarmkanal, wo es nicht gelang, die blutende Stelle zu finden; Varikositäten ließen sich aber an vielen Stellen finden. Ewald denkt deswegen an eine parenchymatöse Blutung.

ϑ) Dyspeptische Beschwerden. Wegen des Druckes, den der große Milztumor auf den Magen ausübt, haben die Patienten unter den verschiedensten dyspeptischen Beschwerden zu leiden; speziell das Gefühl der Völle nach Nahrungsaufnahme gehört zu den häufigsten Klagen solcher Kranken. Einmal sah ich hartnäckige Diarrhöen.

η) Das Fieber. Fieber scheint auf der Höhe des vollentwickelten Krankheitsbildes zu fehlen. Doch glaube ich, daß das Fieber im Beginn der Erkrankung, also zur Zeit der eigentlichen Thrombose, auch wenn der Thrombus bland war (z. B. bei Karzinom), zur Regel gehören dürfte. Wir haben bei unseren Fällen in der Anamnese stets darauf geachtet, ob im Beginn der Krankheit Fieber vorhanden war. Der Fieberverlauf kann im Krankheitsbeginn stark intermittierend sein. Dieser Tatsache ist es vielleicht zuzuschreiben, wenn in manchen Anamnesen von Wechselfieber oder Malaria gesprochen wird. Zur Illustrierung des Gesagten scheint mir die Mitteilung eines Falles gerechtfertigt (vgl. auch Fall XXXIII).

Fall XXXI. 34 Jahre alter Hilfsarbeiter familiär nicht belastet; vor 12 Jahren hatte er einen akuten Gelenkrheumatismus überstanden. Vor 9 Jahren erkrankte er unter folgenden Erscheinungen: durch 3 Wochen hindurch bekam er täglich in den Vormittagsstunden Schüttelfrost, Fieber und dann starken Schweiß. Gleichzeitig klagte er über starke Schmerzen, welche vom Rücken gegen die Magengrube ausstrahlten. Diese Schmerzen zeigten sich manchmal ganz unabhängig von den Fieberattacken. Öfter kam es während eines solchen Anfalles zum Erbrechen.

Aus der Krankengeschichte, in die ich Einblick nehmen konnte, entnehme ich folgendes: Haut und sichtbare Schleimhäute blaß, kein Ikterus. Über der linken Spitze etwas verkürzter Schall, sonst normale Thoraxverhältnisse. Abdomen im Niveau des Thorax, Leber perkutorisch etwas vergrößert, Milz überschreitet mit ihrem unteren Pol den Rippenbogen um 3 Querfinger, die Konsistenz der Milz ist sehr derb, bei Druck etwas schmerzhaft. Wie bereits in der Anamnese angegeben, kommt es fast täglich zu Temperatursteigerungen bis 39,6° mit nachfolgendem profusen Schweiß. Die Temperatursteigerungen kommen aber nicht immer zu gleicher Stunde. Das Fieber hält durch ca. 7 Wochen an, allmählich werden die Fiebertemperaturen niedriger, um schließlich zu verschwinden.

Während der Fieberattacken wurde das Blut oft auf Malariaparasiten untersucht, doch stets mit negativem Resultate. Öfter kommt es zu spontanem Nasenbluten. Einmal wurde auch eine genauere Blutuntersuchung vorgenommen; es fand sich eine Hypoleukocytose: Zahl der Weißen 3800, Zahl der Erythrocyten 4,1 Mill. Differentiell wurde das Blut nicht ausgezählt; in der Krankengeschichte wird nur von einer vermehrten Lymphocytose gesprochen. Einmal, anläßlich besonderer Schmerzen im Abdomen, wird über der Milz leichtes Reiben konstatiert; auch wird einmal von einem leichten Flüssigkeitserguß im Abdomen berichtet. Das Krankheitsbild muß außerordentlich an Malaria erinnert haben, denn in der betreffenden Krankengeschichte wird fast täglich notiert: keine Malariaplasmodien, kein Pigment. Nachdem das Fieber auf die Darreichung von Chinin nicht im geringsten reagierte, wurde damit ausgesetzt; das Fieber ist schließlich allmählich geschwunden; der Patient wurde mit einem großen Tumor lienis entlassen.

Er zeigte sich in der betreffenden Abteilung noch zweimal und klagte nach wie vor über Schmerzen in der linken Oberbauchgegend. Der Milztumor hat sich nicht verkleinert. Fieber und Schweißausbruch will er nicht mehr beobachtet haben.

9 Jahre nach dieser Krankheitsperiode kam der Mann an unsere Klinik. Der Patient erbrach plötzlich größere Mengen von dunklem Blut. Der Arzt, der den Mann zuerst nach diesem Unfall sah, diagnostizierte wegen der Hämoptoe und der leichten Spitzendämpfung Tbc. pulmonum und wies ihn an die Klinik. Vor einem Jahr soll er ebenfalls einen leichten Anfall von „Hämoptoe" gehabt haben.

Wir fanden bei dem ziemlich herabgekommenen Menschen 2,3 Mill. Erythrocyten, 3800 Leukocyten, 28% Sahli; differentiell bestand eine leichte Polynukleose, die nach Besserung der Anämie in eine Lymphocytose umschlug. Außer der leichten Spitzenaffektion normale Thoraxverhältnisse. Resistenz normal. Milz stark vergrößert, respiratorisch nicht gut verschieblich. Röntgenologisch zeigte sich auf der Seite der Milz der phrenikokostale Winkel ausgefüllt. Die Leber war nicht vergrößert, der Leberrand war als weiche Kante zu fühlen. Im Harn kein Eiweiß und kein Urobilin. Im Stuhl 0,06 Urobilinogen. Duodenalsaft nicht dunkel. Der Patient bekam an der Klinik noch eine zweite Blutung und ging dann allmählich unter den Erscheinungen von allgemeiner Schwäche zugrunde.

Bei der Sektion zeigten sich (wir gehen hier nur auf die wichtigsten Details ein) die Venen im Peritoneum im Bereiche der linken Oberbauchgegend vermehrt und erweitert. Insbesonders waren dichte Venennetze zwischen der großen Kurvatur des Magens und der Hilusfläche der Milz zu sehen. Versuchte man die Milz aus ihrer Nische zu heben, so spannten sich zwischen der Konkavität des Organes und dem Peritoneum parietale im Bereiche der oberen Bauchgegend zahlreiche Venenverbindungen. Speziell im Bereiche des oberen Milzpoles war die Verbindung mit der unteren Zwerchfellfläche eine sehr dichte. Hierselbst fanden sich die Venen fast von der Größe der Mesenterialvenen. Bevor die einzelnen Organe voneinander getrennt werden, wurde der Magendarmkanal in situ geöffnet. Der Magen war von Blutmassen erfüllt, ebenso der Darmkanal. In der Gegend der großen Kurvatur des Magens traten einzelne Venenstämme deutlich hervor. Je näher man der Einmündung des Ösophagus kam, desto weiter resp. deutlicher wurden die ektatischen Varizen. Im Bereiche der Cardia hatte sich ein förmlicher Hämorrhoidalkranz von Venen gebildet. Hier war auch der Durchbruch eines solchen erweiterten Venenknotens nachweisbar. Die Ränder der Öffnung waren von festen an der Wandung haftenden Fibringerinnseln umgeben. Im oberen Teil des Ösophagus wurden die Venengeflechte geringer, in der Höhe der Bifurkation fehlten sie bereits. Nachdem die Leber am Querschnitte normal gefunden war, wurden die Organe in toto samt Zwerchfell und Ösophagus herausgenommen. Aorta und Cava inferior waren normal. Die Porta hepatis zeigte schwieliges Gewebe. Die Gallenwege und die Arteria hepatis waren frei. Die Vena portae war weit, ihre Wandung im Bereiche des Ductus choledochus unverändert. Tiefer abwärts war die Wandung mit mehreren kleinen Unebenheiten bedeckt. Die Vena lienis war nicht zu sondieren, bloß eine nabelförmige Einziehung zeigte die Stelle ihrer ehemaligen Mündung. Bei dem Versuche, die Gegend zwischen Einmündung der Vena lienis und der Milz zu präparieren, begegnete man einem dichten derben Gewebe, das ein Isolieren der einzelnen Gebilde unmöglich machte. Neben dünneren und feinsten Gefäßchen gelang es, aus dem narbigen Gewebe einen derben Strang zu isolieren, der sich bis in die Gegend der erwähnten nabelförmigen Einziehung der Vena portae verfolgen ließ. Die Arteria lienalis war dickwandig und geschlängelt, am Querschnitt erschien sie sehr weit, das Lumen klaffte. Schnitt man in die Milz ein und versuchte retrograd die Venen des Organes zu verfolgen, so gelangte man in eine weitere Vene, die sich aber nicht gegen die Porta, sondern gegen die Vena gastrica magna verfolgen ließ. Von diesem Hauptaste zweigten sich verschiedene Gefäße ab, teils gegen den Ösophagus, teils gegen die Flexura lienis coli, deren Lumen aber sehr schwankend war. Außerdem entwickelten sich aus dem Milzparenchym viele kleinere und auch größere Venen gegen die Umgebung; das galt nicht nur vom oberen Pol der Milz, sondern vor allem von der Konvexität derselben. Am Querschnitt des Lig. gastrolienale war ein derber Strang (Querschnitt 2—3 mm) als Rest der verödeten Vena lienalis leicht zu erkennen. Das Parenchym der Milz selbst war derb und sehr blutreich. Sonst im Abdomen normale Verhältnisse. Bloß die Gegend des ziemlich großen und geschlängelten Appendix war mit der Umgebung verwachsen. Das Peritoneum war auch hier getrübt.

Die Diagnose lautete: Thrombose der Vena lienalis, Tumor lienis, Cicatrix venectasiae in parte cardiacae oesophagi. Appendicitis obsoleta. Anaemia gravis.

λ) *Glykosurie.* Ich habe zweimal im Gefolge von thrombophlebitischen Milztumoren starke Glykosurien gesehen. Da sich in beiden Fällen auch eine Störung der äußeren Pankreassekretion zeigte, haben wir mit der Möglichkeit gerechnet, daß der thrombophlebitische Prozeß auch auf die Pankreasvenen übergegriffen habe. Der eine Fall ist zur Sektion gekommen; nachdem die anatomische Untersuchung die Richtigkeit unserer Annahme bestätigt hatte, erscheint es zweckmäßig, diesen Fall genauer zu besprechen.

Fall XXXII. 47 Jahre alte Frau hatte 13 Kinder, 7 leben und sind gesund, 6 sind gestorben; außerdem hatte sie zweimal abortiert. Seit zwei Monaten steht die Frau im Klimakterium.

Vor 7 Jahren hatte die Frau eine schwere Gelbsucht, verbunden mit starken Schmerzen in der Gallenblasengegend. Sie war zur Nachbehandlung in Karlsbad; seither hatte sie über ähnliche Schmerzen nicht mehr zu klagen. Vor zwei Jahren bekam Patientin plötzlich starke Schmerzen im Bauche. Eine genaue Lokalisation, wo der Schmerz am stärksten war, kann die Frau nicht angeben. Seit einem Jahr klagt sie über großes Hunger- und Durstgefühl. Obwohl die Frau genügend essen konnte, magerte sie stark ab. 5 Monate vor Spitalsaufnahme bemerkte sie, daß ihr Bauch anschwoll. Ein Arzt sagte ihr, er spüre im Abdomen einen großen Tumor, außerdem habe sie auch Wasser im Bauch. Im weiteren Verlauf wurde der Bauch noch größer, schließlich kam es zu Schwellungen an den Beinen, starker Kurzatmigkeit und Herzklopfen. Der Stuhl zeigte immer normale Beschaffenheit; Diarrhöen bestanden nicht. In letzter Zeit klagte die Frau auch über Hustenreiz und Auswurf, besonders dann, wenn sie liegen mußte.

Soweit die Frau nicht ödematös war, zeigte sie eine hochgradige Abmagerung; die Haut war dünn und trocken, sowie leicht braun gefärbt. Das Augenfälligste war der große Bauch und die mächtig geschwollenen unteren Extremitäten. Im Bereiche des Thorax außer beträchtlichem Zwerchfellhochstand nichts Pathologisches nachweisbar. Das Abdomen war sehr stark über das Niveau des Thorax erhoben, daneben bestand auch ein großer Nabelbruch. Über und unter dem Nabel sehr viele Hautvenen. Wegen der Spannung des Abdomens infolge hochgradigen Ascites ist weder Leber noch Milz palpabel. Im Harn viel Zucker, jedoch kein Aceton, keine Acetessigsäure. Urobilin war positiv. Infolge der hochgradigen Dyspnoe mußte eine Punktion des Abdomens vorgenommen werden. Es wurden 8 Liter Flüssigkeit entleert. Dieselbe enthielt 0,7 $^0/_0$ Zucker und $1\,^1/_2\,^0/_0$ Eiweiß. Nach der Punktion fühlte man im Abdomen einen großen Tumor, der alle Charakteristika einer großen Milz zeigte. Die Leber war klein und ziemlich scharfrandig, ohne auffallend hart zu sein. Nach 14 Tagen mußte die Punktion wiederholt werden, da sich die Flüssigkeit wieder rasch angesammelt hatte.

Bei der funktionellen Prüfung zeigte sich, daß die Frau bei Karenz der Kohlehydrate nicht zu entzuckern war. Bei gemischter, aber kohlehydratfreier Kost schied die Frau noch immer 50—60 g Zucker p. d. aus. Acetonurie haben wir während der ganzen Beobachtungszeit nie nachweisen können.

Im Stuhl waren neben Fettsäurenadeln auch Fetttropfen zu sehen; wir hatten darauf der Patientin in ihre gewöhnliche Mahlzeit 200 g Butter gemischt. Jetzt kam es zu typischen Fettstühlen.

Die Patientin mußte, weil sich der Ascites immer wieder erneuerte, noch mehrmals punktiert werden. Schließlich bekam sie eine Peritonitis, an der sie zugrunde ging.

Diagnostisch kamen folgende Möglichkeiten in Betracht: 1. splenomegale Cirrhose bei gleichzeitigem Diabetes — 2. Pankreasaffektion (vielleicht Ca. pancreatis) und Übergreifen auf die Pfortader und Milzvene — 3. primäre Pfortaderthrombose und Übergreifen des Prozesses auf Milz eventuell Pankreasvene.

Da die schwere Glykosurie auch bei Karenz der Kohlehydrate nicht mit Acetonurie einherging, und gleichzeitig Fettstühle vorhanden waren, glaubten wir die erste Möglichkeit ausschließen zu können, und hielten daher die zwei anderen Diagnosen offen.

Die Sektion lehrte, daß unsere Überlegungen richtig waren. Aus dem Obduktionsbefund bringe ich nur das Wichtigste: in der Bauchhöhle viel freie Flüssigkeit; Bauchfell leicht gerötet. Im kleinen Becken etwas Eiter; die Leber verkleinert, ziemlich derb; Oberfläche glatt, Kapsel zart; Zeichnung auf der glatten Schnittfläche wenig regelmäßig; die größeren Gallengänge erscheinen normal, die Pfortaderäste sind von einem kavernösen blutgefüllten Bindegewebe ausgefüllt. In der Gallenblasengegend ist die Leber mit dem Duodenum verwachsen und nach Lösung der Verwachsung zeigt sich die Blase auf einen kirschengroßen Körper geschrumpft, welcher gegen die Leberpforte hingezogen ist und einen etwas kleineren kugeligen Gallenstein, sowie etwas Schleim enthält. Die Gallenblasenwand schwielig verdickt, ebenso das Ligamentum hepatolienale; in demselben findet sich der Ductus choledochus leicht erweitert und etwas dickwandiger. Der Pfortaderstamm ist in dem Ligamente und bis an die Einmündungsstellen der Milz- und Gekrösevenen schwielig verdickt, sein Lumen ist von einem bindegewebigen derben Maschenwerke eingenommen, dessen Maschen von roten Thrombenmassen verstopft sind. Die an der Einmündungsstelle verschlossene Milzvene ist sehr stark erweitert und geschlängelt. Die Gekrösevenen sind bis nahe an den Darm von braun- und schwarzroten Thromben obduriert, das Gekröse aller Dünndarmschlingen ist schwielig verdichtet. Im Körper des Pankreas ist das Gewebe induriert, grauweißlich, im Kopf der Drüse schlaff atrophisch. Milz auf das Dreifache vergrößert, schlaff; Gewebe braunrot, schlaff, zäh und stromareich.

Die anatomische Diagnose lautete: Thrombosis venae portae post cholelithiasim cum pericholecystide. Induratio chronica pancreatis. Tumor lienis. Hydrops ascites. Peritonitis incipiens.

Histologisch wurden Leber, Milz und Pankreas untersucht; in der Leber fanden sich weder Zeichen von Umbau, noch eine Cirrhose. Die Milz bot im Prinzip dasselbe Bild, das wir bei den splenomegalen Cirrhosen beschreiben werden. Im Pankreas waren manche Stellen von bindegewebigen Massen völlig ersetzt; in anderen Partien war noch Drüsengewebe zu sehen, aber fast jeder Drüsenschlauch war von Bindegewebsfasern umzogen. Langerhanssche Zellhaufen waren kaum zu sehen.

μ) Das Verhalten des Urobilins. Im latenten Stadium des thrombophlebitischen Milztumors habe ich in der Regel im Harn Urobilin vermißt. Stellt sich dagegen eine neuerliche Verschlimmerung ein, indem das aus dem Milztumor zurückfließende Blut durch eine frische Thrombose in den Kollateralen gestaut wird, so tritt die Urobilinurie mächtig in den Vordergrund. Daß offenbar im Beginn der Thrombose die Urobilinwerte plötzlich hinaufschnellen können, konnten wir zufällig beobachten. Da der Fall immerhin auch ein kasuistisches Interesse beansprucht, will ich die Krankengeschichte mitteilen.

Fall XXXIII. 31 Jahre alte Frau. Vater und Mutter sind an Krebs gestorben. Bis zu ihrem 20. Jahr war sie immer gesund. Damals litt sie an schwerer Bleichsucht. Vor 4 Jahren hatte Pat. im Anschluß an die Periode eine 19 Tage lang anhaltende Genitalblutung. Seit $^{1}/_{2}$ Jahr bemerkte sie einen eigroßen Tumor in der rechten Achselhöhle. Auf lokale Behandlung ging der Tumor zuerst etwas zurück, um nach kurzer Zeit wieder größer zu werden. In dem Maße als der Tumor an Umfang zunahm, schwoll der ganze Arm an. Am Rücken hatte Patientin eine dunkle Warze. Sie wollte diese kleine Geschwulst beseitigt haben, und ließ sich die Warze zweimal mit einem dicken Faden abbinden. Als sich darauf die Warze entzündete, ließ sich die Patientin das Gebilde operativ entfernen; dies geschah 7 Wochen bevor Patientin zum erstenmal den Tumor in der Achselhöhle bemerkte. In letzter Zeit klagte Patientin über Magenbeschwerden; auch erbrach sie hie und da. Auf den Rat ihres Hausarztes, der in der Magengegend einen Tumor feststellen konnte, begab sich die Frau an unsere Klinik.

Bei der Aufnahme fanden wir, abgesehen von dem Tumor in der rechten Axilla und der beträchtlichen Schwellung des ganzen rechten Armes, eine ziemliche Anämie. Im Bereiche des Thorax war weder durch Perkussion noch durch Auskultation etwas Atypisches zu bemerken. Bei der Röntgenuntersuchung zeigte sich das Mediastinum stark verbreitert. Mitten im Abdomen fühlte man etwa handbreit unter dem Proc. xyphoideus einen über faustgroßen Tumor, der respiratorisch nicht verschieblich war. Röntgenologisch erwies sich der Magen normal. Auch sonst wurde der Darm, soweit man dies mittelst des Röntgenverfahrens feststellen konnte, an keiner Stelle in Mitleidenschaft gezogen. Im Harn und Stuhl war nichts Pathologisches zu bemerken.

Unsere klinische Diagnose lautete: primäres Sarkom (vielleicht Melanosarkom) der Haut und Metastasen im Mediastinum und Retroperitoneum.

Bei dieser Patientin haben wir aus anderen Gründen fortlaufende Urobilinbestimmungen im Stuhl durchgeführt. Ich gebe im folgenden einen Teil der Analysen wieder:

Datum	Urobilinmenge im Stuhl	Urobilin im Harn	Anmerkung
7. XII.	0,103 g	0	
9. XII.	0,120 g	0	
10. XII.	0,098 g	+	Schmerzen in der Magengegend. Gleichzeitg Fieber u. Schüttelfrost
12. XII.	0,270 g	+ + +	
13. XII.	0,478 g	+ + +	
14. XII.	0,780 g	+ + +	
16. XII.	0,478 g	+ + +	
17. XII.	0,680 g	+ + +	Während der ganzen Zeit intermittierendes Fieber (es schwankt zwischen 36,8—39,1)
18. XII.	0,570 g	+ + +	
19. XII.	0,780 g	+ + +	
20. XII.	0,340 g	+ + +	
21. XII.	0,430 g	+ + +	
22. XII.	0,510 g	+ + +	hier haben wir zum erstenmal einen Milztumor festgestellt
23. XII.	0,610 g	+ + +	

Wir hatten bereits zwei Wochen lang täglich die Urobilinmenge bestimmt, als plötzlich scheinbar ganz unvermittelt die Farbstoffwerte mächtig emporschnellten. Gleichzeitig wurde der Harn dunkler und zeigte sich sehr reich an Urobilinogen. Die vermehrten Farbstoffwerte im Stuhl und Harn hielten an; wir konnten uns zuerst darauf keinen Reim machen. Ca. 14 Tage später fanden wir in der Magengegend einen druckempfindlichen neuen Tumor, der alle Charakteristika einer vergrößerten Milz darbot. Wir müssen uns allerdings zugestehen, daß wir in der Zwischenzeit die Patientin, trotz ihrer Angabe in der Magengegend Schmerzen zu haben, nicht genauer untersucht hatten.

Auf das Vorkommen von Fieber im Beginn der Thrombose haben wir bereits hingewiesen. Als wir dort sagen, daß es auch bei einer blanden Throm-

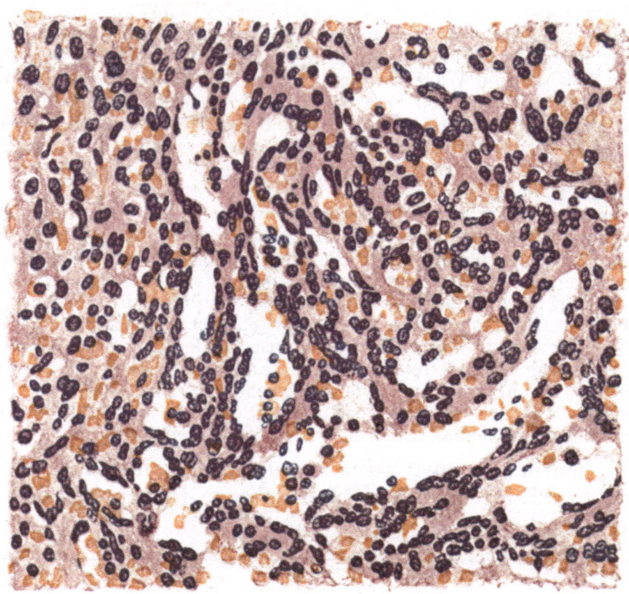

Abb. 62. Schnitt aus der Milz von Fall XXXIII. Man sieht neben einer beträchtlichen Erweiterung der Milzsinus starke Hyperämie des Milzparenchyms. Wenn die Pat. nicht verblutet wäre, so wäre die Milz sicher reicher an Erythrocyten gewesen.

bose der Milzvene zu Fiebersteigerungen kommen kann, haben wir uns auf den eben besprochenen Fall bezogen.

Zusammen mit dem eigentümlichen Stuhl resp. Harnbefund diagnostizierten wir jetzt Metastasen auch in der Gegend des Milzhilus und Kompression der Milzvene. Die Frau ist 14 Tage später gestorben. Die Obduktion belehrte uns, daß wir den Fall richtig beurteilt hatten.

Bei der Sektion zeigten sich: mächtige markige Drüsenmassen im Mediastinum, die sich bis in die rechte Axilla verfolgen ließen; metastatische Tumormassen im Retroperitoneum, im Mesenterium des Dünn- und Dickdarmes. In der Gegend der Flexura duodeno-jejunalis hatte die Tumormasse bereits auf den Darm übergegriffen und das Darmlumen arrodiert. Im großen Netz zeigten sich mehrere haselnußgroße Metastasen. Die Milz nahm fast den ganzen oberen linken Bauchraum für sich in Anspruch; sie hatte eine dunkel rotblaue Farbe und fühlte sich ziemlich hart an. Beim Versuch, die Milzvene zu präparieren und aufzuschneiden, stößt man auf Massen, die teils aus Thromben, teils aus Tumorgewebe bestehen. Die untere Wand der Milzvene erscheint von Tumoren arrodiert, die mit den großen retroperitonealen Drüsenpaketen in Zusammenhang stehen. Zwischen der arrodierten Stelle der Milzvene und der eigentlichen Milz war das Gefäß mächtig erweitert und mit Blutmassen strotzend erfüllt.

Die anatomische Diagnose lautete: metastatische Tumoren im Mediastinum, Retroperitoneum. Übergreifen der Tumormassen auf Duodenum und Vena lienalis. Milzvenenthrombose. Stauungstumor der Milz.

Histologisch waren die Zeichen einer Stauungsmilz zu erkennen: mächtige Erweiterung der Sinusräume und Anschoppung der Billrothschen Stränge mit Erythrocyten (vgl. Abb. 62).

Die praktische Konsequenz, die ich aus dieser Beobachtung ziehen möchte, wäre, daß Urobilinurie unter gewissen Bedingungen zur Diagnose einer Milzvenenthrombose herangezogen werden kann. Die Stuhluntersuchungen sind uns deswegen so wertvoll, weil sich hier am Menschen dasselbe demonstrieren ließ, was sich Přibram im Experimente zu zeigen bemühte. Zum Teil war ja dieser Fall der Anlaß, die Versuche am Tier aufzunehmen, wie sie eben von Přibram an unserer Klinik durchgeführt wurden.

d) Pathologische Anatomie. Ich glaube, man hätte öfter Gelegenheit, thrombophlebitische Milztumoren auch bei der Sektion zu sehen, wenn die Anatomen bei allen Milztumoren die Vena lienalis prinzipiell präparieren würden. Es erscheint mir wichtig, darauf aufmerksam zu machen, daß es nicht nur angebracht erscheint, den Stamm der Milzvene zwischen Hilus und Mündung anzusehen, sondern vor allem die Gegend der Einmündungsstelle zu visitieren, wo meiner Ansicht nach wandständige Thrombenmassen am häufigsten zu sehen sind. Ist die Thrombose noch frisch, so ist an der Wandung der Vene fast immer noch die Stelle zu erkennen, von wo der Prozeß ausgegangen war. In den meisten Fällen handelt es sich um eine wandständige Thrombophlebitis. Falls der Thrombus an der Einmündungsstelle in den Hauptstamm der Pfortader liegt, so muß es nicht unbedingt zur vollständigen Thrombose des ganzen Milzvenenstammes gekommen sein.

Viel häufiger ist die Thrombose der Milzvene nur sekundär und der ganze Prozeß nimmt seinen Anfang im peripheren Pfortadergebiete. In vielen Fällen kann man sich davon überzeugen, wie sich der thrombophlebitische Prozeß in mehreren Etappen hintereinander abgespielt hat. Die ältesten Thromben bestehen bereits aus derbem Bindegewebe, und sind schon so organisiert, daß das ganze Gefäß nur mehr als zäher Strang imponiert. Thromben jüngeren Datums lassen noch alle Stadien der Metamorphose bis zur völligen Organisation erkennen. Eben erst entstandene Verstopfungen der Venen zeigen neben den anderen Charakteristika eines frisch entstandenen Thrombus vor allem noch die rote Farbe.

Hinter der verlegten Stelle kommt es vor allem zu enormen Erweiterungen der Venen. Ist bloß die Milzvene verschlossen, so kommt es zunächst zu einer akuten Stauungsmilz. Binnen kürzester Zeit kann das Organ auf die 3—4fache Größe anschwellen. Ist die Thrombose eben erst oder vor kurzer Zeit erfolgt, so ist die Vergrößerung der Milz vor allem durch den Blutreichtum bedingt. Besteht dagegen der Prozeß schon längere Zeit, so entwickelt sich allmählich ein chronischer Milztumor, der bei makroskopischer Betrachtung nicht einmal durch seinen Blutreichtum imponieren muß.

In dem Maße, als das akute Stadium des Stauungsmilztumors abklingt, entwickeln sich allmählich Kollateralen, durch die das Milzvenenblut Abfluß finden kann. Kleine Verbindungsvenen zwischen dem Stamme der Vena lienalis und der Nachbarschaft dehnen sich aus und können sich allmählich zu mächtig erweiterten Gefäßschlingen entwickeln. Je nachdem, wo der Thrombus sitzt, sind auch die Varikositäten verschieden gelagert. Am häufigsten finden sie sich in der Nähe des Hilus und im Ligamentum gastro- resp. hepatolienale. Fast in allen Fällen entwickeln sich auch Varizen entlang des Ösophagus. Daß sich aus diesen Venektasien Patienten mit einem thrombophlebitischen

Milztumor gelegentlich verbluten können, wurde bereits erwähnt. Wenn man bei der Splenektomie eines thrombophlebitischen Milztumors sieht, wie prall gespannt manche von den mächtig erweiterten Varikositäten im Bereiche des Milzhilus aussehen, so muß man sich eigentlich wundern, warum sich solche Patienten nicht auch gegen das Peritoneum verbluten. Mir ist wenigstens ein solcher Fall nicht bekannt.

Falls die Thrombose auch die Pfortader in Mitleidenschaft gezogen hat, so kann es natürlich zu den Erscheinungen der Pfortaderthrombose kommen. Auch hier kann durch einen entsprechenden Kollateralkreislauf oder durch Kanalisierung der Thrombenmassen das Hindernis wieder überwunden werden.

Es wird auch über Fälle berichtet, wo nur vereinzelte Milzvenen thrombosiert waren (Cauchois, Dock-Warthin). Ich habe ähnliches nie gesehen. Über die Milzgröße im Gefolge von Thrombosen der Vena lienalis gibt die folgende Tabelle von Cauchois (9 Fälle) mit einigen eigenen Daten Aufschluß:

Oettinger-Fiessinger I	529 g	
Rommelaëre	930 g	(25 × 12 × 3,5 ccm)
Cerne-Dévé	930 g	(28 × 16 × 8 „)
Dock-Warthin	944 g	(19 × 14 × 7 „)
Oettinger-Fiessinger	1200 g	
Dock-Warthin	1536 g	(23 × 13 × 9 „)
Delatour	2240 g	
Umber	—	(32 × 12 × 7 „)
Ebens	—	(25 × 15 × 8 „).
Eigene Beobachtung Fall XXIX	980 g	
Fall XXX	1070 g	
Fall XXXI	870 g	
Fall XXXII	680 g	
Fall XXXIII	890 g	

Ein sechster eigener Fall, der aber nicht weiter genauer beschrieben wurde, zeigte bei der Splenektomie einen 1800 g schweren Milztumor.

Das Milzgewebe eines bereits chronischen Tumors zeigt eine rote, stromareiche Schnittfläche. Mikroskopisch sind die Verhältnisse sehr verschieden, denn je nach der Dauer des Stauungsprozesses ändert sich die Struktur des Gewebes. Ist die Thrombose erst kurz vorher erfolgt (ich habe einen solchen Fall beobachten können, wo ca. 20 Tage ante exitum die Milzvene von Karzinommassen komprimiert und schließlich arrodiert wurde), so unterscheidet sich die Milz nicht wesentlich von einem gewöhnlichen Stauungstumor. Die Hauptmenge der roten Blutzellen fand sich in den Billrothschen Strängen; viel weniger Blut war in den Sinus zu sehen. In Fällen von längerer Stauung kommt es dagegen zur Bildung von fibrösem Gewebe, und zwar, wie Edens und Oettinger sagen, zuerst in der Umgebung der erweiterten Gefäße. Als Ursache der Fibrose wird Atrophie der Pulpa resp. des ganzen lymphatischen Gewebes angenommen. (Dock-Warthin.) Manchmal soll die Sklerose auch von dem subkapsulären Gewebe ausgehen. Nach Umber und Edens kann es auch zu Veränderungen im Pankreas kommen; sie sahen nicht nur Verhärtungen, sondern auch Fettgewebsnekrosen, die allerdings nur mikroskopisch nachweisbar waren. Nach meiner persönlichen Erfahrung finde ich es vollkommen verständlich, wenn man thrombophlebitische und cirrhotische Milztumoren miteinander verwechselt hat. Vergleicht man die beiderlei Prozesse histologisch, so glaubt man vielfach denselben Vorgang vor sich zu haben. Auch hier sieht man, daß das lymphoide

Gewebe der Billrothschen Stränge von mehr oder weniger verschieden großen Bindegewebszellen ersetzt ist. Im Prinzip also dasselbe Bild, wie wir es auch bei den splenomegalen Cirrhosen noch sehen werden. Der einzige Unterschied scheint mir nur der zu sein, daß bei den Cirrhosen der Prozeß gleichmäßig über die ganze Milz verteilt ist, während sich dies bei der thrombophlebitischen Form nicht so diffus ausprägt. Auch hier sind die Sinus mit jenen großen Zellen ausgekleidet und täuschen Bilder vor, wie sie auch von Banti beschrieben wurden. Follikel können vorhanden sein, selbst Keimzentren habe ich in solchen Milzen nachgewiesen. Jedenfalls besteht kein Anhaltspunkt dafür, daß der ganze Prozeß von den Zentralarterien ausgegangen wäre. Unter 4 Fällen von chronisch-thrombophlebitischen Milztumoren habe ich dreimal innerhalb der Sinusräume viele Riesenzellen gesehen, die sicher als Megakaryocyten anzusehen waren. Nachdem ich solche Zellen in ähnlich reichlicher Menge bei anderen

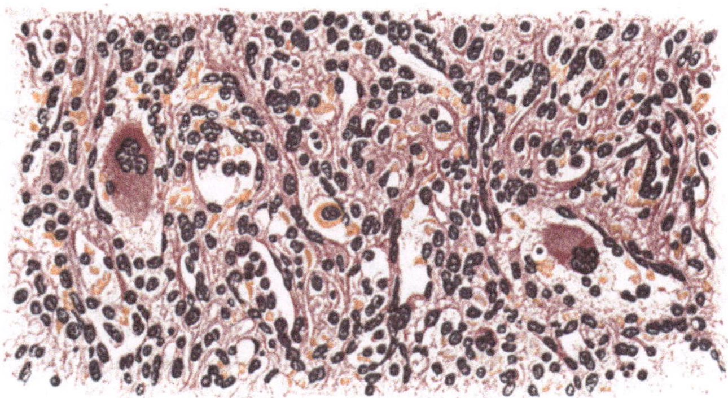

Abb. 63. Schnitt aus der Milz von Fall XXIX. In einem Gesichtsfeld sind zwei Megakaryocyten zu sehen.

Milztumoren nicht feststellen konnte, erscheint es mir wichtig, darauf zu achten (cf. Abb. 63). An den Arterien und ihren Ausbreitungen habe ich bei den chronisch-thrombophlebitischen Milztumoren niemals etwas Atypisches sehen können, dagegen zeigten die Venenwandungen innerhalb der Trabekel deutliche Verdickungen.

Die Veränderungen in der Leber sind von Wichtigkeit, weil sie uns in zweifelhaften Fällen darüber belehren, ob ein Milztumor ein Stauungstumor, oder ob die Milzvergrößerung eine Teilerscheinung einer Cirrhose ist. Bei rein phlebothrombotischen Milztumoren zeigt sich in der Leber höchstens fettige Degeneration oder die Zeichen einer Stauung und deren Folgen, nie aber ein cirrhotischer Prozeß oder eine ausgebreitete Hämosiderose. Die Leber kann infolge von Stauung vergrößert sein, oft genug ist sie aber von normaler Beschaffenheit. Im Knochenmarke habe ich keine Besonderheiten feststellen können.

Prognose. Die Prognose des ganzen Krankheitsbildes ist vor allem von der Grundkrankheit abhängig. Daß sie bei Karzinom sehr ungünstig ist, brauche ich nicht erst zu betonen. Außerdem habe ich den Eindruck, daß manchmal das primäre Karzinom nach einer Milzvenenthrombose schneller metastasiert. In zwei Fällen zeigte sich eine fast universelle Karzinose. Auch wenn Sepsis besteht und der Thrombus, der in die Milzvene eingedrungen ist, septisch ist, wird die Prognose infaust sein. In der Regel sieht man aber den Patienten nur selten in diesem Stadium, sondern, wie bereits erwähnt, erst nach vollendeter Ausbildung des großen Milztumors. Die Prognose hängt, wenn der Tumor chronisch geworden ist, weniger von der ursprünglichen Beschaffenheit des Thrombus ab, als vielmehr von der Beschaffenheit der Varizen. In vielen Fällen erfolgte Exitus durch Hämatemesis. Manchmal kann vom primären Thrombus aus, vielleicht durch sekundäre bzw. fortschreitende Thrombose eine weitere Verlegung der Venen Platz greifen; sobald der Prozeß auf die Pfortader übergreift, ist die Prognose ebenfalls ungünstig. Dort, wo die Milzvenenthrombose als Begleiterscheinung einer Lebercirrhose einsetzt, ist selbstverständlich mit den Komplikationen der Cirrhose zu rechnen, wobei in prognostischer Beziehung die Peritonitis in erster Linie in Betracht kommt.

f) **Diagnose** 4 Symptome sind es, die zur Diagnose des thrombophlebitischen Milztumors führen können: große Milz, Anämie, Neigung zu Hämorrhagien und das ätiologische Moment in der Anamnese (Trauma, Schwangerschaft, „Wechselfieber"). Keines dieser Symptome ist aber für sich unbedingt pathognomonisch. Auf welches Zeichen soll man also bei der Diagnose besonders achten? Mit einem akuten thrombophlebitischen Milztumor hat man vor allem dann zu rechnen, wenn bei disponierenden Erkrankungen (Sepsis, Appendicitis, subakute und chronische puerperale Infektionen, dann nach Operationen an Organen im Gebiete der Pfortaderwurzel) oder im Anschluß an ein Trauma sich relativ rasch eine große Milz entwickelt. Selbstverständlich kommt auch ein Milzabszeß in Frage, aber gerade bei diesem schwillt die Milz nicht so schnell an, wie das gerade für die Thrombose charakteristisch zu sein scheint. Der Schmerz ist nicht immer beweisend. Ascites kann die Diagnose wesentlich unterstützen. Daß auch dem Erfahrenen gelegentlich eine Verwechslung mit einem in der Milzgegend gelegenen Bauchtumor oder Echinokokkus, die beide der Milz nicht angehören müssen, unterlaufen kann, braucht nicht erst betont werden. Bei entsprechender hämatologischer Untersuchung wird die Differentialdiagnose gegenüber leukämischen resp. aleukämischen Milztumoren leicht zu stellen sein. Im allgemeinen kann man sagen, daß die thrombophlebitischen wie auch die analogen cirrhotischen Milztumoren fast immer mit Leukopenie und mäßiger Lymphocytose vergesellschaftet sind. Hochgradig polycytämisch ist das Blut wohl nur selten, so daß eine falsche Diagnose im Sinne der Milztumoren bei Hyperglobulie leicht zu vermeiden sein wird. Allerdings muß betont werden, wie häufig gerade die Polycytämie sub finem vitae mit zahlreichen Thrombenbildungen einhergeht und es so bei bestehender Polycytämie zur Milzvenenthrombose kommen kann. Nachdem aber diese Thromben meist ganz frisch sind, fällt hier eine diagnostische Schwierigkeit fast weg. Ein solcher Fall wurde von van de Weyde beschrieben. Der Milztumor bei Malaria kann gelegentlich große differentielle Schwierigkeiten verursachen. Leichter werden derlei Fälle zu beurteilen sein, wenn sich feststellen läßt, daß der Patient vorher in einer sicheren Malariagegend gewesen war. Manchmal wird aber mit der Diagnose „Wechselfieber" zu freigebig vorgegangen; es wird vielleicht der Wechsel der Temperaturen bei der Diagnose das Ausschlaggebende gewesen sein; wenn man bedenkt, wie leicht sich hinter einem „Wechselfieber" auch eine Sepsis verbergen kann, so wird man verstehen, wenn ich für manche Fälle bei der anamnestischen Angabe: Wechselfieber zu Vorsicht mahne. Sehr schwierig kann die Differentialdiagnose gegenüber den großen Milzen bei Lebercirrhose werden. Im allgemeinen wird man bei den Lebercirrhosen teils auf das Symptom Ikterus, teils auf Vergrößerung, zum mindesten Verhärtung der Leber, zu achten haben, alles Symptome, die bei den typischen Fällen von thrombophlebitischen Milztumoren kaum vorkommen. Es dürfte gelegentlich vorkommen, daß bei sicheren splenomegalen Cirrhosen der Ikterus fehlen und auch die Leberverhärtung, z. B. wegen dicker Bauchdecken verdeckt sein kann; mit solchen diagnostischen Irrtümern muß man immer rechnen, umsomehr als bei Cirrhosen Blutungen z. B. aus geplatzten Ösophagusvaricen nicht selten sind. Meist ist bei Lebercirrhosen ein deutliches Caput Medusae zu sehen, das wohl bei den phlebothrombotischen Milztumoren ohne Beteiligung der Leber stets fehlt. Schließlich kommt die große Gruppe der Milztumoren plus Anämie in Betracht. Diesbezüglich verweise ich auf das Kapitel: Anaemia splenica resp. hämolytischer Ikterus. Schwere Anämie zeigen die Milztumoren nach Milzvenenthrombose nur im Anschluß an eine profuse Hämorrhagie. Da schwere Blutverluste teils per os, teils per rectum bei typischer perniziöser Anämie oder hämolytischem Ikterus fehlen, ist bei einiger Vorsicht solchen differentiellen Schwierigkeiten leicht zu begegnen, besonders dann, wenn man eine genaue Blutuntersuchung vorgenommen hat. Wenn Cauchois am Schluß seiner These sagt: Die Diagnose ist schwer zu machen und kommt erst am Sektionstisch zutage, so glaube ich demgegenüber doch behaupten zu dürfen, daß gelegentlich die Verhältnisse uns zu der Diagnose direkt hinführen. Bei der Operation wird man besonders dann mit solchen Milztumoren zu rechnen haben, wenn am Milzhilus, sowie überhaupt rings um die Milz, zahlreiche bis fingerdicke und geschlängelte Venen zu sehen sind.

g) Therapie. Cauchois äußert sich über die Splenektomie ungefähr folgendermaßen: Zweifelsohne wird man in allen Fällen, wo nur die Milz krank ist, und daher in ihr die primäre Erkrankung zu suchen ist, die Splenektomie durchführen lassen. Wo aber nur die Milzgefäße erkrankt sind, wie z. B. bei Phlebothrombose der Vena lienalis, da wird man weniger geneigt sein, die Operation vorzunehmen, ja sie wäre im Prinzip sogar unnütz und gefährlich, da man nur die Folge, nicht aber die Ursache behebt. Tatsächlich sind seine Resultate schlecht. Cauchois berichtet im ganzen über 8 Fälle; zweimal wurde die Splenektomie ausgeführt und in beiden Fällen erfolgte bald nach der Operation der Exitus. Ebensowenig wie die Splenektomie, ist nach Cauchois auch die Talmasche Operation indiziert, höchstens wenn die Thrombose der Milzvenen auch die Pfortader in Mitleidenschaft gezogen hat.

Ich selbst habe vier hierher gehörige Fälle operieren lassen; der eine Fall führte ad exitum; die Todesursache war aber eine Pneumonie, die abszedierte. 2 Fälle überstanden die Operation und leben jetzt 4 resp. 5 Jahre nach der Operation. Über den erst vor kurzer Zeit operierten Fall kann ich nicht mehr aussagen, als daß er die Operation gut überstanden hat. Sicherlich ist die Operation wegen der zahlreichen Venen sehr schwer und langwierig und erfordert daher großes Geschick und Erfahrung; die großen Venen am Milzhilus sind weniger zu fürchten als jene am oberen Pol der Milz. In zwei Fällen aus der Literatur (Lossen und Pauliček), die meines Erachtens in diese Klasse gehören, obwohl sie als „Banti" beschrieben wurden, mußten Klammern noch lange nach der Operation liegen bleiben, um der mächtigen Blutungen schließlich Herr zu werden.

Trotzdem glaube ich aber, daß der Eingriff in jenen Fällen indiziert ist, wo sich Hämorrhagien häufen und man fürchten muß, daß dies für die Patienten mit Gefahr verbunden sein kann. Zu Nachblutungen kam es in meinen Fällen nicht, obwohl vor der Operation die Hämatemesis der Anlaß zur Splenektomie war. Wäre die Unterbindung der Milzarterie nicht mit allzu großen oder besser gesagt mit bis jetzt unbekannten Gefahren verbunden, so wäre eventuell mit dieser Operation zu rechnen. Im übrigen glaube ich, daß jede Splenektomie von Chirurgen, die sich eventuell der Ätiologie des Milztumors und auch der Bedeutung der kollateralen Venen bewußt sind, leicht durchgeführt werden kann.

Ist es zu Ascites gekommen, z. B. durch Übergreifen der Thrombose auf die Pfortader, so muß man zur Punktion des Abdomens schreiten. Meist handelt es sich hier um eine Vitalindikation. Der Ascites regeneriert sich ungemein rasch. Die Punktion ist in solchen Fällen nicht ganz gefahrlos, weil im Anschluß an die Punktion die Thrombose größere Dimensionen annehmen kann.

3. v. Baumgartensche Fälle.

Gleichsam als eine Unterabteilung der thrombophlebitischen Milztumoren sind gewisse Fälle zu erwähnen, auf die v. Baumgarten zuerst hingewiesen hatte. Sie stellen meines Erachtens nicht nur eine anatomische, sondern auch eine klinisch definierbare Einheit dar. Es ist wichtig, sie zu kennen, weil sie bezüglich der Splenektomie ein Noli me tangere darstellen. Allerdings gehören diese Fälle einem Grenzgebiete an, und könnten ebensogut im nächsten Kapitel gelegentlich der Besprechung der splenomegalen Cirrhosen zur Sprache kommen.

a) Die Angaben von Baumgarten. Der von v. Baumgarten beschriebene Fall ist kurz folgender: Der 16 jährige Patient erkrankte ca. 9 Monate vor seiner Spitalsaufnahme an einer Schwellung am Halse. Der Prozeß heilte ab; aber bald darauf kam es zu einer Schwellung des Abdomens, die von Tag zu Tag größer wurde, so daß schließlich punktiert werden mußte. Bei der Aufnahme in die Tübinger chirurgische Klinik zeigte sich, abgesehen von allgemeiner Schwäche des Patienten, das Abdomen groß, aufgetrieben und von zahlreichen, ektatischen Venen der Bauchwand durchsetzt. Der mächtige Milztumor wurde zunächst für einen Nierentumor gehalten. Die Blutuntersuchung ergab: 3,3 Mill. Erythrocyten, 2600 Leukocyten. In Anbetracht des großen Ascites wurde die Talmasche Operation versucht; dabei fand sich die Leber verkleinert, die Milz enorm vergrößert. Bald nach der Operation wächst der Ascites wieder, es kommt wiederholt zu Hämatemesis und Melaena. Der neuerdings punktierte Ascites war jetzt hämorrhagisch. Schließlich traten auch Symptome hinzu, die für Thrombose der Venae epigastricae sprachen; bald nachher erfolgte der Exitus. Der Fall wurde klinisch als Morbus Banti aufgefaßt.

Bei der Sektion zeigten sich die subkutanen Venen um den Nabel erweitert. Die Milz war stark vergrößert, sie reichte bis zur Crista ilei (Maße 26 : 13 : 6). Abgesehen von Infarkten war das Parenchym sehr blutreich; Follikel waren makroskopisch nicht sichtbar. Die Milzvenen waren sehr erweitert, die Milzarterie normal. Die Leber (18 : 13 : 7) ist sehr klein, oberflächlich grobhöckerig; ihr Aussehen war nicht wie das bei der typischen Laennecschen Cirrhose, sondern bot mehr die Form einer einfachen Atrophie; ihr linker Lappen war ganz besonders klein. Die Nabelvene war offen und enorm erweitert (bis zu Zeigefingerdicke), sie mündete in den Sinus venae portae. Vom Ductus venosus Arrantii fehlte jede Spur. Die Vena umbilicalis, die scheinbar in ihrer ganzen Länge erhalten war, kommunizierte mit den Venae epigastricae. Das Knochenmark hatte graurote Farbe.

Mikroskopisch wies die Leber eine mäßige Vermehrung der interlobulären Bindegewebszüge auf, und zwar in Fortsetzung einer diffusen fibrösen Verdickung der Leberkapsel. In den etwas tieferen Schichten war dagegen zwischen den Acini von Bindegewebsneubildung nichts zu sehen; selbst an den gröberen periportalen Bindegewebsscheiden war keine Verdickung zu erkennen. Die Acini waren klein, aber von normalem histologischen Bau. Die Milz zeigte eine zell-

und blutreiche Pulpa, war aber sonst von normaler Beschaffenheit. Das
Retikulum war nicht verdickt, die Follikel klein, die Trabekel relativ dünn.

Betreffs der Ursache der großen Milz war in erster Linie mit einer hochgradigen Stauung zu rechnen. v. Baumgarten sieht darin nicht das einzige
Moment, sondern glaubt, daß die Milz vikariierend einen Teil der Tätigkeit
der partiell insuffizient gewordenen Leber übernehmen mußte.

Dieser Fall wurde wegen der klinischen Symptome (Milztumor, Ascites,
Anämie, Lebercirrhose) als Morbus Banti aufgefaßt; die Sektion aber brachte
andere Verhältnisse zum Vorschein. v. Baumgarten ist der Ansicht, daß es
sich hier um eine angeborene Hypoplasie (Atrophie) der Leber handeln dürfte,

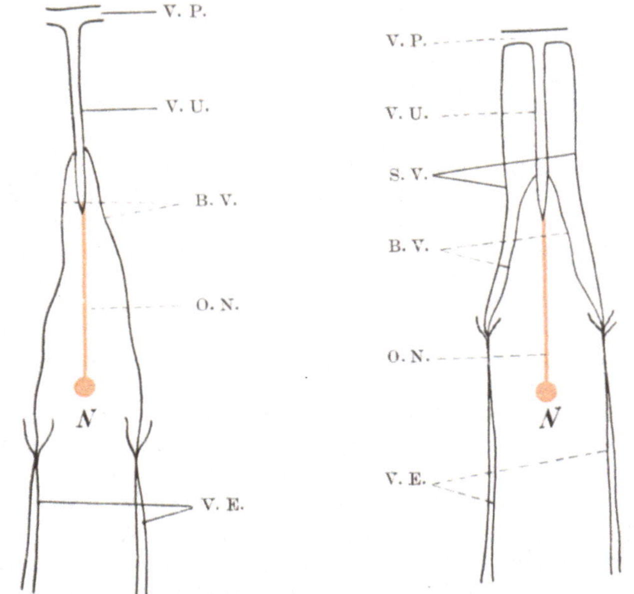

Abb. 64. Schema der Venen, die bei den v. Baumgartenschen Fällen in Betracht kommen.
V.P. Pfortader, N Nabel, V.E. Venae epigastricae, O.N. obliterierte Nabelvene, V.U. Rest
der Vena umbilicalis (Restkanal), S.V. Sappeysche Paraumbilikalvenen, B.V. Burowsche
Venen.

die zu einem vollständigen Offenbleiben der Vena umbilicalis geführt hatte.
Da in einem solchen Falle — v. Baumgarten kannte aus der Literatur nur
noch einen Fall, der mit seinem identisch war, den von Cruveilhier — die
Umbilikalvene das Groß des Portalblutes aufnimmt und erst auf Umwegen
in die allgemeine Zirkulation führt, während sich nur ein kleiner Teil seinen
Weg doch durch die Leber bahnt, ist es verständlich, daß bei der Exstirpation
der Milz sehr vorsichtig vorgegangen werden muß. Kennt man nicht die
Gefahren einer Ligatur der sehr erweiterten „Umbilikalvene", so ist die
Wahrscheinlichkeit sehr groß, daß man durch den gewöhnlichen Laparotomieschnitt, wenn nicht den Hauptstamm selbst, so doch große Äste desselben
verletzt und durch die Blutung, bzw. durch Ausschaltung der Kollateralen
das Leben unmittelbar gefährdet.

b) Das Verhalten der Vena umbilicalis beim Embryo. Um die
Entwicklung des Venen-Kollateralkreislaufes bei intrahepatischer Stauung zu
verstehen, müssen wir kurz die entwicklungsgeschichtlichen Verhältnisse der
Vena umbilicalis berühren; v. Baumgarten hat sich damit eingehend be

schäftigt; seine Untersuchungen bedeuten eine Fortsetzung der bekannten Arbeiten von Burrow und Sappey.

Die Zirkulationsverhältnisse beim Embryo können wir als bekannt voraussetzen (cf. Abb. 68 und eventuell Entwicklungsgeschichte der Leber und der äußeren Gallenwege). Der Ductus venosus Arantii, der bald nach der Geburt obliteriert, interessiert uns nicht; dagegen die Umbilikalvenen. Die Obliteration der Nabelvene erfolgt vom Nabelringe resp. von dem Granulationsgewebe aus, das sich an der Abolitionsstelle der Nabelschnur entwickelt. Auf den feineren Mechanismus dieser Granulationswucherung, den v. Baumgarten genau beschreibt, soll nicht eingegangen werden. Dieser Prozeß, der meist 6—8 Wochen post partum seinen Höhepunkt erreicht hat, erstreckt sich nicht über die ganze Länge der ursprünglichen Vena umbilicalis. Ein Stück der Nabelvene bleibt, oft bis ins hohe Lebensalter erhalten. Dieser Kanalrest läßt sich vom Sinus der Vena portae aus leicht sondieren; er ist oft 5—8 cm lang. Daß es sich beim Erwachsenen — wie v. Baumgarten annimmt — nicht um paraumbilikale Venen handelt, kann die histologische Untersuchung des Ligamentum teres beweisen. Der Venenkanal liegt nicht zur Seite eines obliterierten Gefäßstranges, sondern mitten in der wandständigen Bindegewebsbildung, welche das Lumen der Vena umbilicalis einnahm. v. Baumgarten unterscheidet somit an der ursprünglichen Vena umbilicalis einen Restkanal und ein obliteriertes Stück. In den Kanalrest münden kleine Venen, welche aus Verzweigungen der am Nabel entspringenden Venae epigastricae profundae entstehen. Eine dieser Venen ist besonders groß und wird als „Burowsche Vene" bezeichnet. Manchmal kann es vorkommen, daß die Paraumbilikalvenen nicht in den Kanalrest münden, sondern sich direkt in das Pfortadersystem ergießen. In diesem Fall bestehen dann die von Sappey beschriebenen „akzessorischen Pfortadervenen" (Sappeysche Paraumbilikalvenen). Aber auch in einem solchen Falle münden in den Kanalrest kleine Paraumbilikalvenenäste (Schaltvenen nach v. Baumgarten).

Der Kanalrest, die Burowschen Venen, die Schaltvenen im Sinne v. Baumgartens und schließlich auch die Sappeyschen Gefäße können sich bei Behinderung des intrahepatischen Pfortaderkreislaufes erweitern. Die Erweiterung des Lumens hängt einerseits von der Intensität der Stauung, andererseits von der Qualität des ursprünglichen Kanals ab. Da die Burowsche Vene und die Schaltvenen meist mit einem dichten, feinsten Venennetz zusammenhängen, das sich teils im Ligamentum teres resp. suspensorium, teils in der vorderen Bauchwand ausbreitet, so ist es verständlich, warum sich bei Stauung all diese Venengeflechte erweitern und zur Entwicklung des „Caput Medusae" Anlaß geben können. Jedenfalls stehen 3 Möglichkeiten offen, wie das Blut bei intrahepatischer Behinderung des portalen Kreislaufes gegen die Venae epigastricae zirkulieren kann, 1. Persistenz der ganzen Vena umbilicalis und Kommunikation derselben mit den Venae epigastricae in der Nähe des Nabels. 2. Partielles Offenbleiben des Kanalrestes, der durch die Burowschen Venen mit den Venae epigastricae kommuniziert. 3. Bei Fehlen des Kanalrestes direkte Verbindung der Pfortader durch die Sappeyschen Paraumbilikalvenen mit den Venae epigastricae.

v. Baumgarten nimmt für seinen Fall die erste Möglichkeit an. Es ist klar, daß die Stauung schon zur Zeit der Geburt bestanden oder mindestens kurz nachher eingesetzt haben muß. Daher deutet auch v. Baumgarten die Leberveränderung als Hypoplasie der Leber. Der Fall v. Baumgarten ähnelt sehr einem — wie schon erwähnt — von Cruveilhier beschriebenen. Bei diesem bestand auch eine Splenomegalie.

c) **Die Fälle von Masuda und Benque.** Ähnliche Fälle haben auch Masuda und Benque beschrieben. Auch in diesen glaubten die Kliniker einen Morbus Banti vor sich zu haben. Der Fall von Niro Masuda betraf eine 48 jährige Frau, die an chronischer Nephritis und gleichzeitig an Morbus Banti litt. Bei der Sektion zeigte sich neben Herzhypertrophie infolge der chronischen Nephritis eine Schrumpfung der Leber, Milztumor, Phlebektasie und Phlebosklerose der V. portae und lienalis, umschriebene Endophlebitis der Vena cava inferior und an den Einmündungsstellen der Venae hepaticae bei Persistenz der Vena umbilicalis. Da weder Alkohol noch eine Erkrankung als ätiologisches Moment für die Leberveränderung angenommen werden konnte, sah Masuda die Gefäßanomalien als Ursache der „Cirrhose der Leber", der Milzschwellung, der Stauungszustände und der Anämie an. Die Vena umbilicalis war fingerdick erweitert und kommunizierte in der Nähe des Nabels mit der V. hypogastrica und V. epigastrica.

Während die Ursache in dem Falle Masuda in einer phlebothrombotischen Veränderung der Venae hepaticae und weiterhin der V. portae und lienalis zu suchen war, läßt sich der mutmaßliche Grund im Fall Benque nicht eindeutig präzisieren. Der 18 jährige Bursche erkrankte mit 15 Jahren unter Anschwellen des Unterleibes. Früher war er stets gesund; nur ein sehr mäßiger Bierkonsum wird zugestanden. Auch dieser Fall wurde klinisch als „Banti" aufgefaßt (4 Mill. Erythrocyten, 3000 Leukocyten). Es bestand Ascites.

Bei der Sektion der hypoplastischen Leiche zeigte die Leber folgende Veränderungen: sie wog 820 g (16 : 11 : 7 cm); ihr linker Lappen war in ein dünnes, bindegewebiges Gebilde umgewandelt; der rechte Anteil war grobgranuliert; der Lobus quadratus sprang als höckeriges Gebilde vor, der Lobus caudatus fehlte. Im Ligamentum teres fand sich ein Gefäß, dessen innerer Umfang 3 cm maß. Dieses Gefäß verlief an der Innenwand des Bauches zum Nabel und hatte hier eine innere Zirkumferenz von 2 cm. Nach Umgehung des Nabels mündete das noch immer weite Gefäß vor dem Poupartschen Bande in die Vena iliaca interna. Das Gefäß, das sich im Lig. teres befand, mündete in die Vena portae. An der Vena cava und den Venae hepaticae war nichts Abnormes. Der Ductus venosus Arantii fehlte. Die Milzvene maß bei ihrer Einmündung in die Pfortader 3 cm im Umfang. Die Milz wog 1350 g und hatte die Maße: 27 : 18 : 11 cm; sie war von derber Konsistenz, ihre Kapsel verdickt, Schnittfläche dunkelrot, Trabekeln deutlich verdickt; Follikel nicht sichtbar. Das Knochenmark war im mittleren Drittel der Oberschenkelknochen Fettmark, sonst rot.

Die histologischen Veränderungen waren vor allem die einer Stauungsmilz; die sehr erweiterten Sinus waren erfüllt mit Erythrocyten; die Pulpastränge dazwischen kaum oder nicht wesentlich verdickt. Bloß in der Tiefe der Milz war reichliches, faseriges und zellreiches Gewebe nachweisbar. Nirgends waren Andeutungen zu sehen, die an die von Banti beschriebenen Bilder erinnert hätten. Die Veränderungen an der Leber hält Benque für Anomalien, die am ehesten für Hypoplasie der Leber sprachen (Paltauf, Kantor). Möglich ist auch, daß sich in der hypoplastischen Leber sekundär eine leichte Cirrhose entwickelt hatte, und daß diese die Ursache der frühzeitigen Pfortaderstauung war. Jedenfalls erscheint es wichtig, daß die Vena umbilicalis bei einer scheinbar primären Veränderung der Leber in einem solchen Ausmaße persistieren kann. Daß aber trotzdem mächtige Stauungen im Pfortaderkreislauf bestanden haben mußten, beweisen die Veränderungen in der Milz.

d) **Eigene Beobachtungen.** Wir haben zwei ähnliche Fälle gesehen und sie in vivo bereits richtig erkannt. Die anatomische Untersuchung hat in beiden Fällen unsere Diagnosen bestätigt.

Fall XXXIV. Der 15jährige Patient, aus gesunder Familie, war bis zu seinem 5. Jahre wohlauf. Keine Nabeleiterung als Neugeborener. Im 5. Jahr hatte er (laut Befund des behandelnden Arztes) eine rechtsseitige Pleuritis durchgemacht, die 3 Wochen dauerte; der Arzt vermutete schon damals, weil der Bauch sehr groß war, eine Tbc. peritonei. Im August 1913 nahm der Bauch rasch an Umfang zu. Der Knabe wurde blaß und hatte oft Nasenbluten, welches aber nie lange dauerte. Schon damals wurde ein großer Milztumor konstatiert. Die Blutuntersuchung ergab: zu jener Zeit: 4,45 Mill. Erythrocyten, 4300 Leukocyten, 64 % Sahli. Der Harn enthielt viel Urobilin, sonst nichts Pathologisches. Mitte Januar 1914 kam der Knabe auf unsere Klinik. In letzter Zeit litt er auch an Diarrhöen, starkem Nasenbluten und Inappetenz.

Der Patient war ein zart gebauter Knabe von mittlerer Größe mit spärlicher Muskulatur (53 kg Gewicht), der Paniculus adiposus war gering; Farbe der Haut blaß, fahl, die sichtbaren Schleimhäute spärlich gerötet, keine rachitischen Stigmata; leichtes Ödem der unteren Gliedmaßen, keine Crines in den Axillaren, spärliche Schambehaarung; kein Fieber, Puls um 100; erweiterte Venen an der oberen Thoraxapertur, die sich von unten her füllten. Das Gesicht des Patienten hatte den Typus jener Individuen, die an großen Rachenmandeln leiden. Am unteren Mandibularrande kleine harte Drüsen. Patient atmete oft mit offenem Munde; Hypertrophie der Nasenmuscheln; auch die Gaumentonsillen waren stark vergrößert; Gehirnnerven frei; Thorax pyriformis, gemischter Atmungstypus (22 Respirationen pro Minute), Lungengrenzen von unten her etwas eingeschränkt, aber respiratorisch verschieblich; links hinten einen Querfinger höher stehend als rechts; auskultatorisch überall Vesikuläratmen; Herzspitzenstoß im IV. ICR., etwas außerhalb der M.L., leicht hebend; sonst normale Grenzen; Töne dumpf, keine Geräusche. Abdomen mächtig ausgedehnt; Bauchhautvenen stark erweitert, was besonders deutlich beim Stehen zu sehen war. Zwischen Nabel und Proc. xyphoides mehrere Venenstränge. In der Gegend des Processus xyphoides ein deutliches Schwirren zu fühlen, das sich durch Druck auf die vorderen Bauchhautvenen kaum unterdrücken ließ. Die Leber reichte palpatorisch bis 3 Querfinger unterhalb des Nabels; sie war hart und höckerig. Die Milz war außerordentlich derb, erfüllte perkutorisch fast vollständig den Traube-raum. Sie reichte medianwärts bis an die Mittellinie, abwärts bis einen Querfinger unterhalb des Nabels; sie war respiratorisch, ebenso wie die Leber, gut verschieblich. Nervensystem frei. Im Harn sehr viel Urobilin und Urobilinogen. Im Blut: 4,4 Mill. Erythrocyten, 4600 Leukocyten, 45 % Sahli (Diff.: 69 % polyn., 9 % Lymphocyten, 19 % Mononukleäre, 3 % Myelocyten), leichte Anisocytose; Resistenz bei 40 beginnend, 28 total. Im Stuhl kein Fett, kein Blut; 0,47 g Urobilin. Magenazidität: 35 Gesamt Acid.; 21 fr. HCl; Wassermann negativ. Wegen des starken Schwirrens im Bereiche der ektatischen Bauchvenen und wegen des Milztumors dachten wir an die Möglichkeit eines v. Baumgartenschen Falles. Von anderer Seite wurde die Krankheit des Patienten anders aufgefaßt und die Milz mit Radium bestrahlt. 4 Tage nach der letzten Bestrahlung kam es zu Hämatemesis und Melaena, die dann von Tag zu Tag an Intensität zunahmen. Exitus unter zunehmender Anämie.

Bei der Sektion war die Leber verkleinert und erinnerte ihrem Aussehen nach etwas an eine atrophische Cirrhose. Mächtiger Milztumor. Persistenz und sehr starke Erweiterung der Vena umbilicalis und der mit ihr kommunizierenden Venae epigastricae. Die Vena umbilicalis mißt unaufgeschnitten 9 mm in der Breite. Der durch die Leber ziehende Anteil der Vena cava inferior ist stark verengt; die in diesen Anteil einmündenden Lebervenenlumina fehlen zum größten Teil. Im Magendarmkanal allenthalben blutiger Inhalt. Die Vena lienalis war mächtig erweitert. Sonst boten sich nur Zeichen von Anämie [1]).

Fall XXXV. 23jähriges Mädchen. Als Pat. 6$^1/_2$ Jahre alt war, hatte sie kurz nacheinander zweimal Gelbsucht, nachdem sie sich vorher jedesmal den Magen verdorben hatte. Damals war der Stuhl weiß und der Harn dunkelrot gefärbt. Wie die Mutter angibt, war der Bauch des Kindes dicker als normal; Beschwerden bereitete aber das größere Abdomen nicht. Weitere Gefäße waren damals in der Bauchhaut noch nicht zu sehen. Bis vor einem Jahr war Pat. immer wohlauf und verrichtete ihre Arbeiten normal. Etwa 14 Tage vor der Spitalsaufnahme bemerkte Pat. eine Anschwellung der Beine. Bald nachher nahm auch der Bauch beträchtlich an Umfang zu. Schmerzen verspürte sie nicht, obwohl der Bauchumfang von Tag zu Tag zunahm. Seitdem der Bauch geschwollen ist, hat Pat. einen sehr starken Durst und kolossales Hungergefühl, dabei verliert sie viel Urin und muß mehrmals

---

[1]) Der Fall ist von Prof. Erdheim obduziert worden und soll von ihm ausführlich publiziert werden; dies der Grund, warum ich den Obduktionsbefund nur kurz berühren konnte.

während der Nacht aufstehen. Während der Bauch größer wurde, magerte der übrige Körper sichtlich ab. Die weiten Bauchvenen will sie erst seit ganz kurzer Zeit bemerkt haben. Die Menses, die früher immer regelmäßig waren, sistierten vor 6 Monaten.

Die Pat. ist mager und schwach, ihr Paniculus adiposus ist fast vollkommen geschwunden. An den unteren Extremitäten starke Ödeme; die Bauchhaut zeigt sich ödematös. Bereits im Bereiche der beiden Thoraxhälften sind subkutan ektatische Venen zu sehen. Am unteren Ende des Manubrium sterni entwickelt sich eine weite geschlängelte Vene, die nach unten zu immer stärker wird und zwischen Proc. xyphoides und Nabel die Dicke

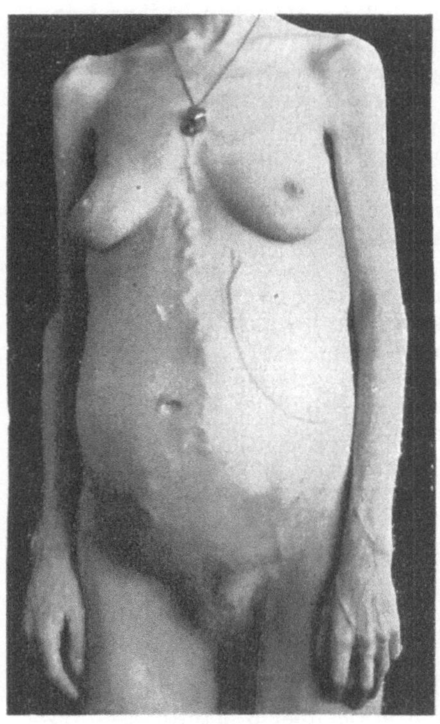

Abb. 65.

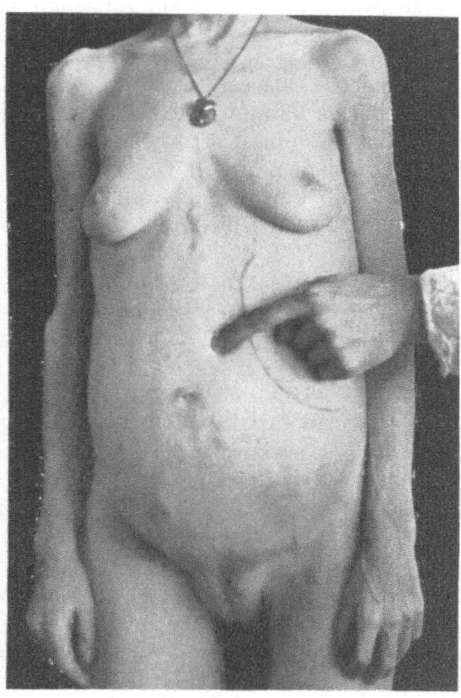

Abb. 66.

Beide Abbildungen zeigen uns den Fall **XXXV**. Die auf das Abdomen gezeichnete Linie zeigt uns die Größe der Milz. Medial vom vordersten Milzpol sieht man auf Abb. 65 eine prominente Stelle, die einem Konvolut erweiterter Venen entspricht. Drückt man (cf. Abb. 66) darauf mit der Fingerspitze, so erscheinen die früher deutlich sichtbaren Hautvenen weniger deutlich gefüllt.

eines kleinen Fingers annimmt. Etwa 8 cm oberhalb des Nabels hatte die Vene ihre größte Zirkumferenz angenommen; unterhalb dieser Stelle scheint sich die Vene zu teilen. Die beiden Äste divergieren, so daß die eine Vene gegen die eine V. femoralis zieht, die andere auf die gegenüberliegende Seite. Palpiert man die Gegend oberhalb des Nabels, so fühlt man feines Rauschen. Drückt man vorsichtig darauf, so nimmt das Rauschen etwas zu, um ganz zu verschwinden, falls der Druck zu stark war. In dem Maße als man auf die Gegend des stärksten Venenkonvolutes drückt, schwellen die Venen sowohl gegen das Sternum zu, als auch die beiden Äste, die gegen die Femoralgruben zu ziehen, ab. Ja es gelingt dies sogar, wenn man auf eine ganz kleine zirkumskripte Stelle der vorderen Bauchwand drückt (vgl. Abb. 65, 66). Sobald sich das Hautödem im weiteren Verlauf zurückbildete, wurden die Hautvenen im Bereiche der vorderen Bauchwand noch deutlicher. Auskultiert man die Stelle des deutlichen Schwirrens, so hört man hierselbst ein lautes Nonnensaußen, das synchron mit der Herztätigkeit an Intensität zunimmt. Im linken oberen Bauchraum tastet man einen großen harten Tumor, der sich, was Lage, Konfiguration und respiratorische Beweglichkeit anbelangt, als eine große Milz feststellen läßt.

Die Leber ist palpatorisch nicht zu erreichen. In der freien Bauchhöhle läßt sich Flüssigkeit nachweisen. Blutbefund: 4,5 Mill. Erythrocyten, 4500 Leukocyten, 82% Sahli. Differentiell: 30% Lymphocyten, 65% polynukl. neutrophile, 1% eosinophile, 4% Mononukl. Die Harnmenge schwankte zwischen 3—4 Liter. Der Urin enthielt reichliche Mengen an Zucker. Bei gemischter Kost stieg gelegentlich die tägliche Zuckermenge bis auf 400 g. Aceton fand sich nur in Spuren. Außerdem zeigte der Harn eine deutliche Urobilinreaktion. Die Prüfung der Resistenz der Erythrocyten ergab ein normales Resultat. Die Blutplättchen zeigten gleichfalls entsprechende Werte.

Wegen des großen Milztumors, den großen Venen im Bereiche der vorderen Bauchwand und der anamnestischen Angabe, daß das Mädchen in ihrer frühen Jugend einen schweren Ikterus überstanden hatte, dachten wir hier in erster Linie an einen Morbus Baumgarten. Diagnostische Schwierigkeiten bereitete uns dagegen die schwere Glykosurie. Wir rechneten mit zwei Möglichkeiten: entweder es handelte sich in unserem Fall um eine Kombination von Diabetes mellitus mit einem Morbus Baumgarten, oder es ist vielleicht — um so mehr als die Patientin angab, daß die Erscheinungen des Diabetes gleichzeitig mit dem Ascites und den Ödemen einsetzten — zu einer Thrombose der Milzvene gekommen, was wiederum zu einer Thrombose der Pankreasvenen geführt haben könnte.

Die Frau ist später unter den Erscheinungen einer allgemeinen Peritonitis zugrunde gegangen. Die Sektion hat uns darüber belehrt, daß es sich hier tatsächlich um einen Morbus Baumgarten gehandelt hatte. Da weder eine Thrombose der Milzvene bestanden, noch sonst irgendwelche Schädigungen am Pankreas zu sehen waren, so dürfte in unserem Falle eher eine Kombination von Diabetes mellitus und Morbus Baumgarten vorgelegen haben.

Anbei das Sektionsprotokoll, soweit es von Wichtigkeit erscheint: in dem Bauch etwa 1 Liter einer orangegelben, trüben, serösen, von Eiterflocken durchsetzten Flüssigkeit. Bauchfell der Därme und im kleinen Becken gerötet. Dünndärme auffallend dickwandig, enthalten sehr stark schleimig, gallig gelb gefärbte Stoffe, Schleimhaut insbesondere in den oberen Schlingen verdickt, gewulstet und gerötet, Dickdarm kontrahiert, enthält wenig gelbbraunen breiigen Kot.

Die Leber ist zu einem grobhöckerigen und großlappig-knolligen, hoch ins rechte Hypochondrium gedrängten Körper umgewandelt, welcher die Form der Leber nur teilweise, so ziemlich gut im linken Lappen noch erhalten hat. Die Lappenhöcker und Knollen dieses im ganzen etwas über 3 Mannsfaust großen Körpers, von welchen einer an der hinteren Fläche des rechten Lappens gelegener als mannsfaustgroßer Tumor aus der Leber herausspringt, sind von nur wenig verdickter, glatter Leberkapsel überzogen, von bräunlicher, etwas ins grünliche spielender Färbung. Auf der Schnittfläche ist das Gewebe ganz gleichmäßig in kreisrunde, scharf abgegrenzte grünlichbraune, dicht aneinander grenzende homogene, erbsen- bis kirschengroße Lappen zerworfen, zwischen welchen noch hie und da ein Rest tiefeinsinkender, schwielig verödeten Gewebes, welches den Verzweigungen der Glissonischen Kapsel entspricht, noch erhalten ist. Zur Leberpforte zieht ein dickes wulstiges Ligamentum hepato-umbilicale, in welchem sich eine nahezu kleinfingerdicke Vene befindet, die einerseits in den Stamm der Pfortader, andererseits in die Bauchhautvenen führt. In die Vena epigastrica dextra eingespritztes Wasser fließt sofort durch diese Vene heraus. Die Kommunikation mit dem weiten Pfortaderstamme liegt etwa daumenbreit vor der Teilung dieses Gefäßstammes in einen rechten und linken Ast, welche beide recht weit sind. Die sehr weite Milzvene vereinigt sich gegenüber der Vene des Ligamentes mit der nur mäßig weiten Mesenterialvene zum Pfortaderstamme. Alle diese Venen führen größtenteils flüssiges Blut und nur Spuren lockeren Gerinnsels, ihre Wände sind dünn. Pankreas derb, sehr grobhöckerig; die Körner sind teils graubräunlich, teils, so namentlich die größeren, weißlichgelb.

Die Milz, mächtig vergrößert, reicht weit aus dem Hypochondrium hervor, wiegt 1000 g, ist 24 cm lang, 13 cm breit, 6 cm dick, schlaff, mit etwas ver-

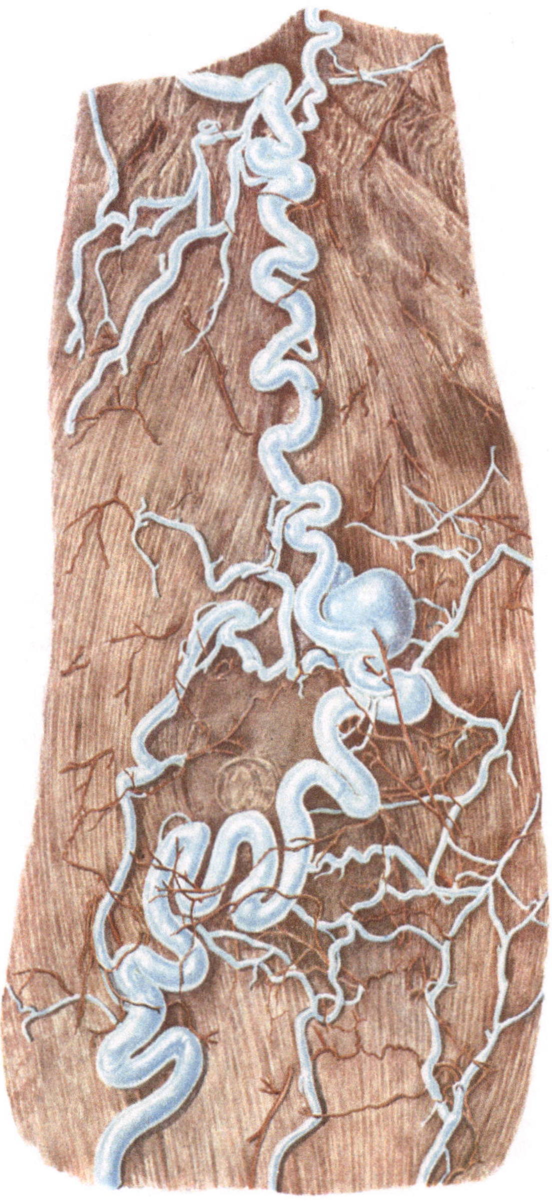

Abb. 67. Das Injektionspräparat der vorderen Bauchwand. Man sieht, wie die Venen den Nabel umkreisen. Die Gegend der dicksten Vene entspricht der Stelle, wo die Venen die Bauchwand durchsetzen. Ein Fingerdruck auf diese Stelle (vgl. Abb. 66) brachte die Hautvenen zum Kollaps.

dickter Kapsel versehen, die am vorragenden Teile mit ziemlich zahlreichen kugeligen, harten, bis hanfkorngroßen, weißen, knötchenförmigen Kapselverdickungen besetzt ist. Ihr Gewebe schlaff, dunkelrotbraun, mit einem Stich ins

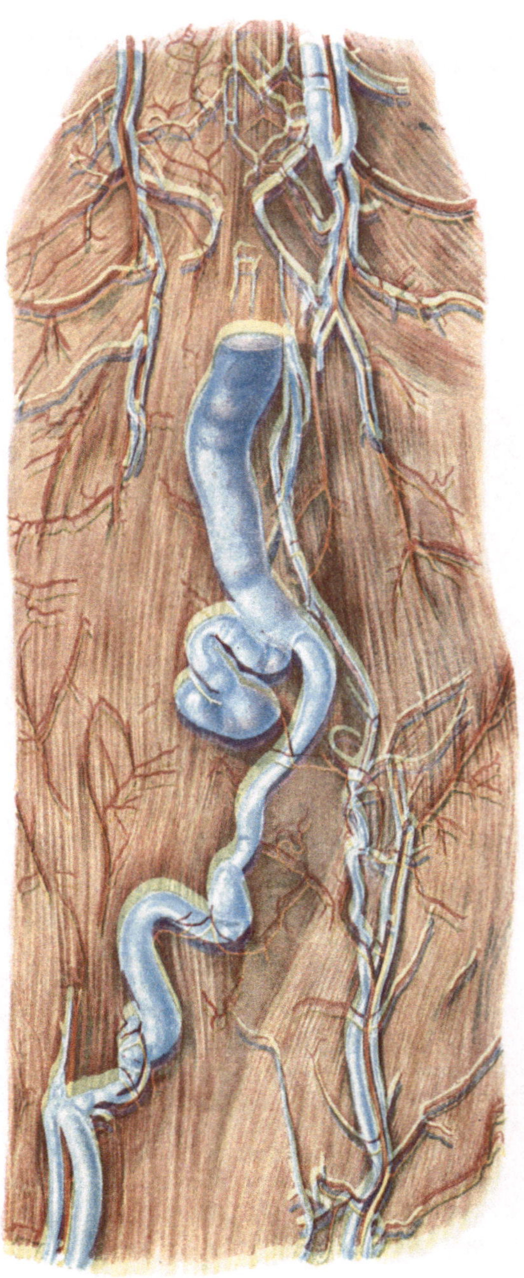

Abb. 68. Die vordere Bauchwand von der peritonealen Seite her gesehen. Nach oben zu
setzt sich die Vene in die „Vena umbilicalis“ zu fort; dieselbe ist abgeschnitten. Man sieht
die Durchtrittsstelle der Vene durch die Bauchwand und die Nabelgegend.

bräunliche; Follikel klein, aber gut erkennbar. Pulpa einsinkend; Gerüst
anscheinend nicht wesentlich vermehrt. In der schlaffen **Gallenblase** stark
schleimige dunkelgrüne Galle, ihre Schleimhaut stark injiziert.

Die anatomische Diagnose lautete: Atrophia hepatis cirrhotica cum degeneratione adenomatosa hepatis. Splenomegalie. Dilatatio venae paraumbilicalis et venarum epigastricarum. Atrophia pancreatis. Peritonitis seropurulenta diffusa. Pneumonia haemorrhagica lobularis. Tuberculosis apicis pulmonis sin.

Die vordere Bauchwand wurde bei der Sektion geschont, dann in toto herauspräpariert und mit Teichmannscher Masse injiziert. Die Bilder 67 und 68 zeigen uns das Injektionspräparat.

Die histologische Untersuchung der Milz der beiden von mir beobachteten Fälle zeigte keinen wesentlichen Unterschied. Das Bild ließ sich weder mit jenem beim thrombophlebitischen Milztumor noch mit dem der splenomegalen Cirrhose vergleichen. Der erste Fall ist insofern nicht eindeutig zu verwerten, weil

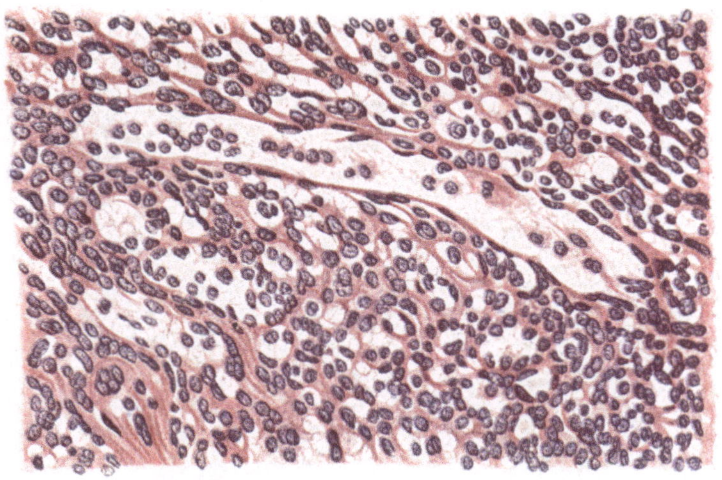

Abb. 69. Schnitt durch die Milz von Fall II.

unmittelbar vor dem Tode des Patienten die Milz sehr energisch mit Radium bestrahlt wurde und daher die zellulären Veränderungen übergangen werden müssen. Trotzdem ließen sich aber mächtige Erweiterungen der vielleicht etwas reichlicheren Sinus erkennen. Die Wandungen dieser zumeist mit Erythrocyten erfüllten Räume zeigten aber keine Vermehrung der Stabzellen, im Gegenteil. Ganz ähnliche Veränderungen sah ich auch im zweiten Fall. Abb. 69 zeigt uns solche Hohlräume. Noch viel ausgesprochener waren diese Erweiterungen in jenem Falle zu sehen, den Benque beschrieben hatte; Prof. Ghon, der mir entsprechende Schnitte zur Verfügung stellte, gestattete mir ein solches Bild hier reproduzieren zu lassen (vgl. Abb. 70).

e) Zusammenfassung. Fälle, wie sie von Baumgarten beschrieben wurden und wofür wir zwei Beispiele anführen konnten, sind selten. Die wichtigsten Symptome sind: großer Milztumor, kleine Leber und mächtig angeschwollene Venen im Bereiche der vorderen Bauchwand, ähnlich wie man dies auch bei Kompression der V. cava inf. sehen kann. Der Lauf des Blutes in den oft über fingerdicken Gefäßen ist aber umgekehrt, wie bei Verschluß der unteren Hohlvene. Das Blut hat das Bestreben, weg von der Leber in die Richtung gegen die Vv. epigastricae resp. mammariae zu strömen. Zumeist durchbricht ein dickes Venenkonvolut an einer Stelle die vordere Bauch-wand und breitet sich von hier aus sowohl nach oben als nach unten fort. Übt man auf diese Stelle des Durchtrittes einen Druck, so kann der Blutstrom gehemmt werden. Manchmal hört man an dieser Stelle ein deutliches Rauschen und fühlt hierselbst ein starkes Schwirren. Die Ursache für diesen atypischen Blutkreislauf ist auf ungünstige Zirkulationsbedingungen in der Leber zurückzuführen. Das Pfortaderblut ist durch irgendwelche pathologische Veränderungen in der Leber nicht im-stande, sich den normalen Weg gegen das Herz zu bahnen; es muß sich neue Wege suchen und findet sie entlang des Ligamentum teres gegen die vordere

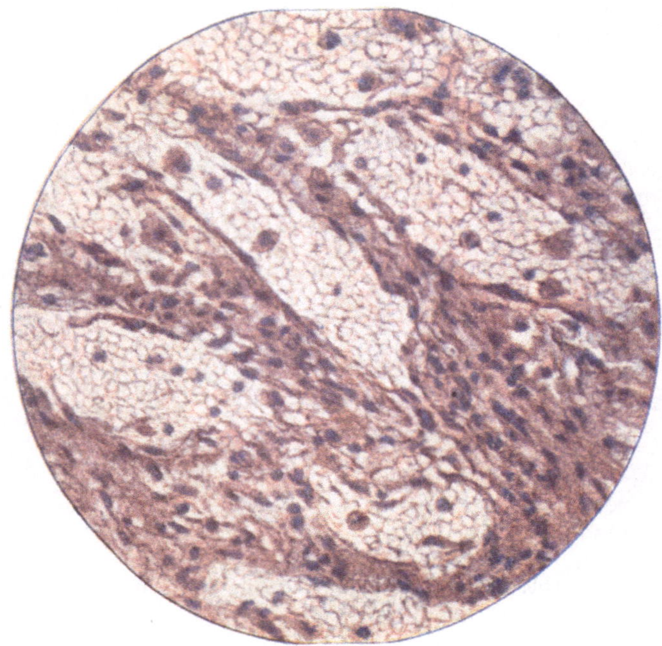

Abb. 70. Schnitt durch die Milz des Falles Benque (Autochromaufnahme).

Bauchwand. Aus dem Mißverhältnis zwischen den weiten Hautvenen und den intrahepatischen Pfortaderverzweigungen muß wohl geschlossen werden, daß der größte Teil des Pfortaderblutes nicht direkt durch die Leber fließt.

Kommunikationen zwischen dem Pfortaderkreislauf und den Hautvenen entlang der Sappeyschen und Burowschen Venen gehören bei typischen Lebercirrhosen nicht zu den Seltenheiten; so enorme Erweiterungen der Venen aber, wie sie eben bei den Baumgartenschen Fällen vorkommen, sind etwas ganz Eigentümliches und drücken daher diesen Fällen etwas Charakteri-stisches auf.

Über die Ursache der mächtigen Venenerweiterungen läßt sich schwer etwas Sicheres aussagen. Neben einer dispositionellen An-lage im Venenkreislauf ist wohl mit der Tatsache zu rechnen, daß sich in diesen Fällen wahrscheinlich schon frühzeitig ein Hindernis für den Pfortaderkreis-lauf innerhalb der Leber eingestellt hat. Zumeist findet sich in den Kranken-geschichten solcher Fälle die Angabe, als hätte in früher Jugend ein Krankheitsstadium bestanden, wo teils Ikterus, teils Schwellung des Bauches vorübergehend in Geltung traten. Daß sich gleich im Beginne der Stauung ein Milztumor entwickeln kann, ist selbstverständlich, warum es aber zu einer dauernden Milzschwellung kommt, ist schwer einheitlich zu erklären. Offenbar spielt hier der Symptomenkomplex, den wir vielfach unter dem Namen Lebercirrhose zusammenfassen auch pathogenetisch eine große Rolle. Jedenfalls ersieht man, daraus — und darauf möchte ich großes Gewicht legen —, daß hier die Splenektomie höchst gefährlich werden kann. Die Wahrscheinlichkeit, bei einer eventuellen Laparotomie den Abfluß der Pfortader zu ligieren, ist so groß, daß es zweckmäßig erscheint, diese Fälle operativ überhaupt auszuschalten. Dies war der Hauptgrund, warum wir Fälle solcher Art an dieser Stelle zur Sprache brachten.

X. Kapitel.

Die Leber nimmt am Blutabbau regen Anteil. Sie ist nicht nur das Exkretionsorgan für die Hämatinschlacken, sondern sie greift auch aktiv ein, um rote Blutkörperchen zu zerstören. Da wir einerseits gesehen haben, welche wesentliche Rolle die Milz beim Blutabbau spielt und andererseits wissen, wie oft Milztumoren bei den primären Leberaffektionen, zu denen auch die Cirrhosen gehören, vorkommen, so drängt sich die Frage auf, ob nicht die Milz auch bei Erkrankungen der Leber eine besondere funktionelle Bedeutung beansprucht und daher durch ein Plus oder ein Zuwenig ihrer Tätigkeit imstande sein könnte, das Symptomenbild z. B. einer Lebercirrhose zu verändern.

I. Kurzer Überblick über den gegenwärtigen Stand der Anschauungen über die verschiedenen Formen der Lebercirrhose.

Bevor ich die Frage eines funktionellen Zusammenhanges von Leber- und Milzpathologie berühren möchte, soll versucht werden, zu zeigen, was der Grund war, überhaupt von verschiedenen Cirrhosen der Leber zu sprechen. Es ist natürlich hier nicht der Platz, die ganze strittige Frage aufzurollen, nachdem das, was wir hier besprechen wollen, in erster Linie ein Grenzgebiet ist.

Drei Symptome, abgesehen von Größe und Konfiguration der Leber selbst, können dem Kliniker bei der Beurteilung eines Falles von Cirrhosis hepatis diagnostische Schwierigkeiten bereiten: 1. der Ikterus, 2. der Milztumor und 3. der Ascites.

a) **Der Ikterus.** Der Ikterus bei Lebercirrhose steht manchmal ganz besonders im Vordergrunde des klinischen Bildes; in anderen Fällen kann er vom Krankheitsbeginn angefangen bis zum Tode kaum angedeutet sein. Im allgemeinen kann man sagen, daß bei der „hypertrophischen Form" (Hanot) der Ikterus fast ein charakteristisches Symptom darstellt, das lange, selbst Jahre hindurch, andauern kann. Im Gegensatz dazu spielt bei der atrophischen Lebercirrhose die Gelbsucht in der Regel nur eine ganz untergeordnete Rolle. Anfangs ist der Ikterus bei der hypertrophischen Form intermittierend, später gleichmäßig anhaltend. Fast ebenso charakteristisch für diese Form von Lebercirrhose ist der Gegensatz zwischen starkem Hautikterus und negativem Gallenfarbstoffgehalt des Harnes. Erst in einem sehr vorgerücktem Krankheitsstadium kann man bei der Hanotschen Form Bilirubin im Harn finden. Trotzdem ist der Ikterus der Haut ein echter, indem vermehrte Bilirubinmengen im Blutserum nie vermißt werden. Auch sonst zeigt die Gelbsucht bei der Cirrhose ihre Eigentümlichkeiten und weicht dadurch wesentlich vom mechanischen Stauungs-Ikterus ab; so ist es bekannt, daß trotz starker Verfärbung der Haut die Stühle normale Beschaffenheit zeigen. Erst dann, wenn die Gelbsucht viele Jahre angehalten hat, und der Leberprozeß sehr weit vorgeschritten ist, nimmt die Verfärbung der Stühle ab.

Bezüglich der Häufigkeit der Gelbsucht bei der Leber-Cirrhose kann ich folgende Angaben anführen: Frerichs sah unter 36 Fällen 7 mal Ikterus (nur 2 mal erreichte er höhere Grade); Charcot zählt nach einer Zusammenstellung von Fagges unter 135 Fällen 45 mal Ikterus; Hartung bei 28 Fällen 9 mal; Mangelsdorf unter 49 Fällen von „hypertrophischer" Cirrhose 38 mal Ikterus; Naunyn sah nur in etwa der Hälfte seiner Fälle (106) Ikterus, und nur in einem Drittel war der Ikterus so stark, daß er als deutlich erkennbar bezeichnet werden mußte; in 13 seiner Fälle war die Gelbsucht sehr stark. Klopfstock sah unter 250 Fällen 66 mal Ikterus. Was meine Beobachtungen betrifft, so verweise ich auf die Tabelle auf S. 416. Jedenfalls ersieht man auch aus meiner Statistik, daß der Ikterus als Symptom der Cirrhosen eine große Rolle spielt.

b) Der Milztumor. Auch die Milzvergrößerung gilt als ein häufiges Symptom der Lebercirrhose. Je nachdem die Pathologen dem Milztumor bei der Lebercirrhose größeres oder geringeres Interesse entgegenbrachten, sind die Angaben über die prozentische Häufigkeit verschieden. Manche zählen nur ganz große Milzen zu den Milztumoren, andere nennen jede Vergrößerung über das physiologische Maß einen Tumor. So sah Frerichs unter 36 Fällen nur 18 mal Milztumor (50%), Bamberger in 92%, Oppolzer in 85%, Förster in 75%, Naunyn in 84%, Klopfstock in 80%; Ewald fand unter 230 Fällen nur 98 palpable Milztumoren ($42,6\%$). Wenn sich die Statistik nur der klinischen Untersuchung des Milztumors bedienen würde, so käme ein Milztumor nicht so häufig zur Beobachtung; zum Teil liegt dies wohl daran, daß ein vorhandener Ascites die Abschätzung des Milztumors erschweren kann. Wenn wir daher als Kliniker von Milztumor sprechen, so ist die absolute Größe der Milz zumeist schon eine recht beträchtliche; solche große Milztumoren gehören bei der Cirrhose der Leber sicherlich zu den Seltenheiten. Posselt hat sich eingehend mit den Beziehungen des Leber- und Milzgewichtes beschäftigt; er hat sogar versucht, dies zahlenmäßig auszudrücken. Nach ihm kämen bezüglich der Gewichtsverhältnisse der Milz und Leber (Milz-Leberindex $\frac{M}{L}$) bei gewissen Leberkrankheiten ganz gesetzmäßige Eigenheiten vor. Der Index war beim primären Leberkarzinom am kleinsten, bei Splenomegalie mit Cirrhose am größten. Mehr als was wir schon aus Erfahrung gewußt hatten, ist bei dieser Rechnung nicht herausgekommen.

c) Der Ascites. Über den Ascites wollen wir uns erst bei Besprechung der Leberkrankheiten im Speziellen äußern und hier nur soviel sagen, daß wir zwei Formen der Bauchwassersucht bei der Lebercirrhose kennen. Die eine setzt ziemlich rasch ein und führt in der Regel innerhalb kurzer Zeit zum Tode; bei der Sektion findet sich zumeist eine Peritonitis tuberculosa. Die andere Form der Bauchwassersucht beginnt ganz allmählich; im Laufe von Monaten wird der Ascites immer stärker; speziell diese Formen sind es, die zu zahlreichen Punktionen Anlaß geben. Was die Häufigkeit dieser beiden Formen in meinen Fällen betrifft, so verweise ich ebenfalls auf die folgende Tabelle.

127 Fälle im ganzen	Ikterus 65 = 51 %				Urobilinurie 115 = 90 %		Milztumor 109 = 89 %			Ascites 70 = 58 %		
	Icterus durch viele Jahre hindurch bestehend	Icterus gravis erst geg. Schluß der Krankheit	Ikterus levis	Kein Ikterus	Urobilin im Harn positiv	Urobilin im Harn negativ bei fehlendem Ikterus	Großer Milztumor	Deutlicher Milztumor	Kein Milztumor	Langanhaltender Ascites	Ascites erst gegen Schluß der Krankheit	Kein Ascites
	20%	8%	23%	49%			35%	54%	11%	23%	35%	42%
Klinisch beobachtet	25	10	30	62	115	12	40	69	18	30	40	57
Davon zur Splenektomie resp. Sektion gelangt	15	8	26	5	53	1	17	36	1	15	35	4

Ich muß betonen, daß sich die Statistik auf klinisches Material bezieht, d. h. nur solche Fälle berücksichtigt wurden, die durch längere Zeit an der Klinik beobachtet werden konnten. Da wir den größeren Milztumoren ganz besondere Aufmerksamkeit schenkten und uns auch von außen her viele solche Fälle zugeschickt wurden, so ist es zu erklären, warum die „großen Milztumoren" in unserer Statistik relativ häufiger vorkommen.

Trennung der Cirrhosen in atrophische und hypertrophische Formen. Wenn ich nunmehr in groben Zügen das Wichtigste zusammenfasse, was für die Kliniker Anlaß war, die Cirrhosen in hypertrophische und atrophische zu trennen, so läßt sich folgendes sagen: die Einteilung ist eine rein klinische. Man spricht von hypertrophischen Cirrhosen, wenn die Leber groß erscheint, der Ikterus durch Jahre hindurch anhält, kein Ascites vorhanden ist und auch ein Milztumor im Vordergrund steht. Umgekehrt entschließt man sich dann zur Diagnose atrophische Lebercirrhose, wenn Milz und Leber klein sind, kein oder ein nur sehr geringer Ikterus vorliegt, dagegen sich der Ascites ganz besonders bemerkbar macht. Im allgemeinen kann man behaupten, daß typische „Schulbeispiele" der Lebercirrhosen die großen Seltenheiten darstellen. Die klinische Einteilung erfährt bei der Obduktion häufig Korrekturen, indem sogenannte hypertrophische Lebercirrhosen nur in den wenigsten Fällen dem anatomischen Urteil standhalten. Der Anatom hält sich an die Angaben von Hanot, daß zur Diagnose hypertrophischer Lebercirrhose eine glatte Leberoberfläche gehört; nun fehlt aber dieses Symptom fast immer; ich habe es wenigstens bei meinen 12 Fällen von sogenannter hypertrophischer Lebercirrhose, die teils operiert, teils obduziert wurden, nicht ein einziges Mal gesehen. Im hiesigen pathologischen Institut wird ein einziger solcher Fall als Kuriosum aufgehoben; ich glaube, daß es sich hier eher um einen hämolytischem Ikterus gehandelt haben dürfte.

Jeder, der ein wenig Erfahrung auf dem Gebiete der Leberkrankheiten hat, muß sagen, daß sich tatsächlich aus der Menge der Beobachtungen vereinzelte Fälle herausgreifen lassen, die man zur typischen atrophischen oder hypertrophischen Form der Lebercirrhose zählen könnte, aber die Mehrzahl der Fälle läßt sich in diese Formen nicht hereinzwängen; eine große Anzahl zeigt das Gepräge von Mischformen; wir werden sehen, daß es in der Beurteilung der

Lebercirrhosen zweckmäßig erscheint, ähnlich wie bei den Nierenkrankheiten vorzugehen. Die klinische Einteilung der Nephritiden in parenchymatöse und interstitielle ist überholt und man klassifiziert jetzt die Nierenkrankheiten nach ihren funktionellen Symptomen. Ich glaube, einen ähnlichen Standpunkt auch bei den Lebercirrhosen vertreten zu müssen. In dem Sinne erscheint es müßig, die Cirrhosen vom klinischen Standpunkt aus nur in atrophische und hypertrophische zu trennen, wobei ich selbstverständlich zugeben muß, daß sich tatsächlich aus der großen Zahl von Lebercirrhosen einzelne Formen herausschälen lassen, die mit den bekannten Typen, also mit der „Hanotschen" Form oder mit der Laennecschen Cirrhose die größte Ähnlichkeit haben.

II. Die Stellung des Milztumors im Krankheitsbilde der Lebercirrhosen.

Bei der Beurteilung der Nierenkrankheiten war man in früheren Zeiten bemüht, die Symptome bei den verschiedenen Formen von Nephritiden einheitlich zu erklären. Hoher Blutdruck, Herzhypertrophie und Ödeme sollten ihre unmittelbare Ursache in der Nierenschädigung haben.

Einen ähnlichen einheitlichen Standpunkt vertreten viele Pathologen in der Leberfrage auch heute noch. Man suchte sozusagen den Grund allen Übels in den Veränderungen des Leberparenchyms selbst, und wollte alle Symptome, die bei der Lebercirrhose vorkommen können, auf die Parenchymerkrankung der Leber allein beziehen. Nur wenige Kliniker wichen von diesem Standpunkte ab.

Die Anschauung, als wäre die „Lebercirrhose" ausschließlich ein hepatischer Prozeß, ist sowohl den Anatomen, als auch den Klinikern seit jeher Gemeingut gewesen; es hat sich daher ihre Aufmerksamkeit vorwiegend auf die Leber gerichtet. Der Gedanke, daß dabei die Veränderungen in anderen Organen sekundäre, also vom Leberprozeß abhängige wären, war daher sehr naheliegend.

a) **Wichtige Angaben aus der deutschen Literatur.** Die Ursache des Milztumors glaubte man ursprünglich in einer Pfortaderstauung suchen zu müssen. Für die atrophische, oft mit deutlich nachweisbarem Ascites und Venenerweiterung einhergehende Form der Lebercirrhose schien dies zuzutreffen. Aber gerade bei diesem Cirrhosetypus ist die Milz oft klein, während umgekehrt für die hypertrophische Form, die nur selten Zeichen einer Pfortaderstauung darbietet, ein beträchtlicher Milztumor fast zur Regel gehört. Daß der Milztumor, wie er bei der atrophischen Lebercirrhose manchmal schon im Anfangsstadium zu sehen ist, also zu einer Zeit, wo von einer Stauung noch keine Rede sein kann, ist sowohl von anatomischer (Oestreich), als auch von klinischer Seite (Senator) betont worden. Besonders die Untersuchungen von Oestreich waren wertvoll, da er anatomisch zeigte, wie sehr der Cirrhosenmilztumor manchmal schon seinem Aussehen nach von dem einer gewöhnlichen Stauungsmilz abweicht. Er vertritt daher die Anschauung, daß, wenn auch die Pfortader infolge der Lebercirrhose affiziert bzw. komprimiert sein mag, die Stauungswirkung in den Wurzeln der Pfortader, speziell in den Milzvenen und in der Milz selbst nicht so bedeutend sein kann, wie man vielleicht auf Grund des klinischen und selbst auch des anatomischen Befundes annehmen möchte. Oestreich faßt daher den Milztumor bei der Lebercirrhose als etwas Selbständiges auf. Nach ihm handelt es sich um einen irritativen Reiz, der mit den Veränderungen in der Leber selbst nichts gemein hat. Schon im Verlaufe des ersten Stadiums der Cirrhose kommt es nach Oestreich zu einer zelligen Proliferation (Hyperplasia pulpae), welche bis in die späteren Stadien persistieren kann. In mancher Beziehung ähnlich äußerten sich schon vorher Birch-Hirschfeld und Liebermeister. Oestreich rechnet weiter mit der Möglichkeit, daß sich in späteren Perioden des cirrhotischen Prozesses aus hyperplastischen ein indurativer (Bindegewebswucherung) Milztumor entwickeln kann, in welchem es sogar zu Atrophie der Pulpa kommen kann. Die Beobachtungen Oestreichs an Stauungsmilzen bekräftigten seine Anschauung über die Sonderstellung der Milz bei der Lebercirrhose. Auch bei der Untersuchung anderer hepatischer Prozesse konnte er sich von einer gewissen Sonderstellung der Cirrhosenmilz überzeugen. So kommt er also zu einer ähnlichen Anschauung wie Senator, der sich vorgestellt hatte, daß diejenigen Stoffe, die in der Leber cirrhotische Veränderungen auszulösen imstande sind, auch am Entstehen des Milztumors beteiligt sein dürften. Vor Oestreich hat sich mit dieser Frage Sieveking beschäftigt; auch er legte sich die Frage vor, ob sich in der Milz ebenso wie in der Leber Bindegewebswucherungen nachweisen lassen. Da er dies nicht fand, so konnte er sich damit die Konsistenz und Vergrößerung des Organes nicht erklären. Er sagt: Wohl sind oft die Kapsel, die Trabekel und die Gefäßscheiden verdickt, auch fällt an den verschiedensten Stellen eine erhebliche Verbreiterung des Pulpanetzwerkes und eine Anhäufung lymphoider Elemente in demselben und rings um die Gefäßdurchschnitte auf, aber nirgends trifft man gewucherte Bindegewebsfasern.

Einen ähnlichen Standpunkt wie Oestreich nimmt Zimmerman ein; ihm war es bekannt, daß bei der Lebercirrhose sehr oft die Milzfollikel und die Struktur der Milzgefäße intakt sein können. Über die Art und Weise, warum die Milz bei einzelnen Lebererkrankungen wegen ihrer Größe sich schon frühzeitig bemerkbar macht, sind ebenfalls verschiedene Meinungen laut geworden. Strümpell beschuldigt die chronische Gallenstauung im Blute; Rosin meint, daß eine elephantiastische Wucherung, wie sie in der Leber vorkommt, auch in der Milz gleichsam sympathisch stattfinden kann. Die Publikation von Weber interessiert uns deswegen, weil er ermittelt hat, daß gerade die hochgradigsten Milztumoren bei den mit schwerstem Ikterus einhergehenden hypertrophischen Lebercirrhosen zu finden sind; er meint für diese Fälle toxische Substanzen verantwortlich machen zu müssen, die unter normalen Verhältnissen mit der Galle ausgeschieden werden. Am weitesten geht wohl Thierfelder, wenn er sich dahin ausspricht, daß die Milzintumeszenz der Leberschwellung zeitlich vorangeht. Auch Leichtenstern spricht von einer präcirrhotischen Milzschwellung. Boix meint, daß eine bedeutende Milzschwellung nur als Frühsymptom der hypertrophischen -- Hanotschen — Cirrhose aufzufassen sei. Auch Herrmann räumt der Milz ätiologisch eine gewisse Sonderstellung ein, indem vielleicht wegen einer zu starken Inanspruchnahme der Milz — möglicherweise infolge eines zu starken Zerfalls von Erythrocyten — die Schutzwirkung dieses Organs erlahmt und die nun nicht mehr gebundenen Noxen der Leber direkt zufließen und sie daher schädigen können. Ähnlich ist auch die Anschauung von Bleichröder: Lymphocyten gelangen von der Milz durch die Pfortader in die Leber, sammeln sich dort um die Pfortaderverzweigungen und erregen eine Entzündung des Leberparenchyms.

Der erste Autor, der bei der Beurteilung der Leberkrankheiten nicht nur Leber und Milz allein vor Augen hatte, sondern sie auch im Rahmen des ganzen Organismus studierte, war Bleichröder, indem er für einen innigen Zusammenhang der Blutkrankheiten mit der Lebercirrhose eintritt. Als Argument gilt ihm die Tatsache, daß in den meisten Fällen von Lebercirrhose sich rotes Knochenmark im Oberschenkel und außerdem auch Charcot-Leyden-Kristalle finden, also Verhältnisse, wie sie bei Bluterkrankungen zu sehen sind. Auch meint er, daß die Milz bei der Lebercirrhose Veränderungen aufweist, die häufig auch bei Bluterkrankungen beobachtet werden können. Genauere histologische Details gibt er allerdings nicht an. Wichtig erscheint mir in seiner Arbeit folgender Satz: „ich glaube demnach, daß auch in der Milz bei Lebercirrhose zahlreiche rote Blutkörperchen zugrunde gehen". Noch eine andere seiner Bemerkungen möchte ich hervorheben: „besonders bei perniziöser Anämie findet sich wie in der Cirrhosenmilz häufig eisenhaltiges Pigment". Auf viele andere, zum Teil etwas hypothetische, zum Teil sich widersprechende Beweisgründe will ich nicht eingehen.

Unter anderem warf Bleichröder auch die Frage auf, ob die Lebercirrhose überhaupt eine primäre Lebererkrankung sei; da gewisse Befunde an der Schleimhaut des Magens und des Darmes (vermehrter Lymphocytengehalt, acidophile Zellen, eisenhaltiges Pigment usw.) nicht wegzuleugnen sind, will er in der Lebererkrankung eine sekundäre Erscheinung sehen; die Lebercirrhose soll die Folge von Veränderungen im Quellgebiet der Pfortader sein. Demgemäß folgert Bleichröder weiter, daß die Cirrhose aus dem Kapitel der primären Lebererkrankungen auszuschalten sei, und die Sedes morbi eine Etappe weiter zurück versetzt werden müssen, also in das Quellgebiet der Pfortader. Auch der Beschaffenheit der Galle mißt er bei der Cirrhose eine Bedeutung zu. Er betont die dunkle Farbe der Galle und zieht eine Parallele mit Veränderungen, wie man sie bei Arsenwasserstoff- und Toluylendiaminvergiftungen sieht; der Ikterus sei in erster Linie mit dem Zerfall von roten Blutkörperchen in Zusammenhang zu bringen. Aus der Ähnlichkeit der Veränderungen bei der Lebercirrhose mit jenen bei Blutkrankheiten meint er therapeutische Konsequenzen ziehen zu sollen, so daß er alle Medikamente empfiehlt, die bei Blutkrankheiten angewendet werden (Arsen, Eisen, Chinin usw.).

In einer geradezu entgegengesetzten Richtung bewegt sich die Arbeit von Hartwich; auch sie beschäftigt sich mit dem Zusammenhang von Lebercirrhose und Milztumor. Das Schwergewicht wird auf die primäre Erkrankung der Leber gelegt; die Veränderungen in der Milz wären nur sekundäre. Ein wirklicher Beweis fehlt seiner Ansicht nach dafür, daß eine primäre chronische Milzschwellung resp. Milzerkrankung die Leber so schwer schädigen kann, worauf es zur Ausbildung einer interstitiellen Entzündung und Schrumpfung kommt. Seine Einwände richten sich in erster Linie gegen Banti und alle jene, die der Ansicht sind, daß das primäre Übel bei der Lebercirrhose in der Milz zu suchen sei; die Angabe, als wäre die Milzveränderung eventuell früher zu sehen als die der Leber, kann er im Prinzip nicht bestätigen. Hartwich nimmt daher auch gegen Bleichröder Stellung; deswegen weil die Ätiologie der Cirrhose eine sehr verschiedene sein kann, ist es nicht notwendig, die „Cirrhosenmilz" summarisch für alle Formen der Lebercirrhose gleichwertig zu betrachten und meint: bestünde Bleichröders Ansicht zu Recht, so müßten auch bei der Leukämie und der Pseudoleukämie, wo die Lymphocyten im Blut vermehrt sind und die Milz weit mehr geschwollen ist als bei der Lebercirrhose, sich die bekannten Leberveränderungen regelmäßig einstellen, was jedoch in Wirklichkeit nicht der Fall ist. Ohne die Tatsache eines gleichzeitigen Vorkommens von Cirrhose und Milztumor leugnen zu wollen, betont Hartwich, daß es eigentlich keine Theorie gibt, die eine sichere Erklärung für die Entstehung des Milztumors geben kann. Da Hartwich bei einzelnen Cirrhosefällen einen Milztumor konstatieren konnte, wo in der Leber auch hyperplastische Herde zu sehen waren, so meint er, daß vielleicht die hyperplastischen Herde der Ausdruck dafür sind, daß bei dem Untergange von Leberzellen die Milz in ihrer Funktion beeinträchtigt ist. Da sich die Leber gewissermaßen in einem Dekompensationsstadium befindet, könnte man sich vorstellen, daß jetzt, wo die Leber ihre Aufgabe nicht mehr bewältigen kann, die Milz einen Teil der Leberarbeit kompensatorisch übernehmen muß; sie kann dies aber nur dann leisten, wenn sich die Milz als Ganzes vergrößert. Als Stütze seiner Anschauung, daß bei geschädigter Leberfunktion die Milz zunimmt, verweist er auch auf das Verhalten bei der akuten Leberatrophie.

Hartwich beruft sich da auf eine Angabe von Paul Grawitz, der folgenden·Satz gebraucht: „Von allen den sehr verschiedenen Ursachen, die zur Ausbildung des Milztumors führen können, erreicht nun die als „gelbe Leberatrophie" benannte Vergiftung die höchsten Grade des Zellschwundes, und bei diesen Fällen erreicht auch der Milztumor die stärkste Entwicklung; am wahrscheinlichsten übernimmt also die Milz beim Untergang von Lebergewebe einen Teil der Funktion, eben die Verarbeitung der verbrauchten roten Blutkörperchen; die Splenomegalie wäre also als Produkt einer kompensatorischen Hypersplenie anzusehen."

Damit wäre das Wichtigste über diesen Gegenstand aus der deutschen Literatur zusammengestellt; jedenfalls gewinnt man den Eindruck, daß die pathologische Milzhistologie noch nicht in entsprechender Weise verwertet wurde.

b) **Angaben aus der französischen Literatur.** Die französischen Pathologen haben sich mit dieser Frage etwas intensiver beschäftigt. Ihre Arbeiten bedeuten auch insofern einen Fortschritt in der ganzen Auffassung der Lebercirrhosenfrage, als hier die Milz zum ersten Male als ein hämolytisches Organ in den Vordergrund gerückt wird. Von diesem Gesichtspunkte aus werfen sie die Frage auf, ob der Milztumor im Gefolge einer Lebercirrhose mit vermehrtem oder vermindertem Blutuntergang einhergeht. Beeinflußt einerseits durch die Lehren von Metschnikoff, andererseits durch die Untersuchungen von Dominici interessieren sich die französischen Autoren für den Makrophagenapparat der Milz auch bei der Lebercirrhose.

Gauckler ist der erste, der als pathologischer Histolog diese Fragen in Angriff nimmt. Da er sich ganz den Anschauungen von Dominici anschließt, so bedeuten seine Arbeiten im wesentlichen die Fortsetzung der Richtung, wie sie von Dominici angebahnt wurde. Gauckler führte in die Milzhistologie den Ausdruck: réaction macrophagique ein. Er unterscheidet in der Milz zwei Formen von Makrophagen: 1. solche, die wirklich von den Mononukleären abstammen und einen runden oder ovalen, homogenen, sich dunkel färbenden Kern und ein regelmäßig begrenztes Protoplasma besitzen, und 2. solche, deren Kern hell ist und sich schwer färbt, während das Protoplasma von einem unregelmäßigen Kontur begrenzt sein kann. Erstere nennt er Macrophages folliculaires, die zweiten Macrophages plasmoidales. Beiderlei Zellformen können Einschlüsse enthalten, nämlich Vakuolen, tingierte Elemente, Pigment, Erythrocyten und Polynukleäre. Die tingierten Körperchen werden als Überreste von polynukleären Zellen aufgefaßt. Je nach der Qualität der Einschlüsse spricht Gauckler von einer phagocytose érythrolytique oder leucolytique; wenn beide Erscheinungen nebeneinander vorkommen, so spricht er von réactions macrophagiques du parenchym splénique. Die Erythrolyse selbst teilt er in eine aktive und eine passive ein; von letzterer wird dann gesprochen, wenn die Milzräume voll Blut sind, aber die makrophage Reaktion fehlt. Wir sehen also, daß Gauckler aus der Qualität und Quantität der Makrophagen einen Schluß auf die Gesamtfunktion der Milz zieht.

Bei der Besprechung der Veränderungen des Milzgerüstes (charpente splénique) kommt er zunächst auf die Milzsklerose zu sprechen und unterscheidet 1. eine sclérose atrophique; hier handelt es sich um eine fibröse Sklerose, die vom Bindegewebe der Gefäße und der Trabekel ausgeht; Follikel und Pulpa sind in dem Bindegewebe zugrunde gegangen (die Greisenmilz stellt ein Beispiel einer solchen Sklerose dar), und 2. eine sclérose hypertrophique pulpaire; im ersten Stadium handelt es sich um eine diffuse Vermehrung von Zellen mit hellen Kernen; nach ihm stellen die Zellen mit den hellen Kernen eine besondere Art von Makrophagen (plasmoidales) dar; nachdem diese Zellen vom Retikulum abstammen sollen, so bedeutet die sclérose hypertrophique pulpaire eine Vermehrung des Retikulums. Die hypertrophierten Pulpastränge können zu Balken, bestehend aus jungem zelligen Bindegewebe werden, die sich schließlich zu faserigen Zügen umgestalten; niemals kommt es aber, wie Gauckler sagt, selbst wenn der hämolytische Prozeß noch solange dauert, zu einer atrophischen Sklerose. Diese Bindegewebsneubildung vollzieht sich ganz allmählich und unscheinbar. Oft kommt es vor, daß in einer und derselben Milz alle Übergänge von anfänglich zelliger bis zur faserigen Wucherung und außerdem noch die Reaktion der Makrophagen verfolgt werden können. Als Ursache dieses ganzen Vorganges sieht Gauckler eine erythrolytische Reizung, d. h. reichliche Anwesenheit von Erythrocyten innerhalb der Pulpastränge an. Läßt diese „Reizung" nach, so kann auch die makrophage Reaktion wieder schwinden.

Diese sclérose hypertrophique pulpaire ist nach Gauckler eine typische Erscheinung bei einer speziellen Form der Lebercirrhose: sie kann sogar schon ein Anfangssymptom derselben sein; in dieser Meinung fühlt er sich durch die Angabe vieler Kliniker bestärkt, die sagen, daß eine Vergrößerung der Milz schon im Beginn einer Lebercirrhose vorkommen kann. Das Milzbild kann durch das Vorhandensein von polynukleären Zellen verwischt werden; allerdings soll dies nach Gauckler nur dann zu sehen sein, wenn eine terminale Infektion (Peritonitis, Pneumonie) hinzugetreten ist (vgl. S. 451).

Was die Ursache dieser hypertrophischen Milzsklerose betrifft, so sieht Gauckler in ihr die Folge einer länger währenden erythrolytischen Reizung. Speziell wenn sich intraparenchymatöse Hämorrhagien wiederholen, soll sich ein solcher Milzprozeß entwickeln können. Gauckler bezeichnet die in der cirrhotischen Milz nachzuweisenden Gewebsveränderungen geradezu als die letzte Äußerung einer hämolytischen Reaktion der Milz. Daß der hyperplastische Prozeß nicht exzessive Grade erreichen kann, soll durch das Hinzutreten der sclérose atrophique verhindert werden. In diesem Sinne wäre also die Größe einer Cirrhosenmilz abhängig von dem Verhältnis, welches sich aus der Intensität des hypertrophischen und atrophischen Prozesses ergibt. Daher soll es einen prinzipiellen Unterschied zwischen der Milz der atrophischen und der der hypertrophischen Cirrhose nach Gauckler nicht geben, und er schließt mit dem Satze: „la rate cirrhotique rentre dans le groupe des rates d'ordre haemolytique". Um seinen Anschauungen auch eine experimentelle Basis zu verschaffen, hat Gauckler die Milz vom gleichen Standpunkte aus bei experimenteller Hämolyse (Toluylendiaminvergiftung) untersucht. Er gab Kaninchen 3 Monate hindurch subkutan Toluylendiamin in progressiv ansteigenden Dosen und konnte in der Milz alle Stadien der Wucherung wiederfinden, die er in der cirrhotischen Milz beschrieben hatte. In der Milz selbst war die réaction macrophagique leicht zu verfolgen, die sofort in den Hintergrund trat, sobald man mit der Darreichung des Hämolytikums aussetzte. Wurde die Vergiftung entsprechend lange fortgesetzt, so fand sich neben Vermehrung der Zellen mit den helleren Kernen auch eine mehr oder weniger deutliche sclérose hypertrophique pulpaire; schließlich konnte er auch Zeichen der atrophischen Sklerose sehen. Auch auf Grund dieser Experimente meint Gauckler, daß die hypertrophische pulpäre Sklerose eine Reaktion der Milz darstellt, die das Resultat einer verschieden lang dauernden und verschieden intensiven intrasplenischen Hämolyse ist.

Natürlich haben die verschiedenen Untersuchungen, die sich mit dem Verhalten der Milz bei der atrophischen Lebercirrhose beschäftigten, Gauckler veranlaßt, sich in das Studium der gegenseitigen Beziehungen zwischen Milz und Leber zu vertiefen; dabei geht er von der Voraussetzung aus, daß eine „Blutveränderung" die endliche Ursache der „cirrhotischen" Milz vorstelle; die eigentliche primäre Ursache dieser Blutveränderung verlegt er in eine Leberschädigung; die Milz bei der Lebercirrhose wäre also eine hämolytische Milz hepatischen Ursprunges. Umgekehrt soll aber auch die erhöhte Hämolyse geeignet sein, Störungen der Gallensekretion und eventuell auch initiale cirrhotische Veränderungen der Leber hervorzurufen. In diesem Sinne spricht Gauckler ähnlich wie Banti von Cirrhosen milzigen Ursprunges (les cirrhoses d'origine splénique resp. les cirrhoses de la rate).

Da Gauckler auf dem Standpunkt steht, daß nur geschädigte Erythrocyten von der Milz weiterverarbeitet werden können, so bereitet ihm die Frage Schwierigkeiten, in welcher Weise die eigentliche Blutzersetzung in der Milz vorbereitet wird. Er dachte, wie bereits erwähnt, an eine hepatische Ursache, außerdem an Syphilis und Malaria. Daß natürlich auch eine primäre Erkrankung der Leber (Cirrhose d'origine angiocholitique) eine Blutzersetzung auslösen kann, wurde von Gauckler nicht in Abrede gestellt; sogar die Stauungscirrhose (Cirrhose d'origine veineuse) kann seiner Ansicht nach ätiologisch in Betracht kommen; schließlich zog er auch eine konstitutionelle Minderwertigkeit des Blutes in Erwägung.

Seit dieser bedeutenden Publikation von Gauckler ist von französischer Seite nichts mehr Wesentliches über diesen Gegenstand publiziert worden.

Ohne hier eine Kritik der Arbeiten von Gauckler üben zu wollen, sei bemerkt, daß man auf Grund der Bilder annehmen kann, daß das, was Gauckler Sclérose hypertrophique pulpaire nannte, wohl vielfach identisch sein dürfte mit dem, was man auch sonst Fibroadenie nannte. Die großen Zellen mit dem hellen Kern dürften die großen Endothelzellen sein, die die Sinus auskleiden und manchmal in so dichter Menge in pathologischen Milzen zu sehen sind, daß man an Querschnitte von Drüsengängen dachte.

Wir werden den Standpunkt vertreten, daß das Gift, welches die Veränderungen in der Leber nach sich ziehen kann, vielleicht auch in der Milz Schädigungen auslöst, worauf es nicht nur zu histologischen, sondern wahrscheinlich auch funktionellen Schäden der Milz kommt. In diesem Zusammenhange war es wichtig, auf die Angaben von Oestreich und Birch-Hirschfeld verwiesen zu haben. Von klinischer Seite hat nur Senator eine ähnliche Ansicht vertreten.

Von einem anderen Gesichtspunkt betrachtet werden wir uns für die Frage interessieren, ob es sich bei den Lebercirrhosen tatsächlich nur um Erkrankungen der Leber, eventuell noch der Milz allein handelt, oder ob hier nicht ganze Systeme in Mitleidenschaft gezogen werden. Nachdem der Blutumsatz von mindestens zwei Faktoren abhängig ist, nämlich von der Erythropoese und der Hämolyse, und Milz und Leber vorwiegend mit dem Abbau des Hämoglobinmoleküls beschäftigt sind, war es notwendig, bei der Beurteilung der Lebercirrhosen auch dem Verhalten der Knochenmarksfunktion mehr Aufmerksamkeit zu schenken. In einer ähnlichen Richtung, allerdings von ganz anderen Prämissen ausgehend, bewegen sich die Arbeiten von Bleichröder.

Die Angaben Gaucklers über das verschiedene Verhalten der Milztumoren bei Lebercirrhosen erscheinen uns sehr bedeutungsvoll, weil dem funktionellen Verhalten der Milz mehr Aufmerksamkeit geschenkt wird. Wir werden uns auf sie noch oft berufen. Hier soll nur gesagt sein, daß die Angabe von Gauckler, die hypertrophische pulpäre Sklerose wäre eine Reaktion der Milz, die das Resultat einer verschiedenen intensiven intrasplenischen Hämolyse darstellt, nicht ganz mit allen Tatsachen übereinstimmt; wir erinnern hier vor allem an den hämolytischen Ikterus, wo es sich doch bekanntlich um die intensivste Form der Milzhämolyse handelt, wobei es aber trotz jahrelangem Bestehen niemals zu einer Fibroadenie kommt. Ich möchte daher glauben, daß es zur Ausbildung einer hypertrophischen pulpären Sklerose neben der Hämolyse noch eines Momentes bedarf; wir werden sehen, ob wir am Schlusse unserer Auseinandersetzungen in dieser Richtung klarer urteilen werden.

III. Die Sonderstellung der hypertrophischen resp. biliären Lebercirrhose vom Standpunkte der Kliniker und Anatomen.

Wenn wir auch im nächsten Bande noch Gelegenheit haben werden, uns mit der Frage der Lebercirrhose als Leberkrankheit zu beschäftigen, so müssen wir hier, wo wir das Schwergewicht auf die Veränderungen der Milz legen wollen, doch gewisse Grenzgebiete anschneiden. Daher glaube ich, daß es notwendig ist, die hypertrophische Lebercirrhose in ihren Grundprinzipien zu besprechen.

Ich will aber nochmals bemerken, daß dieser Krankheitsbegriff in erster Linie ein klinischer ist, während dieser Frage von anatomischer Seite ein gewisses Mißtrauen entgegengebracht wird.

Wir wollen zunächst historisch vorgehen, und uns fragen, warum war es notwendig, aus der großen Gruppe der Lebercirrhosen der „hypertrophischen Form" eine Sonderstellung einzuräumen?

Als Laennecsche Cirrhose oder ascitische Form (Naunyn) der Lebercirrhose wird vielfach ein Krankheitsbild zusammengefaßt, bei dem auf der Höhe des Zustandes der Ascites und die Venenerweiterung im Vordergrund stehen. Sobald der rein „hepatische Ascites" nachweisbar ist, findet man die Leber in der Regel klein, scharfrandig und hart; die Milz ist selten groß, selbst nach der Punktion des Ascites ist sie oft kaum palpatorisch zu erreichen; ein intensiver Ikterus fehlt fast immer, bloß an den Skleren ist zumeist eine leicht gelbliche Verfärbung zu sehen. Auf ein Stärkerwerden der Gelbsucht bei Komplikationen (Peritonitis tuberculosa!) will ich nicht eingehen. Vor der vollen Entwicklung des Ascites kann die Leber jahrelang hindurch dem Kliniker normal groß, manchmal leicht vergrößert erscheinen.

Bevor es zum vollentwickelten Bilde der Laenneschen Lebercirrhose kommt, soll ein Stadium vorangehen, in dem die Leber groß, derb und stumpfrandig ist. Auch von der Milz wird gesagt, sie wäre im ersten Stadium größer als später. Die Gelbsucht fehlt während dieser Krankheitsperiode.

Wir werden später sehen, daß auch der vollausgebildeten hypertrophischen Lebercirrhose ein Stadium vorausgehen soll, wo zwar eine größere Leber und auch ein Milztumor nachweisbar sind, aber der Ikterus noch keine Rolle spielt. In gewissen Zeitperioden wären also die hypertrophische und die atrophische Lebercirrhose voneinander nicht zu unterscheiden. Da man sich seit Johannes Müller vielfach vorstellte, daß es sich bei der Cirrhosis hepatis um eine Wucherung des interstitiellen Bindegewebes mit Untergang der epithelialen Parenchymelemente handelt und daß der Prozeß unaufhaltsam vorwärts schreitet, weswegen die Leber immer mehr und mehr schrumpft, so meinte man, daß im ersten Stadium, wo die Leber noch groß ist, das Bindegewebe noch jung wäre und sich weniger schrumpfend bemerkbar macht, während in den weiteren Stadien die Bindegewebsfasern narbigen Charakter annehmen und so die Leberzellen und die Gefäße zur Verödung bringen.

Schon Todd hat auf Cirrhosefälle aufmerksam gemacht, bei denen die Leber lange Zeit groß bleibt, andererseits der Ikterus stark ausgeprägt ist, und es trotz der langen Krankheitsdauer nicht zur Entwicklung von Ascites kommt. Todd sprach bereits von zwei verschiedenen Formen der chronischen Hepatitis; seine Anschauung konnte sich aber keine Geltung verschaffen. Olivier, der Todd beipflichtete, veröffentlichte den Sektionsbefund eines hierher gehörigen Falles: Leber, 3 Kilo schwer, starker Ikterus, kein Ascites.

Zur Zeit als Charcot und Gombault für die Existenz einer biliären Lebercirrhose eintraten, meinte man, daß es nur eine Entstehungsmöglichkeit des Ikterus gebe; falls es zur Gelbsucht kommt, muß ein Hindernis in den Gallenwegen vorliegen und dieses führt zu Gallenstauung. Charcot und Gombault haben an Tieren den Ductus choledochus unterbunden und konnten, falls die Tiere lange genug lebten, cirrhotische Veränderungen in der Leber nachweisen; außerdem demonstrierten sie Fälle, wo ein Verschluß der Gallengänge makroskopisch sichtbar war und gleichfalls eine Cirrhosis hepatis vorlag. Sie meinten daher, es müsse eine Form der Cirrhose geben, bei der die Ursache in einem chronischen Ikterus zu suchen sei; Fälle, wo eine chronische Gallenstauung durch lange Zeit besteht und wo es im Laufe der Zeit zu cirrhotischen Veränderungen in der Leber kommt, nannten Charcot und Gombault biliäre Cirrhosen. Sie gingen sogar noch weiter und wollten in den von Todd und Olivier beschriebenen Fällen auch biliäre Cirrhosen sehen. Also auch hier hätte eine primäre Gallenstauung bestanden! Die Folge davon war, daß die Begriffe hypertrophische und biliäre Cirrhose teils gegenseitig verwechselt, teils synonymisiert wurden — eine Begriffsverwirrung, gegen die man noch heute vielfach anzukämpfen hat!

Im weiteren Verlauf berichten Hanot und Gilbert über eine Reihe von Lebercirrhosefällen, in denen ätiologisch der Alkohol eine Rolle gespielt haben dürfte und doch das Symptomenbild wesentlich von dem der typischen Cirrhoseform abweicht. Sie schließen sich daher im Gegensatz zu Charcot eher den Angaben von Todd und Olivier an; als das Wichtigste erscheint ihnen der prognostische Verlauf dieser Fälle. Sie halten nicht nur eine Besserung, sondern sogar eine Heilung dieser Fälle für möglich. Bei der Sektion zeigt die Leber ein beträchtliches Gewicht (sie ist oft 2—3 Kilo schwer), hat eine glatte, oft nur fein granulierte Oberfläche. Die Vergrößerung der Leber kommt einerseits durch das Auftreten von Bindegewebe, andererseits durch Größenzunahme der Acini zustande. Ihrer Meinung nach handelt es sich nicht um eine neue Krankheit, wie dies von Charcot und Gombault vertreten wurde, sondern es ist das „pas plus qu'une, variétés hébrydite", also gleichsam eine Abart der Laennecschen Form; nur wegen der Prognose müsse man dieser Form der Cirrhose eine Sonderstellung einräumen.

In der Folge wurde auf die Forderung von Hanot und Gilbert, auf das prognostische Moment zu achten, wenig Gewicht gelegt; dafür nannte man aber jetzt Cirrhosen mit chronischem Ikterus und großer Leber, wo sich in der Anamnese eventuell alkoholischer Abusus feststellen ließ, hypertrophische Lebercirrhose im Sinne Hanot-Gilbert.

In einer späteren Publikation haben Hanot und Gilbert die Vergrößerung der Leber bei dieser Form der Cirrhose zu erklären versucht, indem sie annahmen, daß die Leberzelle das idiosynkratische Vermögen besitze, auf chronischen Alkoholabusus mit Hypertrophie zu reagieren. Kahn geht noch einen Schritt weiter, indem er nicht nur den günstigen Verlauf solcher Fälle anerkennt, sondern auch in funktioneller Beziehung die Leber der hypertrophischen Cirrhose von der bei der echten atrophischen Cirrhose unterschieden wissen will. Er sagt: es kommt bei der hypertrophischen Cirrhose nie zu einer Verminderung der Harnstoffmenge im Urin, nie zu einer alimentären Glykosurie und auch zu keiner Urobilinurie.

Chauffard hatte auf dem Moskauer internationalen medizinischen Kongreß 1897 einen ähnlichen Standpunkt vertreten; viele Kliniker haben dagegen Stellung genommen und gesagt, daß eine prinzipielle Trennung zwischen den beiden Formen unmöglich sei; auch seien genügend Fälle bekannt, die sich weder in den einen, noch in den anderen Typus einzwängen lassen. Trotzdem hält er aber an der Zweiteilung der Lebercirrhosen fest, und meint, das eine Extrem sei die Laennecsche Form, das andere die hypertrophische Lebercirrhose. Da es bei der Beurteilung von Mischformen oft schwer zu entscheiden ist, ob der konkrete Fall mehr der einen oder der anderen Form zuzuzählen wäre, sei jede Lebercirrhose auch in ätiologischer Richtung zu rubrizieren. Was die hypertrophische Form anbelangt, will er 6—7 Unterarten berücksichtigt wissen: 1. Hanotsche Form, 2. cirrhose paludienne, 3. cirrhose pigmentée du diabète sucré, 4. die syphilitische Form, 5. cirrhose graisseuse hypertrophique, 6. die tuberkulöse Form, 7. cirrhose cardiaque.

Schon vor Chauffards Referat hat Senator, der als Korreferent auftrat, zur Frage der atrophischen resp. hypertrophischen Cirrhose Stellung genommen. Er kritisiert vor allem den einseitigen Standpunkt der französischen Kliniker, der zu vielfacher Verwirrung Anlaß gab. Senator meint, man müsse als einteilendes Moment vor allem die Größe der Leber, den Ikterus, den Ascites und die Milzschwellung heranziehen; daß speziell von französischer Seite die Milz nur wenig Aufmerksamkeit erfuhr, ist ebenfalls von Senator betont worden. Senator stellt daher folgende Typen auf:

I. Portale Laennecsche Granularatrophie der Leber mit den Unterarten:

   a) Portale Lebercirrhose mit Hypertrophie der Leber; die Vergrößerung kann im Laufe der Zeit in eine Verkleinerung umschlagen.

   b) Portale Lebercirrhose mit Ikterus; nach Senator kann der Ikterus eine bloße Komplikation sein (Ikterus bei Gastroduodenalkatarrh oder nach Kompression der Gallengänge durch Bindegewebe).

II. Biliäre Lebercirrhose; nach lange dauerndem Verschluß des Gallenganges kann es zu einer Cirrhose der Leber kommen ohne Milzschwellung und ohne Pfortaderstauung; eine Unterart derselben ist die biliäre Lebercirrhose mit Milzschwellung. Senator spricht hier von Kranken mit unzweifelhaften Anfällen von Gallensteinkollik; sonst gleichen die Fälle jenen, bei welchen ein mechanisches Hindernis nicht maligner Natur den Gallenabfluß verhindert. Über die Ursache der Milzschwellung kann

Senator nichts angeben. Die Fälle dieser Art ähneln übrigens sehr den Hanotschen Cirrhosefällen.

III. Hanotsche hypertrophische Lebercirrhose mit Ikterus, großer Milz und keinem Ascites.

Die Bezeichnung „biliäre Cirrhose" war in der Folge geeignet, noch weitere Unklarheiten und Mißverständnisse herbeizuführen; selbst in dem Referat von Naunyn findet eine Unterscheidung zwischen biliärer und hypertrophischer Cirrhose nicht statt, sondern beide werden zu dem neuen Begriff „biliäre hypertrophische Cirrhose" vereinigt. Allerdings muß zur Entschuldigung Naunyns erwähnt werden, daß er in nicht wenigen Fällen von sogenannter biliär-hypertrophischer Cirrhose Attacken sehen konnte, die den Gallensteinkoliken bei Cholelithiasis ähneln; es kam zu plötzlichen heftigen Schmerzen in der „Gallenblasengegend", die gegen den Rücken zu ausstrahlen, sowie auch zu Erbrechen und Fieber führten; während einer solchen Attacke kommt es zu Ikterus, oder die bestehende Gelbsucht wird stärker, um nach dem Anfalle wieder zurückzugehen. Naunyn sagt ausdrücklich, daß diese Anfälle so heftig und den Gallensteinkoliken so ähnlich sein können, daß man sie oft auf Cholelithiasis bezieht, die entweder neben der Lebercirrhose vorkommen kann, oder sogar das ganze Krankheitsbild vortäuscht. Naunyn konnte sich bei der Sektion in drei Fällen davon überzeugen, daß keine Cholelithiasis vorgelegen war. Deswegen hält er die Cholangitis für eine mögliche Komplikation der Cirrhose, die dann allerdings das Symptomenbild sehr verwischen kann. Er verallgemeinert diese Erfahrung und meint, daß die Cholangitis cirrhotica vor allem die Schuld am Ikterus trägt und vielleicht auch die Ursache der großen Leber wäre. Naunyn denkt auch an einen Zusammenhang der Cholangitis und des Milztumors, wobei er sich allerdings auf ein anatomisches Tatsachenmaterial nicht zu stützen vermag. Auf diese Weise kann man es also verstehen, warum Naunyn doch an der Bezeichnung biliäre Cirrhose festhielt.

Die meisten anderen Kliniker haben sich dann der Anschauung von Naunyn angeschlossen; so spricht auch Hoppe-Seyler von einer hypertrophisch-cholangitischen Cirrhose.

Die Laennecsche Cirrhose heißt auch alkoholische Cirrhose „gindrinker's-liver". Bei vielen Lebercirrhosen — und das gilt sowohl von der hypertrophischen als auch von der atrophischen Form — läßt sich tatsächlich oft ein starker Abusus spirituosus nachweisen; es ist dies aber nicht die allgemeine Regel. Läsionen der Leber bei Infektionskrankheiten und Autointoxikationen werden mit Vorliebe in französischen Publikationen als Grund der Laennecschen Cirrhose angeführt. Speziell Hanot führt Fälle an, wo Autointoxikationen infolge von Magen-Darmstörungen als ätiologisches Moment für atrophische Lebercirrhose beschuldigt werden müssen. Auch Bouchard spricht aus diesem Grunde von einer „hypertrophie hépatique" bei Magenerweiterung; ja man ging sogar noch weiter und meinte, daß der Alkohol bei chronischem Abusus die geringere Ursache spielen dürfte, während die Hauptschuld den komplizierenden Magen-Darmerkrankungen zuzuschreiben sei.

Aus dem bis jetzt Gesagten erkennt man bereits, daß bei der Deutung des Krankheitsbildes der hypertrophischen Lebercirrhose in erster Linie auf Veränderungen der Leber geachtet wurde, während andere Organe, wie z. B. die Milz, kaum Berücksichtigung fanden. Eine Ausnahme macht hier nur Paltauf, der mit der Möglichkeit rechnete, daß manche Milztumoren bei der Cirrhose auf eine primäre oder sekundäre Infektion zu beziehen seien, die dann durch die, wenn auch mäßige Stauungen fixiert und stationär geworden, im Prinzip aber mit der Cirrhose nur kombiniert erscheinen.

Die moderne Auffassung von der Lebercirrhose basiert hauptsächlich auf den schönen Untersuchungen von Kretz; fragen wir uns zunächst, wie Kretz sich als Histologe zu der Frage stellt, ob es notwendig ist, das Krankheitsbild der Lebercirrhose in eine atrophische resp. hypertrophische Form zu trennen. Wir begeben uns hier allerdings in ein Grenzgebiet, da man diese Frage gerade so gut auch in der speziellen Leberpathologie zur Sprache bringen könnte. Vor allem tritt Kretz der ursprünglichen Meinung entgegen, daß die bei der Cirrhose von Bindegewebe umschnürten Leberzellkörner auseinandergedrängte, deformierte alte Acini wären. Denn würde es sich bei der Cirrhose tatsächlich nur um eine Wucherung des interlobulären Bindegewebes handeln, worauf die Acini sekundär zur Atrophie gelangen, so müßten sich die Zentralvenenlumina am Durchschnitt der atrophierten Acini im Verhältnis zu einer gleich großen Schnittfläche der normalen Leber vermehrt zeigen. Schon Ackermann hat auf das Gegenteil hingewiesen, und gesagt, daß es sich bei der cirrhotischen Leberatrophie nicht nur um eine Verkleinerung, sondern auch um eine Verminderung der Acini handeln müsse, da Querschnitte von getroffenen Zentralvenen weniger häufig zu finden sind. Diese Abnahme der Zahl der Zentralvenenlumina ist aber nicht gleichbedeutend mit einer Reduktion an Parenchyminseln. Vermindert sind bloß die mit Zentralvenen ausgestatteten Parenchymstellen; das Gros von Lebergewebe, das wir im histologischen Präparate bei einer Cirrhose erblicken, sind Durchschnitte von Parenchymteilen, die nur Pseudoacini sind, weil sich ihre Zellen nicht um eine Zentralvene anordnen. Dergleichen Parenchymteile nennt Kretz Parenchymkörner.

Ein weiteres Charakteristikum der Cirrhoseleber ist das Verhalten der Zentralvene im alten Acinus selbst. Soweit man noch von einem Rest eines Acinus sprechen kann, ist in ihm die Vene nicht zentral, sondern oft ganz exzentrisch gelagert. Eine solche Lageveränderung kann so weit gehen, daß Zentralvenen an zahlreichen Stellen die bis an die Peripherie eines sogen. Acinus heranrücken können, und ihm förmlich wandständig angehören. Nicht nur wegen der Verlagerung der Zentralvene verliert die cirrhotische Leber ihren regelmäßigen Aufbau, sondern auch deswegen, weil die Lebervenen sich oft in ganz unregelmäßiger Weise und Folge in die Sammelgefäße ergießen. Alle diese beschriebenen Verhältnisse, die Kretz als Umbau der Leber beschreibt, sind nicht nur Eigentümlichkeiten der cirrhotischen Leber allein, sondern überhaupt jeder Leber, die sich im Zustande der Regeneration befindet; nur ist in letzterem Falle die gedachte Strukturveränderung nicht so handgreiflich, weil hier aus Mangel der „periacinösen" Bindegewebsmassen eine Orientierung schwer fällt.

Untersucht man nun von diesem Gesichtspunkte aus „hypertrophische" und „atrophische" Lebercirrhosen in bunter Folge, so läßt sich eine scharfe Grenze zwischen beiden nicht ziehen. Kretz faßt daher die Lebercirrhose als einen herdweise lokalisierten, rezidivierenden, chronischen Degenerationsprozeß mit eingeschobenen Regenerationen des Parenchyms auf. Nach ihm beginnt der Degenerationsprozeß an der Peripherie des Acinus; in dem Maße, als die degenerierten Partien einschmelzen, schießt neben den verödeten Bezirken, wie eine Knospe aus restierendem Leberparenchym, junges frisches Gewebe auf. Anfänglich spielt sich Degeneration und Regeneration ausschließlich an der Peripherie der Acini ab, später greift der Prozeß auch in den Acinus hinein. Indem die regenerierten Partien sich nicht genau an die Grenzen des früheren Gewebes halten und auch die

Degeneration keine rein periazinöse bleibt, kann es langsam zu einem völligen Umbau des ganzen Acinus kommen. Man sieht daraus, daß Kretz zur Erklärung des anatomischen Verlaufes der Lebercirrhose die „sklerogene" Schädigung, nämlich eine primäre Wucherung des Bindegewebes wie sie zuletzt noch von Siegenbeck van Heukelom angenommen wurde, nicht anerkennt, und auch einen prinzipiellen Unterschied zwischen hypertrophischen und atrophischen Lebercirrhosen für überflüssig erklärt. Eine ganz ähnliche Anschauung wie Kretz vertritt auch Greco, sowie viele andere Pathologen. Eine Ausnahme macht nur noch Heinecke.

Dieser Autor sagt z. B. von der hypertrophischen Cirrhose: „diese Vorgänge (in ihr) sind durchaus verschieden von den anatomischen Veränderungen der Laennecschen Cirrhose. Während sich bei dieser die Gallengänge rein passiv verhalten, bilden sie . . . . bei der hypertrophischen Cirrhose . . . . ein Zentrum für eine intensive neoplastische Bindegewebswucherung . . . . ; Grund genug, um die sichere Diagnose auf eine vom Gallensystem ausgehende, echte biliäre Cirrhose zu stellen". Da nun Heinecke selbst bemerkt, daß Autoren, wie Ackermann und Freyhan, die bekanntlich typische Fälle von hypertrophischer Cirrhose gesehen haben, keine bemerkenswerten Veränderungen an den Gallengängen nachweisen konnten, so hält er es für nicht ausgeschlossen, daß sich in späteren Stadien der hypertrophischen Cirrhose die feineren Details im cirrhotischen Bindegewebe dermaßen verwischen können, worauf sie nicht mehr zu erkennen sind.

Bei der histologischen Untersuchung von Lebercirrhosen findet man oft im interstitiellen Bindegewebe „neugebildete" Gallengänge. Nach Aufrecht sind dieselben als abgeschnürte und umgewandelte Leberzellschläuche zu betrachten; sie sollen bei der Hanotschen Form reichlicher zu sehen sein als bei der atrophischen und wären somit gleichfalls differentiell zwischen atrophischer und hypertrophische Form zu verwerten. Brieger und Ackermann sprechen diesen Befunden jedoch jegliche spezifische Bedeutung für die hypertrophische Form der Cirrhose ab. Bei dieser Gelegenheit soll erwähnt werden, daß nach der Anschauung der Franzosen gerade diese reichliche Entwicklung neugebildeter Gallengänge die Ursache sein sollte, warum man bei der Hanotschen Cirrhose an cholangitische Veränderungen denken kann.

Wenn sich dieser Befund hätte bestätigen lassen, so wäre darin tatsächlich eine Erklärung gefunden, warum die Gelbsucht bei der hypertrophischen Lebercirrhose eine größere Rolle spielt, als bei der gewöhnlichen Form. Leider läßt sich aber auch hier kein prinzipieller Unterschied finden. Fälle mit Ikterus und solche ohne Gelbsucht zeigen diese Veränderungen in gleicher Häufigkeit.

Jedenfalls sieht man aus dem Gesagten, daß sich in morphologischer Beziehung nichts Sicheres feststellen läßt, was uns gestatten würde, zwischen atrophischer und hypertrophischen Lebercirrhosen einen prinzipiellen Unterschied anzunehmen.

Schließlich eine sehr beachtenswerte Arbeit von Ascoli. Zunächst geht er von der Tatsache aus, daß er als Kliniker an einer Sonderstellung der hypertrophischen Lebercirrhose festhalten müsse. Was nun die Ätiologie dieser Lebererkrankung betrifft, so meint er, daß die Hanotsche Cirrhose wahrscheinlich gar keine primäre Lebererkrankung darstellt, sondern daß es sich hier um eine toxische oder toxisch-infektiöse Blutkrase handelt, die schließlich in eine Lebererkrankung ausartet. Ausgehend von den bekannten Arbeiten von Banti, Pugliese und Luzzatti, daß Blutgifte bei milzlosen Tieren viel mildere Erscheinungen nach sich ziehen als bei normalen Tieren, fragt sich Ascoli, ob es nicht bei der hypertrophischen Lebercirrhose infolge einer Blutläsion oder einer Milzerkrankung zu einem chronischen, pleiochromen Ikterus kommt, und daß dieser eine Überlastung der Leberfunktion nach sich zieht. Diese kann anfänglich nur eine funktionelle Schädigung der Leber bedeuten, später aber auch zu einer anatomisch nachweisbaren Veränderung des Organes führen.

Auch von einem anderen Gesichtspunkte aus versucht Ascoli die Cirrhosen funktionell zu trennen. Er studierte den Stoffwechsel und glaubte bei der Laennecschen Cirrhose eine N-Speicherung gefunden zu haben, während er bei der Hanotschen Form das Gegenteil, nämlich die Tendenz zu N-Verlusten, wie bei toxisch-infektiösen Affektionen, nachweisen konnte. Die Ursache der N-Retention kann Ascoli nicht sicher angeben; er vermutet eine Aufspeicherung von Eiweißschlacken in der Ascitesflüssigkeit. Auch Münzer untersuchte Fälle von hypertrophischer Cirrhose auf ihren Stoffwechsel, kam aber zu anderen Resultaten wie Ascoli.

Der Titel dieses Unterabschnittes lautete: Wie stellen sich Kliniker und Anatomen zur Frage nach einer Sonderstellung der hypertrophischen Lebercirrhose? Versuchen wir nun, nachdem wir das Wichtigste aus der Literatur besprochen haben, die Einzelheiten zusammenzufassen, so muß man die Antwort in doppelter Weise geben: Vom klinischen Standpunkte aus und dann vom Standpunkte des Anatomen.

Wir Kliniker müssen im Prinzip für eine Sonderstellung eintreten, genau so, wie es notwendig war, die verschiedenen Formen von Nephritis auseinander zu halten. Der Anatom dagegen, der sich bis jetzt vielfach nur auf das Verhalten der Leber gestützt hatte, kann nicht anders als einen unitarischen Standpunkt einnehmen. Wir werden uns bemühen, zu zeigen, daß das Verhalten der anderen Organe — ich denke hier vor allem an die Milz und das Knochenmark — von symptomatischer Bedeutung für die Gesamtheit des Krankheitsbildes der Lebercirrhose sein kann, und daß daher neben der Leber diesen Organen die Hauptaufmerksamkeit geschenkt werden muß.

Quincke hat bei der Besprechung der Lebercirrhosen sich ähnlich wie Stadelmann für den unitarischen Standpunkt ausgesprochen und das Kapitel mit folgendem Satze beschlossen: „Während man eine Zeitlang geneigt war, bei der Nephritis eine parenchymatöse und eine interstitielle Form streng auseinander zu halten, weiß man jetzt, daß die Mehrzahl der Fälle sich in dieses Schema nicht zwängen läßt. So ist auch für die Leber eine scharfe Trennung beider Arten von Entzündung weder vom anatomischen, noch vom ätiologischen Standpunkt aus gerechtfertigt. Jede Klassifikation der Cirrhosen hat etwas Gezwungenes und tut den Tatsachen Gewalt an; ein Wert ist ihr nur insofern zuzuerkennen, als dadurch gewisse anatomisch und ätiologisch wichtige Punkte in ein übersichtliches Schema gebracht wurden." Wir werden sehen, daß dieser Satz — mutatis mutantis — auch heute noch vollkommen zu Recht besteht.

IV. Kann man den Ikterus bei der typischen hypertrophischen Lebercirrhose rein hepatisch erklären?

Wir kennen einen Ikterus sowohl bei der hypertrophischen als auch bei der atrophischer Lebercirrhose. Die Gelbsucht bei der atrophischen Form nimmt nur in den seltensten Fällen intensivere Grade an. Am deutlichsten kommt sie hier zur Geltung, wenn zur atrophischen Form eine fieberhafte Komplikation hinzutritt.

Man stand vielfach auf dem Standpunkte, daß die Ursache eine rein mechanische sei und stellte sich vor, daß ähnlich wie das schrumpfende Bindegewebe der immer kleiner und kleiner werdenden Leber imstande wäre, die Pfortaderausbreitungen in der Leber zu komprimieren, in gleicher Weise auch die Gallengänge in Mitleidenschaft gezogen werden könnten, worauf es natürlich zu Ikterus kommen müsse.

Mit meiner Gallenkapillarmethode, mit der man imstande ist, den Lauf der Galle bis in die feinsten Ausbreitungen zu verfolgen, habe ich solche Fälle untersucht. In manchen Fällen zeigten sich Veränderungen, die zugunsten dieser Anschauung sprachen; während die Gallenkapillaren in vielen „Acini" normale Beschaffenheit zeigten, waren dieselben in anderen Partien in ähnlicher Weise verändert, wie ich es beim rein mechanischen Ikterus beschrieben habe. Hier waren die Gallenkapillaren nicht nur erweitert, sondern auch an vielen Stellen eingerissen. Nachdem sich diese Erscheinungen nur inselweise zeigten, habe ich mich auf Grund dieser Befunde der Meinung jener angeschlossen, die bei der atrophischen Lebercirrhose für eine Kompression einzelner feiner Gallengänge durch schrumpfendes Bindegewebe als Grund der Gelbsucht eintraten.

Schon damals habe ich Gelegenheit gehabt, typische hypertrophische Lebercirrhosen zu untersuchen, aber meine Beobachtungen nicht veröffentlicht, weil ich mich in der Deutung dieser Fälle vielfach nicht auskannte; auch hoffte ich, gestützt auf ein größeres Material, zu einem definitiven Resultate zu kommen. Jetzt erst, wo ich über 10 Fälle verfüge, will ich darüber berichten: in fast allen Fällen zeigten sich die Gallenkapillaren mehr oder weniger erweitert, auch fanden sich an verschiedenen Stellen hie und da eingerissene Gallenkapillaren, aber von jenem Reichtum an Gallenkapillartrichtern, wie wir ihn beim rein mechanischen Ikterus zu sehen gewohnt sind, war nie etwas zu bemerken. In ziemlich reichlicher Menge fanden sich innerhalb der Gallenkapillaren jene Gebilde, die ich als Gallenkapillarthromben beschrieben habe. Sie waren sowohl im Zentrum, als auch an der Peripherie der Pseudoacini zu sehen. Jedenfalls kam ich aber auch hier zu der Einsicht, daß bei der ikterischen hypertrophischen Lebercirrhose ein gewisses Mißverhältnis zwischen der Intensität der Gelbsucht und den Veränderungen an den Gallenkapillaren besteht, und daß es daher schwer angeht, den Ikterus bei dieser Form der Lebercirrhose rein mechanisch zu erklären.

Kretz vertritt hinsichtlich der Entstehung des Ascites bei der atrophischen Lebercirrhose den Standpunkt, daß sich das Blut, entlang der Verzweigungen der Pfortaderkapillaren nur mühsam seinen Weg gegen die Lebervenen bahnen kann und daß es deswegen zu Stase kommen müsse. Einen ähnlichen Standpunkt könnte man auch bei dem Versuch, den Ikterus mechanisch erklären zu wollen, einnehmen. Ganz abgesehen von meinen negativen Befunden an den Gallenkapillaren, müßte man sich vorstellen, daß bis zu einem gewissen Grade ein Parallelismus zwischen Pfortader- und Gallenstauung bestehen sollte. Daß aber hier das gerade Gegenteil vorkommt, haben wir bereits des öfteren betont.

Schon die ersten Kliniker, die Gelegenheit hatten, typische Fälle von hypertrophischer Lebercirrhose zu beobachten, haben auf die Anwesenheit von Gallenpigmenten teils in den Stühlen, teils im Duodenum verwiesen. Jetzt, wo man sich durch den Duodenalschlauch davon auch in vivo leicht überzeugen kann, dürfte wohl kaum mehr ein Zweifel bestehen, daß die Gelbsucht bei der typischen hypertrophischen Lebercirrhose nicht durch rein mechanische Verlegung erklärt werden kann.

Wir haben bei der Besprechung der Pathogenese der Gelbsucht, wie sie im Gefolge des hämolytischen Ikterus zu sehen ist, betont, daß neben mechanischen Momenten, die sich eventuell bei der Darstellung der Gallenkapillaren bemerkbar machen können, auch funktionelle — also histologisch nicht nachweisbare — Störungen zur Erklärung der Anwesenheit von Bilirubin im Serum herangezogen werden müssen. Wir haben dort vor allem die Kupfferschen Sternzellen mit der Entstehung des Ikterus in Zusammenhang gebracht: etwas Ähnliches wird wohl auch bei den Fällen von ikterischen hypertrophischen Lebercirrhosen zu gelten haben. Die ausführliche Besprechung solcher Fälle — cf. die nächsten Abschnitte — wird uns lehren, daß sich auch noch andere Berührungspunkte mit dem hämolytischen Ikterus ergeben.

V. Die Beziehungen der akuten gelben Leberatrophie und des Ikterus catarrhalis zur Lebercirrhose.

Wenn man Gelegenheit hat, Leberkrankheiten mit den üblichen Funktionsprüfungen der Leber zu prüfen, so sieht man fast immer, daß die relativ schwersten funktionellen Störungen bei einzelnen Ikterus catarrhalisfällen zu sehen sind. In der Regel sind die Störungen im N-Abbau bei den unterschiedlichen Cirrhosenformen viel geringer als bei solchen Fällen. Wir werden bei anderer Gelegenheit noch darauf zurückkommen, daß auch in dieser Beziehung sich fließende Übergänge zur akuten gelben Leberatrophie feststellen lassen.

Es erscheint uns deswegen wichtig, schon hier die Frage der Beziehung zwischen Ikterus catarrhalis und akuter gelber Leberatrophie anzuschneiden, weil wir einerseits wissen, daß sich aus der „akuten Gelben" Lebercirrhosen entwickeln können, und wir andererseits auf dem Standpunkt stehen, daß unter den vielen Ursachen der Lebercirrhosen auch der Ikterus catarrhalis mit berücksichtigt werden muß.

Die Ursache des Zellschwundes bei der akuten gelben Leberatrophie ist wahrscheinlich in einem autolytischen Prozesse zu suchen. Woher das Gift kommt, das diesen Zellschwund bedingt, läßt sich schwer eindeutig entscheiden. In mancher Beziehung ist das Bild der Leber ähnlich dem bei der Phosphorvergiftung.

Auch in den Fällen hochgradigster Degeneration und allgemeiner Leberzellnekrose sind fast immer noch regenerative Veränderungen zu bemerken. Wenn man sich von der Richtigkeit der bekannten Experimente von Ponfick überzeugt und je Gelegenheit hatte zu sehen, wie rasch sich Lebergewebe ersetzen kann, dann muß man sich darüber wundern, daß ein so mächtiger Degenerationsprozeß überhaupt Platz greifen konnte. Gerade in solchen akuten und subakuten Leberdegenerationen, die schließlich doch wieder zu Parenchymerneuerungen führen können, müssen wir, wie ich glaube, die wichtigste Entstehungsursache vieler chronischer Lebererkrankungen sehen. Am deutlichsten ist dieser Übergang zwischen Degenerationen und Lebercirrhosen bei nicht zu rasch verlaufenden Phosphorvergiftungen zu erkennen (Paltauf).

Der Regenerationsprozeß geht teils von den noch übrigbleibenden Acini, teils vom Nodulus portolilianus (Sabourin), also von einem Bezirk aus, der relativ viel Leberarterienblut enthält. Bei längerer Dauer des Regenerationsprozesses können die Folgezustände des Heilungsprozesses nach der Leberparenchymzerstörung zu Verhältnissen führen, die klinisch und anatomisch große Ähnlichkeit mit „Cirrhose" besitzen. Das gilt besonders von der sogen. knotigen Leber. Sie ist relativ häufig unter den Lebercirrhosen des

Kindesalters zu finden und es ist möglich, daß viele der kindlichen Cirrhosen als Ausheilungsprozesse von akuten oder subakuten degenerativen Leberaffektionen aufzufassen sind. Kahlden, Reimann u. a. haben auch Cirrhosen als Folgen von Leberatrophien beschrieben, die kein knotiges Aussehen zeigten und daher große Ähnlichkeit mit einer echten Cirrhose darboten. Auf die feineren Details dieser Fälle kann hier nicht eingegangen werden.

Wenn man sich also fragt, wie sich das klinische Bild der akuten gelben Leberatrophie bei subakutem oder „chronischem Verlaufe" gestaltet, so muß man sagen, ganz ähnlich wie bei einem schweren Ikterus catarrhalis. So war es z. B. in dem Fall Meder, einem Soldaten, der im Anfang ebenso an einem „leichten" epidemischen Ikterus erkrankte, wie 50 andere Soldaten in derselben Kaserne. Dieser klassische Fall und viele andere z. T. auch eigene Beobachtungen weisen darauf hin, daß zwischen leichten Fällen von Ikterus catarrhalis resp. Ikterus simplex — besonders dann, wenn er länger dauert und zum Ikterus gravis geworden — und der echten akuten gelben Leberatrophie keine scharfe Grenze zu ziehen ist.

Relativ häufig ist die akute gelbe Leberatrophie im Anschluß an Syphilis beobachtet worden. Da im sekundären Stadium der Syphilis sogar recht häufig ein „Ikterus simplex" auftritt, so begegnet man auch hier wieder der Tatsache, daß zwischen leichten und schweren Fällen, welche sogar in akute gelbe Leberatrophie ausarten können, nur graduelle Unterschiede bestehen. Auf solche Möglichkeiten wurde m. E. von klinischer Seite viel zu wenig geachtet, obwohl man wußte, daß gerade beim Ikterus catarrhalis oft viel schwerere funktionelle Schäden der Leber aufzudecken sind als vielleicht bei anderen, viel handgreiflicheren, pathologischen Zuständen der Leber (z. B. bei der latenten atrophischen Lebercirrhose).

Zieht man das Verhalten der Milz bei Cirrhosen in Betracht, die sich allmählich als Folgen von akuten oder subakuten Leberatrophien entwickelt haben, so findet man in solchen Fällen oft einen sehr großen Milztumor. Schon bei der akuten gelben Leberatrophie selbst wird fast immer ein Milztumor notiert. Ich verweise in dieser Beziehung vor allem auf die Publikationen von Ströbe, Marchand usw.

Ich selbst habe in einer Reihe von Fällen von akuter Leberatrophie nicht nur den Milztumor feststellen können, sondern mich auch mit dessen Histologie intensiver beschäftigt. In allen Fällen, die bereits einen größeren Tumor zeigten, waren die Billrothschen Stränge verbreitert und die Sinusräume deutlicher zu sehen als bei der normalen Milz. Die Zellen des Milzparenchyms boten nicht mehr das typische lymphoide Aussehen, sie verrieten vielmehr das Aussehen von jungen Bindegewebszellen. Der Grund, warum die einzelnen Sinusräume deutlicher zu sehen waren, lag in der Beschaffenheit der Sinusendothelien. Während sie unter normalen Verhältnissen schwer auffindbar sind, waren sie hier nicht nur vermehrt, sondern auch größer. Kurz man wird bereits an Bilder erinnert, wie wir sie bei der „Fibroadenie" beschrieben haben. Wir haben solche Milzen auch auf ihren Eisengehalt hin geprüft, und können sagen, daß wir hier dieselben Bilder gesehen haben, wie sie sonst einer Milz zukommen, in der ein vermehrter Untergang von roten Blutkörperchen stattfindet. Schließlich möchte ich nicht unerwähnt lassen, daß wir auch an den Milzgefäßen bereits schwere Veränderungen feststellen konnten

Kurz resumierend sei nocheinmal auf den innigen Zusammenhang mancher Formen von Ikterus catarrhalis mit der akuten Leberatrophie hingewiesen. Ich glaube, es gibt nicht nur Fälle, die funktionell ineinander übergehen, sondern ich verfüge auch über histologische Befunde bei typischen Fällen von Ikterus catarrhalis, wo sich gleichfalls ein solcher fließender Übergang feststellen ließ. Ich möchte für manche Fälle noch weiter gehen und behaupten, daß mancher Ikterus catarrhalis nichts anderes darstellt, als eine milde Form der akuten gelben Leberatrophie. Auf das Vorkommen eines Milztumors bei der akuten gelben Atrophie möchte ich gleichfalls die Aufmerksamkeit gelenkt wissen; daß in solchen Milzen bereits Veränderungen zu sehen sind, die an beginnende Fibroadenie erinnern, erscheint mir sehr wichtig; ebenso möchte ich auf das kranke Aussehen der Milzgefäße Nachdruck legen. Auf die Schlüsse, die sich daraus ableiten lassen, will ich aber erst später zu sprechen kommen.

Schließlich soll noch einmal betont werden, daß wahrscheinlich ein pathogenetischer Zusammenhang zwischen manchen Formen von Lebercirrhosen und jener Erkrankung bestehen dürfte, die uns teils als Ikterus simplex, teils als Ikterus catarrhalis bekannt ist.

VI. Meine eigenen Erfahrungen über „hypertrophische" Lebercirrhosen.

a) Allgemeine klinische Bemerkungen. Verfolgt man die Literatur über das Krankheitsbild der hypertrophischen Lebercirrhose, so findet man eine gewisse Inkongruenz der Ansichten. Wenn ich meine eigenen Erfahrungen auf diesem Gebiete schildern soll, so muß ich gestehen, daß ich im Anfange, wo mir noch nicht ein so großes Material zur Verfügung stand, mit der Diagnose hypertrophische Lebercirrhose freigebiger war, als ich es jetzt bin. Ursprünglich glaubte ich, in allen Fällen, wo sich eine große Leber, ein Milztumor und Gelbsucht zeigte, aber Ascites fehlte, diese Diagnose stellen zu müssen. Auf den zeitlichen Verlauf habe ich damals nur wenig geachtet. Irrtümer sind mir, wie sich durch die nachträgliche anatomische Untersuchung feststellen ließ, häufig genug unterlaufen. Hauptsächlich habe ich damals mit der hypertrophischen Lebercirrhose Formen verwechselt, die ich jetzt am ehesten mit dem zusammenfassen möchte, was die Franzosen les steatoses hépatiques nennen.

Akquirieren nämlich latente Lebercirrhosen eine fieberhafte Erkrankung (Tuberkulose oder Sepsis), so nimmt die Leber binnen kurzer Zeit an Größe mächtig zu, ebenso auch die Milz und der Ikterus, der vielleicht vorher nur gering war. Stirbt eine solche Cirrhose in diesem Stadium, so zeigt die Leber eine eigentümliche Veränderung; sie ist groß, stumpfrandig, mäßig derb und erinnert in der Farbe etwas an die Phosphorleber. Histologisch zeigt sich eine hochgradige fettige Degeneration, so daß die Leberstruktur kaum mehr zu erkennen ist. Hat man Gelegenheit, einen solchen Patienten schon vor dem fieberhaften Stadium zu sehen und verfolgt man den ganzen Verlauf, wie förmlich unter unseren Augen die Leber und Milz größer wird, dann wird man sich wohl kaum verleiten lassen, die Diagnose hypertrophische Lebercirrhose zu stellen. Verwechslungen sind mir, seitdem ich diese Fälle kennen lernte, nur noch passiert, wenn der Fall in ultimis an die Klinik gebracht wurde.

Eine weitere Gruppe von Fällen wäre hier zu erwähnen, bei denen zwar Lebervergrößerung und Milztumor besteht, aber der Ikterus sich nur innerhalb geringer Grenzen bewegt. Der Zustand kann jahrelang stationär bleiben. Die Patienten klagen in der Regel nur über ein Gefühl von Völle im Bauch. Zumeist sterben solche Kranke an zufälligen Komplikationen; solche Patienten sind z. B. Kandidaten für eine Tuberculosis peritonei. Tritt dieselbe hinzu, so entwickelt sich innerhalb kurzer Zeit Ascites und die Gelbsucht wird intensiver. Kommt die Leber in diesem noch inkomplizierten Stadium zur Untersuchung, so findet man neben dem Milztumor eine typische Lebercirrhose. Ging ein fieberhaftes Stadium voraus, so sieht man in der Leber neben den Erscheinungen von Lebercirrhose schwere fettige Degeneration (vgl. S. 453).

Schließlich begegnet man einer Gruppe von Patienten, wo neben den Erscheinungen von großer Milz und allgemeiner Lebervergrößerung die Gelbsucht ganz besonders in Erscheinung tritt. Der Ikterus kann jahrelang bestehen; er wird manchmal etwas stärker, um zu anderen Zeiten wieder abzulassen. Völlig schwindet er aber nie. In manchen Fällen fühlen sich die betreffenden Patienten ganz gesund, ein andermal haben sie unter den verschiedensten Erscheinungen schwer zu leiden. Eine sehr unangenehme Erscheinung, über die solche Patienten oft zu klagen haben, ist der Juckreiz. Dieser Pruritus hat die Eigentümlichkeit, daß er sich hauptsächlich in der Nacht bemerkbar macht. Hält das Hautjucken durch lange Zeit an, so kann sich infolge der zahlreichen Kratzeffekte eine Dermatitis entwickeln, die zu einer mächtigen Verdickung mancher Hautstellen führen kann. Eine weitere Eigentümlichkeit dieser Gruppe kann der Pseudogallensteinkolikanfall sein. Etwas Ähnliches hat, soweit ich die Literatur überblicke, schon Naunyn gesehen. Ganz ähnlich wie bei der gewöhnlichen Cholelithiasis verspüren die Patienten, manchmal plötzlich ohne Vorboten, manchmal nach einem leichten Gefühl von Unbehagen Schmerzen in der Gallenblasengegend. Der Schmerz strahlt gelegentlich auch in die Schulter aus. Während eines solchen Anfalles kann es zu Fieber kommen; ich habe aber auch Anfälle ohne die geringsten Fiebererscheinungen gesehen. Solche Attacken können Anlaß zu Verwechslungen werden; ich habe unter 12 Fällen dieser Gruppe dreimal Narben nach Gallensteinoperationen gesehen. Zwei dieser Fälle kamen zur Sektion. An den Gallenwegen (einmal hatte der betreffende Operateur die Gallenblase nicht entfernt) habe ich nichts Pathologisches finden können. Zwei Fälle meiner Beobachtung zeigten leichte Neigung zu Blutungen. In 8 Fällen, die ich auch klinisch beobachten konnte, habe ich cholische Stühle gesehen; bloß in einem Fall, der allerdings auch etwas Ascites darbot, waren die Stühle sehr blaß gefärbt, enthielten aber trotzdem Gallenpigmente. Die Harnfarbe war bei allen Fällen dunkel; hält der Prozeß noch nicht lange (3—4 Jahre) an, so ist in der Regel nur Urobilin oder Urobilinogen. nachweisbar. Kommt es zu einem sogenannten Pseudogallensteinkollikanfall, so wird die Harnfarbe dunkler; jetzt kann auch im Harn Bilirubin nachweisbar sein. Die Blutuntersuchung ergibt in der Regel nichts Charakteristisches. Die Zahl der roten Blutkörperchen schwankte in meinen Fällen zwischen 2,5 und 4,5 Mill. Der Färbeindex bewegte sich fast immer um 1. Die Zahl der Leukocyten war zumeist vermindert. Oft bestand eine relative Vermehrung der Lymphocyten. Die Zahl der Blutplättchen ist nur selten stark vermindert. Die Resistenzprüfung der Erythrocyten ergab fast immer hohe Werte; in der Regel bewegten sich die Zahlen zwischen 0,46—0,22. Im deplasmierten Blute waren dieselben Werte zu finden. Das Blutserum, das in allen Fällen eine dunkle Farbe zeigte, enthielt auch in jenen Fällen Bilirubin, wo sich im Harn nur Urobilin fand.

Unter 12 Fällen, die ich länger zu sehen Gelegenheit hatte, waren 7 Männer und 5 Frauen. 4 Frauen und 3 Männer hatten nie in ihrem Leben Alkohol genommen. Unter den übrigen 5 Fällen war nur ein gewohnheitsmäßiger Trinker. In 7 Fällen war der Beginn der Erkrankung ein akuter; fast in allen Fällen erzählte die Anamnese von akuten Verdauungsbeschwerden, die das Krankheitsbild eingeleitet hatten.

Einen Fall hatte ich Gelegenheit von Anfang an durch 4 Jahre hindurch zu verfolgen. Im Anschluß an eine Wurstvergiftung, worauf es zu starkem Erbrechen und Diarrhöen kam, entwickelte sich allmählich ein Ikterus catarrhalis. Im Anfang war die Leber groß, dann nahm sie an Größe ab, um dann wieder größer zu werden. In den ersten drei Wochen war im Harn auch Bilirubin zu finden; der Harn wurde heller, aber blaßte nie völlig ab. Schon in den ersten Wochen nach der Wurstvergiftung war ein deutlicher Milztumor nachweisbar, der aber in den aller ersten Tagen fehlte. Die Gelbsucht war nur anfangs sehr intensiv, sie nahm nach cirka 4 Wochen ab, verschwand aber von nun an nie mehr. Im Laufe des ersten Halbjahres nahm die anfänglich nicht vergrößerte Leber deutlich an Größe zu. Nach zirka $1^1/_2$ Jahr war bereits der Höhepunkt des ganzen Krankheitsbildes erreicht. Die Leber überschritt palpatorisch um 3—4 Querfinger den Rippenbogen, die Milz reichte mit ihrem unteren Pol unter das Nabelniveau und überschritt nach rechts die Mittellnie. Der Trauberaum war vollkommen erfüllt. Von nun an blieb das Krankheitsbild ziemlich stationär. Im letzten Jahr ante exitum hatte die Frau oft über Hautjucken zu klagen. Die Frau, die 44 Jahre alt war, als die Krankheit begann, machte mit 46 Jahren ihr normales Klimakterium durch, mit 48 Jahren akquirierte sie eine Pneumonie, an der sie zugrunde ging.

Zusammenfassend möchte ich betonen, daß ein Krankheitsbild relativ häufig vorkommt, das durch folgende Symptome charakterisiert erscheint: großer Milztumor, große harte Leber und dauernder Ikterus. Der Ikterus imponiert uns schon in vivo als nicht rein mechanisch bedingt, weil die Stühle nie entfärbt sind. Nachdem ich in nicht wenigen Fällen konstatieren konnte, wie sich scheinbar ganz unvermittelt im Anschluß an akute Magendarmstörungen zuerst ein Ikterus einstellte und sich daraus das Krankheitsbild der hypertrophischen Lebercirrhose entwickelt hatte, so möchte ich gerade für diese Formen vermuten, daß der „Ikterus catarrhalis" zu dieser Form der Cirrhose in irgend einer pathogenetischen Beziehung stehen dürfte.

b) Der Hämoglobinumsatz in einem Fall von hypertrophischer Lebercirrhose, der zur Sektion kam. Histologische Untersuchung der Leber und Milz. Es lag nahe, in einem solchen Falle den Hämoglobinstoffwechsel zu studieren, weil auf diese Weise zu erhoffen war, der Ätiologie der Gelbsucht näher zu kommen. Zu diesem Behufe wähle ich aus meinem Beobachtungsmaterial zunächst einen Fall, der durch viele Jahre im Wiener allgemeinen Krankenhaus mit den Erscheinungen einer typischen, hypertrophischen Lebercirrhose in Behandlung stand und schließlich auch von uns anatomisch untersucht werden konnte. Auf einige Details, die für die ganze Auffassung des Falles von Wert erscheinen, will ich kurz eingehen.

Fall XXXVI. Der Patient, der als 34 Jahre alter Mann schließlich zur Sektion kam, hatte sich im Alter von 25 Jahren eine Magenindisposition zugezogen. Er fühlte sich darauf anfangs matt und litt unter Brechreiz und Obstipation. Bald nachher bemerkte er, daß seine Konjunktiven gelb verfärbt erschienen. Er lag wegen dieser Gelbsucht durch fast 4 Monate in einem Provinzspital und bekam als Medikament Karlsbader Wasser. In der folgenden Zeit litt er abwechselnd an Diarrhöen und Obstipation. Trotz seiner weiter bestehenden Gelbsucht kam er seiner Arbeit als Taglöhner wieder nach; er fühlte sich relativ wohl, nur klagte er über Spannungsgefühl im Abdomen. Schon damals litt er oft an Nasenbluten (4—5 mal im Tage). Allmählich kam eine allgemeine Schwäche hinzu, welche die folgenden 6 Jahre anhielt. Dabei wurde der Bauch größer, die Gelbsucht immer stärker. Wenn er längere Zeit mit der Arbeit aussetzte, so fühlte er sich etwas besser, auch nahm dann die Gelbsucht etwas ab. Das parallele Einhergehen von Verschlechterung des Zustandes und Zunahme der Gelbsucht mit dem Auftreten von Nasenbluten ist dem

Patienten stets aufgefallen; seit einem Jahr verspürt Patient starkes Hautjucken. Der Stuhl, anfangs von normaler Farbe, erschien in den letzten Jahren heller; daß er aber weiß gewesen wäre, konnte Patient nie beobachten. Potus leugnet er; auch behauptet er, nie eine Geschlechtskrankheit überstanden zu haben. Der Harn war stets dunkel gefärbt. Bei der Untersuchung des Patienten fiel vor allem die intensive Gelbsucht auf, die sich mit einer geringgradigen Anämie verband. Drüsenschwellungen bestanden nicht. Das Abdomen war mächtig vorgewölbt. Die Venen der vorderen Bauchwand waren nicht zu sehen. Die Leber reichte palpatorisch als großer, harter, scharfrandiger, aber glatter Tumor bis unter die Nabellinie. Die Milz imponierte ebenfalls als großer Tumor, der mit seinem unteren Pol noch weiter herabreichte als die Leber. Beide Organe waren nicht schmerzhaft. Der Traubesche Raum war ganz erfüllt; in der Bauchhöhle war kein Ascites nachweisbar. Die Funktionsprüfungen der Leber ergaben ein völlig negatives Resultat. Der Blutbefund wechselte ziemlich rasch. So fanden wir ca. ein Jahr ante exitum in relativ rascher Folge hintereinander folgende Zahlen: 10. XI.: 70 % Sahli, 3,45 Mill. Erythrocyten, 6200 Leukocyten; 25. XI.: 60 % Sahli, 2,84 Mill. Erythrocyten, 7400 Leukocyten; 11. XII.: 65 % Sahli, 2,35 Mill. Erythrocyten, 6000 Leukocyten. Ich betone, daß zu dieser Zeit das Nasenbluten keine große Rolle spielte, und daher für das Auftreten der Anämie nicht herangezogen werden konnte. Mikroskopisch fand sich im Blutpräparate eine Anisocytose und vereinzelte polychromatische Zellen. Die Blutkörperchenresistenz war normal. Der Harn war stets dunkel gefärbt und enthielt vorwiegend nur Urobilin oder Urobilinogen. Bilirubin zeigte sich selten, meist nur vorübergehend. Zu Zeiten, wo das Nasenbluten stärker in den Vordergrund trat, war auch der Ikterus intensiver; im Serum war stets Gallenfarbstoff in vermehrter Menge nachweisbar.

Bei diesem Patienten haben wir oft die tägliche Urobilinausscheidung durch den Stuhl bestimmt. In der Regel fanden sich Werte von ca. 0,12—0,19 g. Höhere Werte haben wir nie notieren können. Man mußte sich übrigens wundern, daß aus so blassen Stühlen soviel Farbstoff isoliert werden konnte. Bei der Sektion dieses Patienten, der an Cholämie zugrunde ging, wurde die Diagnose hypertrophische Cirrhose insoweit bestätigt, als sich in der überaus vergrößerten Leber kein Anhaltspunkt für den Ikterus hat finden lassen. Die Milz war, wie zu erwarten, stark vergrößert. Der von klinischer Seite gestellten Diagnose: hypertrophische Lebercirrhose wurde vom Prosektor insofern widersprochen, als sich die Leberoberfläche in ähnlicher Weise granuliert zeigte, wie dies bei der Laennecschen Form zur Regel gehört. Erwähnen möchte ich, daß in diesem Fall das Knochenmark intensiv rot gefärbt erschien. Schließlich muß ich noch einen Umstand in den Vordergrund rücken, weil er mir für die Auswertung des Stuhlurobilins als Maß des Hämatinumsatzes von Bedeutung erscheint. In der Gallenblase fand sich intensiv braun gefärbte Galle; auch im Duodenum war der Inhalt noch sehr dunkel gefärbt; unwillkürlich fragt man sich, wie dieser Reichtum an Farbstoff mit den relativ geringen Urobilinmengen im Stuhl übereinstimmt. Es wurde der Darm weiter abwärts bis zum Rektum aufgeschnitten und da zeigte sich, daß von Meter zu Meter der Darminhalt immer blässer wurde und im Rektum fast acholisches Kolorit zeigte.

Die histologische Untersuchung der Leber und Milz dieses Falles ergab folgendes: Die Leber, die sich schon makroskopisch ähnlich verhielt, wie man es bei der atrophischen Cirrhose zu sehen gewohnt ist, zeigte Ähnliches auch bei der mikroskopischen Untersuchung. Jenes typische Bild aber, wie es der Säuferleber eigen ist, also vor allem runde Acini- resp. Pseudoacinikörner bzw. -granula dicht von Bindegewebe umzogen, fanden sich hier nicht. Im Gegenteil, es war an vielen Stellen oft schwer, Größe und Umfang resp. Zirkumferenz eines Acinus zu erkennen; sobald man versuchte, die einzelnen Acinigruppen zu umgrenzen oder gar bildlich darzustellen, so zeichnete man ganz unregelmäßige weitverzweigte Figuren. Von einem annulären „Wuchern" des Bindegewebes war also hier gar keine Rede. Nur an einzelnen Stellen, förmlich inselartig, zeigte sich eine Anhäufung von teils älterem, teils jüngerem Bindegewebe. Jedenfalls erschienen aber die Acini mächtig umgebaut und man konnte sagen, die Hauptmasse der Leber bestand aus umgebauten und vergrößerten Acini. Zwischen den einzelnen Leberzellgruppen fanden sich, besonders bei meiner Gallenkapillarfärbung, vereinzelte Gallenthromben und daneben hie und da auch lazerierte Gallenkapillaren. Die Zerreißungen lagen vorwiegend an der Peripherie größerer Leberzellhäufchen; hier von einem Acinus zu sprechen, war wegen des vorgeschrittenen Umbaues kaum möglich.

Die große Milz bot schon makroskopisch ein eigentümliches Gepräge. Sie war sehr derb; am Durchschnitt war von Follikeln nichts zu sehen;

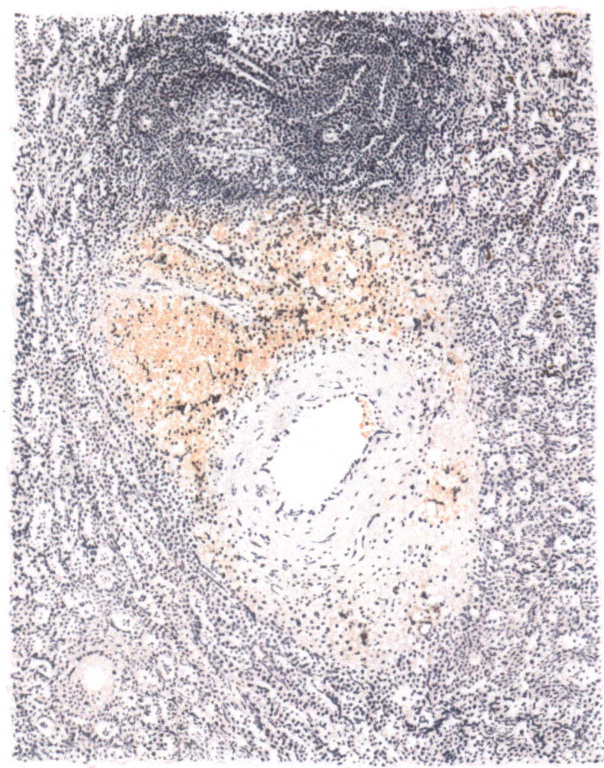

Abb. 71. Schnitt aus der Milz des Falles XXXVI. Man sieht einen Blutaustritt in der Nähe eines Trabekulargefäßes. (Hämatoxylin-Eosin-Färbung).

die Trabekeln und auch die Kapsel schienen nicht wesentlich verdickt; die Farbe des Parenchyms war hellrot. Bei der Untersuchung histologischer Präparate fiel das eigentümliche fast milzfremde Aussehen des Organes auf. Von Follikeln war, wie schon bei makroskopischer Betrachtung, nicht viel zu sehen. Die Pulpa war ersetzt von einem derben faserigen Gewebe, das sich zu einem eigentümlichen Netzwerk aufbaute. Zahlreiche kleine, rundliche, eckige, aber auch verzweigte Hohlräume wurden eingefaßt resp. getrennt durch ein ziemlich breites, eingefügtes und netzartiges Bindegewebsbalkenwerk, das in seiner Gesamtheit vielleicht ebenso breit erschien wie die am Querschnitt getroffenen Hohlräume. Die Hohlräume wurden von ziemlich großen Zellen eingefaßt, die an vergrößerte Stabzellen erinnern. Man konnte daher mit größter Sicherheit annehmen, daß diese Hohlräume die

Querschnitte der in der roten Pulpa weitverzweigten Sinus darstellen. Trifft man an relativ dickeren Schnitten den Sinus gleichsam der Fläche nach, so kann man in seinem bzw. dem Lumen eines solchen Hohlraumes sternförmig miteinander zusammenhängende Zellen vom Charakter der Stabzellen nachweisen. Erinnert man sich an die Bilder der von Banti beschriebenen Fibroadenie, so wird man unwillkürlich bei der Betrachtung der Pulpa unseres Falles an diese Beschreibung gemahnt; vor allem auch an den von Banti stammenden Vergleich, als er sagte, daß man manchmal bei Besichtigung von Schnitten

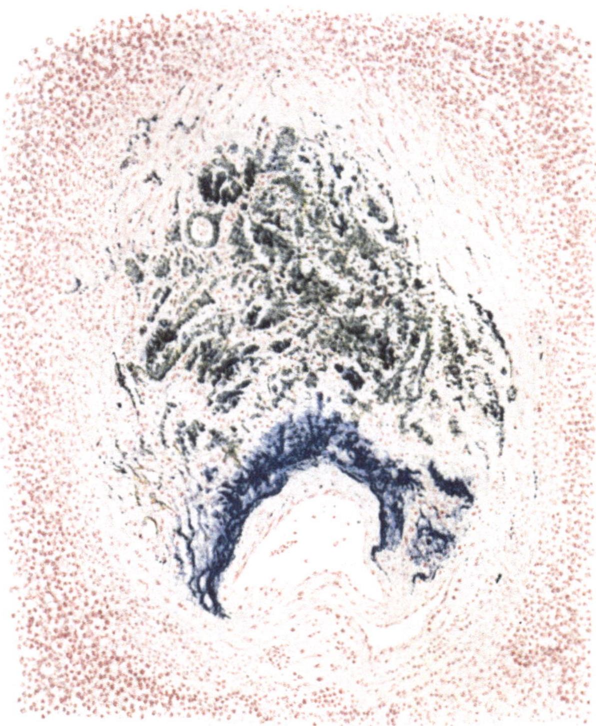

Abb. 72. Schnitt aus der Milz des Falles XXXVI. Rings um das Gefäß findet sich reichlich Pigment, das bereits mit der gewöhnlichen Perlschen Reaktion Berlinerblaureaktion gibt.

aus solchen Bantimilzen den Eindruck gewinnen kann, eher den Querschnitt eines drüsigen Organes vor sich zu haben, als den einer Milz (cf. z. B. Abb. 74). Der Grund für dieses eigentümliche Verhalten liegt darin, daß die Endothelien, welche das Sinuslumen einfassen, in viel reichlicherer Menge den Sinus umschließen, als es unter physiologischen Verhältnissen zu geschehen pflegt. In den Pulpasträngen fanden sich teils faseriges, oft wie hyalin aussehendes Bindegewebe, teils Zellen mit großen Kernen. Die Kerne dieser Zellen waren zumeist dunkel gefärbt, so daß sie sowohl den Stabzellkernen als auch denen anderer lymphoiden Elemente ähnelten. Daneben ließen sich Erythrocyten in wechselnder Menge feststellen. Die Sinus selbst waren mit roten Blutzellen nicht reichlicher gefüllt als die Stränge. Am dichtesten fanden sich aber die Erythrocyten in der Nähe der Trabekeln resp. größerer Gefäße angehäuft. Man gewann den Eindruck, als würde es innerhalb des Trabekelgerüstes zu Blutungen gekommen sein. Das ausgetretene Blut (vgl. Abb. 71) dürfte sich — so schien es — entlang den Gefäßen gegen die Pulpa zu vorschieben, um sich schließlich gegen die umgebende Pulpa zu verlieren. Daß diese Blutungen nicht bloß jüngsten Datums waren, dafür sprach die Tatsache, daß man gerade in den eben besprochenen Stellen oft mächtige Eisenablagerungen (vgl. Abb. 72) zu sehen bekam. Es ist uns mehrmals geglückt — dazu sind natürlich Serienschnitte notwendig — an den Trabekelgefäßen Einrisse der Gefäßwandung zu finden (vgl. Abb. 73); wir glauben so, vielleicht einen Weg aufgedeckt zu haben, auf dem auch das Blut in pathologischer Weise aus den Gefäßen in die Pulpa

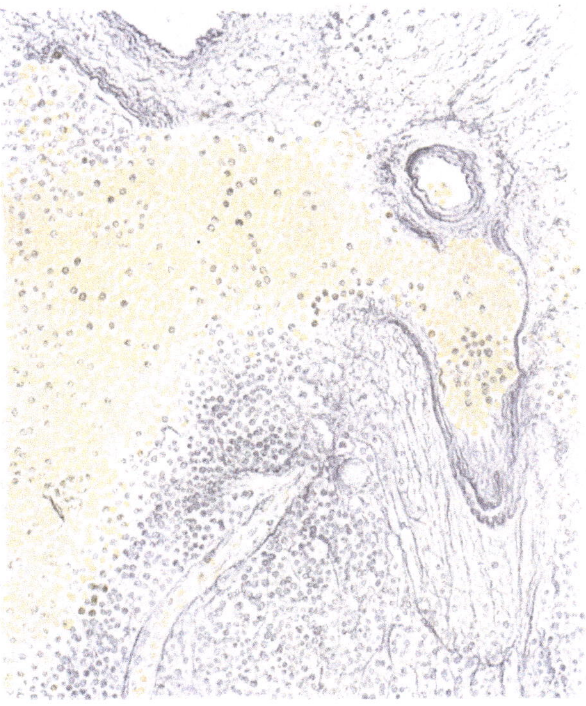

Abb. 73. Schnitt aus der Milz des Falles XXXVI. Man sieht ein beträchtliches intratrabekuläres Hämatom, das durch eine Lücke mit dem trabekulären Gefäßlumen in Kommunikation steht. (Weigertsche Elastikafärbung.)

eindringen kann. Färbt man solche Milzschnitte nach der Original-Mallory-Methode, oder, wie es Banti empfiehlt, nach der Methode von Ribbert (vgl. Abb. 74), dann erkennt man die Fibroadenie noch viel deutlicher. Der eigentümliche Befund an den Billrothschen Strängen erweckte den Gedanken, daß wir es hier mit denselben Veränderungen zu tun haben dürften, wie sie beim Morbus Banti beschrieben wurden. Bei genauerer Betrachtung aber zeigten sich doch gewisse prinzipielle Unterschiede, indem die Fibroadenie nicht so gleichmäßig und diffus ausgebildet erschien, sondern mehr herdförmig war. Auch zeigte sich in der Milz dieses Falles, daß die Fibrose nicht von den Follikeln ausging, wie es Banti als typisch für seine Fälle beschrieben hatte. Nicht einmal um die Zentralarterien war die geringste Massenzunahme von fibrillärem Gewebe zu bemerken (vgl. Abb. 59 und Abb. 60).

Es war selbstverständlich, daß wir auch hier der Beschaffenheit der Gefäße besonderes Augenmerk zugewendet haben. Veränderungen an einzelnen

Trabekelgefäßen wurden bereits erwähnt; um dieselben deutlicher zur Darstellung zu bringen, mußten Schnitte verwendet werden, die nach der Weigertschen Elastikamethode gefärbt waren. An solchen Schnitten fiel noch eine Tatsache auf, nämlich der Reichtum an feinsten Gefäßchen. Unwillkürlich wird man an die Beschreibungen erinnert, die wir von einzelnen Perniciosamilzen gegeben haben. Wir haben dort gesagt, daß sich um einzelne Gefäße das elastische Gewebe mächtig vermehren, und um jedes einzelne Gefäß ein korbartiges Geflecht ausbilden kann, das am Querschnitt wie der Durch-

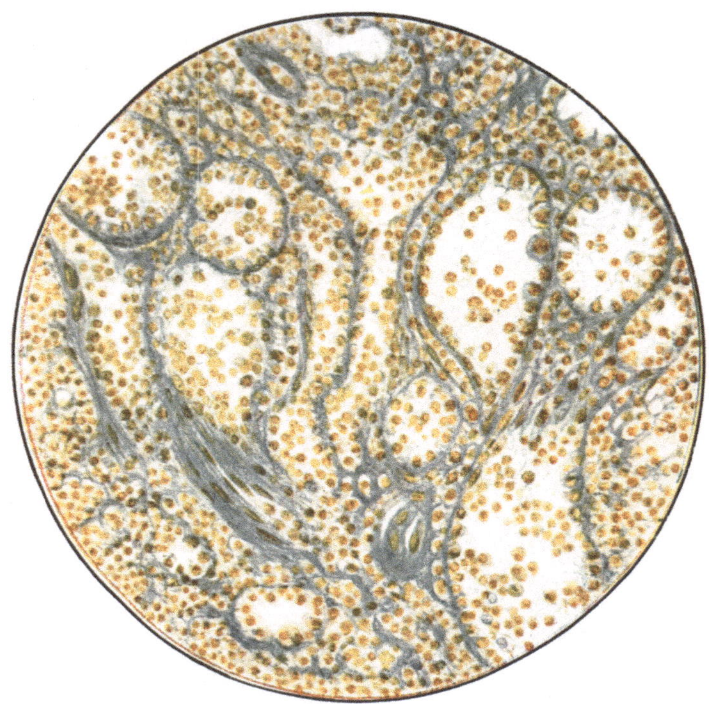

Abb. 74. Schnitt aus der Milz eines Falles von splenomegaler Cirrhose. Die Abbildung stammt aus der Arbeit von Nobel. Ribbertsche Bindegewebsfärbung.

schnitt zahlreicher, nebeneinander gelagerter Gefäßchen sich darbietet (vgl. Abb. 76). Gerade in diesen Lücken waren mehr Erythrocyten zu finden als an anderen Stellen. Unwillkürlich drängte sich hier der Gedanke auf, ob sich nicht aus jenen kleinen Hämatomen, welche sich innerhalb der Trabekeln gebildet haben, Gänge entwickelten, die von elastischen Fasern begleitet werden und allmählich den Charakter kleinster Gefäße annehmen, und das Blut aus den größeren Gefäßen in die Pulpa überführen können. Aber auch sonst sind die Gefäße in solchen Milzen, die einer hypertrophischen Lebercirrhose entstammen, durchaus nicht normal gebaut. Gerade an Schnitten, die nach der Elastika-Methode gefärbt waren, ließ sich leicht feststellen, daß endarteritische Wucherungen größerer Gefäße nicht zu den Seltenheiten gehören. Aber auch an den feineren, vielleicht den Zentralarterien entsprechenden Gefäßen, waren vielfach schwere Veränderungen zu konstatieren; jedenfalls muß man sagen, daß sich in solchen Milzen sicherlich schwere Gefäßschädigungen abgespielt haben.

Färbte man Schnitte der Milz auf Eisenpigment, so war folgendes zu sehen. Wendete man nur die einfache Perlssche Methode an, bei der der Schnitt direkt in Ferrocyankali und dann in Salzsäure kommt, so zeigte sich eine Eisenablagerung nur in den früher erwähnten Hämatomen in der Nähe von Trabekulargefäßen. Es konnte sich dabei manchmal ein ganz eigentümliches Bild in der Weise darbieten, daß die Elastika der Gefäße, die mitten durch ein Hämatom zog, intensiv blaue Verfärbung angenommen hatte (vgl. Abb. 72). Auch war manchmal die nächste Nachbarschaft dunkelblau tingiert, so daß man

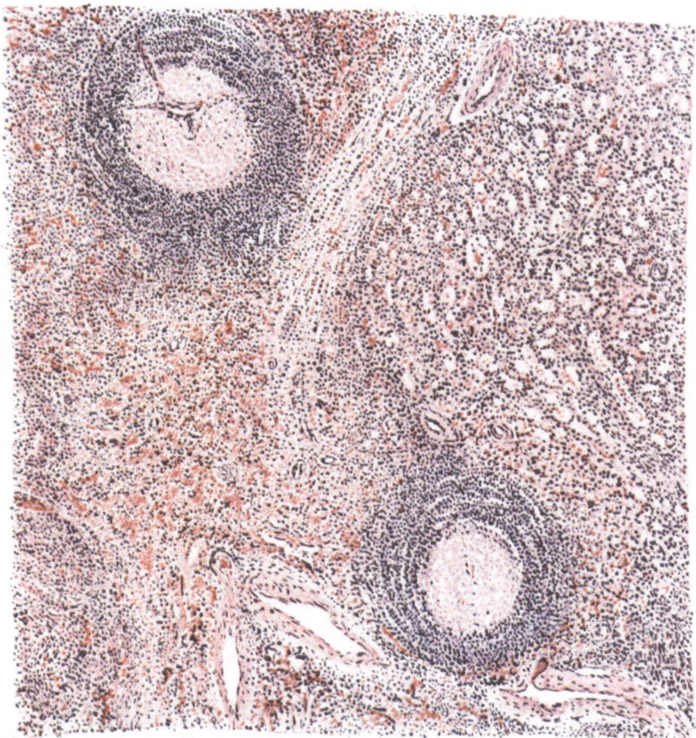

Abb. 75. Der Schnitt stammt aus der Milz des Falles XXXVI. Man sieht, abgesehen von der Blutung innerhalb des Trabekels Fibroadenie der roten Pulpa. Die Follikeln, die auch Keimzentren zeigen, lassen keinerlei Zeichen von Fibroadenie erkennen. (Dominici-Färbung.)

schon makroskopisch diese Stelle als ein stecknadelkopfgroßes blaues Fleckchen erkannte. Sonst war aber ein solcher Schnitt anscheinend eisenfrei. Wurden aber die Schnitte nach der Turnbullblaumethode behandelt, so fand man ziemlich reichlich Eisen. Nunmehr erschienen blau gefärbt, also eisenhaltig, viele Stabzellen, sowie manche Retikulumfasern resp. -zellen. Von einem solchen Eisenreichtum aber, wie er bei den hämolytischen Ikterusfällen erwähnt wurde, konnte hier sicher nicht die Rede sein.

Im Anschluß an die histologischen Verhältnisse der Milz wäre noch zu erwähnen, daß sich gerade in diesem Falle von hypertrophischer Lebercirrhose die Kupfferzellen außerordentlich eisenhaltig zeigten und vielfach Trümmer von Erythrocyten enthielten, also Bilder darboten, wie wir sie beim hämolytischen Ikterus beschrieben haben. Die eigentlichen Leberzellen waren eisenfrei, zum mindesten sehr eisenarm. Von sonstigen Organen, in denen wir auch eine

starke Eisenreaktion nachweisen konnten, müssen noch einzelne Darmabschnitte
und vor allem die Niere erwähnt werden. In den Lymphdrüsen des Retro-
peritoneums, die sich am Querschnitt ikterisch tingiert zeigten, ließ sich ebenfalls Eisenpigment nachweisen.

Im Knochenmarke waren histologisch ganz ähnliche Bilder zu sehen,
wie wir sie beim hämolytischen Ikterus beschrieben haben.

Die Leber ist auch nach meiner Gallenkapillarmethode gefärbt worden. Im
Prinzip haben wir hier dasselbe gefunden, was wir bereits in einem früheren

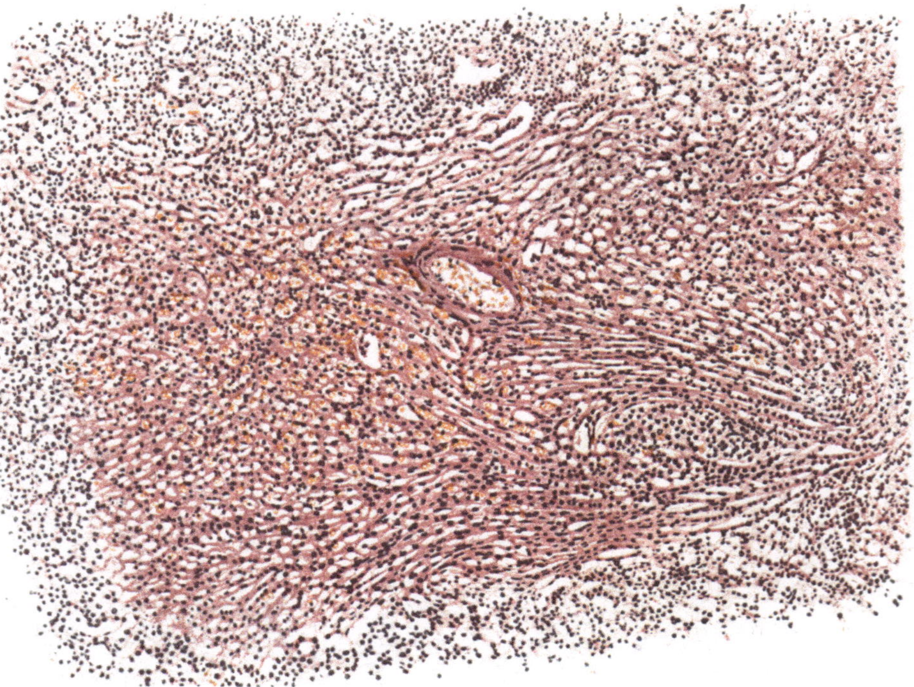

Abb. 76. Der Schnitt stammt aus der Milz des Falles XXXVI. Der Trabekel ist erfüllt von
zahlreichen quer getroffenen Hohlräumen, in deren Lumen sich Erythrocyten nachweisen
lassen. (Hämatoxylin-Eosinfärbung.)

Unterabschnitte erwähnten, also erweiterte Gallenkapillaren, zum Teil erfüllt mit
jenen Thrombenmassen, wie ich sie beim Menschen in der Phosphorleber oder
im Tierexperiment ganz besonders schön bei der Toluylendiaminintoxikation
beschrieben habe. Daneben boten sich, ebenfalls wie bei Phosphorvergiftung,
eingerissene Gallenkapillaren, so daß an der Tatsache nicht zu zweifeln war,
daß es auch hier zu einem Übertritt von Galle in die allgemeine Zirkulation
analog wie beim mechanischen Stauungsikterus kommen mußte.

c) **Die ersten Splenektomien bei hypertrophischer Lebercirrhose.** Überblickt
man den eben beschriebenen Fall in allen seinen Eigentümlichkeiten, so drängen
sich mehrere Tatsachen auf, einen Vergleich mit dem hämolytischen Ikterus
splenogenen Ursprunges anzustellen. Ganz abgesehen von den Veränderungen
in der Leber, — wir erwähnen vor allem die Thrombenbildung in den Gallenkapillaren, dann die starke Eisenreaktion der Kupfferzellen —, dem roten
Knochenmark mit den eigentümlichen Veränderungen, die für eine erhöhte
Knochenmarkstätigkeit sprachen, zeigten sich auch in der Milz Bilder, die teils

an das Verhalten der echten Bantimilz (allerdings nur in der roten Pulpa), teils
an den hämolytischen Ikterus (zirkumskripte Blutungen aus gerissenen Gefäßen,
sowie Eisenreaktion der Stabzellen und Retikulumfasern) erinnerten. Wenn man
außerdem berücksichtigt, daß auch die Schätzung des Gallenfarbstoffes im
Duodenalinhalte objektive Anhaltspunkte für einen vermehrten Hämatinzerfall
gab, so haben wir tatsächlich eine Menge Symptome vor uns, die teils an den
Morbus Banti, teils an den hämolytischen Ikterus erinnern. Nicht unerwähnt
soll auch der Eisengehalt der Niere und des Darmes bleiben, ein Moment,
das wir ebenfalls bei den hämolytischen Fällen oft zu sehen Gelegenheit
hatten. **Alle diese Erwägungen ließen den Gedanken aufkommen,
auch bei der hypertrophischen Lebercirrhose die Splenektomie zu
versuchen.** Ich glaubte mich dazu um so mehr berechtigt, als ich aus dem
Studium der gesamten Bantiliteratur die Überzeugung gewonnen hatte, daß
manches, was hier als Banti beschrieben wurde, gar nichts anderes war, als
ein mehr oder weniger typischer Fall von Hanotscher Cirrhose.

Der erste Fall von hypertrophischer Lebercirrhose, bei dem ich die
Splenektomie wagte, bot folgende Krankengeschichte:

Fall XXXVII. Die 28 Jahre alte Patientin fühlte sich bis zum Beginn ihrer Erkrankung
stets wohl. Vor 10 Jahren begann ihr gegenwärtiges Leiden. Im Anschluß an eine Magendarm-
störung, die sie sich vielleicht im Anschluß an den Genuß von einer schlecht schmeckenden
Wurst zugezogen hatte, kam es zu Fieber und starken Leibschmerzen. Der Leib schwoll
an und es trat starker Ikterus hinzu. Die Patientin erbrach auch und fühlte sich schwer
krank. Im weiteren Verlaufe hielt die Gelbsucht an und auch die Leibschmerzen nahmen
an Intensität nicht ab. Nach ungefähr zwei Monaten, in dieser Zeit hatte die Gelbsucht
etwas abgenommen, kam es wieder zu einer Schmerzattacke und gleichzeitig nahm
der Ikterus an Intensität zu. Jetzt trat als neues Symptom noch Hautjucken hinzu.
Man riet der Patientin, weil sich ihr Zustand nicht bessern wollte, eine Gallenstein-
operation bei Kehr in Halberstadt an. Sie fuhr aber nach Karlsbad, wo es ihr tatsächlich viel besser ging, soweit man das aus der Intensität des Ikterus und der Leibschmerzen und nach dem Hautjucken beurteilen konnte. Hier wurde der Patientin zum
erstenmal gesagt, daß sie auch eine große Milz habe. Die folgenden 3 Jahre fühlte sich
die Patientin viel wohler; nur kam es hie und da zu leichten Schmerzen in der Gallenblasengegend. Anläßlich eines heftigeren Anfalles ließ sie wieder einen Arzt rufen,
der einen großen Milztumor konstatierte. Man riet der Frau eine Röntgenbehandlung. Sie ließ sich die Milz 20 mal bestrahlen, aber der Tumor wurde nicht kleiner;
der Ikterus, der unverändert gleich intensiv war, bestand weiter. Ein Jahr später
machte die Patientin einen Typhus durch. Dabei hielt die Gelbsucht unverändert
an. Wegen des Milztumors und auch wegen der Gelbsucht konsultierte die Patientin
viele Ärzte. Man behandelte sie teils mit Ölkuren, teils mit Atoxyl; auch bekam sie,
obwohl man ihr sagte, daß sie „keinen positiven Wassermann" habe, Salvarsan. Tatsächlich fühlte sie sich nachher kräftiger. Weder an der Gelbsucht, noch an der Größe
der Milz hatte sich aber etwas geändert. Seit einem Jahr leidet die Patientin an häufigen
Anfällen von sehr heftigen Schmerzen in der Gegend unter dem rechten Rippenbogen.
Oft, alle 10—14 Tage, manchmal gleichzeitig mit Beginn der Menses, verspürte Patientin
einen leichten Schüttelfrost und das Einsetzen von Schmerzen, die bis in den Rücken ausstrahlten. Seit kurzer Zeit kommt es auch zu Temperatursteigerung (oft bis 39° C); Fieber und
Schmerz lösen sich ungefähr nach 3—4 Stunden; dabei kann es auch manchmal zu Schweißausbruch kommen. Im Anschluß an einen solchen Anfall fühlte sich Patientin immer
schlechter; auch will sie bemerkt haben, daß unmittelbar nach einer solchen Attacke der
Ikterus an Intensität eher zunahm. Ungefähr seit derselben Zeit, seitdem die Patientin
an diesen gehäuften Koliken litt, empfindet sie einen sehr quälenden Juckreiz an der
ganzen Haut; derselbe tritt besonders nachts intensiv auf, so daß sie seit vielen Monaten
an Schlaflosigkeit leidet. Sie ist daher stark abgemagert. Wenn Patientin keine
Schmerzen hatte, war sie bei gutem Appetit. Sie konnte aber nie viel essen, weil sie
bald nach Genuß von etwas mehr Nahrung ein sehr lästiges Gefühl von Völle im Abdomen
empfand. Sie hat nie Alkohol zu sich genommen.

Die ziemlich grazil gebaute Frau zeigte einen sehr starken Ikterus. Die Haut fühlt
sich trocken an; sie ist an den Händen, Füßen und vor allem an den Unterschenkeln
stark verdickt (die dermatologische Diagnose lautete: chronische Dermatitis infolge
zahlreicher Kratzeffekte). Auch sonst sah man am ganzen Körper zahlreiche Borken und
Krusten. Darauf dürften auch kleine harte Drüsen in der Axilla und in Inguinis zurück-

zuführen sein. Lungen und Herz normal; Puls 80 bis 90; Abdomen etwas aufgetrieben. Im Bereich der Milz Residuen einer alten Röntgendermatitis. Keine erweiterte Hautvenen. Die Leber reichte palpatorisch sowohl in der Achsel- als auch der Mittellinie 10 cm unter den Rippenbogen. Die Oberfläche fühlte sich glatt an. Sie war etwas druckempfindlich, ihr Rand stumpf. Nach links ging die Leber perkutorisch in die Milzdämpfung über. Die Milz reichte als Dämpfung hoch hinauf, nach unten zu fast bis in die Fossa iliaca, gegen die Mitte bis zum Nabel. Die respiratorische Verschieblichkeit von Leber und Milz war entsprechend; nirgends war Reiben zu fühlen. Auch die Milz zeigte sich bei der Palpation etwas druckempfindlich. Kein Ascites. Rektum normal. Genitale virginell. Im Harn sehr viel Urobilin und Urobilinogen, Bilirubin nur unmittelbar nach einem Kolikanfall. Blutbefund: 3,34 Mill. Erythrocyten, 65 % Sahli, 4530 Leukocyten. Diff.: 48 % polyn. Neutr., 1,5 % Eosin., 14 % Mononukl., 36 % Lymphocyten, 0,5 % Mastzellen. Histologisch: deutliche Anisocytose, vereinzelte polychromatische Elemente, punktierte rote Blutkörperchen, keine kernhaltigen Elemente. Blutplättchen in normaler Menge. Resistenz 0,48—0,28, im deplasmierten 0,48—0,32. Im Stuhl, der eher heller aussah, 0,17 g Urobilin. Der Duodenalsaft ist intensiv dunkel gefärbt, zum mindesten dunkler als unter normalen Umständen. Magenazidität: 57 Gesamtazid., 40 freie HCl. Wir hatten mehrmals Gelegenheit solche „Gallensteinanfälle" zu verfolgen. Während sonst die Temperatur stets unter 37° C lag, erhob sie sich während einer solchen Kolik fast jedesmal auf 38,9—39,5°. Die Patientin, die sich unter den Schmerzen wälzte, empfand jede Berührung der Gallenblasengegend als intensiven Schmerz.

Auf Grund der meisten Symptome war es gerechtfertigt, eine hypertrophische Lebercirrhose anzunehmen. Wenn uns diese Anfälle nicht schon vorher bekannt gewesen wären, hätten wir wahrscheinlich auch an eine Kombination mit Cholelithiasis gedacht. Das Schwergewicht legten wir diagnostisch auf die große Milz und den Farbstoffbefund im Duodenalsaft. Da die Patientin gegen ihre Schmerzen und vor allem gegen das Hautjucken Abhilfe wünschte, und die gewöhnlichen Medikamente zu keinem Erfolge führten, empfahlen wir der Frau die Splenektomie. Zur Charakterisierung der in diesem Falle scheinbar vorliegenden Gallensteinkoliken sei erwähnt, daß auch hier der Chirurg in die Splenektomie nur unter der Bedingung einwilligte, daß er sich bei der Laparotomie zuerst von der Beschaffenheit der Gallenwege überzeugt hatte. Nur dann, wenn er hier keine Steine finde, wolle er zur Splenektomie schreiten. So ähnlich war das Krankheitsbild einer typischen Cholelithiasis.

Nachdem das Peritoneum eröffnet war, wurden zunächst die Gallenwege visitiert. Steine, irgendwelche Verwachsungen oder entzündliche Veränderungen wurden nicht gefunden. Dagegen zeigte die Oberfläche der Leber, soweit man sie sehen konnte, die typischen Veränderungen der „atrophischen" Cirrhose. Die Splenektomie stieß auf keine großen Schwierigkeiten. Die exstirpierte Milz wog 920 g. Bereits am 8. Tage nach der Operation konnte die Patientin an unsere Klinik zurück transferiert werden. Schon am 3. Tage nach der Operation erzählte Patientin spontan, daß das Hautjucken aufgehört habe. Der Harn war nicht mehr so dunkel. Die ikterische Verfärbung der Haut nahm in den ersten Tagen nach der Operation etwas zu, um dann allmählich von Tag zu Tag geringer zu werden. Nach ca. 4 Wochen hatte die Patientin eine rosige Hautfarbe. Auch an den Skleren war nur mehr ganz geringe Gelbfärbung zu bemerken. Der Harn war blaß und enthielt nur Spuren von Urobilinogen. Beim Austritt aus der Klinik war auch dieses vollkommen verschwunden. Das Hautjucken hatte sich nicht mehr eingestellt. Die Patientin verließ ca. 4 Monate nach der Operation die Klinik; während dieser Zeit hatte die Patientin nicht einen einzigen Schmerzanfall. Die Leber wurde viel kleiner; als die Patientin in ihre Heimat zurückkehrte, überschritt die Leber den Rippenbogen nur mehr um 2 cm. Dabei hat die Patientin um 4 Kilo an Gewicht zugenommen. Ungefähr ein Jahr später haben wir von ihr die Nachricht bekommen, daß sie sich sehr wohl fühle und arbeitsfähig sei. Die Patientin stammte aus Russisch Polen; seit Kriegsbeginn habe ich von ihr nichts mehr gehört.

Die histologische Untersuchung der Milz zeigte ganz dieselben Veränderungen wie beim ersten Fall: typische Fibroadenie, aber ohne Beteiligung der Follikeln, soweit solche überhaupt vorhanden waren; an zahlreichen Stellen Ansammlungen von Blut und Eisenpigment.

Die Operation hatte der Patientin sicherlich großen Nutzen gebracht. Denn nicht nur der Ikterus war kaum angedeutet, auch die große Leber war kleiner geworden; vor allem aber waren die subjektiven Beschwerden, wie Hautjucken und die eigentümlichen „Gallensteinkoliken" verschwunden. Wir haben die Leber funktionell vor der Operation und nachher untersucht; ein wesentlicher Unterschied hat sich nicht gezeigt; allerdings war eine schwere Schädigung der Leber vorher auch nicht zu konstatieren. Auch an der Resistenz der roten Blutkörperchen war keine wesentliche Änderung zu bemerken: 0,46—0,28.

Bevor ich in die Besprechung der Fälle und der Operationsresultate eingehe, möchte ich noch einige Fälle von hypertrophischer Lebercirrhose vorführen, bei denen ebenfalls die Splenektomie durchgeführt wurde:

Fall XXXVIII. 45 jähriger Arzt aus Bosnien; Familienanamnese ohne Belang. Einmal eine leichte Erkrankung an Morbillen, dann später Skrofulose und Otitis supurativa. Im 21. Lebensjahr Hämoptoe; 2 mal Gonorrhöe, keine Lues. Wassermann mehrmals negativ. In der Jugend häufige Darmbeschwerden (Diarrhöen), angeblich wegen unzweckmäßiger Ernährung. Alkohol wurde nur in sehr geringen Quantitäten genossen. Vor 8 Jahren entwickelte sich ziemlich rasch, ohne direkte Veranlassung, ein starker Ikterus. Gleichzeitig war auch die Milz als deutlich tastbarer Tumor zu palpieren. Patient unterzog sich einer vierwöchentlichen Karlsbader Kur; der Erfolg war ein negativer. Dabei starkes Jucken, wodurch die Nachtruhe gestört wurde; außerdem allgemeine Nervosität. Der Patient beobachtete sich in der Folge sehr genau und konnte bemerken, wie der Milztumor allmählich an Größe zunahm. Auch stellte sich nach und nach eine Intoleranz gegen Fette, insbesonders gegen Milch ein. Er inklinierte zu Diarrhöen; in diesen Zeiten kam es zu Entleerungen von schleimigen, manchmal auch blutig tingierten Stühlen, dabei starker Tenesmus. Der Ikterus hatte in der Folge nicht abgenommen, im Gegenteil, er ist eher stärker geworden. In den letzten Jahren war der Mann nicht mehr imstande, seinen Pflichten als Arzt, die allerdings sehr anstrengend waren, nachzukommen. Er empfand häufig Herzklopfen, Schwächegefühl und erlitt einmal auch eine leichte Bewußtseinsstörung. Das Jucken der Haut hat in den letzten Jahren etwas nachgelassen, es tritt jetzt nur zeitweilig auf, und verschwindet oft rasch, wenn der Patient mehrere Tage hindurch etwas Kalomel nimmt[1]). Während der Periode der Gelbsucht hatte er nur zweimal Fieber, und zwar im Anschluß an Diätfehler; der Harn war immer dunkel; der Stuhl war nur einmal acholisch, sonst ist er immer gefärbt. Seit einigen Monaten leichte Zahnfleischblutungen, sowie kleinere und größere Petechien an den Unterschenkeln, ebenso Nasenbluten. Die Milz wurde zweimal durch längere Zeit mit Röntgen bestrahlt; ein wesentlicher Einfluß auf Milzgröße oder den Ikterus war nicht zu bemerken.

Der Patient war sehr herabgekommen, die Haut stark ikterisch, trocken; an vielen Stellen fanden sich teils frische, teils ältere Hautblutungen; die sichtbaren Schleimhäute waren auffallend anämisch; Puls 74, rhythmisch. Am Herzen und an den Lungen nichts Atypisches. Abdomen deutlich vorgewölbt, besonders auf der linken Seite. Keine sichtbaren Hautvenen. Die Milz, die hoch hinaufreicht, erstreckte sich in der mittleren Axillarlinie bis zum Darmbeinkamm; die Leber, die plump, glatt und hart anzufühlen war, reichte in der M.L. fast bis ins Nabelniveau. Milz und Leber deutlich respiratorisch verschieblich. Keine Lymphdrüsenschwellungen. Im Harn relativ viel Bilirubin neben beträchtlichen Mengen von Urobilin und Urobilinogen. In den Fäzes, die normal tingiert erschienen, 0,3 g Urobilinogen. Die Magenaziditätswerte waren: Gesamtazidität 30%, freie HCl 18%. Die Untersuchung des Blutes ergab: 3,6 Mill. Erythrocyten, 70% Sahli, 4300 Leukocyten, sehr wenig Blutplättchen; im gefärbten Präparate deutliche Anisocytose und einige polychromatische Elemente. Resistenz 0,48—0,30. Der Duodenalsaft war intensiv dunkel gefärbt; in ihm fanden sich mikroskopisch einzelne Gebilde, die an die von mir beschriebenen Gallenthromben erinnerten.

---

[1]) Ich habe mich öfter davon überzeugen können, daß das beste Mittel gegen das lästige Hautjucken bei Leberkrankheiten das Kalomel ist. Wir gaben dreimal tägl. 0,03 Kalomel. Bei sorgfältiger Zahnpflege kann man das durch mehrere Tage hindurch fortsetzen und nach einiger Zeit wiederholen.

Der Mann wurde der Splenektomie unterzogen [1]). Bei der Herausnahme der Milz wurde ein großes Gefäß verletzt, so daß es zu einer starken Blutung kam. Die Leberoberfläche bot das Bild einer atrophischen Cirrhose. Der Wundverlauf war im ganzen normal; die exstirpierte Milz wog 1000 g. Zwei Tage nach der Operation kam es zu einer abendlichen Steigerung der Temperatur bis 39⁰. Auch in der Folge zeigten sich fast allabendlich durch fast 3 Wochen Temperatursteigerungen bis gegen 38,5⁰. Als erstes Zeichen der eintretenden Besserung ist die Angabe notiert worden, daß das Zahnfleisch nicht mehr blutete. Auch war der Harn nicht mehr so dunkel gefärbt und enthielt aber noch etwas Bilirubin, aber kein Urobilinogen mehr. Im Laufe von 5—6 Wochen hatte die ikterische Verfärbung nachgelassen und war nach ca. 8 Wochen kaum mehr zu konstatieren. Die Leber war beim Austritt aus der Klinik, ca. 8 Wochen nach der Operation, viel kleiner als vorher. Die Erythrocytenzahl stieg allmählich auf 5,6 Mill., der Sahliwert auf fast 90 %. Die Zahl der Blutplättchen hat nach der Operation rasch zugenommen. Nach Jahresfrist berichtete mir der Patient, daß er seiner gewohnten anstrengenden Tätigkeit als Landarzt in einer gebirgigen Gegend wieder nachkommen könne. Er hatte um mehrere Kilo zugenommen.

$1\frac{1}{2}$ Jahre nach der Operation ist der Patient, während er als Arzt beschäftigt war, plötzlich zusammengestürzt und war tot.

Auch in diesem Falle konnten wir sehen, wie infolge des operativen Eingriffes nicht nur der Ikterus zum Schwinden gebracht wurde, sondern auch die Leber kleiner geworden war; vor allem kam es aber auch zu einer wesentlichen Besserung des Gesamtzustandes.

Die mikroskopische Untersuchung der Milz ergab dieselben Strukturveränderungen, wie in den beiden ersterwähnten Fällen.

Der Fall bot uns Gelegenheit, einige Stoffwechselversuche vor und nach der Splenektomie anzustellen. In Analogie zu unseren Beobachtungen beim hämolytischen Ikterus war es wünschenswert, auch bei der hypertrophischen Lebercirrhose die Stickstoffbilanz festzustellen. Auch hier wurde die Kalorienzufuhr so eingerichtet, daß der Patient etwa 40—50 Kalorien pro die bekam.

Vor der Splenektomie				8 Wochen nach der Splenektomie			
	N-Ein-nahme	N-Ausscheidung			N-Ein-nahme	N-Ausscheidung	
		Harn-N	Kot-N			Harn-N	Kot-N
1. Tag . . .	14,8	12,22		1. Tag . . .	13,4	12,32	
2. „ . . .	16,7	13,32		2. „ . . .	15,6	12,48	
3. „ . . .	14,34	14,08		3. „ . . .	13,8	12,98	
4. „ . . .	15,7	12,98	10,78 g N	4. „ . . .	14,02	13,21	12,12 g N
5. „ . . .	14,78	14,37		5. „ . . .	12,99	10,99	
6. „ . . .	14,38	14,20		6. „ . . .	14,10	12,89	
7. „ . . .	15,07	12,38		7. „ . . .	14,99	13,91	
8. „ . . .	33,96	14,20		8. „ . . .	14,60	12,98	
Sa.	118,73	107,75	10,78	Sa.	113,50	101,56	12,12

Bilanz: 118,73 + 0,10 = 107,75 + 10,78   Bilanz: 113,5 + 0,18 = 101,56 + 12,12
  0,10 × 6,25 = **0,625 g Eiweißansatz**   0,18 × 6,25 = **1,125 g Eiweißansatz**

---

[1]) Der Patient, um den es sich hier handelte, betraf denselben Fall, über den auch Türck in seinem Berliner Vortrage sprach (Berl. klin. Wochenschr. 1914 Nr. 8). Er sagt an dieser Stelle:

„Den einen seiner (sc. Eppinger) Fälle, einen Kollegen, habe ich vor der Operation selbst untersucht und habe ihm, damals noch in Unkenntnis von Eppingers Gedankengängen, eher abgeraten, sich operieren zu lassen, da ich das für ein gefährliches Experiment mit ganz unsicherem Erfolge hielt. Aber der Mann mußte arbeiten, wagte den Schritt und hat es nicht zu bereuen."

Das Ergebnis dieser Untersuchungen läßt sich dahin zusammenfassen, daß vor der Splenektomie kein Stickstoffverlust bestanden hat und daß sich überhaupt kein wesentlicher Unterschied zwischen der Stickstoffausscheidung vor und nach der Operation feststellen ließ. Um so auffallender ist ein Unterschied zu bemerken, wenn man die endogene Harnsäure analysiert:

	Gesamt-N	Harnsäure-N	Urobilin im Stuhl
Vor der Splenek- tomie	9,89 10,78 10,76 9,87	0,98 1,376 0,876 1,008	— — 0,37 0,401
Nach der Splenek- tomie (11 Wochen)	9.973 10,297 9.310 10.276	0,301 0,263 0,318 0,229	0,107 — — 0,161

Schließlich bot sich uns die Gelegenheit, an demselben Patienten auch den Eisenstoffwechsel vor und nach der Splenektomie zu verfolgen. Bezüglich Technik der Versuchsanordnung verweisen wir auf die Arbeit von Bayer.

Durchschnittliche Eisenausfuhr in mg pro Kilo Körpergewicht

	Fe-Gehalt im Urin	Gesamt-Fe- Ausfuhr	Versuchs- dauer
Vor der Splenektomie	0,117	0,179	7 Tage
Nach der Splenektomie (10 Wochen)	0,321	0,391	6 Tage

Fassen wir die Beobachtungen zusammen und vergleichen wir die Resultate, die wir bei der hypertrophischen Lebercirrhose gemacht haben mit jenen, die wir beim hämolytischen Ikterus feststellen konnten, so läßt sich sagen: bei der hypertrophischen Lebercirrhose haben wir keine Eiweißeinbuße vor der Exstirpation beobachten können, insofern würde sich also ein Unterschied gegenüber dem hämolytischen Ikterus zeigen. Bezüglich der endogenen Harnsäure aber und des Eisenstoffwechsels gelten im Prinzip dieselben Regeln, die wir bei fast allen Splenektomien feststellen konnten.

Die Krankengeschichte des 3. Falles ist mir in liebenswürdiger Weise von Herrn Prof. Brauer (Hamburg-Eppendorf) überlassen worden, der mit meinem Wissen in einem Fall von hypertrophischer Lebercirrhose die Splenektomie durchführen ließ.

Fall XXXIX. Es handelt sich um einen 30jährigen Arbeiter, der vor ca. 3 Jahren mit Gelbfärbung der Haut, Hautjucken und gelegentlichen Durchfällen erkrankt ist. Die Gelbsucht trat etwas zurück, um nach einem halben Jahr wieder aufzutreten, diesmal gepaart mit starker Müdigkeit und Anämie. Er war damals und so auch im folgenden Jahr mit der Diagnose Hanotsche Cirrhose auf der Abteilung Brauer. 5 Tage bevor der Patient neuerdings auf die Abteilung gebracht wurde, erkrankte er ziemlich unvermittelt während der Arbeit. Die Gelbsucht hatte in den letzten Tagen zugenommen, dabei fühlte sich der Patient sehr müde, schwach und klagte über starke Schmerzen im Leib. Der Patient wurde in bewußtlosem Zustand in das Krankenhaus geliefert. In früheren Jahren hatte er etwas Alkohol zu sich genommen, seit 2 Jahren aber keinen mehr. Bei der letzten Aufnahme auf die Abteilung lag der Patient im Koma; Hautreflexe fast fehlend, sehr starker

Ikterus, Zahnfleischblutungen. Die Leber reichte bis ins Nabelniveau; ihr linker Lappen verschwand unter dem linken Rippenbogen. Die Milz war als ein ziemlich großer derber Tumor, der ebenfalls bis in die Nähe des Nabels reichte, zu tasten. Im Abdomen eine Spur Ascites. Keine erweiterten Hautvenen. Harn dunkelbraun, enthielt viel Gallenfarbstoff und Urobilin. Fäzes dunkel gefärbt. Auf der Höhe des Komas 72 Pulse. Es gelang durch Kochsalzinfusionen, den Patienten aus dem Koma zu bringen, so daß er nach ca. 2 Tagen wieder über seine Lage orientiert war; von nun an erholte er sich wieder sehr rasch. In dem Maße als es ihm besser ging, vergrößerte sich wieder die Leber, desgleichen die Milz. Die früher während des Koma subnormale Temperatur hatte sich gehoben. Im Blute fanden sich ca. 5 Mill. Erythrocyten, 95 % Sahli, 8000 Leukocyten. Die weißen Blutkörperchen fielen im Laufe von 8 Tagen auf 7400 und schließlich auf 5000. Der Patient bot in der Folge ein ziemlich unverändertes Bild, das ungefähr dem entsprach, wie es während der beiden ersten Aufenthalte auf der Abteilung erhoben wurde. Das einzige Pathologische war, abgesehen von der Milzvergrößerung, der Leberschwellung und dem Ikterus, Nasenbluten.

Der Patient ist der Splenektomie zugeführt worden und hatte sich im Anschluß an die Operation im Laufe eines halben Jahres ebenfalls außerordentlich erholt; vor allem war die Gelbsucht verschwunden, ebenso das Urobilin aus dem Harne. Nähere Details sind mir nicht bekannt.

Die Milz wurde mir behufs histologischer Untersuchung zur Verfügung gestellt. Eine genauere Beschreibung derselben würde nur eine Wiederholung des schon Gesagten bedeuten. Ein Stückchen Leber wurde exzidiert und bot histologisch das typische Bild einer „Laennecschen Cirrhose".

Als Repräsentanten der typischen hypertrophischen Cirrhose, wo auch die Splenektomie durchgeführt wurde, möchte ich noch zwei Fälle anführen:

Fall XL. Ein 26jähriger Schneidergehilfe, der als Knabe nur eine akute Infektionskrankheit durchgemacht hatte, die mit Exanthem einherging, akquirierte mit 16 Jahren einen akuten, 7 Wochen dauernden Magenkatarrh. Er lag in einem Provinzspital und man diagnostizierte dort eine vergrößerte Leber mit leichter Gelbsucht. Seither litt der Patient vielfach an Magen- und Darmbeschwerden; häufig dünnflüssiger, dunkelgefärbter Stuhl. Im 21. Lebensjahre wurde die bis dahin nur ganz geringe Gelbsucht wieder stärker, dabei verspürte Pat. große Müdigkeit in den Füßen. Gleichzeitig mit dem Stärkerwerden des Ikterus traten auch Koliken auf. Die Schmerzen, die oft plötzlich einsetzten, lokalisierte er unter den rechten Rippenbogen. Manchmal bestand auch leichtes Fieber. Seit diesen ersten Attacken, die oft mit einer Verstärkung des Ikterus einhergingen, wiederholten sich die Anfälle öfter. Dabei bestand immer Inappetenz. Vor 3 Jahren lag er wegen seiner Beschwerden 3 Monate hindurch in einem Wiener Krankenhaus. Der Krankengeschichte, die uns zur Verfügung gestellt wurde, war zu entnehmen, daß schon damals Milz- und Lebervergrößerung bestanden hatten. Der Ikterus war ein sehr intensiver; man konstatierte während des Spitalaufenthaltes mehrere „Gallensteinkoliken". Die Diagnose lautete Cholelithiasis. Er wurde deswegen zweimal nach Karlsbad geschickt. Diese Kuren blieben jedoch ohne Erfolg. 14 Tage vor der Aufnahme auf unsere Klinik riet ihm sein Arzt, sich wegen der Gallensteine operieren zu lassen. Der Patient, der von kräftigem Knochenbau war, aber hochgradig abgemagert erschien, war bei der Aufnahme intensiv ikterisch, daneben auch blaß. Am ganzen Körper, besonders aber an den unteren Extremitäten sah man zahlreiche Kratzeffekte. Keine systematischen Lymphdrüsenschwellungen. Thoraxbefund normal. Abdomen etwas vorgewölbt. Die Leber reichte palpatorisch 4 Querfinger unter den Rippenbogen herab, der linke Lappen nach links bis zur M.L. Die Leber fühlte sich hart und stumpfrandig an. In der Gallenblasengegend war eine Inzisur zu fühlen. Die Milz war stark vergrößert und reichte 3 Querfinger über den Rippenbogen. Kein Ascites, keine Venektasien. Im Harn viel Urobilin und Urobilinogen, aber auch Gallenfarbstoff. Die Bestimmung der Magenwerte ergab: Gesamtazidität 34, freie HCl 22; röntgenologisch zeigte sich der Magen stark nach rechts verdrängt, Wassermannsche Reaktion negativ. Blut: 4,6 Mill. Erythrocyten, 80% Sahli, 2700 Leukocyten; im gefärbten Präparate leichte Anisocytose, sonst keine pathologischen Bestandteile. Resistenz normal. Im Stuhl, der sehr blaß aussah, 0,06 g Urobilin. Der Duodenalsaft war außerordentlich dunkel gefärbt, mikroskopisch zeigten sich in ihm vereinzelte Gallenthromben. Die Galle war zähflüssig. Wegen des starken Hautjuckens und der Koliken drängte der Patient zu einer operativen Abhilfe.

Wir schlugen ihm die Splenektomie vor, in die er einwilligte und die leicht durchführbar war. Die exstirpierte Milz wog 1100 g. Die Leber zeigte sich während der Operation schwer cirrhotisch verändert. Schon in relativ kurzer Zeit blaßte der Ikterus ab; auch in diesem Falle war ein Schwinden des Pruritus nach 4 Tagen zu konstatieren. Der Patient hatte nach der Operation im Laufe von 3 Monaten 10 Kilo zugenommen. Nach 8 Wochen war der Ikterus fast vollkommen geschwunden. Die Leber erschien palpatorisch kleiner. Die histologische Untersuchung der Milz ließ dieselben Veränderungen erkennen, wie in den 3 erwähnten Fällen.

Zirka 2 Jahre nach der Splenektomie kam er wieder an die Klinik; es hatte sich, angeblich nach einer Wurstvergiftung, neuerlich Ikterus eingestellt; sonst fühlte er sich aber ziemlich wohl.

Schließlich möchte ich noch einen Fall vorbringen, der mir beachtenswert erscheint:

Fall XLI. Die nunmehr 53jährige Frau kommt aus Rußland, sie hatte 10 normale Partus überstanden und stand seit 7 Jahren im Klimakterium; krank fühlt sie sich seit 5 Jahren. Sie klagte zunächst über Schwächegefühl, Kopfschmerzen und Magenkrämpfe. Als sie sich damals zu einem Arzt begab, konstatierte dieser eine leichte Gelbsucht, eine vergrößerte Leber und einen Milztumor und schickte die Frau nach Karlsbad. Die Leber wurde zwar etwas kleiner, auch die übrigen Beschwerden, wie Schwäche und Magenkrämpfe, nahmen etwas ab; auf den Ikterus aber hatte die Kur keinen Einfluß. Seit einem Jahr ging es der Frau viel schlechter; der Ikterus wurde stärker, es kam auch zu Blutungen aus dem Zahnfleisch und zum Auftreten zahlreicher Petechien am ganzen Körper. Neuerdings schickte man die Frau nach Karlsbad, wo abermals eine vorübergehende Besserung erzielt wurde. Seit einem halben Jahr sind die Stühle weiß. Es kam zum Auftreten von Pruritus und Furunkeln; Patientin wurde so hinfällig, daß sie kaum mehr gehen konnte. In letzter Zeit Ödeme an den unteren Extremitäten. Sie wurde in einem desolaten Zustand auf die Klinik geschickt und bot folgenden Befund: An den unteren Extremitäten Ödeme und Blutaustritte von der Größe eines 5 Kronenstückes. Die Haut war intensiv ikterisch verfärbt und sehr trocken. Leichte Bronchitis, Herztöne sehr leise. Pulsfrequenz 110. Blutdruck 100. Die stark vergrößerte Leber reichte mit ihrem stumpfen Rande bis fast zur Nabelhöhe; der linke Lappen bis zur M.L.-Linie links. Die Milz überragte um 3 Querfinger den Rippenbogen. Keine sichtbaren Venen in der Bauchhaut. Etwas Ascites nachweisbar. Milz und Leber waren gegen Druck unempfindlich. Stuhl fast weiß, enthielt Spuren von Urobilin, viel Fettsäuren. Harn sehr dunkel, gab eine starke positive Gallenfarbstoffprobe, daneben enthielt er relativ wenig Urobilin. Blut: 3,57 Mill. Erythrocyten, 98 % Sahli, 5700 Leukocyten. Histologisch zeigten die Erythrocyten eine herabgesetzte Färbbarkeit und starke Anisocytose; dabei aber vereinzelte, polychromatische und basophil-punktierte Erythrocyten; Resistenz 0,48—0,32. Die Ausheberung des Mageninhaltes ergab 31 Gesamtazidität resp. 21 freie H Cl.

Obwohl wir uns sagen mußten, daß in diesem Falle die Wahrscheinlichkeit nicht groß war, mit der Splenektomie einen wesentlichen Erfolg zu erzielen, da wir auf Grund der fast acholischen Stühle eine schwere Schädigung der Leber voraussetzten, so rieten wir dennoch wegen der allgemeinen Erscheinungen (Blutungen, Pruritus, Kachexie) zur Operation. Wir haben uns zur Kontrolle der Stuhlbefunde auch in diesem Falle bemüht, den Duodenalsaft auszuheben, doch ist dies nicht gelungen.

Die Splenektomie, die eine recht schwierige war, weil zahlreiche Verwachsungen bestanden, wurde von der Patientin trotzdem gut vertragen. Die Leber zeigte sich bei der Operation schwer cirrhotisch verändert. Ascites war vorhanden. Nach 3 Tagen hatten die Zahnfleischblutungen aufgehört, auch der Pruritus nahm bereits im Laufe der ersten 2 Wochen ab. Neue Hautblutungen sind nicht mehr aufgetreten. Der Ikterus bestand aber weiter fort. Nach 2 Monaten begann auch die Gelbsucht etwas abzublassen; nach 4 Monaten war zwar die Haut blässer, aber an den Skleren war noch immer eine deutliche Gelbfärbung wahrnehmbar. Nach einem Jahr erhielten wir von der Patientin die Nachricht, daß die Gelbsucht fast völlig geschwunden sei. Bereits während des Aufenthaltes auf der Klinik hat die Leber an Größe abgenommen. Die Ödeme, die anfangs nach der Operation stärker wurden, nahmen ebenfalls ab. Patientin konnte 2 Monate post operationem das Bett verlassen und war nach weiteren 2 Monaten in der Lage, die weite Reise nach Galizien anzutreten. Jedenfalls kann man auch in diesem Fall behaupten, daß die Splenektomie auf den Verlauf der Krankheit günstig gewirkt hatte.

In den 6 Fällen, die hier zur Sprache gebracht wurden, war das Symptomenbild der hypertrophischen Lebercirrhose ziemlich charakteristisch ausgesprochen; besonders dann wenn wir folgende Erscheinungen als typisch für die Hanotsche Form der chronischen Leberentzündung gelten lassen: dauernde Vergrößerung der Leber; starker Ikterus, der in wechselnder Intensität viele Jahre hindurch anhält; fehlender Ascites und in der Bauchhaut kein sichtbarer Kollateralkreislauf; große Milz; fehlende Alkoholanamnese, dagegen des öfteren Angaben über den Beginn der Erkrankung, welche symptomatisch an den Ikterus catarrhalis erinnern; Neigung zu hämorrhagischer Diathese.

Überblicken wir zunächst diese 6 Fälle von hypertrophischer Lebercirrhose vom allgemeinen pathologischen Standpunkte aus, so läßt sich sagen: Die Gelbsucht jenes Falles, der auch zur Sektion kam, zeigte manche Ähnlichkeit mit dem beim hämolytischen Ikterus. Weder klinisch noch anatomisch ließen sich dafür Anhaltspunkte gewinnen, daß es sich hier ausschließlich um eine rein mechanische Behinderung in den gallenabführenden Wegen handeln könnte. Im Gegenteil, es lagen gewisse Tatsachen vor, die im Sinne einer Pleiochromie zu deuten waren. Auch das histologische Studium der Leber erinnerte uns an die Bilder, die wir vom hämolytischen Ikterus her kannten. Die Gallenthromben in den Gallengängen, die erweiterten, aber auch eingerissenen Kapillaren, ebenso den Eisengehalt der Kupfferschen Sternzellen haben wir auch hier gefunden. Die Milz zeigte zwar nicht die typischen Zeichen, wie wir sie beim hämolytischen Ikterus beschrieben haben, trotzdem war sie aber blutreich und enthielt Eisenpigment, so daß auch hier nichts dagegen sprach, von einem vermehrten Blutuntergang zu sprechen. Schließlich soll das rote Knochenmark nicht unerwähnt bleiben, ebenfalls ein Symptom, das darauf hinwies, daß an die Produktion von Erythrocyten eine erhöhte Anforderung gestellt wurde.

Die Ähnlichkeit mit dem hämolytischen Ikterus erwies sich noch größer, als wir auch zeigen konnten, wie günstig die Splenektomie auf die Gelbsucht wirkte. Auf Grund dieser Erfahrungen wird man damit rechnen müssen, daß die Milz bei der hypertrophischen Lebercirrhose mit der Gelbsucht in innigstem Zusammenhange stehen dürfte. Dies, zusammen mit den Analysen des Hämoglobinabbaues und den Veränderungen in der Leber, läßt den Gedanken aufkommen, daß der Ikterus bei der hypertrophischen Lebercirrhose sicher auch ein hämolytischer und wahrscheinlich splenogenen Ursprunges ist. Damit soll aber nicht gesagt sein, daß die Gelbsucht bei diesen Formen ausschließlich so zu erklären wäre; ein großer Prozentsatz ist wohl sicher auch auf die Destruktion des Leberparenchyms zu beziehen. Ein Maßstab für die Beteiligung der Leber als cirrhotisch verändertes Organ kann vielleicht die Farbstoffausscheidung durch den Stuhl sein; je niedriger die Werte bei sonst sicheren Symptomen der hypertrophischen

Lebercirrhose sind, desto mehr entfernt sich die Qualität der Gelbsucht vom typischen hämolytischen Ikterus.

Die klinischen Erfahrungen, die ich bis jetzt gemacht habe, fordern auf, in allen Fällen von hypertrophischer Lebercirrhose, wo man mit anderen therapeutischen Maßnahmen kein günstiges Resultat erzielen konnte, die Splenektomie in Erwägung zu ziehen. Uns erscheint die Operation um so mehr indiziert, als der Eingriff gut vertragen wird — wir haben an der Operation und auch in den ersten Monaten nach der Splenektomie von 10 Fällen keinen verloren — und außerdem sich im unmittelbaren Anschluß an die Operation nicht nur die Neigung zur hämorrhagischen Diathese bessert, sondern auch der sonst so lästige Juckreiz, der manchmal von den Patienten am schwersten empfunden wird, schwinden kann.

Auf die Bedeutung dieser Erfahrungen für die Auffassung der Lehre von der Lebercirrhose, wollen wir erst später zu sprechen kommen.

Bevor ich diesen Abschnitt verlasse, möchte ich noch eines Befundes Erwähnung tun, weil ich ihn dreimal konstatieren konnte und weil er imstande sein könnte, manchem, was ich hier gesagt habe, zu widersprechen.

Bereits Gauckler hat darauf aufmerksam gemacht, daß das Bild der sclérose hypertrophique pulpaire sich ändern kann, wenn ante exitum der Patient eine länger währende schwere Infektionskrankheit durchmacht. Ich habe, wie gesagt, drei Fälle von sogenannter typischer hypertrophischer Lebercirrhose an solchen komplizierenden Krankheiten verloren, und jedesmal habe ich bei der histologischen Untersuchung Bilder gefunden, die davon abzuweichen schienen, was wir bis jetzt als Fibroadenie beschrieben haben. Auch das will ich an Hand eines Beispieles illustrieren:

Fall XLII. Eine 48 Jahre alte Frau. In der Anamnese wurde nicht erwähnt, daß vielleicht hier familiärer Ikterus bestanden hätte — ich betone dies, weil dieselbe Frau von anderer Seite als familiärer hämolytischer Ikterus geführt wurde. Bevor die Frau an die Klinik kam, hatte sie bereits viele Ärzte konsultiert, denn sie war 17 Jahre lang ikterisch. Der Ikterus hatte sich eingestellt, ohne daß vorher eine Magenverstimmung vorausgegangen wäre. Zuerst hatte sie über Üblichkeiten, Magendruck und gelegentliche Kopfschmerzen zu klagen; später gewöhnte sie sich an ihren Zustand. Der Stuhl war manchmal lichter, vollkommen entfärbt war er aber nie. Seit 10 Jahren soll ein Milztumor bestehen. Seit zirka 7 Jahren hatte sie sich über Druckgefühl im linken Hypochondrium zu beklagen. Seit zirka 4 Jahren bestand Hautjucken; jetzt erst fühlte sie sich ernstlich krank und konsultierte in einem Monat 10 Ärzte. Schließlich riet man ihr zu einer Operation, weil einige Ärzte mit der Möglichkeit einer Cholelithiasis rechneten. Die Operation wurde durchgeführt, aber an den Gallenwegen war nichts Pathologisches zu finden; da sich die Leberoberfläche grob gekörnt zeigte, wurde von einer Gallenblasenoperation abgesehen.

Die Frau hatte keine Kinder (Wassermannsche Probe war negativ); sie hatte nie in ihrem Leben Alkohol zu sich genommen. Die Frau kam in einem desolaten Zustande an die Klinik, war hochgradig abgemagert und klagte vor allem über furchtbaren Juckreiz.

Bei der Untersuchung zeigte sich ein intensiv dunkler Ikterus (fast konnte man hier von einem Melasikterus sprechen). Im Harn war neben viel Urobilin auch echter Gallenfarbstoff zu finden. Infolge der hochgradigen Abmagerung war durch die dünnen Bauchdecken die große Milz leicht zu sehen. Sie nahm ähnlich wie eine große leukämische Milz fast das ganze linke Abdomen in Anspruch. Die Leber fühlte sich gleichfalls als größerer Tumor an; ihr unterer Rand reichte 4 Querfinger über den Rippenbogen. Es bestand weder Ascites, noch ein Kollateralkreislauf der Bauchvenen. Das Blutbild war: 3,6 Mill. Erythrocyten, 64% Sahli, 2600 Leukocyten. (Differentiell: 58% polynukl. Neutrophile, 31% Lymphocyten, 8% Mononukleäre, 2% Reizungsformen). Auf 200 Leukocyten fanden wir 1 Normoblasten. Es bestand deutliche Poikilocytose. Im Stuhl, der fast ganz weiß war, ließen sich deutliche Spuren von Urobilinogen finden. Die Prüfung der Resistenz ergab: 0,46—0,30. Im Serum sehr viel Bilirubin. Die Patientin akquirierte am 8. Tage nach der Aufnahme eine croupöse Unterlappenpneumonie. Nach 4 Tagen erkrankte auch die andere Seite. Durch 5 Tage schwankte das Fieber zwischen 39 und 40°. Sie ist an den Folgen der doppelseitigen Lungenentzündung zugrunde gegangen.

Bei der Sektion zeigte sich, abgesehen von der großen Leber, die eine
grob granulierte Oberfläche, ähnlich wie bei einer atrophischen Lebercirrhose
darbot, eine große Milz, die mit ihrer Umgebung vielfach verwachsen war.
Im Ösophagus waren die Venen etwas erweitert, sonst zeigten sich keinerlei
Venektasien. Im Bereiche der Lungen ließen sich beiderseits lobäre Infiltrate,
sowie eine rechtsseitige eitrige Pleuritis feststellen. Das Knochenmark war
intensiv rot, bot aber die Erscheinungen eines Gallertmarkes.

Das histologische Bild der Leber war im Prinzip dasselbe, wie in den bereits
besprochenen Fällen. An manchen Stellen war nur eine deutliche fettige Degeneration zu bemerken.

Betrachtete man Milzschnitte von diesem Falle, so zeigte sich ein gewaltiger
Unterschied gegenüber den uns bis jetzt bekannten Bildern. An Stelle der

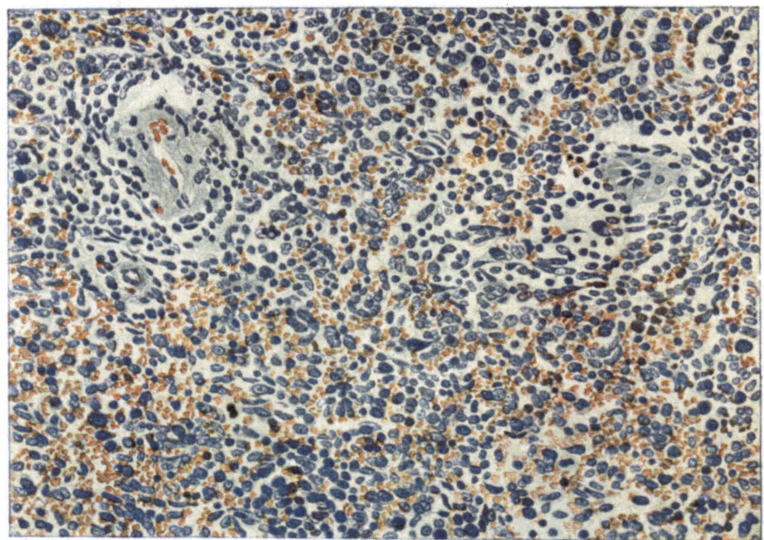

Abb. 77.   Schnitt aus der Milz des Falles XLII. Veränderungen, wie sie sonst für die
Fibroadenie typisch sind, fehlen. Das Parenchym ist außerordentlich reich an Erythrocyten.

Veränderungen, wie sie Gauckler sclérose hypertrophique pulpaire oder wir
Fibraodenie nannten, waren in der Milz zahlreiche myeloide Elemente zu
bemerken. Typische lymphoide Zellen waren in der Minderheit, dagegen
fiel uns der enorme Reichtum an Plasmazellen auf. Die eigentlichen Sinus
waren zwar erweitert, aber sie traten wegen der Polyvalenz der zelligen Elemente in ihrer nächsten Umgebung nicht so deutlich hervor, wie bei der typischen Fibroadenie. Die Billrothschen Stränge waren ziemlich breit und zeigten
abgesehen von der Einlagerung myeloider Elemente und von Plasmazellen
manche Ähnlichkeit mit dem, was wir schon von der Milz bei der hypertrophischen Lebercirrhose gesagt hatten (cf. Abb. 77). Da wir die schönsten Bilder von
sclérose hypertrophique pulpaire resp. von Fibroadenie an Milzen gesehen haben,
die durch die Operation gewonnen wurden, dagegen die typischen Veränderungen
häufig verwaschen waren, wenn die Milz von der Leiche[1]) stammte, so dürfte
man im Sinne von Gauckler annehmen, daß interkurrierende Krankheiten imstande sein können, den histologischen Befund einer

____

[1]) Der eine Fall — es ist dies Fall XLII — starb an den Folgen einer Pneumonie, ein
zweiter an rezidivierendem Erysipel, ein dritter ebenfalls an Pneumonie und eitriger Pleuritis.

bereits fibroadenisch veränderten Milz noch wesentlich zu be-einflussen. Der hier gebrachte Fall scheint uns dies ganz besonders deut-lich zu demonstrieren (vgl. S. 421).

VII. Abtrennung der „splenomegalen Cirrhosen ohne Ikterus“ von den „hypertrophischen Formen“.

Fälle von sogenannter hypertrophischer Lebercirrhose dürfen, wenn man sich an den Wortlaut Bantis hält, mit dem Morbus Banti nicht verwech-selt werden. Nur im 3. Stadium, das von ganz kurzer Dauer sein soll, kann Ikterus vorkommen, der aber in der Regel mit Ascites gepaart sein soll. In Fällen von hypertrophischer Lebercirrhose, wie wir sie beschrieben haben, bestand die Gelbsucht durch viele Jahre, so daß eine Verwechslung kaum möglich sein sollte. Da aber von vielen Klinikern auf die Angaben von Banti zu wenig geachtet wurde, und für sie zumeist nur der Erfolg der Splenektomie und eventuell die Fibroadenie in der Milz von Entscheidung war, so darf man sich nicht wundern, wenn so mancher Fall, der von anderen Klinikern als hypertrophische Lebercirrhose bezeichnet worden wäre, sich in die Literatur als Morbus Banti eingeschlichen hat. Infolge dieses Irrtumes ist es vielleicht möglich, daß Fälle von hypertrophischer Lebercirrhose schon vor uns mit Erfolg splenektomiert wurden.

Es gibt noch eine weitere Gruppe — wir haben sie bereits kurz erwähnt —, die gleichfalls Anlaß zu Verwechslungen mit dem echten Morbus Banti geben kann — ich nenne sie splenomegale Cirrhosen. Prüft man in solchen Fällen die Anamnese, oder hat man Gelegenheit, durch Jahre hindurch den Verlauf eines solchen Falles zu studieren, so wird man erkennen, daß etwas anderes vorliegen muß, als es Banti beschrieben hat. Gleiches gilt, wenn man die Milz einer genauen histologischen Analyse unterzieht. Auch so werden sich Unterschiede ergeben, die uns einerseits vor Verwechslungen bewahren, und uns andererseits sagen, daß es sich hier nur um Lebercirrhosen allerdings mit besonders großen Milz-tumoren handeln dürfte. Klinisch tritt die Milzvergrößerung manch-mal so in den Vordergrund, daß man als Unerfahrener an alles andere denken möchte, nur nicht an eine Lebercirrhose.

Zu einem deutlichen Ikterus kommt es in diesen Fällen nur selten, da-gegen zeigen solche Patienten fast immer ein leicht subikterisches Kolorit der Skleren. Auch hier spielt, wie wir sehen werden, ein erhöhter Blutzerfall eine große Rolle. Derselbe kann manchmal solche Dimensionen annehmen, daß das Knochenmark nicht mehr imstande ist, dem Hämoglobinabbau die Wage zu halten, worauf es zu schweren Anämien, ja sogar zu Anämien vom Typus der Perniciosa kommen kann (vgl. S. 459). In Anbetracht des erhöhten Blut-zerfalles haben wir auch hier die Milz entfernen lassen.

Zunächst möchten wir einen Fall anführen, den wir Jahre hindurch beobachten konnten, und wo uns später die Sektion belehrte, daß es sich tatsächlich um eine Lebercirrhose plus Milztumor gehandelt hatte.

Fall XLIII. Ein 52 Jahre alter Hausierer aus Russisch-Polen. An Kinderkrankheiten kann sich Pat. nicht erinnern. Mit 17 Jahren litt er bereits an Hämorrhoiden; da sie ihm große Beschwerden bereiteten, ließ er sich operieren. Mit 45 Jahren hatte er einen leichten Typhus. Schon damals fand der Arzt eine vergrößerte Milz und eine harte Leber. Nach dem Typhus hatte er öfter über Schmerzen in der Milzgegend zu klagen; auch will er bemerkt haben, daß der Milztumor, den er gut tasten konnte, allmählich größer wurde. Im Jahre 1907 suchte der Patient zum erstenmal die I. med. Klinik auf. Damals fanden wir eine große, scharfrandige Leber, die in der ML. r. drei Querfinger unter den

Rippenbogen reichte. Die Milz war perkutorisch 33 cm lang, und ca. 18 cm breit. Im Harn fand sich Urobilin, jedoch kein Bilirubin. Der Mann war nicht ikterisch, doch zeigten sich die Skleren deutlich gelb gefärbt. Der Blutbefund war damals: 3,9 Mil. Erythrocyten, 6100 Leukocyten, 65 % Fleischl. Differentiell ergab sich folgender Blutbefund: 60 % polynukleäre Neutrophie, 33% Lymphocyten, 2 % Eosinophile, 5 % Mononukleäre. Die Erythrocyten zeigten eine leichte Poikilocytose.

Im Jahre 1911 kam er neuerdings an die Klinik. Er erzählte, daß er sich in der Zwischenzeit wohl befunden habe. Einmal lag er durch kurze Zeit im Warschauer Spital. Er bekam Arsenikinjektionen, worauf er sich viel wohler fühlte. Eine wesentliche Änderung gegenüber dem ersten Aufenthalt an unserer Klinik war nicht zu bemerken. 7 Monate später, also noch im Jahre 1911 kam der Mann wieder an die Klinik. Er erzählte, daß sich in der Zwischenzeit die Milz stark vergrößert hatte. Jetzt hat er auch gelegentlich Atembeschwerden, besonders nach einer größeren Mahlzeit. Bei längerem Stehen oder Sitzen verspürt Patient Schmerzen in der Gesäßgegend, die bis in die Beine ausstrahlen; manchmal schlafen ihm auch die Beine ein. Sein Allgemeinbefinden hat sich in der letzten Zeit wesentlich verschlimmert.

Bei der Untersuchung zeigte sich die Leber eher etwas kleiner, als während der ersten beiden Aufenthalte an der Klinik. Dagegen war die Milz viel größer. Sie reichte ins große Becken, und stemmte sich auf den Darmbeinteller auf. Der Mann war blaß, speziell an den sichtbaren Schleimhäuten war eine deutliche Anämie zu erkennen; daneben waren die Skleren deutlich ikterisch. Auch sonst zeigte die Haut eine schmutzig braune Verfärbung. Die Wassermannsche Probe war negativ. Die Blutuntersuchung ergab folgenden Befund: 3,5 Mil. Erythrocyten, 3000 Leukocyten 56 % Sahli. Die differentielle Untersuchung zeigte: 67 % polynukleäre Neutrophie, 23 % Lymphocyten, 2 % Eosinophile, 8 % Mononukleäre. Sonst besteht eine mäßige Anisocytose, Poikilocytose und auch Polychromasie. Auf 100 Leukocyten fand sich 1 Normoblast. Im Harn war die Urobilinprobe stark positiv. Bilirubin fehlte. Resistenzwerte normal.

Im Jahre 1914 kam der Patient neuerlich zur Aufnahme. Der Befund an Leber und Milz hatte sich nicht wesentlich geändert. Neu war nur eine pleuritische Schwarte oberhalb der Milzdämpfung. Der Mann war jetzt deutlich anämisch und auch leicht ikterisch. Die Blutuntersuchung zeigte: 1,74 Mil. Erythrocyten, 43% Sahli, 3900 Leukocyten (72 % polynukleäre, 16 % Lymphocyten, 1,5% Eosinophile, 7% Mononukl., 2,5% Myelocyten). Bei Subvitalfärbung fanden sich in ziemlich vielen Zellen Subst. granulo-filamentosa; außerdem waren viele basophil-punktierte Erythrocyten zu sehen. Im Harn war viel Urobilin nachweisbar. Im Stuhl fand ich öfter Urobilinwerte, die zwischen 0,2 und 0,26 schwankten. Nur einmal gelang es Duodenalsaft zu gewinnen. Derselbe zeigte sich intensiv dunkel gefärbt. Während des Aufenthaltes an der Klinik kam es zu Schluckbeschwerden. Der Mann blieb 15 Monate lang an der Klinik. Das Befinden war ein sehr wechselndes. Durch Darreichung von Arsen gelang es, das Blutbild und auch das Allgemeinbefinden etwas zu bessern. Während einer Zimmerepidemie bekam er eine fieberhafte Bronchitis. Seither konnte er sich nicht mehr erholen. Die Bronchitis nahm immer mehr an Umfang zu. Auch gesellte sich auf der Seite der Schwarte eine neuerliche Pleuritis hinzu. 14 Tage ante exitum fanden wir im Sputum zum erstenmal Tuberkelbazillen.

Bei der Sektion fand sich eine große Milz, deren oberer Pol mit dem Zwerchfelle dicht verwachsen war. Die Milzvene war frei. Die Leber war mäßig groß, und zeigte eine Oberfläche wie sie der atrophischen Lebercirrhose zukommt. Im Cavum peritonei war keine freie Flüssigkeit. Die Venen im unteren Teile des Ösophagus waren kaum erweitert; auch die Venen der vorderen Bauchwand waren weder vermehrt noch zeigten sie ein weiteres Lumen.

Im Bereiche der linken Lunge zeigte sich eine alte schwielige Tuberkulose mit frischer miliarer Aussaat. Der linke untere Lungenflügel war durch eine derbe Schwarte mit der Thoraxwandung verwachsen. Im linken Pleuraraume sehr viel trübe Flüssigkeit. Der rechte Lungenflügel zeigte vereinzelt miliare Knötchen.

Das Knochenmark des Oberschenkels war intensiv rot. Die retroperitonealen Lymphdrüsen rötlich braun.

Die histologische Untersuchung beschränkte sich auf Leber, Milz und Knochenmark. Die Leber bot das typische Bild einer Cirrhose. Vor allem bestand ein hochgradiger Umbau der Acini. An zahlreichen Stellen waren Einlagerungen von frischen und älteren Bindegewebszellen; in annulärer Anordnung war das Bindegewebe nur an einzelnen Partien zu sehen. Die Leberzellen zeigten an manchen Stellen eine hochgradige fettige Degeneration. Die Kupfferschen Sternzellen schienen im allgemeinen größer und reichlicher; hie und da waren einzelne Kupfferzellen mit Erythrocytentrümmern beladen.

Eisen ließ sich sowohl in den Kupfferzellen als auch im Leberparenchym nachweisen. Die Gallenkapillaren, nach meiner Methode gefärbt, waren weit und enthielten nirgends Thrombenmassen. Eingerissene Gallenkapillaren habe ich nicht gesehen.

An Milzschnitten war das typische Bild der Fibroadenie zu sehen, soweit es sich um die rote Pulpa handelte. Follikel waren vorhanden, aber an keiner Stelle konnte ich mich davon überzeugen, daß von hier aus der fibroadenische Prozeß seinen Ansgang genommen hätte. Was den Nachweis des Eisens betrifft, so hätten wir dasselbe zu sagen, was wir bereits in früheren Kapiteln erwähnten. Wendete man nur die ursprüngliche Perlsche Reaktion an, so erwies sich die Milz als eisenfrei, wurde aber der Schnitt mit frisch bereiteter Schwefelammoniumlösung vorbehandelt, so zeigte sich viel Hämosiderin. Dasselbe fand sich sowohl in den Stabzellen, als auch in Zellen verteilt, die zwischen den Sinus zu finden waren. In den Follikeln war niemals Eisen nachweisbar.

Das Knochenmark enthielt sehr viele Erythroblasten. Auch hier war Eisen zu finden, aber ebenfalls erst nach Vorbehandlung mit $(NH_4)_2S$.

Wir sehen also einen Fall, der weder klinisch noch anatomisch Ähnlichkeit mit dem echten Morbus Banti zeigte. In vieler Beziehung lehnt er sich aber der echten hypertrophischen Lebercirrhose an. Anatomisch läßt sich kaum eine Trennung vornehmen. Das Merkwürdige war der enorm große Milztumor, der sich histologisch ähnlich verhielt, wie bei der hypertrophischen Lebercirrhose.

Vorläufig wollen wir sagen, daß es sich hier um eine Lebercirrhose gehandelt hatte, bei der sich die Milz besonders groß zeigte.

Im Anschluß an diesen Fall wollen wir über eine Gruppe von Krankheiten berichten, die wir ursprünglich, solange uns noch keine große Erfahrung zur Verfügung stand, teils dem hämolytischen Ikterus, teils dem echten Morbus Banti zugezählt hatten und bei denen ebenfalls die Splenektomie ausgeführt wurde. Die histologische Untersuchung der Milz hat uns vor diesem Irrtum bewahrt.

Fall XLIV. 45 Jahre alter Mann; in der Familie Tuberkulose; als Kind war er viel krank; in der Jugend hatte er nie in größerer Menge Alkohol genossen; er war auch nie geschlechtskrank. Vor 7 Jahren wurde der Mann magenkrank; er erbrach häufig und soll während dieser Zeit auch öfter um die Augen gelb gewesen sein. Er konnte sich seit dieser Krankheit nur sehr langsam erholen. Auch als er sich besser fühlte, waren seine Augen noch immer etwas gelblich; doch verschwand dies nach ca. einem Jahr vollkommen. Später (vor 5 Jahren) hatte er einen Lungenspitzenkatarrh und wurde deshalb in einer Lungenheilanstalt aufgenommen. Seit einem Jahr fühlt er sich müde und schwach. Hie und da hatte er Schmerzen in der Milzgegend. Patient verlor 6—8 Kilo. Er suchte mehrere Ärzte auf; bereits vor einem Jahr wurde ihm mitgeteilt, daß er eine große Milz habe und auch seine Leber vergrößert sei. Die Schmerzen wurden immer stärker; zu gewissen Zeiten strahlten die Schmerzen in die Schulter aus. Gebrochen hatte er nie; in letzter Zeit hatte er auch öfter Diarrhöen; der Harn war immer dunkelrot. Seit einem halben Jahr starkes Hautjucken, besonders an den Füßen.

Der Patient war stark abgemagert, Hautfarbe blaß, Skleren leicht ikterisch, keine Lymphdrüsenschwellungen. Über der linken Lungenspitze Schallverkürzung, sonst normaler Thoraxbefund. Abdomen sich etwas über das Niveau des Thorax erhebend; Leber überragt den Rippenbogen mit stumpfem Rand um 2 Querfinger. Milz sehr groß, reicht nach rechts bis gegen die Mittellinie, nach unten bis fast in die Darmbeinschaufel. Im Harn sehr viel Urobilin, kein Gallenfarbstoff. Die Magenausheberung ergab sehr geringe Salzsäurewerte: 10 Gesamtacidität resp. 3 freie HCl. Im Blut 4,6 Mill. Erythrocyten 90 % Sahli, 5700 Leukocyten. Differentiell: 66 % polynukleäre, 10 % Lymphocyten, 22 % Mononukleäre, 2 % Eosinophile. Im Blut außer leichter Anisocytose nichts Pathologisches. Die Hämolyse beginnt bei 0,46 und ist total bei 0,32; Fäzes, normal gefärbt, enthalten 0,32 g Urobilin.

Wir faßten diesen Fall ursprünglich als eine Bantische Krankheit auf und rieten zur Splenektomie. Bei der Operation zeigte sich die Leber stark cirrhotisch verändert. Die Milzexstirpation war relativ leicht. Der Patient erholte sich rasch; außerdem besserten sich seine allgemeinen Beschwerden; vor allem schwand bald nach der Operation der ihn sehr belästigende Pruritus. Patient verspürte auch nicht mehr jenes unangenehme Druckgefühl rechts unter dem Rippenbogen. Etwa ein halbes Jahr nach der Operation bemerkte er bei der Defäkation Blutabgang; eine neuerliche Untersuchung ließ ein Karzinom der Flexura coli recti erkennen. Nach der Kraskeschen Methode wurde der Tumor entfernt. Patient überstand diesen Eingriff sehr gut; er hatte bereits nach wenigen Wochen 5 Kilo mehr an Gewicht als vor der Splenektomie. Der endogene Harnsäurestoffwechsel ist hier vor und nach der Splenektomie geprüft worden; die entsprechenden Zahlen finden sich in der Tabelle auf S. 288.

Die histologische Untersuchung der Milz zeigte ähnliche Verhältnisse wie in den Fällen von typischer, hypertrophischer Lebercirrhose, resp. wie im Fall vorher. Auch hier fehlte die von den Zentralarterien ausgehende Fibroadenie, so daß wir uns nicht entschließen konnten, in dieser Milz von einer echten Bantischen Veränderung zu sprechen (cf. Abb. 63). Bevor ich in die Besprechung dieses Falles eingehe, möchte ich noch zwei ähnliche Krankengeschichten vorbringen:

Fall XLV. Die 47jährige Frau, die seit 8 Monaten in der Menopause steht, hatte 10 Partus überstanden. Sie selbst war mit Ausnahme eines überstandenen Typhus nie krank gewesen und fühlte sich bis zu ihrem 26. Lebensjahr vollkommen gesund. Seither laborierte sie an Koliken, deren Sitz sie aber nicht lokalisieren konnte. Manchmal häuften sich die Anfälle, so daß die Frau fast jede Woche einen Anfall hatte; manchmal setzten die Koliken wieder für ein halbes Jahr aus. Oft waren derlei Anfälle mit Diarrhöen verbunden, manchmal bestand auch leichtes Fieber. Der Grund, warum Patientin an die Klinik kam, war ein eigentümlicher Schmerz in der linken Flankengegend. In letzter Zeit kam es auch zu Inappetenz, manchmal bestand sogar leichte Brechneigung. Seit etwa 3 Wochen bemerkte sie eine leichte Gelbsucht, auch bestand etwas Jucken. Alkohol hat die Frau nie zu sich genommen; venerische Affektionen werden geleugnet. Die Frau hatte in den letzten 3 Monaten 12 Kilo an Gewicht eingebüßt.

Die Frau wiegt 56 Kilo. Paniculus adiposus sehr spärlich, Haut trocken, blaß, mit einem leichten Stich ins Gelbliche. Skleren deutlich subikterisch. Schleimhäute blaß; Thoraxbefund normal. Puls 80 pro Minute. Blutdruck 118. Arteria radialis zeigte etwas dickere Wandungen. Abdomen aufgetrieben. Druckschmerzhaftigkeit im oberen rechten Quadranten; freie Flüssigkeit nicht nachweisbar; Leber reicht in der M.L. etwa handbreit unter den Rippenbogen; ihr unterer Rand, der respiratorisch gut beweglich und druckempfindlich ist, ist stumpf; nach links erscheint die Leber perkutorisch nicht vergrößert. Milz reicht handbreit bis unter den Rippenbogen, ihr Rand ist abgerundet. Konsistenz sehr derb, respiratorische Verschieblichkeit sehr gering, keine freie Flüssigkeit im Abdomen. Rektal und per vaginam ist nichts Pathologisches zu tasten. Magenuntersuchung ergab eine Gesamtazidität von 12. Im Harn sehr viel Urobilin, kein Gallenfarbstoff. Blut: 3,26 Mill. Erythrocyten, 35 % Hämoglobin, 2600 Leukocyten, starke Anisocytose und Polychromasie. Die differentielle Zählung der Leukocyten ergab: 65 % polynucl., 28 % Lymphocyten, 1 % Eosinoph., 6 % Mononukl. Fäzes enthalten pro die 0,21 g Urobilin. Blutresistenz etwas erhöht: 0,44—0,28. Wassermann negativ.

Wegen der starken Schmerzen in der Milzgegend entschließt sich die Frau zur Splenektomie. Auch hier zeigte sich die Leberoberfläche stark granuliert. Die Milz, die sich leicht exstirpieren ließ, wog 920 g. Die Frau hatte nach der Splenektomie 6 Kilo zugenommen, sie sieht sehr gut aus (Erythrocyten 4,60 Mill., 90 % Sahli, 10 000 Leukocyten). Das subikterische Kolorit war vollkommen geschwunden. Im Harn fand sich kein Urobilin mehr.

Die histologische Untersuchung der Milz ergab Fibroadenie der Pulpa, die aber keine diffuse war, vielmehr an manchen Stellen herdweise viel intensiver und grobfaseriger erschien (vgl. Abb. 64). Die Blutüberfüllung war vielfach nur eine umschriebene; man sah zahlreiche Blutungen von der Größe eines normalen

Follikels; dieselben befanden sich hauptsächlich in der Nähe der Einmündung der Trabekulargefäße in die Follikel. Derlei enorm blutreiche Stellen wechselten mit solchen ab, wo fast gar keine Erythrocyten zu sehen waren. Auch in dieser Milz waren die Blutgefäße charakteristisch verändert (besonders schön sah man dies an Schnitten, die auf elastische Fasern nach Weigert gefärbt waren). Die endgiltige Diagnose, die wir stellten, war nicht Morbus Banti, sondern splenomegale Cirrhose. Ausschlaggebend war uns hier in erster Linie der anatomische Befund.

Auch dieser Fall bot uns Gelegenheit einige Stoffwechseluntersuchungen anzustellen; es interessierte uns vor allem der Einfluß der Splenektomie auf den Stickstoffumsatz, auf den endogenen Harnsäurestoffwechsel und auf die Eisenausscheidung. Bezüglich der Methodik verweisen wir auf das in den früheren Abschnitten Gesagte. Unsere Versuchsresultate lasse ich in Tabellenform folgen:

Vor der Splenektomie				7 Wochen nach der Splenektomie			
	N-Ein-nahme	N-Ausscheidung			N-Ein-nahme	N-Ausscheidung	
1. Tag ...	10,08	8,03		1. Tag ...	9,33	8,33	
2. „ ...	9,76	8,82		2. „ ...	8,90	7,97	
3. „ ...	9,00	8,99		3. „ ...	10,01	8,05	
4. „ ...	10,32	8,09	8,21 g N	4. „ ...	9,73	9,10	8,36 g N
5. „ ...	9,77	9,11		5. „ ...	9,04	9,88	
6. „ ...	10,10	10,35		6. „ ...	8,90	7,76	
7. „ ...	10,70	8,90		7. „ ...	10,00	6,90	
8. „ ...	9,90	9,20		8. „ ...	9,50	9,30	
Sa.	79,63	71,49	8,21	Sa.	75,41	67,29	8,36

Bilanz: 79,63 + 0,07 = 71,49 + 8,21   Bilanz: 75,41 + 0,24 = 67,29 + 8,36
0,07 × 6,25 = **0,437 g Eiweißansatz**   0,24 × 6,25 = **1,5 g Eiweißansatz**

	Gesamt-N	Harnsäure-N	Urobilin im Stuhl
Vor der Splenektomie	8,37	0,876	—
	7,96	1,380	0,20
	7,08	0,937	—
	7,23	0,876	0,28
6 Wochen nach der Splenektomie	9,37	0,276	—
	8,20	0,290	—
	8,37	0,310	0,05
	7,90	0,220	0,03

Durchschnittliche Eisenausfuhr in mg pro Kilo Körpergewicht

	Fe-Gehalt im Urin	Gesamt-Fe-Ausfuhr	Versuchs-dauer
Vor der Splenektomie	0,147	0,201	8 Tage
11 Wochen nach der Splenektomie	0,410	0,476	8 Tage

Die Ergebnisse dieser Untersuchungen lassen sich mit jenen bei der typischen hypertrophischen Lebercirrhose vergleichen. Ein wesentlicher Einfluß der Splenektomie auf den Stickstoffumsatz, soweit es sich um die Gesamtstickstoffausscheidung handelt, ist nicht festzustellen. Was die endogene Harnsäure anbelangt, so sinken auch hier die Werte nach der Splenektomie. Das Umgekehrte zeigt sich bei der Eisenausscheidung.

Schließlich soll noch erwähnt werden, daß die Frau 4 Jahre nach der Splenektomie wieder ikterisch wurde; gleichzeitig kam es auch zur Entwicklung eines mächtigen Ascites; unter den Erscheinungen einer Cholämie ist die Frau schließlich gestorben. Die Sektion konnte nicht durchgeführt werden.

Schließlich noch ein hierher gehöriger Fall:

Fall XLVI. Die 55 Jahre alte Frau hatte 10 normale Partus überstanden; sie war immer gesund, bis vor etwa 2 Jahren. Seit dieser Zeit klagt sie über Schmerzen im Abdomen; sie lokalisierte dieselben sowohl unter dem rechten als auch linken Rippenbogen. Auch will sie bemerkt haben, daß sie etwas blässer wurde und ihre Haut einen gelblichen Stich annahm. Die Schmerzen dauerten oft 2—3 Tage, dann hatte sie wieder 3—4 Wochen hindurch Ruhe. Beim Liegen wurden die Schmerzen geringer, beim Gehen oder längerem Stehen nahmen sie an Intensität zu. Auch nach dem Essen empfand sie ein Druckgefühl, so daß sie meinte, sie könne sich nie ganz sattessen. Seitdem sie sich krank fühlte, soll der Harn dunkel gefärbt sein. Ihr Hauptleiden, weswegen sie an die Klinik kam, war das entsetzliche Hautjucken am ganzen Körper, so daß sie fast nicht schlafen konnte. Die leicht gelbliche Verfärbung der Haut hatte in letzter Zeit etwas abgenommen. Der Bauch war vor einem Jahr stärker geschwollen als jetzt.

Die 72 kg schwere Patientin hatte einen reichlichen Paniculus, ihre Haut war leicht subikterisch verfärbt, außerdem zeigten sich am Stamm, vor allem aber an den unteren Extremitäten, zahlreiche Kratzeffekte. Schleimhäute nicht auffallend blaß, Pupillen reagierend. Keine generalisierte Lymphdrüsenschwellung. Zwerchfellhochstand; sonst normaler Herz- und Lungenbefund. Arteria radialis etwas geschlängelt, Pulsfrequenz 70, Blutdruck 120. Abdomen über dem Niveau des Thorax. Keine Venenerweiterungen, kein Ascites. Leber stark vergrößert; sie reichte palpatorisch bis fast zum Nabel, der linke Lappen war nicht sehr groß; die Leber war nicht druckempfindlich. Milz stark vergrößert, reichte einwärts fast bis zur Medianen, nach abwärts bis über das Nabelniveau. Leber und Milz respiratorisch gut verschieblich. Im Harn sehr viel Urobilinogen; Stuhl normal gefärbt, enthält 0,31 g Urobilin p. d. Blut: 4,2 Mill. Erythrocyten, 78% Sahli, 2300 Leukocyten. Die differentielle Zählung ergibt: 54% polynukleäre Neutrophile, 44% Lymphocyten, 2% Mononukleäre. An den Roten ist nichts Auffallendes zu bemerken. Resistenz: 0,42—0,26. Wassermann negativ. Magenbefund: Gesamtazidität 40, freie HCl 10. Duodenalsaft sehr dunkel.

Auch dieser Fall kam zur Splenektomie, die sehr leicht durchführbar war. Die Leber zeigte sich schwer cirrhotisch verändert. Als bemerkenswert muß auch in diesem Falle hervorgehoben werden, daß das Hautjucken wenige Tage nach der Operation völlig verschwunden war.

Die Milzuntersuchung zeigte ganz ähnliche Verhältnisse wie in den vorerwähnten Fällen, wo Cirrhosen mit großen Milzen vorlagen. Nur kam mir vor, daß hier der Bindegewebswucherungsprozeß noch nicht soweit vorgeschritten war. In den sehr deutlich ausgeprägten Billrothschen Strängen waren noch immer reichlich lymphoide Elemente nachweisbar. Die Follikel selbst waren fast frei; manche enthielten sogar sehr deutliche Keimzentren.

4 Jahre nach der Splenektomie bekam die Patientin eine schwere Hämatemesis (offenbar aus einem Oesophagus-varix). Sie erholte sich davon wieder vollkommen.

Überblickt man das Gesagte, so könnte man glauben, daß sich unsere Fälle vielleicht doch in die echte Bantigruppe einreihen lassen könnten. Auf Grund der in der Anamnese erhobenen Symptome, als auch vom anatomischen Standpunkte aus müssen wir uns aber dagegen aussprechen. In den drei ersten Fällen dieser Gruppe läßt sich der Beginn deutlich mit einer akuten Darmintoxikation in Zusammenhang bringen. Fast sieht es aus, als ob Erkrankungen vom Typus des Ikterus catarrhalis in ätiologischer Beziehung auch hier in erster Linie in

Betracht gezogen werden müssen. Jedenfalls spricht die Tatsache, daß gerade bei den ersten drei Fällen Gelbsucht gleich im Anfang bestanden hatte, sehr gegen die Ätiologie, wie sie Banti für seinen Symptomenkomplex postulierte. Auch die Angabe, daß der eine Fall (XLV.) nach 4 Jahren wieder ikterisch wurde und schließlich unter den Erscheinungen einer „atrophischen Lebercirrhose" zugrunde ging, läßt sich schwer mit den Angaben von Banti in Einklang bringen. Auch der Fall XLVI, wo es 4 Jahre nach der Splenektomie zu einer Hämatemesis kam, widerspricht den Forderungen von Banti. Auch die mikroskopischen Milzbefunde sprechen zugunsten unserer Anschauung, daß hier kaum ein „Banti" vorgelegen sein dürfte. Ich möchte daher glauben, daß es sich in allen diesen Fällen um Lebercirrhosen handelt, bei welchen allerdings der Milztumor als hervorragendes Symptom sehr in den Vordergrund gerückt erscheint. Sie unterscheiden sich meiner Ansicht nach von den hypertrophischen Lebercirrhosen nur dadurch, daß es hier zu keiner allgemeinen Gelbsucht kam. In diesem Sinne wäre es vielleicht logischer von splenomegalen Cirrhosen mit und ohne Ikterus zu sprechen. Der Begriff: hypertrophische Lebercirrhose könnte dann entfallen.

VIII. Splenomegale Cirrhosen mit schwerer Anämie.

Der Grundgedanke, von dem sich die ganze Zusammenstellung über die Krankheiten des hepatolienalen Systems leiten läßt, basiert auf der Vorstellung, daß Leber, Milz und Knochenmark — soweit es sich um den Hämoglobinstoffwechsel handelt — in innigster Wechselbeziehung zueinander stehen. Leber und Milz sind die Organe, die in erster Linie für die Zerstörung der Erythrocyten zu sorgen haben, das Knochenmark für den Wiederersatz desselben. Das Studium der splenomegalen Cirrhosen hat in uns die Vorstellung wachgerufen, daß es sich auch hier um einen vermehrten Blutuntergang handeln dürfte. Der Ikterus, der gelegentlich bei Cirrhosen zu sehen ist, die gleichzeitig auch eine große Milz haben, ist meines Erachtens zum größten Teil ein hämolytischer. Wir glauben auch den Ort der Hämolyse zu kennen, da sich in einer Reihe von solchen Fällen durch die Splenektomie der Ikterus beseitigen ließ.

Die Fälle von Lebercirrhose, die mit großem Milztumor einhergehen, sind in der Regel nicht nur von Ikterus begleitet, der an den hämolytischen erinnert, sondern sie sind manchmal noch durch eine zweite Eigentümlichkeit ausgezeichnet, die uns ebenfalls im Zusammenhange mit ähnlichen Krankheitsbildern schon bekannt ist. Es ist dies die Kombination der splenomegalen Cirrhose mit schwerer, fast an Perniciosa erinnernder Anämie. Zur Illustration des Gesagten will ich folgende Krankengeschichte herausheben:

Fall XLVII. Eine 39 jährige Frau; von ihren 8 Geschwistern waren die meisten bald nach der Geburt gestorben. Erste Menses mit 20 Jahren; mit 10 Jahren hatte sie Blattern, mit 12 Jahren laborierte sie an einer vereiterten Submaxillardrüse, mit 21 Jahren begannen Anfälle, die von ihr als Gallensteinkoliken bezeichnet wurden und sich seither sehr oft wiederholten. Seit 3 Jahren merkte ihre Umgebung eine gelbliche Verfärbung der Haut. Außer einem gewissen Spannungsgefühl im Abdomen und jenen sich in der letzten Zeit öfter wiederholenden Koliken, wußte Patientin über keinerlei Beschwerden zu klagen. Seit 2 Monaten fühlte sie sich schwer krank; die Gelbsucht, die bis jetzt nur leicht vorhanden war, nahm an Intensität stark zu; gleichzeitig kam es zu starkem Hautjucken, Abmagerung und Inappetenz. Sie wurde auffallend blaß, selbst geringste Anstrengungen waren mit Herzklopfen und Schwindelgefühl verbunden. In den letzten 2 Wochen vor der Spitalaufnahme kam es zu Ödemen im Gesicht und an den unteren Extremitäten. Alkohol wurde in ihrer Jugend, in der Zeit zwischen 21 und 22 Jahren öfters genossen, seither nicht wieder.

Die Patientin war stark ödematös und gleichzeitig intensiv ikterisch; dabei zeigte sich eine außerordentliche Blässe der ganzen Haut und der Schleimhäute. Das Gesicht war gedunsen. Herztätigkeit sehr beschleunigt. Fast täglich Temperatursteigerung bis 38°. Über den unteren Lungenpartien leichtes Rasseln, über dem Herzen ein lautes systolisches akzidentelles Geräusch. Abdomen stark ausgedehnt, die Leber war noch handbreit unter dem Rippenbogen zu tasten, desgleichen die Milz. Beide Organe waren respiratorisch leicht verschieblich. Im Abdomen etwas freie Flüssigkeit. Im Harn sehr viel Urobilin neben reichlichen Uraten, kein Gallenfarbstoff. Blut: 1,3 Mill. Erythrocyten, Hämoglobin 50 %, Färbeindex 1,9, 1500 Leukocyten. Die Zahl der Blutplättchen ist stark verringert. Stark ausgeprägte Anisocytose, viele Megalocyten, Polychromasie, Normoblasten. Die differentielle Zählung ergab: 57 % polynukleäre Neutr., 30 % Lymphocyten, 3 % eosinophile Zellen, 10 % Mononukleäre. Resistenz 0,50—0,34. Stuhl normal gefärbt, enthält 0,32 g Urobilin. Der Duodenalsaft war intensiv dunkel gefärbt. Magenazidität fehlend. Unter fortschreitendem Verfall der Kräfte, wobei es in den letzten Tagen auch zu größeren Ansammlungen von freier Flüssigkeit im Abdomen kam, erfolgte der Exitus.

Bei der Obduktion zeigt sich: Lebercirrhose, mächtiger großer, chronischer Milztumor, leichte Atrophie der Magenschleimhaut, hochgradige Anämie und fettige Degeneration des Herzens, intensiv rotes Knochenmark. Die Galle in der Gallenblase und im Duodenalsaft war dunkelbraungelb.

Die mikroskopische Untersuchung der Leber ergab neben Umbau im Sinne von Kretz mächtige Wucherung des periacinösen Bindegewebes. Im Bindegewebe war viel Pigment nachweisbar, das nur zum Teil die Eisenreaktion gab. Dagegen war reichlich Hämosiderin in den v. Kupffer-Zellen vorhanden. Die Milz zeigte eine starke Verdickung der Kapsel. Im übrigen glich der Befund dem jener Milzen, die bereits in diesem Kapitel ausführlich beschrieben wurden.

Ähnliche Fälle haben wir noch zweimal gesehen und konnten sie ebenfalls bis zum Tode verfolgen. Da wir sie in desolatem Zustand an die Klinik bekamen, hat sich bis jetzt keine Gelegenheit geboten, auch hier die Splenektomie zu versuchen. Wir glauben aber, sie gegebenenfalls empfehlen zu müssen, weil wir uns vorstellen können, daß sich das schwerste Symptsom, nämlich die Anämie, wird beseitigen lassen.

Aus der Literatur sind mir drei ähnliche Fälle bekannt; einen Fall hat Roth publiziert, 2 Hocke.

Entsprechend den vorausgeschickten Bemerkungen glauben wir, daß das gleichzeitige Vorkommen von splenomegaler Lebercirrhose und Anämie kein zufälliges sein dürfte, sondern sich wahrscheinlich ein Abhängigkeitsverhältnis dieser beiden pathologischen Veränderungen ergeben dürfte.

Wir haben bei der Besprechung des hämolytischen Ikterus darauf hingewiesen, warum der erhöhte Blutzerfall in der Milz, wie er bei diesen Krankheiten zur Regel gehört, eine enorme Mehrarbeit des erythropoetischen Apparates beansprucht. Vielleicht durch Jahre hindurch kann sich die Knochenmarkstätigkeit einem erhöhten Blutzerfalle anpassen; einmal kommt aber das Knochenmark nicht mehr nach, es produziert weniger oder vielleicht nur schlechter, kurz, es kann zur Anämie kommen. Daß sich sogar ein Blutbild entwickeln kann, das an die perniziöse Anämie erinnert, lehrt der von uns beschriebene Fall.

Nachdem wir gesehen haben, daß bei den splenomegalen Cirrhosen der Ikterus zum Teil ein hämolytischer sein dürfte, so darf es uns nicht wundern, wenn auch hier gelegentlich das Knochenmark mit seiner Tätigkeit an den Rand seiner Leistungsfähigkeit gebracht wird und es daher zur Anämie kommt. Jedenfalls glauben wir, daß sich das Vorkommen von schwerer Anämie bei splenomegalen Lebercirrhosen im Rahmen der Erkrankungen des hepatolienalen Systems leicht erklären läßt.

IX. Cholämische Blutungen als Ausdruck einer Thrombocytopenie.

Eine Begleiterscheinung schwerer Leberkrankheiten kann die Neigung zu Blutungen sein; sie manifestiert sich teils als Melaena, teils durch Blutungen in die Haut und die Schleimhäute. Es kann auch zu Blutaustritten in das Gewebe kommen (Perikard oder die Pleuren sind dafür Lieblingsstellen), wie man sich bei den Sektionen davon überzeugen kann. Oft leitet die hämorrhagische Diathese als Komplikation einer Leberkrankheit den Exitus ein. Da die Neigung zu Blutungen hauptsächlich bei schweren Leberaffektionen zu sehen ist (z. B. auch bei der akuten gelben Leberatrophie), so ist man vielfach geneigt, in der hämorrhagischen Diathese den Ausdruck einer Leberinsuffizienz zu sehen; insofern spricht man hier auch von einer cholämischen Erscheinung.

Bei der Besprechung der aplastischen Anämie haben wir auf das gleichzeitige Vorkommen von Blutplättchenmangel und Neigung zu Blutungen hingewiesen. Da die Thrombocyten bei der Stillung einer Blutung sicher eine große Rolle spielen, so kommt dieses Moment bei der Entstehung der einzelnen Petechien sicher eine Bedeutung zu. Schon von diesem Gesichtspunkte aus, wäre es wertvoll nachzusehen, wie sich die Blutplättchen bei den verschiedenen Leberkrankheiten verhalten, die zu Blutungen neigen. Die Frage der Thrombocyten interessiert uns aber auch noch aus einem anderen Grunde. Bei zahlreichen Splenektomien konnten wir uns davon überzeugen, daß zumeist unmittelbar nach der Operation die Zahl der im Blute zirkulierenden Thrombocyten in die Höhe geht. Wenn man noch weiter bedenkt, daß wahrscheinlich die Milz dasjenige Organ sein dürfte, welches die Zerstörung der Thrombocyten zu besorgen hat, dann erscheint es um so wichtiger, das Verhalten der Blutplättchen bei den Leberkrankheiten zu verfolgen, weil wir doch der Milz im Rahmen der Leberkrankheiten eine so große Bedeutung zumessen. Schließlich wäre noch eine Möglichkeit zu diskutieren, warum wir in der Beurteilung der einzelnen Leberaffektionen den Blutplättchen mehr Aufmerksamkeit schenken müssen. Ein Thrombocytenmangel im zirkulierenden Blut kann in zweifacher Weise zustande kommen: entweder ist die Ursache in einer geschädigten Produktion zu suchen (z. B. ähnlich wie bei der aplastischen Anämie) oder es sind im Blute deswegen so wenig Blutplättchen, weil zu viel zerstört werden. Da wir im vorigen Abschnitte gesehen haben, daß sich infolge zu großer Inanspruchnahme des Knochenmarkes schwere Anämien entwickeln können, so müßte man sich fragen, ob nicht die Neigung zur hämorrhagischen Diathese, falls dieselbe bei Leberkrankheiten tatsächlich mit einem Thrombocytenmangel zusammenhängt, auf eine Knochenmarksschwäche zu beziehen sei und daher bis zu einem gewissen Grade in Parallele stünde mit der Anämie. Leider haben wir nicht unser ganzes Leber-Milzmaterial von diesem Gesichtspunkte aus durchgesehen. Erst seit den bekannten Untersuchungen von Frank und Kaznelson haben wir darauf mehr geachtet. Unsere Erfahrungen über das gegenseitige Verhältnis zwischen Blutplättchen und Thrombocyten stützen sich daher auf nur ein relativ kleines Untersuchungsmaterial. Zunächst möchte ich auf einen Fall von hypertrophischer Lebercirrhose aufmerksam machen, bei dem sich tatsächlich sagen läßt, daß hier ein Zusammenhang zwischen hämorrhagischer Diathese und Thrombocytenmangel bestanden haben dürfte.

Fall III. Eine 52 Jahre alte Frau, die aus gesunder Familie stammt und Mutter von 3 gesunden Kindern ist, gibt an, seit 10 Jahren ikterisch zu sein. Den Beginn der Erkrankung führt die Patientin auf eine Magendarmintoxikation zurück, die sie sich gelegentlich eines Aufenthaltes in Venedig (sie hat dort Austern gegessen) zugezogen hatte. Die Frau stand wegen ihres Leidens vielfach in ärztlicher Behandlung. Fast alle Ärzte waren sich anfangs darüber einig, daß es sich um eine katarrhalische Gelbsucht gehandelt haben dürfte. Schon 4 Wochen nach Beginn des Ikterus konnte von ärztlicher Seite bereits ein Milztumor festgestellt werden. Die Frau ist dann später nach Karlsbad gefahren; eine wesentliche Besserung ihres Leidens konnte sie dort nicht erreichen. Anläßlich einer neuerlichen Konsultation bei einem anderen Arzte (8 Monate nach Beginn der Gelbsucht) fiel jetzt zum erstenmal die Diagnose: Verdacht auf beginnende hypertrophische Lebercirrhose. Aus dieser Zeit stammt auch ein genauer Harnbefund: es finden sich Spuren an Bilirubin, dagegen reichlich Urobilin. Auch wurde eine Blutuntersuchung vorgenommen: es fanden sich folgende Zahlen: 4,3 Mill. Erythrocyten, 4,300 Leukocyten, 78% Sahli. Als neues Symptom kam jetzt ein starker Pruritus hinzu. In den folgenden Jahren trat in dem Befinden der Patientin keine wesentliche Änderung ein, der Ikterus hielt ununterbrochen an. Mit Ausnahme des Hautjuckens fühlte sich die Patientin aber wohl und kam ihren Pflichten als Hausfrau nach. Sie ging jährlich nach Karlsbad. Ein Jahr ante exitum sah ich die Patientin zum erstenmal. Der Ikterus war ziemlich intensiv, starke Xanthomknoten an den Augen. Deutliche Dermatitis infolge der vielen Kratzeffekte. Die Leber sehr groß, glatt, nicht druckempfindlich. Der Rand ist scharf und reicht in der Medianlinie über Handbreite unter den Rippenbogen. Die Milz ist ebenfalls sehr groß, berührt sich perkutorisch in der Mitte mit der Leberdämpfung. Nach unten reicht sie bis in Nabelhöhe. Der Stuhl ist blaß, enthält neben viel Fett (z. T. auch Neutralfett) Urobilin. Eine quantitative Bestimmung entfiel. Im Harn war sehr viel Urobilin, aber kein Bilirubin. Das Serum war sehr dunkel (nach Hymanns v. d. Bergh 1:50 000). Die Bestimmung der Resistenz ergab folgende Werte: in toto 0,44—0,28, deplasmiert 0,46—0,28. Die Untersuchung des Blutes ergab folgende Werte: 3,56 Mill. Erythrocyten, 3800 Leukocyten, 63% Sahli. Die differentielle Zählung zeigte: 48% Lymphocyten, 32% Neutrophile, 2% eosinophile Leukocyten, 17% Mononukleäre, 1% Myelocyten, 1% Normoblasten, 1% Reizungszellen. Schon damals fiel mir die auffallend geringe Zahl an Thrombocyten auf. Eine Zählung wurde leider nicht vorgenommen. Ich habe die Patientin später nur mehr ambulatorisch gesehen. Ihre Klagen, weswegen sich die Patientin hie und da sehen ließ, waren nur der furchtbare Juckreiz. Eine wesentliche Erleichterung verschaffte ihr nur Kalomel. Drei Tage ante exitum wurde die Patientin in schwer krankem Zustande an die Klinik gebracht. Tags zuvor bekam sie starkes Nasenbluten; in den letzten Tagen hatte sie schon gelegentlich Blutungen des Zahnfleisches beobachtet. Sie brachte dieser Erscheinung aber kein wesentliches Interesse entgegen, weil sie schon früher einmal beim Zahnputzen über eine leichte Neigung zu Blutungen zu klagen hatte. Das Nasenbluten hielt mit bald kürzeren, bald längeren Unterbrechungen fast die ganze Nacht an. Früh, als sie aufstehen wollte, war ihr Körper von zahlreichen Blutungen übersät; außerdem fühlte sie sich so schwach, daß sie das Bett nicht verlassen konnte. Das Nasenbluten hielt an. Die Menses haben vor 4 Jahren aufgehört: jetzt kam es wiederum zu Blutungen. In diesem Zustande wurde die Frau an die Klinik gebracht.

Die Frau bot noch immer einen starken Ikterus, außerdem war sie aber schwer anämisch. Die Naseneingänge waren mit dicken blutigen Borken belegt. An der Zahnschleimhaut sah man zahlreiche Blutungen; an zahlreichen Stellen der Haut waren stecknadel- bis erbsengroße Blutungen sichtbar. Wurde im Sinne von Frank um den Arm eine Gummibinde gelegt und eine Zeit lang liegen gelassen, so entwickelten sich peripher davon zahlreiche flohstichartige kleinste Blutungen. An der Leber und an der Milz hatte sich der Befund nicht wesentlich geändert. Im Harn Urobilin und auch Spuren von Eiweiß. Im Sediment ziemlich viel Erythrocyten. Der Blutbefund ergab: 2,1 Mill. Erythrocyten, 1800 Leukocyten, 29% Sahli. Die Nachblutungszeit betrug 50 Minuten. Im Serum ziemlich viel Bilirubin. Die Prüfung der Resistenz zeigte folgende Werte: 0,44—0,28 (deplasmiert). Differentielle Zählung der Weißen: 42% Lymphocyten, 38% neutrophile Leukocyten, 18% Mononukleäre, 2% Normoblasten. Im übrigen ergab das Blutbild speziell der roten Zellen ziemlich normale Verhältnisse. Blutplättchen ließen sich kaum nachweisen, hie und da ein großes Element. Die Gerinnungszeit des Blutes betrug 8 Minuten. Allmählich entwickelte sich bei der Patientin ein komatöses Bild, an dem sie schließlich zugrunde ging. In den letzten Stunden ihres Lebens kam es auch zu Blutungen aus dem Darm. Die Wassermannsche Probe war negativ.

Die Sektion zeigte die Veränderungen einer sogenannten hypertrophischen Lebercirrhose. Zu einem starken Kollateralkreislauf im Bereiche der vorderen Bauchwand oder am unteren Ösophagus war es nicht gekommen. Blutungen ließen sich im Perikarde und im Mediastinum nachweisen. Im Magen und im Darmkanal fand sich Blut. Eine makroskopisch nachweisbare Ursache war dafür nicht zu erbringen. Die Leber war 2480 g schwer. Die Ränder waren ziemlich stumpfrandig. Der Querschnitt bot das Bild eines totalen Umbaues der Leber. Die Milz war sehr hart und mäßig blutreich. Die großen Venen boten keine Veränderungen. Das Knochenmark war intensiv rot gefärbt. Im Retroperitoneum zeigten sich ziemlich viele Hämolymphdrüsen. Das Gehirn war frei.

Die mikroskopische Untersuchung der Leber zeigte ganz ähnliche Veränderungen, wie wir sie als charakteristisch für die sogenannte hypertrophische Leber beschrieben haben. Die Milz ähnelte vielfach den Beschreibungen, wie sie von Banti gegeben wurde. An der Fibroadenie waren aber die Follikel mehr oder weniger unbeteiligt. Wir haben einzelne Stückchen der Milz gleich in Sublimat gelegt, um auf die Anwesenheit von Blutplättchen zu prüfen. Ähnlich wie es Kaznelson beschreibt, haben wir auch hier innerhalb der roten Pulpa zahlreiche Thrombocyten feststellen können. Im Knochenmarke fanden sich Megakariocyten.

Fasse ich meine Beobachtungen, die wir bei diesem Falle anstellen konnten, zusammen, so läßt sich folgendes sagen: die schwere hämorrhagische Diathese, die sich zu einem Fall von hypertrophischer Lebercirrhose hinzugesellt hat, und mit Anlaß war, daß die Patientin zugrunde ging, war mit den Erscheinungen der Thrombopenie vergesellschaftet. Ob der Mangel an Blutplättchen, der sicher schon vor Ausbruch der bedrohlichen Symptome bestanden haben muß, die unmittelbare Ursache für die Entstehung der verschiedenen Blutungen war, wollen wir zunächst dahingestellt sein lassen. Jedenfalls war die Thrombopenie geeignet, die einmal aufgetretenen Hämorrhagien zu fördern und insofern der Anämie Vorschub zu leisten. Nachdem sich in der Milz so viele Blutplättchen fanden und auch die Mutterzellen dieser Elemente reichlich genug im Knochenmarke vorhanden waren, so wird man hier den Mangel an Thrombocyten weniger auf eine Insuffizienz des Knochenmarkes beziehen können, als vielleicht eher auf eine vermehrte Zerstörung.

Einen ähnlichen Fall, wie den eben beschriebenen, habe ich nicht wieder gesehen. Ich muß auch betonen, daß ich mich bei anderen Fällen von allerdings geringerer hämorrhagischer Diathese bei Leberkrankheiten von einer ganz normalen Beschaffenheit der Blutplättchen überzeugen konnte. Im speziellen gilt dies auch von einem Fall von akuter Leberatrophie, bei dem sich in den letzten Stunden ante exitum gleichfalls eine Neigung zu hämorrhagischer Diathese hinzugesellt hatte; auch bei der Sektion ließen sich an mehreren Stellen cholämische Blutungen feststellen.

Ich möchte also glauben, daß es nicht angeht, jede cholämische Blutung auf Thrombocytenmangel zu beziehen. Die Verhältnisse bei der Entstehung einer hämorrhagischen Diathese speziell im Verlaufe von Leberkrankheiten dürften ziemlich kompliziert sein. Deswegen soll aber nicht in Abrede gestellt werden, daß gelegentlich — wie auch der oben beschriebene Fall lehrt — ein Mangel resp. ein Fehlen von Blutplättchen die Ausbreitung einer hämorrhagischen Diathese weitgehend zu fördern vermag.

Da wir wissen, daß unmittelbar nach der Splenektomie, und zwar auch bei Lebercirrhosen, die Zahl der Blutplättchen in die Höhe schnellt, so könnte man in der eventuellen Thrombopenie, die ja gelegentlich bei splenomegalen Cirrhosen zu sehen ist, auch einen der vielen Gründe sehen, warum man in solchen Fällen zur Splenektomie raten sollte.

In diesem Zusammenhange wäre auch die Frage einer Röntgenbehandlung bei splenomegalen Cirrhosen zu besprechen. Die Erfahrungen, die sich bei der Therapie der Leukämie ergeben haben, forderten auf, bei den verschiedensten Milztumoren einen ähnlichen Weg einzuschlagen. Ich will hier das Pro und Kontra dieser Methode nicht weiter diskutieren, sondern kann nur sagen, daß man es vielfach nicht in der Hand hat, die Röntgenwirkung zu dosieren. Die Ursache ist aber nicht in der Unmöglichkeit gelegen, die Qualität des Lichtes abzustufen, sondern in der Individualität der Patienten. Ich habe vielfach den Eindruck gewonnen, daß man im Anfang einer Röntgenbestrahlung die Milzfunktion eher im Sinne einer Reizung beeinflußt, während bei dauernder Bestrahlung das Gegenteil zum Ausbruch kommt. Weiter glaube ich, kann man sich vielfach davon überzeugen, daß sich die Wirkung des Röntgenlichtes auch dann, wenn man nur die Milzgegend bestrahlt, nicht lokalisieren läßt. Ob das nun von den Wechselwirkungen zwischen Milz und Knochenmark abhängig ist, oder ob auch der erythropoetische Apparat bei Bestrahlung der Milz direkt tangiert wird, ist zunächst schwer zu entscheiden Tatsache bleibt es, daß wir gelegentlich bei der Röntgentherapie der Milz unangenehme Komplikationen sehen können, die wir wohl auf eine Schädigung des Knochenmarkes beziehen müssen.

Da sich nun bei den verschiedenen splenomegalen Cirrhosen gelegentlich Thrombopenie findet und wir wissen, daß die Zahl der Blutplättchen unter dem Einflusse des Röntgenlichtes noch weiter sinken kann, so muß vor einer wahllosen Röntgenbestrahlung der unterschiedlichen Milztumoren dringend gewarnt werden.

Überblicken wir das, was wir in diesem Abschnitte zur Sprache gebracht haben, so erkennt man auch hier wieder Beziehungen, die sich zwischen Milz und Knochenmarksfunktion ergeben, und wie wichtig es war, nicht von einer isolierten Milzpathologie zu sprechen und wie relativ klar der Zusammenhang der einzelnen Milzkrankheiten zu sein scheint, wenn man sie von dem Gesichtspunkte einer Systemerkrankung der Leber-, Milz- und Knochenmarksfunktion beleuchtet.

X. Unsere Anschauungen über die Stellung der Splenomegalie im Rahmen der Lebercirrhosen.

Faßt man zusammen, was wir über die verschiedenen Einteilungsprinzipien der Lebercirrhosen wissen, so muß man sagen, daß auf diesem Gebiete vielfach große Unsicherheit herrscht. Der Hauptgrund dafür dürfte wohl der sein, daß uns in vieler Beziehung ein Maßstab fehlt, den wir bei den einzelnen Cirrhosen anlegen könnten. Bis jetzt begnügte man sich damit, teils von atrophischen, teils von hypertrophischen Lebercirrhosen zu sprechen. Anatomisch stößt man aber mit dieser Einteilung vielfach auf Widerspruch, weil sich bei beiden Formen im Prinzip dieselben histologischen Veränderungen finden.

Auf dem Gebiete der Nierenkrankheiten gab es in früherer Zeit ebenfalls große Meinungsunterschiede. Die Periode, wo man die Nephritiden ausschließlich in interstitielle und parenchymatöse trennen wollte, ist noch in bester Erinnerung. Wenn wir uns derzeit, wie wir glauben, in einem Zeitalter der Aufklärung befinden, so verdanken wir dies in erster Linie dem Umstande, daß die Kliniker sich von dem rein anatomischen Einteilungsmodus emanzipierten und das Symptomatische in den Vordergrund rückten.

Die Analyse der Nierenkrankheiten hat auch insofern eine Klärung herbeigeführt, als wir z. B. auch auf Grund unserer Ödemstudien zu der Überzeugung kamen, daß nicht alle Erscheinungen, wie wir sie bei einer Nephritis sehen, unbedingt mit der erkrankten Niere zusammenhängen müssen. Daß auch

der hohe Blutdruck und die konsekutive Herzhypertrophie in letzter Linie auf
eine allgemeine Gefäßerkrankung zu beziehen ist, die eventuell gleichzeitig
mit der Parenchymerkrankung der Nieren einsetzt, ist eine Ansicht, die ebenfalls von vielen Klinikern vertreten wird. Kurz man kommt bei der Betrachtung der Nierenkrankheiten allmählich zu der Anschauung, daß es sich bei der
„Nephritis" um eine komplexe Erkrankung handeln muß, bei der die Erkrankung der Nieren allein als auslösendes Organ der verschiedenen Symptome
nicht immer die Hauptrolle spielen muß.

Auf dem Gebiete der Lebercirrhosen befinden wir uns derzeit
— wie ich glaube — in einer ähnlichen Situation, wie seiner Zeit, als
man die Nierenkrankheiten nur in interstitielle und parenchymatöse
trennen und alle Erscheinungen ausschließlich auf eine Nieren-
insuffizienz beziehen wollte. Jedenfalls steht man, was die Beurteilung der Lebercirrhosen betrifft, noch immer auf dem Standpunkte, daß alle Symptome ihre Erklärung in der Erkrankung
des Leberparenchyms finden sollen.

Im Vorangehenden haben wir uns mit zwei Erscheinungen beschäftigt,
die häufig im Gefolge von Lebercirrhosen zu sehen sind: es sind dies der Milztumor und der Ikterus.

Die Gelbsucht, die wir vor allem bei jenen Cirrhosen sehen,
die auch mit einem Milztumor einhergehen, läßt sich unmöglich
auf Parenchymerkrankungen der Leber allein beziehen, da in vielen
Fällen trotz eines jahrelangen Bestehens des Ikterus die Galle
gegen den Darm zu abfließen kann. In manchen Fällen haben wir
uns sogar davon überzeugen können, wie sogar mehr Bilirubin
aus den Gallenwegen entleert wird, als es für den normalen
Menschen bekannt ist. Wegen dieser Tatsache und auch wegen
gewisser Veränderungen in der Leber (Gallenthromben, Erythrocytentrümmer in den Kupfferzellen), die vorwiegend beim experimentellen hämolytischen Ikterus zu sehen sind, haben wir uns
dafür eingesetzt, daß auch der Ikterus, wie er z. B. bei der hypertrophischen Lebercirrhose zu sehen ist, in vieler Beziehung ein
hämolytischer sein dürfte. Deswegen soll aber nicht geleugnet
werden, daß ein Teil der Gelbsucht doch mit Leberveränderungen
in Zusammenhang stehen dürfte.

Unsere Annahme, es könnte sich also um ähnliche Verhältnisse handeln, wie z. B. beim Krankheitsbilde des menschlichen
hämolytischen Ikterus, fand eine wesentliche Stütze, als es sich
herausstellte, daß sich auch bei der hypertrophischen Lebercirrhose
der Ikterus, der selbst jahrelang unverändert angehalten hatte,
durch Splenektomie beseitigen läßt.

Durch diesen Befund wird unsere Aufmerksamkeit dem Verhalten der
Milz bei den Lebercirrhosen um so mehr zugewendet.

Im Gefolge des großen Krankheitskomplexes, das wir vielfach mit dem
Namen Lebercirrhose zusammenfassen, kann sich das Verhalten der Milz verschieden gestalten. Wir sehen große und kleine Milzen. Auch in histologischer
Beziehung gibt es mannigfaltige Unterschiede. Zeigt sich die Milz nicht
wesentlich vergrößert, so sind in ihr entweder gar keine Veränderungen zu
bemerken, oder es kommt höchstens zu einer Vermehrung des Bindegewebes,
also zu einem Prozeß, wie er auch im Senium zu sehen ist. Über das Verhalten der Milzstruktur bei den verschiedenen Lebercirrhosen existieren keine
einheitlichen Angaben. Bloß Gauckler hat sich dahin geäußert, daß typische
Veränderungen bei den Splenomegalien zu sehen seien, die er als sclérose

hypertrophique pulpaire ansieht, [während in den kleinen Milzen, wie sie' bei der typischen atrophischen Lebercirrhose vorkommen, die sclérose atrophique zu sehen ist.

Da wir auf Grund eigener Erfahrung wußten, daß sich der Ikterus bei der hypertrophischen Lebercirrhose durch Splenektomie beseitigen läßt, und andererseits bekannt war, daß die Milz bei den manigfachen Formen von Lebercirrhosen sich verschieden verhalten kann, so lag es nahe nachzusehen, ob zwischen Milzveränderung und Ikterus irgendwelche Beziehungen bestehen. Wir glaubten uns zu dieser Annahme um so mehr berechtigt, als sich beim menschlichen hämolytischen Ikterus tatsächlich Befunde feststellen ließen, die in gleichem Sinne zu verwerten waren.

Schon der normalen Milz obliegt die Aufgabe, einen Teil der sich in Zirkulation befindlichen Erythrocyten an sich zu reißen und sie für den Abbau zum Bilirubin vorzubereiten. Wir haben die Ansicht vertreten, daß hauptsächlich jene roten Blutkörperchen in der Milz zugrunde gehen, welche die Bahnen verlassen, die mit Endothelien ausgekleidet sind. Wir sagten, sobald Erythrocyten über Bindegewebe fließen, werden sie für den Untergang reif.

Beim hämolytischen Ikterus des Menschen und auch bei gewissen Formen der perniziösen Anämie zeigte sich nun ein enormer Blutreichtum der Milzpulpa, also in einem Gebiete, das außerhalb der Sinusräume und der Blutkapillaren liegt. Da wir hier ganz besonders schön demonstrieren konnten, wie jetzt nach der Splenektomie weniger rote Blutzellen zugrunde gingen, so mußte man sich mit der Frage beschäftigen, warum es einerseits in der Milz beim hämolytischen Ikterus zu einem vermehrten Untergang der Erythrocyten kommt, und andererseits — vorausgesetzt daß unsere Vorstellung von der Bedeutung der Milzpulpa richtig war — wieso es gerade in solchen Milzen zu einem pathologischen Übertreten der roten Blutzellen kam.

Fast in allen Fällen, wo wir Anhaltspunkte für einen vermehrten Blutuntergang in der Milz hatten, und wo sich auch zahlenmäßig der Einfluß der Splenektomie auf die Hämolyse feststellen ließ, haben wir schwere Veränderungen an den Milzgefäßen gesehen. Da wir den Standpunkt vertraten, daß die lienale Hämolyse nur dann stattfinden kann, wenn die Erythrocyten die gebahnten Gefäßräume verlassen müssen, legten wir auf eventuelle Veränderungen im Bereiche der Blutgefäße großes Gewicht. Es wäre möglich, daß die Erythrocyten nur dann aus den Kapillaren gegen das Pulpagewebe zu austreten, wenn das Gefäßsystem Schaden gelitten hat. Warum sollten hier nicht ähnliche Vorgänge statthaben, wie z. B. bei der Nephritis, wo es ganz besonders dann zu Austritt von Erythrocyten gegen die Harnwege kommt, wenn die Gefäßschleifen im Bereiche der Glomeruli im Sinne einer akuten Nephritis affiziert erscheinen. Lassen sich nun beim Studium der histologischen Verhältnisse in der Milz bei der hypertrophischen Lebercirrhose auch irgendwelche Anhaltspunkte dafür finden, daß ein vermehrter Blutuntergang stattgefunden hatte? Fast in allen Milzen, die durch Splenektomie gewonnen wurden, haben wir eine beträchtliche Hyperämie der extravaskulären Milzräume feststellen können. Wir konnten auf die Befunde an den exstirpierten Milzen deswegen größeres Gewicht legen, weil bei der Operation stets darauf geachtet wurde, daß zuerst die Milzarterie unterbunden wurde. Bei der Beurteilung von Leichenmilzen wird man in bezug auf die Hyperämie vorsichtiger sein müssen, weil während der Agone allgemeine passive Stauungen nicht zu vermeiden sind. Als weiteres Kriterium, daß schon intra vitam in der Milz ein vermehrter Blutuntergang stattgefunden haben dürfte, wollen wir die Hämosiderose hinstellen. Schließlich haben wir auch hier schwere Veränderungen an den Gefäßen feststellen können. Wir möchten also zusammenfassend sagen, daß sich in der Milz bei der hypertrophischen Lebercirrhose tatsächlich Veränderungen feststellen lassen, die für einen erhöhten Blutuntergang verwertet werden können.

Gauckler, der im Prinzip dieselbe Ansicht vertritt und meint, daß es sich bei der sclérose hypertrophique pulpaire um einen vermehrten Blutuntergang handeln dürfte, sieht in der eigentümlichen Milzveränderung noch mehr. Die Ursache der sclérose hypertrophique pulpaire soll nach ihm der vermehrte Untergang von Erythrocyten sein, d. h. die reichliche Anwesenheit von Erythrocyten innerhalb der Pulpastränge allein soll schon zu diesen Milzveränderungen führen können. Dieser Ansicht kann ich nicht sein, denn wenn diese Anschauung von Gauckler richtig wäre, so müßten wir dieselben Bilder, die wir in der Milz bei der hypertrophischen Lebercirrhose gefunden haben, auch beim hämolytischen Ikterus des Menschen sehen. Dazu wären hier im Sinne von Gauckler noch viel günstigere Bedingungen geschaffen, nachdem hier die Hämolyse viel reichlicher ist und viel länger anhält, als z. B. bei der hypertrophischen Lebercirrhose.

Wir haben an anderer Stelle auf das gegenseitige Verhältnis zwischen vermehrtem Blutuntergang und Pleiochromie hingewiesen. Gehen zu viel rote Blutzellen zugrunde, so kommt es zu einer ganz dickflüssigen und zähen Galle. Da die Ausführungsgänge der Leber im Bereiche der Acini sehr fein sind, so kann allein schon die dicke Galle zu einem Hindernis werden und Anlass zu einer Stase im Bilirubinkreislauf werden. Schon die normale Leber reagiert bei einer bestehenden Pleiochromie mit deutlichem Ikterus; es ist nicht einzusehen, warum in dieser Beziehung die pathologische Leber eine Ausnahme machen soll. Ja im Gegenteil, man könnte sich sogar vorstellen, daß z. B. eine cirrhotische Leber schon auf einen viel geringeren Grad von Pleiochromie mit Ikterus antworten sollte. In diesem Sinne möchten wir voraussetzen, daß bei Pleiochromie und Lebercirrhose der Ikterus viel ausgesprochener sein dürfte, als bei derselben Konsistenz der Galle in einer gesunden Leber.

Es ist selbstverständlich, daß wir nicht den Standpunkt vertreten wollen, jeder Ikterus, der bei einer Lebercirrhose zur Beobachtung kommt, sei unbedingt als ein pleiochromer anzusehen; waren wir es doch selbst, die bereits vor Jahren die Existenz eines rein mechanischen Ikterus gerade bei der Lebercirrhose betonten. Wir haben schon damals mit Nachdruck darauf hingewiesen, daß die rein mechanische Abschnürung von Gallengängen durch sie zirkulär umschließendes oder komprimierendes Bindegewebe durchaus nicht das typische ätiologische Moment bei jedem Ikterus darstellt, der eine Cirrhose begleitet, sondern daß auch andere Faktoren eine Rolle spielen können, die uns damals noch nicht so klar vor Augen standen wie z. B. jetzt, wo wir uns des Zusammenhanges der Pleiochromie mit Ikterus bzw. der Milzerkrankung bewußt sind.

Gerade die Erkenntnis dieser Tatsache erklärt uns so manches im Symptomenverlaufe der hypertrophischen Lebercirrhosen. Während die Gelbfärbung beim hämolytischen Ikterus nach der Splenektomie oft binnen kürzester Zeit schwindet, kann es bei den splenomegalen Cirrhosen, die mit Ikterus einhergehen, Wochen, ja wie in dem einen Falle sogar Monate dauern, bevor die gelbe Verfärbung ganz aus der Haut schwindet. Es müssen daher außer der Pleiochromie noch andere Faktoren eine Rolle spielen, die den Export des Bilirubins aus der Leber vielleicht sogar mechanisch behindern. Die relative Armut des Stuhles an Farbstoff ist in solchen Fällen kein unbedingter Beweis; viel eindeutiger dagegen erscheint mir das Vorkommen einer farbstoffarmen Galle und der Reichtum des Harnes an Bilirubin. Diese sagen aus, daß auch rein mechanische Stauungen eine Rolle spielen müssen.

Die Pleiochromie kann meines Erachtens für eine kranke Leber nicht gleichgültig sein. Durch die Stase der Galle im Bereich der Gallenkapillaren kommt es zu zahlreichen Einrissen der letzteren. Das Einreißen der interzellulären Gallenkapillaren führt zu kleinsten Nekrosen im Leberparenchym. Da wir nun auf dem Standpunkte stehen, daß der lebercirrhotische Prozeß in letzter Linie ebenfalls auf eine primäre Leberzelldegeneration zurückzuführen ist, so wird wohl angenommen werden müssen, daß diese durch die Gallenstase gesetzten Leberzellnekrosen der Cirrhose Vorschub leisten und den ungünstigen Prozeß noch schlimmer gestalten können. Die gesunde Leber scheint gegenüber den Schädigungen, wie sie sich bei chronischer Gallenstauung ergeben, widerstandsfähiger zu sein, da wir eine echte Lebercirrhose (biliäre Lebercirrhose im modernen Sinne) im Anschluß an selbst jahrelang bestehenden Gallengangsverschluß nicht gesehen haben. Auch das Fernbleiben von cirrhotischen Veränderungen in der Leber bei den meisten Fällen von hämolytischen Ikterus spricht zugunsten der ausgesprochenen Annahme. Daß sich aber die cirrhotische Leber mit pleiochromem Ikterus hier anders verhalten dürfte, ist uns sehr wahrscheinlich.

Neben der Schädigung der ohnehin schon kranken Leber kann dem Organismus aus der Pleiochromie resp. aus dem vermehrten Hämatinzerfall noch eine Gefahr erwachsen, nämlich das eventuelle Nachlassen der erythropoetischen Funktion. In dem roten Knochenmark müssen wir den sichtbaren Ausdruck für eine überhastete Erythropoese erblicken. Ähnlich wie beim hämolytischen Ikterus, wo sogenannte Knochenmarkskollapse eine relativ häufige Komplikation darstellen, sehen wir gelegentlich auch bei den splenomegalen Cirrhosen Anämien auftreten, die große Verwandtschaft mit der Perniciosa zeigen können. Gerade in dieser Tatsache möchten wir einen weiteren Beweis für die Existenz einer vermehrten Hämolyse in Fällen splenomegaler Cirrhosen erblicken.

Bei der Besprechung der Pathogenese der Gelbsucht im Gefolge des hämolytischen Ikterus haben wir den Kupfferzellen eine große Bedeutung zugemessen. Die Annahme, in den Kupfferzellen die Bildungsstätten des Bilirubins zu sehen, hat große Wahrscheinlichkeit für sich; die Leberzellen hätten in dem Sinne nur die Exkretion des von den Leberendothelien gebildeten Gallenfarbstoffes zu besorgen. Die Gelbsucht, die im Symptomenbilde eines hämolytischen Ikterus eine so große Rolle spielt, wäre also teils auf die Pleiochromie, teils auf eine Insuffizienz der Leberzellen zu beziehen, den ganzen von den Kupfferzellen gebildeten Gallenfarbstoff an sich zu reißen. Wegen der Unmöglichkeit der Leber, das Bilirubin zu adsorbieren, kann bald ein größerer, bald ein geringerer Bruchteil des Gallenfarbstoffes in die allgemeine Zirkulation gelangen und so Anlaß zur Gelbfärbung der unterschiedlichen Organe werden.

Es ist nicht einzusehen, warum ein ähnlicher Modus nicht auch bei der Entstehung der Gelbsucht im Gefolge der hypertrophischen Lebercirrhose in Frage kommen sollte. Da hier die Verhältnisse aber komplizierter sind, so wollten wir diese Möglichkeit nicht so sehr in den Vordergrund rücken.

Wir kommen weiters zu der Frage, warum es nicht in jedem Falle von Lebercirrhose zu einer Splenomegalie kommt? Untersucht man die Milzen bei den unterschiedlichen Cirrhosen histologisch, so hat man Gelegenheit, fast alle Übergänge vom Normalen bis zu jenen schweren Veränderungen der Milz zu sehen, die dem Ungeübten Schwierigkeiten bereiten können, zu entscheiden, ob hier überhaupt Milzparenchym vorliegt. Bringt man die verschiedenen Milzen in eine Reihe, und legt man die schwerst veränderte an das eine Ende und jene Milz, die fast normal aussieht, an das andere, und ordnet man gleichzeitig auch die Lebern nach ihren Veränderungen, so ergibt sich bei so einer Gegenüberstellung kein Parallelismus. Im Gegenteil, man gewinnt eher den Eindruck, daß eine weitgehende Unabhängigkeit der einzelnen Prozesse bestehen muß, und daß vielleicht beim Krankheitsbilde der Lebercirrhose bis zu einem gewissen Grade auch selbständige Erkrankungen der Milz vorkommen können. Die Milzaffektion kann neben einer Lebercirrhose vorkommen, muß es aber nicht. Da wir gesehen haben, wie relativ häufig im Anschluß an einen Ikterus catarrhalis sich das klinische Krankheitsbild der hypertrophischen Lebercirrhose entwickeln kann, so rechnen wir mit der Möglichkeit, ob nicht jene Gifte, die beim Ikterus catarrhalis sich in erster Linie gegen die Leber richten, gelegentlich auch imstande sein könnten, die Milz so zu schädigen, daß es im weiteren Verlaufe zu einer sclérose hypertrophique pulpaire kommt.

Wenn man unseren Auseinandersetzungen über die Bedeutung der Milz unter physiologischen und pathologischen Umständen gefolgt ist und sich unseren Anschauungen angeschlossen hat, daß der Milz die Hauptrolle unter den hämolytischen Organen zukommt, und daß sie weiter unter krankhaften Bedingungen durch einen gesteigerten Hämatinumsatz den Organismus in mehrfacher Weise gefährdet, so wird man sich sagen müssen, daß aus der Kombination eines Leberdefektes und einer Milzerkrankung die verschiedensten klinischen Krankheitsbilder entstehen können.

Jedenfalls beweisen uns die günstigen Erfolge der Splenektomie, daß das Symptom Ikterus, welches so häufig bei Lebercirrhosen zu sehen ist, nicht unbedingt mit der Leberveränderung allein zusammenhängen muß, sondern auch mit der Funktion der Milz etwas zu tun haben dürfte. Dadurch rückt aber die Beschaffenheit der Milzfunktion, die man bis jetzt in der Beurteilung der Lebercirrhosen ganz außer acht gelassen hatte, in den Vordergrund. Aus diesen Gründen setzen wir uns daher dafür ein, daß im Krankheitsbilde der Lebercirrhose die Milz bis zu einem gewissen Grade eine Selbständigkeit besitzt. Sie kann miterkranken, muß aber durchaus nicht in jedem Falle gleichschwer mitaffiziert sein.

Wir haben im Anfang dieses Abschnittes vergleichsweise auf das Verhalten der Symptome bei den Nierenkrankheiten verwiesen, und uns bemüht zu zeigen, daß nicht jedes Symptom, das bei Nephritis vorkommen kann, unbedingt mit der Nierenveränderung etwas zu tun haben muß. In gleicher Weise glauben wir auch bei den Cirrhosen den Standpunkt einnehmen zu müssen, daß nicht alle Symptome, die sich im Verlaufe jenes Krankheitsbildes entwickeln können, das wir unter dem Begriffe Cirrhosis hepatis zusammenfassen, ausschließlich auf die Leberveränderung zu beziehen seien.

Schließlich möchte ich noch einige Bemerkungen über die Indikationen und meine Resultate der Splenektomie bei den splenomegalen Lebercirrhosen beifügen. Im allgemeinen Befinden einer hypertrophischen Lebercirrhose braucht durch Jahre hindurch keine wesentliche Änderung einzutreten. Gleiches gilt auch von jenen Cirrhosen, wo nur Splenomegalie bestand, aber der Ikterus sich nicht besonders bemerkbar machte. Zu den latenten Symptomen dieser beiden Gruppen von Cirrhosen treten fast immer, bald früher, bald später, Erscheinungen hinzu, die ein ärztliches Handeln unbedingt erfordern. Als solche unangenehme Komplikationen kommen in Betracht: das Gefühl von Schmerzen und Druckgefühl in der Gegend der Milz und ihrer nächsten Nachbarschaft; die von mir als Pseudogallensteinkoliken bezeichneten Schmerzattacken in der Gegend der Gallenblase; gehäufte Hämatemesis; hartnäckiger Juckreiz, schwere Anämie.

Da wir gesehen haben, welchen günstigen Einfluß die Splenektomie nicht nur auf die Gelbsucht ausübt, sondern auch auf das so unangenehme Hautjucken, die Pseudogallensteinkoliken und auch das Gefühl von Völle beseitigen kann, so glauben wir in geeigneten Fällen zu derselben raten zu müssen. Nach der Operation ist es in einem Falle, nach einem Jahr, in einem zweiten Fall nach 4 Jahren zu einem Rezidiv der Gelbsucht gekommen. Einmal stellte sich nach zirka Jahrsfrist der Juckreiz wieder ein. Er hielt dann zirka ein halbes Jahr lang an und verschwand wieder. Auch was die Pseudogallensteinkoliken betrifft, habe ich leichte Rezidive gesehen; speziell in einem Fall kam es bereits nach 4 Monaten wieder zu Schmerzattacken; dieselben waren aber nur sehr leicht und verschwanden nach einem Vierteljahr völlig. Mein eigenes Beobachtungsmaterial ist zwar kein sehr großes, trotzdem sind aber meines Erachtens die Erfolge der Splenektomie so günstige, daß ich glauben möchte, man soll in solchen Fällen mit der Splenektomie nicht zu lange warten.

Ich habe 8 Fälle von typischer hypertrophischer Lebercirrhose operieren lassen. An den Folgen der Operation ist keiner gestorben. Ein Fall starb 7 Monate nach der Operation; im Anschluß an eine Verkühlung wurde eine bis dahin okkulte Lungentuberkulose aktiv, die den Patienten nach 6 wöchigem Krankenlager dahinraffte. Ein weiterer Patient starb, nachdem er sich ein ganzes Jahr völlig gesund gefühlt hatte, plötzlich. Es ist dies der Arzt, den auch Türck gesehen hatte. Er stürzte bei einem Patienten, der auf einem hohen Berge wohnte, plötzlich tot zusammen. 5 Patienten befinden sich jetzt 4 resp. $4^1/_2$, $4^3/_4$, 2 und $1^1/_2$ Jahre nach der Operation wohl. Über einen Patienten habe ich keine weiteren Nachrichten erfahren können.

Von splenomegalen Cirrhosen ohne schweren Ikterus habe ich 10 Fälle zur Operation gebracht. 3 Fälle fühlen sich jetzt nach zirka $4^1/_2$, 5 und $5^3/_4$ Jahren wohl. Von einem Patienten, es ist dies jener Mann, der später auch wegen eines Rektumkarzinoms operiert wurde, erhielt ich keine weiteren Nachrichten. Von einem habe ich erfahren, daß er zwei Jahre nach der Operation verstorben ist. Über die unmittelbare Todesursache konnte ich nichts ermitteln. Die Operationen der anderen 5 Fälle liegen zu kurz zurück, als daß man schon jetzt ein über Jahre zurückliegendes Urteil fällen könnte.

Fasse ich mit wenigen Worten meine Resultate zusammen, so glaube ich sagen zu müssen: die Splenektomie erweist sich bei vielen Fällen von splenomegalen Cirrhosen als ein außerordentlich günstiger Eingriff. Manche Symptome, wie Ikterus, Hautjucken, Neigung zu Blutung und Anämie werden vielfach günstig beeinflußt. Der Zustand des Wohlbefindens kann Jahre lang anhalten. Gelegentlich kann es aber wieder zu einem Rezidiv der Erscheinungen kommen.

Die Splenektomie kann also einzelne Erscheinungen, die bis jetzt vielfach auf Schädigungen der Leber allein bezogen wurden, rückgängig machen. Damit soll aber nicht gesagt sein, daß die Entfernung der Milz von unbedingt günstigem Einflusse auf die Veränderungen in der Leber selbst sein muß. Ich glaube, daß der cirrhotische Prozeß manchmal zum Stillstand gebracht werden kann. Aber von einer steten Ausheilung oder gar Rückbildung der Lebercirrhose wird man wohl nie sprechen können und nicht dürfen.

Spielt die Milz bei der akuten gelben Leberatrophie eine funktionelle Rolle?

Die akute gelbe Leberatrophie interessiert uns im Zusammenhange mit den Erkrankungen des hepatolienalen Systems von mehreren Gesichtspunkten aus: 1. Es bestehen manche Anhaltspunkte dafür, daß die Gelbsucht, wie sie beim Ikterus catarrhalis zu sehen ist, nicht immer rein mechanisch erklärt werden kann. Anatomische Präparate der Leber beim gewöhnlichen Ikterus catarrhalis haben mich von der Richtigkeit dieser Annahme überzeugt. Wegen der nahen Beziehungen zwischen Ikterus catarrhalis und akuter Leberatrophie erscheint es zweckmäßig, sich auch hier die Frage vorzulegen, ob der Ikterus bei der akuten Leberatrophie rein mechanisch bedingt ist. 2. Die akute gelbe Leberatrophie, die unserer Ansicht nach vielfache Beziehungen zum Ikterus catarrhalis hat, kann — wie wir bereits betont haben — unter gewissen Umständen in eine splenomegale Cirrhose übergehen. 3. Bei der akuten gelben Leberatrophie handelt es sich um einen autolytischen Vorgang. Nachdem durch E. P. Pick gezeigt wurde, wie sich unter gewissen Bedingungen der experimentell autolytische Prozeß bei milzlosen Tieren anders gestaltet als bei normalen, ergaben sich daraus neue Gesichtspunkte, die gleichfalls für eine innige Wechselbeziehung zwischen Milz und Leber sprachen.

Nur von diesen drei Gesichtspunkten aus soll hier die akute gelbe Leberatrophie Berücksichtigung finden.

1. Welcher Qualität ist der Ikterus bei der akuten gelben Leberatrophie resp. beim Ikterus catarrhalis. Es ist eine bekannte Tatsache, daß selbst ein hochgradiger Ikterus catarrhalis nicht immer ausschließlich mit Bilirubinurie verbunden sein muß. Die dunkle Harnfarbe läßt sich in manchen Fällen auch auf die reichliche Anwesenheit von Urobilin zurückführen. Seitdem wir es in der Hand haben, mittelst Duodenalschlauchs uns von der Sekretion der Leber eine unmittelbare Vorstellung zu bilden, kann man sich davon überzeugen, wie sich selbst zu Zeiten einer sehr intensiven Gelbsucht im Duodenum reichliche Mengen von Bilirubin finden lassen. Deshalb soll aber noch nicht gesagt sein, daß dies beim Ikterus catarrhalis immer der Fall sein muß. Es gibt im Verlaufe dieser Krankheit sicherlich auch Perioden, wo offenbar kein Gallenfarbstoff gegen den Darm zu abfließen kann.

Ich habe in den letzten Jahren Gelegenheit gehabt, Fälle von Ikterus catarrhalis auf der Höhe der Krankheit auch anatomisch zu untersuchen. Ich konnte mich dabei von zwei Tatsachen überzeugen: 1. Daß hier auch Bilder — allerdings nicht häufig — zu sehen sind, wie bei der akuten gelben Leberatrophie, und 2. daß die Gallenkapillaren, die an vielen Stellen Einrisse darboten, gelegentlich auch von jenen Thrombenmassen erfüllt waren, wie sie meines Erachtens nicht beim rein mechanischen Ikterus zu sehen sind, wohl dagegen beim hämolytischen Ikterus.

Bei der Analyse solcher Leberpräparate konnte ich mich auch von der Anwesenheit zahlreicher Leberzellnekrosen überzeugen. Da sich durch meine Gallenkapillarmethode feststellen ließ, wie im Bereiche solcher Nekrosen die feinsten Gallenwege offen mit den Lymphräumen in Kommunikation stehen, so wird man sich sagen müssen, daß der Ikterus bei der katarrhalischen Form kaum ein rein hämolytischer sein dürfte; es müssen also in ätiologischer Beziehung auch noch andere Möglichkeiten hier in Frage kommen.

Ganz dasselbe, was ich vom Ikterus catarrhalis gesagt habe, gilt meines Erachtens auch von der akuten gelben Leberatrophie, wo aber natürlich der ganze Prozeß einen viel ausgedehnteren und maligneren Charakter annimmt. Ich erinnere bei dieser Gelegenheit, daß ich bereits vor Jahren für die mit

Ikterus einhergehende Phosphorvergiftung einen ähnlichen Standpunkt vertreten habe.

Weiter soll noch auf eine Tatsache hingewiesen werden, die gleichfalls zeigt, wie sehr man sich für die hämolytische Natur des Ikterus bei der akuten Leberatrophie interessierte. Joannowics und Pick haben bei der experimentellen Toluylendiaminvergiftung die Ansicht ausgesprochen, daß vielleicht in der Leber ungesättigte Lipoide gebildet werden und daß diese es sind, die eine vermehrte hämolytische Zerstörung der Erythrocyten bedingen, worauf es zu Ikterus kommt. Sie haben ganz ähnliche Lipoide auch in der Leber bei der akuten Leberatrophie gefunden und sich daher ebenso wie Jacoby für die hämolytische Natur dieses Ikterus eingesetzt.

Schließlich soll noch auf einen Umstand aufmerksam gemacht werden, der gleichfalls bei der Ätiologie der Gelbsucht im Verlaufe eines Ikterus catarrhalis, mehr noch aber bei der akuten Leberatrophie von Bedeutung sein dürfte. An der Atrophie der Leber beteiligen sich vor allem die Leberzellen, während die Gefäßendothelien, also die Kupfferzellen noch lange erhalten bleiben. Wenn wir in den Kupfferschen Sternzellen die Bildner des Bilirubins erblicken und die eigentlichen Leberzellen nur für die Exkretion verantwortlich machen, dann wäre es eigentlich bei Atrophie der Leberzellen allein ganz selbstverständlich, wenn es zu einer Überschwemmung des Organismus mit Bilirubin kommen muß. Zu einer solchen Vorstellung wären wir nicht gekommen, wenn wir nicht die Verhältnisse beim hämolytischen Ikterus kennen gelernt hätten.

Wir sehen also daraus, daß man sich über die Ätiologie der Gelbsucht beim Ikterus catarrhalis und ebenso bei der akuten gelben Leberatrophie noch nicht völlig im klaren ist. Manches spricht für die hämolytische Natur, vieles aber auch dagegen.

2. Das Verhalten der Milz bei der akuten Leberatrophie. Der Hauptgrund, warum wir dem Verhalten der Milz bei Ikterus catarrhalis und ebenso bei der akuten gelben Leberatrophie mehr Aufmerksamkeit schenken müssen, ist folgender: bei der Besprechung der splenomegalen Cirrhosen haben wir uns dafür eingesetzt, daß es sich hier vielleicht um zweierlei Krankheiten — also eine Erkrankung der Leber und der Milz — handeln dürfte. Unserer Ansicht nach läßt sich zwischen einer großen Milz und der Leberveränderung bei Cirrhosen nur schwer ein unmittelbarer ursächlicher Zusammenhang feststellen. Wir waren vielmehr der Ansicht, daß wahrscheinlich dasselbe Gift, welches die Leberveränderung nach sich zieht, auch in der Milz schädlichen Einfluß nehmen kann. Da wir in diesen großen Milzen an den Milzgefäßen Veränderungen sahen, so meinten wir, daß dieses hypothetische Gift vielleicht in erster Linie an den Gefäßen angreift.

Da wir an einen ursächlichen Zusammenhang zwischen Ikterus catarrhalis und splenomegalen Cirrhosen denken, so schien es uns wichtig nachzusehen, ob sich nicht auch bei der akuten gelben Leberatrophie Gefäßveränderungen in der Milz finden. Zum Studium dieser Frage standen mir 7 Milzen zur Verfügung. Tatsächlich habe ich in 3 Fällen an den Gefäßen von der Dicke der Zentralarterien schwere Schädigungen feststellen können. In denselben Milzen zeigten sich auch die Billrothschen Stränge deutlich verändert. An manchen Stellen hatte ich den Eindruck, gleichsam den Beginn jener Veränderungen zu sehen, wie sie für die Milzen bei der hypertrophischen Lebercirrhose typisch zu sein scheinen.

In konsequenter Folge meines Standpunktes, nach dem ich in dem Milztumor bei der Lebercirrhose einen Prozeß erblicke, der wahrscheinlich mit der eigentlichen Lebercirrhose in keinem unmittelbaren Abhängigkeitsverhältnis stehen dürfte, müssen wir auch annehmen, daß die im Verlaufe des Ikterus catarrhalis manchmal zu beobachtende Milzschwellung ebenfalls als ein Prozeß für sich aufzufassen sei.

3. Das Verhalten des erythropoetischen Apparates bei der akuten gelben Leberatrophie. Kommt es durch irgend einen pathologischen Prozeß zu einer Einbuße an roten Blutzellen, so bemüht sich der erythropoetische Apparat, den Verlust durch Mehrarbeit zu decken. Die anatomische Erfahrung sagt, daß sich dies vielfach schon makroskopisch feststellen läßt, indem sich das Knochenmark fast immer rot gefärbt zeigt. Ohne irgendwelche bindende Konsequenzen daraus ziehen zu wollen, sei doch betont, daß ich bei der akuten gelben Leberatrophie niemals ein rotes Knochenmark vermißt habe.

Vielleicht kann man im Zusammenhang damit auch das Verhalten der Erythrocyten bei vielen Fällen von Ikterus catarrhalis erwähnen. Ich sehe wenigstens in sehr vielen Fällen dieser Art eine deutliche Vermehrung der roten Blutzellen. Werte wie 5,5 oder 6,0 Millionen gehören nicht zu den Seltenheiten; dieses Verhalten kann sogar differentialdiagnostisch verwertet werden. Hier soll nicht unerwähnt bleiben — wir haben darauf schon im 3. Kapitel verwiesen —, daß Hertz und Ehrlich nach Darreichung von kleinen Toluylendiamindosen geringgradige Polycytämien sahen. Über etwas Ähnliches berichten auch Heß und Saxl bei Phosphorvergiftung usw. Allerdings muß betont werden, daß die beiden letzteren Autoren die Vermehrung der Erythrocyten nicht so sehr auf eine Knochenmarksreizung bezogen, sondern eher an einen Ausfall der Leberfunktion dachten.

Im allgemeinen weiß man, daß der Organismus auf die verschiedenen Hämolytica verschieden antwortet. Manchmal hält das Knochenmark trotz intensiver Zerstörung von Erythrocyten lange Zeit stand, ein andermal kommt es viel früher zur Anämie. In diesem Zusammenhang möchte ich auch einen Fall von anscheinendem Ikterus catarrhalis erwähnen, bei dem bald nach Einsetzen der Gelbsucht eine schwere Anämie einsetzte, die sich erst allmählich besserte, als auch der Ikterus zu schwinden begann.

Fall II. 20 Jahre altes Mädchen. Im 12. Lebensjahre machte sie eine fieberhafte Erkrankung mit Husten und Brustschmerzen durch. Sie war damals 3 Monate schwer krank.

Im vorigen Jahre hatte Pat. Influenza und Halsentzündung. Vor 3 Wochen hatte die Patientin einen schlechten Fisch gegessen. Gleich darauf bekam sie Schmerzen in der Magengegend. Sie hatte Sodbrennen, Übelkeit und mußte oft erbrechen. In dem Erbrochenen waren keine Speisereste, sie erbrach nur eine gelblich gefärbte Flüssigkeit. 8 Tage später wurde Patientin im Gesicht gelb und dann auch am ganzen Körper. Seit dieser Zeit ist der Harn dunkelbraun gefärbt. Der Stuhl war die ganze Zeit hindurch regelmäßig; seit 8 Tagen ist er heller gefärbt. Die Übelkeit, das Erbrechen und Aufstoßen bestehen weiter fort.

Bei der Aufnahme auf die Klinik ließ sich ein intensiver Ikterus nachweisen. Puls um 70 p. M. schwankend. Im Bereiche des Thorax nichts Atypisches. Abdomen im Niveau des Thorax. Leber palpatorisch nicht feststellbar; perkutorisch reicht die Leber bis zum Rippenbogen; keine Druckempfindlichkeit der Gallenblasengegend. Milz deutlich vergrößert; der untere Pol ist als mäßig harter Tumor zu tasten. Die Prüfung der Resistenz ergab: Beginn 0,44, Total 0,26.

Im Harn neben viel Bilirubin Spuren an Urobilin. Kein Eiweiß. Während des ganzen Aufenthaltes an der Klinik kein Fieber. Am ersten Tage der Aufnahme zeigte sich folgender Blutbefund: 4,7 Mill. Erythrocyten; 4980 Leukocyten, Sahli 85 %; die differentielle Zählung der Leukocyten ergab: 69 % Neutroph. Polynukl., 28 % Lymphocyten, 3 % Eosinophile (25. X. 1914). Drei Tage später merkten wir, daß Patientin anämisch wurde; der objektive Blutbefund war folgender: 3,9 Mill. Erythrocyten; 5100 Leukocyten; Sahli 70 %; die differentielle Zählung der Leukocyten ergab: 65 % Neutrophil. Polynukl., 30 % Lymphocyten; 2 % Myelocyten, 3 % Eosinophile (28. X. 1914).

Die Anämie nahm in den folgenden Tagen sichtlich zu; die Blutbefunde geben wir jetzt tabellarisch; im Stuhl nie Blut.

Datum	Zahl der Erythrocyten	Zahl der Leukocyten	Sahli	Differentielle Zählung der Leukocyten				Auf 100 Leukocyten	Anmerkung
				Neutr. polyn.	Eosinoph. polyn.	Lympho-cyten	Myelo-cyten	Normo-blasten	
3. XI.	3,2	5230	60	70	2	25	3	1	Intensiver Ikterus
5. XI.	2,8	4970	57	65	3	30	2	0	
7. XI.	2,5	5020	51	68	2	28	2	2	
10. XI.	2,0	4800	42	63	1	33	4	2	
13. XI.	1,8	4700	40	60	2	36	2	3	
17. XI.	1,9	4790	35	58	2	39	1	5	Der Ikterus blaßt ab.
20. XI.	2,0	5300	35	59	2	39	0	1	—
25. XI.	1,9	5070	40	60	1	39	0	0	—
28. XI.	2,2	6270	45	62	3	34	1	0	—

Ab 1. Dezember ging es der Patientin sichtlich besser; es besserte sich nicht nur die Anämie zusehends, auch die Gelbsucht war fast vollkommen geschwunden.

Epikritisch deuteten wir uns den Fall folgendermaßen: wahrscheinlich stellt jeder Fall von Ikterus catarrhalis wegen des vermehrten Blutunterganges höhere Anforderungen an die Tätigkeit des erythropoetischen Apparates. Während es aber in den meisten Fällen ein leichtes zu sein scheint, die gesteigerte Hämolyse auszugleichen, ja viele Patienten antworten sogar, wie wir glauben mit einer leichten Polycytämie, hat bei diesem Fall das Knochenmark gleichsam früher Halt gemacht. Wir meinen, hier einen ähnlichen Prozeß vor uns zu sehen, wie wir ihn beim hämolytischen Ikterus als Knochenmarkskollaps beschrieben haben. Selbstverständlich ist dies nur Theorie, um so mehr, als ein anatomischer Befund fehlt.

4. Die Beobachtungen von Pick und Hashimoto. In jüngster Zeit sind einige Tatsachen bekannt geworden, die das wechselseitige Verhältnis, das zwischen Milz und Leber besteht, noch von einer anderen Seite beleuchten. Ich meine nämlich die Untersuchungen von Pick und Hashimoto. Ausgehend von Beobachtungen Manwarings und Dales, aus denen hervorgeht, daß bei Leberausschaltung aus dem Kreislaufe des Hundes der anaphylaktische Shock nicht **mehr** erzeugt werden kann, untersuchten Pick und Hashimoto, ob sich während der Eiweißsensibilisierung chemische Vorgänge abspielen, die sich eventuell nach Art der proteolytischen Vorgänge durch die Bestimmung des inkoagulablen Stickstoffes abschätzen lassen. Tatsächlich fanden sie, daß die Leber eines sensibilisierten Meerschweinchens eine augenfällige Anreicherung an stickstoffhaltigen Stoffen zeigte, die den genuinen Eiweißkörpern nicht angehören. Pick und Hashimoto sprechen demgemäß von einer intravitalen Leberautolyse. Wenn sie dagegen ähnliche Versuche an milzlosen Tieren vornahmen, so zeigte sich ein Ausbleiben der intravitalen Verdauung. Sie schließen daraus, daß in der Milz Stoffe produziert werden, welche den proteolytischen Abbau in der Leber fördern. Ob diese „Milzaktivatoren" auch unter physiologischen Verhältnissen eine Rolle spielen, ist durch diese Versuche nicht erwiesen, da sich eine solche intime Beziehung zwischen Milz und Leber nur im konkreten Falle der Eiweißsensibilisierung feststellen ließ. Nichtsdestoweniger ziehen Pick und Hashimoto aus ihren Tierexperimenten eine Nutzanwendung auf die menschliche Pathologie und meinen, daß die Milz für den Ablauf mancher Leberkrankheiten von entscheidender Bedeutung sein könnte. Sie denken speziell an das Krankheitsbild der akuten gelben Leberatrophie und meinen, daß eine geänderte Milzfunktion die primäre Ursache mancher Leberveränderungen sein könnte.

Vergleicht man diese experimentellen Erfahrungen mit den Erfolgen, die wir bei sicheren Fällen von Lebercirrhose durch Splenektomie erzielten, so dürfte sich daraus eine wesentliche Stütze für die Theorie von Pick und Hashimoto ergeben.

5. Zur Frage der Splenektomie bei der akuten gelben Leberatrophie. Wenn sich auch einzelne Tatsachen mit einiger Wahrscheinlichkeit dafür verwerten lassen, daß eine hämolytische Komponente bei der Entstehung der Gelbsucht im Gefolge des Ikterus catarrhalis und der akuten gelben Leberatrophie eine Rolle spielen dürfte, so war damit noch lange nicht gesagt, daß hier der hämolytische Prozeß tatsächlich von der Milz selbst seinen Ausgangspunkt nehmen muß. Das einzige, was als positiver Anhaltspunkt in Frage kam, war vielleicht die beträchtliche Hämosiderose der Milz, die ich bei akuten gelben Leberatrophien in fast allen Milzen feststellen konnte.

Wir haben uns relativ oft davon überzeugen können, wie anfänglich scheinbar harmlose Fälle von Ikterus catarrhalis allmählich zur akuten gelben Leberatrophie werden und zum Tode führten. Nachdem die Prognose dieser Fälle außerordentlich ungünstig ist, so glaubte ich hier einen Versuch machen zu müssen, und empfahl in einem solchen Fall die Splenektomie.

Fall L. 21 Jahre alter Schneidergehilfe, der immer gesund war, machte vor 2 Jahren eine Appendicitis durch; er wurde operiert, seither bestand vollkommenes Wohlbefinden; 18 Tage vor Spitalaufnahme kam es zu Übelkeit, Brechreiz, Inappetenz, Kopfschmerzen, Fieber und Obstipation. Am dritten Tage der Erkrankung wurde der Patient gelb und verspürte starkes Hautjucken. Das Erbrechen hielt noch fast eine Woche an; die Gelbsucht wurde immer stärker.

Der ziemlich grazil gebaute Mann sah sehr herabgekommen aus. Übler Geruch aus dem Munde, stark belegte Zunge, intensiver Ikterus. Normaler Thoraxbefund. Leber perkutorisch etwas vergrößert, druckempfindlich; Milz perkutorisch bis zum Rippenbogen reichend, war als mäßig harter Tumor zu tasten. Anfangs war im Harn fast nur Urobilin, später auch Gallenfarbstoff, etwas Eiweiß. Resistenz der Erythrocyten: 0,40—0,28, deplasmiert dieselben Werte; Duodenalsaft leicht gallig gefärbt, im Stuhl 0,09 g Urobilin. Zu Beginn des Aufenthaltes auf der Klinik relative Besserung, obwohl der Harnbefund und auch die Gelbsucht sich gleich blieben. Nach ca. 10 Tagen kam es zu starkem Erbrechen und sehr vehementen Kopfschmerzen. Leberdämpfung war kaum nachweisbar, die Leber nicht zu tasten; Milz nach wie vor groß. Im Harn starke Millonsche Reaktion. Unter hartnäckigem Erbrechen und Diarrhöen kam es zu einem fast komatösen Zustande. Nunmehr wurde der Patient behufs Splenektomie an die chirurgische Station gebracht.

Die Exstirpation der ziemlich großen Milz gelang leicht. Die Besichtigung der Leber zeigte ein ziemlich mürbes, kleines Organ. Der Patient überstand die Operation gut und erholte sich zusehends. Das Auffallende war in diesem Falle, daß binnen wenigen Tagen der Ikterus fast völlig geschwunden war und sich bestes Wohlbefinden eingestellt hatte. Besonders deutlich zeigte sich dies auch am Harn, indem der Harn schon zwei Tage nach der Operation von Urobilin frei war.

Die mikroskopische Untersuchung der Milz ergab eine enorme Hyperämie. Die Follikeln waren fast erdrückt von der Blutstase innerhalb der Pulpa. Auch hier boten sich die Blutansammlungen nicht diffus, sondern sie zeigten sich ebenfalls zirkumskript. Veränderungen an den Gefäßen waren auch hier vorhanden, aber lange nicht so reichlich, wie in anderen Fällen von akuter gelber Leberatrophie

Ich habe noch zwei Fälle von akuter gelber Leberatrophie splenektomieren lassen; leider ist es mir hier nicht gelungen, die Patienten zu retten. Möglich, daß in diesen beiden Fällen der Prozeß der Leberatrophie bereits zu weit vorgeschritten war.

Folgerichtig wird auch in Fällen von Phosphorvergiftung, wo sich eventuell die Erscheinungen der Leberatrophie besonders stark geltend machen, die Splenektomie zu diskutieren sein.

XI. Kapitel.

1. Historische Entwicklung des Krankheitsbildes der Hämochromatose.
Wir sehen bei vielen Erkrankungen, bei denen Milz und Leber im Mittelpunkte stehen, Eisenablagerungen in den Organen; nur das geschulte Auge
des Anatomen erkennt dies schon makroskopisch; die bloße Schätzung kann
aber auch hier täuschen, .indem man bei der histologischen Untersuchung
gelegentlich viel mehr Eisen findet, als man auf Grund der makroskopischen
Besichtigung geahnt hätte. In den vorangegangenen Kapiteln haben wir diese
Frage oft gestreift.

Im Gegensatze zu diesen Prozessen, bei denen die Hämosiderose der Organe
mehr einen Nebenbefund darstellt, gibt es auch einen pathologischen Zustand,
bei dem fast alle Organe mit Eisenpigment überladen sind. Die Anreicherung
kann so beträchtlich sein, daß die Organe eine eigentümliche schokoladebraune Farbe annehmen. Auch die Haut kann mit Eisenpigment inkrustiert
sein und eine eigentümliche Verfärbung der Haut bedingen; in dem Sinne
sprach man von einer Melanodermie. Da man die Vorstellung hatte, es könnte
sich hier vielleicht um eine Systemerkrankung handeln, hat man diese Krankheitsgruppe herausgegriffen und unter dem Namen **Hämochromatose** zusammengefaßt.

Das Krankheitsbild vergesellschaftet sich oft mit Glykosurie und Lebervergrößerung. Dieser eigentümlichen Kombination ist es zu verdanken, daß
Troissier (1871), der wohl zuerst darauf aufmerksam machte, folgenden
Namen schuf: la cirrhose pigmentaire dans le diabète sucré. Andere Autoren
sprachen von einer: Cachexie pigmentaire (Berauld), oder von einem Bronzediabetes — Diabète bronzé (Marie). v. Recklinghausen führte zuerst den
Namen Hämochromatose ein. Auch wir wollen an diesem Namen festhalten.

Von klinischer Seite wurde dieser eigentümliche Zustand zuerst von
Hanot und Chauffard 1882 beleuchtet. Sie sprachen von einer: Cirrhose
hypertrophique pigmentaire dans le diabète sucré. Der Prozeß ist nach
ihrer Darstellung durch folgende drei Symptome charakterisiert: Hypertrophie
der Leber, Melanodermie und Diabetes. Von deutschen Autoren hat
sich in letzter Zeit hauptsächlich Anschütz für dieser Frage interessiert.

2. Symptomatologie. *a) Die Hautveränderungen.* Die auffälligste Erscheinung ist die Hautveränderung. Anfänglich erscheint die Haut des Patienten braungelb; allmählich gesellt sich zu diesem Farbenton eine bläulichgraue Nuance. Manche Autoren sprechen sogar von einem ausgesprochenen
Rußschwarz (Bistre). Zumeist handelt es sich um eine diffuse Melanodermie,
die teils an Argyrose, teils an Morbus Addisoni erinnert. Am stärksten und
am frühesten zeigt sich die Verfärbung im Gesicht, am Genitale und an den
Extremitäten. Es werden aber auch Fälle von allgemeiner Hämochromatose
beschrieben, wo bei dem auch anatomisch festgestellten Krankheitsbilde jegliche
Hautpigmentierung fehlte (Dutournier, Letulle, eigene Beobachtungen).

Über den Beginn der Hautveränderungen wissen die Patienten meist nichts Genaues anzugeben. Man hat den Eindruck, daß es sich um ein Symptom handelt, das allmählich und diffus anhebt; zu stärkeren lokalen Pigmentanhäufungen scheint es anfangs nie zu kommen. Echte Pigmentierungen an den Schleimhäuten werden nur selten erwähnt (Mossé und Daunic). Ein ebenfalls häufiges Symptom, das allerdings nur bei gleichzeitiger Beteiligung der Haut vorkommt, ist der frühzeitige Haarausfall. Pigmentimbibition der Haarbalgdrüsen und Zugrundegehen derselben ist wohl dafür verantwortlich zu machen. Auch die Barthaare und Augenwimpern können sich am Ausfall beteiligen.

β) Leber, Milz und Ikterus. Im Mittelpunkte des Krankheitsbildes steht die große Leber; weil man bei den Sektionen in ihr cirrhotische Veränderungen fand, so glaubte man dies auch nominell zum Ausdruck bringen zu müssen und sprach von einer „hypertrophischen Lebercirrhose". Die Leber wird von den Ärzten als großes, scharfrandiges Organ beschrieben, das eine glatte Oberfläche hat. Auf Grund meiner persönlichen Erfahrung und des Studiums jener Fälle, die mir einwandfrei erscheinen, muß ich sagen, daß deutlicher Ikterus bei der typischen allgemeinen Hämochromatose nicht häufig vorkommt. Das schmutzigbraune Kolorit der Skleren ist sicher nicht ausschließlich auf Gelbsucht zu beziehen. Ascites gehört ebenfalls nicht zum typischen Krankheitsbild; wenn er vorhanden ist, so muß die Leber dabei nicht verkleinert sein. Deutlich ausgeprägter Kollateralkreislauf ist nie erwähnt worden. Die Milz ist wohl immer vergrößert. Wegen des jahrelangen Bestehens von Milz- und Lebervergrößerung ist es vom klinischen Standpunkte gerechtfertigt, die Symptome im Sinne einer Cirrhose zu deuten.

γ) Glykosurie. Die Hautveränderungen, die große Milz oder die eventuell große Leber sind es nicht die den Patienten zum Arzt führen, sondern zumeist die Erscheinungen des Diabetes —, also Polydipsie, Polyphagie, Müdigkeit und Abmagerung. Bei der Untersuchung des Harnes findet sich oft Zucker. Zu einer deutlichen Acetonausscheidung kommt es aber nur sehr selten. In den drei Fällen, die ich zu sehen Gelegenheit hatte, fehlte sie im Anfang. Selbst in dem Stadium, als der Patient ante mortem komatös wurde, habe ich nur relativ wenig Aceton finden können. Die Zuckermengen, die die Patienten, selbst bei strenger Diät, pro die ausscheiden, sind recht beträchtliche. Oft läßt sich die Glykosurie durch entsprechende Diät nicht beseitigen. Manchmal hört die Glykosurie auch ohne irgendwelche Therapie von selbst, ja sogar plötzlich auf und läßt sich selbst durch Zulage von größeren Mengen an Kohlehydraten nicht wieder auslösen. Gelegentlich besteht leichte Albuminurie; bereits Anschütz lenkte die Aufmerksamkeit auf das gleichzeitige Vorkommen von Glykosurie und Störungen der Fettresorption. Wir haben in unseren Fällen keine sehr hochgradige Störung der Fettverdauung gesehen.

Zwei Fälle haben wir auch quantitativ ausgewertet: der eine verlor durch den Stuhl von 150 g Butter, die ihm neben der Nahrung gereicht wurde, 31 g, d. i. ca. 20 %, der andere von 200 g ca. 7,9 g, also 4 %.

δ) Verhalten des Blutes. Da mehrere Autoren in solchen Fällen auch Purpura, Hämaturie oder wiederholtes Nasenbluten sahen, so wurde von ihnen auf die mögliche Kombination von hämorrhagischer Diathese und Hämochromatose hingewiesen. Ich habe nichts Ähnliches gesehen. Auf die Untersuchung des Blutes wird relativ wenig Wert gelegt. Zumeist handelt es sich um normale Verhältnisse und nur selten wurden geringe Grade von Anämie beschrieben. An den Leukocyten ist nichts Abnormes beobachtet worden. Janschen hat sich am meisten mit der Hämatologie dieser Krankheit beschäftigt. Da er glaubte, daß es sich vielleicht hier um etwas Ähnliches handeln könnte, wie bei der

Hämoglobinurie, hat er auch bei der Hämochromatose, nach der Methode von
Ehrlich (Aussetzen des abgeschnürten Fingers einer längerer Kälteeinwirkung),
auf Hämoglobinurie geachtet; er kam aber zu keinem positiven Ergebnis. Über
das Verhalten der Blutplättchen fehlt mir persönliche Erfahrung.

3. Pathologische Anatomie. *α) Makroskopische Untersuchung.* Sektionen
von Leichen, welche in vivo die Erscheinungen des Bronzediabetes zeigten,
rechtfertigen den Namen, den man dieser Krankheit gegeben hatte. Man findet
eine allgemeine „Hämochromatose". Fast alle Organe, vor allem aber Leber,
Pankreas und die Lymphdrüsen sind bräunlichrot pigmentiert. Das Gros des
Pigmentes ist eisenhaltig; eisenfreies Pigment findet sich, wenn überhaupt,
nur in den glatten Muskelfasern des Darmes. Nicht nur die drüsigen Organe
der Leibeshöhle beteiligen sich an dieser eigentümlichen Imprägnation mit
Pigment, sondern es sind auch Tränendrüsen, Speicheldrüse und Thyreoidea,
selbst die Epithelkörperchen und der drüsige Anteil der Hypophyse mit ein-
begriffen. Dagegen ist die Milz oft relativ pigmentarm. In jüngster Zeit
hat Ungeheuer auf diesen Befund ganz besonders aufmerksam gemacht und
auch ich habe mich von der Richtigkeit dieser Angabe zweimal überzeugen
können. Selbst in den schwersten Fällen von allgemeiner Pigmentierung
bleiben die Nieren zumeist frei oder sie sind nur sehr wenig betroffen.

In der Leber sind schon makroskopisch die typischen Veränderungen der
Cirrhose zu erkennen. Hält man sich an die übliche Nomenklatur, so könnte
man von einer hypertrophischen Cirrhose sprechen, da die Leber in der
Regel groß ist und eher eine glatte, zum mindesten nicht grobkörnige Oberfläche besitzt; das Gewicht beträgt im Durchschnitt 2500—3000 g. Auf
die Farbe der Galle ist mehrfach geachtet worden; von manchen wird sie
als dünn, grünlich, von anderen als dunkel und reichlich beschrieben. Fast
in allen Fällen zeigt das Pankreas neben einer derben, zähen Beschaffenheit eine eigentümliche rostbraune Verfärbung, die bei Fäulnis in eine
schwarzgrüne übergehen kann. Öfters wurde über das Vorkommen von Pericarditis adhaesiva und Perisplenitis berichtet. Auf das wechselnde Vorkommen von Ascites ist schon hingewiesen worden.

β) Mikroskopische Untersuchung. Die histologische Untersuchung gibt
fast immer ein ziemlich eindeutiges Bild. Im allgemeinen erinnert das histologische Bild der Leber, speziell wenn man zunächst vom Pigment absieht, an
das der Laennecschen Cirrhose; man findet also reichlichen Schwund und Zer-
stückelung des Parenchyms durch scheinbar gewuchertes Bindegewebe, wobei
es zur Bildung von Pseudoacini kommen kann. Das Auffälligste ist aber der
ungeheure Reichtum an Pigment. Dasselbe findet sich besonders vermehrt in
dem Bindegewebe, sowie in den Leberinselresten, die zwischen den Bindegewebszügen eingestreut sind. Die noch unveränderten Leberinseln sind dagegen von
der Pigmentierung weniger betroffen. Sehr reich an grobem Pigment sind
die v. Kupfferschen Zellen, besonders an den Stellen, wo Leberzellen zugrunde
gegangen sind; um die Zentralvene ist relativ wenig Pigment zu finden. Das
zerstreut im Bindegewebe liegende Pigment ist viel grobkörniger als das in
den Leberzellen; ungefärbt erscheint es braungelb. Es läßt sich manchmal
schwer entscheiden, ob das Pigment direkt an zellige Elemente des Bindegewebes gebunden ist, oder ob es zwischen den einzelnen Fasern und Zellen in
den Saftspalten zu liegen kommt. Sehr intensiv mit feinstem Pigment imprägniert sind gewöhnlich die Gallengangsepithelien; die Pigmentierung ist
manchmal so reichlich, daß die feinere Struktur der Zellen kaum zu erkennen
ist. Die neugebildeten Gallengänge sind zumeist frei von Pigmentierung.
Die Kerne der Leberzellen färben sich schlecht, was speziell von jenen gilt, die
reichlich Pigment führen.

Färbt man Leberschnitte mit der Ferrocyankali-Salzsäuremethode auf Eisen, so erscheint das Gros des Pigmentes bläulich. Die großen Schollen zeigen nie eine rein blaue Färbung; sie haben vielmehr einen schmutzig blaugrünen Farbenton (Abb. 78). Man hat also den Eindruck, daß die großen Schollen ein Pigment darstellen, das in der Mitte steht zwischen einem solchen, das sich nicht mit Ferrocyankali-Salzsäure färbt und einem solchen, das die Eisenreaktion deutlich gibt. Typische Blaufärbung ist in den Leberzellen zu sehen; vor allem gilt das von dem Pigment in den neugebildeten Leberzellenbalken. Deswegen hat v. Recklinghausen eine Unterscheidung der Pigmente empfohlen, und zwar nannte er das die Eisenreaktion nicht gebende Pigment, das

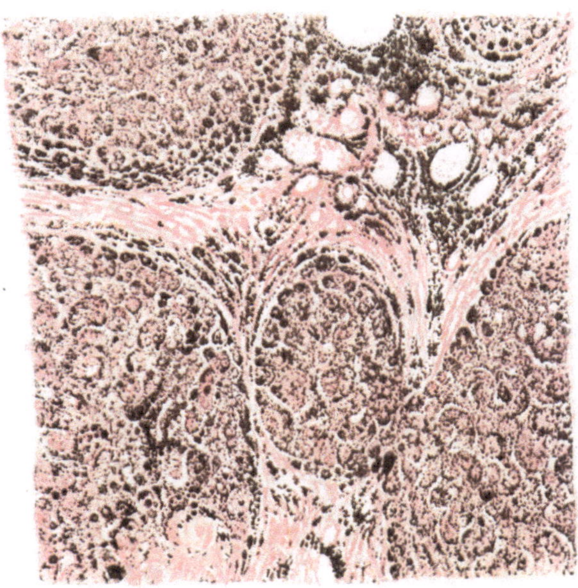

Abb. 78. Leber bei Hämochromatose. (Eisenfärbung.)

Hämofuszin und schied es prinzipiell vom gewöhnlichen Hämosiderin, das eben die Eisenreaktion darbietet.

Die histologische Untersuchung des Pankreas zeigt oft eine Vermehrung des Bindegewebes; doch sollen die Bilder nicht dieselben sein, wie z. B. bei einer typischen Pankreascirrhose. Ganz gesunde Drüsenpartien sieht man selten. Manchmal kann man Veränderungen bemerken, die etwas an Fettgewebsnekrose erinnern. Das eigentliche Drüsenparenchym läßt, ähnlich wie in der Leber, schlechte Kernfärbung erkennen. Der Pigmentreichtum ist manchmal ebenso hochgradig wie in der Leber; auch hier ist es auf Parenchym und Interstitium ziemlich gleichmäßig verteilt. Das Pigment ist zumeist nicht so großschollig, gibt aber deutliche Eisenreaktion. Die Anordnung der Pankreasepithelzellen zu Drüsenschläuchen ist nicht immer leicht zu erkennen. Auffallend wenig pigmentiert erscheinen die Langerhansschen Zellhaufen; trotzdem sollen sie manchmal an Zahl vermindert sein; Zeichen einer entzündlichen Bindegewebswucherung fehlen. Die Drüsenausführungsgänge sind gleichfalls reichlich mit Pigment beladen.

Fast alle Autoren sind sich über die relative Pigmentarmut der Milz einig. In den älteren Arbeiten fehlen genauere Details über das mikroskopische

Verhalten der Milz und meist spricht man von sklerosierenden Prozessen in derselben. Ungeheuer beschreibt die Milz seines Falles genauer, und sagt: „Die Milz ist stark hyperämisch, ihre Follikel sind groß und unscharf begrenzt. An den Zellelementen läßt sich keine Veränderung nachweisen. Auch hier sind indurative Prozesse im Gange. Rings um die Trabekel zeigt sich eine fibröse Umrandung des Markes, und sich blau färbende, offenbar verkalkte Fasern wuchern aus den Trabekeln in das Pulpagewebe hinein. Mit Pigment ist die Milz äußerst spärlich bedacht. Nur ganz wenige pigmentbeladene Zellen liegen in der Pulpa; etwas mehr Pigment enthalten die Balken, die sich gelegentlich bei der Anwendung der Eisenreaktion stark und diffus bläuen, was jedoch

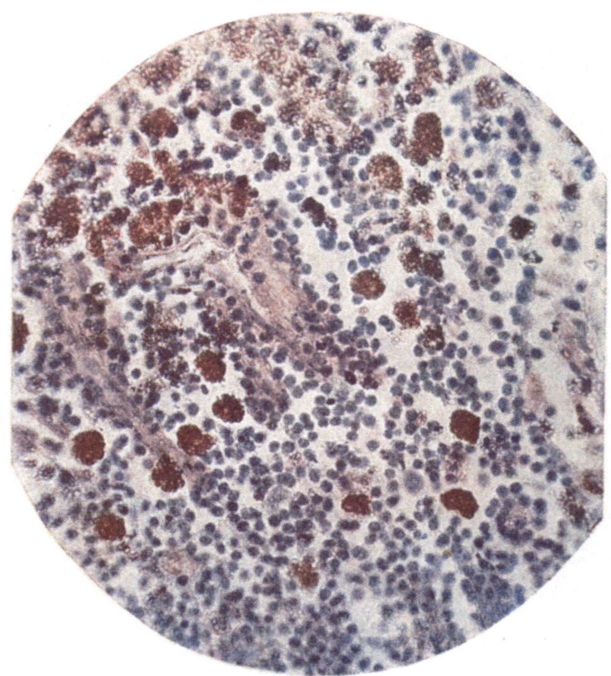

Abb. 79. Lymphdrüse bei Hämochromatose. (Eisenfärbung.)

nicht verhindert festzustellen, daß das Eisenpigment nur intrazellulär liegt. Auch hier, besonders in den Trabekeln, zeigt sich feine Fettablagerung.“

Am reichlichsten findet sich das eisenhaltige Pigment in vielen Lymphdrüsen, soweit man das aus der Blaufärbung eines auf „Eisen“ gefärbten Schnittes beurteilen kann. Zumeist ist das Pigment intrazellulär gelagert (Arnold). Die mit Pigment beladenen Zellen haben aber nur eine geringe Ähnlichkeit mit eisenbeladenen Zellen an anderen Stellen, z. B. mit den Kupfferschen Zellen (Abb. 79). Die Eisenreaktion ist bei Anwendung der Perlsschen Reaktion immer positiv. (Wendet man aber die Turnbullblaureaktion an, so imponiert uns der Eisengehalt noch viel mehr. Dies gilt nicht nur von den Lymphdrüsen, sondern von allen Organen bei Hämochromatose, so daß man tatsächlich mit Hueck an die Existenzmöglichkeit von fester und lockerer gebundenen Eisens in den Pigmenten denken muß.) Das Pigment findet sich anfangs vorwiegend nur in den Sinus. Die Follikel sind relativ arm an Pigment. Später geht — vielleicht wegen allgemeiner Imbibition mit

Pigment- die Lymphdrüsenstruktur vollkommen verloren. Am reichlichsten sind die retroperitonealen Lymphdrüsen mit Eisenpigment erfüllt. Auf die schließliche bindegewebige Umwandlung der Lymphdrüsen legt Ungeheuer großes Gewicht.

Bezüglich der Nieren lauten die Angaben verschieden. Die meisten Autoren verneinen eine reichliche Anwesenheit von Pigment. Bloß Heß und Zurhelle weichen davon ab; nach ihnen soll das Pigment in der Niere gehäuft vorkommen und sich hauptsächlich in den Tubuli contorti II. Ordnung finden. Ähnlich äußerte sich auch Ungeheuer. Relativ wenig Aufmerksamkeit wurde dem Verhalten des Knochenmarkes geschenkt. Ich kann auf Grund meiner eigenen Erfahrung sagen, daß sich auch hier reichlich Pigment finden kann. Es zeigt sich teils frei zwischen den Zellen, teils in ihnen eingeschlossen. Auch hier sind es hauptsächlich Endothelzellen, sternförmige Retikulumzellen und Bindegewebsfasern, die zu Ablagestellen des Pigmentes werden. Finden sich an manchen Stellen größere lymphoide Elemente, so sind auch sie meist mit Pigment überladen.

Die Frage nach der Entstehung der Pigmente ist vielfach diskutiert worden. Besonders eingehend beschäftigt sich damit eine Arbeit von Hinze. Fast alle Autoren nehmen an, daß beiderlei Pigmente, Hämofuscin und Hämosiderin, aus Blutfarbstoff entstehen. Als Beweis dafür wird vielfach die Tatsache angeführt, daß sich oft beiderlei Pigmente in ein und derselben Zelle nebeneinander vorfinden. M. B. Schmidt hat schon früher Blutpigmente in ihrem verschiedenen Verhalten gegenüber der Eisenreaktion studiert. Der Zustand des Pigmentes mit positiver Reaktion repräsentiert nach ihm nur ein Stadium in der fortschreitenden Entwicklung des scheinbar unveränderlichen, körnigen Pigmentes; mit zunehmendem Alter soll dann die positive Eisenreaktion ganz verschwinden. M. B. Schmidt stellt überdies die Behauptung auf, daß das Melaninpigment auch nichts anderes vorstellt als ein in der Ausbildung vorgeschrittenes bzw. älteres „jenseits der Hämosiderinperiode" befindliches Blutpigment. Das Wesen der Hämochromatose charakterisiert M. B. Schmidt ungefähr folgendermaßen: In den Zellen findet sich hämatogenes Pigment, welches mehr oder weniger bedeutende Umwandlungen erfahren hat; bald läßt sich das Eisen im Pigmentkorn mikrochemisch nachweisen, bald ist es vergeblich, die Eisenreaktion an den Körnchen irgendwie hervorzurufen.

Unna glaubte zum Studium dieser eigentümlichen Erkrankung das Verhalten der Zellen in lokalen Blutungen heranziehen zu sollen und verfolgte zu diesem Zwecke den Pigmentwandel in alten thrombosierten Varixknoten der Haut. Er kam auf ähnliche Bilder, wie man sie bei der Hämochromatose des Menschen findet und meinte, daß die Art des entstehenden Pigmentes, wenn es auch von gleicher Herkunft sein mag, noch abhängig wäre von dem Boden, auf welchem es sich weiter entwickeln muß.

Die älteren Untersuchungen von v. Recklinghausen und M. B. Schmidt bedürfen seit den Studien von Hueck vielfach einer Revision. Früher kannte man zum Nachweis von Eisen resp. von Hämosiderin nur die Perlsche Reaktion. Alle Pigmente, die sich nach der Behandlung mit Ferricyankali-Salzsäure blau färbten, nannte man Hämosiderin, alle anderen braunen Pigmente Hämofuszin, und hielt sie für eisenfrei. Hueck hat nun gefunden, daß sich ein Teil jener Pigmente, die man früher als eisenfrei ansah und daher Hämofuszin nannte, doch noch die Eisenreaktion geben, wenn man den betreffenden Schnitt mit Schwefelammon vorbehandelt. Trotzdem anerkennt er das Vorkommen des „Hämofuszins", meint aber, daß es mit dem Hämatinmolekül gar nichts zu tun habe. Er glaubt, daß es sich hier eher um einen fettartigen Körper handle und wählt dementsprechend den Namen

„Lipofuszin". Das eisenhaltige Pigment entsteht nach seiner Vorstellung aus dem Hämatin, das Lipofuscin aus den Lipoidsubstanzen der roten Blutkörperchen. Man darf sich — dieser Ausspruch stammt von Hueck — das rote Blutkörperchen nicht als einen bloßen Tropfen Hämatin vorstellen, sondern es enthält neben diesem auch Lipoide, Eiweiß und Salze. Wenn daher bei einer Blutung Erythrocyten zerfallen, oder wie Rössle annimmt, ganze rote Blutkörperchen phagocytiert werden, so darf man sich nicht wundern, daß die verschiedensten Zersetzungsprodukte auftreten müssen, die sich nicht direkt aus dem Hämochromogen ableiten.

Auch ist die Frage oft diskutiert worden, wie das Pigment in die Zelle gelangt. Da sich freie Pigmentkörnchen weder in den Querschnitten der Gefäße, noch in den Kapillarverzweigungen der Leber finden lassen, so nimmt man vielfach an, daß das Pigment in gelöster Form in die Zellen dringen müsse (Hinze, Goebel, Quincke). Bei der Besprechung der Ätiologie kommen wir darauf noch einmal zu sprechen.

4. Chemische Untersuchungen. Das histologische Studium der Organe bei Hämochromatose drängte dazu, quantitative Eisenbestimmungen in den Organen durchzuführen. Die normale Leber enthält relativ viel Eisen; nach Oidtmann (zitiert aus Vierordts Tabellen) beträgt der Eisengehalt der Leber $0,08\%$ der Trockensubstanz. Bei perniziöser Anämie fand Quincke $2,1\%$. Bei Hämochromatose fand Anschütz in der Leber $7,62\%$; Heß-Zurhelle $7,1\%$. Die beiden letzteren Autoren berechneten aus ihren Zahlen für die Leber den enormen Wert von 38,7 g Eisen. Ähnlich hohe Werte fand man in anderen Organen, z. B. in der Trockensubstanz der Lymphdrüsen $14,69\%$ Eisen, in der des Pankreas 5%. Anschütz hat auch die Nieren auf ihren Eisengehalt untersucht, konnte aber in der weißgeglühten Asche nur eine schwache, quantitativ nicht bestimmbare Menge von Eisen konstatieren.

Wir haben in der Leber ähnliche hohe Werte gefunden. Bezüglich der Eisenzahlen in der Galle verweisen wir auf die Tabelle auf S. 62. Heß hat Leichenblut von einem Fall von Hämochromatose analysiert und eine Lipämie feststellen können

5. Pathogenese. Es ist einzusehen, daß diese eigentümliche Krankheit bezüglich der Pathogenese zu den verschiedensten Theorien Anlaß gab. Die Zahl der Vorstellungen über die Entstehungsursache ist fast ebenso groß wie die der einzelnen Beobachter, ein Zeichen, wie wenig Klärung in der Frage der Hämochromatose besteht.

Hanot hält die Hämochromatose für die Folge einer Blutdissolution; für diese ist als Ursache die Glykosurie anzusehen. Er meint, daß vielleicht unter dem Einflusse der Glykosurie und der infolge der diabetischen Endarteriitis erschwerten Zirkulation die Leberzellen in pathologischer Weise mehr Farbstoff als de norma produzieren und dadurch zum Sitz einer Pigmentanhäufung werden; die pigmentierte Cirrhose wäre also eine Folge des Diabetes.

Die Annahme, daß die Hämochromatose auf einem gesteigerten Blutzerfall beruhe, steht ganz unter dem Einfluß der Quinckeschen Lehren (vgl. Kapitel: perniziöse Anämie). Eines der charakteristischen Merkmale der Hämochromatose ist aber gerade der Mangel einer Anämie. Ja man kann sogar gelegentlich sehr hohe Erythrocytenwerte finden. In meinen drei Fällen von allgemeiner Hämochromatose, die zur Sektion kamen, fanden sich ante mortem folgende Werte:

Fall   I: 4,600 Mill. Erythrocyten, 92 % Sahli, 7800 Leukocyten.
Fall II: 4,88   „   „   88 %   „   4150   „
Fall III: 4,23   „   „   82 %   „   5260   . „

Die meisten Kliniker nahmen daher auf die Befunde von Quincke keine Rücksicht und betrachteten den Prozeß als von der Anämie ganz unabhängig. Ähnlich wie Hanot äußerte sich auch Letulle. Er unterscheidet mehrere Arten von pigmentierter Cirrhose (z. B. bei Malaria, Tuberkulose, Karzinom, Alkoholismus). Die Bindegewebswucherung in der Leber sei die Folge der Pigmentablagerung. Ungeheuer überträgt diese Anschauung auch auf alle anderen Organe; es kommt nach ihm nicht nur zu einer Lebercirrhose, sondern auch andere Organe müssen ähnlich Schaden leiden; in diesem Sinne spricht er von einem allgemeinen indurativen Prozeß. Präziser drückt Golzales (1892) seine Meinung aus: das Primäre wäre die Pigmentansammlung in den Drüsenzellen, welche sich bemühen, das Pigment auf dem Wege der Lymphdrüsen (?) zu entleeren; scheinbar ist aber der Prozeß gehemmt oder wenigstens verzögert; da es so zu einer dauernden Inanspruchnahme der Gefäßendothelien kommt, wäre auch die Vermehrung des interstitiellen Gewebes verständlich

Als im Jahre 1893 durch die Entdeckung Minkowskis die Bedeutung des Pankreas für die Glykosurie erkannt wurde, erfolgte in der Beurteilung der Hämochromatose insofern eine Wandlung, als die Anschauung, der ganze Prozeß sei ätiologisch auf den Diabetes zurückzuführen, modifiziert werden mußte. Früher wurden nämlich die Pankreasveränderungen nur wenig beachtet und zumeist denen der nur weniger wichtigen Organe an die Seite gestellt. Burs (1894) war der erste, der die Vermutung aussprach, daß die Hämochromatose für den Diabetes prädisponierend wirke. Marie (1895) trennt bereits die Glykosurie bei Hämochromatose von jener bei Diabetes mellitus. Er führt auch die Tatsache an, daß es beim gewöhnlichen Diabetes nie zu einem gesteigerten Blutzerfall kommt, und daher auch die Pigmentierungen oder gar jene Veränderungen fehlen, wie sie bei der Hämochromatose typisch zu sehen seien. Er meint, daß der Bronzediabetes vielleicht ein pankreatogener sein könnte. Dieser Anschauung schließen sich Dutournier, Achard und Janschne an. Sie sagen: Der Diabetes ist die Folge der Pankreasveränderungen und diese wieder die Folge der Pigmentablagerungen. Da diese bei den einzelnen Krankheitsfällen bald stärker, bald schwächer ausgebildet erscheinen, so ist auch die Glykosurie bei der Hämochromatose nur ein „phénoméne accéssoire et inconstant". An dieser Anschauung haben in der Folge die meisten Kliniker festgehalten. Eine gewisse Ausnahmestellung nehmen nur Naunyn und v. Jaksch insofern ein, als sie beim Bronzediabetes außerdem noch an eine hepatische Komponente denken.

Als Vertreter des Standpunktes, daß die Hämochromatose ebenso als Ursache von Leberveränderungen wie des Diabetes anzusehen sei, gilt in Deutschland Anschütz. Aufbauend auf den bekannten Untersuchungen von Ackermann und Kretz präzisiert er das Wesen der Hämochromatose samt den ihr zukommenden Organveränderungen folgendermaßen: „Unter unbekannten Einflüssen können die Zellen, z. B. der Leber, enorme Mengen von Blutkörperchenzerfallsprodukten aufnehmen und fixieren, so daß sie schließlich einer langsamen Degeneration anheimfallen. In jenen Organen, in welchen die Degenerationen ausgedehnter sind, entsteht eine Art reaktiver Entzündung und hierauf folgen die Zellveränderungen und bindegewebigen Hyperplasien der drüsigen Organe (S. 482)."

Murri nimmt einen ganz eigentümlichen Standpunkt ein und meint, daß man für die Erklärung des Diabetes weder die Hämochromatose der Leber, noch die des Pankreas ausschließlich heranziehen könne, da Fälle zur Beobachtung kommen, wo trotz allgemeiner Hämochromatose zwar Diabetes bestand, aber wo sowohl die Leber (Quincke, Murri) als auch das Pankreas (Brault und Galliard) normal waren. Mit dieser Tatsache — sagt Murri — muß gerechnet werden, wenn auch die Zahl der Fälle gering ist, die das beweisen können. Auch verweist er aus der Literatur auf Fälle mit schweren Pankreasveränderungen ohne Glykosurie. Er meint daher, daß die Hämochromatose und der Diabetes auf eine gemeinsame Ursache, nämlich die Dystrophie der Zellelemente des Körpers zu beziehen seien und daß vielleicht die eigentliche Ursache in der Einwirkung von Substanzen zu suchen wäre, die den Stoffwechsel schädigen. Diese Dystrophie geht mit einer Verminderung der normalen Fähigkeit einher, Kohlehydrate zu oxydieren; andererseits sollen die Organe zwei abnorme Eigenschaften annehmen: auf der einen Seite sollen die Zellen imstande sein, Blutfarbstoff aufzunehmen und zu fixieren, auf der anderen kann es zu Bindegewebswucherung kommen, worauf z. B. die Leber im Sinne einer Cirrhose reagieren könnte. Leider basieren diese sehr kühnen und eigentlich auch nichts sagenden Behauptungen Murris nur auf klinischer Betrachtung; die Sektionsberichte fehlen.

Heß und Zurhelle können sich mit der Anschauung, daß die Hämochromatose zur Cirrhose der Leber führt, nicht befreunden, weil eine ähnliche Farbstoffausscheidung fast in allen sezernierenden Organen stattfindet, während ein ähnlicher Prozeß, wie er in der Leber zu sehen ist, in anderen Organen nicht vorkommt. Funktionell sind z. B. die Schilddrüse oder die Speicheldrüsen nie geschädigt. Die Autoren meinen daher, daß die Cirrhose und die Pigmentierung der Leber, wie auch der übrigen Organe, unabhängig voneinander wären und nebeneinander verlaufen könnten. Die durch die Cirrhose gesetzten Veränderungen des Lebergewebes sind ihrer Ansicht nach im besten Fall nur geeignet, eine Aufspeicherung von Pigment in den Leberzellen zu begünstigen. Als eigentliche Ursache des ganzen Symptomenkomplexes der Hämochromatose beschuldigen sie eine Stoffwechselstörung; auch hier soll der Alkoholismus eine wichtige Rolle spielen. In ähnlicher Weise wie Murri stellen sie sich zur Frage betreffs des Diabetes und der Hämochromatose. Eine Zelldystrophie (das ist — nach Murri — die Eigenschaft der Zellen, rote Blutkörperchen aufzunehmen und zu fixieren) soll die Ursache der Hämochromatose, der Vermehrung des Bindegewebes in der Leber im Sinne der Cirrhose und auch der Verminderung der normalen Zellfunktion, die Kohlehydrate zu oxydieren, sein.

Den Ausgangspunkt für eine neue Theorie der Hämochromatose bildete für Rössle folgender Befund. Er fand in der Leber eines mit chronischer Cirrhose behafteten Individuums neben auffallendem Pigmentreichtum eine auffällige Phagocytose von roten Blutkörperchen durch Leberzellen. Als Ursache machte er nicht eine Diapedese der Erythrocyten aus den Gefäßräumen in die Lymphspalten und nachheriges Eindringen derselben in die Leberzellen verantwortlich, sondern eine spezifische Erkrankung des syncytialen Endothelbelages der Gefäßkapillaren; er setzt dabei den Untergang zahlreicher v. Kupfferscher Zellen voraus. Auf diese Weise soll es möglich sein, daß in den Raum zwischen Basalmembran der Leberzellen und die anscheinend unverletzten Kapillaren Blut austreten kann; aus solchen zirkumskripten Blutungen sollen dann die Leberzellen gleichsam durch Phagocytose rote Blutzellen in sich aufnehmen. Auf diese Weise erklärt es z. B. Rössle, wie so es zu einem Einschluß von 20—25 Erythrocyten in einer Leberzelle kommen konnte. Je reichlicher die Leberzellen mit Erythrocyten erfüllt sind, desto eher können sie zugrunde gehen. In zahlreichen Zellen fand er neben Erythrocytentrümmern auch Körnchen und pigmentierte Partikelchen. „Ebensowenig wie ein Leukocyt die gefressenen roten Blutscheiben restlos verdauen kann, ist das die Leberzelle imstande. Auch in ihr bleiben Reste in Form von Pigment zurück, welches eine Zeitlang die Eisenreaktion gibt." Rössle beobachtete weiter zerstörte Kapillarwände, aus deren Resten es zu Regenerationen kommen kann. Dieser Regenerationsprozeß geht oft mit einer Bindegewebsproduktion einher, so daß an Stelle der ursprünglichen Gitterfasern neues Bindegewebe tritt. Dadurch können einzelne Leberzellgruppen an den peripheren Zonen der Acini von korbartig geflochtenen Hüllen umschlossen erscheinen. Rössle konnte in seinem Fall auch im Pankreas einen analogen Prozeß beobachten. Die Ursache, warum hier die Zellen der verschiedenen Organe Erytrocyten in sich aufgenommen haben, erblickt Rössle in einer die Lebercirrhose komplizierenden Sepsis und meint, daß das von ihm beschriebene Krankheitsbild vielleicht eine forme fruste resp. ein erstes Stadium des Bronzediabetes darstelle.

Noch in anderer Richtung empfiehlt es sich, Rössles Ausführungen zu folgen. Er setzt voraus, daß sich unter normalen Verhältnissen in den Leberzellen Pigment nur selten aufstapelt, weiters rechnet er mit der Möglichkeit, daß die Hämochromatose wahrscheinlich die Folge einer allgemeinen oder vielleicht nur auf einzelne Organe lokalisierten Capillaritis haemorrhagica darstellt; in dem Sinne meint Rössle in der Hämochromatose einen von der Siderosis verschiedenen Prozeß erblicken zu müssen. Rössle schlägt daher vor, daß man den Ausdruck Siderosis für denjenigen Zustand reservieren solle, bei welchem es sich um eine Pigmentinfiltration bzw. -degeneration handelt, wo die roten Blutzellen intravaskulär zugrunde gegangen sind. Da bei Erkrankungsfällen, die im Sinne Quinckes zu Hämosiderose führen, nie eine Überladung der Pankreas- oder Speicheldrüsenzellen mit Hämosiderin zu sehen ist, so soll man nach Rössle Hämochromatose und Hämosiderose prinzipiell auseinanderhalten. Hämosiderose ist jedenfalls ein Prozeß, der mit der Verarbeitung von Hämatin zu Bilirubin in Zusammenhang steht. Wie steht es nun mit der Verarbeitung des Blutfarbstoffes bei der Hämochromatose? Diese Frage will ich später zu beantworten versuchen.

Auch Kretz hat sich vor vielen Jahren mit den Beziehungen zwischen „Hämosiderinpigmentierung" und den Veränderungen bei Lebercirrhose beschäftigt und versucht, eine Klärung in der Pathogenese der Hämochromatose anzubahnen. Unter 26 cirrhotischen. Lebern sah er Eisenpigment 14 mal. Abbot gibt an, daß er in 16 Fällen von Lebercirrhose 6 mal Pigmentierung der Leber durch Hämosiderin gefunden hat; auch in 8 Fällen von Typhus fand er 2 mal Eisenpigment; in 41 ohne Wahl untersuchten Lebern konnte Hämosiderin 4 mal nachgewiesen werden. Allerdings begnügten sich diese beiden Autoren mit dem bloßen Nachweis von „Eisen".

Wie lassen sich nun diese Tatsachen mit der Lehre von Rössle in Einklang bringen, der sich gleichsam für einen Dualismus zwischen Hämosiderose und Hämochromatose einsetzte? Ich glaube, man kann Rössle vollkommen beistimmen, wenn er sagt, daß Kretz die verschiedensten Formen von Lebererkrankungen vor sich hatte, und daß es nach seinen Beschreibungen auch schwer ist, eine Unterscheidung zwischen Hämosiderose von Hämochromatose zu treffen. Trotzdem gebührt aber Kretz und auch Vereecke das Verdienst, den Zusammenhang zwischen Leberzelle und Erythrocyt erkannt zu haben, den dann Rössle in ätiologischer Beziehung für die Hämochromatose in Anspruch nahm, denn Kretz sagte: die Größe und die Aneinanderlagerung der Körnchen sprechen dafür, daß sie aus in den Leberzellen zerfallenen roten Blutkörperchen abstammen könnten (S. 507). Die Untersuchungen Vereeckes sind insofern interessant, als er auch experimentell das erzeugte, was später Rössle beim Menschen gefunden hatte. Vereecke injizierte nämlich Tieren intravenös destilliertes Wasser oder Pepton und sah dann eine typische Phagocytose von Erythrocyten durch Leberzellen. Schmaus und Böhm fanden

Ähnliches nach Phosphorvergiftung bei Meerschweinchen. Meines Erachtens spricht die Tatsache, daß bei der allgemeinen Hämochromatose in den Zellen stets „Hämosiderin" neben Lipofuscin vorkommt, sehr dafür, daß es sich hier eher um eine Phagocytose ganzer roter Blutzellen handeln dürfte, und weniger für die Annahme, als würden die Leberzellen das fertige Pigment aus den Blutgefäßen aufnehmen.

Der scharfen Gegenüberstellung von Hämosiderose und Hämochromatose im Sinne von Rössle ist von Lubarsch und Askanazy (gleich im Anschluß an den Vortrag von Rössle) widersprochen worden; allerdings wurden von ihnen keinerlei direkte Gegenbeweise angeführt. Hueck nimmt in seiner großen Abhandlung über das „Pigment" ebenfalls gegen Rössle Stellung. Er wendet dabei ein, daß auch in den Leberzellen bei der perniziösen Anämie, also einem Typus der echten Hämosiderose, gelegentlich „Hämofuscin" resp. „Lipofuscin" vorkommen kann.

6. Vorkommen und Häufigkeit. Es scheint, daß die Hämochromatose in manchen Gegenden häufiger vorkommt; in Frankreich ist sie — soweit man dies aus der Literatur beurteilen kann — viel öfter beschrieben worden als in Deutschland. So sah Naunyn dieses Krankheitsbild trotz seiner großen Erfahrung auf diesem Gebiete nur ein einziges Mal. Ewald sah in 12 Jahren keinen Fall. Rössle stellt aus der Literatur bis zum Jahr 1906 34 Fälle zusammen, von denen nur 6 aus Deutschland stammen. Ungeheuer faßt die Literatur bis zum Jahre 1914 zusammen: samt seinen beiden Fällen zählt er im ganzen nur 48 Fälle. Es ist weiter statistisch festgestellt, daß der Bronzediabetes öfter bei Männern als bei Frauen beobachtet wird. Nur ein Fall ist von Abbot bei einer Frau beobachtet worden. Der Fall Murri, der auch eine Frau betraf, ist insofern zweifelhaft, als die Sektion fehlt. Vielfach wird als Grund für diese Verteilung die Tatsache angeführt, daß beim männlichen Geschlecht der Alkoholismus die größere Rolle spielt.

7. Verlauf. Die Prognose der Hämochromatose soll schlechter sein als die der gewöhnlichen Cirrhose, angeblich weil der Diabetes den Verlauf der Krankheit ungünstig beeinflußt. Auch durch den hämorrhagischen Charakter (Blutungen der Haut und Schleimhäute) kann der Verlauf zu einem ungünstigen werden. Ich habe drei Fälle von allgemeiner Hämochromatose sterben sehen; jedesmal ging dem Exitus ein manchmal mehrtägiges schweres Koma voraus, das klinisch etwas an das Bild bei manchen Fällen von akuter gelber Leberatrophie erinnerte.

Die Behandlung der Hämochromatose ist meist rein symptomatisch. Eine zweckmäßige Therapie des begleitenden Diabetes zieht gewöhnlich eine wesentliche Besserung des Allgemeinbefindens nach sich.

8. Diagnose. Da die Hautveränderungen bei der Hämochromatose meist so augenfällig sind, so kommt eine Verwechslung nur selten vor, zumal die bekannten Hautpigmentierungen meist mit anderen wohl charakterisierten Erscheinungen vergesellschaftet sind. (Addison, Argyrose); ich glaube daher, Irrtümer sind fast ausgeschlossen. Fehlt dagegen die Hautpigmentierung, was allerdings nicht gar so selten vorkommt, so ist die Diagnose einer Hämochromatose eventuell nur möglich, wenn neben den Erscheinungen der hypertrophischen Lebercirrhose Glykosurie vorkommt und Ikterus fehlt.

9. Eigene Beobachtungen. Beim Studium der Literatur, die sich mit der Frage nach der Pathogenese der Hämochromatose beschäftigt, stößt man auf viele Lücken in unserem Wissen. Besonders wichtig erscheint es zunächst die Frage aufzuwerfen, ob die Hämochromatose mit einem vermehrten Blutuntergang vergesellschaftet ist. Ich glaubte, darauf um so mehr Wert legen zu müssen, als momentan die Hypothese von Rössle vielfach diskutiert wird, ob nämlich die Hämochromatose im Prinzip etwas anderes bedeutet als die Hämosiderose. Nachdem wir gesehen haben, daß bei sehr vielen Krankheiten ein gewisser Parallelismus zwischen vermehrtem Blutuntergang und Hämosiderose besteht, so ist die Möglichkeit gegeben auf neue Befunde zu stoßen, die die Theorie von Rössle bestätigen oder widerlegen können. Es schien mir von diesem Gesichtspunkte aus zweckmäßig, in geeigneten Fällen von Hämochromatose dem Hämatinstoffwechsel ein besonderes Interesse zuzuwenden. Ich unterwarf mich dieser Aufgabe in zwei geeigneten Fällen, die mir zur Verfügung standen. Ich will diese zwei Fälle kurz beschreiben:

Fall LI. Ein 53 jähriger Heizer; er fühlte sich immer gesund. Vor 11 Jahren begab er sich wegen Erbrechen und Diarrhöen in ein medizinisches Ambulatorium. Schon damals sagte man ihm, daß er an einem schweren Leberleiden erkrankt sei, weswegen man ihm die Aufnahme auf die Klinik anriet. Da er sich aber bald nachher wieder ganz wohl fühlte, so nahm er seine Arbeit wieder auf und ging nicht ins Spital. Vor 4 Jahren will er selbst beobachtet haben, daß sich „Blut" in seinem Harn befinde; trotzdem fühlte er sich nicht krank. Vor einem Jahr lag er auf unserer Klinik, wohin er sich wegen Schmerzen im linken Fuß aufnehmen ließ. Schon damals bestand derselbe Abdominalbefund wie wir ihn bei seiner zweiten Aufnahme feststellen konnten. Nachdem sich die Fußschmerzen gebessert hatten, ging er wieder seiner Arbeit als Heizer nach. Erst 14 Tage vor der zweiten Aufnahme in die Klinik begann er neuerlich zu klagen. Jetzt kam es zum erstenmal zu Schwellungen an den Beinen; die Ödeme nahmen an Umfang zu; es kam auch zu einer Vergrößerung des Bauches. Der Harn war stets etwas dunkel, nun wurde die Farbe noch dunkler. Der Patient trinkt seit ca. 30 Jahren täglich 3—4 Liter Wein; er ist auch ein starker Raucher. Bei der Aufnahme in die Klinik bezüglich seiner dunklen Hautfarbe befragt, erklärt er, sie schon mindestens 10 Jahre zu besitzen. Die Haut ist im Gesicht und an der Extensorenseite der oberen Extremitäten am dunkelsten. Mit Ausnahme weniger Haare am Haupte fehlt fast die ganze Behaarung, die Haare am Barte, am Genitale ließen sich vielleicht zählen. Keine allgemeinen Lymphdrüsenschwellungen. Kopf und Halsorgane normal; das Herz ist beträchtlich hypertrophiert und dilatiert. Puls arhythmisch. Im Bereiche der Lunge eine leichte Bronchitis. Leber sehr groß, sie reicht fast bis zum Nabelniveau, ebenso die Milz; beide Organe sind respiratorisch leicht verschieblich; es besteht etwas Ascites. Im Harn trotz dunkler Farbe kein Urobilin oder Urobilinogen, dagegen reichlich Hämatoporphyrin. Im Stuhl, der dunkel gefärbt aussieht, nur 0,08 % Urobilin. Bei Belastung mit 100 g Dextrose kommt es zu starker Glykosurie. Blut: 4,88 Mill. Erythrocyten, 88 % Sahli, 4150 Leukocyten. Histologisch keine nennenswerten Veränderungen an den roten Blutzellen. Resistenz: 0,42—0,30. Der Fall bot uns Gelegenheit, den Fe-Stoffwechsel zu bestimmen; wir kamen zu folgenden Zahlen:

Durchschnittliche Fe-Ausfuhr in mg pro Kilo Körpergewicht

Fe-Ausscheidung durch den Harn	Gesamt-Fe-Ausscheidung	Versuchsdauer
0,210	0,247	8 Tage

Bezüglich der Methodik verweisen wir auf die Arbeiten von Bayer.

In den letzten beiden Lebenstagen kam es auch zu Hämoglobinurie. Bei der Sektion zeigt sich der typische Befund der allgemeinen Hämochromatose. Kaum ein Organ war frei von Pigment; alle Organe zeigen ein braungelbes Kolorit; bloß die Milz zeigte sich relativ pigmentfrei.

Eine genaue Beschreibung der histologischen Veränderungen würde nur eine Wiederholung von bereits Bekanntem bringen. Wir können uns dies um so mehr ersparen, als wir im Beginne des Kapitels das Wichtigste bereits vorgebracht haben.

Deshalb wollen wir nur der Milz Aufmerksamkeit schenken, umsomehr als wir hier bei der histologischen Untersuchung schwere Veränderungen sahen. Die Follikel sind kaum auffindbar; nur an einzelnen Stellen sieht man Anhäufungen von lymphoiden Elementen; sichere Charakteristika eines Malpighischen Körper-

chens sind aber nicht zu erkennen. Da und dort findet man Durchschnitte
von Gefäßen, die der Größe nach den Follikelarterien entsprechen dürften.
Das Milzgewebe ist reichlich durch Bindegewebszüge zerklüftet; speziell von
den Trabekeln zweigen sich dicke Fasergewebszüge gegen das Parenchym ab.
Eine scharfe Unterscheidung zwischen Sinusräumen und Billroth schen Strängen
ist in der roten Pulpa kaum möglich; nur hie und da bemerkt man einen
Gefäßraum, der ähnliche Wandzellen besitzt wie ein Sinus. Erythrocyten
sind nur innerhalb des Sinus zu finden. Von einer Ansammlung von roten
Blutkörperchen innerhalb der Billroth schen Stränge ist kaum zu sprechen.
Dieselben erscheinen durch derbere Faserzüge mit dazwischen gelagerten
zelligen Elementen ersetzt, deren Kerne sich schlecht färben. Auf den Mangel
an Pigment ist schon bei der makroskopischen Beschreibung hingewiesen
worden. Mikroskopisch zeigen sich Pigmentanhäufungen fast nur in der Nähe

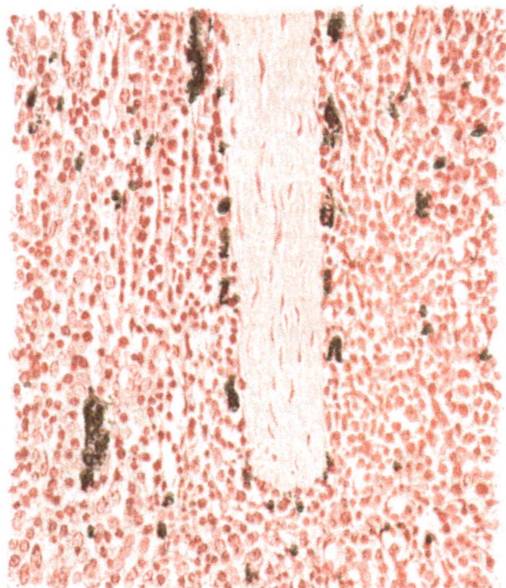

Abb. 80. Milz bei Hämochromatose. (Eisenfärbung.)

der Trabekel resp. der von ihnen aus-
gehenden Bindegewebszüge. Die Partien, die der Pulpa entsprechen, enthalten nur ganz wenige Pigmentkörnchen. Von jener massenhaften
Pigmentinfiltration, die sich in den
anderen Organen sehen ließ, kann hier
nicht die Rede sein (Abb. 80). Das
wenige in der Milz vorhandene Pigment ist eisenhaltig; auch an mit
der Turnbullblaumethode tingierten
Schnitten war der Pigmentmangel der
Milz sehr auffallend.

Der zweite Fall verhält sich
ganz ähnlich dem ersten:

Fall LII. Der 40 Jahre alte Mann
erzählte uns, daß er seit ca. 10 Jahren eine
große Leber und einen Milztumor habe, die
ihn aber in der Ausübung seines Geschäftes
bis jetzt nicht im mindesten geniert hatten.
Auch die dunkle Hautfarbe soll bei ihm
schon ca. 6 Jahre bestehen. Er war bereits
mehrmals das Objekt ärztlicher Demon-
strationen. Krank fühlte er sich erst seit
einem halben Jahr. Er klagt über Müdig-
keit, Hunger und Durstgefühl, er wurde rasch mager. Der intelligente Patient beobachtete
sich sehr genau und weiß, daß in seinem Harn bis vor ca. $^3/_4$ Jahren niemals Zucker
gefunden wurde. Der Haarausfall ist ihm schon vor ca. 6 Jahren aufgefallen und erfolgte ziemlich gleichzeitig mit der Pigmentierung der Haut. In den letzten 4 Wochen
ist der Kranke um 5 Kilo abgemagert, dies der Grund, warum er jetzt die Klinik aufge-
sucht hatte.

Der Patient zeigte insofern ein eigentümliches Aussehen, als er neben seiner dunklen
Gesichtsfarbe auch noch fast kahlköpfig war und auch keine Behaarung an den Wimpern
und am Munde hatte. Die Haut war auffällig glatt und wenig schuppend; am dunkelsten
war sie im Gesichte und am Stamm. Relativ wenig waren die übrigens ebenfalls ganz
haarfreien Extremitäten betroffen; im Gesichte war sonst noch die Abmagerung auffällig.
Keine Lymphdrüsenschwellungen. Herz und Lungen bis auf eine obsolete Spitzenaffektion
gesund. Bauch mächtig ausgedehnt, kein Ascites. Leber sehr groß, reichte bis 3 Querfinger über den Rippenbogen herab, ungefähr ebenso weit die große Milz. Traube-raum
verdeckt. Im Harn reichlich Hämatoporphyrin neben sehr wenig Urobilin und Urobilinogen. Sehr viel Zucker und mäßige Mengen an Aceton, keine Acetessigsäure. Im Stuhl
Urobilin; doch wurde die Bestimmung durch die Anwesenheit eines anderen dunklen
Körpers sehr erschwert; möglicherweise handelte es sich da um einen Farbstoff, der
vielleicht mit Hämatoporphyrin verwandt war. Blut: 4,66 Mill. Erythrocyten, 92 % Sahli,
7800 Leukocyten. Resistenz der Roten: 0,44—0,28. Auch dieser Fall bot uns Gelegenheit, den Eisenumsatz zu studieren. Wir geben unsere Zahlen in Tabellenform wieder.

Durchschnittliche Fe-Ausfuhr in mg pro Kilo Körpergewicht		
Fe-Ausscheidung durch den Harn	Gesamt-Fe-Ausscheidung	Versuchsdauer
0,187	0,219	9 Tage

Der Patient ist in einem anderen Spital gestorben in das er komatös eingebracht wurde.

Die Sektion bestätigte die klinische Diagnose: allgemeine Hämochromatose bei Cirrhosis hepatis.

Die Organe wurden mir behufs histologischer Untersuchung überlassen. Sie alle waren bis auf die Milz typisch braun gefärbt. Besonders das Pankreas war von braunem Pigment förmlich inkrustiert. Die histologische Untersuchung ergab in selten schöner Weise das typische Verhalten der Hämochromatose. Auch in diesem Falle zeigte die Milz ein ähnliches Verhalten wie im vorigen Fall. Fast konnte man hier von einer diffusen Sklerose des Organes sprechen. Pigment war nur entlang den derben Bindegewebszügen zu bemerken und auch hier war es nicht in dem Maße zu sehen, wie z. B. im sklerotischen Gewebe der Leber.

Nachdem wir dieses Verhalten der Milz in diesen zwei Fällen, dann noch in einem dritten, ebenfalls eigenen und außerdem noch in dem Falle von Ungeheuer ganz ähnlich beschrieben finden, werden wir wohl nicht fehlgehen, wenn wir darin vielleicht doch etwas für die Hämochromatose Typisches erkennen.

10. Unsere Anschauung vom Wesen der Hämochromatose. Mißt man das Krankheitsbild der Hämochromatose mit dem Maßstab, den wir bis jetzt bei den Erkrankungen des hepatolienalen Systems angelegt haben, so muß uns zunächst die Höhe des Hämatinabbaues interessieren.

In den beiden Fällen von allgemeiner Hämochromatose, die zur Sektion kamen, haben wir im Stuhl nicht viel Urobilin finden können; nachdem wir hier im Harn auch Hämatoporphyrin gefunden haben, so wäre allerdings mit der Möglichkeit zu rechnen, daß sich in den Fäzes neben Urobilin auch noch andere Farbstoffe befunden haben dürften und wir so zu unrichtigen Zahlen gekommen wären. Untersuchungen über den Farbstoffgehalt im Duodenalsafte haben wir damals noch nicht durchgeführt. In letzter Zeit habe ich noch einen Fall von allgemeiner Hämochromatose beobachtet — wenn auch der Obduktionsbefund fehlt, so waren die klinischen Erscheinungen so manifest, daß wir wohl sicher sein konnten, einen Fall von allgemeiner Hämochromatose vor uns zu haben —[1]); hier haben wir auch den Duodenalsaft mehrmals untersucht und uns davon überzeugen können, daß die Galle nicht viel Gallenfarbstoff führte. Auf Grund der von uns geübten Schätzung berechneten wir hier Werte zwischen 0,18—0,20 g Bilirubin p. d. Würden sich ähnliche Werte in allen Fällen von allgemeiner Hämochromatose finden, so müßte man wohl sagen, daß ein vermehrter Bluthintergang bei dieser Erkrankung kaum in erhöhtem Maße vorkommen dürfte. In dem Sinne wird man sich daher die Frage vorlegen müssen, warum es dann doch zu Eisenablagerungen in den Organen kommt; bis jetzt haben wir eigentlich gesehen, daß „Hämosiderose" nur dann zu sehen ist, wenn Erythrocyten in vermehrter Menge abgebaut werden.

[1]) Der Pat. ist wenige Wochen später sterbend an die Klinik gebracht worden; die Sektion bestätigte die klinische Diagnose.

Eine zweite Eigentümlichkeit, die wir bei unseren Fällen von sicher gestellter Hämochromatose fanden und die uns vielleicht auch in pathogenetischer Beziehung der Beachtung wert erschien, war das eigentümliche Verhalten der Milz. Das derbe, faserige Gewebe, von dem die Milzen unserer Fälle durchsetzt waren, läßt mit einiger Wahrscheinlichkeit den Schluß zu, daß die Milz wohl kaum mehr eine große funktionelle Rolle gespielt haben dürfte. Wäre dies richtig, so hätte man sich die Frage vorzulegen, ob nicht vielleicht die allgemeine Hämochromatose etwas mit der Milzinsuffizienz zu tun haben dürfte. Dieser Gedanke war deswegen zu diskutieren, weil bereits einzelne Tatsachen aus der experimentellen Pathologie bekannt waren, die dafür sprachen, daß bei fehlender Milzfunktion das Eisen, welches in den Körper injiziert wurde, oder sonst zur Disposition stand, anders in den einzelnen Zellgruppen zur Ablagerung gelangt, als wenn das Tier eine gesunde Milz hatte. Wie bereits an anderer Stelle gesagt wurde, konnte Chevalier bei splenektomierten Tieren eine Pigmentanschoppung auch in den Leberzellen nachweisen, wenn er entweder Eisen subkutan beibrachte oder die physiologische Hämolyse steigerte. Auf Grund seiner Befunde sprach er sogar von einer hepatite ou une cirrhose pigmentaire.

Wir haben die Experimente von Chevalier nachgemacht und konnten sie vielfach bestätigen; aber trotzdem muß man sagen, daß die experimentelle Hämochromatose nach Milzexstirpation, was die Intensität der Eisenablagerung anbelangt, sich mit dem Krankheitsbilde beim Menschen durchaus nicht vergleichen läßt; denn man muß sehr gut zusehen, um überhaupt Unterschiede gegenüber der Norm zu finden. Auch wenn man die Versuche kombiniert und z. B. an milzlose Hunde viele Wochen hindurch Toluylendiamin verfüttert, ließen sich kaum schwerere Veränderungen erzielen. Auch hätte man bei einem oder dem anderen splenektomierten Menschen, wenn die Hämochromatose mit dem Milzdefekte in irgendwelcher Beziehung stünde, stärkere Pigmentansammlungen in der Leber finden müssen. Ich persönlich habe mich in drei Fällen, wo die Splenektomie mehrere Jahre zurücklag, niemals davon überzeugen können.

Jedenfalls sieht man daraus, daß sich für die Annahme, als bestünden gewisse Beziehungen zwischen Milzmangel resp. geschädigter Funktion der Milz und der Anlage zur Hämochromatose, nicht viel positives Material vorbringen läßt.

Früher haben wir — cf. die vorangehenden Kapitel — auf einen gewissen Parallelismus zwischen vermehrtem Blutuntergang und „Hämosiderose" jener Organe aufmerksam gemacht, die sich mit der Mauserung resp. dem Wiederaufbau der roten Blutkörperchen beschäftigen. Die Hämosiderose war uns in mancher Beziehung sogar ein Hinweis, in welchen Zellen der Blutabbau stattfindet, und aus der Menge der Eisenablagerungen ließ sich sogar ein Rückschluß auf die Intensität der abgelaufenen Hämolyse ziehen.

Da wir uns nun davon überzeugt haben, daß es in den unterschiedlichen Organen auch eine „Hämosiderose" gibt, ohne daß sich sonst ein Anhaltspunkt für eine gesteigerte Hämolyse ergibt, so muß es wohl noch eine andere Form der Eisenimbibition der Zellen geben als die, welche wir bis jetzt kennen gelernt haben; die Annahme erscheint um so gerechtfertigter, als wir uns bei entsprechenden Stoffwechselversuchen und auch bei Eisenanalysen in der Galle keineswegs von einem erhöhten Eisenexport überzeugen konnten.

Bei den krankhaften Zuständen, die mit einem erhöhten Blutuntergang einhergehen, findet sich Eisen, in der Milz, in den Kupfferschen Endothelzellen, in den Leberzellen, in manchen Zellen des Darmtraktes, in Lymphdrüsen — soweit es sich um Hämolymphdrüsen handelt — und im Knochenmarke — also alles Zellgruppen, von denen man annehmen kann, daß sie etwas mit dem Hämoglobinstoffwechsel zu tun haben könnten. Bei der Hämochromatose ist ein Teil dieser Zellen ebenfalls mit Eisen imbibiert; daneben finden sich aber Zellkomplexe, die anscheinend mit dem Aufbau oder der Zerstörung der Erythrocyten gar nichts zu tun haben. Wir sehen z. B. eine mächtige Eiseninfiltration in den Pankreaszellen, oder in den Talgdrüsen der Haut, im drüsigen Anteil der Hypophyse. Die Hauptmenge des Eisens findet sich in den retroperitonealen Lymphdrüsen; untersucht man diese Gebilde auf die Anwesenheit von Erythrocyten, so zeigt sich zwar oft ein größeres Blutgefäß, aber der typische Charakter der Hämolymphdrüsen fehlt. Nicht zuletzt soll erwähnt werden, daß sich bei der Hämochromatose auch mikrochemisch Eisen in Muskelzellen nachweisen läßt.

Betrachtet man die Art und Weise, wie sich das Eisen einerseits bei der typischen Hämochromatose und anderseits beim hämolytischen Ikterus, wo wir die stärkste Hämolyse gefunden haben, verhält, so ergeben sich auch hier Unterschiede. In den Organen bei der allgemeinen Hämochromatose findet sich das Eisen vorwiegend in grober Körnchenform, beim hämolytischen Ikterus dagegen sind die Zellen nach der Behandlung mit Ferrocyankali-Salzsäure diffus tingiert; grobkörniges Eisenpigment fehlt, soweit ich urteilen kann, beim Ikterus haemolyticus fast immer.

Bevor ich näher darauf eingehe, daß vielleicht auch die Qualität der Zelle von Bedeutung sein mag, ob sich das betreffende Gewebe mit Eisen inkrustiert oder nicht, soll zunächst auf die kalkige Degeneration verwiesen werden. Wir wissen, daß der Kalk in der verschiedensten Form in unseren Säften zirkuliert, daß sich aber Zellen deutlich nur dann mit Kalkkristallen inkrustieren, wenn sie degenerieren oder abnorm funktionieren. Ohne hier auf weitere Parallelen zwischen kalkiger Degeneration und „Hämosiderose" hinzuweisen, will ich nur daran erinnern, daß es Autoren gibt, die in dem Pigmentverbleib bereits eine Störung der Funktion der betreffenden Zellen erblicken wollen.

Von diesem Gesichtspunkte aus muß man sich wohl die Frage vorlegen, ob es sich nicht bei der allgemeinen Hämochromatose um eine primäre Insuffizienz aller jener Zellen handeln könnte, die vielleicht physiologisch den Eisentransport zu leiten haben. Die Siderocyten, die unter physiologischen Bedingungen für einen geregelten Eisenverkehr zu sorgen haben, hätten vielleicht die Eigenschaft verloren, das von ihnen aufgenommene normale Pigment in entsprechender Weise wieder abzugeben.

Ob diese Siderocyteninsuffizienz gleichbedeutend ist mit primärer, bindegewebiger Induration, wie manche Autoren meinen, möchte ich dahingestellt sein lassen. Ungeheuer meint, daß „bis zu einem gewissen Grade Pigmentablagerung und Cirrhose koordiniert und durch ein und dieselbe Noxe bedingt sind. Erreicht aber die Pigmentation eine gewisse Ausdehnung, so bildet dieser Moment einen neuen Reiz zu weiterer Bindegewebswucherung".

Es könnte vielleicht möglich sein, daß sich der Organismus bemüht, der angeblichen Siderocyteninsuffizienz dadurch zu begegnen, daß er das Geschäft des physiologischen Pigmentabbaues an andere Zellelemente, z. B. an das Epithelgewebe abgibt. Ich könnte mir auch vorstellen, daß für einen solchen Fall die Abbauprodukte des Hämatins andere sein dürften. Ich denke dabei vor allem an die Farbstoffe aus der Hämatoporphyrinreihe. In diesem Zusammenhange führe ich einen Fall von chronischer Sulfonalvergiftung an, der mit starker Hämatoporphyrinurie einherging und bei welchem viel Eisenpigment innerhalb der Leberzellen und wenig in den v. Kupfferzellen zu sehen war. Auf diese Weise wäre eine Sonderung der beiden Krankheitsbegriffe Hämosiderose und Hämochromatose, wie sie Rössle vorschlägt, auch in funktioneller Beziehung angebahnt. Jedenfalls vertrete ich die Ansicht, daß vom klinischen Standpunkt aus Hämosiderose und Hämochromatose prinzipiell getrennt werden müssen.

11. Zusammenfassung. In der vorliegenden Darstellung, in der mir zunächst die Aufgabe gestellt wurde, eine allgemeine Milzpathologie zu bringen, war ich bemüht zu zeigen, daß eine isolierte Betrachtung der Milz allein kaum durchführbar ist. Die Milz steht in zu vielfacher Wechselbeziehung zu benachbarten Organen und Systemen und kann daher unter pathologischen Bedingungen ebenfalls nicht isoliert betrachtet werden; auch hier ist stets auf den Zusammenhang mit jenen Faktoren zu achten, der schon unter physiologischen Verhältnissen Berücksichtigung finden muß.

Das Ineinandergreifen der drei Organkomplexe — Milz, Leber und Knochenmark — ist in den vorangehenden Abschnitten vielfach berücksichtigt worden. Zunächst auf funktionellen Prüfungen aufbauend, waren wir bemüht, die gegenseitigen Wechselbeziehungen dieser Organe zueinander zu charakterisieren. Auch die histologischen Untersuchungen von Milz, Leber und Knochenmark waren vielfach imstande, unsere chemischen Untersuchungen und klinischen Beobachtungen zu stützen.

Als Maßstab für die Funktionen der einzelnen Organe haben wir den Hämatinstoffwechsel mit seinen intermediären Abbauprodukten empfohlen. Es richtete sich also unsere Hauptaufmerksamkeit auf die Bildung und Zerstörung der roten Blutkörperchen. Bei der histologischen Analyse der einzelnen Organe hat sich feststellen lassen, daß mit dieser Aufgabe einzelne Zellgruppen ganz besonders betraut sind und es daher angebracht erscheint, bei Berücksichtigung der Wechselbeziehungen zwischen Leber, Milz und Knochenmark diesen Elementen ganz besondere Aufmerksamkeit zu schenken.

Eine Verwandtschaft dieser zueinander in Beziehung stehenden Zellen ließ sich auch unter gewissen experimentellen Bedingungen demonstrieren. Gibt man z. B. Hunden intravenös kolloidales Eisen, so speichern gerade diese Zellen das Eisen in sich auf.

Bei der Analyse der unterschiedlichen, mit vermehrtem Blutuntergang einhergehenden Krankheiten können sich die Endothelzellen von Leber, Milz und Knochenmark mit Eisen inkrustieren. In Anbetracht dieser Tatsachen waren uns die experimentellen Versuche ganz besonders wichtig, weil sich auch aus ihnen eine Beziehung zum Eisen erweisen ließ. Während aber bei jenen Krankheiten, die mit einer sehr gesteigerten Tätigkeit dieser Endothelzellen einhergehen, Eisen als Ausdruck eines vermehrten Blutzerfalles nur schwer nachweisbar ist, können gewisse Anämien, die ihre Ursache eher in einer verminderten Knochenmarkstätigkeit zu suchen haben, mit einer beträchtlichen „Hämosiderose" der unterschiedlichen Endothelzellen vergesellschaftet sein.

Betrachtet man von diesem Gesichtspunkte aus das Krankheitsbild der Hämochromatose, so sehen wir auch hier die Endothelzellen mit Eisen überladen. Ähnlich wie in den Organen, die von Tieren stammen, denen kolloidales Eisen injiziert wurde, zeigen sich auch hier die Gewebe mit Eisen überladen. Es war uns wichtig, gleichzeitig auch darauf hinzuweisen, daß es sich in solchen Fällen kaum um einen

sehr gesteigerten Blutzerfall handeln kann, weil die Farbstoff-
abbauprodukte über die Norm nicht wesentlich erhöht erscheinen.

Wir müssen uns daher vorstellen, daß es sich bei der Hämochromatose vielleicht um einen Zustand handelt, bei der zwar die
Zirkulation des eisenfreien Farbstoffkomplexes wahrscheinlich un-
gestört vor sich geht, wo aber das Eisenmolekül von seiten der Endothelzellen nicht jenes Entgegenkommen finden dürfte, das diese
Zellen unter physiologischen Bedingungen oder auch bei gesteigertem Blutzerfall dem nach der Hämolyse freigewordenen Eisenmolekül entgegenbringen. Ich bin daher geneigt, in der Hämochromatose eine Systemerkrankung zu sehen, bei der neben anderen Schädigungen auch die endothelialen Elemente die Fähigkeit verloren
haben, das freigewordene Eisenmolekül dem Organismus so ver-
fügbar zu machen, wie sie es scheinbar unter physiologischen Bedingungen zu tun gewohnt sind. Jedenfalls sehe ich in der Hämochromatose nicht den Ausdruck eines vermehrten Bluttunterganges
oder eines erhöhten Eisenexportes.

XII. Kapitel.

1. Abgrenzung der Frage. In der vorliegenden Bearbeitung der Erkrankungen des hepatolienalen Systems, bei welchen die Hämatolyse als das verbindende Glied gedacht wurde, mußte auch die Polycytämie berücksichtigt werden. Es konnte selbstverständlich nicht meine Aufgabe sein, das ganze komplizierte Krankheitsbild hier aufzurollen; dagegen fühlte ich mich im Zusammenhang mit dem bis jetzt gebrachten dazu verpflichtet, die Frage zu diskutieren, ob es sich bei der Polycytämie um eine vermehrte Bildung an Erythrocyten handelt, oder ob die Hämolyse geringer ist als unter normalen Bedingungen. Klinisch spielt die Milz- und Lebervergrößerung eine große Rolle; ob aber die Milz und die Leber auch funktionell mitbeteiligt sind, und daher ätiologisch am Krankheitsbild aktiv teilnehmen, soll hier geprüft werden.

2. Die symptomatische Polycytämie (Erythrocytose) im Gegensatz zur kryptogenetischen Form (Erythrämie). Eine prozentische Vermehrung der Erythrocytenzahl in der Bluteinheit wird als Polycytämie bezeichnet. Die Vermehrung der roten Blutzellen, als die Folge eines hochgradigen Wasserverlustes (relative Polycytämie), findet nur geringes Interesse. Spricht man als Kliniker von Polycytämie schlechtweg, so versteht man darunter immer die absolute Form, wo es sich also um eine Vermehrung der Erythrocyten handelt, ohne daß der Wassergehalt gestört wäre.

Beim neugeborenen Kind, beim Aufenthalt im Hochgebirge und beim Einatmen von verdünnter Luft sieht man gleichfalls eine Erythrocytenvermehrung.

Eine sehr große Rolle spielt die Polycytämie bei Kreislaufstörungen. Speziell bei kongenitalen Herzfehlern (z. B. Pulmonalostiumstenose) stellt die Polycytämie ein sehr häufiges Symptom vor. Weil und Parkes Weber glauben, daß es sich hier um eine kompensatorische Erscheinung handelt. Das Knochenmark versucht durch Vermehrung der Erythrocyten die unvollständige Oxydation des Blutes und die Dekarbonisation der Gewebe auf dem Wege einer Vermehrung der Sauerstoffträger auszugleichen. Das Vorhandensein von kernhaltigen roten Blutzellen war es, das die Aufmerksamkeit auch auf eine erhöhte Knochenmarkstätigkeit lenkte. Die anatomische Untersuchung solcher Fälle belehrt uns, daß es sich tatsächlich um eine echte Plethora handeln dürfte. Die Gewebe erscheinen strotzend mit Blut gefüllt. Das Knochenmark befindet sich im Zustand der Hyperplasie. Bei Dekompensation des Klappenfehlers kann sich der ganze Prozeß der Polycytämie noch steigern. Der wahre Grund der Polycytämie bei inkompensierten Herzfehlern ist nicht bekannt. Man war vielfach bemüht, diese Form der Polycytämie, die als Begleiterscheinung der Kreislaufstörungen vorkommt, nicht nur symptomatisch abzutrennen, sondern ihr auch nominell einen anderen Namen zu geben; so entstand der Begriff: Erythrocytose. In Anlehnung an die Bezeichnung „Leukocytose" ist jener Name gewählt worden.

Im Gegensatze zur Erythrocytose handelt es sich bei der **Erythrämie** um ein Krankheitsbild, das sich durch den Mangel eines ätiologisch nachweisbaren Momentes auszeichnet. Rein theoretisch wird die Ansicht vertreten, daß es sich hier vielleicht um eine primäre Knochenmarkserkrankung handeln dürfte, die mit einer vermehrten Produktion von roten Blutzellen einhergeht. Daher hat Türk vorgeschlagen, für diese Krankheitsform in Analogie zu Leukämie den Namen Erythrämie zu wählen.

3. Das Krankheitsbild der Polycytaemia rubra (Vaquez). Vaquez hat als erster das eigenartige Krankheitsbild der Polycytämie beschrieben; auch in der weiteren Folge haben sich die Franzosen damit vielfach beschäftigt; in der deutschen Literatur kennt man diese Krankheit erst seit Türk.

Die Polycytämie ist eine ausgesprochen chronische Affektion; sie kann sich durch viele Jahre hinziehen. Am häufigsten ist sie im 4. und 5. Lebensdezennium zu sehen. Familiär scheint die Krankheit nicht vorzukommen. Die Hauptsymptome sind: hochgradige Cyanose (Rubor), Milztumor, der Blutbefund und gewisse subjektive Beschwerden.

a) **Der Rubor.** Die sogenannte Cyanose ist zumeist nur eine starke Rötung (Rubor). Sie zeigt sich vorwiegend im Gesicht und da wiederum am meisten an den Ohren, Nase und Wangen. In manchen Fällen tritt die Färbung besonders deutlich an den Schleimhäuten auf. Die Mund- und Rachenschleimhaut einschließlich der Zunge erscheint düster, purpur- bis kirschrot; das gleiche kann auch von den Konjunktiven gelten. Sehr häufig sind auch die Gefäße, z. B. die Temporales, stark vortretend. Bei Aufregung der Patienten kann sich die Verfärbung des Gesichtes noch viel stärker bemerkbar machen, weniger bei leichten Anstrengungen. An den Schleimhäuten, besonders an den Konjunktiven, kommt es gelegentlich zu kleinen Blutaustritten. In manchen Fällen tritt die Rötung weniger in den Vordergrund. Ein unbedingter Parallelismus zwischen Gesichtsfarbe resp. Rötung und Zahl der Erythrocyten besteht nicht. In dieser Beziehung kann man sich leicht irren; deutlicher tritt in diesen Fällen die Polycytämie an den Schleimhäuten hervor. Stark dunkelrote oder sogenannte cyanotische Verfärbung der Haut ist auch im Bereich der Hände, der Füße und der Gelenke sichtbar.

b) **Die Beschaffenheit des Blutes.** Der Grund der so eigentümlichen Verfärbung der Haut ist wohl sicher in der Beschaffenheit des Blutes zu suchen: sticht man in die Fingerbeere behufs Entnahme von Blut für die Blutuntersuchung, so tritt ein intensiv dunkelroter Tropfen hervor. Das Blut zeigt sich auch dickflüssiger. Zählt man die Blutkörperchen in einem Kubikmillimeter, so zeigt sich eine ganz gewaltige Vermehrung der Erythrocyten. Die höchste Zahl, die beobachtet wurde (Kösler), betrug 13,6 Millionen. Als untere Grenze, ob in einem Fall Polycytämie vorliegt oder nicht, kann eine Erythrocytenzahl von ungefähr 6—6,5 Millionen angenommen werden. Die Zahlen zeigen bei fortlaufender Untersuchung große Schwankungen. Unterschiede je nach dem Gefäßbezirk soll es nicht geben. Auch sollen die Zählungen im arteriellen und im venösen Blut ziemlich gleiche Resultate zeitigen (Geisböck). Entsprechend der Erythrocytenvermehrung sieht man auch den Hämoglobinwert erhöht. Doch läßt sich kein unbedingtes Parallelgehen der Blutkörperchenzahl mit der Menge des Hämoglobins konstatieren; meist ist der Färbeindex niedrig, das Hämoglobin hinkt also gleichsam nach.

Morphologische Veränderungen der Blutbeschaffenheit brauchen nicht immer deutlich bemerkbar zu sein. Anisocytose oder Poikilocytose ist meist nur in geringem Maße angedeutet; manchmal sieht man Normoblasten.

Neben der Zunahme der roten sind oft auch die weißen Blutkörperchen vermehrt. Zahlen von 20000—30000 gehören durchaus nicht zu den Seltenheiten. Meist beschränkt sich die Vermehrung auf die polynukleären neutrophilen Zellen. Auf das Vorkommen von Myelocyten hat zuerst Türk aufmerksam gemacht. Blumenthal sah einmal eine Vermehrung derselben bis auf 36 %. Die Viskosität des Blutes ist bei echter Polycytämie meist stark erhöht (Heß), die Gerinnungszeit oft verkürzt, so daß sich zumeist eine ausgiebige Venenpunktion nur schwer durchführen läßt. Vielleicht hängt dies auch mit der Tatsache zusammen, daß solche Patienten leicht an Thrombophlebitiden erkranken. Die Zahl der Blutplättchen weicht in der Regel nicht wesentlich von der Norm ab.

c) **Der Milztumor.** Vaquez hat bei seiner Beschreibung der Polycytämie großes Gewicht auf die Splenomegalie gelegt. Tatsächlich läßt sich in vielen Fällen von Polycytaemia rubra eine deutliche Vergrößerung der Milz nachweisen. In diagnostischer Beziehung muß man unbedingt auf den Milztumor achten; oft ist er es allein, der uns auffordert, das Blut des Patienten zu untersuchen, denn die „gute Gesichtsfarbe" würde kaum an eine Bluterkrankung denken lassen. Der Milztumor kann sich ganz allmählich entwickeln. Bestehen starke, plötzlich in der Milzgegend auftretende Schmerzen, so kann mit der Möglichkeit einer Perisplenitis gerechnet werden, die übrigens gar nicht so selten beobachtet wird. Manchmal sind die so plötzlich in der Milzgegend auftretenden Schmerzen auf die Entstehung eines Hämatoms zurückzuführen (Türk). Ein andermal muß man Schwankungen in der Milzgröße dafür verantwortlich machen.

Eine vergrößerte Leber gehört im allgemeinen nicht zu den konstanten Erscheinungen.

d) **Die Plethora.** Die übrigen Symptome, die noch zu beschreiben wären, sind fast alle auf die Plethora zurückzuführen. In Fällen von Polycytämie hat man es sicher nicht bloß mit einer Eindickung des Blutes zu tun, sondern gewiß liegt auch eine Vermehrung der gesamten Blutmenge vor; darüber belehren uns vor allem die Sektionen. In zwei Fällen, die wir zur Sektion brachten, gelang es leicht, ca. 2,5 Liter Blut aus der Leiche zu gewinnen. Man hat auch versucht, sich am Lebenden, teils mit der Haldane-Smithschen, teils mit der Zuntz-Pleschschen Methode über die Blutmenge ein ungefähres Urteil zu bilden. So fand Haldane in einem Fall von Acland die Blutmenge zweieinhalbmal so groß wie beim normalen Menschen (Parkes Weber). Ähnlich hohe, wenn auch nicht so große Werte, sahen Löwy und Morawitz sowie Hale. Bei der Röntgenuntersuchung sind die Lungen auffallend dunkel, wie sonst bei Stauungen (Römer). Ob in allen Fällen von Polycytämie s. Erythrämie eine wirkliche Plethora zu finden ist, läßt sich noch nicht überblicken (Bergmann, Plesch).

Man ist vielfach geneigt Kopfschmerzen und Schwindel auf die Plethora zu beziehen. Diese Erscheinungen, die oft die einzigen Klagen der Patienten sind, können aber auch die Vorboten von wirklichen Gehirnapoplexien — die häufigste Todesart solcher Patienten — sein. Manchmal kann es — wahrscheinlich ebenfalls infolge der Plethora des Gehirns — zu schweren psychischen Störungen kommen; auch Schlaflosigkeit und Ohrensausen sind häufig zu beobachten. Starkes Nasenbluten bringt den Patienten momentane Erleichterung. Blutungen am Augenhintergrund und den Konjunktiven sieht man oft. Bei der ophthalmoskopischen Untersuchung erscheinen die Netzhautvenen prall gefüllt. Auch Hämorrhoidalblutungen kommen vor; Blutungen aus den Harnwegen sind nicht beschrieben worden; auch sind stärkere Uterusblutungen zur Zeit der Menses nicht zu beobachten.

e) **Der hohe Blutdruck und die Geißböckschen Fälle.** Was die Erscheinungen von seiten des Herzens und des Zirkulationsapparates betrifft, so sollte man erwarten, daß einerseits die Plethora, andererseits die hohe Viskosität des Blutes eine Steigerung der Herzarbeit mit sich bringen müßte. Beim Gros der Fälle kommt es aber offenbar wegen des großen Anpassungsvermögens des Organismus zu keiner Herzhypertrophie und auch zu keinem gesteigerten Blutdruck. Daß es bei der Polycytämie bzw. Erythrämie entsprechend der Zellvermehrung nicht auch zu einer Flüssigkeitszunahme kommt (Hirschfeld) ist wohl ebenfalls als Kompensationserscheinung zu deuten.

Geißböck hat nun auf Fälle hingewiesen, bei denen es doch zu einer beträchtlichen Blutdrucksteigerung (bis auf 200 und mehr Hg) kommen kann. Von einem Teil der Autoren, z. B. auch von Senator, werden diese Fälle als eine besondere Form der Polycytämie, und zwar unter dem Namen Polycytaemia hypertonica — Geißböck — geführt und so der von Vaquez beschriebenen Form gegenübergestellt. Türk erkennt eine prinzipielle Trennung nicht an, indem er die sogenannte hypertonische Polycytämie nur für eine symptomatische Variante des gewöhnlichen Bildes der Polycytämie ansieht. Man hat vielfach behauptet, das Kriterium bei der Vaquezschen Form sei der Milztumor, dagegen bei dem Geißböckschen Bild der hohe Blutdruck und der fehlende Milztumor. Dem ist wiederum entgegenzuhalten, daß es auch Mischformen gibt. Meiner persönlichen Ansicht nach handelt es sich in jenen Fällen, die sich im Rahmen des Geißböckschen Krankheitsbildes bewegen, um Kombinationen von Polycytämie und arteriosklerotischen Schrumpfnieren, bei welch letzteren es natürlich auch zu Blutdrucksteigerung kommen muß.

Die Patienten leiden, mag ihre Polycytämie mit hohem oder normalem Blutdruck einhergehen, fast immer an Herzbeschwerden. Treten die Herzerscheinungen, oder z. B. ein Emphysem der Lungen, besonders in den Vordergrund und ist die Polycytämie gerade nicht sehr hochgradig (6 bis 7 Mill.), dann ist es manchmal schwer zu entscheiden, ob es sich um echte Polycytämie bzw. Erythrämie handelt oder ob nur eine symptomatische Erythrocytose vorliegt.

f) **Beschaffenheit des Harnes. Stoffwechsel.** Der Harn zeigt in der Regel normale Verhältnisse; bei der Geißböckschen Form kommt im Harn öfter Eiweiß vor; ebenso kann man gelegentlich auch die verschiedensten Formen von Harnzylindern sehen. Nur manchmal läßt sich im Harn Urobilinogen nachweisen.

Stoffwechseluntersuchungen in dieser Richtung liegen fast gar keine vor. Zum mindesten kann man aus ihnen keine verallgemeinernden Schlüsse ziehen (Senator, Gordon). Bloß dem Eisenstoffwechsel hat man mehr Interesse entgegengebracht. Abeles und nach ihm Gordon haben im Harn eine sehr erhöhte Eisenausscheidung gefunden. Den respiratorischen Umsatz sahen Senator und Tangl erhöht.

4. Pathologische Anatomie. Wir besitzen von echten Polycytämien nur wenige genaue Sektionsberichte. Die auffälligste Erscheinung, über die immer wieder berichtet wird, ist der enorme Blutreichtum aller Organe; das Hauptaugenmerk wurde natürlich dem Verhalten der hämopoetischen Organe gewidmet.

a) **Knochenmark.** Das Knochenmark ist wohl immer intensiv rot gefunden worden. Nach Hirschfeld erinnert sein Aussehen am meisten an das bei der perniziösen Anämie. Westenhöfer vergleicht es mit dem Knochenmarke des Kindes. Er sagt, daß die rote Farbe des Markes nicht nur von der Hyperämie des Knochenmarkes, sondern auch von Hyperplasie herrührt. Über eine vermehrte Anwesenheit von Normoblasten berichtet bloß Gläßner.

b) **Milz.** Bezüglich der **Milz** gehen die Angaben auseinander. Eine große Anzahl der Untersuchungen stammt von Klinikern, von denen beim Studium der hämopoetischen Organe hauptsächlich auf die Anwesenheit einer „myeloiden Umwandlung" (réaction myeloide) der Milz geachtet wurde; die Folge war, daß andere Veränderungen in der Milz in der Regel weniger berücksichtigt wurden. Hirschfeld spricht nur von einer geringen myeloiden Reaktion, ebenso Nencki, Huchinson und Miller. Hirschfeld schließt unter Berücksichtigung aller publizierten Fälle mit der Bemerkung, daß die Menge der kernhaltigen Roten so gering sei, daß von einer nennenswerten Teilnahme der Milz an der Erythrocytenbildung kaum die Rede sein könne. Im übrigen wird immer wieder auf den enormen Blutreichtum der Milz verwiesen.

In der Literatur wird auf mehrere Fälle hingewiesen, die in vivo typische Hyperglobulie zeigten, bei der Sektion aber tuberkulöse Veränderungen in der vergrößerten Milz darboten. Rendu und Widal sprachen in einem Fall von sicherer Polycytämie sogar von einer primären Milztuberkulose mit terminaler Aussaat von Tuberkeln in die Leber. Diese Angabe ist von mehreren französischen Autoren bestätigt worden (Moutard-Martin et Lefas, Collet et Gallavardin, Bender Xavier). Die Frage, ob es sich hier um ein konstantes Vorkommnis handelt, ist aber wohl zu verneinen. Wie weit es statthaft ist, an einen ursächlichen Zusammenhang zu denken, wollen wir dahingestellt sein lassen. Rosengart stellt aus der Literatur 7 Fälle von Hyperglobulie zusammen, von denen 4 Fälle sichere Milztuberkulose hatten; er geht sogar noch um einen Schritt weiter und meint, daß für das Zustandekommen der Polycytämie die Milztuberkulose verantwortlich gemacht werden müsse; aus diesen Gründen meint er unbedingt zur Splenektomie raten zu müssen. Seiner Meinung nach ist die Milztuberkulose nur die indirekte Ursache der Hyperglobulie, da der Ausfall der Milzfunktion eine sekundäre Reizung des Knochenmarkes bedeutet. An einen Zusammenhang zwischen Tuberkulose und Polycytämie dürfte auch Mireoli gedacht haben, da er mitteilt, daß er bei Phthisikern mehrmals Hyperglobulie fand. Ebenso Terchetti. Hirschfeld sah in einem Fall von Polycytämie eine große Cyste mit starker Perisplenitis, Comminotti „starke Bindegewebsvermehrung der Milz", Lommel fand eine in derbes Narbengewebe eingebettete Milz, die außerdem noch von zahlreichen Infarktnarben durchsetzt war.

c) **Lymphdrüsen und Leber.** Über die Beschaffenheit der Lymphdrüsen fehlen genauere Details. Von der Leber wird gleichfalls nur die Hyperämie betont.

Im übrigen findet man sehr oft Blutungen in den verschiedenen Organen, so vor allem im Gehirn. Die Neigung zu Thrombosen ist schon erwähnt worden. Erfolgt ein solcher Vorgang in lebenswichtigen Gefäßen, z. B. in der Pfortader, so kann dies zur unmittelbaren Todesursache werden.

5. Pathogenese. Überblickt man die einzelnen Kapitel der Hämatologie, in denen die Pathogenese der verschiedenen Blutkrankheiten zur Sprache kommen, so hat man den Eindruck, daß man sich bis jetzt nur sehr wenig dafür interessiert hatte, ob in einem konkreten Falle, z. B. bei einer Anämie, die Verminderung der Erythrocyten auf mangelnde Bildung oder vermehrte Zerstörung zu beziehen sei; gleiches gilt ja auch von den Leukocytosen und natürlich auch von den Leukämien. Bloß bei der Beurteilung der Polycytämie haben sich einzelne Kliniker damit beschäftigt, ob die Vermehrung der Erythrocyten und natürlich auch die Plethora auf eine vermehrte Neubildung oder auf einen verringerten Abbau der roten Blutzellen zurückzuführen sei. Seitdem man aber weiß, daß sowohl bei der idiopathischen Polycytämie, als auch bei den Erythro-

cytosen, z. B. bei kongenitalen Herzfehlern, „hyperplastisches" Knochenmark
vorliegen kann, neigt die Mehrheit der Autoren der Ansicht zu, daß eine
vermehrte Neubildung der roten Blutzellen die größere Rolle spielen dürfte.
Daß Türk dieser Ansicht war, haben wir bereits erwähnt; ebenso, daß er
das Vorkommen von Myelocyten im selben Sinne gedeutet hatte. Um diese
Frage in dem einen oder dem anderen Sinne zu entscheiden, benützte Lommel
die sehr komplizierte Methode der Urobilinbestimmung von Fr. Müller. Er
und Senator sind eigentlich die einzigen deutschen Kliniker gewesen, die
sich einer ähnlichen Methode bedienten, wie ich sie dann vielfach zur Lösung
des ganzen Problemes in Verwendung zog. Lommel fand pro die (im Stuhl
und im Harn) 0,325 g Urobilin, also eine sehr große Menge, wenn man nach
Fr. Müller 0,1—0,11 g als Norm annimmt. Senator bediente sich gleichfalls
dieser Methode und fand Werte, die zwischen 0,091—0,137 schwankten — also
sehr niedrige Werte. Wir sehen somit sehr divergente Zahlen. Auf die gelegentlich zu beobachtende Urobilinurie habe ich schon hingewiesen. Vielleicht waren
diese Tatsachen mit Schuld, warum sich später auch Hirschfeld für die
Benennung: Erythrämie eingesetzt hat.

Da es bei kardialen Stauungen gelegentlich auch zu einer Polycytämie
kommen kann, so hat man vielfach mit der Möglichkeit gerechnet, daß ein
Stauungsmoment auch bei den idiopathischen Formen von Polycytämien eine
pathogenetische Rolle spielen könnte. So sah z. B. Lommel in einem seiner
Fälle in der Pfortader und ihrer Verzweigungen Zeichen einer alten Thrombose.
Auch Reckzeh denkt an diese Möglichkeit und glaubt — bei entsprechend
experimenteller Versuchsanordnung — auch bei Kaninchen eine Steigerung
der Erythrocytenmenge erzielt zu haben. In zahlreichen Fällen von echter
Erythrämie ist auf dieses Verhalten geachtet worden; jedoch ist ein ähnliches
Verhalten wie es Lommel sah, nicht wieder gefunden worden; es dürfte
sich daher in seinem Falle doch nur um einen Zufall gehandelt haben; später
nahm Lommel eine Verallgemeinerung dieses seines Befundes selbst zurück.

Zugunsten der Theorie, daß bei der Polycytämie die Blutzerstörung eine
mangelhafte sei — ursprünglich wurde diese Anschauung von Weintraud
vertreten —, wurden auch die alten Versuche mit künstlicher Plethora durch
Injektion von roten Blutkörperchen herangezogen (Lesser, Worm, Müller,
Panum). Bekanntlich läßt sich bei Tieren durch intravenöse Injektion von Blut
eine Plethora erzeugen, indem sich der Organismus zuerst der überschüssigen
Flüssigkeit entledigt, während die Erythrocyten zunächst erhalten bleiben. Allmählich bewältigt der Körper auch diese, so daß in relativ kurzer Zeit der status
quo erreicht ist. Etwas abweichend davon lauten die Angaben von Heß, indem
er bei Kaninchen doch eine länger anhaltende Vermehrung der Erythrocyten
und des Hämoglobingehaltes (12 Millionen und 180 $^0/_0$ Hg) erzeugen konnte.
Itami fand bei solchen Tieren Atrophie des Knochenmarks (Inaktivitäts-
atrophie?). Wenn man also unter Berücksichtigung der Versuche von Itamie
bei der menschlichen Erythrämie mit einer verminderten Zerstörung rechnen
wollte, so müßte man eigentlich atrophisches Knochenmark finden. Darauf
stützen sich offenbar Heß und Saxl und beschuldigen als auslösendes Moment
der Polycytämie eine Leberschädigung. Die Grundlage für diese Annahme
gab folgender Versuch ab: Es ist bekannt, daß die normale Leber ihr eigenes
Hämoglobin in wenigen Tagen zerstört. Vergiftet man aber Tiere mit Arsen,
Phosphor, Chloroform, Diphtheriegift, Adrenalin, Strychnin oder Morphium,
so verliert die Leber dieser Tiere diese Fähigkeit; sie haben dann die Versuche
auch auf den lebenden Organismus übertragen und durch solche Vergiftungen,
z. B. beim Kaninchen, oft eine recht beträchtliche Polycytämie erzielen
können. Sie rechneten mit der Möglichkeit, daß solche Substanzen in der

Leber die Hämoglobinzerstörung beeinträchtigen. Steiger konnte dies, soweit es sich um die Veränderungen des Blutes handelte — für den Menschen bestätigen.

Aus der menschlichen Pathologie wäre noch eine Angabe zu erwähnen, nämlich die von Westenhöfer. Er fand in seinem Fall von Polycytämie keine Hämosiderose der Leber. Nur wenige Pathologen haben darauf geachtet, daß diese Tatsache im Sinne einer verminderten Blutzerstörung gedeutet werden kann.

Hirschfeld hat sich sehr für eine gesteigerte Erythropoese eingesetzt und gehofft, damit die Pathogenese der Polycytämie eindeutig zu erklären. Was soll nun die eigentliche Ursache der vermehrten Erythrocytenbildung sein? 1. Vermehrte Zerstörung und daher Überkompensation des Verlustes? Mehrere Tatsachen (z. B. die nur geringgradige Urobilinurie, fehlender Ikterus) sprechen sehr gegen dieses Moment, 2. verschlechterte Qualität des Hämoglobins und daher vermindertes Sauerstoffbindungsvermögen? Roever hat zuerst mit einer solchen Möglichkeit gerechnet und folgende Hypothese aufgestellt: der Sauerstoff ist bei der Erythrämie bzw. Polycytämie an Stoffe gebunden, welche ihn nur schwer abgeben. Um diesen Mangel zu kompensieren, vermehrt der Organismus die Erythrocytenzahl. Ähnliche Theorien vertreten auch Bence und Mohr. Butterfield hat diese Behauptungen überprüft, aber weder eine verringerte Sauerstoffspannung noch sonst eine Anomalie in der Sauerstoffversorgung und dem Sauerstoffverbrauch der Gewebe des Organismus finden können. 3. Die Anwesenheit von irgendwelchen toxischen erythroblastisch wirkenden Substanzen? Positive Anhaltspunkte lassen sich zugunsten einer solchen Anschauung nicht anführen.

Da in den Anamnesen von manchen Polycytämie-Patienten auch Alkohol und Lues Erwähnung finden, so wurden natürlich auch diesen Momenten große Aufmerksamkeit geschenkt. Ohne mich in irgend einer Weise binden zu wollen, soll hier angeführt werden, daß ich in einem Fall von Polycytämie (hypertonische Form) miliare Syphilis des Knochenmarkes konstatieren konnte.

Was die eigentliche Ätiologie der Polycytämie anbelangt, so diskutiert Hirschfeld verschiedene Möglichkeiten; er geht zunächst von der Tatsache aus, daß im normalen Organismus ständig eine bestimmte Menge von roten Blutkörperchen verbraucht wird und dementsprechend auch eine gleich große Quantität neugebildet werden muß. Einem gesteigerten Verbrauch folgt vermehrte Neubildung. Es muß also eine innige Beziehung zwischen Neubildung und Verbrauch existieren. Als den Vermittler eines solchen außerordentlich fein arbeitenden Regulationsmechanismus vermutet er ein Hormon, und er hält es für nicht ausgeschlossen, daß auch bei der Regulierung der Neubildung und des Verbrauches des Blutes derartige Hormone eine Rolle spielen. Vielleicht fehlen — so schließt Hirschfeld — bei der Erythrämie derartige Substanzen, welche Neubildung und Verbrauch des Blutes regeln, oder es sind möglicherweise jene Hormone, welche die Neubildung im Knochenmark anregen, im Überschuß vorhanden — eine Theorie, die sich eigentlich auf keine bekannte Tatsache stützen kann.

6. Krankheitsverlauf. Über den Verlauf der Krankheit haben wir schon berichtet; wir sagten, daß es sich bei der Polycytämie um eine außerordentlich chronische Erkrankung handelt. Betreffs des Beginnes des Leidens läßt sich nichts Bestimmtes aussagen. Subjektive Beschwerden brauchen sich durchaus nicht immer schon im Anfang bemerkbar zu machen. Jedenfalls kann eine ganze Reihe von Jahren dahingehen, bevor das volle Krankheitsbild in seiner ganzen Schwere in Szene tritt. Von einer spontanen Heilung ist nichts bekannt. Der Exitus erfolgt meist unter den Erscheinungen zerebraler

Blutungen. Außerdem kommt noch das Moment der Herzinsuffizienz in Betracht.

7. Therapie. Über die Behandlung der Polycytämie läßt sich nichts Positives aussagen, denn bis heute gibt es kein sicheres Mittel, mit dem dieser unheimlichen Krankheit wirksam begegnet werden könnte. Als symptomatische Behelfe kommen in erster Linie wiederholte und ausgiebige Aderlässe in Betracht. Damit lassen sich in der Regel die subjektiven Beschwerden für kurze Zeit kupieren. Ähnlich erleichternd werden von den Patienten spontan Blutungen empfunden. Bekannt ist hier der Fall von Hörder, der durch wiederholte und ausgiebige Aderlässe die Erythrocytenzahl von 10,7 Mill. auf 4,7 Mill. reduzieren konnte. Ehrlich hat vorgeschlagen, den Erythrämiepatienten eine eisenarme Kost zu reichen. Wesentliche Erfolge sind damit nicht erzielt worden. Jene Autoren, die die Erythrämie auf eine verminderte Sauerstoffkapazität zurückführen wollten, haben Sauerstoffinhalationen angeraten; zu greifbaren Erfolgen hat man es aber auch nicht gebracht. Eine Therapie, die darin besteht, der Krankheit durch Röntgenbestrahlung der Milz oder der Knochen beizukommen, hat sich nicht eingebürgert; scheinbar sind auch hier die Resultate nicht so günstig, wie es von mancher Seite behauptet wurde.

Rosengart hat die Splenektomie vorgeschlagen, weil er von der Vorstellung ausging, daß es sich hier um eine Milztuberkulose handle. Aus prinzipiellen Gründen hat man davon Abstand genommen. Über ungünstige Erfolge berichten Plehn und Axel Blad.

Walter injizierte das Blut eines Polycytämikers bei einem Fall von perniziöser Anämie. In relativ kurzer Zeit stieg die Erythrocytenzahl von 0,7 auf 4,5 Mill. Er schloß daraus, daß im Blute des Polycytämikers Substanzen kreisen, die die Erythropoese aneifern. In jüngster Zeit wurde auch dem Benzol eine große Rolle als Heilfaktor bei der Erythrämie eingeräumt (Arnstein). Ich persönlich habe damit keine guten Erfolge gesehen; außerdem ist man genötigt, sehr große Benzolmengen zu geben, was in der Regel schlecht vertragen wird.

8. Eigene Beobachtungen. a) Bei echter Polycytämie. Ich habe Gelegenheit gehabt, in zwei Fällen von typischer Polycytämie mit großer Milz Urobilinbestimmungen im Stuhl durchzuführen. Mir erscheinen diese Fälle um so bedeutsamer, als ich sie auch anatomisch untersuchen konnte.

Fall LIII. Ein 52 jähriger Musiker; er fühlte sich stets gesund. Erst vor ca. einem Jahr wurde er krank. Er bemerkte ein Dunkelwerden des Harnes; von spezialärztlicher Seite wurde ihm gesagt, es handle sich um eine linksseitige Nierenentzündung. Ein anderer Arzt sah ihn auch und diagnostizierte einen linksseitigen „Nierentumor"; er riet dem Patienten, sich operieren zu lassen. Die Hämaturie verschwand spontan; doch soll er seither in der Gegend links unter dem Rippenbogen häufig stechende Schmerzen empfunden haben. Deswegen kam der Mann an die Klinik. Hierselbst erkannte man, daß der fragliche „Nierentumor" auf eine Milzvergrößerung zurückzuführen sei; außerdem fand man eine geringgradige Vergrößerung der Leber. Die Haut war intensiv gerötet, desgleichen die Schleimhäute. Eine Blutuntersuchung zeigte damals 8,5 Mill. Erythrocyten, 135 % Sahli, 14600 Leukocyten. Die differentielle Zählung der weißen Blutkörperchen ergab eine ausgesprochene Polynukleose. Die roten Blutkörperchen zeigten keine pathologischen Veränderungen; auch gab es keine Erythroblasten. Der Patient wurde in gebessertem Zustand entlassen. Er kam aber nach weiteren 5 Monaten neuerdings an die Klinik, und zwar weil er vor ca. 8 Tagen plötzlich die Sprache verloren hatte. Das Befinden des Patienten zeigte auch insofern eine Verschlechterung, als die Zahl der Erythrocyten beträchtlich zugenommen hatte: 9,6 Mill. Erythrocyten, 160 % Sahli, 13800 Leukocyten. Die Zahl der Blutplättchen war nicht vermehrt. Innerhalb kurzer Zeit wiederholten sich mehrere apoplektische Insulte mit Lähmungen, so daß der Patient schließlich nicht mehr gehen konnte. Die Zahl der Erythrocyten war mittlerweile auf 12,6 Mill. gestiegen. In den letzten 2 Lebenstagen erlitt Patient, wahrscheinlich infolge einer Schlucklähmung, eine Bronchopneumonie, an der er zugrunde ging. Wir konnten bei diesem Patienten den Eisenstoffwechsel bestimmen und fanden dabei folgende Werte:

Durchschnittliche Fe-Ausfuhr in mg pro Kilo Körpergewicht		
Fe-Ausscheidung durch den Harn	Gesamt-Fe-Ausscheidung	Versuchsdauer
0,181	0,203	7 Tage

Wir sehen also Zahlen, die nicht wesentlich von der Norm abweichen.

Die Milz- und Lebervergrößerung hatte sich während des II. Aufenthaltes auf der Klinik nicht wesentlich geändert. Im Harn, der niemals dunkel gefärbt war, wurde während der ganzen Zeit nie Urobilin gefunden. Im Stuhl schwankten die Urobilinwerte zwischen 0,14—0,23 g. Eine Untersuchung des Duodenalsaftes ergab eine kaum erhöhte Farbstoffreaktion. Die Resistenz der roten Blutkörperchen ergab folgende Werte: 0,48—0,30.

Bei der Sektion konnten aus der Leiche, die damals ca. 56 Kilo wog, leicht 2,3 Liter Blut gewonnen werden. Alle Organe, vor allem aber die Lungen und die großen Drüsen waren ganz außerordentlich blutreich. Am Herzen und an den großen Gefäßen waren keinerlei Veränderungen zu sehen. Im Gehirn neben mehreren apoplektischen, frischeren Herden zahlreiche kleine Narben. Nirgends Anhaltspunkte für Tuberkulose. Die mächtig vergrößerte Milz, die mit der Umgebung innig verwachsen war, enthielt einen ca. zweifaustgroßen

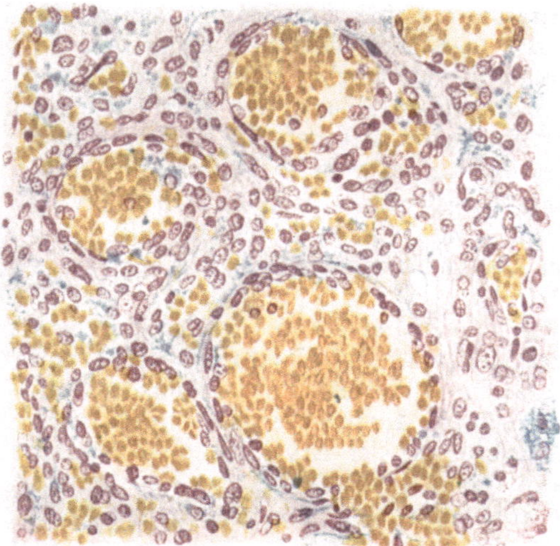

Abb. 81. Milz bei Polycytämie (Eisenfärbung nach Vorbehandlung mit Schwefelammonium).

nekrotischen Herd, in dem sich zunderartige, nicht blutig gefärbte Massen fanden. Der erhalten gebliebene Milzrest zeigte ein derbes, schwieliges Gewebe. An manchen Stellen, speziell am Rand, schien das Gewebe noch intakt. Die Lymphdrüsen im Retroperitoneum waren intensiv rot gefärbt. Das Knochenmark des Femurknochens war von oben bis unten in eine intensiv purpurrote Masse umgewandelt.

Die mikroskopische Untersuchung der Organe zeigte durchwegs mächtige Venostase. Das Milzgewebe erschien in der Nähe des großen nekrotischen Herdes von dichtem Bindegewebe durchsetzt, in dem es unmöglich war, weder Follikel noch Pulpa zu erkennen; von hier aus strahlten dichte Bindegewebszüge gegen jene Teile der Milz aus, die intakt schienen. An jenen Stellen, wo anscheinend noch gesundes Milzgewebe vorhanden war, gelang es kaum eine Unterscheidung zwischen weißer und roter Pulpa zu treffen. Ein beträchtlicher Blutreichtum war aber auch hier noch leicht zu erkennen. Im Gegensatz aber zu den hämolytischen Milzen, die ebenfalls enormen Blutreichtum besitzen, zeigte sich hier eine andere Verteilung der Erythrocyten. Gefäße und Sinusräume waren mit roten Blutkörperchen strotzend erfüllt, während die Pulpasubstanz, also das eigentliche Milzparenchym, nur eine minimale Anreicherung an Erythrocyten aufwies. An Schnitten, die nach der Turnbullblaumethode behandelt waren, zeigte sich ein auffallender Mangel an Hämosiderin (Abb. 81). An den Gefäßen sah ich keine wesentlichen Veränderungen.

Die Leber war in ihren Kapillaren ebenfalls mit Erythrocyten strotzend gefüllt. An den Leberzellen selbst war nichts Pathologisches zu erkennen. Dagegen fiel mir die Spärlichkeit der Kupfferzellen auf, die auch kaum vergrößert waren und sicher nicht pigmentführend aussahen. Der Unterschied gegenüber den hämolytischen Lebern war in jenen Präparaten, die nach der Turnbullblaumethode vorbehandelt wurden, noch viel auffallender; kaum, daß man

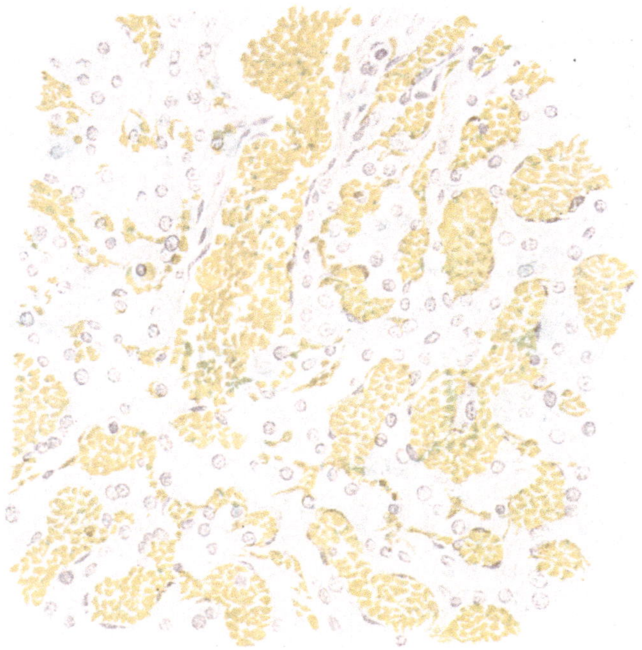

Abb. 82. Leber bei Polycytämie (Eisenfärbung nach Vorbehandlung mit Schwefelammonium).

an einer oder der anderen Zelle etwas blaue Imbibition erkennen konnte (Abb. 82).

An Eisen sehr reich erschienen dagegen die verschiedenen Lymphdrüsen. Man konnte tatsächlich glauben, daß es sich hier, besonders wenn man die Struktur der Hämolymphdrüsen nicht kannte, um multiple kleine Milzen handelt, die sich vielleicht in einem ähnlichen Zustand befinden wie z. B. die Milz beim hämolytischen Ikterus (Abb. 83). Die Zellen, die die Bluträume von dem eigentlichen Lymphdrüsengewebe trennen, erinnerten in mancher Beziehung an die mit Eisenpigment imprägnierten Stabzellen einer hämolytischen Milz. Im Knochenmark zeigten sich große Erythroblasten, die deutliche Eisenreaktion darboten. Auch sonst war hier das Eisen diffus zerstreut.

Der zweite Fall, den ich ebenfalls anatomisch untersuchen konnte, war auch dem Vaquezschen Typus zuzuzählen. Er ging ähnlich wie der erste Fall an den Folgen einer Apoplexia cerebri zugrunde. Auch hier fehlte die Urobilinurie trotz einer Vermehrung der Erythrocyten auf 10,6 Millionen. Im

Stuhl fand sich 0,20 g Urobilin. Der Gallensaft war auch in diesem Fall sehr hell [1]).

Die Sektion lieferte bis auf die Apoplexie und die allgemeine Venostase und den Milztumor einen negativen Befund. Die Milz war derb, trotzdem aber sehr blutreich.

Die histologische Untersuchung der Milz wies, was die Verteilung der Erythrocyten anbelangt, ganz ähnliche Verhältnisse auf wie im ersten Fall. Auch hier waren die Gefäße, einschließlich der Sinus, mit Erythrocyten strotzend gefüllt, während in den Billrothschen Strängen

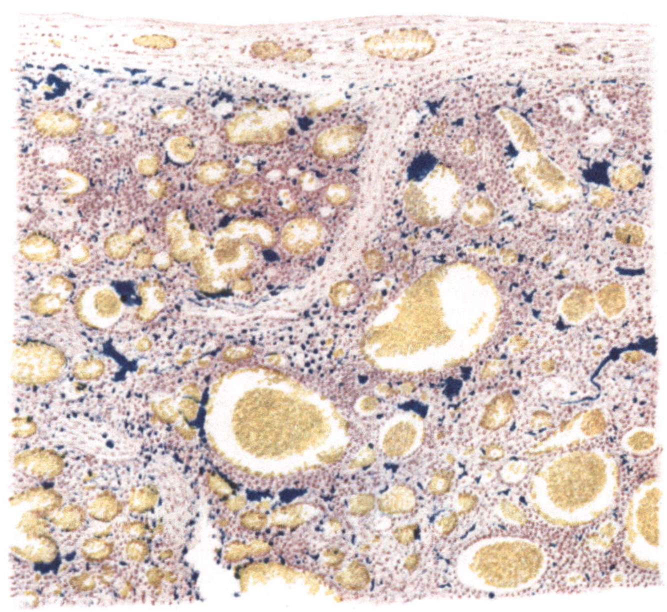

Abb. 83. Hämolymphdrüse bei Polycytämie (Eisenfärbung nach Vorbehandlung mit Schwefelammonium).

nur sehr wenige rote Blutzellen zu finden waren. Auch im Eisengehalt der Organe zeigten sich ganz ähnliche Verhältnisse. Die Untersuchung der Leber ließ ebenfalls ein ganz ähnliches Bild wie im ersten Falle erkennen; trotz enormer Venostase waren die Kupfferzellen klein; sie waren von Eisenpigment ebenso frei wie die Leberzellen selbst. Bezüglich der Lymphdrüsen und des Knochenmarkes müßte ich dasselbe berichten, was ich bereits vom vorigen Fall gesagt habe.

b) Bei Vitien mit Polycytämie. Die Vermehrung der Erythrocyten im Kubikmillimeter Blut ist in vieler Beziehung nur ein Symptom und kommt außer bei der kryptogenetischen Polycytämie, noch bei einer Reihe von Krankheiten zur Beobachtung. Da wir bei der echten Polycytämie gesehen haben, wie die Blutzerstörung offenbar nicht gleichen Schritt hält mit der Produktion von neuen Erythrocyten, so lag es nahe, an Hand der Farbstoffbestimmungen im Stuhl resp. in der Galle zu untersuchen, ob auch bei der Erythrocytose

---

[1]) Eine genauere Beschreibung dieses Falles fehlt, weil ich zu diesem Patient, der auf einer anderen Abteilung lag, nur behufs Stuhl und Gallenuntersuchung zu Rate gezogen wurde.

ein solches Mißverhältnis bestehen kann. Da sich bei der Vaquezschen Form der Polycytämie auch gewisse anatomische Kriterien feststellen ließen, die für eine Minderwertigkeit des hepatolienalen Systems sprachen, so lag die Vermutung nahe, daß es sich auch bei den kongenitalen Vitien mit hochgradiger Vermehrung der roten Blutzellen um eine gewisse Minderwertigkeit jener Apparate handeln dürfte, denen die Aufgabe obliegt, das Hämatinmolekül abzubauen. In manchen Fällen dieser Art habe ich nun tatsächlich auf Grund der Farbstoffanalysen den Eindruck gewonnen, daß der Hämatinumsatz geringer ist, als dies der Zahl der Erythrocyten entsprechen würde; weiter konnten wir einigemal sehen, wie sich auch histologisch ein Mißverhältnis zwischen Angebot an Erythrocyten und phagocytärer Reaktion der Siderocyten resp. der Kupfferzellen ergab und sich somit ähnliche Verhältnisse nachweisen ließen, wie ich sie in den beiden Fällen von Vaquezscher Polycytämie verfolgen konnte. Allerdings muß ich zugestehen, daß ich manchmal auch Fälle gesehen habe, die sich nicht in dieses Schema einfügen lassen. Ich glaube, man muß hier prinzipiell unterscheiden, ob sich die betreffenden Vitien in einem Stadium der völligen Inkompensation befinden oder ob die Cyanose und Vermehrung der Erythrocyten durch lange Zeit hindurch bei relativer Leistungsfähigkeit des Herzens und fehlenden Stauungserscheinungen besteht. Daß natürlich passive Hyperämien, wie sie ja bei Vitien nur zu leicht vorkommen können, sowohl das histologische Bild als auch den Hämoglobinstoffwechsel wesentlich beeinträchtigen können, haben wir bereits an anderen Stellen auseinandergesetzt. Es gestalten sich daher die Verhältnisse bei Vitien mit Polycytämie sehr kompliziert und es mahnt uns dies, die Fälle von Herzfehlern und Polycytämie und gleichzeitiger Schwäche des hepatolienalen Systems vorsichtig zu beurteilen und aus ihnen keine verallgemeinernden Schlüsse zu ziehen.

c) **Therapeutische Versuche mit Phenylhydrazin.** Die funktionelle Analyse der Fälle von Polycytämie hat in uns die Vorstellung erweckt, daß es sich hier um eine verminderte Zerstörung der roten Blutkörperchen handeln muß. Da es sich hier vielfach um ein Leiden handelt, das dem Träger einer solchen Krankheit die größten Beschwerden bereiten kann, so schien es geraten, durch Verabfolgung von echten Hämolytica einen Versuch zu wagen. Wir haben bereits vor mehreren Jahren Polycytämiekranke mit Toluylendiamin behandelt und haben recht günstige Resultate erzielt, ohne dadurch den Patienten irgendwie zu gefährden. Wir sind dann von dieser Medikation abgekommen, weil manche Patienten mit starken Diarrhöen reagierten. In jüngster Zeit haben wir sehr gute Erfolge mit der subkutanen Injektion von salzsaurem Phenylhydrazin erzielt. Da dieses Mittel von den Patienten sehr gut vertragen wird, glaube ich dieses Verfahren empfehlen zu können, um so mehr als es mir ganz ungefährlich erscheint. Den Erfolg einer solchen Therapie möchte ich an Hand zweier Beispiele illustrieren:

Fall LIV. 45 Jahre alte Frau. Mutter an Lungenentzündung gestorben, 6 Geschwister sind jung gestorben. Patientin hatte als Kind Fraisen. Mit 16 Jahren Gelenkrheumatismus. Die Patientin war bis vor 7 Jahren immer gesund. Damals bekam sie durch Zugluft eine Neuralgie im Bereiche des rechten Trigeminus. Die Patientin stand durch Jahre hindurch in ärztlicher Behandlung (Durchschneidung des N. infraorbitalis, Alkoholinjektionen etc.). Nach einer Operation soll es zu einer starken Rötung des Gesichtes gekommen sein. Seither soll die Blaurotfärbung angehalten haben. Mit 17 Jahre erste Menses, dieselben sind immer regelmäßig.

Status praesens. Kleine grazile Person. Keine Besonderheiten am Skelett. Panniculus mäßig gut entwickelt. Nirgends Lymphdrüsenschwellungen. Haut normal durchfeuchtet. Gesichtsfarbe ist dunkelrot, fast cyanotisch. Reichliche Ektasien der kleineren Gefäße. Sichtbare Schleimhäute tiefrot gefärbt. Am Halse nichts Auffälliges. Thorax normal gebaut. Lungengrenzen normal, ebenso die Herzfigur, Spitzenstoß nicht zu tasten. Normale Herztöne. Milz deutlich vergrößert; Leber eben zu tasten.

Die Untersuchung des Blutes zeigte folgende Werte: 7,2 Mill. Erythrocyten, 145% Sahli, 12 400 Weiße, 1,2 Färbeindex. Die differentielle Zählung der Leukocyten ergab: 81% Polynukleäre, 15% Lymphocyten, 4% Mononukleäre. Erythrocyten sind hyperchrom, keine Dellenbildung, Blutplättchen in normaler Anzahl. Im Harn fanden sich geringe Mengen an Urobilin. Der Duodenalsaft war blaß. Die Bestimmung des Urobilins unterblieb. Die Wassermannsche Probe war negativ.

Wir haben der Patientin zunächst kleinste Mengen an Toluylendiamin gegeben. Offenbar kam es zunächst zu einer Knochenmarksreizung, denn die Zahl der roten Blutkörperchen ging beträchtlich in die Höhe. Wir haben dann Phenylhydrazin gegeben und haben jetzt nicht nur eine starke Herabsetzung der roten Blutkörperchenwerte erzielt, sondern auch ihr Allgemeinbefinden außerordentlich günstig beeinflußt. Wir führen die entsprechenden Blutwerte in Tabellenform an:

Datum	Erythro-cyten	Sahli	Färbe-index	Leuko-cyten	Medikation
7. II.	7,200 Mill.	145	1,2	12 400	
20. II.	8,400 „	—	—	—	Bekommt vom 20. II.—26. II. täglich 0,5 T.D.A.
1. III.	9,080 „	155	—	8 000	Bekommt subkutan 2 cm³ Phenylhydrazin (1%) 3 Tage, dann 4 cm³ Phenylhydrazin.
4. III.	8,900 „	150	—	—	Vom 4. III.—12. III.
7. III.	8,200 „	142	—	—	
13. III.	7,300 „	125	—	—	Vom 13. III.—17. III. 5 u. 7 cm³.
16. III.	7,600 „	138	—	—	
19. III.	6,200 „	132	—	—	Vom 18. III.—24. III. 5—8 cm³ 2%ige Lösung.
22. III.	6,900 „	135	—	—	
25. III.	6,960 „	118	—	—	Vom 24. III.—30. III. keine Injektion.
28. III.	7.180 „	122	—	—	
1. IV.	5.860 „	120	—	—	Vom 30. III.—3. IV. 5 cm³ 5%ige Lösung.
4. IV.	5,700 „	100	—	—	Von nun an keine Injektionen mehr.
7. IV.	5,700 „	98	—	—	
10. IV.	5,20 „	104	1,2	7 450	
13. IV.	5,700 „	103	1,1	—	
17. IV.	5,25 „	100	—	—	
20. IV.	4,80 „	90	1,1	10 500	
23. IV.	4,53 „	86	—	—	
26. IV.	4,300 „	78	—	9 000	Die differentielle Zählung der Leukocyten ergibt am 26. IV. 80% neutroph. polynukl.; 11% Lymphocyten; 6% Eosinophile; 2% Mastzellen; 1% Mononukleäre. Massenhaft Blutplättchen.
29. IV.	3,600 „	79	1,31	—	
8. V.	3,800 „	67	1,00	—	
14. V.	4,200 „	74	1,00	—	
21. V.	4,300 „	93	1,30	—	
5. VI.	4,600 „	115	1,40	—	
12. VI.	5,200 „	113	1,30	—	

Die Mitteilung des nächsten Falles erscheint uns deswegen interessant, weil gleichzeitig neben der Abnahme der Erythrocytenzahl auch ein starkes Absinken des erhöhten Blutdruckes zu bemerken war.

Fall LV. 49 Jahre alter Mann. Vater an Arterienverkalkung, Mutter, die gallensteinleidend war, an einer Pneumonie gestorben. Der Patient selbst war nie ernstlich krank; er hatte aber stets unter Stuhlbeschwerden zu leiden. Vor 2½ Jahren traten Schwellungen an den Händen und Füßen, sowie im Gesicht auf, die aber wieder von selbst zurückgingen. Herzbeschwerden hatte Patient damals keine, nur häufig das Gefühl von Herzklopfen, das auch jetzt anhält. Um dieselbe Zeit bekam Patient an den Füßen einen stark juckenden Ausschlag, der lebhaft rot gefärbt war. Er begab sich zu einem Hautspezialisten, der ihm mitteilte, daß es sich bei ihm nicht um eine eigentliche Hautkrankheit handle, sondern vielmehr um Vermehrung der roten Blutkörperchen. Es wurde ihm eine Salvarsan-

kur empfohlen. Patient, der früher schon immer gut aussah, bemerkte dann auch, daß seine
Lippen und Wangen, Nase und auch die Hände stark an Rötung zunahmen, so daß er bald
tiefrot an diesen Stellen gefärbt war. Etwa um die gleiche Zeit konstatierte ein Arzt einen
Milztumor, der ihm allmählich auch Schmerzen bereitete. Patient klagte außerdem auch
über Blutandrang gegen den Kopf, die sich auch durch Schwindelanfälle äußerten. Im
Bett, wenn er sich zum Schlafengehen niederlegte, störte ihn ein starkes Brummen im
Kopfe. Patient bekam Salvarsaninjektionen, vertrug sie aber sehr schlecht. Er bekam
nachher Übligkeiten, Kribbeln in den Händen, so daß keine neue Injektion mehr gemacht
wurde. Auch andere Heilversuche, die in den letzten Jahren angewendet wurden, schlugen
fehl. Lues hatte der Patient nie gehabt. Eine im Jahr 1916 angestellte Wassermannsche
Probe war negativ. Er ist mäßiger Trinker und Raucher.

Status praesens. Mittelgroßer Mann von normalem Knochenbau, keine Druckempfindlichkeit der Knochen, auch nicht am Sternum. Muskulatur wenig reichlich entwickelt. Panniculus adiposus stark reduziert. Das Gesicht, besonders die prominenten
Teile sind tiefrot gefärbt, fast cyanotisch. An vielen Stellen des Gesichtes feine leicht
erweiterte Hautvenen. Konjunktivalgefäße sind stark injiziert. Auch die Schleimhaut
des Mundes und des Rachens sind tief dunkelrot verfärbt. Hirnnerven normal, Pupillen
prompt reagierend. Im Bereiche der Lungen keine wesentlichen Anomalien. Halsvenen
etwas erweitert. Das Herz etwas nach rechts und links verbreitert. Spitzenstoß schlecht
zu tasten. Zweiter Aortenton sehr laut. Aortendämpfung etwas verbreitert. Puls 76 p. m.,
die Gefäße sind deutlich geschlängelt und rigid. Blutdruck 200 mm Hg. Milz beträchtlich vergrößert, sie reicht einerseits bis zur Mittellinie, andererseits bis ins Nabelniveau. Leber überschreitet palpatorisch um ca. zwei Querfingerbreite den Rippenbogen.
Trauberaum kaum vorhanden. Im Abdomen keine freie Flüssigkeit. In inquines keine
Lymphdrüsen, an den Beinen keine Ödeme. Im Harn kein Eiweiß, kein Urobilin. Die
Untersuchung des Blutes ergibt folgende Werte: Sahli 155, Zahl der Erythrocyten: 10,5
Mill. Zahl der Weißen: 11 700. Die differentielle Zählung der Weißen ergibt: 87% poly-
nukleäre Neutrophile, 9,5% Lymphocyten, 1% Eosinophile, 2,5% Mononukleäre. Die
Erythrocyten sind hyperchrom, keine Dellenbildung, Blutplättchen in normaler Zahl.

Auch hier haben wir mit der Injektion von Phenylhydrazin einen ausgezeichneten Erfolg erzielt. Bezüglich der Veränderungen des Blutes verweisen wir auf die Tabelle.

Datum	Erythro-cyten	Sahli	Färbe-index	Leuko-cyten	Blut-druck	Medikation
7. III.	10,5 Mill.	155	—	11,700	200	Vom 7.—9. III. 2 cm³ 1%ige Lösung von salzsaurem Phenylhydrazin.
10. III.	—	—	—	—	165	
15. III.	10,0 ,,	152	—	11,700	170	Vom 11.—18. III. 4—10 cm³ 1%ige Lösung.
19. III.	9,7 ,,	146	—	—	165	Vom 19.—23. III. 5 cm³ 2%ige Lösung.
22. III.	10,16 ,,	128	—	—	155	Vom 24.—29. III. 6—8 cm³ 2%ige Lösung.
25. III.	8,30 ,,	139	—	—	—	
28. III.	7,46 ,,	120	—	11,600	145	Vom 30. III.—5. IV. 6—10 cm³ 2%ige Lösung.
1. IV.	7,8 ,,	130	—	—	145	
4. IV.	7,00 ,,	116	1,03	—	145	Vom 6.—7. IV. 5 cm³ 2%ige Lösung.
7. IV.	6,300 ,,	94	—	—	140	
10. IV.	5,33 ,,	91	—	11,500	135	
13. IV.	6,30 ,,	99	—	—	125	
16. IV.	5,29 ,,	81	—	—	125	
19. IV.	5,65 ,,	82	0,9	—	130	
3. V.	5,38 ,,	84	1,03	—	130	24.—31. V. 10 cm³ 2%ige Lösung.
17. V.	5,40 ,,	101	1,17	—	—	
31. V.	4,700 ,,	92	1,2	—	—	
7. VI.	4,000 ,,	78	1,1	—	—	
14. VI.	4,000 ,,	82	1,3	—	—	
21. VI.	6,000 ,,	91	1,0	—	--	

Über weitere Untersuchungen und über die Möglichkeit, Phenylhydrazin
auch per os zu reichen, berichtet eine Arbeit von Eppinger-Kloß.

Fasse ich meine Beobachtungen und Erfahrungen mit dem Phenylhydrazin als Therapeutikum bei der Polycytämie zusammen, so kann ich sagen: sicher handelt es sich hier nicht um eine Heilung. Man muß gewärtigen, daß über kurz oder lang die Zahl der Erythrocyten wieder in die Höhe geht und dann auch die alten Beschwerden wieder in den Vordergrund treten. Wenn man aber bedenkt, wie ungefährlich diese Methode ist, wie gut sie vertragen wird und andererseits, wie bis zu einem gewissen Grade die Methode eine logische zu sein scheint, da dieses Mittel dort angreift, wo unserer Ansicht nach die Ursache der Polycytämie zu suchen ist, so glauben wir unsere Therapie empfehlen zu können.

9. Zusammenfassung. Wenn wir nunmehr auf die anfangs gestellte Frage antworten sollen, ob es gerechtfertigt erscheint, das Kapitel der Polycytämie im Rahmen der Erkrankungen des hepatolienalen Systems abzuhandeln, so glaube ich folgenden Standpunkt einnehmen zu müssen. Vergleicht man die Funktionen der menschlichen Organe unter physiologischen und pathologischen Bedingungen, so sieht man, daß sich ihre Störungen hauptsächlich in zwei Richtungen zu erkennen geben: entweder leisten diese Organe zu viel oder zu wenig. Wenn es auch nicht gerechtfertigt erscheint, alle Störungen gleichsam nur mit diesem Maßstabe zu messen, so kann uns dieser Einteilungsmodus immerhin dienlich sein, um einzelne Störungen grobschematisch zu trennen.

Übertragen wir diesen Standpunkt auf die Pathologie des Blutes, so läßt sich sagen. Rein theoretisch kann man für die dauernde Vermehrung der roten Blutkörperchen im zirkulierenden Blute zwei Möglichkeiten verantwortlich machen: vermehrte Bildung oder verminderte Zerstörung. Ob im Körper zuviel rote Blutkörperchen gebildet werden, läßt sich am Lebenden funktionell schwer entscheiden; dagegen besitzen wir in der Farbstoffausscheidung durch die Galle ein ausgezeichnetes Maß, ob mehr oder weniger Blutkörperchen als unter normalen Verhältnissen zerstört werden.

Wir haben hier nur Fälle von Polycytämie im Sinne von Vaquez besprochen, die wir auch anatomisch untersuchen konnten. Rechnen wir auch jene Fälle hinzu, die wir nur in vivo beobachten konnten, so müssen wir sagen, daß bei der kryptogenetischen Form der Polycytämie relativ weniger Farbstoff durch die Galle zur Ausscheidung gelangt, als der großen Zahl an Erythrocyten entsprechen würde. Wir müssen somit den Standpunkt vertreten, daß jene Apparate, die für die Zerstörung der Erythrocyten zu sorgen haben, schlechter arbeiten.

Wenn es auch schwer hält, durch anatomische Untersuchung allein die Funktion eines Organes abzuschätzen, so glauben wir daraus doch einiges ableiten zu können, was sich im gleichen Sinne verwerten läßt. Das Knochenmark des Femurs zeigte sich in unseren Fällen intensiv rot gefärbt. Die histologische Untersuchung belehrte uns, daß es kaum angeht, hier von einer mangelhaften Bildung der roten Blutzellen zu sprechen. Eine sichere Entscheidung aber, ob das Knochenmark mehr geleistet hat, als z. B. ein normales, wagen wir aus der histologischen Betrachtung allein nicht zu fällen. Das einzige, was sich vielleicht doch in diesem Sinne verwerten ließe, wäre das makroskopische Aussehen des Knochenmarkes selbst. Im Femur finden sich nicht nur vereinzelte erythropoetische Herde, sondern die ganze Femurhöhle ist davon erfüllt. Nicht nur aus unseren Fällen, sondern auch aus der Literatur läßt sich die Tatsache festlegen, daß das Knochenmark des Femurs viel größere Dimensionen angenommen hat. Von diesem Gesichtspunkte aus erscheint es vollkommen gerechtfertigt, wenn manche Autoren von einer Hyperplasie der Knochenmarkselemente sprechen.

Das gerade Gegenteil läßt sich meiner Ansicht nach von jenen Zellgruppen sagen, die für den Abbau der Erythrocyten zu sorgen haben. Ganz abgesehen, daß wir in der Milz und Leber keine Hämosiderose und überhaupt keine Veränderungen sahen, die für eine energische Betätigung der phagocytären Zellen in Milz und Leber sprachen, muß auch mit der Tatsache gerechnet werden, daß gelegentlich die Milz der Sitz eines schweren pathologischen Prozesses sein kann.

Bei dieser Betrachtungsweise könnte man wohl sagen, daß es sich vielleicht bei der Vaquezschen Form der Polycytämie um eine Form der Hypofunktion jenes Apparates handeln dürfte, der in erster Linie für die physiologische Abstoßung der roten Blutkörperchen zu sorgen hat. Jedenfalls glaube ich aber gezeigt zu haben, wie sehr man auch bei der Polycytämie auf das Verhalten des Milz-Leberapparates achten muß.

XIII. Kapitel.

Das Studium über die Beziehungen von Lipoiden zur Milztätigkeit ist erst jüngsten Datums. Und doch haben sich bereits eine Menge Tatsachen ergeben, die uns zu der Annahme berechtigen, daß die Milz mit dem Fettstoffwechsel in Beziehung stehen muß. Ich glaube drei Befunde waren es, die der Anlaß waren, sich mit dieser Frage mehr zu beschäftigen: die Arbeiten von Joannowicz und Pick, dann die Beobachtung von W. H. Schultze und schließlich die experimentellen Befunde von Anitschkow. Erst auf diesem Umwege kam man dann allmählich zur Erkenntnis, daß wahrscheinlich auch die Splenomegalie Gaucher irgendwie mit dem Fettstoffwechsel in Zusammenhang stehen dürfte. Da sich wieder via Splenomegalie Gaucher herausstellte, daß sich nicht nur die Milzendothelien, sondern auch die Kupfferschen Sternzellen am Fettstoffwechsel beteiligen, so ergab sich die Möglichkeit, die Frage der Beziehungen zwischen Milz und Leber eventuell auch des Knochenmarkes von einem neuen Gesichtspunkte aus zu betrachten. Auch hier erwies es sich notwendig, sowohl mit histologischen, als auch mit chemischen Methoden der Frage näher zu treten.

1. Findet sich histologisch in der Milz Fett? Die Anatomen, die sich vorwiegend nur der histologischen Methoden bedienten, vertraten ursprünglich die Anschauung, daß die Milz mit Fett oder fettähnlichen Bestandteilen sehr wenig zu tun hat, nachdem es sich färberisch in normalen Milzen nur sehr selten nachweisen läßt. Die wenigen Angaben über eine pathologische Ansammlung von Fett in der Milz sind zunächst wenig berücksichtigt worden. Ich meine hier z. B. die Arbeiten von Bizzozero oder Barbacci, die Fett in Kindermilzen bei Diphtherie sahen, oder die von Birch-Hirschfeld (bei angeborener Syphilis) oder Kyber (allgemeine Amyloidose). Auch mußte erst die Zeit kommen, in der Aschoff und seine Schule zeigen konnte, wie unrichtig unsere Vorstellungen über fettige Degeneration sind und eine wie große Rolle gerade bei diesen Zuständen andere Lipoide — also Cholesterin und Cholesterinester — spielen können.

Poschariski hat nun mit diesen neueren mikrochemischen Untersuchungsmethoden die Milz des normalen Menschen und normaler Tiere auf ihren Gehalt an Lipoiden untersucht; wenn Fettsubstanzen überhaupt vorkommen, so spielen sie seiner Ansicht nach sicher nur eine sehr untergeordnete Rolle.

Unter pathologischen Verhältnissen dagegen können sich in der Milz, wie gleichfalls von Poschariski gezeigt wurde, bedeutende Ansammlungen von Lipoidstoffen finden. Eine eigentümliche Lagerung des Fettes fand er z. B. bei Prozessen mit amyloider Degeneration, dann in allen Fällen, wo Cyanose der Organe, auch bei isolierter Stauung der Milz, im Vordergrund stand; hier fand sich das Fett hauptsächlich in der Milzpulpa. Besondere Aufmerksamkeit schenkte er einer eigentümlichen Lagerung von Lipoidsubstanzen bei Arteriosklerose und Nephritis; hier zeigte sich das Fett fast elektiv im elastischen

Gewebe, speziell in der Membrana elastica der Gefäße. Bezüglich der Milztumoren äußert sich Poschariski in folgender Weise; er sagt: „die besonders großen Milzen, von denen wir 5 Fälle beobachten konnten (2 Fälle der Lebercirrhose bei Männern von 32 und 38 Jahren; 1 Fall von Leukämie bei einer 64 jährigen Frau und 2 Fälle von Tumor lienis chronica, angeblich auf malarischer Grundlage, bei einem 23- und 38 jährigen Mann), haben immer große Mengen Fett in der Pulpa enthalten." Aus diesen und anderen Bemerkungen des Autors ist zu erkennen, daß der Fettgehalt der Milz nicht immer mit dem allgemeinen Ernährungszustande des Individuums in Zusammenhang steht.

Kusunoki hat diese Untersuchungen fortgesetzt und sich dabei auch für die Frage interessiert, ob ein gewisser Parallelismus zwischen Fettgehalt des Blutes und dem der Milz existiert. Er kommt dabei zu dem Schluß, daß sich die **Retikulumzellen und die Sinusendothelien der Milz durch massenhaftes Aufspeichern der im Blute in vermehrter Menge zirkulierenden Lipoide auszeichnen können.** Die Milzzellen waren besonders dann mit Lipoiden überladen, wenn auch die Lipoidwerte des Blutes erhöht waren; in Fällen, in denen die Lipoidzellen in der Milz spärlich waren, war auch der Lipoidgehalt des Blutes niedrig.

Diese Angaben sind von Schmincke überprüft worden; z. T. bedürfen sie einer gewissen Revision, aber im Prinzip sind sie doch zutreffend.

Auf Grund der mikrochemischen Analyse war das Fett, das sich in der normalen Milz findet, vorwiegend Neutralfett; zum Teil war es als solches nachweisbar, zum Teil in Verbindung mit Lipochrom. Ein geringer Anteil der Lipoide zeigte sich doppelbrechend (also Cholesterine, Cholesterinester und Phosphatide).

2. Chemische Untersuchungen über den Zusammenhang von Milz und Fettstoffwechsel. Wie wir bereits in einem früheren Kapitel erwähnt haben, konnten Joannovicz und Pick auf wichtige Beziehungen zwischen Milz und Fettstoffwechsel hinweisen. Sie konnten zeigen, daß die Leber nach Milzexstirpation gegenüber den einzelnen Fettarten ein anderes Absorptionsvermögen besitzt. Sie stellten sich dabei vor, daß vielleicht durch das Milzblut der Leber Stoffe zugeführt werden, welche den Fettaufbau in der Leber beeinflussen können.

Ich habe dann gemeinsam mit Kingg auf eine Zunahme des Blutfettes und Cholesterins nach experimenteller Milzexstirpation verweisen können. Diese Versuche, die an Hunden durchgeführt wurden, sind später für das Kaninchen von Sopper bestätigt worden. Er hat außerdem noch Blutanalysen vor und nach der Mesothoriumbestrahlung der Milz vorgenommen; ein Unterschied im Cholesteringehalte des Blutes ließ sich jedoch nicht feststellen. Man muß daher annehmen, daß der Verlust der Milzfollikel auf den Gehalt des Blutes an Cholesterin kaum einen Einfluß nimmt. Gerade diese Versuche machen es bis zu einem gewissen Grade sehr wahrscheinlich, daß die Retikulo-Endothelien im Sinne von Aschoff in erster Linie am Cholesterinstoffwechsel beteiligt sind.

In Fortsetzung unserer experimentellen Untersuchungen über den Einfluß der Milzexstirpation auf den Cholesteringehalt des Blutes haben wir ähnliche Analysen auch beim Menschen durchgeführt. Wir haben hier Cholesterinester und Cholesterin getrennt und einzeln bestimmt. Zu einem abschließenden Urteile sind wir nicht gekommen. Die Absicht, die diesen Untersuchungen zunächst zugrunde lag, war, eventuell auf diese Weise eine Trennung der einzelnen Krankheiten anzubahnen, und zwar in solche mit und ohne erhöhte Milzfunktion. Nachdem wir auf Grund der Untersuchungen aus dem Aschoffschen Institute wissen, daß auf den Cholesterinspiegel des Blutes die verschiedensten Organe Einfluß nehmen können, wird man in der Beurteilung eines einzelnen Symptomes, wie es eben auch der Cholesteringehalt des Blutes sein kann, sehr vorsichtig sein müssen.

Schließlich soll nicht unerwähnt bleiben, daß Medak, Kingg und Pribram eine Zunahme des Blutcholesterins auch nach der Splenektomie beim Menschen feststellen konnten (vgl. S. 144 und S. 180).

3. Die Beobachtungen von W. H. Schultze. In ein neues Stadium trat die Frage über die Bedeutung der Milz für den Lipoidstoffwechsel durch die Beobachtungen von W. H. Schultze. Auf das Vorkommen von Lipämie bei Diabetes ist schon des öfteren hingewiesen worden. Daß beim Diabetes die Cholesterinverbindungen des Blutes eine große Rolle spielen, ist besonders von Klemperer betont worden. Von diesen Autoren stammt auch der Vor-

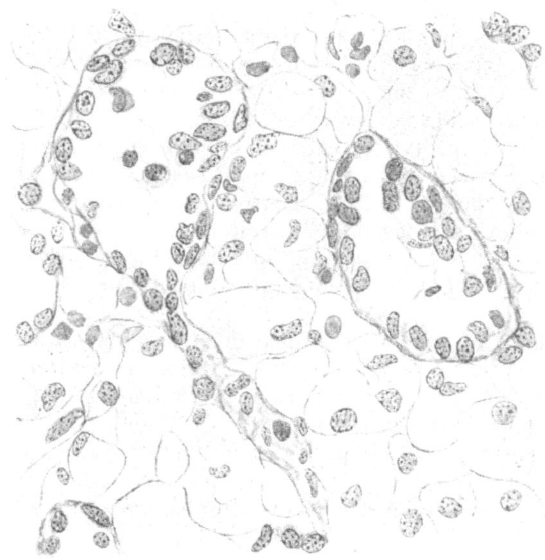

Abb. 84. Milz bei Lipämie und Diabetes. Das Bild stammt aus der Arbeit von W. H. Schulze.

schlag, lieber einen richtigen Namen zu wählen und daher von einer diabetischen Lipoidämie und nicht von einer Lipämie zu sprechen. Beumer und Bürger haben die Untersuchungen von Klemperer mit modernen Methoden bestätigen können. Wir verfügen ebenfalls über ein ziemlich großes Material, das diesen Untersuchungen von Klemperer recht gibt (vgl. Tabelle auf S. 146).

Schultze fand nun in einem Falle von schwerem Diabetes, der auch anatomisch die Zeichen einer Lipämie darbot, in der Milz eigentümliche histologische Veränderungen. Er sagt: „Die Milzknötchen sind nur spärlich vorhanden. Die ganze Pulpa wird durchzogen von zu Reihen und Balken angeordneten hellen, auffallend großen (30 bis 40—60 μ) Zellen (Abb. 84), die zwischen sich nur wenig Platz lassen für die mit deutlichen Endothelien ausgekleideten Bluträume. In den Milzsinus finden sich reichlich Blutelemente und mit Sudan färbbares Fett. Eigentliches Milzpulpagewebe ist, abgesehen von diesen großen Zellen, kaum mehr vorhanden.“ Der Inhalt dieser Zellen, der eine homogene Substanz darzustellen scheint, färbt sich wie Lipoide. Nach der Zusammenstellung von Kawamura müßte es sich um Cholesteringemische handeln; der Cholesteringehalt dieser Zellen dürfte aber doch nicht so groß sein, daß er sich durch Doppelbrechung bemerkbar machen könnte, nachdem sich bei Betrachtung mit dem Polarisationsmikroskop das sonst typische Charakteristikum des Cholesterins nicht nachweisen läßt. In Anlehnung an die Beobachtungen von Klemperer vertritt daher Schultze den Standpunkt, daß diese großen Zellen Retikulumzellen sein dürften, die sich durch Aufnahme von Lipoiden aus den umgebenden Gewebsflüssigkeiten so stark vergrößert haben. Jedenfalls meint Schultze, dürfte es sich hier kaum um einen degenerativen Prozeß handeln.

Schultze geht noch einen Schritt weiter, indem er die Ansicht vertritt, daß es sich auch bei jenen großzelligen Splenomegalien vom Typus Gaucher

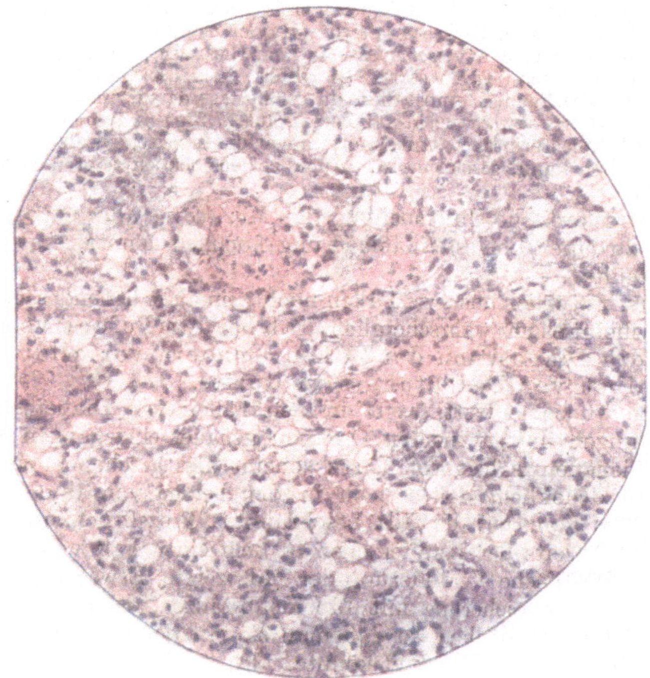

Abb. 85. Milz bei Lipämie und Diabetes. Auch hier zeigen sich die großen Zellen vorwiegend innerhalb der roten Pulpa.

um eine Art von „Lipoidzellenhyperplasie", ähnlich wie bei der diabetischen Lipoidämie, handeln dürfte. Auf Grund von histologischen Untersuchungen meint er für die Gleichartigkeit beider Prozesse einstehen zu müssen; nach ihm wäre auch bei der Splenomegalie Gaucher eine lipoide Substanz in den Milzzellen zur Ablagerung gekommen. Bevor wir weiter gehen, möchten wir zwei Fälle anführen, die den Beobachtungen von Schultze entsprechen.

Der erste Fall betraf einen 40jährigen Mann, der seit vielen Jahren an Diabetes litt.

Fall LVI. Der Mann, der sich sonst somatisch wenig von einem gewöhnlichen Diabetiker unterschied, wurde als „Lipämiker" bei der Untersuchung des Augenhintergrundes erkannt. Die Blutuntersuchung hat dies vollkommen bestätigt. Eine genaue Blutanalyse ergab folgende Werte: in 1000 ccm Blut sind 107,804 g Gesamtfett, 11,631 g Cholesterin und 0,418 g Cholesterinester vorhanden. Die Analysen sind nach der Windausschen Methode durchgeführt worden. Der Mann war ein schwerer Diabetiker: bei ca. 100 g Kohlehydraten, die ihm gereicht wurden, schied er 205 g Zucker aus. Die Acetonmenge schwankte zwischen 3—4 g. Nach ca. 14 tägigem Aufenthalt an der Klinik brach ziemlich unvermittelt ein

Koma aus. Gelegentlich der Sodainfusion, die in ultimis ausgeführt wurde, konnte man sich von dem Vorhandensein der Lipämie überzeugen. Auch bei der Sektion war das Blut stark lipämisch.

Die Untersuchung der Milz bestätigte die Angaben von Schultze. Auch in der Leber zeigten die Kupfferzellen eine eigentümliche Beschaffenheit, indem sie sehr groß waren und sich mit Sudan färbten, sonst aber keine Ähnlichkeit mit den Lipoidzellen in der Milz darboten (vgl. Abb. 85). Die Untersuchung der übrigen Organe ist leider unterblieben.

Daß innige Beziehungen zwischen dem Lipoidgehalte des Blutes und dem Befunde von Schultze in der Milz bestehen, lehrt der nächste Fall.

Fall LVII. Ein 30jähriger Offizier, der seit vielen Jahren Diabetiker ist, kommt hochgradig abgemagert an die Klirik. Bereits am ersten Tage zeigte sich eine Andeutung der Kußmaulschen großen Atmung. Es bessert sich zwar der Zustand vorübergehend, aber zwei Tage später kam es zu einem typischen Koma. Im Harn sehr viel Aceton und Acetessigsäure; in den letzten zwei Tagen starke Diarrhöen. Bei der Aufnahme auf die Klinik bestand deutliche Lipoidämie. Anbei die Zahlen, die tags darauf erhalten wurden als die Lipämie nicht mehr so stark war: in 1000 ccm Blut 27,275 g Gesamtfett, 1,117 g Cholesterin und 0,181 Cholesterinester. Ante mortem war die Lipämie, soweit man das „makroskopisch“ beurteilen kann, geschwunden. Auch bei der Sektion zeigten sich dafür keine Anhaltspunkte.

Die mikroskopische Untersuchung der Milz, sowie aller Organe, in denen es eventuell zu einer Cholesterinablagerung kommen könnte, ergab ein völlig negatives Resultat.

Man darf natürlich aus zwei Fällen noch kein abschließendes Urteil fällen; immerhin erscheint es mir wahrscheinlich, daß bei dem Befund von Schultze nicht nur die Disposition der Zellen, sondern vor allem auch die Lipämie selbst von Bedeutung sein dürfte.

Es wäre wünschenswert, wenn in den Fällen von Diabeteslipämie auf die Veränderungen in den anderen Organen genauer eingegangen würde. In der letzterschienenen Arbeit von Lutz scheint dies geschehen zu sein, denn er erwähnt ausdrücklich, daß es sich in den beiden von ihm untersuchten Fällen um einen ganz auf die Milz beschränkten Prozeß gehandelt hatte.

Ich habe bereits der Kupfferzellen in dem einen Fall von Diabetes, der eine typische lipämische Veränderung der Milz zeigte, Erwähnung getan. Sie zeigten deutliche Anreicherung mit Lipoidsubstanzen, doch kam es nicht zu einer Vergrößerung der Zellen, so daß man sie mit den typischen Lipoidzellen in der Milz in Parallele bringen könnte. Im übrigen sollen hier auch die Angaben von Kawamura Erwähnung finden: in einem Fall von Diabetes mellitus fand er eine deutliche Cholesterinesterverfettung der Kupfferzellen. Er meint, daß die Sternzellen durch die reichlichen Cholesterinestermengen des Blutes und durch eine Umstimmung des Zellcharakters zur Aufnahme dieser Lipoide gezwungen wurden.

4. Die Beobachtungen von Anitschkow. Zur Klärung der ganzen Frage trugen die Arbeiten von Anitschkow sehr viel bei. Nach seinen Untersuchungen gelingt es, bei Kaninchen durch andauernde Fütterung von Cholesterin oder cholesterinreichen Produkten (Eigelb in Milch suspendiert) reichliche Ablagerungen an Lipoidsubstanzen in den Organen resp. Zellgruppen hervorzurufen. Auf die Inkrustationen der Gefäße mit Cholesterin und die Beziehungen dieser Erscheinungen zur Arteriosklerose wollen wir an dieser Stelle nicht eingehen. Nur der Milz, der Leber und dem Knochenmark wollen wir unsere Aufmerksamkeit schenken.

An entsprechend gefärbten Präparaten der Milz sieht man, daß die Cholesterinablagerungen eine typische Anordnung zeigen. Die Follikel sind fast frei von Lipoiden, während die Pulpa reichlich infiltriert erscheint. Die Infiltration ist eine intrazelluläre; dadurch kommt es zu einer enormen Vergrößerung der einzelnen Elemente. Die auffallende Größe der Milzpulpazellen ist das Hauptcharakteristikum dieser Veränderungen. Das Gros der Zellen liegt zwischen den Milzsinus; sie selbst erscheinen dadurch fast komprimiert. An Schnitten, die mit lipoidlösenden Reagenzien behandelt wurden, zeigt das Protoplasma dieser Zellen einen schaumigen Charakter (vgl. Abb. 86). Gleichfalls reichlich mit Lipoiden imbibiert erscheinen jene Zellen, die die Sinuswandungen bilden (Stabzellen); auch diese Elemente zeigen, sobald sie mit Äther oder Xylol in Berührung kommen, ein schaumiges Protoplasma. Vereinzelte lipoidführende Zellen finden sich auch innerhalb der Sinusräume.

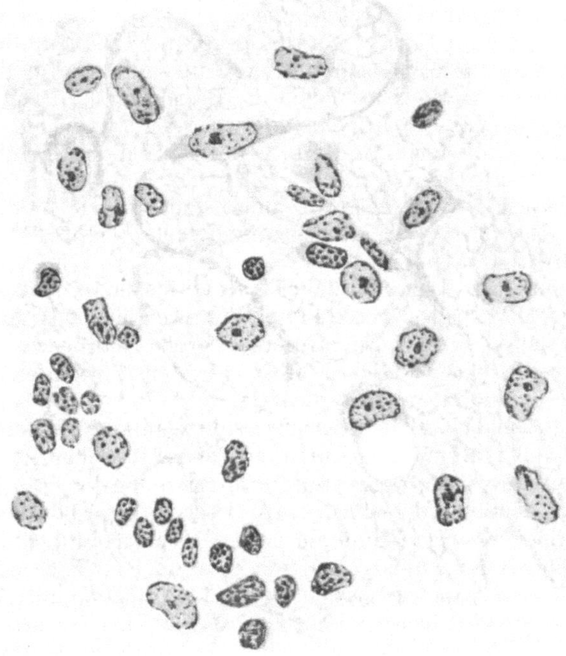

Abb. 86. Struktur der Kaninchenmilz bei experimenteller Cholesterinämie. Das Bild stammt aus der Arbeit von Anitschkow.

Anitschkow hat mit den bekannten Methoden (Prüfung auf Anisotropie, Verhalten gegen Farbstoffe) den Charakter der intrazellulären Lipoide geprüft. Auf Grund seiner Analysen handelt es sich um Cholesterinderivate. Er beschäftigte sich dann auch mit der Frage, wie diese Lipoide in die Milzsinus hineingelangt waren. Nachdem er in einem Fall zwar Lipoide in den Sinuszellen, nicht aber in dem Retikulum, also innerhalb der Billrothschen Stränge fand, hält er die Resorption aus den Sinus heraus als die wahrscheinlichste. Schließlich gibt es in der Milz noch eine Stelle, wo es zur Ablagerung von Lipoiden kommen kann, es sind dies die Wandungen der kleinen Gefäße. Den Abbildungen nach zu schließen, dürfte es sich um die Schweigger-Seidelschen Kapillaren handeln. Anitschkow sieht in diesen letzterwähnten Veränderungen die ersten Anfänge von Arteriosklerose. Indem er die gesamten Veränderungen in der Milz als Cholesterinsteatose auffaßt, stellt er sich auf denselben Standpunkt wie Schultze. Eine Ähnlichkeit der histologischen Bilder läßt sich nicht leugnen.

Auch in der Leber kommt es zu einer Speicherung des Cholesterins; bei der histologischen Untersuchung kann man sich davon überzeugen, daß die Hauptmenge in den Kupfferzellen deponiert erscheint,

Ähnliche Veränderungen sah er auch im Knochenmark von Tieren, die mit Cholesterin gefüttert wurden. Die mit Lipoiden erfüllten Zellen erwiesen sich teils als Endothelien der Blutkapillaren, teils als Zellen, die dem Stroma selbst angehören. Dadurch, daß diese Zellen mit Lipoiden erfüllt erscheinen, imponieren sie uns wie hypertrophische Elemente. Sie zeigen große Ähnlichkeit mit jenen Zellen im Knochenmarke, die Schlagenhaufer anläßlich der Beschreibung seines Falles von Splenomegalia Typus Gaucher abgebildet hatte (Virchows Arch. 187, Taf. 4, Fig. 3).

Bei Hunden scheint eine Cholesterinanreicherung der Organe durch Fütterung von großen Mengen an Eigelb nicht zu gelingen. Ursprünglich haben wir geglaubt, dies mit irgendwelchen prinzipiellen Unterschieden im Verhalten des Cholesterins bei Hunden resp. Kaninchen in Beziehung bringen zu müssen. Als Stütze galt uns damals die Angabe von Jankau, daß sich in der Galle des Kaninchens kein Cholesterin findet. Seitdem wir aber durch die Untersuchungen von Rothschild wissen, daß sich nach Cholesterinfütterung auch in der Galle des Kaninchens Cholesterin findet, müssen wir hier noch andere Möglichkeiten ins Auge fassen. Wir werden später (vgl. S. 523) auf diese Befunde noch zu sprechen kommen.

5. Die Splenomegalie Typus Gaucher. Nach diesen einleitenden Bemerkungen wollen wir uns einem Krankheitsbilde zuwenden, das uns manchmal in der Beurteilung hepatolienaler Erkrankungen große diagnostische Schwierigkeiten bereiten kann. Diagnostisch können wir damit rechnen, daß es sich hier um eine sehr seltene Krankheit handelt.

Mehr Aufmerksamkeit wurde dieser bis dahin ziemlich unbekannten Krankheit erst seit der Publikation von Schlagenhaufer geschenkt. Hier finden wir auch die Literatur zusammengestellt: Der erste Fall, der überhaupt beschrieben wurde, stammt von Gaucher (1882). Der Titel seiner Arbeit lautet: „De l'épithélioma primitif de la rate. Hypertrophie idiopathique de la rate sans leucémie.

Bei einer 32jährigen Frau soll bereits im 7. Lebensjahre ein Milztumor bestanden haben. Die Patientin war zwar immer schwächlich, aber nie ernstlich krank. Bemerkbar machte sich die Erkrankung erst 8 Jahre ante exitum. Es kam zu Nasenbluten, Zahnfleischschwellung und Blutungen aus dem Mund. Bei der ersten Spitalaufnahme, die ca. 2 Jahre vor ihrem Tode erfolgte, konstatierte man eine enorm vergrößerte Milz. Auch die Leber war sehr groß. Die Zahl der Erythrocyten betrug 2,5 Mill. Anlaß zu einem zweiten Spitalaufenthalt war eine heftige Blutung aus der Nase; auch kam es zu Blutaustritten in die Haut der ödematösen Beine und zu heftigen Schmerzen im Abdomen. Die Patientin war leicht ikterisch, der Autor beschreibt den Ikterus näher und nennt ihn mehr „hemapheisme". Die Urinfarbe wurde als normal beschrieben. Das Zahnfleisch war stark geschwollen und leicht blutend. Die Milz und die Leber erscheinen enorm vergrößert. Starker Pruritus an den Beinen. Das Blut zeigte folgende Zahlen: 2,28 Mill. Erythrocyten, 3627 Leukocyten. Die Patientin akquirierte eine tuberkulöse Pneumonie, an der sie zugrunde ging. Die Leiche wog nur 31 Kilo. Es sei dieses Gewicht hervorgehoben, um die enorme Größe der Milz würdigen zu können; das Gewicht der Milz betrug 4770 g. Die Maße waren: $37 \times 23 \times 11$ cm. Die Leber wog 3480 g, so daß beide Organe zusammen mehr als ein Viertel (26 %) des ganzen Körpergewichtes ausmachten.

Die mikroskopische Untersuchung der Organe ergab: das Milzparenchym ist verdrängt durch eigentümliche protoplasmareiche Zellen, die sehr an Epithelien erinnern. Diese Zellen liegen zu Haufen in einem bindegewebigen Gerüste, das aus verdickten Fasern besteht. Der Kern der großen, manchmal polyedrisch oder kubisch geformten Zellen liegt bald in der Mitte, bald mehr am Rande der Zelle. Die Größe der Zellen schwankt zwischen $16-36 \mu$. Die Malpighischen Milzfollikel fehlen. Die Leber zeigt Veränderungen wie bei

einer Cirrhose, aber qui ne se rattache ni au type de la cirrhose commune ni
à celui de la cirrhose hypertrophique. Großen Wert legte Gaucher auf das
Fehlen jeglicher leukämischer Veränderungen.

Gaucher, der anläßlich der Demonstration eines Falles von großem Milztumor durch Bruhl und Debove auf diese Frage noch einmal zu sprechen
kommt, stellt den ganzen Prozeß als die Folge einer Schädigung der bindegewebigen Elemente hin, der wahrscheinlich hervorgerufen wurde durch einen
unbekannten Reiz, so daß es dann zu einer Wucherung, Hyperplasie des éléments conjonctifs de l'organe kommt. Er nennt diese Neubildung, die in
anderen Organen nicht zu einer Geschwulstentwicklung führt und auch keine
Krebskachexie zur Folge hat, „Epithélioma primitif et isolé de la rate".

Ein ganz ähnlicher Fall wurde 1895 von Collier beschrieben:

Das Mißverhältnis zwischen Körpergewicht — es handelte sich um ein 6 Jahre
altes Mädchen — und Milz war ebenfalls ein sehr großes: die Leiche wog 11,5 Kilo, die
Milz 2070 g. Die Milz soll innerhalb zweier Jahre sehr rasch gewachsen sein. Das Blutbild war normal. Vor dem Tode kam es zu starkem Nasenbluten. Auch hier war das
Milzretikulum ersetzt von großen endotheloiden Zellen; durch die Anhäufung dieser Elemente war das Blut der Milz fast verdrängt. Der Fall ist dadurch bemerkenswert, daß
von einer ähnlichen Erkrankung bei einer Schwester berichtet wird; auch diese Schwester
ist als Kind gestorben und wurde seziert. Bei der Obduktion fand sich eine große Milz
und weiche käsige Massen im hinteren Mediastinum. Über die pathologisch-anatomische
Stellung des Milztumors spricht sich der Autor nicht aus.

Die dritte Beobachtung stammt von Picoú und Ramond (1896).

Eine 32 jährige Frau, die neben einer vergrößerten Leber noch einen Tumor im
Bauche hatte, der als Fibrom des Uterus gedeutet wurde, kommt zur Operation. Der
Tumor wurde als Milz erkannt und trotzdem exstirpiert. Die Frau erholte sich sehr
langsam. Der Milztumor wog 2800 g. Die histologische Untersuchung zeigte dieselben
Verhältnisse, wie in den beiden ersterwähnten Fällen: man sah eine Reihe verschieden
gestalteter und verschieden großer Alveolen, begrenzt durch ein fibröses Gewebe und
in ihnen liegend epitheliale Zellen. Ähnliche Zellen fanden sich auch in Lymphdrüsen
am Milzhilus. Die Entstehung der eigentümlichen Zellen erklärt sich Picoú folgendermaßen: die Milz ist endodermatischen Ursprunges; sie kann in einer Periode der embryonalen Entwicklung Elemente unzweifelhaft endodermatischer Natur (Pankreas) enthalten, die den Ausgangspunkt für ein Epitheliom abgeben können. Es handelt sich also
um ein primäres Epitheliom der Milz, das sich anfangs benigne entwickelt, aber allmählich
durch Übergreifen auf die benachbarten Lymphdrüsen zu einem malignen werden kann.

Cornil, der anläßlich der Demonstration des eben erwähnten Falles zur Diskussion
spricht, hält diese großen Zellen nicht für epitheloide Elemente, sondern spricht hier von
einer Hypertrophie der Milz mit Proliferation des retikulären Gewebes.

Die vierte hierhergehörige Beobachtung stammt von David Bovaird
(1900).

Es handelte sich um zwei Schwestern: Ein 3 jähriges und ein 13 Jahre altes
Mädchen. Bei dem jüngeren Kind begann das Abdomen im 2. Lebensjahr zu wachsen.
Als das Kind 3 Jahre alt war und zum erstenmal klinisch beobachtet wurde, reichte
die Milz bereits bis zur Spina anterior; die Leber überragte um drei Zoll den Rippenbogen. Blutbefund: 4,4 Mill. Erythrocyten, 75 % Sahli, 9000 Leukocyten.

Ein Jahr später zeigte sich die Milz proportional noch größer. Das Blutbild blieb
annähernd gleich. Jetzt kam es gelegentlich zu heftigem Nasenbluten; auch meinte die
Mutter, daß die Hände und das Gesicht bronzefarbig geworden seien. Nach dreijähriger
Beobachtung hatte sich das Blutbild nur wenig verändert; bloß die Leukocyten hatten
sich vermehrt: die Gesamtzahl betrug jetzt: 15000; Diff.: 57,5 Polynukleäre, 29 % große
Uninukleäre, 12,5 % kleine Uninukleäre, 1 % Eosinophile.

Das zweite Kind kam zur Obduktion: Schon als 3 Jahre altes Kind soll es einen
großen Bauch gehabt haben; seither wurde von Jahr zu Jahr das Abdomen größer.
Auch hier zeigte das Kind eine eigentümliche „brownish pigmentation of the skin". Speziell
an der Nase, unter den Augen und oberhalb der Lippen waren eigentümliche Pigmentationen zu sehen. Die ganze linke Seite des Abdomens war von einem sehr harten
Tumor erfüllt. Im Nabelniveau fühlte man am Rande des Tumors eine tiefe Einkerbung.
Die Leber war weniger groß. Blutbild: 2,88 Mill. Erythrocyten, 60 % Hämoglobin, 4000 Leukocyten. Man riet zur Splenektomie, obwohl man sich über die Provenienz des Tumors
nicht im klaren war. Die Exstirpation gelang, doch erfolgte drei Stunden später der Exitus.

Das Kind wog als Leiche 37,5 Kilo. Das Gewicht der Milz betrug 6,25 kg. Die Untersuchung der Milz ergab ganz ähnliche Verhältnisse, wie in den bereits erwähnten Fällen. Dasselbe galt auch von den Lymphdrüsen am Hilus der Milz. Die Leber, die 2380 g wog, zeigte Bindegewebsvermehrung, die Kapsel war verdickt. Es wurde betont, daß sich in den Portalvenen große Zellen, ganz vom Typus wie sie in der Milz zu sehen waren, nachweisen ließen. Auch im perilobulären Bindegewebe waren Haufen von Zellen zu sehen, die mit denen in der Milz identisch zu sein schienen. Der Autor steht auf dem Standpunkt, daß die großen Zellen keine Neubildung darstellen; es handle sich vielmehr um eine endotheliale Hyperplasie der Milz, wobei es zu analogen Veränderungen auch in anderen Organen, z. B. Leber und Lymphdrüsen, kommen kann.

Im Jahre 1901 beschrieb Brill eine Familie, in der er bei drei Mitgliedern Milztumoren konstatieren konnte. Auf Grund rein klinischer Betrachtungen hielt er dieselben mit jenen identisch, die Bovaird beschrieben hatte. 1904 konnte er gemeinsam mit Mandlbaum und Libmann über die Sektionen zweier dieser Patienten berichten. Eine ausführliche Publikation erfolgte dann 1905.

In einer Familie, wo Vater und Mutter mit dieser Krankheit nicht behaftet waren, lebten 6 Kinder. Ein Kind starb im Alter von 3 Jahren (kein Milztumor), ein zweites war gesund, 3 und 4 hatten Gauchersche Krankheit, das 5. laborierte mit Anfängen dieser Krankheit, 6 kam ad exitum; es war 3 Jahre lang krank und starb, wie der behandelnde Arzt sagte, an einer Leber- und Milzerkrankung.

Aus den Krankengeschichten von 3 und 4 geht hervor, daß sie ebenfalls seit vielen Jahren an Milzvergrößerungen litten. In einem Falle bestand mäßige Anämie, im anderen Falle lagen eher hohe Erythrocytenwerte (5,4 Mill.) vor. Eigentümliche Pigmentationen der Haut, von denen aber ausdrücklich betont wurde, daß es sich um keinen Ikterus gehandelt hatte, spielten auch hier eine Rolle. In dem einen Falle, wo eher hohe Erythrocytenwerte zur Beobachtung kamen, entwickelte sich im Anschluß an eine fieberhafte Affektion — der Arzt sprach von einer fraglichen Malaria — eine Verschlimmerung des ganzen Prozesses. Schließlich kam es zu Abmagerung, Bildung von Ekchymosen und Exitus.

Die Sektion zeigte ein ziemlich monotones Bild: nämlich enorme Vergrößerung der Milz (5280 g) und der Leber (4800 g). Die hämorrhagische Peritonitis und Pericarditis sind wohl als akzidentelle Affektionen zu betrachten. Die Lymphdrüsen zeigten sich an den verschiedensten Stellen vergrößert. Das Knochenmark war rot gefärbt. Histologisch waren in der Milz ganz ähnliche Veränderungen zu sehen wie in den vorhergehenden Fällen. In der Leber zeigte sich eine enorme Vermehrung des Bindegewebes wie bei einer Cirrhose. Außerdem waren hier dieselben Zellen zu sehen wie in der Milz. Eigentümliche, ebenfalls endothelgleiche Zellen zeigten sich in den Lymphdrüsen des Abdomens und Thorax. Neu ist der Befund, daß solche Zellen auch im Knochenmark zu finden waren.

Auch das zweite Mitglied der Familie, von dem oben berichtet wurde, kam zur Sektion. Die Milz wog: 7000 g, die Leber 4000 g. Histologisch wurden ganz dieselben Veränderungen gefunden.

Die nächste Beobachtung — wenn wir chronologisch vorgehen — stammt von Borissowa. Sie ist aber nicht als hierhergehöriger Fall erkannt, sondern vielmehr dem Bantischen Symptomenkomplex zugezählt worden (1903) (vgl. S. 360).

Die Beobachtung von Schlagenhaufer (1907) betrifft zwei Schwestern, die beide mit großen Milztumoren behaftet waren. Die eine kam zur Sektion. Die Organe wurden einer genauen histologischen Untersuchung zugeführt.

Die Milz wog 3510 g, die Leber 3000 g. Die mesenterialen Lymphdrüsen waren vergrößert und derb. Das Knochenmark der Oberschenkel war fleischwasserfarben. Der Blutbefund, der längere Zeit ante mortem, aber bei schon hochgradiger Milz und Lebervergrößerung erhoben wurde, war: 4,7 Mill. Erythrocyten, 65 % Sahli, 1300 Leukocyten. Diff.: 81,4 % Polynukleäre, 6,1 % Mononukleäre, 10,2 % Lymphocyten, 1,5 % Eosinophile. 0,8 % Mastzellen. In einem späteren Stadium fiel die Zahl der Weißen bis auf 800. Was den Harnbefund anbelangt, so wurde folgendes angegeben: Vermehrung von Indol und Skatol. Ehrlichsche Probe (Urobilinogen) angedeutet. Diazo negativ. Sowohl in dem Falle, der ad exitum kam, als auch bei der lebenden, allerdings nur oberflächlich beobachteten Schwester wurden eigentümliche braune Pigmentationen gesehen. Bei der lebenden Patientin bestand eine beträchtliche Vermehrung der Erythrocyten: 5,725 Mill., 90 % Fleischl, 3435 Leukocyten. Diff.: 55,37 Polynukleäre, 22,62 % kleine Lymphocyten, 14,4 % große Lymphocyten, 4,9 Übergangszellen, 2,03 % Eosinophile. ·

Bei der histologischen Untersuchung der Organe konnte Schlagenhaufer im Prinzip nicht mehr finden als das, worüber von den früheren Autoren schon berichtet wurde. Besonders reichlich waren jene großen Zellen in den Bronchiallymphdrüsen. Auch das Knochenmark zeigte sich reichlich mit solchen Zellen erfüllt. In der Leber fand Schlagenhaufer diese Zellen nur in der Glissonschen Kapsel.

Was die Provenienz der großen Zellen anbelangt, so steht Schlagenhaufer auf dem Standpunkt, daß es sich sicher nicht um ein Endotheliom handelt. Er hält den ganzen Prozeß für eine Systemerkrankung des lymphatisch-hämatopoetischen Apparates, bei dem es zu einer Proliferation des retikulären Gewebes gekommen ist. „Es wäre das Ganze in Analogie zu

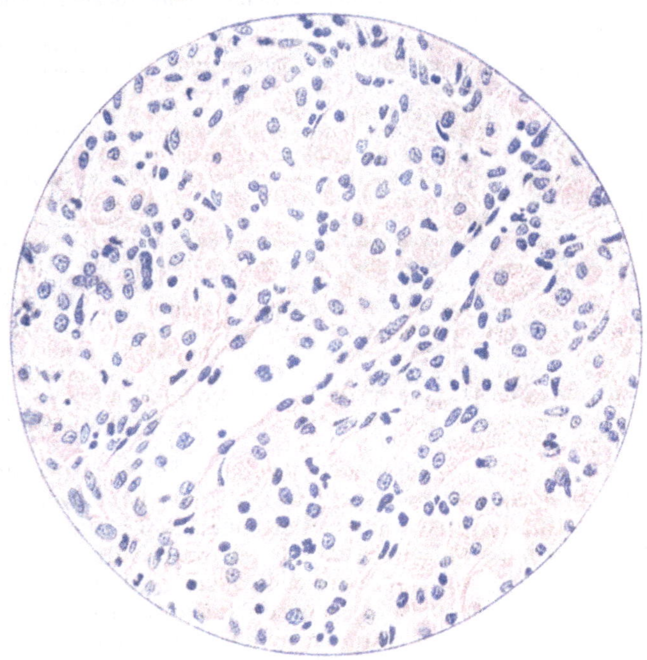

Abb. 87. Milz bei Typus Gaucher. Autochromaufnahme. Die großen Zellen finden sich vorwiegend innerhalb der roten Pulpa. Die Stabzellen, also die Zellen, die die Sinus-räume einfassen, beteiligen sich viel weniger an dieser Veränderung.

setzen mit einer Pseudoleukämie, nur wäre hier eine andere Komponente des lymphatisch-hämatopoetischen Systems in Wucherung geraten.“ Demzufolge faßt er auch die Veränderungen in den anderen Organen nicht als Metastasen auf, sondern bezieht sie auf ein Weitergreifen des ganzen Prozesses im Rahmen des hämatopoetischen Apparates.

Marchand, der Gelegenheit nahm, den Fall, den dann später Riesel genauer beschrieb, zuerst zu demonstrieren, sieht in den Zellen nicht die Folgen einer protoplasmatischen Hyperplasie. Die Zellen seien vielmehr deswegen so groß, weil es sich hier um Einlagerungen einer fremdartigen Substanz handelt. Riesel hat versucht, die Qualität der Einlagerungen zu identifizieren; zu einem sicheren Schlusse ist er nicht gekommen. Er hatte auch die verschiedensten mikrochemischen Methoden zur Prüfung auf Lipoide angewendet, er konnte aber kein abschließendes Urteil fällen.

Die nunmehr folgende Literatur beschränkt sich zumeist auf kasuistische Mitteilungen. Wesentlich Neues ist nicht zutage gefördert worden. Wir erwähnen hier die Namen der Autoren: Herczel, Brill, Mandelbaum, de Jong and van Heukelom, Wilson, Downes, Erdmann.

Ich selbst habe Gelegenheit gehabt, einen Fall anatomisch zu untersuchen, den ich leider klinisch nicht gesehen habe. Außerdem bot sich mir Gelegenheit, einen Patienten durch längere Zeit hindurch zu verfolgen, wo gleichfalls ein Milztumor bei mehreren Mitgliedern bestanden haben soll und man mit der größten Wahrscheinlichkeit rechnen konnte, daß es sich hier um einen Morbus Gaucher gehandelt hat.

Fall LVIII. Die Frau, 35 Jahre alt, soll seit 6 Jahren einen großen Bauch haben. Die Diagnose Milztumor ist ihr seit 4½ Jahren bekannt. Eine jüngere Schwester soll ebenfalls, mit einem großen Milztumor behaftet, vor mehreren Jahren verstorben sein. Die Eltern sind in hohem Alter gestorben, sie war als Kind schwächlich, aber nie ernstlich krank. Sie hatte die gewöhnlichen Kinderkrankheiten (Masern, Scharlach) leicht überstanden. Die Menstruation setzte im 17. Lebensjahre ein, sie hatte als verheiratete Frau einmal abortiert, nachher wurde sie aber nicht mehr schwanger. Seit ca. 6—7 Jahren klagte sie über gelegentlich auftretende Schmerzen in der Magengegend. Seither behauptet sie, wäre auch der Bauch größer; die Umgebung hielt sie für gravid. Da sie noch immer die Menses weiter behielt, ließ sie sich untersuchen und nun stellte man den Milztumor fest. Der Bauchumfang hatte langsam, aber stetig zugenommen. Bücken bereitete ihr große Schwierigkeiten. Seit einem Jahr bestand hartnäckige Obstipation. Bei der Aufnahme zeigte die etwas blaß aussehende Frau keine typischen Hautveränderungen, keinen Ikterus. Bauch mächtig aufgetrieben, besonders links. Die ganze linke Seite wird von einer derben festsitzenden Resistenz erfüllt. Der Tumor verschwindet mit seinem unteren Pol förmlich im großen Becken, daher besteht auch nur eine sehr geringe respiratorische Verschieblichkeit. Leber mäßig groß, aber ebenfalls hart und scharfrandig. Blut: 4,1 Mill. Erythrocyten, 5680 Leukocyten, 88 % Sahli, geringe Anisocytose. Diff.: 70 % Polynukleäre, 23 % Lymphocyten, 2,5 % Eosinophile, 4,5 % Mononukleäre. Im Harn etwas Urobilin. Im Stuhl 0,156 % Urobilin. Resistenz: 0,42—0,28 (im nicht deplasmierten Blute). Das Serum ist hell; der Bilirubingehalt erweist sich nicht vermehrt. Die Splenektomie unterblieb [1]).

Unsere Diagnose lautete: Splenomegalie vom Typus Gaucher. Der Fall erscheint mir deswegen interessant, weil wir hier im Blute sehr vermehrte Cholesterinwerte fanden. 1000 ccm Blut enthielten 4,534 g Gesamtfett, 1,743 g freies Cholesterin, 0,765 g Cholesterinester. Ich glaube mit diesen Zahlen den Beweis erbracht zu haben, daß wahrscheinlich beim Morbus Gaucher die Cholesterinämie eine große Rolle spielen dürfte. Würde sich diese Tatsache öfter bestätigen lassen, dann wären wir einerseits um ein wichtiges Diagnostikum reicher und andererseits wäre damit die Brücke zur Diabeteslipämie und den Versuchen von Anitschkow gefunden. Jedenfalls raten wir, in zweifelhaften Fällen an diesen diagnostischen Behelf zu denken.

Es sind bis jetzt höchstens 20 Fälle von sichergestelltem Morbus Gaucher bekannt. Von dieser Krankheit schon jetzt eine abschließende klinische Symptomatik zu geben, halten wir für nicht zweckmäßig; wir haben deswegen die wichtigsten Krankengeschichten gebracht.

Als Hauptkriterien, die diagnostisch in Betracht kommen, wären anzuführen: das familiäre Vorkommen, wobei allerdings — soweit man bis jetzt zu urteilen vermag — fast immer nur eine Generation befallen wird. Daß sich die Erkrankung von Vater auf Kind fortgepflanzt hätte, ist nur einmal behauptet worden (Rettig). Der anatomische Beweis ist aber gerade für diesen Fall nicht erbracht worden. Auch das klinische Bild, soweit man das aus der kurzen Beschreibung entnehmen kann, läßt manche Zweifel aufkommen; so berichtet Rettig von zahlreichen Megaloblasten.

Auch das Überwiegen dieser Krankheit beim weiblichen Geschlecht läßt sich als feststehende Tatsache ansehen und muß daher diagnostisch berück-

---

[1]) Der Fall ist später zur Sektion gekommen, wobei die klinische Diagnose: Morbus Gaucher bestätigt wurde. Abb. 87 entstammt der Milz dieses Falles. Das Milzgewicht betrug 6,4 kg.

sichtigt werden. Aus der letzten Statistik von Brill und Mandelbaum (1913) ist zu ersehen, daß sich das Verhältnis wie 14:2 gestaltet. Die Krankheit scheint keine angeborene zu sein, wenn sie auch dispositionell angelegt sein dürfte. Kinder scheinen, falls sie bereits unter dem Milztumor zu leiden haben, mehr gefährdet zu sein als Erwachsene. Das Krankheitsbild entwickelt sich ganz allmählich. Im Laufe von Jahren — im Falle von Schlagenhaufer scheint der Milztumor 39 Jahre lang bestanden zu haben — erreicht die Milz enorme Dimensionen. Ähnliches ist kaum bei einer anderen Erkrankung zu sehen. Der krankhafte Prozeß der Milz macht sich dem Patienten mehr durch seine Größe als durch konsekutive Erscheinungen geltend. Der Exitus bei solchen Kranken erfolgt meist an komplizierenden Erkrankungen. Diagnostisch muß auch die Lebervergrößerung berücksichtigt werden, eventuell auch Lymphdrüsenschwellungen. Auffallend ist die eigentümliche Verfärbung der Haut, über die vielfach berichtet wurde. Echter Ikterus scheint nicht vorzukommen. In meinem Fall bestand keine Bilirubinämie. Es wäre wichtig, darauf zu achten, ob es sich bei den Veränderungen in der Haut nicht um Erscheinungen im Sinne von Xanthelasma handelt. Entsprechende Untersuchungen fehlen hier völlig. Das Blutbild zeigt keine diagnostisch verwertbaren Kriterien. Erst im Verlaufe von Jahren kann sich ein leichter Grad von Anämie entwickeln. Die Differentialdiagnose ergibt sich aus dem Gesagten von selbst. Vielleicht wird die Cholesterinämie einmal eine entscheidende Bedeutung haben.

Der Milztumor ist öfter exstirpiert worden. Da die Milz den Organismus zumeist durch ihre Größe beeinträchtigt, so verdienen die wenigen Resultate, wo durch die Splenektomie Erfolge erzielt wurden, größte Beachtung. Ausfallserscheinungen scheinen nach der Entfernung des Gaucherschen Milztumors nicht zu bestehen. Ob damit die Grundkrankheit beseitigt ist, darüber läßt sich derzeit, wo ja gerade dieses Kapitel der Pathologie noch in tiefes Dunkel gehüllt ist, kaum diskutieren.

6. Die Xanthomatose im Sinne von Chvostek. Ganz ähnliche Zellen, wie man sie beim Typus Gaucher und bei der experimentellen Lipoidämie beschrieben hat, sind auch in Xanthomknoten zu sehen. Eine Aufrollung dieser ganzen Frage würde uns aber viel zu weit von unserem Gegenstand entfernen, weswegen wir nur ein Moment hervorheben wollen. Chvostek beschreibt Fälle von Lebercirrhosen mit Ikterus, wo in der Leber die Kupfferzellen mit Lipoidsubstanzen erfüllt sind. Leider fehlen die entsprechenden Untersuchungen an Milz, Lymphdrüsen und Knochenmark. Auch hier bekommt man den Eindruck, daß endotheliale Elemente und verwandte Zellgruppen die Träger von Lipoiden werden können. In einem solchen Fall ließ Chvostek den Cholesteringehalt des Blutes bestimmen; er fand folgende Werte: freies Cholesterin 0,2557 % und Cholesterin in Esterform 0,0097 %. Im Vergleich zu unseren Zahlen handelt es sich um eine enorme Vermehrung. Auch von dem gewöhnlichen Xanthelasma und dem Xanthomknoten wissen wir, daß die bekannten großen Zellen nicht epitheliale Elemente sind, sondern wahrscheinlich Bindegewebszellen darstellen, die Lipoide in sich aufgenommen haben. Der Gedanke an Chlasmatocyten, die mit Cholesterin angefüllt sind, drängt sich dabei sehr auf, um so mehr, als es bekannt ist, daß im Blute von Xanthomkranken fast immer hohe Cholesterinwerte zu finden sind (Schmidt und eigene Erfahrungen). In dieser Beziehung verweisen wir auf eine Arbeit von Anitschkow. Der hohe Cholesteringehalt, der auch bei Nephritis, Diabetes und bei Leberkrankheiten (Ikterus) zur Beobachtung kommt, würde mit der Tatsache, daß auch bei diesen Affektionen oft Xanthelasma zu sehen ist, vielfach übereinstimmen. Und doch sieht man nicht in jedem

Falle, wo auch durch die chemische Untersuchung ein hoher Cholesteringehalt festgestellt wurde, solche Zellveränderungen oder gar Xanthomknoten. Ähnliches gilt auch von dem ätiologischen Moment Trauma; sicherlich sieht man Xanthomknoten an den am meisten exponierten Stellen, z. B. Ellbogen, Gesäß, Knie usw.; aber auch hier wird man sich eingestehen müssen, daß mechanische Momente allein nicht die ausschließlichen Ursachen sein können.

Auf Grund ähnlicher Überlegungen hat Chvostek angenommen, daß man an eine Mitbeteiligung der Drüsen mit innerer Sekretion denken könnte und daß das verbindende Glied zwischen jenen Zellen, die Lipoid aufnehmen können und den Blutdrüsen der Sympathicus darstellen könnte. Feststehende Tatsachen, die zur Stütze dieser Hypothese Verwertung finden könnten, fehlen. Über den Zeitpunkt, wo wir in der Nebenniere den Regulator des Blutcholesterins erblicken könnten, sind wir hinaus.

7. Der Fett- resp. Cholesterinstoffwechsel im Rahmen des hepatolienalen Systems. In früheren Kapiteln haben wir uns mit dem Abbau und der Rekonstruktion des Hämoglobinmoleküls unter normalen und pathologischen Bedingungen beschäftigt. Für den Abbau sind in erster Linie Milz und Leber verantwortlich zu machen, während das Knochenmark die Neubildung zu besorgen hat. Das histologische Studium von normalen Organen hätte uns in der Erkenntnis nicht so weit gebracht, aber die Analyse pathologischer Zustände beleuchtete die große Wichtigkeit einzelner Zellgruppen, und rückte uns auf diese indirekte Weise auch die Bedeutung dieser Organe für die Physiologie in ein besseres Licht.

Einzelne Zellen der Leber und Milz haben nicht nur Beziehungen zum Hämatinmolekül, sondern auch zu einer anderen Gruppe von Substanzen, die physiologisch eine große Rolle spielen, nämlich zu den Lipoiden. Die Bedeutung dieser Zellen für den Fettstoffwechsel wurde uns zum erstenmal klar, als Anitschkow darauf hinwies, daß sich diese Zellen mit Lipoiden überladen können, wenn man z. B. Kaninchen mit Cholesterin füttert; jetzt zeigen sich Kupfferzellen und die Retikulumzellen der Milz mit Substanzen erfüllt, die sich mikrochemisch als Cholesterinderivate feststellen lassen. Das Merkwürdige dieser Versuche scheint mir auch das zu sein, daß diese Organveränderungen nur bei einem Pflanzenfresser, nicht aber beim Hunde vorkommen.

Untersucht man normale menschliche Organe, ob sich Lipoide in den Kupfferzellen oder in der Milz mikrochemisch feststellen lassen, so kommt man zu einem vollkommen negativen Resultate. Unter gewissen pathologischen Bedingungen können aber diese Zellen ebenso mit Lipoiden erfüllt sein, wie dies von Anitschkow für das Kaninchen festgestellt wurde, wenn sie mit Cholesterin gefüttert wurden. Nichts liegt näher, als sich die Frage vorzulegen, warum sich die Endothelien der Milz und der Leber in der Norm nicht mit Lipoiden beladen, wohl aber unter gewissen pathologischen Bedingungen.

Ähnliche Verhältnisse haben wir auch beim Eisen gesehen: daß sich diese Zellen auch unter normalen Verhältnissen am Eisenstoffwechsel beteiligen, scheint wohl sicher zu sein, und doch sahen wir in der normalen Leber oder Milz nur ganz geringe Mengen an Eisen. Wir haben in einem früheren Kapitel bei der Besprechung der Hämochromatose gezeigt, welch' enorme Mengen an Eisen sich in diesen Zellgruppen aufstappeln können und auch gesagt, daß sich diese Form der „Hämosiderose" unmöglich auf einen erhöhten Blutzerfall beziehen läßt. Wir dachten, daß hier die Zellen vielleicht die Eigenschaft verloren haben, das Eisen, das sie in sich aufgenommen haben, wieder herzugeben.

Wegen der großen Ähnlichkeit zwischen Hämochromatose und der Anschoppung der Milz und Leber mit Lipoiden bei manchen

Krankheiten — zu denen wir auch die Splenomegalie vom Typus Gaucher zählen möchten — wäre daran zu denken, ob nicht auch hier diese Zellen die Fähigkeit verloren haben, die von ihnen aufgenommenen Lipoide in zweckmäßiger Weise wieder abzugeben.

Die Frage, ob sich diese Annahme mit den Befunden von Anitschkow in Einklang bringen läßt, — der bei Kaninchen eine Anreicherung mit Cholesterin finden konnte, möchte ich in folgendem Sinn beantworten: da das Cholesterin für das Kaninchen fast eine körperfremde Substanz darstellt, so wäre es möglich, daß sich die Endothelien gegenüber neuen Substanzen anders verhalten, als gegenüber Molekülen, die zur alltäglichen Nahrung gehören.

Für die Schädigung des hepatolienalen Apparates bei der Hämochromatose haben wir geglaubt, gelegentlich auch die Milz verantwortlich machen zu müssen; ob auch beim Morbus Gaucher und verwandten Zuständen die Milz mit eine Rolle spielt, wollen wir vorläufig dahingestellt lassen. Fütterungsversuche mit Cholesterin bei splenektomierten Kaninchen könnten hier eine Entscheidung anbahnen.

XIV. Kapitel.

Jedes Studium des intermediären Stoffumsatzes bereitet immer große Schwierigkeiten, gleichgültig mit welcher Methode man dieser Frage näher zu treten versucht. Für den Analytiker ist es nicht so sehr die geringe Menge der dabei in Betracht kommenden Substanzen, als vielmehr die Gleichheit der Endprodukte, die das Studium der Zellmauserung fast zur Unmöglichkeit macht. Selbst der endogene Harnsäurefaktor, der noch am leichtesten zu fassen wäre, kann uns kein unbedingter Maßstab für den Abbau eines Zellkomplexes werden, nachdem die intravitale Autolyse aller möglicher Kernsubstanzen auf die Ausscheidung der Harnpurine Einfluß nehmen kann.

Relativ günstiger gestalten sich die Verhältnisse bei der Beurteilung des Stoffwechsels der roten Blutkörperchen — die sich ähnlich wie andere körperliche Elemente nach einem gewissen Turnus abnützen und dann zugrunde gehen —, da das Zersetzungsprodukt der Erythrocyten, das Hämatin, sich sonst in keiner anderen Zelle vorfindet und auch intermediär nur geringe Abänderungen erfährt. Da das Produkt des erythropoetischen Apparates anfangs eine morphologische Einheit darstellt, so läßt. sich eine Phase im intermediären Stoffwechsel zum Teil noch mikroskopisch verfolgen. Erst unmittelbar vor dem totalen Zerfall, wo diese Einheit gleichsam in chemische Bestandteile zerfällt, greifen dann Kräfte ein, die nunmehr mit den gewöhnlichen Stoffwechselmethoden gemessen werden müssen. Was sich durch morphologische Studien über den Zerfall der Erythrocyten ermitteln ließ, ist vielfach bis zu einem gewissen Grade abgeschlossen; immerhin stoßen wir noch auf viele Lücken. Der eigentliche chemische Stoffwechsel ist aber sehr stiefmütterlich behandelt worden. Da die Physiologie des Blutumsatzes fast ausschließlich mit histologischen Methoden studiert wurde, so war dies auch für die Beurteilung pathologischer Zustände mitbestimmend. So glänzend sich die klinische Hämatologie als histologische Wissenschaft entwickelt hatte, so sehr im argen liegt das chemische Studium des Hämatinstoffwechsels.

Unser Organismus hat ein enormes Beharrungsvermögen, auf daß das Blut in seinen Bahnen stets eine konstante prozentische Zusammensetzung besitzt. Es muß sich hier allmählich ein sehr fein arbeitender Regulationsmechanismus entwickelt haben, der dafür Sorge trägt, daß dieses Optimum der Konzentration dauernd erhalten bleibt. Nachdem wir wissen, in welch' stetem Wechsel sich die Erythrocyten fortwährend befinden, darf man sich vorstellen, daß dieser Regulationsmechanismus stets auf Verbrauch und Bildung der roten Blutzellen Rücksicht nehmen muß. Wird mehr zerstört, so produziert der sonst normale Organismus größere Quantitäten. Läuft dieser Mechanismus richtig, so brauchen sich Störungen numerisch im Kubikmillimeter nicht auszudrücken. Gleichgültig, ob viel oder wenig zerstört wird, die Zahl 5 Millionen im Kubikmillimeter bleibt immer dieselbe. Drückt man das z. B. zahlenmäßig aus, so kann man unzählige Gleichungen aufstellen, wobei die Differenz stets dieselbe bleibt, während die einzelnen Nominanten, die gleichsam die gebildeten und die zerstörten Erythrocyten versinnbildlichen sollen, die verschiedensten Variationen zeigen können. Um aus einer großen Möglichkeitsreihe nur drei Beispiele anzuführen, seien folgende Zahlen angeführt:

25 Mill. gebildet	15 Mill. gebildet	5 Mill. gebildet
20 Mill. zerstört	10 Mill. zerstört	1 Mill. zerstört
5 Mill.	5 Mill.	5 Mill.

Man muß sich daher sagen, daß eine Änderung der Erythrocytenzahl im Kubikmillimeter nur auf einen Fehler hinweist, nämlich auf den momentanen Mangel, uns aber gar nichts verrät, ob die Ursache dieses Fehlers in der Produktion oder in der Zerstörung zu suchen ist. Andererseits kann man sich wieder vorstellen, daß ein sonst schwer anämisierender Prozeß sich durch eine eventuell kompensatorische Tätigkeit der Regeneratoren numerisch im kreisenden Blute nicht bemerkbar machen muß. Es ist vielmehr die Zahl der Erythrocyten nur das Resultat der Differenz von zwei unbekannten Größen; in dem Sinne erscheint ein Vergleich mit obiger Gleichung zweckmäßig.

Da es für die Auffassung pathologischer Prozesse außerordentlich wünschenswert wäre, zu wissen, wo der Prozeß einsetzt, muß man sich zuerst bemühen, Maße, wenn sie auch nicht ganz genau sind, für die einzelnen Komponenten zu finden. Der pathologische Anatom hat es hier leichter, da er sich die Bildungsstätten besehen kann. Er weiß, daß ein rotes Knochenmark zumeist als Ausdruck einer erhöhten Tätigkeit des erythropoetischen Apparates aufzufassen ist und umgekehrt, daß das Fettmark bei anämischen Zuständen als der höchste Grad der Knochenmarksinsuffizienz gilt. Weiter besitzt er eventuell in der Hämosiderose der Organe Anhaltspunkte für eine sehr regsame Tätigkeit im intermediären Hämatinumsatz.

Mit viel größeren Schwierigkeiten hat dagegen der Kliniker zu rechnen. Aus der Gegenüberstellung zwischen pathologisch-anatomischen Befunden und Blutbild haben sich auf Grund rein empirischer Erfahrungen allgemeine Leitsätze herausgebildet, die sich aber bei den verschiedensten Gelegenheiten vielfach als trügerisch erwiesen haben. Es wäre selbstverständlich ein großes Unrecht, wenn man die viele Mühe, die von Klinikern auf dieses Studium verwendet wurde, gering einschätzen wollte; trotzdem muß man sich aber sagen, daß uns die rein morphologische Betrachtung der Blutkrankheiten, wie sie vielfach am Krankenbette geübt wird, seit den bahnbrechenden Untersuchungen durch Ehrlich nur wenig vorwärts gebracht hat.

Das Hauptbruchstück der zugrunde gehenden Erythrocyten ist das Hämatin. Der eisenfreie Farbstoff verläßt den Körper ausschließlich durch die Gallenwege. Das Bilirubin und das relativ gering modifizierte Urobilinogen sind daher im Hämatinstoffwechsel die Endprodukte. Chemisch viel tiefer abgebaute Bruchstücke scheinen in der normalen Galle und in den Fäzes nicht vorzukommen. Wir haben also allen Grund, in dem Bilirubinquantum resp. Urobilinogenmenge, die durch die Galle oder durch die Stuhlentleerungen ausgeschieden wird, den einzigen Maßstab für den Erythrocytenzerfall zu erblicken. Wenn wir uns in der klinischen Pathologie auf diese Weise über diese Größe des Hämatinzerfalles Rechenschaft geben könnten, so ließe sich durch Einsatz dieser Größe in die obige Gleichung eine ungefähre Bilanz im Hämatinumsatze erzielen. Tatsächlich läßt sich auch bei einer kompletten Gallenfistel eine solche Stoffwechselbilanz durchführen, so daß man unter Berücksichtigung des kreisenden Hämatins rechnerisch erfahren kann, wieviel Erythrocyten pro die gebildet und wie viele dem Untergange anheimgefallen sind. Leider stehen uns genaue Daten für den normalen Menschen nur in geringer und sehr unvollkommener Weise zur Verfügung. Der Grund dafür ist in der Seltenheit des Vorkommens von Gallenfisteln beim normalen Menschen zu suchen; daher die großen Differenzen in den gefundenen Werten; viel trägt auch der Umstand bei, daß uns eine wirklich exakte Methode zur quantitativen Bilirubinbestimmung noch fehlt.

Dem Bestreben der Kliniker, solche Stoffwechseluntersuchungen beim Patienten anzubahnen, türmen sich ungeheure Schwierigkeiten entgegen. Erst in jüngster Zeit ist es für den Menschen gelungen, überhaupt Duodenalsaft, also das Gemenge von Galle, Pankreassaft und Sekret der oberen Darmschleimhäute, zu beschaffen. Die Analyse dieser Flüssigkeit, die man mit dem Einhornschen Schlauch heraushebert, ist sicherlich von größter Bedeutung; trotzdem darf man daraus keine zu weitgehenden Schlüsse ziehen, denn 1. ist es nur sehr schwer möglich, die gesamte Menge zu gewinnen, weil sicher ein großer Teil in den Darm abfließt; 2. ist der Lauf der Galle kein kontinuierlicher, so daß man nicht in der Lage ist, aus einem aliquoten Teil auf die tägliche Quantität zu schließen. Wir müssen uns vielmehr mit dem, was wir hier bekommen, begnügen und uns dabei stets vor Augen halten, daß wir uns hier in der Beurteilung des Duodenalsaftes vielleicht in einer ähnlichen Lage befinden, wie ein Arzt, der von seinem Patienten, der ein Diabetiker ist, nur eine vereinzelte Urinprobe erhält und daraus doch entscheiden soll, ob man es mit einem schweren oder leichten Diabetes zu tun hat. Man wird eventuell aus solch' einer Harnanalyse vieles erfahren können, aber unmöglich ein quantitatives Urteil fällen dürfen.

Wir besitzen noch einen zweiten Weg, um dem angestrebten Ziele — eine möglichst genaue Vorstellung über die Größe des Hämatinumsatzes zu haben — näher zu kommen. Das Bilirubin verwandelt sich auf seinem Wege durch den Darmkanal in einen anderen Farbstoff, das Urobilinogen. Diese Umwandlung scheint sehr kompliziert zu sein und die Vorstellung, als würde es sich um eine quantitative Reversion handeln, ist durchaus nicht unbedingt gerechtfertigt. Zur Aufklärung dieser Frage ist uns die physiologische Chemie noch vieles schuldig geblieben. Wenn trotzdem etwas Licht in dieses Dunkel gebracht wurde, so verdanken wir dies in erster Linie Hans Fischer und Charnas. Wir Kliniker dürfen uns deswegen nicht zurückschrecken lassen und eventuell warten bis diese ganze Frage gleichsam quantitativ gelöst ist, sondern wir müssen vorlieb nehmen mit dem, was uns die chemische Methodik bereits in die Hand gegeben hat. Nach dem Verfahren von Charnas ist es nun tatsächlich möglich, Urobilinogen aus dem Stuhl zu isolieren und nach seiner Kuppelung an Dimethylamidobenzaldehyd spektrophotometrisch zu bestimmen. Die Analysen in normalen Stühlen haben Zahlen geliefert, die eine auffallende Kongruenz in der täglichen Ausscheidung des normalen Menschen zeigen. Es wäre ein Irrtum, wollte man aus der gefundenen Urobilinmenge einen unbedingten Rückschluß auf die zerstörten Erythrocyten machen, denn einerseits ist uns das gegenseitige Verhalten zwischen Bilirubin und Urobilinogen nicht so bekannt, wie es tatsächlich wünschenswert wäre, andererseits dürfte ein Teil des Urobilinogens und wahrscheinlich auch des Bilirubins wieder der Rückresorption verfallen. Trotzdem muß man aber sagen, daß wir in der quantitativen Bestimmung des Stuhlurobilinogens und andererseits in der Abschätzung des Gallenfarbstoffes im Duodenalsaft sehr wertvolle Zahlen bekommen haben, die im Vergleich zu den normalen Zahlen, quoad Blutzerstörung, viel mehr aussagen als man durch die bloße Abschätzung des Blutbildes allein erfahren kann.

Auch die Urobilinurie kann uns viel sagen. Der Gallenfarbstoff, der sich im Kolon in Urobilinogen umwandelt, wird intermediär wahrscheinlich auch schon unter normalen Bedingungen in Bilirubin umgewandelt und kommt vermutlich als Bilirubin durch die Gallengänge wiederum zur Ausscheidung. Dieses

Geschäft der Rückverwandlung scheint der Leber zu obliegen. Es dürfte nun ganz von der Quantität des Urobilinogens abhängen, ob die Leber die ihr vorgelegte Arbeit bewältigen kann oder nicht. Die pathologisch veränderte Leber dürfte wahrscheinlich viel früher im Sinne einer Insuffizienz reagieren und läßt daher das resorbierte Urobilin gegen den großen Kreislauf — wahrscheinlich auch gegen die Gallengänge — leichter durch, als dies durch das normale Organ zu geschehen pflegt. Ein Vergleich mit der alimentären Glykosurie scheint hier ganz angebracht. Bekanntlich ist dieselbe nicht nur abhängig von der dargebotenen Zuckermenge, sondern auch von dem dispositionellen Verhalten des betreffenden Individuums. Während wir es aber gerade bei der alimentären Glykosurie in der Hand haben, zu erfahren, wieviel Kohlehydrate gereicht wurden, fehlt uns bei der Urobilinurie — ganz abgesehen von der Möglichkeit einer Rückverwandlung in Bilirubin — das genaue Maß über die Urobilinmenge, die im besten Fall resorbiert werden kann; aus diesem Grunde muß die Ausscheidung durch den Harn stets mit mehreren Prämissen rechnen und kann daher kaum einem ganz sicheren Maßstabe gleichkommen. Daß es schon unter physiologischen Bedingungen durch vermehrte Darreichung an Gallenfarbstoff zu Urobilinurie kommen kann, lehrt der bekannte Versuch von Friedr. Müller. Wir haben gleiches mehrmals beobachten können.

Auf Grund dieser Überlegungen ist es klar, daß wir eine eventuelle Urobilinurie nicht unbeachtet lassen werden. Sie ist ein Hinweis für eine gesteigerte Hämatolyse, aber kein eindeutiges Kriterium. Das Hauptgewicht müssen wir daher doch auf die Mengenverhältnisse an Bilirubin im Duodenum resp. Urobilinogen im Stuhl legen. Die Beurteilung zwischen Urobilinmenge im Harn und dem Farbstoffgehalt im Darmkanal ist vielleicht die einzige Möglichkeit, dem Weg zur Bestimmung der Insuffizienz der Leber näher zu kommen; geringe Farbstoffmengen im Darmkanal bei deutlicher Urobilinurie und eventuell auch Urobilinocholie scheinen uns die sichersten Kriterien einer Leberinsuffizienz zu sein. Auf die Bedeutung der Urobilinurie bei Cholangitis, sowie auf die Urobilinocholie wollen wir hier nicht weiter eingehen.

Die durch die Methode von Charnas berechneten Urobilinmengen im Stuhl resp. der Bilirubingehalt im Duodenalsaft, als Maßstab für den Hämoglobinumsatz, zeigen uns, welch' enorme Unterschiede bei den verschiedenen Krankheiten vorkommen können und daß beim hämolytischen Ikterus die höchsten Werte an solchen Farbstoffen zu finden sind. Daß hier tatsächlich nicht nur eine Pleiochromie besteht, sondern daß auch ähnliche Verhältnisse, wie sie beim pleiochromen Ikterus beschrieben werden, in Frage kommen müssen, lehrten uns die „Gallenthromben" im ausgeheberten Duodenalsaft, auf die schon Bondi aufmerksam gemacht hatte. Zu Zeiten, wo die Gelbsucht ganz besonders in den Vordergrund trat, nahm die Pleiochromie zu, um später bei relativer Besserung wieder abzufallen. Läßt man bei solchen Patienten auf der Höhe der Gelbsucht die „Galle" durch den relativ dünnen Einhornschen Duodenalschlauch abfließen, so ist auch eine gewisse Dickflüssigkeit dieses enorm farbstoffreichen Sekretes zu erkennen.

Wir waren weiter bestrebt zu zeigen, daß nicht jeder sogenannte hämolytische Ikterus nur auf dem Wege der Pleiochromie erklärt werden kann. Hält man an der Tatsache fest, daß wahrscheinlich als Bildner des Bilirubins vor allem die Kupfferendothelien anzusehen sind, während die eigentlichen Leberzellen vorwiegend mit der Exkretion des Gallenfarbstoffes beschäftigt sind, so wird darauf jede Pathogenese des Ikterus Rücksicht nehmen müssen. Überträgt man diese Vorstellung auf die Entstehungsweise der Gelbsucht beim hämolytischen Ikterus, so könnte man mit folgender Möglichkeit rechnen: durch die erhöhte Tätigkeit der Milz und Leberendothelien wird eine enormes

Plus an Bilirubin im Leberkreislaufe frei; nachdem die Leberzellen aber vielleicht nur für ein gewisses Quantum an Bilirubin geeicht sind, so kann ihnen jedes Plus, das gleichsam den Schwellenwert überschreitet, der Leber verloren gehen, in die allgemeine Zirkulation gelangen und hier Anlaß zu einer Gelbfärbung der Gewebe werden.

Nach der Splenektomie eines hämolytischen Ikterus fällt bereits nach kurzer Zeit die Farbstoffmenge im Duodenalsaft, ebenso auch die Urobilinmenge im Stuhl auf ganz niedere Werte herab. Wenn man außerdem bedenkt, daß auch der Ikterus binnen kürzester Zeit verschwindet, so muß unbedingt an einem Zusammenhang von Ikterus und vermehrter Zerstörung an Erythrocyten festgehalten werden. Diese wiederholt gemachte Beobachtung lenkte natürlich die Aufmerksamkeit auf den Zusammenhang von Milzfunktion und Hämatolyse resp. Gallenfarbstoffproduktion. Für eine unbedingte Abhängigkeit zwischen Gallenfarbstoffbildung und Milztätigkeit ist Pugliese eingetreten. Die von uns am kranken Menschen beobachteten Schwankungen im Farbstoffgehalt sind eine wichtige Bestätigung. Die Vorstellung, daß der Milz schon unter physiologischen Verhältnissen die Eigenschaft eines blutzerstörenden Organes obliegt, schien für die, die den morphologischen Tatsachen nicht glaubten, durchkreuzt, als sich aus der Milz keine Hämolysine darstellen ließen. Die Kliniker, die von dem innigen Zusammenhang zwischen Splenektomie und Schwinden des hämolytischen Ikterus überzeugt waren, hofften aus der pathologischen Milz Hämolysine zu erhalten. Bis jetzt haben sich auch hierfür — mit Ausnahme vielleicht für die Milz bei der Toluylendiaminvergiftung — keine Anhaltspunkte finden lassen. Auch wir haben versucht, aus der Milz ätherlösliche Lipoide zu isolieren, um sie auf ihre hämolytische Kraft hin zu prüfen; wir haben aber keine positiven Resultate erzielen können. Dasselbe fanden auch Meyer-Betz. Die Vorstellung, daß in der Milz die roten Blutzellen in eine lösliche Form gebracht werden, ließ sich mit den Tatsachen nicht recht in Einklang bringen; wir fanden im Milzvenenblut eines Falles von hämolytischem Ikterus kein hämolytisches Serum; andererseits sahen wir auch nach intravaskulär erzeugter Hämolyse (z. B. durch Injektion von Linolensäure) keine Steigerung der Gallenfarbstoffausscheidung. Wenn es auch gelingt, durch Injektion von Aqua destillata starken Ikterus zu erzeugen, so erscheint mir ein Vergleich mit der durch Linolensäure erzeugten intravaskulären Hämolyse doch sehr zweifelhaft.

Dieses negative Verhalten lenkte daher unsere Aufmerksamkeit auf das histologische Geschehen in der Milz. Die schönen Untersuchungen von Weidenreich sagen uns, daß dem Blutstrome auf dem Wege durch die Milz zwei Wege offen stehen: der eine geht durch Bahnen, die von endothelialen Elementen ausgekleidet sind; es sind das die eigentlichen kapillären Bluträume. Gleichsam als Überstandsrohr zweigt sich von den eben erwähnten Gefäßbahnen noch ein zweiter Weg ab, der durch Bluträume geht, die aber größtenteils keine endotheliale Bekleidung besitzen. Entlang dieses zweiten Weges können nun Erythrocyten durch die Milz ebenfalls vorwärtskommen, aber in viel langsamerem Tempo, weil sie sich durch ein Gewirr von lymphoiden Elementen hindurchpressen müssen. Gelangen rote Blutzellen auf diesen Abweg, so bedingt dies, weil hier der Lauf ein sehr träger ist, fast immer eine Vergrößerung der Milz. Durch die Untersuchungen von Weidenreich konnte weiter festgestellt werden, daß diese zwischengeschalteten Bahnen hauptsächlich dazu dienen, um wie Lymphdrüsen fremde Elemente und auch pathologische, z. B. körperfremde Erythrocyten abzufangen und so den Organismus davon zu reinigen. Die Ablagerungsstätten dieser körperfremden Substanzen sind die Billrothschen Stränge. Beim hämolytischen Ikterus sind nun diese Räume von roten Blutzellen strotzend erfüllt. Die dadurch bedingte Überladung des Organes ist eine solch enorme, daß man fast den Eindruck gewinnt, die anderen Elemente der Milz müßten dadurch zu kurz kommen. Schon unter normalen Umständen findet man im eigentlichen Milzparenchym vereinzelte rote Blutzellen. Die Menge ist, wenn wir den Angaben der verschiedenen Autoren folgen, eine ungleiche. Hält man diese Bilder mit unseren Erfahrungen zusammen, daß die Splenektomie beim hämolytischen Ikterus den Blutzerfall einschränkt und berücksichtigt man die experimentellen Resultate von Pugliese, so drängt sich unwillkürlich die Vorstellung auf: die Anwesenheit von Erythrocyten in den Billrothschen Strängen muß in irgend einer Beziehung mit der Hämatolyse stehen. Ich habe nun in Anlehnung an die Darstellung von Weidenreich die Hypothese aufgestellt, daß alle Erythrocyten, die abseits von den eigentlichen Blutbahnen der Milz in die Lymphräume gelangen, reif für den Untergang werden. Ähnlich wie alle rote Blutzellen, die extravasal z. B. ins Unterhautzellgewebe austreten, und von hier aus — natürlich via Leber — sich zu Gallenfarbstoff umwandeln, ebenso stelle ich mir vor, daß alle Erythrocyten, die den mit Endothelien bekleideten Weg der Milzbahnen verlassen, gleichfalls reif werden und sich zum Untergang anschicken. In dem Sinne glaube ich, daß es sich beim hämolytischen Ikterus nur um eine gesteigerte physiologische Funktion handeln dürfte.

Bei dieser Gelegenheit möchte ich noch auf einen Befund aufmerksam machen, wo diese meine Hypothese ebenfalls klärend auf manche Fragen wirken dürfte. Pugliese fand bei Gallenfistelhunden nach operativer Entfernung der Milz eine Abnahme der Gallenfarbstoffmenge; von mancher Seite (Paulescu) ist aber dagegen Einspruch erhoben worden. Auch ich habe einen Hund beobachten können, wo sich ebenfalls die Farbstoffmenge nach der Splenektomie nur um weniges verringerte. Untersucht man in solchen Fällen das Milzparenchym, so ist gerade hier der Erythrocytengehalt in den Billrothschen Strängen ein sehr geringer. Offenbar hat in diesem Fall die Milz als erythrocytenzerstörendes Organ nur eine ganz untergeordnete Rolle gespielt. Auf diesen Umstand sollte — wie ich glaube — bei allen solchen Experimenten mehr geachtet werden.

Es drängt sich jetzt die weitere Frage auf, warum kommt es nun beim hämolytischen Ikterus zu einer so vermehrten Einwanderung von Erythrocyten in das Milzparenchym? und warum ist manchmal unter normalen Bedingungen die Hyperämie der Sinus eine so geringe? Die experimentelle Pathologie gibt uns dafür manche Anhaltspunkte. Stase im venösen Gebiete der Milz bedingt nach Anlegung einer Stauung der großen Venengebiete nicht unmittelbar eine Hyperämie, sondern es kommt zuerst, wie es die Thoma-Schule gezeigt hatte, nur zu einem Milzödem; dabei stauen sich die Erythrocyten zuerst in den Milzsinus mächtig an — ein Zeichen, daß die Passage von körperlichen Elementen, wie sie die roten Blutkörperchen darstellen, durch die Sinuswandungen kaum eine sehr günstige sein dürfte. Erst nach geraumer Zeit kommt es auch zu einer Überladung des Milzparenchyms mit roten Blutzellen. Weidenreich gibt für diese eigentümliche Erscheinung folgende Erklärung: Da die durch die Milzarterien neu eintretenden Erythrocyten wegen der Stase in den Milzsinus nur schwierig vorwärts kommen können, so suchen sie nach Stellen geringeren Druckes auszuweichen. Dazu bietet das lockere Milzparenchym, das durch die Weidenreichschen Follikelkapillaren mit den Zentralarterien in Kommunikation steht, reichlich Gelegenheit. Wie leicht sich diese Räume von den Zentralarterien her füllen lassen, beweisen am besten die zahlreichen Injektionsversuche. Es gelingt viel eher, Farbstoff in das Milzparenchym zu treiben als in die Milzsinus zu kommen, die doch die eigentlichen physiologischen Fortsetzungen der Zentralarterien darstellen. Erst seitdem Thoma den Kunstgriff anwendete und der Injektionsmasse gefäßerweiternde Mittel zusetzte, ließen sich durch Injektionsmethoden auch die Sinus von den Arterien her füllen. Zwischen Zentralarterien und Milzsinus liegen röhrenförmige Gebilde; ihr Lumen ist ein kapilläres, da sich hier nur ein rotes Blutkörperchen nach dem anderen vorwärtsschieben kann; trotzdem zeigen diese Kapillaren Wandungen, die eher einer kleinen Arterie entsprechen würden. Zu diesen Pulpakapillaren, die wegen ihrer eigentümlichen Wandung auch als Schweigger-Seidelsche Kapillaren bezeichnet werden, führen auch feinste Nerven. Es scheint mir nicht zu weit gegangen, wenn wir annehmen, daß gerade diese Kapillaren es sind, die z. B. der vordringenden Injektionsmasse Schwierigkeiten bereiten, weswegen sich der Farbstoff leichter gegen die Pulpa zu ausbreitet als entlang der mit Endothelien ausgekleideten Gefäße. Jedenfalls muß man aus diesen Befunden den Schluß ableiten, daß der Reichtum der Pulpa an Erythrocyten ausschließlich von der Beschaffenheit der Gefäße abhängig ist. Die Pinselgefäße, die auch als „Pulpakapillaren" bekannt sind, scheinen mit der Anwesenheit von Erythrocyten in den Billrothschen Strängen in irgend einem Kausalnexus zu stehen. Man muß mit einer solchen Möglichkeit um so mehr rechnen, wenn man die Tätigkeit resp. Beschaffenheit der Milzgefäße für die Hyperämie der Milzstränge und insofern auch für die Hämolyse verantwortlich machen will.

Auf Grund solcher Überlegungen haben wir der Beschaffenheit der Milzgefäße beim hämolytischen Ikterus besondere Aufmerksamkeit geschenkt. In allen Fällen von erworbenem hämolytischen Ikterus, die ich zu untersuchen Gelegenheit hatte, bestanden schwere Gefäßveränderungen, und zwar schon im trabekulären Anteile. Auch die Zentralarterien zeigten in vieler Hinsicht pathologische Beschaffenheit. Über die Qualität der Pulpakapillaren habe ich nie etwas Sicheres aussagen können, weil die Hyperämie der Pulpa eine so enorme war, daß von einer genaueren Orientierung nur in den wenigsten Fällen die Rede sein konnte. Jedenfalls sind die Gefäße schwer geschädigt, weswegen man leicht annehmen kann, daß auch der kapilläre Abschnitt schlecht und daher für den Organismus unökonomisch arbeitet. Wenn Türk gegen diese Theorie einwendet: „wenn die Gefäßveränderungen in der Milz die Ursache der Hämolyse wären, müßte dies doch, sobald jene entwickelt sind, ständig erfolgen, und zwar in einem annähernd gleichen Maße oder in fortschreitender Steigerung, da ja die Gefäßveränderungen sich nicht zurückbilden können, sondern allmählich fortschreiten müssen", so möchte ich dagegen nur zu bedenken geben, daß man sich die Veränderungen doch nicht ausschließlich mechanisch vorstellen darf. Die renale Hämaturie wird doch ebenfalls auf Veränderungen der Gefäße im Glomerulus zurückgeführt und doch heilt dieselbe aus, um nach einer gewissen Zeit wieder zu kommen; oder findet sich bei jeder Arteriosklerose der Koronararterien Angina pectoris? ebenfalls nein; auch sie kann attackenweise kommen, ja eventuell sogar ausheilen.

Ich möchte aus diesen Beobachtungen an pathologischen Milzen auch gewisse Rückschlüsse auf das physiologische Verhalten ziehen. Die Milz, z. B. des Hundes, zeigt, abgesehen von den Atemschwankungen, auch ganz spontan eintretende Volumänderungen. Es wäre doch möglich, daß es vielleicht auch durch die Tätigkeit der Schweigger-Seidelschen Kapillaren schon physiologisch zu einer vorübergehenden Stauung und daher Übertritt von roten Blutzellen in das Parenchym kommen kann; selbstverständlich ist dies nur eine rein theoretische Überlegung.

Unsere Studien über den Hämatinumsatz bei den verschiedenen Krankheiten haben unsere besondere Aufmerksamkeit auch auf die perniziöse Anämie gelenkt. Wir haben zuerst auf die großen Urobilinmengen in den Stühlen solcher Patienten aufmerksam gemacht. Wenn man sich tatsächlich auf den Standpunkt stellt, daß die Umwandlung des Bilirubins in Urobilin quantitativ verläuft, so könnte man berechnen, wieviel rote Blutkörperchen während 24 Stunden zugrunde gehen. Bringt man diese Zahlen zu den normalen Werten in Relation, so kommt man zu der Anschauung, daß bei der perniziösen Anämie ähnlich wie beim hämolytischen Ikterus ein enorm gesteigerter Erythrocytenzerfall bestehen muß. Als wir dann später Fälle von hämolytischer perniziöser Anämie auch mittelst der Einhornschen Duodenalsondenmethode untersuchten, konnten wir uns davon überzeugen, wie recht wir seinerzeit hatten, als wir bei der Perniciosa auf Grund der Urobilinbestimmungen im Stuhl von einer Pleiochromie sprachen. Das war ja auch der Grund, warum wir uns für eine innige Verwandtschaft des hämolytischen Ikterus mit der perniziösen Anämie einsetzten, und bei der perniziösen Anämie ebenfalls zur Splenektomie rieten. Die Erfolge haben uns vielfach recht gegeben. Parallel zur Besserung des Blutbildes und des Allgemeinbefindens sahen wir auch den Gallenfarbstoffgehalt resp. die Urobilinmengen im Stuhle abnehmen.

Wir haben die Perniciosamilz einer eingehenden histologischen Untersuchung unterzogen, und auch in dieser Beziehung auf eine Ähnlichkeit zwischen hämolytischem Ikterus und Perniciosa verweisen können. Auch hier waren einerseits Hyperämie in den Billrothschen Strängen und anderseits Gefäßveränderungen nachweisbar. Da sich die Pulpa mit Blut nicht so mächtig erfüllt zeigte, wie wir es bei den Fällen von hämolytischem Ikterus gesehen haben, ließen sich auch die Veränderungen an den feinen Gefäßen viel leichter erkennen. Es war aber nicht notwendig, die feinsten Gefäße zu verfolgen, da bereits an den Zentralarterien schwere Veränderungen in Form von Einlagerungen hyaliner Massen zwischen Intima und Media zu sehen waren; an manchen Stellen schien das Lumen der Gefäße durch diese hyalinen Massen schlitzartig verengt. Diese eigentümlichen Massen erfüllten gelegentlich auch die Pulpakapillaren, so daß man hier tatsächlich von einem verstopften Kapillarröhrensystem sprechen konnte. Die Verhältnisse liegen hier manchmal so klar, daß gerade das Studium der Perniciosamilz es war, das uns zum Aufbau obiger Theorie veranlaßte.

Die größere Menge der Erythrocyten, die sich in das Milzparenchym verirrt hatte, dürfte hier phagocytiert werden; die Hämosiderose der Milz kann als ein Beweis dafür hingenommen werden; möglich, daß hier die „blutkörperchenbeladenen Zellen" die Reste von Erythrocyten mit sich nehmen und sie aus der Milz heraustransportieren. Ein großer Teil der roten Blutzellen kommt aber, scheinbar unverändert, wieder aus der Milzpulpa heraus; denn ein Durchtreten zahlreicher Erythrocyten durch die Sinuswandung ist bei solchen Milzen leicht zu konstatieren. Ich möchte in diesen halb angedauten Erythrocyten hauptsächlich jene Elemente erblicken, welche dann in der Leber eine Beute der Kupfferschen Sternzellen werden.

Ob rote Blutkörperchen, falls sie in das Milzparenchym geraten sind, selbst bis zum Bilirubin abgebaut werden können, wagen wir auf Grund eigener Beobachtungen nicht zu entscheiden. Die Befunde von Hijmans v. d. Bergh scheinen allerdings sehr zugunsten dieser Anschauung zu sprechen. Sollten sich diese Beobachtungen bestätigen lassen, dann wäre allerdings mit der Möglichkeit zu rechnen, daß der Ikterus, wie er bei manchen splenomegalen Krankheitsbildern zu sehen ist, nicht unbedingt pleiochromen Ursprunges sein müßte resp. auch auf eine erhöhte Tätigkeit der Kupfferzellen zu beziehen sei, sondern, daß es vielleicht doch einen anhepatischen Ikterus gibt.

Wir haben an entsprechender Stelle ausdrücklich betont, daß wir durchaus nicht eine Wesensgleichheit des hämolytischen Ikterus und der perniziösen Anämie behaupten wollen. Beim hämolytischen Ikterus kann das Knochenmark der enormen Hämolyse nachkommen; bei der perniziösen Anämie dagegen handelt es sich nicht nur um ein insuffizientes, sondern vermutlich auch um ein qualitativ anders reagierendes erythropoetisches System. Ein dispositionell minderwertiges Knochenmark reagiert auf die verschiedensten Blutverluste atypisch. Wie oft sieht man im Anschluß an Blutungen, z. B. aus Hämorrhoiden oder nach größeren Partusblutungen, daß sich der normale Blutstand an Erythrocyten nicht entsprechend rasch hebt; ja es kann sich manchmal im Anschluß daran ein Krankheitsbild entwickeln, das viele gemeinsame Züge mit der Perniciosa zeigt. Jedenfalls lehren diese Beobachtungen, daß das Knochenmark verschiedener Individuen nicht immer gleich reagieren muß und man daher unbedingt mit einem dispositionellen Verhalten der Erythropoese zu rechnen hat.

Wir sind uns vollkommen bewußt, daß die „Perniciosa“ einen komplexen Symptomenbegriff darstellt und daß nicht in jedem Falle die Milzexstirpation von Wert sein kann; aber in den Fällen, wo wir einerseits eine gesteigerte Hämolyse und andererseits eine Vergrößerung der Milz vor uns haben, halten wir die lienale Komponente unter den ätiologischen Faktoren auch für die Perniciosa als eine sehr wichtige.

Die Resultate der Splenektomie bei der Perniciosa haben uns gelehrt, daß wir es hier absolut nicht mit einer Heilung zu tun haben; offenbar spielt die dispositionelle Schwäche des Knochenmarkes eine sehr große Rolle; auch bei anderen pathologischen Vorgängen kann Ähnliches vorkommen, denn man sieht gelegentlich, daß sich die sekundäre Anämie, wie man sie z. B. bei blutenden Hämorrhoidalknoten sieht, nicht bessert, auch wenn es gelungen war, die Blutung zu stillen. Wenn wir dies auch wissen, so ist es doch unsere oberste Pflicht, im gegebenen Fall jedesmal zu versuchen, die Ursache des Blutverlustes zu beseitigen. Analog meine ich, müssen wir uns der Milz gegenüber auch bei der Perniciosa verhalten. Möglich, daß in einem Teil der Fälle die Milzexstirpation nur den Fortfall der physiologischen Hämolyse bedeutet — ich habe bis jetzt dafür keinen sicheren Anhaltspunkt erbringen können —, für ein Gros der Fälle, glaube ich aber, ist damit doch der wunde Punkt entfernt, so daß es dann allein Sache des Knochenmarkes ist, ob sich der Patient erholen kann oder nicht.

Vom klinischen und auch vom therapeutischen Standpunkte aus erscheint es mir richtig, die „perniziösen“ Anämien in solche mit vermehrter und solche mit fehlender Hämatolyse zu trennen. Jene schweren Anämien, die mit fehlender Urobilinurie und daher auch geringem Urobilin- resp. Bilirubingehalt des Darminhaltes einhergehen, haben in der Regel, falls sie zur Obduktion gelangen, nur Fettmark. In dem Sinne erscheint mir eine Gegenüberstellung von hämolytischer und aplastischer Anämie sehr angebracht. Daß bei der echten Perniciosa, abgesehen von der dispositionellen Minderwertigkeit des Knochenmarkes, auch an anderen Stellen des Körpers dispositionelle Schäden existieren können, ist meines Erachtens diagnostisch wichtig: ich meine hier die Achylia gastrica und die damit einhergehende Veränderung der Magenschleimhaut. Es ist interessant zu hören, wenn so ausgezeichnete Kenner der perniziösen Anämie wie Knut Faber und Martius (vgl. Queckenstedt) ebenfalls in der Achylie nur ein beigeordnetes und nicht ursächliches Symptom sehen.

Auch beim hämolytischen Ikterus kann es gelegentlich zu einer Knochenmarksinsuffizienz und insofern auch zu anämischen Erscheinungen kommen. Diese Form des Erlahmens der erythropoetischen Funktion scheint mir aber prinzipiell verschieden zu sein von der bei der Perniciosa, obwohl sich symptomatisch gewisse Ähnlichkeiten nicht leugnen lassen und uns daher auch diagnostische Schwierigkeiten bereiten können. Ich möchte das Erlahmen des Knochenmarkes beim hämolytischen Ikterus mit der Herzinsuffizienz eines vorher gesunden Herzens vergleichen, während wir z. B. bei der Perniciosa an das Versiegen der Herzkraft eines hypertrophischen oder anderweitig geschädigten Herzens denken möchten. Es ist klar, daß sich im ersteren Falle die Prognose bei richtig eingeleiteter Therapie viel günstiger gestalten kann als im zweiten. Als Beweis dafür möchten wir anführen, daß sich die Prognose bei jenen schweren hämolytischen Anämien, die keine Zeichen von Minderwertigkeit des erythropoetischen Apparates darbieten und z. B. wegen fehlender Achylie nicht zur typischen Perniciosa gezählt werden, viel günstiger gestalten dürfte; das sind die Fälle, wo es eventuell im Anschluß an eine Splenektomie zu völliger Heilung kommen kann. Trotzdem muß man aber sagen, und das muß als großer Fortschritt begrüßt werden, daß auch bei der echten perniziösen Anämie die Resultate der Splenektomie als relativ günstig bezeichnet werden können und wir in diesem Eingriff sicher ein sehr wirksames Mittel in Händen haben, um die drohende Gefahr aufzuhalten.

Klemperer und Hirschfeld wollen den günstigen Erfolg, den auch sie bei ihren Splenektomien in Fällen von perniziöser Anämie gesehen haben, im Sinne einer Knochenmarksreizung deuten. Zur Begründung ihrer Hypothese stützen sie sich auf eine Beobachtung, wo es in einem Fall von Splenektomie, die wegen fraglichem Banti durchgeführt wurde, nach der Operation zu einer Vermehrung der Erythrocyten kam, die sich bis zu den Erscheinungen der Polycytämie steigerte. Auf Grund unserer Analysen über die Ausscheidung der Produkte des Hämatinzerfalles müssen wir gegen diese Theorie Stellung nehmen. Es wäre etwas anderes, wenn sich die Autoren vorstellen wollten, daß durch den Wegfall der Milz gleichsam die Qualität der im Knochenmark gebildeten Erythrocyten eine bessere würde und daher diese modifizierten Elemente auch eine größere Widerstandsfähigkeit zeigten. Wenn sich ihre Theorie durchringen sollte, so wäre unter diesen Umständen der bei der Perniciosa häufig zu sehende Milztumor ein spodogener. Wir haben aber ausdrücklich betont, daß die Vergrößerung der Milz und die Anschoppung der Pulpa mit roten Blutzellen durch eine geschädigte Tätigkeit der Milzzirkulation bedingt ist und es sich hier vielmehr um einen der „aktiven" Hyperämie ähnlichen Vorgang handeln dürfte. Gerade das Verhalten des hämolytischen Ikterus hat uns diese Vorstellung aufgedrängt. Würde es auch in diesem Falle nach der Splenektomie zu einer Knochenmarksreizung kommen, so müßte sich binnen kürzester Zeit eine Polycytämie entwickeln, da schon vorher das Knochenmark enorm gereizt war; zumeist sieht man aber das Gegenteil, indem sich nach der Splenektomie das Blutbild bei jenen Anämien, die sich zu einem erworbenen hämolytischen Ikterus hinzugesellt haben, nur relativ langsam bessert. Denn, würde nach der Operation die überstürzte Produktion an Erythrocyten im selben Maße anhalten wie es vor der Operation der Fall zu sein schien, so müßte sich die Anämie innerhalb weniger Tage bessern und in kurzer Zeit ein ganz normales Blutbild zurückkehren. Eben wegen dieses eigentümlichen Verhaltens habe ich vielmehr die Vorstellung vertreten, daß der Milz eher die Funktion zukommen dürfte, durch ihre Anwesenheit das Knochenmark zu reizen und nicht umgekehrt, wie eben Hirschfeld und Klemperer meinen, daß erst nach Wegfall der lienalen

Komponente der erythropoetische Apparat mehr leistet. Man wird daher auch die reichliche Ausschwemmung von kernhaltigen Erythrocyten künftighin nicht als unbedingt sicheres Kriterium einer Knochenmarksreizung hinstellen dürfen. Übrigens scheint Hirschfeld von dieser seiner ursprünglichen Theorie bereits abgekommen zu sein, nachdem er in einer jüngst erschienenen Publikation nur mehr von einem gestörtem Entkernungsprozeß im Knochenmark spricht, der sich erst nach der Splenektomie Geltung verschaffen soll.

Die Vorstellung, daß bei der Perniciosa irgendwelche bis jetzt noch unbekannte Toxine gebildet werden und daß sich vielleicht diese Gifte, ähnlich wie es von der Toluylendiaminvergiftung bei milzlosen Tieren gilt, Geltung verschaffen, hat vielleicht etwas für sich. Das im Blute in vermehrter Menge zirkulierende Cholesterin könnte ja als Stütze dafür ins Feld geführt werden; man muß aber auch an der Tatsache festhalten, daß alles Bemühen, ein hämolytisches Toxin zu fassen, bis jetzt zu keinem Ziele geführt hat und daß auch das Fehlen einer intravaskulären Hämolyse sehr dagegen zu sprechen scheint. Ein Argument, das meines Erachtens vielleicht ebenfalls gegen diese Vorstellung spricht, ist die nahe Verwandtschaft der perniziösen Anämie mit dem hämolytischen Ikterus; und daß beim hämolytischen Ikterus ausschließlich eine splenogene Noxe in Frage kommt, darüber sind sich wohl fast alle Kliniker einig.

Wenn ich mich in der Beurteilung irgendwelcher hämolytischer Toxine etwas vorsichtiger ausgesprochen habe, so geschieht dies vor allem unter dem Einfluß der Untersuchungen von Czerni. Seit den bekannten Arbeiten von Joannovicz und Pick wußten sich gewisse Stimmen immer wieder Geltung zu verschaffen, es dürfte bei der Entstehung der verschiedenen Anämien das Fett irgend eine Rolle spielen. So wurde z. B. von Mohr betont, daß experimentelle hämolytische Anämien nur dann in den Vordergrund treten, wenn es auch gleichzeitig zu einer fettigen Degeneration der Leber kommt. Diese ursprünglich nur vermutungsweise geäußerte Ansicht hat nun durch die Arbeiten der Czerni-Schule eine greifbare Basis erhalten. In einer Reihe von Untersuchungen wurde festgestellt, daß bei dem Krankheitsbilde der Anaemia pseudoleukaemica infantum wahrscheinlich die Nahrung eine große Rolle spielt. Nimmt man solchen Kindern die Milchnahrung weg und gibt ihnen dafür eine gemischte Kost, so bessert sich der Zustand zusehends. Das Schädliche der Milchnahrung ist nach Czerni der Fettgehalt. Fügt man nämlich zu einer sonst gemischten Kost viel Fett hinzu, so kommt es zu einer neuerlichen Verschlimmerung. In speziellen Untersuchungen wurde dann weiter gezeigt, daß es sich bei der alimentären Anämie der Kinder um einen vermehrten Blutzerfall handeln muß, da die Urobilinmengen im Stuhl vermehrt sind. Analoge Beobachtungen bei Anämien der Erwachsenen fehlen; es wäre aber immerhin möglich, daß sich hier Analogien mit den kindlichen Anämien feststellen ließen.

Ich habe die Frage angeschnitten, ob von der Milz irgendwelche Reize, gegen das Knochenmark zu fließen und ob durch sie der Organismus in die Lage versetzt wird, einer dauernden vermehrten Hämatolyse standzuhalten. Wie das Ausgangsmaterial des Hämatins, vor allem das Eisen, an die Bildungsstätten gebracht wird, darüber herrschen nur ganz dunkle Vorstellungen. Auffallend ist nur, daß fast immer bei Anämien mit rotem Knochenmark, die Hämosiderose in den Organen, speziell in der Milz und in der Leber, sehr ausgesprochen erscheint. Es wäre daher möglich, daß es die Zerfallsprodukte der Erythrocyten selbst sind, die den Knochenmarksreiz abgeben. Wir haben ursprünglich geglaubt, daß es vielleicht das im Serum zirkulierende Bilirubin sein könnte, welches einen Reiz auf die Bildungsstätten der Erythrocyten ausübt und haben daher bei Patienten, die splenektomiert wurden, und wo sich das Blutbild gar nicht bessern wollte, intravenös kristallinisch reines Bilirubin beigebracht. Einen wesentlichen Einfluß haben wir aber in keinem Falle gesehen. Leider ist reines Bilirubin so schwer erhältlich, daß eine ausgedehnte Versuchsreihe kaum durchführbar ist. Daß es vielleicht die Zerfallsprodukte der roten Blutzellen in der Milz selbst sein könnten, wäre ja möglich; auch diese Vorstellung erscheint mir nicht ganz gerechtfertigt, weil man bei splenektomierten Patienten und hochgradiger Anämie durch Injektion von arteigenem Blute in das Unterhautzellgewebe — wo es ja gleichfalls zu einem Zerfall von Erythrocyten und Bildung von Hämosiderinkristallen kommt — sehr geringe Erfolge sieht. Natürlich ist gegen diese Versuchsanordnung einzuwenden, daß ein Vergleich des Milzparenchyms mit dem Unterhautzellgewebe unstatthaft ist.

Schließlich glaube ich noch auf eine Tatsache aufmerksam machen zu sollen, die vielleicht geeignet erscheint, in das Dunkel der Wechselbeziehung zwischen Milzfunktion und Knochenmarkstätigkeit Licht zu werfen. Im Darmkanal, speziell im obersten Dünndarm, scheint ein Teil des Gallenfarbstoffes — wahrscheinlich Bilirubin — resorbiert zu werden. Es ist nun sehr auffällig, daß an denselben Stellen auch eine Eisenresorption erfolgen kann. Wir wissen dies nicht nur von den Tierversuchen von Gottlieb, sondern es läßt sich dies auch am Darm von Perniciosaleichen feststellen. Ich halte es daher für nicht unwahrscheinlich, daß sich in der obersten Dünndarmschleimhaut schon die ersten Vorstufen des Hämoglobins bilden, um in irgend einer Form an die eigentlichen Bildungsstätten der roten Blutkörperchen zu gelangen. In diesem Zusammenhange wäre auch die Tatsache zu erwähnen, daß in den Schleimhautpartien des oberen Dünndarms reichlich eosinophile Zellen gefunden werden, von denen man auf Grund der Untersuchungen von Petri weiß, daß ihre Granula eisenhaltig sind. Vielleicht würde sich ein therapeutischer Versuch mit Verfütterung von Bilirubin plus Eisen lohnen. Leider ist aber Bilirubin sehr schwer zu beschaffen. Wir haben daher versucht, unseren Patienten mittelst Duodenalschlauch Galle einzuflößen. Der relativ hohe Gehalt tierischer Galle an Gallensäuren ist für diese Versuche sehr mißlich, weil dadurch sehr leicht Diarrhöen ausgelöst werden. Über unsere Versuche an splenektomierten Perniciosapatienten, mittelst Einhornschem Schlauch normalen Duodenalsaft einzuflößen, kann ich noch kein abschließendes Urteil fällen.

Schließlich müssen wir bei der Besprechung der Perniciosa noch der Hämolymphdrüsen gedenken. Je mehr man auf diese Gebilde bei den Sektionen achtet, desto häufiger hat man Gelegenheit, sie zu sehen. Daß sie auch histologisch sehr an das Milzgewebe erinnern, ist bereits im ersten Kapitel erwähnt worden. Diese Organe können nach der Splenektomie sicher vikariierend für die fehlende Milzfunktion auftreten und sind sowohl bei manchen Formen von hämolytischem Ikterus, als auch bei vielen Perniciosafällen stark entwickelt. Ich habe bereits erwähnt, warum gelegentlich eine mächtige Entwicklung dieser Gebilde den Erfolg einer Splenektomie vereiteln kann.

Das ganze Krankheitsbild des hämolytischen Ikterus, das in seiner vollen Entwicklung mit schwerer Gelbsucht einhergeht, bietet in Zeiten relativer Besserung ein ganz anderes Gepräge dar. Die Milz bleibt zwar groß, aber der Ikterus nimmt ab und auch die Blutresistenz kann sich allmählich der Norm nähern. In diesem Stadium, wo vielleicht auch noch ein gewisser Grad von Anämie besteht, tritt uns klinisch vor allem der Milztumor und die Verringerung des Hämoglobingehaltes entgegen. Trotzdem besteht aber noch immer eine beträchtliche Mauserung der Erythrocyten weiter, was sich an der vermehrten Gallenfarbstoffausscheidung durch die Galle und selbstverständlich auch durch die hohen Werte an Urobilin im Stuhl zu erkennen gibt. Man kann also sagen, es handelt sich gleichsam um einen hämolytischen Ikterus en miniature; auch in diesem Stadium sieht man noch immer ein leicht subikterisches Kolorit der Skleren. Schließlich möchten wir zu bedenken geben, ob solche leichteste Formen von hämolytischem Ikterus nicht von allem Anfang an bestehen können, so daß der Milztumor das einzige Symptom ist, das uns klinisch entgegentritt. Ich glaube, daß diese Fälle in früherer Zeit vielfach als Anaemia splenica bezeichnet wurden. Das was Strümpell Anaemia splenica nennt, war sicher nichts anderes als ein hämolytischer Milztumor bei dispositioneller Minderwertigkeit des Knochenmarkes, also im Prinzip eigentlich eine Perniciosa. Banti, der einen Fall von Milztumor und Anämie beschrieben hatte, wo die Resistenz vermindert war, Ikterus aber fehlte, spricht, gleichfalls von einer Anaemia emolytica.

Ich selbst habe solche Fälle gesehen, habe aber nie bewußt die Diagnose: Anaemia splenica gestellt, sondern sie in die Gruppe Ikterus haemolyticus einbezogen, weil in der Anamnese fast immer auch Anhaltspunkte zu erheben waren, die von Gelbsucht sprachen. Das histologische Bild einer solchen Milz unterscheidet sich in nichts von dem Bild der typischen Krankheit. Auf andere Formen von Milztumoren, die gleichfalls öfter zur Anaemia splenica gezählt wurden, komme ich später noch zu sprechen.

Vielversprechend war das Studium des Hämatinstoffwechsels bei den verschiedenen Formen von Lebercirrhosen. Daß es hier oft zu einer Urobilinurie kommt, ist eine bekannte Tatsache. Sie ist vielfach als Symptom einer Leberschädigung gedeutet worden. Schon viele Kliniker haben darauf aufmerksam gemacht, wie sehr oft ein krasser Gegensatz besteht zwischen der stark ausgeprägten Gelbsucht und der häufig ganz fehlenden Bilirubinurie. Man sprach deshalb in früherer Zeit vielfach von einem Urobilinikterus und stellte sich vor, daß der tingierende Farbstoff der Haut nicht so sehr das Bilirubin sei, als vielmehr das Urobilin. Die Untersuchungen des Serums dieser Patienten belehren uns aber eines anderen. Stets kann man im Serum Bilirubin in mehr oder weniger großer Menge nachweisen. Wir haben in solchen Fällen — die sich im übrigen symptomatisch in die Gruppe der hypertrophischen Cirrhosen einreihen ließen — oft recht beträchtliche Mengen an Urobilinogen im Stuhl gefunden. Zählt man die geringen Mengen an Farbstoff, die durch den Harn ausgeschieden werden, noch dazu, so hat man es immerhin mit Werten zu tun, die weit über das Normale hinausreichen; allerdings so hohe Werte, wie wir sie beim hämolytischen Ikterus gesehen haben, werden nie erreicht. Zu der Vorstellung, daß auch hier eine beträchtliche Erythrocytenmauserung bestehen müsse, kamen wir, als wir die Farbstoffmengen im Duodenalsaft berücksichtigten. Die Untersuchungen der Blasengalle, die wir bei Sektionen zu sehen Gelegenheit hatten, gaben uns vollkommen recht. Auch die histologische Untersuchung der Leber selbst zeigte, ganz abgesehen von der Hämosiderose, jene Veränderungen (Gallenthromben), die wir als charakteristisch für den pleiochromen Ikterus bezeichnet haben.

Von diesen Überlegungen ausgehend, haben wir nun in einer Reihe solcher Fälle die Splenektomie durchführen lassen. Die sich daran anschließenden Erfolge haben uns vollkommen recht gegeben, denn innerhalb kürzerer oder längerer Zeit schwand der Ikterus. Auch die anderen, häufig im Gefolge einer hypertrophischen Lebercirrhose auftretenden Erscheinungen — wie Pruritus, Neigung zu Blutungen und die Pseudogallensteinanfälle — schwanden; ja selbst die früher mächtig vergrößerte Leber wurde kleiner. Wenn man noch hinzufügt, daß sich auch das Allgemeinbefinden dieser Patienten wesentlich gebessert hatte, so wird man nicht fehlgehen, wenn man auch für diese Formen der hepatolienalen Krankheiten der Tätigkeit der Milz mehr Aufmerksamkeit schenkt, als dies bis jetzt geschehen ist.

Das histologische Gepräge dieser Milzen zeigte sich wesentlich verschieden von dem beim hämolytischen Ikterus. Während sich dort, trotz jahrelangem Bestehen — cf. die angeborenen Formen von hämolytischem Ikterus — in der Milzpulpa nicht die geringsten Verdichtungen des Retikulums finden, zeigten sich bei den Milzen in Fällen von sogenannter hypertrophischer Lebercirrhose stets Bilder, die an jene erinnerten, wie sie Banti als Fibroadenie beschrieben hatte. Die lymphoiden Elemente der Billrothschen Stränge sind ersetzt durch ein eigentümliches, an der Grenze zwischen Bindegewebsfasern und Spindelzellen stehendes Gewebe. In den Maschen dieses Fasergewebes finden sich verschieden reichlich Erythrocyten. Außerdem zeigten diese Milzen auch noch eine Eigentümlichkeit, wie sie Banti bei der Fibroadenie beschrieben hatte: die Lumina der scheinbar sehr vermehrten Sinus waren von zahlreichen wandständigen endothelialen Elementen ausgekleidet. Wenn Banti diese Bilder mit den Querschnitten von Drüsenlumina vergleicht, so entspricht dies vollkommen dem, was auch wir gesehen haben. Färbt man solche Schnitte nach der Mallory-Methode, so gleichen die Bilder auch in dieser Richtung ganz dem, was Banti von der Fibroadenie sagt. Ein prinzipieller Unterschied zeigt sich aber im Verhalten der Follikel. Soweit sie überhaupt nachweisbar sind, erweisen sie sich vom fibroadenischen Prozeß völlig frei. Jene Veränderungen, die von der Zirkumferenz der Follikulararterien ausgehen und eben das Charakteristikum der Bantischen Milz darstellen sollen, habe ich hier nie sehen können.

Die Ansammlung von Erythrocyten ist, wie ich mich an zahlreichen Präparaten überzeugen konnte, keine gleichmäßige. Häufig sieht man an den mit Eosin tingierten Schnitten schon makroskopisch zirkumskripte Blutaustritte. Fast stets befinden sie sich in der Nähe der trabekulären Gefäße. Man gewinnt vielfach den Eindruck, als würde es sich hier um Blutaustritte aus arrodierten kleinsten Gefäßen handeln. Verfolgt man diese Blutungen an Serienschnitten, so läßt sich tatsächlich hie und da ein Riß entdecken. Studiert man die Gefäße an Schnitten, die mit der Methode von Weigert auf elastische Fasern gefärbt wurden, so lassen sich zahlreiche Veränderungen feststellen; jedenfalls nimmt es nicht wunder, wenn es in solch schwer geschädigten Arterien gelegentlich auch zu einem Einreißen derselben gekommen ist. Das Blut aus solchen Hämatomen drängt sich zwischen dem Bindegewebe der Trabekel entlang weiter. Auf diese Weise können eigentümliche Herde in der Nähe der Follikel entstehen, die wegen ihres aufgelockerten Bindegewebes etwas an Fibroadenie erinnern; sie gehen aber nie von der Gefäßscheide des Follikulargefäßes aus, sondern immer von höheren Partien.

Das histologische Bild der Milz beim hämolytischen Ikterus unterscheidet sich somit prinzipiell von dem bei den „hypertrophischen Cirrhosen". Man wird nicht fehlgehen, wenn man sich vorstellt, daß auch der Mechanismus der Milzfunktion hier ein verschiedener sein dürfte. Möglicherweise handelt es sich bei den hämolytischen Ikterusformen mehr um Schädigungen im Kapillarbereiche, während bei den Cirrhosen die Alteration vielleicht vorwiegend in den größeren Gefäßen zu suchen sein wird. In dem Sinne könnte man daran denken, daß diese Form der Fibroadenie mehr den Endeffekt zahlreicher Blutaustritte darstellt.

Bevor ich weiter gehe, möchte ich einige allgemeinen Bemerkungen über die Entstehung der hypertrophischen Cirrhosen machen. Wir sind uns vollkommen darüber klar, daß sich histologisch zwischen hypertrophischer und atrophischer Cirrhose kein prinzipieller Unterschied zu erkennen gibt. Vielleicht ist die Bindegewebswucherung bei der ersteren Form nicht so derb und auch nicht so annulär, aber der Charakter der Wucherung bleibt stets der gleiche. Was ist es nun, was uns Kliniker veranlaßt, hier gleichsam von einem entgegengesetzten Verhalten der einzelnen Cirrhosen zu sprechen? Das trennende Moment ist die Konfiguration der Milz, das Verhalten des Ikterus und der Ascites. Wir haben hervorgehoben, daß unserer Ansicht nach bei jenen Cirrhosen, die uns klinisch als hypertrophische imponieren, der Ikterus catarrhalis ätiologisch berücksichtigt werden muß. Ich habe Fälle vom Beginn der Erkrankung bis zur fertigen Ausbildung der hypertrophischen Cirrhose verfolgen können und muß eingestehen, daß sich die ersten Erscheinungen ganz so wie bei einem Ikterus catarrhalis gezeigt haben. Je öfter man Gelegenheit hat, solche anfangs scheinbar harmlose Formen übergehen zu sehen in den Zustand der akuten gelben Leberatrophie, desto mehr gewinnt man die Vorstellung, daß es sich auch beim gewöhnlichen Ikterus catarrhalis um etwas ganz Ähnliches, natürlich aber graduell viel Schwächeres handeln dürfte. Daß sich aus einer abgelaufenen akuten gelben Leberatrophie eine hypertrophische Lebercirrhose entwickeln kann, ist von Marchand und seiner Schule schon öfter behauptet worden. Wenn man von der Vorstellung ausgeht, in der „akuten Gelben" und im Ikterus catarrhalis prinzipiell Ähnliches zu sehen, so darf uns der eventuelle Ausgang des Ikterus catarrhalis in eine hypertrophische Lebercirrhose nicht wundern.

Die Milzschwellung spielt beim Bilde des Ikterus catarrhalis eine verschieden große Rolle. Es gibt Fälle, wo sich sehr frühzeitig ein Milztumor zu erkennen gibt und ebenso häufig Formen von Ikterus catarrhalis, wo es zu gar keiner Milzschwellung kommt. Ich möchte daher glauben, daß sich im Verlaufe eines Ikterus catarrhalis pathologische Veränderungen sowohl in der Leber als auch in der Milz entwickeln können, daß sie aber nicht unbedingt zueinander gehören müssen. Je nachdem, ob das „Toxin" bald mehr an der Leber oder gleichzeitig auch an der Milz angreift, ist symptomatisch die Milz bald mehr, bald weniger in den Vordergrund gerückt. Daß eventuell der lienale Prozeß beim Ikterus catarrhalis vorwiegend am Gefäßapparat angreift, scheint mir sehr wahrscheinlich. Genau so wie die akute Nephritis vollkommen zur Ausheilung gelangen kann, in gleicher Weise darf man sich vorstellen, daß auch der Milzprozeß wieder vollkommen zur Norm zurückkehrt. In Analogie zu dieser Theorie wäre dann der fibroadenische Milzprozeß der sekundären Schrumpfniere gleichzusetzen. Wir werden bei anderer Gelegenheit noch darauf hinweisen können, daß in ähnlicher Weise, wie bei manchen Fällen von Ikterus catarrhalis die Milz in Mitleidenschaft gezogen wird, auch das Pankreas alteriert sein kann. Jedenfalls halte ich das Krankheitsbild des Ikterus catarrhalis für ein solches, an dem nicht nur die Leber allein partizipiert.

Die hypertrophische Lebercirrhose stellt somit symptomatisch — unserer Ansicht nach — die Kombination einer chronischen Leber- und einer chronischen Milzerkrankung vor. Es ist ja möglich, daß der hepatische Prozeß auf die Beschaffenheit der Milz rückwirkend Einfluß nehmen kann, aber zur unbedingten Regel scheint dies nicht zu gehören. Aus der Intensität der Schädigungen, bald mehr in der Leber, bald mehr in der Milz, glaube ich somit die Polyvalenz der Symptomatik der Cirrhosen ableiten zu müssen. Daß eine splenogene Mehrtätigkeit zu vermehrter Zerstörung der Erythrocyten führen kann, haben wir ausdrücklich betont. Daß der Ikterus, der die hypertrophische Cirrhose begleitet, in vieler Beziehung pleiochrom gedeutet werden muß, ist gleichfalls hervorgehoben worden; die günstigen Resultate der Splenektomie, vor allem auf den Verlauf des Ikterus, scheinen dies zu beweisen.

Das Kapitel: Vorkommen von Ascites bei Lebercirrhose entfernt uns etwas von der Frage der hepatolienalen Krankheiten, wir können es daher nur ganz kurz berühren. Die Untersuchungen von Kretz haben uns gelehrt, den Ascites pathogenetisch anders zu beurteilen, als es vielfach noch geschieht. Er zeigte uns, daß sich die Kapillarbahn des Leberparenchyms durch das vielfache Regenerieren und Degenerieren an Leberzellen zu einer vielverzweigten gestalten muß. Wir sehen nun Ascites vorwiegend bei den „Alkoholcirrhosen"; da sich gerade hier die Schädigungen der Leber durch Jahre hindurch häufen, so kann man sich auch vorstellen, daß eben durch diese Mannigfaltigkeit und Häufigkeit der Leberzellnekrosen der Weg der Blutkapillaren zu einem ganz besonders komplizierten wird. Hält man sich dagegen an die Tatsache, daß bei der hypertrophischen Form der degenerative Prozeß in der Leber wahrscheinlich nur einmal, allerdings mit schwerer Schädigung des Leberparenchyms (akute gelbe Leberatrophie en miniature), stattgefunden hat, dann aber bis zu einem gewissen Grade zur Ruhe kommt, so wird man sich auch vorstellen können, warum bei der hypertrophischen Lebercirrhose der Lauf der Blutgefäße ein nicht so komplizierter ist, wie bei der Cirrhose, wo die Schädigungen durch Jahre hindurch ununterbrochen anhalten.

In Erwägung dieser Hypothese drängen sich zwei Fragen auf. Warum wird die Leber, wenn tatsächlich die ganze Schädigung nur auf die einmalige Schädigung des Ikterus catarrhalis zurückzubeziehen ist, im Laufe der Jahre immer größer und größer und weiter, warum kommt es, wenn für die Gelbsucht tatsächlich nur die vermehrte Milztätigkeit in Frage kommt, beim gewöhnlichen hämolytischen Ikterus, der doch durch Jahrzehnte hindurch anhalten kann, nie zu einer cirrhotischen Veränderung der Leber?

Aus der Symptomatologie des hämolytischen Ikterus wissen wir, wie häufig gerade zu Zeiten einer Verschlechterung die Leber an Umfang zunehmen kann und andererseits, wie nach der Splenektomie die Leber rasch an Größe abnimmt. Weiter müssen wir bedenken, daß auch der pleiochrome Ikterus in letzter Linie ein mechanischer ist; wenn wir uns daran erinnern, daß bei jedem mechanischen Ikterus die Gallenkapillaren einreißen und es zu multiplen Leberzellnekrosen kommen kann, dann werden wir es verstehen, warum es auch bei Pleiochromie zu einer dauernden Leberschädigung kommt und die Leber zu vermehrter Regeneration gereizt wird. An eine Abhängigkeit zwischen splenogen ausgelöster resp. vermehrter Hämolyse und Leberschwellung bei der hypertrophischen Lebercirrhose glauben wir unbedingt festhalten zu müssen, um so mehr, als nach der Milzentfernung sich neben dem Nachlassen der Gelbsucht auch eine Verkleinerung der Leber konstatieren läßt. Daß andererseits die hochgradige pleiochrome Gallenkapillarstauung, wie sie eben dem hämolytischen Ikterus eigen, nicht imstande ist, schwere cirrhotische Veränderungen auszulösen, ist meines Erachtens nur dadurch zu erklären, daß hier die Gallenkapillarrisse in einer ganz gesunden Leber vorkommen, während bei der hypertrophischen Form die Leber schon cirrhotisch verändert war. Ich brauche nicht erst daran zu erinnern, daß selbst jahrelanger mechanischer Verschluß der großen Gallenwege niemals imstande ist, eine Cirrhose auszulösen — weshalb ich auch das Vorkommen einer echten biliären Cirrhose negiere.

Die „pleiochromen" Cirrhosen können noch in einer anderen Richtung, nämlich durch den vermehrten Blutzerfall gefährlich sein: wir haben gesehen, wie bedrohlich für das Leben des Patienten beim hämolytischen Ikterus die „Knochenmarksinsuffizienz" werden kann. Ganz Analoges sieht man auch bei den pleiochromen Cirrhosen. Die daraus resultierende Anämie kann klinisch die größte Ähnlichkeit mit der Anaemia perniciosa zeigen. Daß bei allen

Cirrhosen mit vermehrtem Blutzerfall rotes Knochenmark zu sehen ist, haben wir in einer ganzen Reihe von Fällen beobachten können.

Präzisieren wir noch einmal ganz kurz unseren Standpunkt über das gegenseitige Verhältnis zwischen Leber und Milz bei den Cirrhosen, so glauben wir folgendes sagen zu müssen: Die Splenomegalie kann einer Lebercirrhose nicht nur symptomatisch, sondern auch pathogenetisch ein charakteristisches Gepräge verleihen; am deutlichsten scheint sich dies bei der hypertrophischen Lebercirrhose zu zeigen. Die mit der Splenomegalie in der Regel vermehrte Zerstörung der Erythrocyten bedeutet für das betreffende Individuum eine doppelte Gefahr: die gesteigerte Inanspruchnahme einer ohnehin schon geschädigten Leber und die stets zu gewärtigende Knochenmarksinsuffizienz. Wenn man sich weiter vor Augen hält, daß auf Grund der Untersuchungen von Pick der Milz auch die Eigenschaft innewohnt, die intravitale Autolyse zu protegieren, so erscheint es doppelt ratsam, bei jeder hypertrophischen Lebercirrhose die Frage der Splenektomie in Diskussion zu ziehen. Da wir in dem Krankheitsbilde der hypertrophischen Cirrhose gleichsam einen pathologischen Zustand zweier Organe erblicken, so wird es auch verständlich, warum das Symptomenbild der Lebercirrhose ein so mannigfaltiges sein kann. Die von Naunyn gewählte Nomenklatur: splenomegale Cirrhose statt hypertrophische Form der Lebercirrhose scheint mir die viel richtigere zu sein. Auf Grund dieser Betrachtungsweise wird es uns auch verständlich, wieso bei vielen „Lebercirrhosen" das Symptom: Splenomegalie manchmal viel mehr in Vordergrund tritt als die eigentliche Lebercirrhose. In nicht wenigen Fällen, die uns anfangs gleichsam als „Anaemia splenica" begegneten und wo wir glaubten, es nur mit einem Milztumor zu tun zu haben, wurde während der Operation doch eine Cirrhose aufgedeckt. Seitdem wir die Anamnese genauer berücksichtigen und speziell auf das Vorkommen eines früher überstandenen „Ikterus catarrhalis" achten, haben wir uns diagnostisch viel seltener geirrt.

Weil wir uns durch unsere histologischen Untersuchungen der Milz und der Leber die Überzeugung verschafften, daß auch bei der akuten gelben Leberatrophie eine hämolytische Komponente des Ikterus in Frage kommt und auch dadurch das Lebergewebe gefährden kann, haben wir uns auch hier für die Splenektomie entschieden; in einem Fall haben wir einen ausgezeichneten Erfolg erzielt. In zwei weiteren Fällen haben wir die Patienten nicht retten können; möglich, daß wir hier mit der Splenektomie bereits zu spät kamen. Jedenfalls fordern die Untersuchungen von Pick auf, die Frage der Leberatrophie auch von diesem Standpunkte aus zu verfolgen.

Wir haben uns nunmehr damit zu beschäftigen, ob der Morbus Banti eine Existenzberechtigung hat. Es ist von uns ausdrücklich hervorgehoben worden, daß wir uns in sämtlichen Fällen, die von uns zur Splenektomie gebracht wurden, nicht ein einziges Mal veranlaßt gesehen haben, die Diagnose Morbus Banti zu stellen. Nachdem wir dagegen ganz ähnliche Bilder, wie sie Banti beschreibt — als Kriterium gilt uns stets die von der Follikulararterie ausgehende Fibroadenie —, nur in solchen Milzen sahen, die von Personen stammten, die in südlichen Gegenden gelebt haben, so neige ich auf Grund meiner Erfahrung zu der Anschauung, daß in unseren nördlichen Gegenden das Krankheitsbild, wie es Banti beschreibt, nicht sehr häufig vorkommen dürfte. Jedenfalls glaube ich, daß man mit der Diagnose Morbus Banti sehr vorsichtig sein muß und eher an alle anderen Möglichkeiten denken soll. Bestehen anamnestische Angaben, daß der betreffende Patient in den Tropen gelebt hat, dann wird man meiner Ansicht nach noch am ehesten an einen Morbus Banti denken können. Jedenfalls glaube ich, daß die Diagnose Morbus Banti zunächst eine rein anatomische ist.

Analysiert man das Heer der Fälle, die als Morbus Banti publiziert wurden, etwas genauer, so läßt sich daraus unschwer eine Gruppe herausschälen, die wir thrombophlebitische Milztumoren nennen möchten. Wir wissen, daß eine Thrombose der Milzvene binnen kürzester Zeit zu einem mächtigen Milztumor führen kann. Bei dieser Gelegenheit soll auf das divergente Verhalten der Milz beim Menschen und beim Hund hingewiesen werden. Ligiert man Hunden die Milzvenen, so gelingt es in akuter Weise, mächtige Tumoren zu erzeugen; man hat oft Schwierigkeit nach so einem experimentellen Eingriff, das stark geschwollene Organ wieder durch den Laparotomieschlitz in die Bauchhöhle zurückzudrängen. Sieht man etwa 2 Tage später nach, so ist die Milz wieder kleiner. Nach kurzer Zeit unterscheidet sich eine solche früher mächtig erigierte Milz nicht mehr wesentlich von einem normalen Organ. Da die menschliche Milz sehr arm an glatten Muskelelementen zu sein scheint, sind vielleicht die Bedingungen für die Entstehung eines chronischen Milztumors beim Menschen günstiger. Doch werden auch hier individuelle Unterschiede zu berücksichtigen sein. Das Ereignis der Milzvenenthrombose geht zuweilen unter stürmischen Erscheinungen einher, manchmal allerdings auch ganz unbemerkt. Wahrscheinlich spielt hier die Beschaffenheit des Thrombus, ob septisch oder bland, eine große Rolle. Auch das Spannungsgefühl, das bei der plötzlichen Anschwellung eigentlich eintreten müßte, ist nicht immer sehr ausgeprägt. In der Regel begegnet der Arzt dem Milztumor zufällig oder gelegentlich eines Ereignisses, das eine sehr häufige Komplikation dieser Krankheit darstellt, der Hämatemesis. Die von der Arterie mächtig gespeiste Milz sucht sich, da die Hauptabflußbahnen verlegt erscheinen, auf dem Wege der Kollateralen ihres Blutes zu entledigen. Diesen sind gewisse, schon unter normalen Bedingungen existierende Wege vorgezeichnet. Hauptsächlich sind es die unter normalen Umständen sehr engen Venen gegen den Magen, den Ösophagus und gegen das Kolon, die hier in Frage kommen. Es ist klar, daß es aus solchen nunmehr mächtig angeschwollenen Venen leicht zu Blutungen kommen kann. Ich gaube gerade in der Hämatemesis ein sehr wichtiges Ereignis im Krankheitsverlaufe des thrombophlebitischen Milztumors erblicken zu müssen. Seitdem wir darauf achten, haben wir dreimal die Diagnose richtig gestellt. Das histologische Bild der Milz solcher Fälle erinnert ganz an das bei der „hypertrophischen Lebercirrhose". Auch hier wird man annehmen müssen, daß es wegen der arteriellen Stase zu Einrissen in den größeren und kleineren Gefäßen kommen kann, und daß sich vielleicht deswegen jene Veränderungen des Milzparenchyms entwickeln, die leicht mit der Fibroadenie, wie sie Banti beschrieb, verwechselt wurden. Deswegen ist es auch verständlich, warum manche dieser Fälle irrtümlich zur Bantischen Krankheit gezählt wurden. Bei der Obduktion ist der Nachweis der Milzvenenthrombose leicht zu erbringen, bei der Operation dagegen ist eine sichere Diagnose oft recht schwierig. Man wird in erster Linie dann an diese Form des Milztumors zu denken haben, wenn in der Nähe der Milz zahlreiche, oft über fingerdicke Venen zu sehen sind. Die Loslösung der Milz aus ihrer oberen Nische kann sich, falls man sich zur Splenektomie entschlossen hatte, wegen der Kollateralen entlang des Ösophagus enorm schwierig gestalten. Der Nachweis der thrombosierten Milzvene selbst wird, wie gesagt, nur schwer gelingen; man hat eventuell damit zu rechnen, wenn man beim Versuch, den eigentlichen Milzstiel in die einzelnen Gefäßbündel zu isolieren, auf derbes schwieliges Gewebe stößt.

In eine selbständige Gruppe möchte ich die sogenannten Baumgartenschen Fälle einbeziehen; auch sie sind fälschlich dem Morbus Banti zugezählt worden. Ich bin mir in Anlehnung an die Untersuchungen von Baumgarten vollkommen des Vorkommens und der Bedeutung der Vena umbilicalis als kollaterales Gefäß bei den unterschiedlichen Cirrhosen bewußt. Eine mächtige Erweiterung dieses ursprünglich nur rudimentären Ästchens zu einem Gefäße fast von der Lichtung der Porta selbst, scheint sich nur dann zu entwickeln, wenn sich bereits in früher Jugend im Bereiche der Einmündung der Pfortader entzündliche Prozesse abgespielt hatten (Phlebitis der Venae hepaticae, Thrombose der intrahepatischen Venen, dann bei Lues oder totalem Umbau), die fast zu einer totalen Pfortaderthrombose führten. Die Stase pflanzt sich vor allem auch in die Milzvene fort und erzeugt ähnlich wie bei den rein thrombophlebitischen Formen, eine mächtige Stauungsmilz. Die Vena umbilicalis ist in der Regel nicht die einzige Kollaterale, meist finden sich in der Haut der vorderen Bauchwand Erscheinungen wie beim Caput Medusae. In manchen Fällen deutet ein eigentümliches Schwirren in der Nähe des Processus xyphoides auf die Persistenz der „Vena umbilicalis" hin. Die Vena umbilicalis selbst, auch wenn sie über fingerdick ist, braucht sich nicht immer deutlich zu präsentieren. Diese Fälle zu kennen ist wichtig, denn sie stellen meines Erachtens für den Chirurgen ein Noli me tangere dar. Die mächtige Vena umbilicalis liegt in der Mediane. Die Gefahr, sie bei der Operation durch den Laparotomieschnitt zu verletzen, ist sehr groß. Die Blutung kann zu einer tödlichen werden (ein Fall eigener Beobachtung), gelingt es, dieses Gefäß zu fassen, so ist die Wahrscheinlichkeit einer Einengung des Gefäßlumens oder einer eventuellen Thrombose der ganzen V. umbilicalis sehr groß. Auf jeden Fall kann selbst die Durchtrennung der Bauchdecken und die konsekutive Ligatur vieler Venenäste den Ablauf des Blutes aus der Bauchhöhle gefährden, so daß es bald nach vollendeter Operation zur Entwicklung einer Pfortaderthrombose kommen muß. Diese Erfahrung ist nicht nur bei den Baumgartenschen Fällen zu berücksichtigen, sondern bei allen Splenomegalien, die mit einer mächtigen Entwicklung eines kutanen Kollateralkreislaufes einhergehen. Wenn man das Gesagte berücksichtigt, wird man nicht Gefahr laufen, bei Betrachtung solcher Fälle 1. an die Möglichkeit eines Morbus Banti zu denken und 2. auch den operativen Eingriff ablehnen.

Wenn ich auch die Existenz des Morbus Banti in unseren Gegenden sehr bezweifeln möchte, so soll damit noch lange nicht das Vorkommen dieser Krankheit überhaupt, und zwar ganz im Sinne von Banti geleugnet werden. Im Gegenteil, es ist mir sogar sehr wahrscheinlich, daß es sich hier um eine Erkrankung sui generis handelt, die sich vielleicht vorwiegend an den Küsten des Mittelländischen Meeres findet. Meine Beobachtungen an den Milztumoren, die aus Albanien, Kairo und Alexandrien stammen, machen mir dies sehr wahrscheinlich.

Wenn ich daher den Begriff des Morbus Banti aus der Nomenklatur der Milztumoren, wie wir sie in Österreich und Deutschland sehen, überhaupt ausmerzen möchte, so geschieht dies weil ich glaube, daß dieser Name schon ein typisches, allerdings sehr seltenes Krankheitsbild für sich in Anspruch genommen hat; damit will ich aber nicht im mindesten die Verdienste Bantis um die Milzpathologie geschmälert wissen. Wenn ich für mich auch das Vorrecht in Anspruch nehmen muß, als erster eine hypertrophische Lebercirrhose bewußt der Splenektomie zugeführt zu haben, so gebührt mir diese Priorität nur insoweit, als ich mich beim Studium der Banti-Literatur davon überzeugen konnte, daß viele Fälle, die man früher unter der Diagnose Morbus Banti mit großem Erfolge operiert hatte, nichts anderes waren als splenomegale Cirrhosen.

In einem weiteren Abschnitte haben wir uns mit der Polycytämie beschäftigt. Auch hier lag es nahe, an irgendwelche Störungen im Hämoglobinstoff-

wechsel zu denken. Soweit unsere Analysen lehren, müssen wir daran festhalten, daß ein Mißverhältnis zwischen Bildung und Zerstörung der Erythrocyten existieren muß; denn die abgebauten Hämatinschlacken stehen in keinem
Verhältnisse zu der Anzahl der zirkulierenden Erythrocyten. Die histologische
Untersuchung der Milz und der Leber zeigt, daß hier nicht jene Veränderungen
zu sehen sind, die wir bei gesteigertem Blutabbau beschrieben haben; insofern kamen wir zu denselben Ergebnissen, wie durch die Bestimmungen
des Urobilins. Die Veränderungen am Knochenmarke ließen sich im Sinne
einer gesteigerten Tätigkeit des erythropoetischen Apparates deuten. Diese
anatomischen Befunde, zusammen mit den Farbstoffanalysen, waren der Grund,
warum wir der Vermutung Ausdruck verliehen, daß es sich bei der Polycytämie
um zwei Schäden in der Ineinanderarbeit zwischen Blutabbau und der Rekonstruktion der Erythrocyten handeln dürfte: auf der einen Seite werden
zuviel rote Blutkörperchen gebildet, auf der anderen geschieht der Abbau zu
langsam.

Während die Milzendothelien und auch die Kupfferzellen bei der Polycytämie trotz Anwesenheit zahlreicher Erythrocyten nur mit geringer Hämosiderose reagierten, zeigt sich bei der Hämochromatose fast das Gegenteil.
In meinen Fällen war in der Milz nur sehr wenig Eisenpigment zu sehen,
während die Leber, und zwar sowohl die Kupfferzellen, als auch die eigentlichen Leberepithelien mit „Hämosiderin" in einer Weise überladen waren,
wie wir es bei den schwersten Hämolysen nicht gesehen hatten. Der Unterschied ist um so auffälliger als die funktionelle Prüfung des Hämoglobinstoffwechsels keinen vermehrten Blutzerfall erkennen ließ. In Anbetracht
dieser Gegensätze haben wir uns die Pathogenese dieser Krankheit so vorgestellt, daß hier die Milz- und Leberendothelien zwar nicht die Fähigkeit verloren
haben, Erythrocyten in sich aufzunehmen, daß sie aber nicht mehr imstande sind,
das Eisen, das wiederum an das Knochenmark zurückgelangen soll, in zweckmäßiger Weise abzugeben. Es ist möglich, daß hier an Stelle der physiologischen
Siderocyten andere Elemente gleichsam vikariierend eintreten; auch könnte
man sich vorstellen, daß das Zerstörungsprodukt des Hämatins in diesen Zellen
ein anderes ist und es vielleicht auf diese Weise zur Bildung des Hämato-
porphyrins kommt.

Schließlich haben wir eine Gruppe von Milz-Leberkrankheiten besprochen,
wo jene Zellen, die sich bei einer gesteigerten Hämolyse eisenhaltig zeigten,
auch Lipoide führen können. Auf Grund dieser Befunde drängt sich die Vorstellung auf, daß jene Zellen, die am Hämoglobinstoffwechsel regsten Anteil
nehmen, auch mit dem Fett- resp. Lipoidstoffwechsel in Zusammenhang stehen
dürften. Da diese Zellen sicher auch unter physiologischen Verhältnissen
Lipoide führen dürften, was sich aber histologisch nicht nachweisen läßt, so
wäre es immerhin möglich, die reichliche Anwesenheit von Lipoiden in den Milzendothelien und den Kupfferzellen als ein Zeichen von Schwäche aufzufassen.
Da sich, meiner Ansicht nach, in diesen Fällen oft ein gesteigerter Cholesteringehalt im Blute feststellen läßt, so wäre darin ein weiterer Beweis für die Richtigkeit meiner Ansicht zu erblicken. Wir möchten glauben, daß ein gewisser
Parallelismus zwischen Gaucher scher Krankheit und der Hämochromatose
besteht; ähnlich wie bei der Hämochromatose hätten hier die Milz- und Leberendothelien zwar die Funktion beibehalten, Lipoide in sich aufzunehmen, aber
sie haben die Fähigkeit verloren, dieselben in zweckmäßiger Weise wieder
abzustoßen.

Auf Grund vitaler Färbeversuche konnte sich Aschoff und Kiyono davon überzeugen, wie gewisse Zellen der Milz, Leber, Lymphdrüsen und des Knochenmarkes spezifische Affinitäten zu Farbstoffen haben. Ähnlich wie diese Elemente ein selektives Vermögen gegenüber Farbstoffen besitzen, in gleicher Weise können sie sich gelegentlich auch mit Lipoiden beladen; das Merkwürdige ist aber, daß sich der histologische Nachweis innerhalb der Zellen nach Cholesterinfütterung nur beim Kaninchen erbringen läßt, während Ähnliches beim Hund unter den gleichen Bedingungen nicht zu erkennen ist. Beim Menschen sieht man ähnliche Bilder nur unter ganz seltenen Umständen, u. z. wenn Milz und Leber schwer erkrankt sind. Trotzdem scheint es wahrscheinlich, daß diese Zellen auch beim Menschen schon unter physiologischen Bedingungen am Lipoidstoffwechsel regsten Anteil nehmen. Das war wohl der Hauptgrund, warum Aschoff und Landau diese Zellgruppen einheitlich zusammengefaßt hatten und hier von einem „Milzapparat" oder „endothelialen Stoffwechselapparate" sprachen.

Mit ganz denselben Zellen haben wir uns beschäftigt, als wir bemüht waren, den Hämoglobinstoffwechsel vom histologischen Standpunkte aus zu analysieren. In gleicher Weise wie Aschoff und seine Schüler diese Zellen mit dem Fettstoffwechsel in Zusammenhang gebracht haben, meine ich, daß sie auch für den Aufbau und die Zerstörung der roten Blutzellen verantwortlich sind. Auch ich möchte alle Zellen, die sich am Hämoglobinstoffwechsel beteiligen, zusammenfassen, um so mehr, als sie auch in anderer Beziehung funktionell zusammengehören. Weil hier die Endothelien der Milz und der Leber in erster Linie in Betracht kommen, so glaubte ich zuerst von einem „hepato-lienalen Systeme" sprechen zu müssen; ich ging ursprünglich so weit, daß ich das ganze Buch: „Die Erkrankungen des hepato-lienalen Systemes" nennen wollte. Ich habe davon deswegen Abstand genommen, weil dieser Titel das Knochenmark nicht berücksichtigen würde, obwohl ich gerade auf die Funktion des erythropoetischen Apparates großes Gewicht lege.

Beim histologischen Studium der „Milz- und Leberkrankheiten" habe ich die Überzeugung gewonnen, daß dieses System von Zellen, dem der Hämoglobinstoffwechsel obliegt, auch unter pathologischen Umständen eine große Rolle spielen kann. Vertieft man sich in die Vorstellung, in diesen Zellen gleichsam Organe zu sehen, denen die Aufgabe zukommt, die Erythrocyten auf- und abzubauen, so könnte man sich fragen, ob es nicht in Analogie zu Drüsen mit innerer Sekretion auch hier möglich wäre, von Hypo-, oder Hyperfunktion zu sprechen. Nicht nur die histologische Untersuchung von Milz, Leber und Knochenmark, auch die Funktionsprüfung des Hämoglobinstoffwechsels drängte zu dieser Vorstellung.

Würden wir einen solchen Standpunkt unbedingt gutheißen, so könnte man aus den verschiedenen Krankheitsbildern, die wir hier vorgebracht haben, Typen herausgreifen, die bald im Sinne von Hyper- bald von Hypofunktion zu deuten wären. So könnte man vielleicht das typische Krankheitsbild des hämolytischen Ikterus im Sinne einer gesteigerten Funktion aller Zellen deuten, während die aplastische Anämie als jener Typus anzusehen wäre, wo alle Zellen, die dem Hämatinumsatze dienen, vermindert arbeiten würden. Dadurch, daß die beiden Antagonisten, also auf der einen Seite das Knochenmark, auf der anderen der hämolytische Apparat nicht immer gleichsinnig vermehrt oder vermindert reagieren müssen, ergeben sich natürlich zahlreiche Möglichkeiten. Besonders deutlich kann sich eine solche Disharmonie zwischen Produktion und Zerstörung auf der einen Seite bei der Perniciosa, auf der anderen im Krankheitsbilde der Polycytämie zeigen. Dadurch, daß wir bei der Betrachtung der einzelnen Krankheitsbilder auf das Funktionelle großes Gewicht legten, lernten wir das histologische Verhalten der einzelnen Zellgruppen verschieden einschätzen. So kamen wir zu der Überzeugung, daß man hier nicht nur zwischen Hyper- und Hypofunktion zu unterscheiden hat, sondern daß man auch auf andere Störungen Rücksicht nehmen muß. Das eigentümliche Verhalten bei der Hämochromatose und bei der Splenomegalie Gaucher mahnt sehr daran, auf eine solche Untergruppierung zu achten.

Wir haben wiederholt darauf hingewiesen, wie sehr sich Leber und Milz am hämolytischen Geschäfte beteiligen. Es ist natürlich sehr gut möglich, daß die blutzerstörenden Organe nicht immer harmonieren, indem bald das eine Organ, bald das andere mehr in den Vordergrund rücken. Speziell von den Lebercirrhosen glaube ich dies behaupten zu können. Da natürlich jedes Organ, abgesehen von seiner gesteigerten oder verminderten hämolytischen Eigenschaft, noch besonders krank sein kann, ergeben sich unzählige Möglichkeiten, die die scheinbar reinen Typen wieder trüben können, was sowohl histologisch als auch funktionell zum Ausdruck kommen kann. Deswegen möchte ich es aus rein praktischen Gründen vermeiden, allzu scharf präzisierte Krankheitsbilder speziell unter den Lebercirrhosen aufzustellen, weil man damit — wie ich glaube — Gefahr läuft, in der Beurteilung der Leberkrankheiten Typen zu schaffen, wie sie in Wirklichkeit nur selten vorkommen.

Dem Einfluß der pathologischen Anatomie ist es in erster Linie zuzuschreiben, wenn wir Kliniker uns daran gewöhnt haben, alle Symptome, wie wir sie am Krankenbette sehen, einheitlich zu erklären. Auf manchen Gebieten ist dieses Prinzip, alles gleichsam unter einen Hut zu bringen, gut fundiert und daher unbedingt beizubehalten; es gibt aber auch Krankheitsgruppen, wo wir auf Grund solcher Voraussetzungen, alle Symptome nur auf eine Organerkrankung beziehen zu wollen, nicht vorwärts gekommen sind.

Auf dem Gebiete der Nierenkrankheiten war man früher bemüht, alle Erscheinungen, die wir bei einer Nephritis sehen können, nur mit der Parenchymerkrankung der Niere in Zusammenhang zu bringen. Wenn wir derzeit in der Nephritisfrage klarer sehen, so verdanken wir dies hauptsächlich dem Umstande, daß jetzt auf gleichzeitige Miterkrankungen der Gefäße und Gewebe Rücksicht genommen wird. Gleiches gilt auch von einem Teil jener Krankheiten, die man noch immer ausschließlich auf Schädigungen des Herzens beziehen will.

In der Beurteilung der Leberkrankheiten befinden wir uns, wie ich glaube, noch immer auf einem ähnlichen Standpunkte wie seinerzeit, als wir noch alle Erscheinungen von Nierenkranken als die Folge der Nierenschädigung allein ansahen; und doch liegen meines Erachtens eine Menge Tatsachen vor, die uns auch hier auffordern, neben der Erkrankung der Leber auch auf funktionelle Schäden in anderen Organen Rücksicht zu nehmen.

Eine sehr häufige Komplikation der Leberkrankheiten stellt die Milzschwellung dar. Speziell bei manchen Cirrhosen kann der Milztumor ganz besonders in den Vordergrund rücken. Über die Frage, welche Bedeutung diese Erscheinung haben könnte, haben unter den älteren Pathologen nur wenige nachgedacht. Auch in den neueren Abhandlungen über Leberkrankheiten vermeidet man es, dieser Frage näher zu treten. Der Hauptgrund dafür dürfte wohl darin zu suchen sein, daß man sich bis vor kurzem über die Bedeutung der Milz im unklaren befand.

In letzter Zeit ist es gelungen, auf einige Wechselbeziehungen zwischen Milzfunktion und Hämoglobinstoffwechsel hinzuweisen. Da auch die Leber an dem Abbau der roten Blutkörperchen regsten Anteil nimmt, schien es schon deswegen notwendig, bei der Beurteilung pathologischer Fragen auf den

Hämoglobinstoffwechsel Rücksicht zu nehmen. Damit war aber der Weg gefunden, die Milz im Zusammenhange mit den Leberkrankheiten zu studieren, ein Weg, den auch ich betreten habe.

Indem wir in dieser.Darlegung, die z. T. als Einleitung einer größeren Leberpathologie gedacht ist, auf das gegenseitige Verhalten zwischen Blutabbau und Rekonstruktion der Erythrocyten größtes Gewicht legten, entfernten wir uns scheinbar von der Milz- resp. Leberpathologie und näherten uns mehr den Blutkrankheiten. Wir mußten aber diesen Weg gehen, weil wir den Standpunkt vertreten, daß viele Symptome, die bis jetzt ausschließlich auf Leberschädigungen bezogen wurden, in Störungen des Hämoglobinstoffwechsels und Änderungen der Milzfunktionen zu suchen sind. Jedenfalls ergibt sich daraus, daß bei Leberkrankheiten, neben der eigentlichen Leberaffektion funktionell vor allem die Milz, daneben aber auch der erythropoetische Apparat berücksichtigt werden muß; dies hier auseinanderzusetzen, war der Hauptzweck dieser Zusammenstellung. Indem ich bemüht war, dies auch im Titel zum Ausdruck zu bringen, gab ich diesem Buche, das sich mit der Darstellung der „hepatolienalen Erkrankungen" beschäftigte, auch den Namen: „Pathologie der Wechselbeziehungen zwischen Milz, Leber und Knochenmark".

Literatur.

Abbot, Pigmentation cirrhosis of the liver. Trans. of the path. Soc. of London 1900. 66. — Abderhalden, Assimilation des Eisens. Zeitschr. f. Biol. 39. 113, 195, 487. 1900. — Abeles, Harneisen bei Hyperglobulie. Zeitschr. f. klin. Med. 59. 510. 1906. — Abramow, Zur Pathogenese des Ikterus. Virchows Archiv 181. 201. 1905. — Accolas, l'anémie pernicieuse aplastique. Thése de Lyon 1911. — Ackermann, Histogenes und Histologie der Lebercirrhose. Virchows Arch. 80. 396. 1880. — Achard, Contribution à l'étude des cirrhoses pigmentaires. Thèse de Paris 1895. — Achard, Foix et Salin, Sur le pouvoir hémolytique de l'extrait de rate. Soc. de Biol. 72. 392. 1912. — Adler, The experimental of pernic. anemia in rabbits. Journ. of med res. 28. 199. 1913. — Affanassiew, Anatomische Veränderungen der Leber. Pflügers Arch. 30. 424. 1883. — Albrecht, Entstehung der myeloiden Metaplasie. Frankf. Zeitschr. 12. 239. 1913. — Albu, Sogenannte Bantische Krankheit. Deutsche med. Wochenschr. 1904. 706. — Aldor, Hämorrhagische Form der Lebercirrhose. Berl. klin. Wochenschr. 1905. 1115. — Amand-Delille et Feuillé, Un cas d'anemie splenomegalique avec fragilité-globulaire. Soc. méd. des hôp. de Paris 1909. 266. — Andree, Beitrag zur Frage der schweren Anämie. Diss. Göttingen 1912. — Anglada, Un cas d'ictère eberthien pléiochronique. Progr. méd. 40. 543. 1912. — Anitschkow, Lipoidsubstanzen in Milz und Knochenmark. Zieglers Beiträge. 57. 201. 1914. — Anitschkow, Experimentell erzeugte Ablagerungen von Cholesterinestern und Xanthomzellen im subkutanen Bindegewebe. Münch. med. Wochenschr. 1913. 2553. — Anitschkow, Über experimentell erzeugte Xanthomzellen. Münch. med. Wochenschr. 1913. 2555. — Anschütz, Über den Diabetes mit Broncefärbung der Haut. Arch. f. klin. Med. 62. 411. 1899. — Anselm, Eisenausscheidung durch die Galle. Dorpater Arb. 8. 51—107. 1892. — Anthen, Wirkung der Leberzelle auf das Hämoglobin. Diss. Dorpat. 1889. — Antonelli, Intorno agli itteri emolitici. Policlinico 1913. 97 ff. — Armand-Delille, Anemia splenomegalica. I. Congress d. assoc. intern. d. pediatrié. Paris 1912. — Armstrong, Splenectomy and Banti Discace. Brit. med. Journ. 1906. 1273. — Arnold, Siderofere Zellen. Virchows Arch. 161.284. 1900. — Arnold, Rolle der Zellgranula bei hämatogener Pigmentierung. Anat. Anzeig. 1907. 640. — Arnold, Die Rolle der Zellgranula bei der hämatogenen Pigmentierung. Virchows Archiv 190. 134. 1907. — Armand-Delille et Feuille, Anémie splénomeg. avec Fragil. Bull. et mém. d. Soc. d. hôp. d. Paris 26. 266. 1909. — Arnstein, Behandlung der Polycythämie mit Benzol. Münch. med. Wochenschr. 1914. 237. — Asch, Zur Frage der Milzexstirpation. Zentralbl. f. Gynäkol. 1898. 1424. — Aschenheim, Über familiären hämolytischen Ikterus. Münch. med. Wochenschr. 1910. 1282. — Aschenheim und Benjamin. Beziehungen der Rachitis zu den hämopoetischen Organen. Arch. f. klin. Med. 95. 529, 1909. 105. 470. 1912. — Aschoff, Zur Histologie des Darmes bei perniziöser Anämie. Arch. f. klin. Med. 104. 417, 1910. — Aschoff, resp. Kiyono, Vitale Karminspeicherung. Jena 1914 und Fol. haem. 18. 149. 1914. — Aschoff, Über den Aufbau der menschlichen Thromben und das Vorkommen von Plättchen. Virchows Arch. 130. 93. 1892. — Aschoff, Zur Lehre von den Makrophagen. Verhandl. d. pathol. Gesellsch. 1913. 107. — Ascoli, Zur Pathologie der Lebercirrhose. Deutsch. Arch. f. klin. Med. 71. 387 1910. — Ashby, the anemia associated with rickets and gastro-intestinal disturbances. Practitioner 88. 675. 1912. — Asher, Funktion der Milz. Deutsche med. Wochenschr. 1911. 1252. — Asher und Vogel, Funktion der Milz. Biochem. Zeitschr. 43. 386. 1912. — Asher und Zimmermann, Funktion der Milz. Biochem. Zeitschr. 17. 297. 1909. — Asher und Grossenbacher, Funktion der Milz. Biochem. Zeitschr. 17. 78. 1909. — Asher und Sollberger, Milz als Organ des Eisenstoffwechsels. Bioch. Zeitschr. 55. 13. 1913. — Askanazy, Über die Lymphfollikel des menschlichen Knochenmarkes. Virch. Arch. 220. 1915. — Aspelin, Über den sogenannten Morbus Banti. Wien. med. Presse 1905. Nr. 11 u. Nr. 12. — Audibert et Valette, Eosinophilie apres splénectomie. Soc. d. Biol. 1907. 536. — Aubertin, Les réactions sangn. dans léau graves. Paris 1905. 195. — Aufrecht, Experimentelle Lebercirrhose durch Phosphor. Deutsch. Arch. f. klin. Med. 23. 302. 1879; 58. 302. 1898. — Aufrecht, Lebercirrhose. Eulenburgs Realencyklop.

4. Aufl. 1897. **103.** 340. — Austoni, Splenomegalia primitiva criptogenetica con epatite ipertrofica. Riv. veneta **59.** 433. 1913. — Axel Blad, Ein Fall von Polyglobulie und Milztumor. Ügeskrift for Lager **1915.** 601 u. 631. — Azzurini, Sulle origine delle agglutinine nel tifo. Lo sperimentale **4. 4.** 1906. — Azzurini, Contributo allo studio delle alterazione splenica nella cirrosi hepatica. Sperimentale **1902.** 597. — Babes, V., Aurel et A. Babes, Un cas de maladie Gaucher. Compt. rend. biol. **75.** 575. 1913. — Babonneix et Tixier, Sur trois cas d'anémie pernicieuse à type aplastique. Soc. méd. d. hôp. d. Paris **1913.** 227. — Bahrdt, Über die Möglichkeit, eine Bantische Krankheit in ihrem ersten, dem längsten dauernden Stadium zu diagnostizieren. Münch. med. Wochenschr. **1903.** 924. — Bain, The role of the liver and spleen in the destruction of the blood corpuscles. Journ. of Phys. **29.** 352. 1903. — Bannwarth, Untersuchungen über die Milz (Katze). Arch. f. mikroskop. Anat. **38.** 345. 1891. — Banti, Dell' anemia splenica. Arch. d. Scuola anat. path. Firenze **1883.** 53. — Banti, Splenomegalia con cirrosi epatica. Lo speri-' mentale. Sez. biol. fasc. **5—6.** 1894. — Banti, Splenomegalia ed itterizia. Gaz. degli ospedali i delle clin. **16.** 47. 1895. — Banti, Splenomegalie und Lebercirrhose. Verhand. d. ital. path. Gesell. **1905.** Ref. Fol. haemat. **3.** 403. — Banti, Nuovi studi sulla spleno-megalia con cirrosi epatica. Policlinico. **5.** 104. 1898. — Banti, Splenomegalie mit Leber-cirrhose. Zieglers Beitr. **24.** 21. 1898. — Banti, Anatomia pathologica I. Milano **1907.** 410. — Banti, Über Morbus Banti. Fol. haem. **10.** 33. 1910. — Banti, Splenomegalia haemolytica. Klin. therap. Wochenschr. **1912.** 156. — Banti, Splénomégalie hémolytique anhémopoëtique. Semaine méd. **33.** 313. 1913. — Banti, La splenomegalia emolytica anemopoetica. Lo sperimentale **67.** 323. 1913. — Baserin, Eisengehalt der Galle bei Poly-cholie. Arch. f. experim. Pathol. **23.** 145. 1887. — Barr, A clinical lecture on three cases of Banti disease. Lancet **1902.** 23. April. 493. — Bartlett, Family pernic. anemia. Journ. of the Americ. med. Assoc. 1913. 176. — Basler, Das Verhalten der Milzgefäße. Diss. Würzburg. **1863.** — Bastai, L a milza arteriosclerotica. Lo sperimentale. **67.** 473. 1913. — Baumgarten, Offenbleiben fötaler Gefäße. Zentralbl. f. med. Wissensch. **41.** 721. 1877. — Baumgarten, Die Nabelvene des Menschen. Baumgartens Arbeiten. **1.** 1. 1891. — Baumgarten, Beiträge zur Frage des Morbus Banti. Baumgartens Arb. **6.** 93. 1908. — Bayer, Funktionen der Milz. Grenzgebiete **21.** 338. 1909; **22.** 111. und 532. 1910; **27.** 311. 1913. — Beck, Subkutane Milzruptur. Münch. med. Wochenschr. **47.** 1319. 1897. — Beclard, Recherches expérimentales sur les fonctions de la rate. Arch. gén. de méd. **16.** 1848. — Benard, Fonction erytrolytytique de la rate. Thèse de Paris 1913. — Bence, Drei Fälle von Polyglobulie mit Milztumor. Deutsche med. Wochenschr. **1906.** 1451 und 1494. — Benda, Der Bau blutbildender Organe. Arch. f. Anat. u. Phys. **1895.** 347. — Bender Xavier, La tuberculose de la rate. Gaz. de hôp. **1900.** 375 et 407. — van der Bergh und Snapper, Farbstoffe des Blutserums. Arch. f. klin. Mediz. **110.** 540. 1913. — Benjamin, Das Blut bei den Ernährungsstörungen der Säuglinge. Deutsche med. Wochenschr. **1908.** 1875. — Ben-jamin und Sluka, Chronische mit Ikterus einhergehende Erkrankungen des Blutes. Berlin. klin. Wochenschr. **1907.** 1065. — Benque, Ein Fall von Persistenz der Vena umbilicalis. Wien. klin. Wochenschr. **1912.** 1249. — van der Berg, Hijmanns und Snapper, Studium über den Ikterus. Berlin. klin. Wochenschr. **1914.** 1109 u. 1190. — van der Berg, Hijmanns, Die Hämolyse bei der paroxysmalen Hämoglobinurie. Berlin. klin. Wochenschr. **1909.** 1251. — van der Bergh und Snapper, Über anhepatische Gallenfarbstoffbildung. Berl. klin. Wochenschr. **1915.** Nr. 42. — Berger, Ätiologie der perniziösen Anämie. Münch. med. Wochenschr. **1908.** 2633. — Berger und Tschuchiya, Beiträge zur Pathogenese der perniziösen Anämie. Deutsch. Arch. f. klin. Med. **96.** 252. 1908. — Bettmann, Einfluß des Arseniks auf das Blut und Knochenmark. Zieglers Beitr. **23.** 377. 1898. — Bergmann und Plesch, Über Hyperglobulie. Münch. med. Wochenschr. **1911.** 1849. — Bernhardt, Blutplättchenbefunde in inneren Organen. Zieglers Beitr. **55.** 35. 1913. — Bernstein, E. P., Gaucher Splenomegaly diagnosed by splen-puncture before operation. Journ. of the americ. med. assoc. **64.** 1907. 1915. — Besan-con et Griffon, Cirrhoses hépatique tuberculeuse expérim. Bull. te mém. de la soc. de hôp. de Paris. **1903.** 588. — Bessel-Hagen, Beitrag zur Milzchirurgie. Arch. f. klin. Chir. **62.** 170. 1900. — Bettmann, Über eine besondere Form des chronischen Ikterus. Münch. med. Wochenschr. **1900.** 791. — Bettmann, Einfluß des Arseniks. Zieglers Beitr. **23.** 377. 1898. — Beumer und Bürger, Beiträge zur Chemie des Blutes. Zeitschr. f. exp. Pathol. **13.** 343. 1913. — Biach und Weltmann, Wachstumshemmender Einfluß auf das Rattensarkom. Wien. klin. Wochenschr. **1913.** 1115. — Bianchi, Contributo allo studio delle cellule di Kupffer. Morgagni **55.** 1. 1913. — Biermer, Eine eigentüm-liche Form von progressiver perniziöser Anämie. 42. Versamml. deutsch. Naturforscher u. Ärzte. Dresden 1868. Korrespondenzbl. f. Schweizer Ärzte **1872.** 15. — Biernacki, Blutkörperchen und Plasma in ihrer gegenseitigen Beziehung. Wien. med. Wochenschr. **1894.** 1558 u. 1599. — Biffi, Azione del cloruro di sodio sul sangue. Arch. fisiol. **6.** 315. 1909. — Biffis, Sul comportamento delle resistenze globulari. Gaz. degli osped.

d. clin. **33.** 985. 1912. — Billroth, Zur normalen und pathologischen Anatomie der menschlichen Milz. Virchows Arch. **20.** 410. 1861 und **23.** 457. 1862. — Biondi, Experimentelle Untersuchungen über Ablagerung von Pigment. Zieglers Beitr. **18.** 174. 1895. — Biondi, Alterazione del sangue sotto l'azione dei raggi Röntgen. Policlinico 1908. Sec. prat. Nr. 17. — Birch-Hirschfeld, Über schwere anämische Zustände. Verhandl. d. 11. Kongr. f. inn. Med. **1892.** 15. — Birch-Hirschfeld, Pathologische Anatomie. 4. Aufl. **2.** 725. — Bizzozero, Atrophie der Fettzellen des Knochenmarkes. Arch. f. mikrosk. Anat. **33.** 1889. — Bizzozero und Salvioti, Teilung der roten Blutkörperchen. Zentralbl. f. d. med. Wissensch. 1881. 129 und Moleschotts Unters. **12.** 595. 1890. — Bizzozero, Untersuchungen über den Bau des Knochenmarks. Arch. f. mikroskop. Anat. **35.** 424. 1890. — Bizzozero, e Salvioti, Richerchi sperimentali sulla emapoesi splenica. Arch. per le scienze med. **4.** 1881. — Bizzozero e Salvioti, Milz als Bildungsstätte roter Blutkörperchen. Zentralbl. f. med. Wissensch. 1879. 273. — Blad, Axel, Ein Fall von Polycytämie und Milztumor. Ugeskrift for Laeger **1905.** 601 u. 631. — Blecher. Subkutane traumatische Zerreißung der Milz bei Morbus Banti. Münch. med. Wochenschr. 1911. 1310. — Bleichröder, Lebercirrhose und Blutkrankheiten. Virchows Arch. **177.** 435. 1904. — Bleichröder, Über Lebercirrhose. Deutsche med. Wochenschr. **1904.** 409. — Bloch, Zur Klinik und Pathologie der Biermerschen Anämie. Arch. f. klin. Med. **77.** 339. 1903. — Blumenreich und Jakoby, Experimentelle Untersuchung über Infekte nach Milzexstirpation. Berl. klin. Wochenschr. 1897. 444. — Blumenreich, und Jakoby, Über die Bedeutung der Milz bei Infektionen. Zeitschr. f. Hyg. **29.** 419. 1898. — Blumenthal, Sur l'origine myélogène de la polycythémie vraie. Arch. d. méd. exp. et d'anat. path. **5.** 697. 1907. — Blumenthal, Le sang. et ses territoires d'origine Bull. de Soc. royale de sc. méd. et nat. de Bruxelles **1908.** 30. — Blumenthal und Morawitz, Experimentelle Untersuchungen über posthämorrhagische Anämie. Arch. f. klin. Med. **92.** 25. 1908. — Böckermann and Hansen, Eisenstoffwechsel bei Anaemia perniciosa. Norsk Magazin for Lagevidenskab **1910.** Nr. 9. — Boehm, Die kapillaren Venen Billroths der Milz. Festschr. f. C. v. Kupffer **1899.** — Boix, Note sur la maladie de Hanot. Soc. de Biol. 12. Mars **1898.** — Bonanno, Sur l'augmentation des resistances des globules rouges ou cours de l'ictere. Fol. haemat. **7.** 117. 1909. — Bonardi, Contributo clinico alla conscenza della splenomegalia sussegniuta da cirrosi epatica (Malattia del Banti). Gaz. d. osped. e d. Clin. **1897.** Nr. 1. — Bondareff, Etude sur l'anatomie pathologique de la rate. Thèse de Paris **1907.** — Bondi, S., Selbsttätige Drainage des Magens und Duodenums. Arch. f. Verdauungskrankh. **19.** 692. 1913. — Bondi, S., Zur Kenntnis des Ikterus catarrhalis. Wien. med. Wochenschr. **1910.** 2618 u. 2703. — Bonne, Zur Kenntnis der Thrombosen der V. lienalis. Diss. Göttingen 1884. — Bonome, Durch spezifische Antisera bei Tieren experimentell erzeugte Spleno- und Myelopathien. Virchows Arch. **215.** H. 3. 1914. — Borisowa, Zur Kenntnis der Bantischen Krankheit und Splenomegalie. Virchows Arch. **172.** 108. 1903. — Borrmann, Beiträge zur Thrombose der Pfortader. Arch. f. klin. Med. **59.** 283. 1897. — Botazzi, Richerche ematologische. La milza come organo emocatatonistico lo sperimentale 48. 5 u. **6.** 1894. — Botkin, Kontraktilität der Milz, Berlin 1874. — Botkin, Klinische Vorlesungen. St. Petersburg **1885.** I. Lief. 59. — Bottazzi, Recherches sur le métubolisme des globules rouges du sang. Arch. ital. d. Biol. **24.** 462. 1895. — Bouchard, Sur quelques altérationes dans les cirrhoses. Revue de Méd. **22.** 837. 1902. — Bouma, Zur Frühdiagnose des Ikterus. Deutsche med. Wochenschr. **1902.** 866. — Bovaird, Primary splenomegalic-endothelial hyperplasy of the spleen. The American Journal of the medic. sciences **120.** 377 1900. — Box, Case of excision of spleen for congenital family cholaemia. Proc. Royal Soc. Med. **1912.** 25. Oct. — Bozzolo et Micheli, Le splenomegalie primitive. Torino **1910.** — Bräsamlen, Über die Bedeutung der Megalocytenbildung. Deutsch. Arch. f. klin. Med. **112.** 83. 1915. — Bramwell, Clinic. lecture on the treatment of pernic. anemy. Brit. med. Journ. **1912.** 1413, 1913 and 1093. — Brand, Beitrag zur Kenntnis der menschlichen Galle. Pflügers Arch. **90.** 491. 1902. — Braß, Physiol. Pigmentablagerung in den Endothelien des Knochenmarks. Arch. f. mikrosk. Anat. **82.** 61. 1913. — Brauer, Untersuchungen über die Leber. Zeitschr. f. phys. Chem. **40.** 182. 1903. — Brault, Deux cas de cachexie pigmentaire. Bull. de la Soc. anat. **1895.** 472. — Brault et Galliard, Sur un cas de cirrhose hypertrophique pigmentaire. Arch. génér. de Med. **161.** 38. 1888. — Braunstein, Bedeutung der Milz in der Geschwulstimmunität. Berl. klin. Wochenschr. **1911.** 2029. — Bret et Cordier, Sur la maladie de Banti. Prov. méd. 21. janv. **1911.** — Breuer, Über Morbus Banti. Wien. klin. Wochenschr. **33.** 856. 1902. — Brieger, Zur Lehre von der fibrösen Hepatitis. Virchows Arch. **75.** 85. 1879. — Brill, Morbus Banti. Amer. Journ. of med. Sc. **1900.** Jan. and Amer. Journ. of med. Soc. **1901.** April. — Brill, Primary Splenomegaly with a report of three cases in one family. Americ. Journ. of the med. sciences **1901.** I. 377. — Brill, Mandlebaum and Libmann, Primary Splenomegaly (Gaucher Type). Proc. New York Path. Soc. **1904.** 4. 143. — Brill Mandlebaum and Libmann, Primary Splenomegaly (Gaucher-Type). Americ. Journ.

Med. Sc. 1905. **129.** 491. — Brill, Mandlebaum and Libmann, Large-Cell Splenomegaly (Gauchers Disease). Americ. Journ. of the medic. Sc. **1913.** 863. — Brissaud und Bauer, Recherches sur la resistance des globules rouger chez le lapin. Compt. rend. soc. d. biol. **62.** 1068. 1907. — Browitz, Bau der intraazinösen Blutkapillaren. Bull. internat. d. l'accadem. de sc. de Cracowie. 1900. Mai. — Brugsch, Zur Klinik der Bantischen Krankheit. Mediz. Klinik 1905. 566. — Brugsch und Yoshimoto, Zur Frage der Gallenfarbstoffbildung II. Zeitschr. f. exp. Path. 8. 639. 1911. — Brugsch und Kawashima, Zur Frage der Gallenfarbstoffbildung III. Zeitschr. f. exp. Path. 8. 645. 1911. — Brugsch und Retzlaff, Blutzerfall, Galle und Urobilin. Zeitschr. f. exp. Path. **9.** 508. 1912. — Brulé, Les ictères hémolytiques acquis. Thèse de Paris **1909.** — Bucalossi, Morphologia del sangue negli animali smilzati. Congr. Soc. ital. di Chirurg. 1908. Octob. — Buchan and Combrie, Four cases of congenitalanaemie. Journ. of Path. and Bact. **1909.** 398. — Bürger und Fischer, Zur Frage der experimentellen Cholämie. Zeitschr. f. exper. Med. **3.** 24. 1914. — Buren Knott, Splenic anaemia in a five year old boy. Journ. of the americ. med. Soc. **1909.** 963. — Burow, Gefäßlehre des Fötus. Müllers Arch. f. Anat. und Phys. 1838. 44. Taf. I. — Burow, Vorkommen eisenhältiger Lipoide in der Milz. Biochem. Zeitschr. **25.** 165. 1910. — Buss, Ein Fall von Diabetes mellitus mit allgemeiner Hämochromatose. Diss. Göttingen. **1894.** — Butterfield, Lichtextinktion, Gasbindungsvermögen und Eisengehalt des Blutes. Zeitschr. f. phys. Chemie. **62.** 173. 1909. — Camus et Pagniez, Hypohemoglobinie musculaire. La Semaine méd. **1904.** 135 und Soc. biol. **56.** 644 u. 733. 1904. — Capezzuoli, Über eisenhaltige Körper in der Milz. Zeitschr. f. phys. Chem. **60.** 10. 1909. — Carnot, Sur le mechanisme de l'hyperglobulie. Soc. de Biol. 1906. II. Taf. 61. 344. — Caro, Heilung eines Falles von vorgeschrittener Bantischer Krankheit. Deutsch. med. Wochenschr. 1907. 1175. — Carvaglio, L'intestino, il mesentere e la milza nelle cirrosi epatiche. Sper. **66.** 503. 1912. — Casarini, Splenomegalia con cirrose epatica. Riforma med. 1896. II. Nr. 26. — Mc. Caskey, Pernicious anemia an embryonic factor in its etiology. New York med. Journ. 1913. 67. — Castaigne, Les ictères hémolytiques avec siderose pigmentaire du foie. Soc. méd. d. hôp. de Paris. **1907.** 15. Nov. — Catoretti, Sindrome di Banti in individuo affetto da infantili. Arch. de med. **36.** f. 3. 1913. — Cattoretti, Splenomegalia con cirrosi figato. Lo sperimentale **67.** 25. 1913. — Cauchois, Splenomegalie chronique d'origine pyethrombosique. Thèse de Paris. Steinheil. **1908.** — Cavazza, Gli itteri emolitici. Soc. editrice librassia. Milano. 1911. — Cavazzani, Sopra un caso di splenomegali con cirrhosi epatica (Malattia del Banti). Riforma med. 4. 1896. Nr. 42, 43. — Ceconi, Intorno all anaemia perniciosa progressiva. Riv. crit. di clin. med. 1910. 45—51. — Cederberg, Pathogenese einiger Anämien. Berl. klin. Wochenschr. 1914. 585. — Cesaris-Demel, Studien über die roten Blutkörperchen. Fol. haemat. 4. 1. 1907. — Chalier, Nove Josserand et Boulud, Hemolyse siderogene. Journ. de phys. et path. gen. **15.** 351, 636, 668. 1913. — Charrin et Moussu, Physiologie de la rate; fonction biligenique. C. R. Acad. d. Sciences **1905** I. 1118. — Chalatow, Myelinose und Xanthomatose. Virch. Arch. **217.** 351. 1914. — Chalier, Les ictères hémolytiques. Thèse de Lyon **1909.** — Charcot et Gombault, Expériencs sur a lgature du canal choledoque. Arch. d. phys. norm. et path. 1876. 272, 453. — Charlier et Charlet, Etat de la résistance globulaire. Journ. d. phys. et path. gén. **13.** 728. 1911. — Charnaß, Quantitative Bestimmung des reinen Urobilins und Urobilinogens. Biochem. Zeitschr. **20.** 401. 1909. — Chauffard, Forme clinique des cirrhoses du foie. Internat. med. Kongr. Moskau 1897. — Chauffard, Les hépatides d'origine splénique. Semaine méd. 1899. 177. — Chauffard, Les maladies du foie et des voies biliaires. Traité de méd. **5.** 172. 1902. — Chauffard, Pathogénie de l'ictère congénital et l'adulte. Semaine méd. 16. Jun. 1907. 25—29. — Chauffard, Pathogénie de l'ictère hémolytique congénitale. Anal. d. méd. I. 3. **1914.** — Chauffard et Castaigne, Lésions expérimentales du foie d'origine splénique. Arch. de la méd. expér. et anat. pathol. **13.** 321. 1901. — Chauffard et Fissinger, Ictère congénital hémolytique avec lésions globulaires. Soc. méd. d. hôp. de Paris. 8. Nov. **1907.** — Chauffard et Rendu, La resistence globulaire normale chez l'adulte. Proc. méd. 1. Jan. 1907. — Chauffard, Le prognostic des ictères hémolytiques congénitaux. Bul. méd. **26.** 1159. 1912. — Chauffard et Troissier Contribution à l'étude des hémolysines dans leur rapports avec les anémies graves. Soc. méd. des hôp. de Paris. 10. juill. **1908.** — Chauffard et Troissier, Des rapports certains anémies splénomegaliques avec ictère hémolyt. congénit. Sem. méd. **1909.** Nr. 8. — Chauffard, Troisier, Girard, Ictère polycholique. Bull. et mém. de la soc. méd. d. hôp. Paris **28.** 726. 1912. — Chauffard et Vincent, Hémoglobinurie hémolytique avec ictère polycholique aigu. Sem. méd. **1909.** 601. — Chauffard, Laroche, Grigaut, Compt. rend. Soc. Biol. **70.** 20. 1911; 74. 1093. 1913. — Chauffard, Pathogénie de l'ictère hémolytique congénitale. Annales de Médéc. I. **1914.** 1. — Chevallier, La rate, organe de l'assimilation du fer. Thèse de Paris. **1913.** — Chiari, Zur Bantischen Krankheit. Straßburger med. Zeitung. **1910. 67.** — Chiari, Über Morbus Banti. Prag. med. Wochenschrift 1902. 285. — Chvostek, Menstruelle Leberhyperämie. Wien. klin. Wochenschrift 1909. 293. — Chvostek, Xanthelasma und Ikterus. Zeitschr. f. klin. Mediz. 73. 479. 1911. — Clarkson, Report on hemal glands. Brit. med. Journ. 1. 183. 1891. — Claus und Kalberlah, Über chronischen Ikterus. Berlin. klin. Wochenschr. 1906. 1471. — Clerk und Weil, La splénomegalie chronique avec anémie et réaction myéloïde du sang. Sem. méd. 46. 1902. — Cohnheim, Allgemeine Pathologie I. 177. 379. — Cohnheim, Erkrankungen des Knochenmarks bei perniziöser Anämie. Virchows Arch. 68. 291. 1878. — Cohnreich, Klinische Bestimmung der Erythrocytenresistenz. Fol. haem. 16. 307. 1913. — Cohnstein und Zuntz, Flüssigkeitsaustausch zwischen Blut und Gewebe. Pflügers Arch. 42. 303. 1888. — Collet et Gallavardin, Tuberculose massive et primitive de la rate. Arch. méd. exp. et Anat. path. 1901. Nr. 2. — Collier, Enlarged Spleen in a child aged six. Transact. of the path. Society of London 46. 148. 1895. — Conradi, Beziehungen der Autolyse zur Blutgerinnung. Hofmeisters Beiträge 1. 144. 1902. — Cornil, Diskussionsbemerkung zum Vortrage Colliers, Bulletins de la soc. anat. Paris 1895. — Courtois et Ferrand, Anémie pernicieuse à forme ictérique. Gazette des hôpitaux 1907. 63. — Cousin, Notes biologique sur l'endothélium vasculair. Société biol. 1898. 454. — di Cristiana, Osservazioni sull'anemia splenica infantile. Pediatria 21. 748. 1913. — Cruveilhier, Anatomie pathologique du corps humaine. I. liv. 16. 6. 1829. — Curschmann, Ein Fall von Anaemia splenica mit Salvarsan behandelt. Münch. med. Wochenschr. 1912. 1613. — Curschmann, Über tödliche Blutungen bei chronischer Pfortaderstauung. Deutsche med. Wochenschr. 1902. 289. — Czerni, Anämie und alimentäre Ursachen. I. Congrès d. assoc. intern. d. pédiatrie. Paris 1912. — Dack, Warthin A. Scott, An clinical and pathological study of two cases of splenic anemia. Americ. Journ. of med. scienc. 1904. (Januar). — Dahl, Über Behandlung der perniziösen Anämie mit Splenektomie. Hygiea 76. Heft 8. 1914. — Dawid, Über den Farbstoff- und Eisengehalt des Blutes. Dissert. Bonn 1908. — Daiber, Marie, Zur Frage nach der Entstehung und Regenerationsfähigkeit der Milz. Jena-Zeitschr. 42. 73. 1906. — Dale, The anaphylactic reaction of plain muscle. Journ. of pharm. and exp. ther. 4. 167. 1913. — Danilewsky und Selensky, Die blutbildende Eigenschaft der Milz. Pflügers Arch. 61. 264. 1895. — Dantschakoff, Entwicklung des Knochenmarks. Arch. f. mikrosk. Anat. 73. 1908; 74. 855. 1909. — Dastre, Deratement et croissance. Compt. rend. Soc. biol. 45. 357. 1893. — Dastre et Floresco, La fonction martiale du foie. Arch. de phys. et de Path. 10. 176. 1898. — Daumann, Über die nosologische Stellung des hämolytischen Ikterus. Diss. Berlin 1913. — Decastello, Über den Einfluß der Milzexstirpation auf die perniziöse Anämie. Deutsche med. Wochenschr. 1914. 639. — Dehn, Zur Kasuistik des Morbus Banti. Petersburg. med. Zeitung 1912. Nr. 13. — Delatour, Thrombosis of the mesenteric veins as a cause of death after splenectomy (zitiert nach Cauchois). Annales of Surg. jan. 1895. — Denys, Sur la structure de la rate et sur la destruction des globules rouges. Bull. d. l'Acad. d. med. d. Belgique 1888. Mars. — Devé, Splénomégalie chronique avec anémie d'origine pyélothrombosique. Normandie méd. 1. Mars. 1903. — Denys, La cellula. T. III. 3. 1888. — Dietschy, Sammelreferat über den Ikterus haemolyticus. Med. Klinik 1908. 1652. — Disqué, Über Urobilin. Zeitschr. f. phys. Chem. 2. 259. 1879. — Dock et Warthin, Lésions de la veine splénique dans la maladie de Banti. Americ. Journ. of the med. Soc. 127. 24. 1904. — Dömeny, Wirksame Substanzen der hämolytischen Blutflüssigkeit. Wiener klin. Wochenschrift 1902. 1025. — Domarus, Blutbildung in Milz und Leber bei experimentellen Anämien. Arch. f. exp. Path. 58. 319. 1908. — Dominici, Sulle modificatione dell' isotonia del' sangue. Gaz. d. osped. 1895. I. 643. — Dominici, Macrophages et cellules conjunctives. Cor. roy. Soc. biol. 53. 830. 1901. — Dominici, Sur la histologie de la rate normale. Arch. de Méd. exp. et l'anat. pathol. 12. 563. 1900. 13. 733. 1900 und 13. 1. 1901. — Donath und Landsteiner, Zur Frage der Makrocytase. Wien. klin. Rundschau 1902. 773. — Downes, Primary splenomegaly of the Gaucher-Type. Medical record. 1913. 697. — Downy und Weidenreich, Die Bildung der Lymphocyten in den Lymphdrüsen und der Milz. Arch. f. mikr. Anat. 80. 306. 1912. — Doy und Ferguson, An account of a form of splenome galy with hepatic cirrhosis endemic in Egypt. Annals of trop. Med. and Parasit. 3. 3. nov. 1909. — Dröge, Veränderungen in der chemischen Konstitution nach Exstirpation der Milz. Pflügers Arch. 152. 437. 1913. — Dubois, Über das Zusammenwirken von Milz, Schilddrüse und Knochenmark. Bioch. Zeitschr. 82. 141. 1917. — Duckworth, Clinical observations on cirrhosis of the lever. Pract. march. 1897. — Dudgeon, On the presence of haemolysins in the blood. Proced. of the Royal soc. d. Biol. 80. 531. 1908. — Duke, W. W., The relation of blood platelets to haemorrhagie disease. Journ. of the Americ. Med. Ass. 1910. Oct. — Dutourmier, Contribution à l'étude du diabète broncé. Thèse de Paris. 1895. — Ebner, Die Wand der kapillaren Milzvenen. Anat. Anzeig. 15. 482. 1899. — Ebner, Handbuch der Gewebslehre des Menschen. 3. 257. 1902. — Ecker, Blutkörperhaltige Milzzellen. Zeitschr. f. rationell. Mediz. 1847. — Ecker, Über die Veränderungen, welche die Blutkörperchen in der Milz erleiden. Zeitschr. f. rationell.

Mediz. 1848. — Edens, Milzvenenthrombose, Pfortaderthrombose und Bantische Krankheit. Mitteil. a. d. Grenzgebiet. 18. 59. 1908. — Egidi, Zur Kenntnis der pathologisch-anatomischen Veränderungen der Milz bei Lebercirrhose (ref.: Münch. med. Wochenschr. 1909. 2282). Il policlinico 16. 387. 1909. — Ehrlich, Über einen Fall von Anämie; Bemerkungen über regenerative Veränderungen des Knochenmarks. Charité-Annal. 13. 1888. — Ehrlich, Die Anämie. Nothnagels Handb. 7. Wien 1913. — Ehrlich, Schwere anämische Zustände. Kongr. f. inn. Med. 1892. 33. — Eichhorst, Progressive perniziöse Anämie. Leipzig 1878. — Einhorn, Bemerkungen zur Bantischen Krankheit. Arch. f. Verdauungskrankh. 12. 373. 1907. — Engel, Fall von perniziöser Anämie mit gelbem Knochenmark. Zeitschr. f. klin. Med. 40. 1900. — Engel, Blutkörperchen des Serums. Arch. f. mikrosk. Anat. 54. 24. 1899. — Engel et Kiener, Formation et élimination du pigment ferrugineux. C. R. d. Soc. d. Biol. T. 55. — d'Epine, La maladie de Banti chez l·enfant. Arch. f. Kinderheilk. 60—61. 254. 1913. — Eppinger, Pathogenese des Ikterus. I. Mitteil. Zieglers Beitr. 31. 230. 1902. — Eppinger, Weitere Beiträge zur Pathogenese des Ikterus. II. Mitteil. Zieglers Beitr. 33. 123. 1903. — Eppinger, Ikterus. Ergebnisse d. inn. Med. 1. 107. 1908. — Eppinger, Pathologie der Milzfunktion. I. Mitteil. Berl. klin. Wochenschr. 1913. 1509 u. 1572. — Eppinger, Pathologie der Milzfunktion. II. Mitteil. Berl. klin. Wochenschr. 1913. 2409. — Eppinger und Charnaß, Was lehren uns quantitative Urobilinbestimmungen im Stuhl? Zeitschr. f. klin. Med. 78. 1. 1913. — Eppinger und Ranzi, Splenektomie bei Bluterkrankungen. Grenzgeb. d. Med. u. Chir. 27. 798. 1914. — Eppinger-Kloß, Polycytämie. Therapeutische Monatshefte. 1918. Sept. — Esmonet und Loeper, Richesse en pigment ferrugineux des macrophages de l'intestin. Soc. Anatom. 1905. 337. — Espine, La maladie de Banti chez l'enfant. Rev. méd. de la Suisse Romant 1913. 357. — Ewald, Leberkrankheiten. 1913. 245. — Ewald, Milzvenenthrombose mit tödlicher Magenblutung. Deutsche med. Wochenschr. 1913. 398. — Faber, Knut, Anämische Zustände bei der Achylia gastrica. Berl. klin. Wochenschr. 1913. 958. — Faber, K., und Bloch, Veränderungen im Digestionstrakt. Zeitschr. f. klin. Med. 40. 98. 1900. — Faber, K., und Bloch, Veränderungen im Digestionstrakt bei perniziöser Anämie. Arch. f. Verdauungskrankh. 10. 1. 1904. — Faber, Den Kroniske haemolytiske Icterus. Hospitalstidende 1915. Nr. 24. — Faltin, Milzähnliche Bildungen im Peritoneum nach Splenektomie. Finska Läkareseleskapet Handlingar. 53. 1911. — Faust, Über chemische Ölsäurevergiftung. Arch. f. exp. Path. 1908. 171. — Faust und Tallquist, Die Ursachen der Botriocephalusanämie. Arch. f. exp. Path. 57. 367. 1907. — Ferrata, Über die klinische Bedeutung der vital färbbaren Substanz. Fol. haemat. 9. 253. 1910. — Ferrata und Viglioli, Rapporta fra sostanza granulofilamentosa. Fol. clin. chem. e microsc. III. 5. 1911. — Fichtner, Zur Kenntnis der Bantischen Krankheit. Münch. med. Wochenschr. 1903. 1376. — Fiessinger, De canicules biliaires intercellulaires. Arch. méd. exp. et anat. path. 1910. — Fiessinger, Histogenese des processes du cirrhose hépatique. Thèse de Paris 1908. — Finkelstein, Über die Anämien des frühesten Kindesalters. Berl. klin. Wochenschr. 1911. 1829. — Finkelstein, Bantische Krankheit bei Kindern. Jahrb. f. Kinderheilk. 66. 694. 1907. — Finzi, Splenomegalia primitiva con epatite interstitiale flaccida. Riforma med. 28, 29. I. 1897. — Fiori, Un caso di splenomegalia emolitica. Lo sperimentale. 67. 189. 1913. — Fischer, Heinrich, Myeloische Metaplasie und fötale Blutbildung. Berlin 1909. — Fischer, Elastisches Gewebe der Milz. Virchows Arch. 175. 69. 1904. — Fischer H., Zur Kenntnis der Gallenfarbstoffe. Zeitschr. f. phys. Chem. 73. 204. 1911. 75. 232. 1911 und 75. 339. 1911. Ergeb. d. Phys. 15. 185. 1916. — Fleckseder, Hämolytischer Ikterus mit lymphatisch-hypoplastischer Konstitution. Wien. Gesellsch. f. inn. Med. 1910. 197. — Flemming, Teilung und Kernformen bei Leukocyten. Arch. f. mikrosk. Anat. 37. 249. 1891. — Flesch, Anämie im Kindesalter. Ergebn. d. inn. Med. 3. 217. 1909. — Flörcken, Therapie der perniziösen Anämie. Münch. med. Wochenschr. 1914. Nr. 23. — Flügge, Über den Nachweis des Stoffwechsels in der Leber. Zeitschr. f. Biol. 13. 133. 1877. — Foa, Einwirkung der Splenektomie auf die Leber. Pathologica 1909. Nr. 18. — Foa, Contr. allo conosc. d. elementi constitut. della polpa splenica. Arch. della scienze med. 30. 310. 1906. — Foa und Carbone, Blutplättchen. Arch. d. scienzze medic. 30. 1906. — Fonio, Über ein neues Verfahren der Blutplättchenzählung. Deutsche Zeitschr. f. Chir. 117. 176. 1912. — Fowell, Iron in the blood. Quart. journ. of med. 6. 179. 1913. — Frank, Essentielle Thrombopenie. Berl. klin. Wochenschr. 1915. Nr. 18, 19. — Frank, Aleucia haemorrhagica. Berl. klin. Wochenschr. 1915. Nr. 37 u. 41. — Frank, E., Aleukia splenica. Berl.klin. Wochenschr. 1916. Nr. 21. — French, Magenschleimhautatrophie bei perniziöser Anämie. Lancet 1870 (zitiert nach Türk II. 2. 379.) — Frerichs, Leberkrankheiten. 2. 375. 1861. — Frese, Myeloide Umwandlung der Milz. Deutsch. Arch. f. klin. Med. 68. 387. 1900. — Freund, Anaemia splenica mit vielen einkernigen neutrophilen Leukocyten. Berl. klin. Wochenschr. 1910. 340. — Frey, Zur Frage der funktionellen Milzdiagnostik mittels Adrenalin. Zeitschr. f. exp. Med. 3. 416. 1914. — ·Freyhan, Klinische Beiträge zur hypertrophischen Lebercirrhose. Virchows Arch. 128. 20. 1892. — Freytag, Beziehungen der Milz zur Reinigung und Regeneration des Blutes. Pflügers Arch. 120. 517. 1907. — Freytag, Beitrag zum Ersatz der Milzfunktion. Pflügers Arch. 122. 501. 1908. — Friedrich, Studie zur Toluylendiaminvergiftung. Fol. haemat. 18. 525. 1914. — Fromhold, Beiträge zur Urobilinfrage. Zeitschr. f. exp. Path. 7. 716. 1910. — Fromhold und Nersesoff, Beiträge zur Urobilinfrage. Zeitschr. f. exp. Path. 11. 400. 1912. — Führer und Ludwig, Vierordts Archiv 13. — Fumo, Richerche sperimentali alla emolisi de siero negli animali normali et splenectomizzati. Sperimentale 67. 639. 1913. und Arch. di biol. norm. et pathol. 1913. Sept./Okt. — Funke, Lehrbuch der Physiologie. 1. 173. 1863. — Funke, De sanguine venae lienalis. Diss. Lipsiae 1851. — Furrer, Zur Kenntnis der Anaemia pseudoleucaemica infantum. Prag. med. Wochenschr. 1908. 211, 224, 240. — Gabbi, Normale Hämatolyse in der Milz. Zieglers Beitr. 14. 351. 1893. — Gachet et Pachon, Sur la sécrétion interne de la rate. Arch. de phys. norm. et path. 1898. 363. — Gaisböck, Klinik hämolytischer Anämien. Arch. f. klin. Med. 110. 413. 1913. — Gaisböck, Die Bedeutung der Blutdruckmessung für die Praxis. Arch. f. klin. Med. 83. 363. 1905. — Galdi, Pathogenetische und klinische Betrachtungen über die Bantische Krankheit. Il Morgagni. 1905. Nr. 9 u. 10. — Gambaroff, Untersuchungen über hämatogene Siderose. Virchows Arch. 188. 469. 1907. — Garrod e Hopkins, On Urobilin. Journ. of Phys. 20. 112. 1896. 22. 451. 1898. — Gaucher, De l'épithéliome primitif de la rate. Thèse de Paris 1882. — Gaucher et Giroux, Note préliminaire sur l'ictére hémolytique de la syphilis secondaire. Annal. des maladies vénér. 1900. 481. — Gauckler, Les modalités histologiques de l'hématolyse et le rôle de la rate dans l'évolution du pigment sanguin. Arch. d. mal. d. coeur. 1908. 401. — Gauckler, Les réactions macrophagiques de la rate humaine. Journ. d. Phys. et d. Path. gén. 6. 31. 1904. — Gauckler, De la rate dans des cirrhoses et des cirrhoses de la rate. Thèse de Paris 1905. (Deutsche med. Wochenschr. 11. 1904.) — Gauckler, Les modific. histologiques de l'hémolyse. Arch. des mal. du coeur. 2. 401. 1908. — Gaudy et Brulé, L'ictère hématolytique congénital. Bull. de la Soc. méd. des hôp. 28. 1909. — Gaule, Nachweis des resorbierten Eisens im Ductus thoracicus. Deutsche med. Wochenschr. 1896. 373. — Gaultier, Le syndrôme hématologique. Lavori e rivista di chimica. T. 1. 1. 4. 1910. — Gavazzeni und Minelli, Autopsie eines Röntgenologen. Strahlentherapie 5. 310, 1914. — Geelmuyden, Das Verhalten des Knochenmarkes in Krankheiten. Virchows Arch. 105. 136. 1886. — Geipel, Blutgefäßerkrankungen der Milz. Virchows Arch. 210. 406. 1912. — George, Andre-Leon, Le corpuscule de Malpighi dans la rate humaine. Thèse de Paris 1906. — Gerhardt, D., Über Hydrobilirubin und seine Beziehungen zum Ikterus. Diss. Berlin 1889. — Gerhardt, C., Über Urobilinurie. Wien. med. Wochenschr. 1877. 576. — Gerhardt, D., Über Urobilin. Zeitschr. f. klin. Med. 32. 303. 1897. — Gerhardt, Über Urobilinikterus. Thüring. Korrespondenzbl. 1878. Nr. 11. — Gerlach, Blutkörperchenhaltige Zellen in der Milz. Zeitschr. f. rationelle Med. 7. 75. 1849. — Ghedini, Malattie del sangue. Milano 1910. — Gibelli, Wert Serum anämischer Tiere auf die Regeneration. Arch. f. exp. Path. 65. 284. 1911. — Giesker, Anatomisch-physiologische Untersuchungen über die Milz. Zürich 1835. — Giffin, Clinical observation concerning 27 enses of splenectomie. Americ. Journ. of med. scienc. 145. 781. 1913. — Gilbert, Castaigne et Lereboullet, Contribution à l'étude de la diathèse biliaire — l'ictère familial. Bull. d. l. cos. d. hôp. d. Paris. 27. Jul. 1900. 947. — Gilbert, Charrol et Benard, Recherches sur la biligénie consecutive aux injections d'hémoglobine. Press. med. 1912. 113. — Gilbert et Lereboullet, La maladie de Banti existe-t-elle? Rev. de méd. Déc. 1904. — Gilbert et Lerboullet, Relation du foie et de la rate en pathologie sanguine. Congr. franç. de méd. Paris 1910. — Gilbert, Charrol et Bénard, L'extrait splenique a-t-il un pouveur haemolysant. Compt. rend. biol. 73. 599. 1912. — Gilbert et Chabrol, L'hemolyse splenique dans l'intoxication par la Toluylendiamin. Compt. rend. biol. 120. 416. 1911. — Gilbert et Herscher, Cholemie physiologique. Press. méd. 1906. 201. — Gilbert, Chabrol et Bénard, La splenectomie dans les ictères chroniques splenomegaliques. Press. méd. 1914. 21. — Gilbert et Jomier, La cellule et vilé du foie dans l'état physiologique et pathologique. Arch. de la méd. expérim. et d'anatomie pathol. 20. Nr. 2. 1908. — Gilbert et Garnier, L'hypertrophie simple du foie dans l'anémie pernic. C. R. Soc. de Biol. 55. 863. 1902. — Gilbert, Lereboullet et Herscher, Les trois cholémies congénitales. Bull. d. l. soc. méd. d. hôp. de Paris 15. Nov. 1907. 1203. — Gilbert et Chabrol, L'intoxication par la toluylendiamine. C. R. Soc. d. Biol. 1910. 68. 961. — Gilbert et Surmont, Formes cliniques de la cirrhose. Bull. du. XIII Congr. internat. Moscou. 3. 143. 1897. — Gilbert et Herscher, Sur la teneur de sang normal en bilirubin. Soc. de Biol. 58. 899. 1905. — Gilbert et Herscher, Cholémie physiologique et sur les variations. Press. médic. 1906. 201 et 209. — Glanzmann, Quantitative Urobilinogen-Bestimmungen im Stuhle bei Anämien der Kinder. Jahrb. f. Kinderheilk. 84. 95. 1916. — Glaß, Milz als blutbildendes Organ. Dissert. Dorpat. 1889. — Glatzel, Über Bantische Krankheit. Dissert. Erlangen 1905. — Glässner, Zur Pathologie der Polycytaemie rubra.

Wien. klin. Wochenschr. **1906.** 1475. — Glässner und Pick, Beobachtungen bei paroxysmaler Hämoglobinurie. Zeitschr. f. exp. Path. u. Therap. **9.** 581. 1911. — Glaevecke, Ausscheidung und Verteilung des Eisens im Organismus. Dissert. Kiel. **1883.** — Goebel, Zur operativen Behandlung der Bantischen Krankheit. Münch. med. Wochenschr. **1912.** 840. — Goebel, Pigmentablagerung in der Darmmuskulatur. Virchows Arch. **136.** 82. 1894. — Goetzky und Isaac, Zur Kenntnis d. famil. hämol. Ikterus. Fol. haemat. **15.** 237. 1913. — Goldmann, Die äußere und innere Sekretion des gesunden Organismus. Tübingen **1909** u. **1912.** — Goldmann, Zur Kasuistik der Milzvenen- und Pfortaderthrombose. Deutsche med. Wochenschr. **1913.** 1542. — Goldschmidt und Pearce, Stoffwechselstudien an Hunden vor und nach Entfernung der Milz. Journ. exp. med. New York **1915.** Nr. 22. Ref. Münch. med. Wochenschr. **1916.** 430. — Goldschmidt, Pepper, Pearce, Stoffwechseluntersuchungen bei Milzexstirpation. Arch. of int. med. **1915.** Sept. — Golz, Untersuchungen über die Blutgefäße der Milz. Dissert. Dorpat. **1893.** — Gonzalez, La cachexie bronzé dans la diabete. Thèse d. Montpellier **1892.** — Goodal, Lovell and Noel Paton, Digestion leucocytosis in normal and in spleenless dogs. Journ. of Phys. **30.** 1. 1904. — Gordon, Zur Kenntnis der Erythrämie. Zeitschr. f. klin. Med. **68.** 1. 1909. — Gottlieb, Zur Kenntnis der Eisenausscheidung. Arch. f. exp. Path. **26.** 139. 1890. — Glikin, Über den Eisengehalt der Fette, Lipoide und Wachsarten. Berl. Berichte. **41.** 910. 1908. — Grawitz, Veränderungen der Blutmischung infolge Zirkulationsstörungen. Arch. f. klin. Med. **54.** 588. 1895. — Grawitz, Pathologie des Blutes. 4. Aufl. 179. 1911. — Grawitz, P., Anleitung zum Selbststudium der pathologischen Anatomie. Berlin 1893. — Gray, On structure and uso of the spleen. Cooper prize essay London. **1854.** — Greco, Reproduktion der Leber bei Cirrhose. Rif. med. **3.** 22. 1898. Referiert im Zentralbl. f. patholog. Anat. **1898.** 371. — Gretsel, Fall von Anaemia splenica bei einem Kinde. Berlin. klin. Wochenschr. **1866.** 212. — Griesinger, Krankheiten in Ägypten. Arch. f. phys. Heilk. **1859.** 1. — Grigorescu, Arch. d. phys. norm. et path. **1891.** T. 3. — Groß, Einfluß der Milz auf die Magenverdauung. Kongr. f. inn. Med. **1910.** 605. — Grigout, Recherche de l'urobiline dans le sang. Soc. de Biol. 8 mai 1909. T. **56.** 725. — Grimani, Richerche sperimentali sui rapporti fra alterationi della milza e del fegato allo cirrosi epatiche. Archivo per le scienze med. **31.** Nr. 14. 1907. — Großer und Schaub, Zur Pathologie des Morbus Banti. Münch. med. Wochenschr. **1913.** 76. — Gruber, Beziehungen von Milz und Knochenmark untereinander. Arch f. exp. Path. **58.** 289. 1908. — Grützner, Beitrag zur Lehre vom Morbus Banti. Beiträge zur klin. Chir. **85.** 131. 1913. — Gubler, Zitiert nach Dreyfus-Brissac, de l'ictère hémosphérique. Thèse de Paris **1878.** — Guinon, Rist et Simon, Splenomegalie chez une Cholemique avec cyanose et polyglobulie. Bull. de la soc. mém. des hop. de Paris **1904.** 786. — Guizetti, Hämolytischer kongenitaler Ikterus. Zieglers Beitr. **52.** 15. 1912. — Gulland, The development of lymphatic glands. Journ. of Path. u. Bact. **1894.** May. — Gurwitsch, Quantitative Analysen des zu- und abführenden Milzblutes. Diss. Dorpat. **1893.** — Haberer, Lien succenturiatus. Arch. f. Anat. u. Phys. Anat. Abt. **1901.** 47. — Hamburger, Aufnahme und Ausscheidung von Eisen. Zeitschr. f. phys. Chem. **2.** 191. 1878 und **4.** 248. 1879. — Hamburger, Osmotischer Druck und Ionenlehre. Wiesbaden **1912.** — Haff, Bindegewebs- und Blutbildungsprozesse. Arch. f. mikrosk. Anat. **84.** 312. 1914. — Hale, Three cases of erythraemia in one of which the total Volume of the blood war estimated. Lancet **1912.** 7. — Halle et Jolly, Sur une forme d'anemie infantile. Arch. des enfants **6.** 1903. Ref. Arch. f. Kinderheilk. **39.** 187. 1904. — Hamel, Frühdiagnose des Ikterus. Deutsche med. Wochenschr. **1902.** 702. — Hammar, Primäres und rotes Knochenmark. Anat. Anzeiger **19.** 567. 1901. — Hammarsten, Lehrbuch der physiologischen Chemie **1892.** — Handowsky, Untersuchungen über partielle Hämolyse. Arch. f. exp. Path. **69.** 412. 1912. — Handrick, Beeinflussung der Resistenz der roten Blutkörperchen durch hämatoxische Substanzen. Deutsch. Arch. f. klin. Med. **107.** 312. 1912. — Hanot und Chauffard, Cirrhose hypertrophique pigmentaire dans le diabète sucré. Rev. de Méd. **1882.** 385. — Hanot et Gilbert, De la cirrhose alcoolique hypertrophique. Bull. d. l. soc. méd. d. hôp. de Paris. **1890.** 492. — Hanot, Cirrhose hypertrophique avec ictère chronique. Paris **1892.** — Hanot, De l'hyperplasie compensatrice dans la cirrhose alcoholique hypertrophique. Bull. d. l. soc. méd. d. hôp. **1896.** 595. — Hanot, Sur une forme de cirrhose non alcoolique par autointoxication. Arch. gén. de méd. **1.** 749. 1894. — Haring, Bantische Krankheit. Münch. med. Wochenschr. **1908.** 696. — Harris, A case of splenic anaemie. New York med. journ. **1908.** 693. — Harris und Herzog, Splenektomie bei Splenomegalie primitiva. Deutsch. Zeitschr. f. Chir. **29.** 567. 1901. — Hartwich, Zusammenhang von Lebercirrhosen und Milztumor. Deutsche med. Wochenschr. **1912.** 1087 u. 1133. — Hauser, Vorkommen von Mikroorganismen im lebenden Gewebe gesunder Tiere. Arch. f. exp. Path. **20.** 162. 1885. — Hayem, De la transfusion péritoneale. C. R. d. l'acad. d. Soc. **1884.** — Hayem, De l'ictère infectieux chronique splénomégalique. Proc. méd. 9 mars 1898. — Hayem, Nouvelle Contribution à l'étude de l'ictère infectieux chronique splénomégalique. Bull. de la Soc. méd. d. hôp. 24. Jan. **1908.** — Hayaski, Über das Verhalten der Gitterfasern in der Rachitikermilz. Jahrb. f. Kinderheilk. 78. 196. 1913. — Hedenius, Beitrag zur Betrachtung der sogenannten Bantischen Krankheit. Zeitschr. f. klin. Med. 63. 306. 1907. — Hedinger, Verbreitung des roten Knochenmarkes. Berl. klin. Wochenschr. 1913. Nr. 46. — Heidenhein, Absonderungsvorgänge. Hermanns Handb. 5. 1. Abteil. 224. 1883. — Heineke, Einwirkungen von Röntgenstrahlen auf das Knochenmark. Zeitschr. f. Chir. 78. 196. 1905. — Heinecke, Zur Kenntnis der primären biliären Cirrhose. Zieglers Beitr. 22. 259. 1898. — Heinecke, Blutbildende Organe bei moderner Tiefenbestrahlung. Münch. med. Wochenschr. 1913. Nr. 38. — Heinrichsdorf, Beziehungen der perniziösen Anämie zum Karzinom. Fol. haem. 14. 359. 1913. — Heinz, Lehre von der Funktion der Milz. Virchows Arch. 168. 485. 1902. — Heinz, Blutdegeneration und Regeneration. Zieglers Beitr. 29. 299. 1901. — Heineke, Einwirkung von Röntgenstrahlen auf innere Organe. Grenzgebiete 14. 21. 1905. — Helly, Nachweis des geschlossenen Gefäßsystems der Milz. Arch. f. mikr. Anat. 59. 93. 1901. — Helly, Funktion der Milz. Zieglers Beitr. 34. 387. 1903. — Helly, Wechselbeziehungen zwischen Bau und Funktion der Milz. Wien. klin. Wochenschr. 1902. 811. — Helly, Prag. med. Wochenschr. 1908. Nr. 52. — Helly, Hämolymphdrüsen. Ergebn. d. Anat. u. Entwicklungsgesch. 12. 207. 1902. — Helly, Die Blutbahnen der Milz und deren funktionelle Bedeutung. Arch. f. mikr. Anat. 61. 245. 1903. — Helly, Hämapoietische Fragen. Hölder. Wien. 1906. — Herczel, Unbekannte Ursache des Fiebers nach Milzexstirpation. Wien. klin. Wochenschr. 1907. 127. — Hermann, Die Beziehungen der Milz zur Lebercirrhose. Diss. München 1901. — Hertz und Martha Erlichnowa, Einfluß kleine Dosen Toluylendiamin. Gazzetta lekarska 48. 1072. 1913. — Herzen, Der Einfluß der Milz auf die Bildung des Tripsins. Pflügers Arch. 30. 295. 1883. — Herzberg, Magenveränderungen bei perniziöser Anämie. Virchows Arch. 204. 111. 1911. — Hertz, A propos des hématies granuleuses. Arch. de mal. d. coeur 5. 29. 1912. — Herxheimer, Pathologie der Gitterfasern der Leber. Zieglers Beitr. 43. 284. 1908. — Herxheimer, Über das Verhalten der kleinen Gefäße der Milz. Berl. klin. Wochenschr. 1917. 82. — Heß, Künstliche Plethora und Herzarbeit. Arch. f. klin. Med. 95. 482. 1909. — Heß, Blutbefunde bei Milzerkrankung. Wien. klin. Wochenschr. 1910. 243. — Heß und Müller, Ablauf der Blutzerstörung bei der Pyrodinanämie. Wien. klin. Wochenschr. 1913. Nr. 45. — Heß und Saxl, Hämoglobinzerstörung in der Leber. Biochem. Zeitschr. 19. 274. 1909. — Heß und Saxl, Hämoglobinzerstörung in der Leber. Arch. f. klin. Med. 104. 1. 1911. — Heß und Zurhelle, Klinische und anatomische Beiträge zum Bronzediabetes. Zeitschr. f. klin. Med. 57. 244. 1905. — Henle, Beobachtungen an einem Enthaupteten. Henle-Pfeiffersche Zeitschr. 2. 299. — Heubner, Lehrbuch der Kinderheilkunde. 2. Aufl. 1906. — Hildebrand, Studien über Urobilin und Ikterus. Zeitschr. f. klin. Med. 59. 351. 1906. — Hildebrandt, Urobilin im Blute. Münch. med. Wochenschr. 1910. 2574. — Hinze, Über Hämochromatose. Virchows Arch. 139. 459. 1895. — Hirschfeld, Schwere Anämien ohne Regeneration des Knochenmarks. Berl. klin. Wochenschr. 1906. 545. — Hirschfeld, Myeloide Umwandlung. Berl. klin. Wochenschr. 1902. 701. — Hirschfeld, Experimentelle Erzeugung von Knochenmarksatrophie. Arch. f. klin. Med. 92. 482. — Hirschfeld und Klemperer, Milzexstirpation zur Behandlung der perniziösen Anämie. Therapie der Gegenwart. 1913. 385. — Hirschfeld, Über aplastische Anämie. Fol. haemat. 12. 347. 1911. — Hirschfeld, Polycytämie und Plethora. Abhandl. üb. Verdauungs- u. Stoffwechselkrankh. 4. 1912. — Hirschfeld, Über die Funktion der Milz. Deutsche med. Wochenschr. 1915. Nr. 37. — Hirschfeld und Weinert, Einfluß der Milz auf die erythroblastische Tätigkeit des Knochenmarkes. Berl. klin. Wochenschr. 1914. Nr. 22. — Hirschfeld und Alexander, Akute (myeloide?) Leukämie. Berl. klin. Wochenschr. 1902. 231. — Hirschfeld und Buschke, Sepsis mit dem Bilde der aplastischen Anämie. Berl. klin. Wochenschr. 1914. Nr. 52. — Hochaus, Über Morbus Banti. Münch. med. Wochenschr. 1904. 1410. — Hochaus und Quincke, Eisenresorption und Ausscheidung. Arch. f. exp. Path. 37. 159. 1896. — Hocke, Über ein an den Bantischen Symptomenkomplex erinnerndes Krankheitsbild. Berl. klin. Wochenschr. 1902. 359. — Hocke, Cirrhosis hepatis mit schwerer Anämie. Prag. med. Wochenschr. 1899. Nr. 35 und 36. 1901. Nr. 40. — Hodenpyl, A case of aparent absence of the spleen. New York med. record. 20. 1898. — Höhlein, Einwirkung der Milzzellen auf das Hämoglobin. Diss. Dorpat. 1891. — Hofmeister, Assimilationsgrenze der Zuckerarten. Arch. f. exp. Path. 25. 240. 1889. — Hoppe-Seyler, Physiologische Chemie. 301. — Hoppe-Seyler, Darstellung des Harnfarbstoffes aus Blutfarbstoff. Bericht d. chem. Ges. 7. 1065. — Hoppe-Seyler, Glykosurie der Vaganten. Münch. med. Wochenschr. 1900. 531. — Hörder, Polycytämie mit besonderer Berücksichtigung größerer Aderlässe. Med. Klinik. 1911. 301. — Hoyer, Bau der Milz. Morph. Arbeiten 3. 1894. — Hoyer, Histologie der kapillaren Venen der Milz. Anat. Anz. 17. 490. 1900. — Hoyer und Strawinsky, Bau des Knochenmarks. Zeitschr. f. wiss. Zool. 22. 302. 1872. — Huber, Über den Einfluß der Milzexstirpation bei perniziöser Anämie. Berl. klin. Wochenschr. 1913. 2179. — Huber, J., Syphilis et ictère par haemolyse. Thèse de Paris 1914. — Huber, Blutveränderungen bei Icterus haemolyticus. Berl. klin. Wochenschr. **1913.** Nr. 15. — Hueck, Aufnahme und Ausscheidung des Eisens. Diss. Rostock **1905.** — Hueck, Pigmentstudien. Zieglers Beiträge. **54. 68.** 1912. — Hübschmann, Verhalten der Plasmazellen in der Milz. Verhandl. d. path. Ges. **1913.** 110. — Hulst, De la cholemie à propos d'un cas de cirrhose hypertrophique biliaire. Gazette hebdom. **1902.** Nr. 74. — Hunter, The pathology of pernicious anaemlia. Lancet **1888.** 555. — Hunter, Observationa on the urine in pernicious anaemia. The pract. **13.** 1889. — Hunter, Lectures on the physiology and pathology of blood destruction. Lancet. **1892. 3614.** — Hutchinson, A case of splenomegalie polycytaemia. Trans. med. soc. London **31.** 1908. — Hijmans v. d. Bergh und Snapper, Farbstoffe des Blutserums. Arch. f. klin. Med. **110.** 540. 1913. — Hijmans v. d. Bergh und Snapper, Anhepatische Gallenfarbstoffbildung. Berl. klin. Wochenschr. **1915.** Nr. 42. — Ignatowski und Monossohn, Untersuchungen über die Gallensekretion beim Menschen unter einigen Nahrungs- und Arzneimitteln. Zeitschr. f. exp. Path. u. Ther. **16. 237.** 1914. — Immermann, Allgemeine Ernährungsstörungen. Ziemsens Handb. **13. 2.** Hälfte. 1879. — Iscovesco, Les lipoïdes du sang dans l'anémie experim. C. R. d. Soc. d. Biol. **122.** 1065. 1913. — Iscovesco, Physiologie des globules rouges, mechanisme autoregulateur de l'hemopoiese. Sem. méd. **1912.** 457. — Issac, Anaemia splenica. Berl. klin. Wochenschr **1912.** 1978. — Issac und Möckel, Experimentelle schwere Anämien durch Saponinsubstanzen. Kongr. f. inn. Med. **1910.** 471. — Issac und Möckel, Der Bantische Symptomenkomplex. Schmidts Jahrb. **315.** 14 u. 144. 1912. — Itami, Lehre von der extramedullären Blutbildung bei Anämie. Arch. f. exp. Path. **60.** 76. 1908. und **62.** 104. 1910. — Itami, Veränderungen der blutbildenden Organe. Fol. haem. **6.** 425. 1908. — Iwao, Beiträge zur Kenntnis der intestinalen Autointoxikation. Biochem. Zeitschr. **59.** 436. 1914. — Jackson, On splenic Anaemia. Boston med. journ. **112.** 1901. — Jackson, Histologie und Histogenese des Knochenmarks. Arch. f. Anat. u. Phys. (Anat. Abteil.) **1904. 33.** — Jacobi, Alkohollösliche Hämosiderine bei akuter gelber Leberatrophie. Berl. klin. Wochenschr. **1910.** 677. — Jaffe, Zur Kenntnis der Gallen- und Harnpigmente. Zentralbl. f. med. Wiss. **1868.** 243. — Jaffe, Fluorescenz des Harnfarbstoffes. Zentralbl. f. med. Wiss. **1869.** 177. — Jaffe, Urobilin im Darminhalt. Zentralbl. f. med. Wiss. **1871.** 465. — Jaffé, Identität des Hämatoidins und Bilifulvins. Virchows Arch. **23.** 192. 1862. — Jaffé, Eigenschaften und Abstammung der Harnpigmente. Virchows Arch. **47.** 405. 1869. — Jagic, Milzexstirpation bei perniziöser Anämie. Wien. klin. Wochenschr. **1914.** 1536. — Jaksch, Über Leukämie und Leukocytose im Kindesalter. Wien. klin. Wochenschr. 435. 1889. — Jaksch, Diagnose und Therapie der Erkrankungen des Blutes. Prag. med. Wochenschr. **1890.** 387. — Jaksch, Diskussion zur „Behandlung des Diabetes". Kongr. f. inn. Med. **1898.** 120. — Jaksch, Arthritis urica, Megalosplenie, Leukopenie. Deutsche med. Wochenschrift **1908.** 634. — Jankau, Cholesterinausscheidung mit der Galle. Arch. f. exp. Path. **29.** 237. 1892. — Janŏsik, Blutzirkulation in der Milz. Arch. f. mikr. Anat. **62.** 580. 1903. — Janowsky, Zur pathologischen Anatomie der biliären Lebercirrhose. Zieglers Beitr. **11.** 344. 1892. — Japha, Erkrankungen des Blutes. Handb. d. Kinderheilk. **1.** 531. 1906. — Jauschne, Hämatologie et pathogénie du diabète bronzée Soc. méd. d. hôp. Paris. 5. Febr. **1897.** 179. — Jawein. Ursache des akuten Milztumors. Virchows Arch. **161.** 461. 1900. — Joachim, Über Blutveränderungen bei Vergiftung mit Arsenwasserstoff. Arch. f. klin. Med. **100.** 52. 1910. — Joannowicz, Experimentelle Untersuchungen über Ikterus. Zeitschr. f. Heilkunde. **1904.** 25. — Joannowicz, Recherches expérimentales sur la pathogénèse de l'ictère. Mem. couronn. de l'acc. roy. d. méd. Belgique **1903.** — Joannowicz und Pick, Kenntnis der Toluylendiaminvergiftung. Zeitschr. f. exp. Path. **7.** 185. 1909. — Joannowicz und Pick, Hämolytisch wirkende Fettsäuren bei akuter Leberatrophie. Berl. klin. Wochenschr. **1910.** Nr. 20. — Jona, Cirrhose hepatique à forme anemique. Policlinico **1908.** 213. — Jona, Ittero emolittico della tuberculosi et funzione emolittica del fegato. Rivista ven. di science med. 1 et 2. 1909. — Jona, L'ittero emolytico della tuberculosi. Policlinico (Soc. med.) **1913.** 13. — Jonas, Ehrlichsche Aldehydreaktion bei Kreislaufstörungen. Wien. klin. Wochenschr. **1912.** Nr. 10. — Jolly, Des granulations basophiles des hématies. Arch. d. mal. du coeur et du sang. **1908. 288.** — Jolly et Levin, Sur les modifications histologiques de la rate. Soc. de Biol. **64.** 829 und **72.** 829. 1912. — de Jong und van Heukelom, Zur Kenntnis der großzelligen Splenomegalie. Zieglers Beitr. **48.** 598.1910. — Jordan, Exstirpation der Milz, ihre Indikationen und Resultate. Mitteil. a. d. Grenzgebiete **11.** 407. 1903. — Josselin de Jong, Folgen der Thrombose im Gebiete des Pfortadersystems. Mitteil. a. d. Grenzbgeieten **24.** 160. 1911. — Jürgens, Atrophia gastro-intestinalis progressiva. Berl. klin. Wochenschr. **1882.** Nr. 23. — Kahlden, Akute gelbe Leberatrophie und Cirrhose. Münch. med. Wochenschr. **1897.** 1096. — Kahler, Über Veränderungen des weißen Blutbildes. Zeitschr. f. angewandte Anat. **1.** 139. 1913. — Kahn, Hämolytischer Ikterus und seine Beeinflussung durch Splenektomie. Kongr. f. inn. Med. **1913.** 326. — Kocher, Deutsche med. Wochenschr. **1912.** Nr. 28. — Kahn, Etude sur la régénération du foie. Paris 1897. — Kalenkiewicz, Ödem der Milzpulpa. Diss. Dorpat. **1892.** — Kaminer und Rohnstein, Phenylhydrazin-Anämie. Berl. klin. Wochenschr. 1900. 687. — Kanthak, Ist die Milz von Wichtigkeit bei Immunisierung? Zentralbl. f. Bakt. 1892. 227. — Kantor, Fälle von Lebermißbildung. Virchows Arch. 174. 571. 1903. — Karsner, Howard, Pearce, The relation of the spleen to de blood destruction. Journ. of exp. med. 66. 769. 1912. — Karsunsky, Begünstigt die Galle die Resorption des Eisens? Arch. f. Anat. u. Phys. (Phys. Abtlg.) 1910 (Suppl.) 363. — Kartulis, Über die sogenannte Bantische Krankheit in Ägyten. Zentralbl. f. Bakt. 1. Abteil. Orig. 64. 1. 1912. — Kasarinoff, Vergleichende Untersuchungen über Lipoide. Zieglers Beitr. 49. 496. 1910. — Kast, Blutbefunde bei Morbus Banti. Prag. med. Wochenschr. 1903. 239. — Kausch, Ein Fall von Bantischer Krankheit. Jahresber. d. schles. Gesellsch. f. vaterl. Kultur 1902. 286. — Kawamura, Cholesterinesterverfettung. Jena 1911. — Kaznelson, Pathogenese d. hämorrhagischen Typhus. Deutsch. Med. Wochenschr. 1918. Nr. 5. — Kaznelson, Verschwinden der hämorrhagischen Diathese bei einem Fall von essentieller Thrombopenie. Wien. klin. Wochenschr. 1916. 1451. — Kelvic und Rosenbloom, Cholesterinstoffwechsel. Bioch. Zeitschr. 68. 1915. — Kepinow, Blutkörperchenlipoide und Blutbildung. Biochem. Zeitschr. 30. 160. 1911. — Kennerknecht, Eisenstoffwechsel bei perniziöser Anämie. Virchows Arch. 205. 89. 1911. — Kerschensteiner, Zur Leukämiefrage. Münch. med. Wochenschr. 1905. 991. — Kervily, Sur les megacaryocytes de la rate du chien. Compt. rend. biol. 73. 90. 1912. — Kingg, Studies in the pathology of the spleen. Arch. internat. med. 1914. (Aug.). Ref. Zentralbl. f. innere Med. 1915. 94. — Kiyono, Zur Frage der histiozytären Blutzellen. Fol. haemat. 18. 149. 1914. — Klein, Myelogonie als Stammquelle der Knochenmarkszellen. Berlin (Springer) 1914. — Klein, Zur Frage der Antikörperbildung. Wien. klin. Wochenschr. 1902. 746. — Kleinschmidt, Über alimentäre Anämie. Jahrb. f. Kinderheilk. 83. 97. 1916. — Kleinschmidt, Zur Klinik der kongenitalen hämolytischen Anämie. Jahrb. f. Kinderheilk. 84. 259. 1916. — Klemperer und Hirschfeld, Milzexstirpation zur Behandlung der perniziösen Anämie. Therapie d. Gegenwart 1913. 385. — Klemperer, Bei welchen inneren Krankheiten kommt die Splenektomie in Frage? Therapie d. Gegenw. 1914. 1. — Klemperer und Umber, Zur Kenntnis der diabetischen Lipämie. Zeitschr. f. klin. Med. 61. 145. 1907 u. 65. 340. 1908. — Klopfstock, Milztumor bei Lebercirrhose. Virchows Arch. 187. 111. 1907. — Knippen, Über Anaemia splenica infantum. Diss. Bonn 1914. — Koch, Veränderungen am Magen bei perniziöser Anämie. Diss. Berlin 1898. — Kölliker, Über den Bau und die Verrichtung der Milz. Mitteil. d. Zürich. Naturforscherges. 1847. 120. — Köster, Zur Kenntnis der Polycytämie. Münch. med. Wochenschr. 1906. Nr. 22—23. — Kohan, Über die Milzexstirpation bei perniziöser Anämie. Diss. Berlin 1914 u. Fol. haemat. 19. 63. 1914. — Kostjurin, Veränderungen im Organismus nach Milzexstirpation. Russky Wratsch. 1889. — Kosumoto, Einfluß des Toluylendiamins auf die Cholesterinausscheidung. Biochem. Zeitschr. 13. 354 und 14. 407. 1908. — Korschun und Morgenrot, Hämolytische Eigenschaften von Organextrakten. Berl. klin. Wochenschr. 1902. 870. — Krannhals, Kongenitaler Ikterus mit chron. Milztumor. Arch. f. klin. Med. 81. 596. 1904. — Kraus und Sternberg, Wirkung der Hämolysine im Organismus. Zentralbl. f. Bakt. 32. 903. 1902. — Kostanecki, Embryonale Leber und Blutbildung. Anat. Hefte. 3. — Kretz, Hämosiderinpigmentierung der Leber und Lebercirrhose. Beiträge zur klin. Med. u. Chir. 15. Wien. 1896. — Kretz, Pathologie der Leber. Lubarsch-Ostertag. 82. 473. 1904. — Kretz, Über Lebercirrhose. Wien. klin. Wochenschr. 1900. 271. — Kretz, Lebercirrhose. Verhandl. d. pathol. Gesellsch. 1904. 54. — Kreuter, Exp. Untersuchungen über den Einfluß der Milzexstirpation. Arch. f. klin. Chir. 106. 191. 1915. — Krüger, Über den Eisengehalt der Leber- und Milzzellen. Zeitschr. f. Biol. 27. 439. 1890. — Krüger, Kenntnis des Blutes verschiedener Gefäßbezirke. Zeitschr. f. Biol. 26. 452. 1890. — Krukenberg, Kenntnisse der Serumfarbstoffe. Jenaische Zeitschr. 19. 52. 1885. — Krull, Über die Bantische Krankheit. Mitteil. a. d. Grenzgebieten 28. 718. 1915. — Krumbhaar, A classification and analysis of clinical types of splenomegaly accompanied by anaemia. Americ. Journ. of the med. sciences 1915/2. 227. — Krumbhaar, Edward and Pearce, The relation of the spleen to blood destruction. Journ. of exp. med. 18. 665. 1913. — Krumbhaar und Musser, Concerning the supposed regulatory influence of the spleen in the formation et destruction of erytrocytes. Journ. of exp. Medic. 20. 1914. — Krumbhaar, Muir, Pearce, Regeneration of the of splenectomiezed dogs. Journ. of exp. Med. 1913. 18. 119. — Küchler, Exstirpation eines Miltzumors. Darmstadt 1855. — Kuchterin, Zitiert bei Ostrowski, Jahrb. f. Kinderheilk. 73. 702. 1911. — Kühn, Fall von Bantischer Krankheit. Münch. med. Wochenschr. 1903. 89. — Külles, Eisenreaktion im Darm bei Fütterung mit Blutpräparaten. Münch. med. Wochenschr. 1905. Nr. 17. — Kumpieß, Morbus Banti und hämolytischer Ikterus. Zeitschr. f. exp. Med 3. 441. 1914. — Kunde, De hepatis ranarum exstirpatione. Berlin 1850. — Kunkel, Zur Frage der Eisenresorption. Pflügers Arch. 50. 1. 1891. — Kunkel, Eisen- und Farbstoffausscheidung durch die Galle. Pflügers Arch. 14. 353. 1877. —

Kunkel, Handbuch der Toxikologie 2. 620. 1901. — Kupffer, Sternzellen der Säugetierleber. Arch. f. mikr. Anat. 12. 353. 1876 und 54. 254. 1899. — Kurloff, Zitiert nach Ehrlich-Lazarus, Anämien. 1. Abteil. 1898. 65. — Kurpjuweit, Veränderungen der Milz bei der perniziösen Anämie. Arch. f. klin. Med. 80. 168. 1904. — Kusunoki, Lipoidsubstanzen in der Milz und im Leichenblut. Zieglers Beitr. 59. H. 3. 1914. — Kutznetzoff, Über die Blutkörperchen enthaltenden Zellen der Milz. Sitzungsber. d. Wien. Akad. 67. 3. Abt. 58. 1873. — Kyber, Milz des Menschen. Arch. f. mikr. Anat. 6. 540. 1870. — Laache, Die Anämien. Christiania 1883. — Labbé, Stercobiline fécale et urobiline urinaire. C. R. Soc. Biol. 20 mai. 1911. — Landau und Mc. Nee, Physiologie des Cholesterinstoffwechsels. Zieglers Beitr. 58. 667. 1914. — Lang, Resistenz der roten Blutkörperchen. Zeitschr. f. klin. Med. 47. 153. 1902. — Lang, S., Lehre vom Ikterus. Zeitschr. f. exp. Path. 3. 473. 1906. — Lange, Infantile letale Anämien. Nederlansdch Tijdschr. 1912. 815. — Langhans, Pigmentbildung. Virchows Arch. 49. 66. 1870. — Languerre, Schema de la rate. Bibliographique anatomique 1897. Nr. 2. — Lapieque, Über die Rolle der Milz bei der hämatopoietischen Funktion. C. R. d. Soc. d. Biol. 54. 949. 1904. — Laspeyres, Indikationen und Resultate totaler Milzexstirpation. Zentralbl. f. Grenzgeb. 1904. 1 u. ff. — Laudenbach, Fall von totaler Milzregeneration. Virchows Arch. 141. 201. 1895. — Laudenbach, Recherches exp. sur. la fonction de la rate. Arch. d. physiol. 28. 693, 724, 739. 1896. — Legane et Weil, Considération sur la pathogénie de l'ictère catarrh. Arch. d. mal. d. l'appareil digestiae 1911. 378. — Legros et Robin, Rate. Dictionnaire des sciences méd. 1874. — Lehndorf, Über Anaemia infantum pseudoleucaem Jahrb. f. Kinderheilk. 60. 194. 1904. — Lehndorf, Zur Frage der Anaemia splenica. Fol. haemat. 2. 488. 1905. — Leichtenstern, Leberkrankheiten, Penzold-Stinzing. 4. 360. 1896. — Lemierre, Bruli et Garban, Les retentions biliaires par lesions de la cellule hepatique. Semaine méd. 1914. 243. — Lemierre, Ictère infectieux benin d'un bacille paratyphique B. Soc. méd. du hôp. Nov. 1910. — Lenoble, Recherches sur les réactions sanguines dans les anémies. Arch. d. méd. exp. 1907. 792. 1908. 88. — Leon-Kindberg, Un cas de splenomegalie primitiv avec anémie. 24. 219. 1912. — Lesser, Transfusion und Plethora. Arbeit. a. d. phys. Institut Leipzig. 9. 50. 1875. — Lepehne, Experimentelle Untersuchungen über das Milzgewebe in der Leber. Deutsche med. Wochenschr. 1914. 1361. — Lepehne, Milz und Leber. Zieglers Beitr. 64. 55. 1917. — Letulle, Cirrhose hypertrophique pigmentaire. Soc. méd. Febr. 1897. — Leube, Diagnostik innerer Krankheiten. 1. 195. 1902. — Leupold, Das Verhalten des Blutes bei steriler Autolyse. Zieglers Beitr. 59. H. 3. 1914. — Levaditi, Sur les hémolysines cellulaires. Ann. de l'inst. Pasteur. 17. 167. 1903. — Levi, Contribution à l'étude du foie infectieux. Arch. gén. de méd. mars-avril 1894. — Lewis, Further observations on the fonction of the spleen. Journ. of Anat. 38. 144. 1904. — Levy, De l'ictère infectieux chronique splénomegalique (Hayem). Thèse de Paris 1898. — Leyden, Beiträge zur Pathologie des Ikterus. Berlin 1866. — Leydig, Lehrbuch der Histologie des Menschen. 1857. — Liberow, Blutveränderungen bei Magenachylie. Fol. haemat. (Zentral-Organ) 15. 187. 1914. — Lichtwitz, Chron. achylurischer Ikterus. Arch. f. klin. Med. 106. 545. 1912. — Liebermeister, Vorlesungen über spez. Pathologie. 5. 214. — Liefmann und Cohn, Hämolyse durch Lipoide. Biochem. Zeitschr. 26. 85. 1910. — Liesener, Über Zusammenhang von Lebercirrhose und Milztumor. Diss. Greifswald 1914. — Limbeck, Resistenz der roten Blutkörperchen. Prag. med. Wochenschr. Nr. 28, 29. 1890. — Lintwarew, Zerstörung der roten Blutkörperchen in Milz und Leber. Virchows Arch. 206. 36. 1911. — Lintwarew, La destruction intrasplénique et intrahépatique du sang. Annal. d. Inst. l'Pasteur. 26. 51 et 138. 1912. — Lipski, Ablagerung und Ausscheidung des Eisens. Dorp. Arb. 9. 62. 1893. — Litten, Über Morbus Banti. Berlin. klin. Wochenschr. 1901. Nr. 46. — Lobenhoffer, Extravaskuläre Erythropoese der Leber. Zieglers Beitr. 43. 124. 1908. — Lockard-Gibson, The blood-forming organs. Journ. of anat. a. phys. 20. 310. 1886. — Loeper, L'anémie des entéritiques. Prog. méd. 40. 205. 1912. — Löwy, Blutmenge in einem Fall von Polycytaemia megalosplenica. Berl. klin. Wochenschr. 1909. 1393. — Lommel, Über die sogenannte Bantische Krankheit und den hämolytischen Ikterus. Arch. f. klin. Med. 109. 174. 1908. — Lommel, Polycytämie. Arch. f. klin. Med. 92. 83. 1908. — Lommel, Polycytämie und Milztumor. Arch. f. klin. Med. 87. 315. 1906. — Lossen, Zur Kenntnis des Bantischen Symptomenkomplexes. Mitteil. a. d. Grenzgeb. 13. 753. 1904. — Löwit, Entstehung der polynukleären Leukocyten. Fol. haem. 4. 473. 1907. — Löwit, Bildung des Gallenfarbstoffes. Zieglers Beitr. 4. 223. 1889. — Lucas, Erythremia, or polycythemia with chronic Cyanosis and Splenomegaly. Arch. of intern. Medicine. 10. 597. 1912. — Luce, Zur Pathologie der Bantischen Krankheit. Med. Klinik 1910. 535. — Lutenbacher, Caractères de la polyglobulie dans l'erytremie. Journ. d. phys. et path. gen. 14. 578. 1912. — Lutz, Milzpulpa bei diabetischer Lipämie. Zieglers Beitr. 58. 273. 1914. — Luzet, Anémie infantile. Thèse de Paris 1891. — Luzzato-Ravena, Über die Zahl der vital färbbaren roten Blutkörperchen. Fol. haem. 13. 102. 1912. — Lyon-Caen, La tension superficielle et à l'étude du rôle du foie dans les ictères. Thèse de Paris 1910. — Macaigne et Vallery-Rodet, Forme intermédiaire entre les ictères hémolytiques. Gaz. d. hôp. 15 juillet 1911. — Maccallum, On absorption of the iron in the animal Boody. Journ. of phys. 16. 268. 1894. — Maidorn, Chemie der Blutgiftanämien. Biochem. Zeitschr. 45. 328. 1912. — Malassez et Picard, Sur les fonctions de la rate. Gaz. méd. de Paris. 1878. 317. — Malinin, Milz in histologischer, physiologischer und pathologischer Beziehung. Virchows Arch. 115. 303. 1889. — Maliva, Kongenitaler familiärer Ikterus. Deutsche med. Wochenschr. 1913. Nr. 4. — Malkoff, Pathologie des Ikterus. Dissert. Petersburg 1896. ref. Malys Berichte 1897. 785. — 'Mall, The architecture and bloodvessels of the dog's spleen. Zeitschr. f. Morph. u. Anthrop. 2. 1. 1900. — Mall, On the circulation throught the pulp of the dog's spleen. Americ. Journ. of Anat. 2. 1903. — Mally, Umwandlung von Bilirubin in Harnfarbstoff. Annal. d. Chemie 161. 368. 1871. — Mally, Untersuchungen über Gallenfarbstoffe. Annal. d. Chemie 163. 77. 1872. — Manguti-Kundrjevizewa, Bau der venösen Sinus der Milz. Anat. Hefte. 39. 1909. — Mansfeld, Blutbildung und Schilddrüse. Pflügers Arch. 152. 23. 1913. — Manwaring, Serophysiologische Untersuchungen. Zeitschr. f. Immun. 7. 1. 1910. — Maragliano, Beiträge zur Pathologie des Blutes. Berl. klin. Wochenschr. 1892. 765. — Marcantonio, Influenza della'blazione della milza. Clinic. med. ital. 1900. Nr. 2. — Marchand, Idiopathische Splenomegalie. Münch. med. Wochenschr. 1907. 1102. — Marchand, Zur Kenntnis der sogenannten Bantischen Krankheit. Münch. med. Wochenschr. 1903. 464. — Marchand, Ausgang der akuten Leberatrophie. Zieglers Beitr. 17. 206. 1895. — Marchand, Prozeß der Wundheilung. Deutsche Chirurgie. Lief. 16. 1901. — Marchiafava e Nazari, Sugli itteri emolitici. Bull. della R. Acad. med. di Roma. 35. 3.—5 1908—1909 — Marchiafava e Nazari, Nuovo contributo allo studio degli itteri cronici emolytici. Policlinico 18. 241. 1913. — Marchis, Sulla splenomegalia con cirrhosi epatica. Riv. critic. di Clin. Med. 1909. 226. — Maresch, Gitterfasern der Leber. Zentralbl. f. path. Anat. 1905. 641. — Marie, Sur un cas de diabéte broncé. Sem. méd. 1895. 229. — Martius, Achylia gastrica. Wien. 1897. — Marini, Sopra un caso di splenomegalia con cirrhosi epatica. Arch. per sc. med. 26. 105. 1902. — Masing, Chemische Beiträge zur Blutregeneration. Arch f. exp. Path. u. Pharm. 66. 71. 1911. — Masuda, Morbus Banti bei vollständigem Offenbleiben der V. umbilicalis. Mediz. Klinik. 1911. 104. — Mathes, Huntersche Glossitis bei perniziöser Anämie. Kongr. f. inn. Med. 1913. 290. — Matsui, Y., Über Gitterfasern der Milz. Zieglers Beitr. 60. H. 2. 1915. — Mauriac et Senege, Sur le pouvoir hémolytique compare du serum sanguin des veines splenique et mesenterique. Compt. rend. biol. 72. 685. 1912. — Maximow, Experimentelle Untersuchungen zur postfötalen Histogenese. Zieglers Beitr. 41. 122. 1907. — Maximow, Untersuchungen über Blut und Bindegewebe. Arch. f. mikr. Anat. 76. 1. 1910; 73. 444. 1909; 74. 525. 1909. — May, Les courbes normales de l'hémolyse pur les solution salines. Arch. med. d. Cœur. 1914. 127. — Medak, Chemie des Blutes bei anämischen Krankheitsbildern. Biochem. Zeitschr. 59. 419. 1914. — Medak und Pribram, Gallenuntersuchungen am Krankenbett. Berl. klin. Wochenschr. 1915. Nr. 27 u. 28. — Meinertz, Beiträge zur Kenntnis der Beziehungen von Leber und Milz zur Hämolyse. Zeitschr. f. exp. Path. u. Ther. 2. 602. 1908. — Melchior, Zur alkoholischen hypertrophischen Cirrhose. Zieglers Beitr. 42. 479. 1907. — Melikjanz, Fall von Morbus Banti. Diss. Berlin 1911. — Mendel a Jackson, Stickstoffwechsel nach Entfernung der Milz. Americ. Journ. of Phys. 18. 201. 1907. — Mestral, De la régéneration de la rate chez le triton. Trav. Inst. pathol. de Lausanne 4. 245. 1907. — Metschnikoff, Immunität bei Infektionskrankheiten. 1902. 62. — Metschnikoff, Etudes sur la resorption des cellules. Ann. d. l'Inst. Pasteur 1899. 737. — Meunier, Contribution exp. à l'étude pathol. de la cirrhose pigm. Thèse de Paris. 1898. — Meyer, E. Resorption und Ausscheidung von Eisen. Ergebn. der Phys. 5. 703. 1906. — Meyer, Kurt, Mechanismus der Saponinhämolyse. Hofmeisters Beitr. 11. 357. 1908. — Meyer, A., Milzfunktion. Zentralbl. f. d. Grenzgeb. 18. 41. 1914. — Meyer, E., und Emmerich, Paroxysmale Hämoglobinurie. Arch. f. klin. Med. 96. 287. 1909. — Meyer, E., und Heinecke, Blutbildung bei schwerer Anämie. Arch. f. klin. Med. 88. 435. 1907. — Meyer-Betz, Lehre von Urobilin. Ergebn. d. inn. Med. 12. 733. 1913. — Meyer-Betz und Poda, Organhämolysine. Zeitschr. f. exp. Mediz. 3. 465. 1914. — Micheli, Sul Morbo Banti. Arch. scienze Med. 33. 17. 1906. — Micheli, Splenohämolytischer Ikterus. Wien. klin. Wochenschr. 1911. 1269. — Micheli, L'anemia perniciosa. Fol. clinic. chimica et microsc. VI. 2. 1912. — Micheli und Boz-zolo, La splenomegalia primitiva. Torino 1910. — Michelsson, Ergebnisse der modernen Milzchirurgie. Ergebn. der Chir. 6. 529. 1913. — Middendorf, Hämoglobingehalt im Blute der Leber- und Milzgefäße. Diss. Dorpat. 1888. — Miller, Splenomegalie polycythaemie. Proc. royal. soc. med. 2. 25. 1908/09. — Minkowsky, Ikterus mit Urobilinurie Splenomegalie, Nierensiderose. Kongr. f. inn. Med. 1900. 316. — Minkowsky, Einfluß der Leberexstirpation auf den Stoffwechsel. Arch. f. exp. Path. 21. 41. 1886. — Minkowsky und Naunyn, Ikterus durch Polycholie.

Arch. f. exp. Path. **21.** 1. 1886. — Mircoli, Sulle ipoglobulie dei tuberculosi. Gaz. d. Osped. **1904.** 70. — Miura, Über das Wesen der Hämoglobinzerstörung bei der Organautolyse. Biochem. Zeitschr. **49.** 137. 1913. — Modonesi, Contributio alla pathogenesi infetiva della anaemia splenica. Congr. d. med. intern. Palermo **1907.** — Moleschott, Käsestoffe im Blute. Vierordts Arch. f. Heilk. **11.** 1. 1852. — Möller, Zitiert nach Schaumann. Volkmanns Vortr. Nr. **287.** 1900. — Möller, Chronisch acholurischer Ikterus mit Splenomegalie. Berl. klin. Wochenschr. **1908.** Nr. 36. — Moewes, Lymphocytose im Blute. Berl. klin. Wochenschr. **1917.** 387. — Moewes, Die chronische Lymphocytose im Blutbilde. Arch. f. klin. Med. **120.** 183. 1916. — Mohr, Zwei Fälle von Polycythämia hypertonica. Münch. med. Wochenschr. **1907.** 1058. — Mollier, Bau der kapillaren Milzvenen. Arch. f. mikr. Anat. **76.** 608. 1910. — Mollier, Blutbildung in der embryonalen Leber. Arch. f. mikr. Anat. **74.** 474. 1909. — Momm, Beitrag zur Banti-Krankheit. Deutsche med. Wochenschr. **1910.** 791. — Monaschkin, Morbus Banti. Diss. Berlin. **1910.** — Monem, Beitrag zur Bantischen Krankheit. Deutsche med. Wochenschr. **1910.** Nr. 1. — Morawitz, Über atypische schwere Anämien. Arch. f. klin. Med. **88.** 497. 1907. — Morawitz, Neuere Anschauungen über Blutregeneration. Ergebn. der inn. Mediz. **11.** 277. 1913. — Morawitz, Oxydaticnsprozesse im Blute. Arch. f. exp. Path. **60.** 298. 1909. — Morawitz und Itami, Klinische Untersuchungen über Blutregeneration. Deutsch. Arch. f. klin. Med. **100.** 191. 1910. — Morawitz und Pratt, Beobachtungen bei experimentellen Anämien. Münch. med. Wochenschr. **1908.** 1817. — Morawitz, Infusionstherapie. Med. naturwiss. Arch. **2.** 177. 1910. — Morawitz und Siebeck, Untersuchungen über die Blutmenge. Arch. f. exp. Path. **59.** 364. 1908. — Morandi e Sisto, Sulla struttura e sulsignificato fisiologico delle ghiandole emolifatiche. Arch. p. l. sc. medic. **1901.** 25. — Morse, Relation of chronic enlargement of the spleen to anaemia in infancy. Boston Med. and Surg. Journ. **1903.** May 28. — Mosler, Folgen der Milzexstirpation. Deutsche med. Wochenschr. **1884.** Nr. 22. — Mosse, Über Polycythämie mit Urobilinikterus und Milztumor. Deutsche med. Wochenschr. **1907.** 2175. — Mosse, Polyglobulie und Lebererkrankung. Zeitschr. f. klin. Med. **79.** 431. 1914. — Mosse, Familiär hämolytischer Ikterus. Berl. klin. Wochenschr. **1912.** 1795. — Mosse, Zur Frage des hämolytischen Ikterus. Berl. klin. Wochenschr. **1913.** 684. — Mosse, Zur Lehre von den Krankheiten mit gesteigerter Hämolyse. Berl. klin. Wochenschr. **1913.** 2080. — Mosse, Geheilte Splenomegalie. Berl. klin. Wochenschrift **1911.** 2245. — Mosse et Daunic, Contribution à l'étude de la cirrhose pigmentaire. Gaz. hebd. d. méd. **1895.** 326. — Moutard-Martin et Lefar, Tuberculeuse primitive de la rate. Soc. méd. d. hôp. d. Paris. **1899.** 547. — Mühlmann, Pigmentmetamorphose. Virchows Arch. **126.** 160. 1891. — Muir, The distribution of Iron in the Kidney in a case of pernic. Anemie. Medic. Chronicle. Aug. **1906.** — Muir and Mc. Nee, The anemia protuced by a haemolytic serum. Journ. of path. and bact. **16.** 410. 1912. — Mühsam, Milzexstirpationen bei den verschiedenen Formen von Anämie. 43. Kongreß f. Chirurgie zu Berlin **1914.** 455. — Müller, Joh., Müllers Arch. **1834.** — Müller, A., Kenntnis der Bantischen Krankheit. Münch. med. Wochenschr. **1909.** 2316. — Müller, H., Atypische Blutbildung bei perniziöser Anämie. Arch. f. klin. Med. **51.** 282. 1893. — Müller, Friedr., Über Ikterus. Zeitschr. f. klin. Mediz. **12.** 45. 1887. u. Kongreß f. inn. Mediz. **1892.** 118. — Müller, Wilh., Feinerer Bau der Milz. **1865.** — Münzer, Harnstoffbildende Funktionen der Leber. Arch. f. exp. Path. **33.** 164. 1894. — Mac Munn, Researches into the colouring matters of human urin. Proc. Roy. Soc. **31.** 26. 1881. — Murri, Über Bronzediabetes. Wien. klin. Rundschau **1901.** 345. — Mya, Sulla fisiopathologia delle itterize. Arch. ital. di clinic. med. **2.** 401. 1891. — Mya et Trambusti, Dell' anemia splen. infantile. Lo Speriment. **1891.** 359. — Naegeli-Furrer, Zur Kenntnis der Anaemia splenic. infant. Diss. Zürich. **1907.** — Naegeli, Zur Nomenklatur und Nomenklaturreinigung in der Hämatologie. Fol. haematol. **1905.** 327. — Nager und Bäumlin, Pathologie der sogenannten Bantischen Krankheit. Beitr. zur klin. Chir. **56.** 410. 1908. — Nasse, Eisengehalt der Milz. Sitzungsber. d. Ges. z. Bef. d. g. Natur. **1893.** — Nathan, La cellule de Kupffer. Paris **1908.** — Naunyn, Lebercirrhose. Verhandl. d. pathol. Gesellsch. **1904.** 59. — Naunyn, Diabetes mellitus. **2.** Aufl. 272. 1906. — Mc. Nee, Gibt es einen echten hämatogenen Ikterus.? Mediz. Klinik **1913.** 1125. — Neisser, Splenektomie bei perniziöser Anämie. Berl. klin. Wochenschr. **1915.** 139. — Nencki und Zaleski, Über Reduktionsprodukte des Hämins. Berl. Berichte **34.** 997. 1901. — Neubauer, O., Bedeutung der Ehrlichschen Farbenreaktion. Münch. med. Wochenschr. **1903.** 1846. — Neuberg, Über den sogenannten Morbus Banti. Zeitschr. f. klin. Med. **74.** 92. 1902. — Neumann, Knochenmark bei perniziöser Anämie. Berl. klin. Wochenschr. **1877.** 685. — Neumann, Die Bedeutung des Knochenmarkes für die Blutbildung. Med. Zentralbl. Okt. **1868.** 689 u. Arch. f. Heilk. **10.** 1868. — Neumann, Gesetz der Bedeutung des gelben und roten Markes in den Extrem.-Knochen. Zentralbl. f. med. Wissensch. **20.** 321. 1882. — Neumann, Zur Kenntnis pathologischer Pigmente. Virchows Arch. **111.** 25. 1888. — Neumann, Zur Kenntnis des Ikterus neonatorum. Virchows Arch. **114.** 394. 1888. — Neumann, Zur Pigmentfrage. Virchows Arch. **177.** 401. 1904. — Neumann, Zur Kenntnis der embryonalen Leber. Arch. f. mikrosk. Anat. **85.** 1914. — Neumann und Mayer, Eisenmengen im menschlichen Harn. Zeitschr. f. phys. Chem. **37.** 143. 1902. — Neußer, Diskussionsbemerkung zur Pathologie der Schilddrüse. Kongr. f. inn. Med. **99.** 1906. — Le Nobel, Einwirkung von Reduktionsmitteln auf Hämatin. Pflügers Arch. **40.** 501. 1887. — Nobel und Steinbach, Zur Klinik der Splenomegalien im Kindesalter. Zeitschr. f. Kinderheilk. **12.** H. 2 u. 3. 1914. — Nolf, Le pouvoir auto-haemolytique du sue de rate. Compt. rend. biol. **64.** 121. 1912. — Nolf, Hémolyse. Diction. de physiol. de Ch. Richet. **8.** 2. 397. — Noguchi, Über gewisse chemische Komplementsubstanzen. Biochem. Zeitschr. **6.** 327. 1907. — Noguchi, Exstirpation der normalen Milz beim Menschen. Berl. klin. Wochenschr. **1912.** 1839. — Obermayer und Popper, Nachweis von Gallenfarbstoff. Wien. med. Wochenschrift **1910.** 2592. — Oettinger, Sur un cas d'ictère d'origine hémolytique non congenital. Bull. d. l. soc. méd. d. hôp. **2.** 391. 1908. — Oczesalski und Sterling, Resistenzroter Blutkörperchen. Arch. f. klin. Med. **109.** 9. 1912. — Oettinger et Fissinger, De la maladie de Banti. Rev. d. méd. **1907.** 1109. — Oettinger et Marie, De la maladie de Banti. Rev. d. méd. **1911.** 345. — Oestreich, Milzschwellung bei Lebercirrhosen. Virchows Arch. **142.** 285. 1895. — Ogata, Herkunft der Blutplättchen. Zieglers Beitr. **52.** 192. 1912. — Olivier, Memoire pour servir à l'histoire de la cirrhose hypertrophique. Union med. **25.** 361. 1871. — Oppel, Gitterfasern in der Leber und in der Milz. Anatom. Anzeig. **6.** 169. 1891. — Oppenheim, Anaemia splenica und infektiöses Granulom. Virchows Arch. **204.** 392. 1911 — Orsos, Beiträge zur Kenntnis der Wandermilz und der Spleno-megalie. Virchows Arch. **197.** 91. 1909. — Oser und Pribram, Bedeutung der Milz für Tumoren. Zeitschr. f. exp. Path. **12.** 295. 1913. — Osler, On splenic anaemia. Amer. Journ. of med. Sc. **188.** 428. 1899; **119.** 54. 1900; **124.** 751. 1902. — Ostrowski, Anaemia splenica infantum. Jahrb. f. Kinderheilk. **73.** 690. 1911. — Oulmont et Boidin, Ictère hémolytique acquis avec hypocholesterinemie. Press. méd. **1912.** 525. — Panski und Thoma, Das Verschwinden des Milzpigmentes. Arch. f. exp. Path. **31.** 303. 1891. — Panum, Zur Pathologie der Embolie, Transfusion und Blutmenge. Berlin 1854. — Paltauf, Der Mangel des Ductus venosus Arantii. Wien. klin. Wochenschr. 1888. 157. — Paltauf, Cirrhosis hepatis, im Referat: Leber d. Lubarsch-Ostertag Ergebn. III. **1.** 301. 1895. — Paltauf, Veränderungen der Leber bei Phosphorvergiftung und Atrophie. Verhandl. d. deutsch. pathol. Gesellsch. **5.** 91. 1901. — Pandolfini, Sur une couche spéciale souscapsulaire hémolitique dans la rate. Journ. d. Phys. et Path. gén. **1901.** 911. — Pandolfini, Hémolytique de la rate. Journ. d. phys. et path. **3.** 911. 1901. — Pappenheim, Gegenseitige Beziehungen der Blutzellen. Virchows Arch. **159.** 40. 1900. — Pappenheim und Tukushi, Milzstudien. Fol. haemat. **16.** Archiv. 177. 1913. — Pappenheim, Kurze Notiz zur Ehrlichschen Reaktion. Berl. klin. Wochenschr. **1903.** Nr. 2. — Pappenheim und Daumann, Nosologische Stellung und Pathogenese des hämolytischen Ikterus. Fol. haematologica 18. 241. 1914. — Paravecchio, Sulla cura della splenomegalia con particolare riguardo alla exosplenolise. Clin. chir. **21.** 1417. 1913. — Paremussoff, Zur Kenntnis der Zellen der Milzpulpa. Fol. haemat. **12.** 195. 1911. — Parisot, Sur le mechanisme de l'action hémolytique de la Toluyline-Diamine. Compt. rend. biol. **64.** 187. 1912. — Parisot et Heully, Le traitment des ictères hémo-lytiques. Sem. méd. 1913. 85. — Parkes Weber, Polycythaemia in diseases of the Heart and Lungs. Practitionner. april **1908.** — Parkes Weber, Vier Fälle von kongeni-talem achylurischen Ikterus in einer Familie. Fol. haemat. **9.** 518. 1910. — Parkes Weber, Chronic achylurie jaundice with anemia slight splenomegaly. Proc. Roial Soc. of Med. **6.** 1913. — Paszkiewicz, Verhalten der Niere bei perniziöser Anämie. Virchows Arch. **192.** 324. 1908. — Paton, Studies of the metabolism before and after removal of the spleen. Journ. of Phys. **25.** 443. 1900. — Paton and Godal, The spleen in relationship to the processes of haemolysis. Journ. of Phys. **29.** 411. 1903. — Paton, Gulland and Fowler, The relationship of the spleen to the formation of the bloodcorpuscels. Journ. of Phys. **28.** 83. 1902. — Pauliček, Ein Fall von Morbus Banti. Wien. klin. Wochenschr. **1908.** 1599. — Pauliček, Primäre chronische entzündliche Splenomegalien. Fol. haemat. **9.** 475. 1910. — Paulescu, La splénectomie ne modific. par la sécretion biliaire. Journ. d. Phys. et Path. gén. **1906.** 22. — Pawlow, Le travail des glandes digestives. Paris. 1901. — Pearce, Austin and Eisenbrey, Relation of the spleen to blood. Journ. of exp. med. **16.** 375. 1912. — Pearce and Minor, The relation of the spleen to blood destruc-tion. Journ. of exp. med. **18.** 494. 1913. **20.** 19. 1914. — Pearce, Austin and Krumb-haar, Relation of the spleen to blood. Journ. of exp. med. **16.** 363. 1912. — Pearce, Austin and Musser, Relation of the spleen to the blood. Journ. of exp. med. **16.** 758, 769, 780. 1912. — Pearce und Pepper, The changer in the bone marrow ofter splenectomie. Journ. of exp. Med. **20.** 1914. — Pearce und Austin, The influence of the spleen on iron meta-bolismen. Journ. of exp. Med. **20.** 1914. — Pel, Familiärer hämolytischer Ikterus. Arch. f. klin.

Med. **106.** 239. 1912. — Pel, Resistenz der roten Blutkörperchen bei entmilzten Hunden. Arch. f. klin. Med. **106.** 592. 1912. — Perls, Der Nachweis von Eisenoxyd in gewissen Pigmenten. Virchows Arch. **39.** 42. 1867. — Pernou, Eisengehalt der Milzzellen. Diss. Dorpat 1890. — Perussia, Ein Fall von Anaemia splenica der Erwachsenen mit Salvarsan behandelt. Münch. med. Wochenschr. 1912. 1482. — Peterfy und Engel, Muskelgewebe der Milz des Menschen. Anat. Anzeiger 1914. 312. — Petrone, Les anémies dans l'enfance. Arch. gén. d. méd. 1907. 417. — Petry, Zur Chemie der Zellgranula. I. Mitteil. Wien klin. Wochenschr. 1908. 1360 u. Biochem. Zeitschr. **38.** 92. 1912 u. Münch. med. Wochenschr. 1912. 1892. — Pfannenstill, Ein Fall von Morbus Banti, begleitet mit primärem Leberkrebs. Nord. med Arch. (inn. Med.) Heft **3, 4.** 1909. — Pfuhl, Über die Natur der Substantia granulo-filamentosa. Zeitschr. f. klin. Med. **78.** 102. 1913. — Philibert et Braun, Un cas d'ictère hémolytique. Progress méd. **1913.** 556. — Pianese, Carattere clinico dell' anemia infantum. Atti dell R. Acad. med. d. Napoli 1901. 1. — Pick, Über hereditären Ikterus. Wien. klin. Wochenschr. 1903. 493. — Pick und Hasimoto, Intravitaler Eiweißabbau in der Leber. Arch. f. exp. Path **76.** 89. 1914. — Picou et Ramond, Splenomegalie primitive. Arch. de Med. exp. **8.** 168. 1896. — Pilliet, Recherches sur l'état de la rate chez le vieillard. Compt. rend. biol. **4.** 2831. 1892. — Piltz, Hämolymphdrüsen. Berl. tierärztl. Wochenschr. 1907. 518. — Pilzecker, Gallenuntersuchungen nach Phosphor- und Arsenvergiftung. Zeitschr. f. phys. Chem. **41.** 157. 1903. — Pirera, Ancora dell' influenza della milza sulle infezioni sperimentali. Il Tomasi 1907. Nr. 11. — Pirone, Lebercirrhose Wien. med. Wochenschr. 1899. 1689. — Pisarski, Einfluß der Phosphorvergiftung auf das Blut. Arch f. klin. Med. **93.** 287. 1908. — Pitts and Ballance, Splenectomy for rupture. The Lancet **1896.** I. 484. — Le Play et Amenille, Recherches expérimentelles sur quelques relations entre le foie, la rate et le grand epiploon. Compt. rend. biol. **73.** 682. 1912. — Plehn, Familiäre Milz- und Lebervergrößerung mit Anämie. Deutsche med. Wochenschr. 1909. Nr. 40. — Plehn, Seltene Fälle von Erkrankungen der blutbereitenden Organe. Deutsche med. Wochenschr. 1913. 351. — Pölzl, Anna, Menstruelle Veränderungen des Blutbefundes. Wien. klin. Wochenschr. 1910. 238. — Pollitzer, Ikterus haemolyticus. Wien. klin. Wochenschr. 1909. 182. — Ponfick, Fettgewebsnekrose des Pankreas. Verhandl. d. path. Gesellsch. 1902. 133. — Ponfick, Beiträge zur Leberpathologie. Virchows Arch. **118.** 209. 1889. — Ponfick, Schicksal körniger Farbstoffe im Organismus. Virchows Arch. **48.** 1. 1869. — Ponfick, Hämoglobinämie und ihre Folgen. Berl. klin. Wochenschr. 1883. Nr. 26. — Pouchet, Note sur la constitution du sang après de la rate. Gaz. méd. de Paris. 1878. 317. — Port, Neuere Forschungen auf dem Gebiete der Blutkrankheiten. Beihefte z. med. Klinik 1914. Nr. 2. — Port, Zur Behandlung der perniziösen Anämie durch Milzexstirpation. Berl. klin. Wochenschr. 1914. 546. — Port, Bedeutung der Milz als hämopoietisches Organ. Arch. f. exp. Path. **73.** 251. 1913. — Poscharisky, Zur Frage des Fettgehaltes der Milz. Zieglers Beitr. **54.** 367. 1912. — Posselt, Physikalische Verhältnisse der Leber und Milz bei Lebererkrankung. Arch. f. klin. Med. **62.** 486. 1899. — Preble, Gastro-intestinal hemorrhage. Americ. Journ. of the med. scienc. 1900/1. 263. — Predtetschensky, Lebercirrhose und Morbus Banti. Medizinskoje Obosrenje 1907. Nr. 2. — Preyer, Amöboide Blutkörperchen. Virchows Arch. **30.** 417. 1864. — Pribram, A., Über Bantische Krankheit. Prag. med. Wochenschr. 1902. 97. — Pribram, Cholesteringehalt des menschlichen Blutserums. Zentralbl. f. inn. Med. 1915. Nr. 21. — Pribram und Stein, Reaktion der leukopoietischen Organe. Wien. klin. Wochenschr. 1913. Nr. 49. — Pouchet, Note sur la constitution du sang après l'ablation de la rate. Gaz. méd. d. Paris 1878. 316. — Pribram, B. O., Hypersplenische Hämophthisen. Wien. klin. Wochenschrift 1913. 1607. — Prym, Milz und Pankreas. Pflügers Arch. **104.** 433. 1904 und **107.** 599. 1905. — Pröscher, Acetophenonazobilirubin. Zeitschr. f. phys. Chem. **29.** 411. 1899. — Pugliese, La rate comme organ de echange du fer. Arch. ital. de Biol. **57.** 86. 1912. — Pugliese, Milz als Organ des Eisenstoffwechsels. Zentralbl. f. Physiologie 1911. 1011; Arch. ital. d. Biol. **57.** 86. 1912. — Pugliese et Luzzati, Contribution à la physiologie de la rate. Arch. de biol. 1900. 349. — Pugliese et Luzzati, Beitrag zur Physiologie der Milz. Archivo per le Scienze Mediche **24.** 1900 et Arch. Ital. de Biol. **33.** 349. 1900. — Pugliese, Zur Lehre von der Milzfunktion. Arch. f. Anat. u. Phys. 1899. 60 (phys. Abt.). — Pugliese, Neuer Beitrag zur Physiologie der Milz. Biochem. Zeitschr. **52.** 423. 1913. — Pustowoidow, Blutzirkulation in der Milz. Arch. f. Anat. u. Phys. (anat. Abt.) 1911. 219. — Quadro, Splenomegalia haemolytica. Virchows Arch. **215.** 151. 1914. — Queckenstedt, Perniziöse Anämie. Deutsche med. Wochenschr. 1913. 883. — Queckenstedt, Eisenstoffwechsel bei perniziöser Anämie. Zeitschr. f. klin. Med. **79.** 49. 1913. — Quénu et Duval, Splenomegalie bei Morbus Banti. Revue d. Chir. 1903. Oktob. — Quincke, Über Siderose. Arch. f. klin. Med. **25.** 580. 1880 und **27.** 193. 1881. — Quincke, Beiträge zur Lehre vom Ikterus. Virchows Arch. **95.** 125. 1884. — Quincke, Über perniziöse Anämie. Arch f. klin. Med. **20.** 1. 1877. — Quincke Resorption und Ausscheidung von Eisen. Kongreß f inn.

Med. 1896. 290. — Rach und Reuß, Urobilinurie bei Masern. Zeitschr. f. Kinderheilk. 2. 460. 1911. — Racoviccanu, 17 Milzexstirpationen. Rivista de Chir. 1901. Nr. 11. — Ranvier, Des clasmatocytes. Arch. d'Anat. microsc. 3. 122. 1899/1900. — Riva, Sulla semeiologia del contenuto bilinico intestinale. La clin. med. ital. 1910. 421. — Rommelaëre. Zitiert nach Gauchois. Thèse de Paris. 111. — Ranvier, Les clasmatocytes. C. r. Acad. Sc. Paris. 116. 295. 1893. — Recklinghausen, Allgemeine Pathologie des Kreislaufes und der Ernährung. 1883. 431. — Recklinghausen, Über Hämochromatose. 62. Vers. deutsch. Naturf. 1889. 423. — Reckzeh, Experimentell erzeugte Blutgiftanämien. Zeitschr. f. klin. Med. 54. 165. 1904. — Reckzeh, Experimentelle Beiträge zur Kenntnis der Polycytämie. Zeitschr. f. klin. Med. 57. 215. 1905. — Reinhardt, Ausbildung eines Kollateralkreislaufes zwischen Pfortader und V. cav. inf. durch Persistenz der stark erweiterten V. umbilicalis. Frankf. Zeitschr. f. Pathol. 17. 1914. — Repper und Austin, Stoffwechseluntersuchnungen bei perniziöser Anämie. Arch. of int. med. 1916. Juli. — Retterer et Lelievre, Les son apparition, le ganglion lymphatique est haematiformateux. Compt. rend. de la soc. de biol. 74. 1274. 1913. — Retzius, Kenntnis der Riesenzellen und der Stützsubstanz des Knochenmarkes. Biol. Untersuch. 1903. N. F. 10. 37. — Reich, Entstehung des Milzpigmentes. Virchows Arch. 160. 378. 1900. — Reich, Milz und Hämolyse. Fortschritte der Mediz. 1899. 361. — Reicher, Ätiologische und therapeutische Versuche bei perniziöser Anämie. Berl. klin. Wochenschr. 1908. 1838. — Reimann, Cirrhosis hepatis im Gefolge von chron. Autointoxikation. Cf. Kretz, Wien. klin. Wochenschr. 1897. 954. — Rencki, Polycytaemia myelopatica. Zitiert Fol. haemat. 6. 293. 1908. — Rendu et Widal, Splenomegalia tuberculosa. Bull. d. l. soc. méd. des hôp. 3. 528. 1899. — Rettig, Über Splenomegalie. „Typ Gaucher". Berl. klin. Wochenschr. 1909. 2046. — Reyner, Heilbarkeit der perniziösen Anämie. Arch. f. klin. Med. 39. 31. 1886. — Ribadeau-Dumas, Ictère et splénomegalie. Thèse de Paris 1904. — Ribbert, Abscheidung von intravenös injiziertem Karmin. Zeitschr. f. allg. Phys. 4. 1914. — Ribierre, L'hémolyse et la mesure de la résistance globulaire. Thèse de Paris 1903. — Richet, Des effets de l'ablation de la rate sur la nutrition. Journ. de phys. et pathol. gen. 15. 579. — Ridder, Beitrag zur Kenntnis des Morbus Banti. Charité-Annal. 1911. 193. — Rinaldi, Contributo alla conoscenza della splenomegalia primitiva con cirrosi epatica. Riforma med. 1897. 3. Nr. 13. — Rindfleisch, Experimentelle Untersuchungen über die Histologie des Blutes. 1863. — Rindfleisch, Knochenmark, Blutbildung. Arch f. mikr. Anat. 17. 1 u. 21. 1879. — Risel, Die großzellige Splenomegalie (Typus Gaucher). Zieglers Beitr. 46. 241. 1909. — Ritz, Blutregeneration bei Anämien. Fol. haemat. 8. 186. 1909. — Riva, Sulla genesi della urobilinuria del pigmento giallo fondamentale dell' urina. Gaz. med. d. Torino 1896. Nr. 12. — Riva, Sull' origine del pigmento giallo dell' urina e sul modo di preparato dell' urobilina. Bull. dell. Soc. méd. d. Paris 1896. — Riva, Sulla semeiologia del contenuto bilinico intestinale. La clin. med. italiana 1910. Nr. 7. — Robertson, The praevertebral hämolymph glands. Lancet 1890/II. 1152. — Robertson, Hämolytische Wirksamkeit der Milz bei perniziöser Anämie. Arch. of int. med. 1915. Oct. — Robertson, Einfluß der Splenektomie auf die Urobilinausscheidung. Arch. of int. med. 1915. Sept. — Robin et Fiessinger, Ictère hémolytique acquis vec fragilité glob au cours d'une cirrhose alcoolique. C. R. Société méd. d. hôp. d. Paris. 1911. 632. — Robinson, A study of some cirrhosis of the liver. Amer. Journ. of the med. Science. 125. 215. — Roch, Sur les cirrhoses du foie d'origine splénique. Rapport au Congr. franç. de méd. Paris. 1910. — Roger, Splénectomie dans la maladie de Banti. Press. méd. 1903. 535. — Roos, Münch. med. Wochenschr. 1902. Nr. 39. — Roque, Chalier et Nove Josserand, Hémolyse sidérogène. Journ. de phys. et de pathol. 1913. 361. 636. — Roque, Chalier et Nove Josserand, Ictère hémolytique acquis. Prov. méd. 1909. 367. — Roque, Chalier et Nove Josserand, Etude critique sur la conception des cirrhoses pigmentaires. Rev. de méd. 1913. (Mai). — Roque, Chalier et Nove Josserand, Anémie hémolysinique du type pernicieux chez un tuberculeux. Arch. d. mal. d. coeur. 6. 23. 1913. — Rosengart, Milztumor und Hyperglobulie. Mitteil. a. d. Grenzg. 11. 495. 1903. — Rosenquist, Eiweißstoffwechsel bei perniziöser Anämie. Zeitschr. f. klin. Med. 49. 193. 1903. — Rosenstein, Über Lebercirrhose. Berlin. klin. Wochenschr. 1892. Nr. 23. — Rosin, Über hypertrophische Lebercirrhose. Berl. klin. Wochenschr. 1898. 157. — Rossi, Splenopessia intraperitoneale. Clin. chir. 1910. 1. Ref. Chir. Jahresber. 1910. 1126. — Rößle, Phagocytose von Blutkörperchen durch Parenchymzellen. Zieglers Beitr. 41. 181. 1907. — Rößle, Veränderungen der Blutkapillaren der Leber. Virchows Arch. 188. 484. 1907. — Rößle, Verschiedene Formen der Eisenablagerung in der Leber. Verh. d. path. Gesellsch. 10. 157. 1906. — Rößle und Yoshida, Gitterfasergerüst der Lymphdrüsen. Zieglers Beitr. 45. 110. 1909. — Roth, Merkwürdige Erythrocyteneinschlüsse nach Milzexstirpation. Zeitschr. f. klin. Med. 76. 23. 1912. — Roth, Ictère hémolysinique (Chauffard). Arch. f. klin. Med. 110. 77. 1913. — Roth, Hämolytische Anämie. Arch. f. klin. Med. 106. 137. 1912. — Roth, Zur Kenntnis der perniziösen Anämie. Zeitschr. f. klin. Med. 79. 1. 1913. — Roth, Zur Kenntnis der „primären Anämie". Fol. haemat. 17. 119. 1913. — Roth, Angeborener hämolytischer Ikterus. Korrespondenzbl. f. Schweiz. Ärzte **1913**. Nr. 22. — Roth, Hämochromatose. Arch. f. klin. Med. **117**. 224. 1915. — Röwer, Über Hyperglobulie. Münch. med. Wochenschr. **1911**. 279. — Roy, Physiology and Pathology of Spleen. Journ. of Phys. **3**. 203. 1881. — Rusca, Contributio sperimentale allo studio dei rapporti tra milza et e digestione. Gaz. med. ital. **63**. 321. 1912. — Sabourin, Etude compare du foie de l'homme et du foie de cochon. Rev. de Méd. **21**. 384. — Sabrazes, Plasmodies du paludisme. Arch. d. méd. d. coeur. **1910**. 168. — Sabrazes, Muratet et Mougneau, Syndrôme hémolytique par fragilité glob. avec anemie grave. Gaz. heb. d. sc. méd. d. Bordeaux. **1910**. 18. Dez. — Safontzeff, Deux cas de splénomegalie primitive dans l'enfance. Thèse de Paris **1914**. — Saillet, De l'urobiline dans les urines normales. Rev. de méd. **1897**. 109. — Salikow, Bluthaltige Lymphdrüsen beim Menschen. Zeitschr. f. Heilk. **21**. 301. 1900. — Samberger, Pathogenese der syphilitischen Anämie und des syphilitischen Ikterus. Arch. f. Dermatol. **67**. 89. 1903. — Samojloff, Schicksal des Eisen im Organismus. Dorpater Arbeit. **9**. 1. 1893. — Saneyoshi, Wirkungsmechanismus des Arseniks bei Anämien. Zeitschr. f. exp. Path. **13**. 2. 1913. — Sappey, Memoire sur un point relatif à la histoire de la cirrhose. Bull. d. l.acad. d. méd. **1858**. 596. — Sasuchin, Die Rhachitismilz. Jahrb. f. Kinderheilk. **51**. 297. 1900. — Sattler, Über Eisenresorption und Ausscheidung im Darmkanal bei Hunden und Katzen. Arch. f. exp. Path. **52**. 326. 1905. — Satto, Nukleoproteid der Milz. Biochem. Zeitschr. **22**. 489. 1909. — Saxer, Beiträge zur Pathologie des Pfortaderkreislaufes. Zentralbl. f. path. Anat. **13**. 577. 1902. — Saxer, Entwicklung und Bau der Lymphdrüsen. Anat. Hefte **6**. 347. 1896. — Schabat, Anaemia splenica. Wratschebnaja Gaz. **1909**. Nr. 22—24. — Schaffner, Zeitschr. f. rationelle Mediz. **7**. 345. 1849. — Schapiro, Zur Heilung der perniziösen Anämie. Zeitschr. f. klin. Med. **13**. 416. 1888. — Schaumann, Zur Kenntnis der Botriocephalusanämie. Helsingfors **1894**. — Schaumann, Die perniziöse Anämie im Lichte der modernen Hypothesen. Volkmanns Vorträge Nr. **287**. 1900. — Schaumann und Tallquist, Blutkörperchen auflösende Eigenschaften. Deutsche med. Wochenschr. **1898**. 312. — Schäpfer, Histologie des Darmes bei perniziöser Anämie. Arch. f. klin. Med. **100**. 488. 1910. — Scheel, Über den Nachweis von Gallenfarbstoff im Blutserum. Zeitschrift f. klin. Med. **74**. 13. 1912. — Schiassi, Anemia splenica, morbo del Banti, splenocleisi. Rivista critica di clin. med. **22** u. **22**. 1906. — Schibayama, Einige Experimente über Hämolyse. Zentralbl. f. Bakt. **30**. 760. 1901. — Schiff, Funktion der Milz. Ges. Beitr. z. Phys. **4**. Kap. **2**. 167. 1859. — Schilling, Morphologie, Biologie und Pathologie der Kupfferschen Sternzellen. Virchows Arch. **196**. 1. 1909. — Schilling-Torgau, Arbeiten über Erythrocyten. Fol. haemat. **11**. 327. 1911. — Schindeler, Veränderungen des Organismus nach Milzexstirpation. Diss. Greifswald **1870**. — Schlagenhaufer, Familiär vorkommende Splenomegalie. Virchows Arch. **187**. 125. 1907. — Schlecht, Familiärer hämolytischer Ikterus. Fol. haemat. **14**. 304. 1913. — Schlesinger, Klinischer Nachweis des Urobilins. Deutsche med. Wochenschr. **1903**. Nr. 32. — Schmaus und Böhm, Befunde in der Leber bei experimenteller Phosphorvergiftung. Virchows Arch. **152**. 261. 1898. — Schmidt, M. B., Blutzellenbildung in Leber und Milz. Zieglers Beitr. **11**. 191. 1892. — Schmidt, M. B., Über die Organe des Eisenstoffwechsels und der Blutbildung bei Eisenmangel. Verh. d. pathol. Gesellsch. **1912**. 91. — Schmidt, M. B., Verwandtschaft hämatogener und autochthoner Pigmente. Virchows Arch. **115**. 397. 1889. — Schmidt, M. B., Eisenstoffwechsel nach Milzausschaltung. Verhandl. d. path. Gesellsch. **1914**. — Schmidt, Über Bantische Krankheit bei hereditärer Lues. Münch. med. Wochenschr. **1911**. 625. — Schmidt, Hydrobilirubinbildung im Organismus. Verhandl. d. Kongr. f. inn. Med. **1895**. — Schmidt, Bedeutung des Cholesterins für die Xanthombildung. Dermat. Zeitschr. **1914**. Nr. 2. — Schmidt, Hämorrhagie und Pigmentbildung. Lubarsch-Ostertags Ergebn. **3**. 1. 542. 1897. — Schmiedeberg, cf. Stadelmann, Toluylendiaminikterus. Arch. f. exp. Path. **14**. 231. 1881. — Schmincke, Zur Lehre vom Fettgehalt der menschlichen Milz. Münch. med. Wochenschr. **1915**. Nr. 28. — Schmincke, Über die normale und pathologische Funktion der Milz. Münch. med. Wochenschr. **1916**. Nr. 28—31. — Schneider, Pathologie der Milz. Arch. of int. med. **1916**. Jänner. — Schridde, Embryonale Blutzellen des Menschen. Verh. d. path. Gesellsch. **1907**. 360. — Schönfeld, De functione Lienis. Diss. Groningen **1855**. — Schottmüller, Über Ikterus im allgemeinen und bei Extrauintergravidität. Münch. med. Wochenschr. **1914**. 230. — Schuhmacher, Bau und systematische Stellung der Blutlymphdrüsen. Arch. f. mikr. Anat. **81**. 92. 1912. — Schultze, Hyperplasie der Milz bei Lipoidämie. Verh. d. path. Gesellsch. **15**. 47. 1912. — Schwarz, Milzexstirpation wegen hypertrophischer Wandermilz. Wien. klin. Wochenschr. **1900**. 1224. — Schwalbe, Zentralbl. f. allgem. Pathol. **13**. 427. 1902. — Schweigger-Seidel, Untersuchungen über die Milz. Virchows Arch. **23**. 526. 1862 und **27**. 460. 1863. — Schumacher, Elastisches Gewebe der Milz. Arch. f. mikr. Anat. **55**. 151. 1900. — Schumacher, Zirkuläre Fasern der Milzkapillaren. Anat. Anzeiger **1900**. 27. — Schur, Über eigenartige basophile Einschlüsse in den roten Blutkörperchen. Wien. med.

Wochenschr. **1908**. Nr. 9. — Schwartz, Wechselbeziehungen zwischen Hämoglobin und Protoplasma. Diss. Dorpat 1888. — Seemann, Blutbildende Organe. Ergebn. d. Phys. **3.** 1. Abteil. 30. 1904. — Seiler, Über den sogenannten Morbus Banti. Korrespondenzbl. Schweiz. Ärzte **1911**. 1026 u. 1070. — Selling, Benzol als Leukotoxin. Zieglers Beitr. **51.** 576. 1911. — Selinoff und Uskoff, Die Milz und ihre Beziehung zu den weißen Blutkörperchen. Arch. d. science biol. St. Petersburg **1897**. 1. — Senator, Anaemia splenica mit Ascites (Bantische Krankheit). Berl. klin. Wochenschr. **1901**. 1145. — Senator. Zur Frage der Anaemia splenica. Fol. haemat. **2.** 487. 1905. — Senator, Erythrocytosis megalosplenica. Zeitschr. f. klin. Med. **60.** 357. 1906. — Senator, Über atrophische und hypertrophische Lebercirrhose. Berl. klin. Wochenschr. **1893**. 1233. — Senator, Polycytämie und Plethora. Berlin **1911**. — Senator, Ikterus und akute gelbe Leberatrophie in der Frühperiode der Syphilis. Charité-Annalen **18.** 1. — Senator und Krause, Fall von idiopathischer Milzschwellung mit Splenektomie. Berl. klin. Wochenschr. **1911.** 1217. — Serege, Sur la teneur en fer du foie gauche. C. R. Soc. d. Biol. **60.** 705. 1906. — Sicard et Gutmann, Anémie pernicieuse avec fragilité globulaire. Soc. méd. d. hôp. d. Paris. **28.** 10. 1910. — Sies und Störk, Blutbilder bei lymphatischer Konstitution. Wien. med. Wochenschr. **1913**. Nr. 18. — Sieveking, Zur pathol. Anatomie der atrophischen Cirrhose. Zentralbl. f. allgem. Path. **1894**. 1017. — Silbermann, Hämoglobinämie und ihr Einfluß auf die Beschaffenheit des Blutstromes. Zeitschr. f. klin. Med. **11.** 459. 1886. — Silbermann, Polycytämie bei Phosphorvergiftung. Prag. med. Wochenschr. **1907**. 167. — Silva, Un caso di splenomegalia con cirrosi epatica. Riform. med. **1896.** 147. — Silvestri, Milza ed eritropoesi. Pathologica **5.** 145. 1913. — Silvestrini, Cirrosi epatica d'origine splenica. Rivista critica di clinic med. **1901**. 794. — Simmonds, Bronzediabetes und Pigmentcirrhose. Berl. klin. Wochenschr. **1909**. Nr. 12. — Simmons, Zur Frage der Bantischen Krankheit. Münch. med. Wochenschr. **1905.** 772. — Simmons, Über Pfortadersklerose. Virchows Arch. **207.** 360. 1912. — Simon, Exstirpation der Milz am Menschen. Gießen 1857. — Sippy, Splenic pseudoleucaemia (Anaemia splenica) **1899.** 2. 429. 570. — Sisto, Pathologisch-anatomische Untersuchungen an 3 Fällen von hämolytischem Ikterus. La Clinica medic. italian. **1914**. Nr. 7. — Skrzeczka, Pigmentbildung in Extravasaten. Zieglers Beitr. **2.** 273. 1888. — Skutetzky, Unter dem Bilde des Morbus Banti verlaufende Tuberculosis serosarum. Wien. klin. Wochenschr. **1912.** 1087. — Snapper, Vergleichende Untersuchungen über junge und alte Blutkörperchen. Biochem. Zeitschr. **43.** 256. 1912. — Sobotta, Anatomie der Milz. Jena **1914.** — Sokoloff, Venöse Hyperämie der Milz. Virchows Arch. **112.** 209. 1888. — Solseri, Operationen an der Malariamilz. Langenbecks Arch. f. klin. Chir. **92.** 479. 1910. — Soper, Beziehungen der Milz zum Cholesterinstoffwechsel. Zieglers Beitr. **60.** 232. 1915. — Soper, Verhalten des reticulo-endothelialen Apparates gegenüber Bestrahlung. Zeitschr. f. exp. Pathol. **16.** 467. 1914. — Stadelmann, Toluylendiaminikterus. Arch. f. exp. Path. **14.** 231. 1881. — Stadelmann, Ikterus. Stuttgart **1891**. — Stadelmann, Lebercirrhose. Kongreß f. inn. Med. **1892**. 90. — Stadelmann, Kreislauf der Galle. Deutsche med. Wochenschr. **1896.** 49. — Stadelmann, Folgen subkutaner und intraperitonealer Hämoglobininjektionen. Arch. f. exp. Path. **27.** 93. 1890. — Städeler, Farbstoffe der Galle. Vierteljahrsschr. d. Naturforschergesellsch. Zürich. **8.** 1. **1863.** — Stark, Bantische Krankheit. Münch. med. Wochenschr. **1903**. 1571. — Steensma, Bildung und Spaltung von Urobilin im Tierkörper. Zentralbl. f. Phys. **1910**. 816. — Steiger, Zur Frage der experimentellen Hyperglobulie. Mediz. Klinik **1912**. 1746. — Steinhauer, Über einen Fall von Bantischer Krankheit. Mediz. Klinik **1912**. 2072. — Steininger, Ein Fall von granulärem Sarkom. Diss. Jena. **1911**. — Stender, Mikrochemische Untersuchungen über die Verteilung des Eisens. Dorpat. Arbeit. **7.** 100. 1891. — Stern, Die normale Bildungsstätte des Gallenfarbstoffes. Diss. Königsberg. **1885.** — Sternberg, 73 jährige Frau ohne Milz. Münch. med. Wochenschr. **1903.** 92. — Sternberg, Zur Frage der Anaemia splenica. Fol. haemat. **2.** 488. 1905. — Sternberg, Perniziöse Anämie. Verhandl. d. path. Gesellsch. **1906.** 114. — Stettner, Schwere Anämie im Kindesalter. Jahrb. f. Kind. **30.** 201. 1914. — Steudelmann, Phagocytose in der Milz. Fol. haematol. **18.** 140. 1914. — Steyskal, Hämolytischer Ikterus und Auftreten hämolytischer Vorgänge. Wien. klin. Wochenschr. **1909**. 661. — Steyskal, Nachweis hämolytischer Erscheinungen. Wien. klin. Wochenschr. **1909.** 1701. — Steyskal-Bernert, Minimaler Stoffwechselumsatz bei perniziöser Anämie. Arch. f. exp. Path. **48.** 134. 1902. — Steyskal-Erben, Stoffwechselversuche bei schwerer Anämie. Zeitschr. f. klin. Med. **40.** 165. 1900. — Stieda, Histologie der Milz. Virchows Arch. **24.** 548. 1862. — Stouffs, Contribution à l'étude de l'intoxication diaminique. Arch. intern. de pharmacodyn. **22.** 293. 1913. — Stracter, R., Beiträge zur Lehre von der Hämochromatose. Virchows Arch. **218.** 1. 1914. — Straßer und Wolff, Blutversorgung der Milz. Pflügers Arch. **108.** 590. 1905. — Strauß, Beiträge zur Klinik der Hämatologie. Berlin. klin. Wochenschr. **1913**. 1468. — Strauß, Erworbene Form des chronischen achylurischen Ikterus. Berl. klin. Wochenschr. **1906.** 1590. — Strauß, Blutkrankheiten. v. Noordens

Handb. **1.** 88. 1906. — Ströbe, Zur Kenntnis der akuten Leberatrophie. Zieglers Beitr. **21.** 379. 1897. — Strümpell, Zur Kenntnis der Anaemia splenica. Arch. f. Heilk. **18.** 437. 1877 u. **17.** 547. 1876. — Stubenrauch, Milzruptur. Verhandl. d. Deutsch. Gesellsch. f. Chir. **1912.** 213. — Surmont, Dehon et Dubus, Anémie perniciosa progressive avec ictère d'origine hémolytique. Fol. haemat. **10.** 258. — Suzuki, Weitere Beiträge zur Kenntnis der Pyrodinvergiftung. Fol. haemat. **13.** 225.1912. — Stricht, Développement du sang dans le foie embryonnaire. Arch. d. biol. **11.**1891. — Syllaba, Über Pathogenese der perniziösen Anämie. Ref. Fol. haemat. **1904.** 283. — Syllaba, La pathogénie de l'anémie pern. Arch. gén. d. méd. **1904.** 2369. — Tallay, Anämie von perniziösem Typus und Lebercirrhose. Journ. of Americ. Med. Assoc. **1908.** 8. Oct. — Tallquist, Experimentelle Blutgiftanämien. Helsingfors **1900.** — Tangl, Respiratorischer Stoffwechsel bei Polycytämie. Baumgartens Arbeiten. **6.** 341. 1908. — Tansani et Morone, Splenomegalie avec cirrhose hépatique en periode ascitique. Rev. de chir. **33.** 263. 1913. — Tarchanoff, Über Bildung von Gallenpigment aus Blutfarbstoff. Pflügers Arch. **9.** 53. 1874. — Tartakowsky, Resorption und Assimilation des Eisens. Pflügers Arch. **101.** 423. 1904. — Tarulli et Pascucci, cf. Luciani, Lehrbuch d. Phys. **2.** 151. 1906. — Taylor, Splenomegalic cirrhosis of the liver. Guy's Hospital rep. **54.** 1902. — Tedeschi, Les variations du fer dans les organes des anuimax de rates. Journ. d. phys. et de path. génér. **1899.** 23. — Teisset, De l'ictère hémolytique syphilitique. Thèse de Paris **1911.** — Terchetti, De l'hyperglobulie tuberculeuse. Gazz. degli osped. e delle cliniche **1904.** Nr. 165. — Thibaut, Lésions spléniques à la suite d'injection de sérum humain. Compt. rend. biol. **73.** 48. 1912. — Thiel, Operative Behandlung des Morbus Banti. Zeitschr. f. Chir. **84.** 576. 1906. — Thierfelder, Leberkrankheiten. Ziemssens Handb. **8.** 1. Hälfte. 194. 1898. — Thiesen, Über atrophische Lebercirrhose. Diss. Straßburg **1912.** — Thöle, Bantische Krankheit im Anschluß an tropische Dysenterie. Deutsche med. Wochenschr. **1907.** 1662. — Thomas, Urobilinogen. Diss. Freiburg **1907.** — Thomas et Lebert, Augmentation du nombre des globules rouges. C. R. Soc. d. Biol. **155.** 187. 1912. — Thorel, Pathologie der Milz. Lubarsch-Ostertags Ergebn. **7.** 105. 1902. — Tixier, Réaction de la moëlle dans un cas de l'ictère hémolytique. Soc. d. Biol. **64.** 1908. 108. — Tizzoni, Expériences sur la fonction de la rate. Arch. ital. de Biol. **1.** 22. 1882. — Tizzoni, Einfluß der Milz auf die Immunität. Deutsche med. Wochenschr. **1894.** 134. — Tizzoni, Sur la réproduction de la rate. Arch. ital. de Biol. **1882.** 129. — Thöle, Bantische Krankheit im Anschluß an tropische Dysenterie. Deutsche med. Wochenschr. **1907.** 1662. — Thoma, Blutgefäße der Milz. Arch. f. Anat. u. Physiol. (Anat. Abt.) **1899.** 267. — Tilleston et Griffin, Chronic familiar jaundice. Americ. Journ. of Med. Soc. **2.** 1. 429. 1910. — Todd, Abstract of a clinical lecture on the chronical contraction of the liver. Med. Times and Gaz. Dez. **1857.** 571. — Tomsa. Lymphwege der Milz. Sitzungsber. d. K. Akad. d. Wissensch. Wien. **48.** 2. Abteilg. **1863.** — Toti, La milza nell' emolisi de toluilendiamin. Sperimentale **67.** 379. 1913. — Tounkine, Le grand Syndrome hémolytique dans les cirrhoses du foie. Thèse de Paris **1914.** — Troissier, La cirrhose pigmentaire dans le diabète sucré. Bull. d. l. soc. anat. **1871.** 231. — Troissier, Rôle des hémolysines. Thèse de Paris **1910.** — Troissier, Ictère et urobilinémie hémolytique. C. R. soc. d. biol. **1909.** 2. 46. — Troissier et Guillain, La diffussion des sels globulaires et l'hémolyse. Arch. d. mal. du coeur. **1900.** 87. — Tsuchiya. Beitrag zur Frage der Urobilinausscheidung. Zeitschr. f. exp. Path. u. Ther. **7.** 352. 1910. — Türk, Bedeutung der Milz bei anämischen Zuständen. Deutsche med. Wochenschr. **1914.** Nr. 8. — Türk, Zur Kenntnis des Symptomenbildes: Polycytämie und Milztumor. Wien. klin. Wochenschr. **1904.** 153 u. 189. — Unna, Hautkrankheiten. Orths Lehrbuch d. spez. Pathol. **1894.** 975. — Umber, Pathologie der Bantischen Krankheit. Münch. med. Wochenschr. **1912.** 1478. — Umber, Pathogenese der Bantischen Krankheit. Zeitschr. f. klin. Med. **55.** 1. 1904. — Umber, Beiträge zur Pfortaderthrombose. Mitteil. a. d. Grenzgeb. **7.** 487. 1901. — Ungar, Beiträge zum Morbus Banti. Wien. klin. Wochenschr. **1911.** 348. — Ungeheuer, Bronzediabetes mit besonderer Berücksichtigung des Pigmentes. Virchows Arch. **216.** 86. 1914. — Urbino, Giulio, Su d'alcuni casi di morbo di Banti. Arch. int. d. chir. **5.** 247. 1912. — Urrutia, Bantisches Syndrom syphilitischen Ursprunges. Rev. clin. de Madrid. **1913.** Mai. — Valenti Adriano. Action de la quinine sur quelques organes hématopoëtiques. Arch. ital. Biol. **54.** 181. 1912. — Vallardi, Spleno-anämische Syndrome und Salvarsanbehandlung. Münch. med. Wochenschr. **1912.** 1483. — Vaquez, L'anémie pernicieuse. Gaz. d. hôp. **1904.** 328. — Vaquez, Hyperglobulie et splénomégalie. Bull. d. l. Soc. de. hôp. Paris. **1899.** 579. — Vaquez, Cyanose accompagnée d'hyperglobulie excessive. Soc. de biol. 7 mai **1892.** — Vaquez et Ribierre, De la résistance du sang au cours de l'ictère. Soc. de Biol. **1902.** 1174. — Vaquez, Giroux et Aubertin. Sur l'anat. path. de l'ictère hémolytique. Arch. d. mal. du coeur. **1908.** Nr. 11. — Vaquez et Giroux, Ictère chronique achylurique splénomégalique. Soc. méd. des hôp. 8 Nov. **1907.** 1184. — Vast, Action de la toluylendiamine sur les globules rouges. Thèse de Paris **1899.** — Verrecke, Infiltration spéciale des éléments parenchym. du foie. Arch. d. Pharmacodyn. **2.** 47. 1896. — Verzar, Größe der Milzarbeit. Biochem. Zeitschr. **53.** 69. 1913. — Vickery, Zitiert nach Zypkin. Berlin. klin. Wochenschr. **1903.** 964. — Vierordt, Zur Physiologie des Blutes. Arch. f. phys. Heilk. **1854.** 259. — Vierordt, Absorptionsspektren des Urobilins. Zeitschrift f. Biol. **9.** 160. 1873. — Vincent, Discussione intorno alla communicazione di Chauffard sopra due casi di ittero emolittico. Bull. et mém. d. l. Soc. méd. des hôp. **1908. 2.** 420. — Virchow, Pathologische Pigmente. Virchows Arch. **1.** 00. 1847. — Virchow, Blutkörperchenhaltige Zellen. Virchows Arch. **4.** 515. 1852; **5.** 405. 1853; **160.** 247. 1900. — Vogel, Bantische Krankheit und Lebercirrhose im Kindesalter. Diss. München. **1911.** — Voit, Bantische Krankheit. Münch. med. Wochenschr. **1905.** 336. — Vulpius, Zur Physiologie der Milz. Beitr. zur klin. Chir. **11.** 633. 1894. — Vossius, Quantitative spektralanalytische Bestimmungen des Gallenfarbstoffes in der Galle. Diss. Gießen. **1879.** — Wagner, Bantische Krankheit. Deutsche med. Wochenschrift **1910.** 530. — Wakasugi, Zur Pathogenese der Polycytämie. Deutsche med. Wochenschrift **1912.** 2217. — Walter, Behandlung eines Falles von perniziöser Anämie mit Injektionen polycytämischen Blutes. Med. Klinik. **1911.** 728. — Warthin, The normal histology of the haemolymph glands. Americ. Journ. of Anat. **1901.** 63. — Weber, The cause of splenic enlargement in cases of hepatic cirrhosis. Edinb. med. Journ. Dez. **1897.** — Weidenreich, Gefäßsystem der menschlichen Milz. Arch f. mikr. Anat. **58.** 247. 1901. — Weidenreich, Blutlymphdrüsen und ihre Beziehungen zur Milz. Verhandl. d. anat. Gesellsch. Halle. **1902.** — Weidenreich, Bau und morphol. Stellung der Blutlymphdrüsen. Arch. f. mikr. Anat. **65.** 1. 1904. — Weidenreich, Leukocyten und verwandte Zellformen. Wiesbaden **1911.** — Weigert, Perniziöse Anämie mit ausgedehnter Lymphangiektasie. Virchows Arch. **79.** 390. 1880. — Weil, Eine eigentümliche mit Milztumor, Ikterus und Nephritis einhergehende Infektionskrankheit. Arch. f. klin. Med. **39.** 1. 1886. — Weil, Note sur les organes hématopoëtiques dans la cyanose congénitale. Soc. d. biol. **29.** 6. 1901. — Weil, La tuberculose de la rate. Paris Medical **1912.** 27. — Weill, Hémolyse locale et hémolyse splénique. Trav. d. labor. d. phys. Inst. Solvay. **12.** 180. 1913. — Weil et Clerc, Splénomégalie chronique. Rev. mens. des mal. de l'enf. **1903.** 1. — Weill et Dufourt, De l'hyperrésistance globulaire. Press. médic. **1913.** 565. — Weinberger, Über Morbus Banti. Wien. med. Wochenschr. **1902.** 991. — Weintraud, Über Polycytämie und Milztumor. Zeitschr. f. klin. Med. **55.** 91. 1904. — Weltmann, Fettintoxikation. Wien. klin. Wochenschr. **1914.** 971. — Wenthworth, Association of anaemia with chronic enlargement of the spleen. Bost. med. Journ. **1901** Oct. — Westenhöfer, Beitrag zur pathologischen Anatomie der Plethora vera. Deutsch. med. Wochenschr. **1907.** 1446. — Wicklein, Untersuchungen über den Pigmentgehalt der Milz. Virchows Arch. **124.** 1. 1891. — Whipple and Hopper, Ikterus. Journ. of exp. med. **17.** 612. 1913. — Whipple and Hooper, A rapid change of haemoglobin to bile pigment in the circulation outside the Liver. Journ. of exp. Med. **17.** 612. 1931. — Widal, Abrami et Brulé, Différentiation de plusieurs types d'Ictère hémolytique. Proc. med. 9 Oct. **1907.** — Widal, Abrami et Brulé, Hémolyse par fragilité globulaire et hémolyse par action plasmatique. Soc. de biol. 19. Oct. **1907.** — Widal, Abrami et Brulé, Pluralité d'origine des ictères hémolytiques. Soc. méd. des hôp. de Paris. 29 Nov. **1907.** — Widal, Abrami et Brulé, Les ictères d'origine hémolytiques. Arch. de mal. du coeur. **1908.** 193. — Widal, Abrami et Brulé, A propos du rôle hémolytique de la rate normal. C. R. Soc. d. biol. **72.** 694. 1912. — Widal, Abrami et Brulé, Le rôle de la rate dans l'ictère par toluylendiamin. Compt. rend. hebd. de sc. de la soc. de biol. **72.** 732. 1912. — Widal et Joltrain, Ictère hémolytique développé au cours d'une anémie posthémorrhagique. Soc. méd. des hôp. 1908. 6 Nov. — Widal et Philbert, La fragilité globulaire chez certains ictériques congénitaux. Gaz. d. hôp. 19 sept. **1907.** — Widal et Abrami, Types divers d'ictères hémolytique et non congénitaux avec anémie. Soc. méd. d. hôp. de Paris **1907.** 8 Nov. — Widal et Abrami, Ictères graves infectieux avec retention et urémie secrète. Soc. méd. de hôp. Paris 13 Nov. **1908.** — Widal et Ravant, Ictère chronique achylurique congénitale. Soc. méd. d. hôp. d. Paris. 21 Nov. **1902.** — Wilson, The pathology of splenomegaly. Surgery gynecology and obstetrics. **16.** 240. 1913. — Winkler, N., Über primäre Pfortaderthrombose bei Pfortadersklerose und bei chronischem Milztumor. Frankf. Zeitschr. f. Pathol. **17.** H. 1—3. 1915. — Winogradow, Veränderungen des Blutes, der Lymphdrüsen und des Knochenmarkes nach Milzexstirpation. Zentralbl. f. med. Wissensch. **1882.** Nr. 50. 900. — Winogradow, Zur Frage über die Rolle der Milz im Organismus. Russky Wratsch **1883.** 86. — Winogradow, Zur Frage der Herkunft der Blutplättchen. Fol. haemat. (Arch.) **18.** 1914. — Woillez, Zitiert nach Banti, il Polyclinico **1898.** 113. — Wright, The histogenesis of the blood platelets. Publ. of the Massach. Gen. Hosp. Boston. **3.** Nr. 1. 1910. — Wolff, Pathogenese, Therapie der Anaemia splenicainfantum. Berl. klin. Wochenschr. **1906.** 1565. — Wolff, Über einen Fall von schwerer Säuglingsanämie. Zeitschr. f. Kinderheilk. **8.** 406. 1913. — Worinin, Eine neue histologische

Methode. Moskau **1898**. — Worm-Müller, Transfusion und Plethora. Christiania **1875**. — Wynter, Case of achylurie jaundice after Splenectomie. Proc. of the roy. soc. of med. London **1913**. 80. Chir. sec. — Ylppö, Zwei Fälle von kongenitalem Gallengangsverschluß. Zeitschr. f. Kinderheilk. **9**. 319. 1913. — Young, Beziehungen zwischen dem Eisen in der Galle und dem Blutfarbstoff. Journ. of Anat. et Phys. **1871**. 158. — Zaleski, Studien über die Leber. Zeitschr. f. phys. Chem. **10**. 453. 1887. — Zaccarini, La thrombose veineuse retrograde dans la maladie de Banti. Soc. méd. de Paris. 12 avril 1911. — Zesas, Über Exstirpation der Milz beim Menschen und Tier. Arch. f. klin. Chir. **28**. 157. 1882. — Ziegler, Untersuchungen über die Histogenese der myeloiden Leukämie. Jena **1906**. — Ziegler, Curt, Das Milzproblem. Berl. Klinik **1915**. 317. — Ziegler, Kurt, Die Bantische Krankheit. Ergebn. d. Chir. u. Orth. **8**. 625. 1914. — Ziegler, Hodkinsche Krankheit. Jena **1911**. 104. — Ziegler und Oblonsky, Wirkung des Arseniks. Zieglers Beitr. **2**. 291. 1888. — Zimmermann, Über das Verhalten der Milz bei Lebercirrhose. Diss. München 1898. — Zimmermann, Funktion der Milz. Biochem. Zeitschr. **17**. 297. 1909. — Zoja, Hämoglobinstoffwechsel und über die klinische Bedeutung der Bilinogenausscheidung. Fol. hämat. **12**. 1. 1911. — Zoja, Il bilinogeno e la bilina nell' organismo sano e malatta. 7. Confer. Clinic. Italiana. **1897**. — Zoja, Sul significato clinico delle iperbilinurie et ipobilinurie. 9. Congr. ital. di medic. intern. Torino **1893**. — Zoja, Sulla presenza di bilirubina et luteina nei seri umana. Rendiconti R. Istit. Lomb. **37**. 839. 1905. — Zuberbiller, Kasuistischer Beitrag zur Lehre von der Splenomegale. Folia haemat. **6**. 313. 1908. — Zypkin, Zur Lehre von der Anaemia splenica. Berl. klin. Wochenschr. **1903**. 964.

DIE OPERATIONEN AN DER MILZ BEI DEN HEPATO-LIENALEN ERKRANKUNGEN

VON

PROFESSOR Dr. EGON RANZI

GEW. ASSISTENT AN DER I. CHIRURG. KLINIK IN WIEN

VORSTAND DER I. CHIRURG. ABTEILUNG DER KRANKENANSTALT

„RUDOLFSTIFTUNG" IN WIEN

Zugangswege zur Milz.

Vom anatomischen Gesichtspunkt kommen zwei Zugangswege zur Milz in Betracht: der eine von vorn per laparotomiam, der andere von rückwärts. Was zunächst den letzteren anlangt, so ist der Weg von rückwärts der kürzere. Die Projektion der Milz auf die unteren, seitlichen Thoraxpartien zeigt, daß die oberen Partien des „Milzfeldes" von der Lungengrenze überlagert werden (Abb. 1).

Beim operativen Eingehen entsprechend dieser Projektion der Milz, wird also im oberen Teil des Milzfeldes stets eine Verletzung der Pleurahöhle — normale Verhältnisse vorausgesetzt — im Sinus phrenico-costalis erfolgen, während man im unteren Teil des Milzfeldes an die Ansatzpunkte des Zwerchfells herankommt. Wegen dieser anatomischen Verhältnisse ist dieser transpleurale Weg bei Operationen an der Milz überhaupt nur unter ganz bestimmten Umständen zu verwenden.

Von den Erkrankungen der Milz sind es die eitrigen Prozesse der Milz, wobei sehr häufig die Entzündung auf die Nachbarschaft übergegriffen und den subphrenischen Raum infiziert hat, welche durch Inzision (Splenotomie) auf dem transpleuralen Wege zu behandeln sind. Ist infolge der Eiterung in der Milz bereits eine Infektion der Pleura erfolgt, dann muß die Pleurahöhle ohnehin eröffnet werden, und die Inzision des Eiterungsherdes in der Milz durch das Diaphragma hindurch kann ohne weiteres erfolgen. Anders, wenn die Pleura noch nicht infiziert ist; es ist dann notwendig, vorausgesetzt. daß nicht schon ohnedies Adhäsionen vorhanden sind, durch dichtes Abnähen einen Abschluß der freien Pleurahöhle von dem operativ eröffneten Sinus phrenico-costalis zu erzielen. Eventuell läßt sich die Operation in zwei Akten ausführen.

Ferner kann bei Verletzungen der Milz der transpleurale Weg unter Umständen vorzuziehen sein. Wenn z. B. ein Stich durch die unteren Partien des Thorax die Milz getroffen hat, so kann zur Verfolgung des Stichkanals durch den Pleuraraum und Zwerchfell die Freilegung der Milz auf diesem Wege in Betracht kommen.

Der für die meisten Fälle von Milzoperationen geeignetste Weg ist unzweifelhaft die Laparotomie. Nach Eröffnung der Bauchhöhle mittelst eines der später zu erwähnenden Schnitte gelingt es, annähernd normale Verhältnisse vorausgesetzt, ohne Schwierigkeiten die Milz aus ihrer versteckten Lage im linken Hypochondrium vor die Bauchdeckenwunde vorzuziehen. Anders jedoch, wenn Adhäsionen vorhanden sind, von welchen die flächenhaften Verwachsungen mit dem Zwerchfell am meisten dem Vorziehen des Organs Hindernisse in den Weg legen. Durch solche ausgedehnte Verwachsungen der Milz mit der Zwerchfellfläche kann die ursprünglich vollkommen intraperitoneal gelagerte Milz sekundär retroperitoneal zu liegen kommen und dadurch von einem Lendenschnitt ohne Eröffnung der freien Bauchhöhle zugänglich werden. Dieser Weg wurde von Bardenheuer bei der Exstirpation einer leukämischen Milz

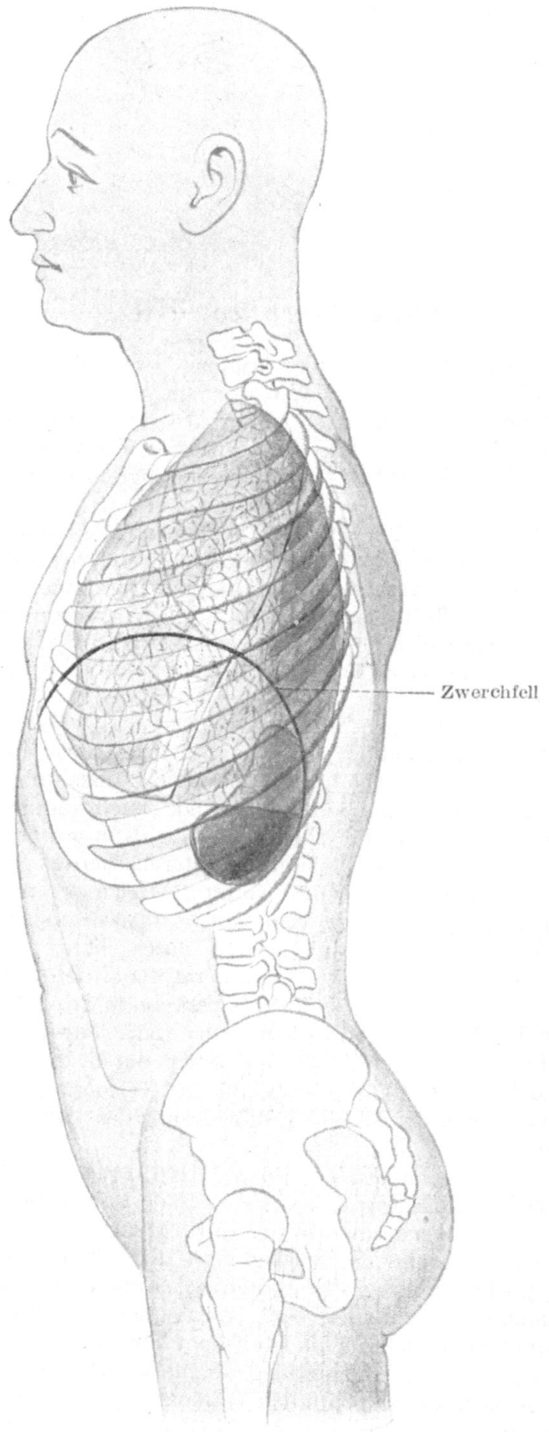

Abb. 1. Lagebeziehung der Milz zu Lunge und Zwerchfell (schematisch).

benützt. In ähnlicher Weise entfernte Vulpius eine durch ausgedehnte entzündliche Verwachsungen abgekapselte Milz wegen Nekrose. In seltenen Fällen kann, wie dies die Beobachtungen von Ehrich und Hildebrand zeigen, bei welchen gleichfalls von einem Lumbalschnitt aus die Milz exstirpiert wurde, die retroperitoneale Lage des Organs auf eine kongenitale Verlagerung zurückzuführen sein.

Von Wichtigkeit sind die Lagebeziehungen der Milz zu den Nachbarorganen. Die konvexe Fläche des Organs schmiegt sich flächenhaft an das Diaphragma. An der konkaven Seite kommen am gehärteten Präparat drei Kontaktflächen zur Darstellung, eine vordere Fläche für den Magen, eine hintere für die Niere und eine untere für das Kolon. Mit den Nachbarorganen steht die Milz durch Bauchfellduplikaturen in Zusammenhang, so mit dem Magen durch das Lig. gastro-lienale, mit dem Pankreas durch das Lig. phrenico-lienale.

Indikationen zur Splenektomie.

Über die Frage, ob und welchen Einfluß die Exstirpation der Milz auf den Gesamtorganismus ausübt, sind heute die Akten geschlossen. Die Berechtigung dieses Eingriffes ist schon in einem vorherigen Kapitel besprochen. Wir wissen, daß die operative Entfernung der Milz mit keinerlei nachhaltigem Schaden verbunden ist und daß die geringfügigen Störungen, welche von mancher Seite gemeldet werden, nur vorübergehenden Charakter haben.

Indiziert erscheint im allgemeinen die Splenektomie bei den Erkrankungen und Verletzungen der Milz. Sie ist unbedingt geboten dann, wenn die Milz ganz oder zum großen Teil erkrankt ist. Nur, wenn das Organ selbst normal ist, wie bei Verletzungen oder wenn nur Teile des Organs erkrankt sind, wie z. B. bei Zysten oder Abszessen der Milz, treten konservative Eingriffe (Naht, Resektion oder Splenotomie) mit der Splenektomie in Konkurrenz. Aber auch bei diesen relativ indizierten Fällen ist eine große Anzahl von Chirurgen für die Splenektomie als den sicheren und oft auch schneller auszuführenden Eingriff. Es ist also vielfach mehr minder Ansichtssache, ob der Operateur in diesen relativ indizierten Fällen die radikalste und sicherste Behandlung durch die Splenektomie oder die physiologische Behandlung durch einen der genannten konservativen Eingriffe bevorzugt. Die Fälle einer traumatischen Ruptur einer erkrankten Milz — bei Malaria, Rekurrens, Typhus abdominalis (Melchior, Sven Johansson), bei Morbus Banti (Blecher) — bedingen naturgemäß die Exstirpation des Organs.

Andererseits werden der Splenektomie durch die Schwierigkeiten, welche in technischer Beziehung infolge der Verwachsungen der erkrankten Milz mit der Nachbarschaft entstehen und welche sich bis zur Unmöglichkeit der Entfernung steigern können, Grenzen gesetzt. Es handelt sich dann nicht mehr um die Frage Splenektomie oder konservatives Verfahren, sondern es muß eben notgedrungen das letztere (z. B. Naht oder Tamponade) wegen der technischen Unmöglichkeit der Exstirpation ausgeführt werden.

Bei der operativen Behandlung der hepatolienalen Erkrankungen muß es sich naturgemäß, da das ganze Organ erkrankt ist, vor allem um die Exstirpation der Milz handeln, eventuell kommt als konservatives Verfahren die Ligatur der Arteria lienalis in Betracht. Die Talmasche Operation und die Splenopexie werden später bei der Banti-Krankheit erwähnt werden.

Über die Anwendung der Ligatur der Milzarterie am Menschen liegen nur wenig Erfahrungen vor. Ledderhose erwähnt in seiner Monographie, daß die Idee, durch Ligatur der Arteria lienalis die Milz zum Schrumpfen zu bringen, gleichzeitig und unabhängig voneinander im Jahre 1882 von Clement Lukas in London und am Chirurgenkongreß 1882 von Langenbuch angeregt wurde. Tierversuche, welche Küster und später Wyman anstellten, ergaben tatsächlich, daß bei Hunden durch die Unterbindung der Mehrzahl der zur Milz ziehenden Arterienäste eine Atrophie des Organs eintrat. Zwei Operationen jedoch, welche von den genannten Autoren ausgeführt wurden, verliefen tödlich, ebenso ein von Battle operierter Fall.

Der Gedanke, die Ligatur der Milzarterie als Notoperation in solchen Fällen auszuführen, in welchen die Splenektomie unmöglich erscheint, ist jedoch nicht fallen gelassen worden und wurde in späterer Zeit mehrmals wieder ausgesprochen. So macht z. B. Lejars in seinem bekannten Buch über dringliche Operationen einen solchen Vorschlag. Im Tierexperiment studierten Balacescu, Ricci, Troell und andere diese Frage. Am Menschen hat Lanz die Ligatur der Arteria lienalis bei einer fixierten Wandermilz mit gutem Erfolge ausgeführt.

Wir waren in einem Falle nahe daran, die Ligatur der Milzarterie zu machen, da eine Exstirpation der Milz fürs erste unausführbar erschien; schließlich gelang es doch, die Verwachsungen zu lösen und die Milz zu entfernen. Wir können also noch kein abschließendes Urteil über diese Operation fällen und müssen weitere Erfahrungen, eventuell anatomische und tierexperimentelle Studien erst zeigen, ob und inwieweit die einfache Ligatur der Milzarterie für die gewiß seltenen Fälle, in denen die Exstirpation unmöglich ist, heranzuziehen sei.

Technik der Splenektomie.

Wenn ich auf die Ausführung der Splenektomie übergehe, so ist in erster Linie die Art der Schnittführung in den Bauchdecken zu erwähnen. Bei derselben muß die übersichtliche Freilegung als oberster Grundsatz für unser operatives Vorgehen gelten. Es gilt dies sowohl für die Erkrankungen als auch für die Verletzungen der Milz. Bei den letzteren kommt noch überdies die wegen der drohenden Verblutungsgefahr möglichst rasche Freilegung der Milz hinzu.

Welchen Bauchschnitt man wählt, hängt von verschiedenen Umständen ab. Bei den Verletzungen wird die Schnittführung von der Frage beeinflußt, ob die Diagnose auf Milzverletzung ante operationem gestellt wurde. Da dies sehr häufig nicht möglich ist und bloß eine intraperitoneale Blutung konstatiert wird, so erscheint es zweckmäßig, zuerst eine Probeinzision in der Medianlinie anzulegen. Auch bei den Erkrankungen der Milz kann die Organdiagnose gelegentlich nicht ganz sicher sein und der Milztumor mit einem retroperitonealen Tumor, ganz besonders mit einer Geschwulst der Niere verwechselt werden. Es hängt ferner auch bei ganz sicherer Organdiagnose die Wahl des Bauchdeckenschnittes von der Größe des Organs ab.

Wir sind bei den Laparotomien wegen Splenomegalie stets so vorgegangen, daß wir in Fällen, in denen die Milz weit über den Rippenbogen hervorragte und etwa bis oder auch über die Nabelhorizontale reichte, eine mediane Inzision vom Proc. xyphoideus bis unterhalb des Nabels machten und darauf senkrecht einen Querschnitt durch den M. rectus und die seitliche Bauchmuskulatur bis in die linke Flanke setzten. Durch diesen „Winkelschnitt" gelingt es, das linke Hypochondrium sehr gut zur Darstellung zu bringen und ist auch bei großer Milz, wenn man sich den linken Rippenbogen durch einen Sattelhacken kräftig emporhalten läßt, genügend Zugang geschaffen. Dieses Vorgehen wurde von einer Reihe von Autoren (Kocher) für die Splenektomie überhaupt empfohlen.

In Fällen von nicht besonders vergrößerter Milz, wie dies u. a. bei der perniziösen Anämie meist der Fall ist, haben wir einen dem linken Rippenbogen parallel gelegten Bauchschnitt benützt.

Sprengel empfiehlt in seiner bekannten kritischen Arbeit über Bauchdeckenschnitte einen Schnitt (Abb. 2), welcher von der linken Seite her zuerst von

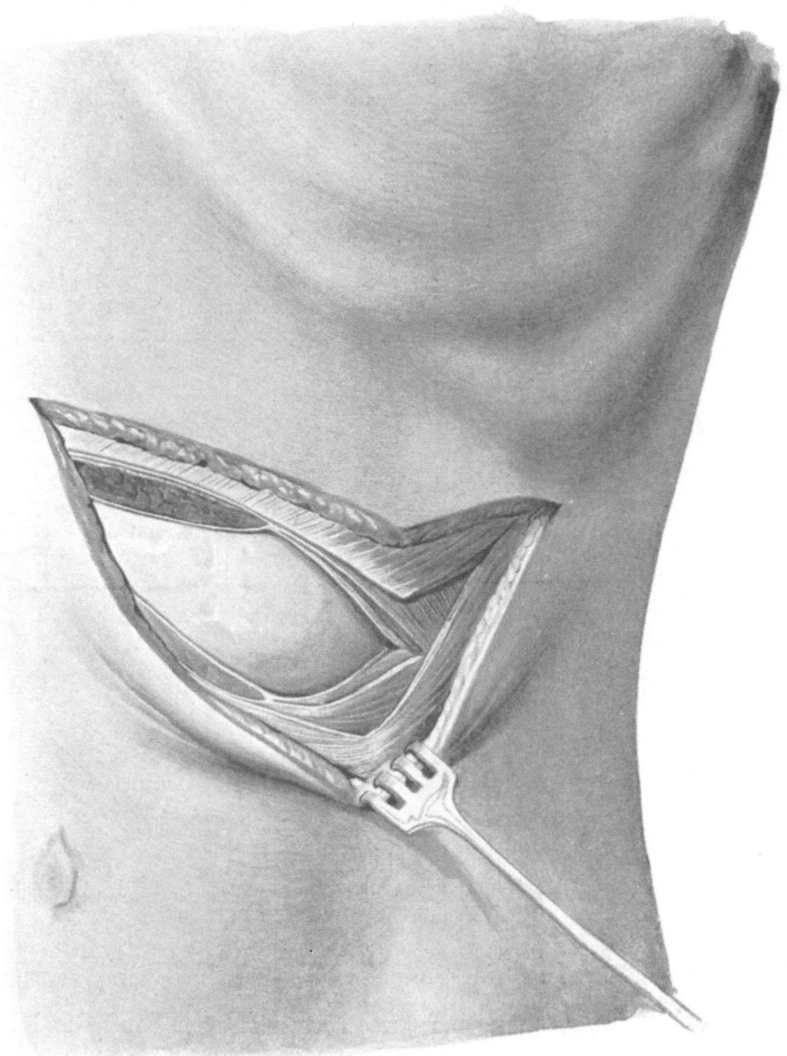

Abb. 2. Sprengelscher Schnitt zur Freilegung der Milz.

oben außen nach unten innen verläuft und der Faserrichtung des M. obliquus externus entspricht. Dann biegt der Schnitt rechtwinkelig nach innen und verläuft mehr minder parallel dem linken Rippenbogen, wobei der linke M. rectus quer durchtrennt wird. Von anderen Autoren (Vanverts, Auvray u. a.) wurde die Aufklappung des Rippenbogens mit Resektion der Knorpel der 7.—10. Rippe empfohlen; so z. B. von **Asthoewer**, der die später von **Marwedel** angegebene bekannte Aufklappungsmethode des Rippenbogens bei der Exstirpation eines größeren Milztumors benützte. Das Verfahren von **Lejars**, welches auch **Lotsch** empfiehlt, besteht in folgendem: Vorerst Längsschnitt im oder am äußeren Rande des linken M. rectus, sodann wird ein Schnitt entsprechend dem 8. Interkostalraum daraufgesetzt und nach sorgfältiger Freilegung des 9. und 10. Rippenknorpels dieselben reseziert; dabei ist Vorsicht wegen der

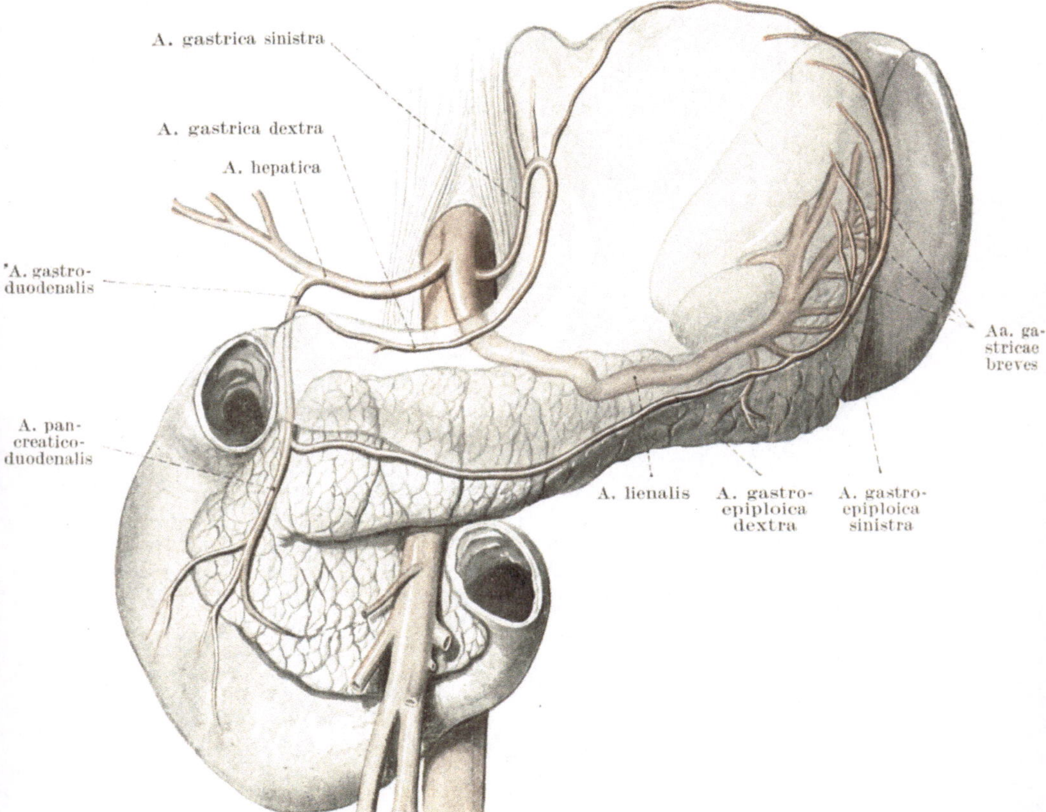

Abb. 3.   Verlauf der Arteria lienalis.   Beziehung zu den Magengefäßen.
(Magengrenzen markiert.)

Nähe des Komplementärraumes der Pleura nötig, um eine Verletzung des Brustfells zu vermeiden.

Auf welche Weise immer man auch vorgeht, stets muß die Milz breit und übersichtlich freigelegt werden, um an den Hilus gut heranzukommen. Zu dem Zweck muß der Netzbeutel nach Abbindung des Lig. gastro-lienale eröffnet werden. Die Abb. 3 zeigt den Verlauf und die Verästelung der Arteria lienalis. Außer einigen zum Pankreas ziehenden Ästen gibt sie die Arteria gastro-epiploica sin. zur großen Kurvatur des Magens, sowie zwei oder mehrere Arteriae gastricae breves zum Magenfundus ab. Die Aufsuchung des Stammes der A. lienalis stößt nicht selten insoferne auf Schwierigkeiten, als die Arterie sich noch vom Pankreasschwanz bedeckt, in einzelne Äste teilt. Es erscheint daher zweckmäßig, nicht den Stamm der A. lienalis, sondern ihre einzelnen Äste nahe dem

Hilus zu ligieren. Auf diese Weise vermeidet man am besten Schädigungen des Pankreas durch die Operation. Ich werde noch gelegentlich unserer postoperativen Todesfälle auf die Pankreasnekrose aufmerksam machen. Aber auch aus einem anderen Grunde erscheint die Ligatur der Arteria lienalis-Äste am Hilus von Wichtigkeit. Lieblein hat besonders darauf hingewiesen, daß in Fällen, in welchen die A. lienalis nicht ganz am Hilus unterbunden wird, postoperative Magenblutungen auftreten können. Die Arteriae gastricae breves können nämlich manchmal statt vom Stamm der A. lienalis von einem der Hilusäste der Milzarterie abgehen und daher bei Ligatur der Milzarterie leicht mit unterbunden werden.

In gleicher Weise wie die Arterien sind die Venen zu unterbinden, wobei wegen der Zerreißlichkeit der Gefäße bei gewissen Formen der Milzhypertrophie besondere Vorsicht am Platze ist, um Blutungen zu vermeiden und dadurch die klare Übersicht nicht zu stören. Massenligaturen sind möglichst zu unterlassen.

Verwachsungen finden sich einerseits am Hilus, andererseits auch an der Konvexität der Milz. Die ersteren können bei der Isolierung und Unterbindung der Gefäße Schwierigkeiten bereiten. Weit ausgedehnter sind meist die Verwachsungen an der Konvexität der Milz mit dem Zwerchfell.

Bevor an die Lösung dieser diffusen Adhäsionen gegangen wird, müssen möglichst alle Gefäße am Hilus sorgfältig abgebunden sein. Die Lösung der Verwachsungen mit dem Diaphragma geschieht stumpf mit den Fingern, wobei es zu Blutungen aus kleineren Gefäßen kommt. Sind die Verwachsungen sehr derb, so gelingt ihre Lösung oft nicht in der geschilderten Weise und es bleiben dann kleine, flächenförmige Randpartien von Milzgewebe an den Adhäsionen zurück.

Nach Entfernung des Organs sind die Blutungen aus den gelösten Adhäsionen mit dem Zwerchfell meist nicht beträchtlich. Bei steiler Hochlagerung des Oberkörpers wird unter guter Beleuchtung des Operationsfeldes die innere Zwerchfellfläche besichtigt und einzelne blutende Gefäße gefaßt und ligiert. Es gelingt meist auf diese Weise die Blutstillung so exakt, daß die Bauchhöhle ohne Drainage geschlossen werden kann, was für den aseptischen Verlauf von Wichtigkeit ist. In Fällen, in welchen es da und dort noch parenchymatös blutete, wurde für zwei Tage in die Zwerchfellhöhle ein Streifen eingelegt. Das durch die Eröffnung des Lig. gastrolienale entstandene Loch in der Vorderwand des Netzbeutels muß vor Verschluß der Bauchwunde exakt geschlossen werden, um ein Hineingeraten von Dünndarmschlingen in die Bursa omentalis zu vermeiden.

Unter den hepato-lienalen Erkrankungen bieten meist die Fälle von megalo-splenischer Zirrhose und die thrombophlebitischen Formen die größten technischen Schwierigkeiten bei der Exstirpation. Die ersteren wegen der meist bedeutenden Größe des Organs und den oft sehr ausgedehnten Verwachsungen, die letzteren wegen der zahlreichen, oft aneurysmatisch erweiterten Gefäße. Zudem sind bei fast allen diesen Milzhypertrophien die Gefäße so vulnerabel und bluten so leicht, daß bei der Ligatur der Gefäße große Vorsicht und Schonung zu beobachten ist.

Viel einfacher gestaltet sich die Splenektomie bei perniziöser Anämie schon deshalb, weil es sich vorwiegend um kleinere Milzen handelt. Das gleiche gilt von der Operation wegen hämolytischen Ikterus; wenn auch hier die Milz oft beträchtliche Größe erreichen kann, so sind die Verwachsungen in der Regel entsprechend der kürzeren Dauer der Erkrankung weit geringer wie bei der splenomegalen Zirrhose.

Was endlich die **Anästhesie** bei der Splenektomie wegen hepatolienalen Erkrankungen anlangt, so erscheint mit Rücksicht auf den herabgekommenen Kräftezustand die Verwendung der Lokalanästhesie in manchen Fällen wünschenswert. Man wird ja allerdings häufig, selbst wenn nur geringe Verwachsungen der Milz vorhanden sind, nach Eröffnung des Peritoneums dann doch zur Äthernarkose greifen müssen, doch spart man bei einer derartigen kombinierten Anästhesie an Narkotikum, was bei schwer anämischen Patienten von Wichtigkeit sein kann.

Operative Resultate der Splenektomie.

Die Gefahren der Milzexstirpation bei hepatolienalen Erkrankungen werden am besten durch die folgende Tabelle erläutert, in welcher die unmittelbaren operativen Resultate unserer 43 an der **Klinik Eiselsberg** operierten Fälle zusammengestellt sind:

	Anzahl der Fälle	Gestorben
Hämolytischer Ikterus . .	11	0
Perniziöse Anämie	14	4
Megalosplen. Cirrhose . . .	14	2
Thrombophlebitische Form	4	2
	43	8

Aus der Literatur seien folgende Zahlen erwähnt. **Nager und Bäumlin** erwähnen folgende Zahlen über die operativen Resultate bei **Bantischer** Krankheit aus Literaturzusammenstellungen:

Autor	Jahr	Anzahl	Geheilt	Gestorben	Unbekannt
Maragliano	1899	11	9	2 (1 Verblutung)	---
Bessel-Hagen	1900	17	14	3	—
Harris und Herzog . .	1901	19	14	4	1
Armstrong	1906	32	23	9 (4 Verblutungen)	—
Nager und Bäumlin . .	1908	14	10	4 (3 Verblutungen)	—

Dazu kommt noch die große Statistik **Johnstons** von 708 aus der Literatur gesammelten Milzexstirpationen, wobei unter 61 Fällen von **Bantischer Krankheit** eine Mortalität von 12% verzeichnet ist. **Carstens**, der die Literatur unter Heranziehung der älteren Fälle zusammenstellte, erwähnt unter 176 wegen Milzhypertrophie operierten Fällen 56 Todesfälle. **Mayo** verzeichnet unter 58 Milzexstirpationen überhaupt (mit 5 Todesfällen) 27 Fälle von „Milzanämie", von denen 8 starben.

Die Mortalitätszahlen bei perniziöser Anämie bei unseren Fällen und denen **Mühsams** (15 Fälle mit 5 operierten Todesfällen) sind fast ganz gleichlautend, ebenso die Statistik von **Giffin** aus **Mayos** Klinik (7 perniziöse Anämien mit 2 Todesfällen).

Die Gefahren des Eingriffes werden durch die **Todesursache** in den einzelnen Fällen gekennzeichnet. Vor allem ist hier in erster Linie der geschwächte

Allgemeinzustand der Patienten zu nennen. Unter unseren 8 operativen Todesfällen sind 5 Patienten (3 perniziöse Anämien und 1 megalosplenische Cirrhose und 1 thrombophlebitische Form) hierher zu rechnen. Der Tod erfolgte nach 4 Stunden, 12 Stunden, 24 Stunden, 2 und 4 Tagen. Ein Patient erlag 6 Tage nach der Operation der Perforation eines gleichzeitig bestandenen Ulcus duodeni und einer sich daran anschließenden diffusen Peritonitis. Zwei Patienten starben an Pneumonie: der eine am 4. Tage; hier ist die Ursache der Pneumonie wahrscheinlich in einer während der Narkose aufgetretenen Asphyxie zu suchen. Der andere Fall starb am 15. Tage nach der Operation. Bei demselben war außer der Pneumonie noch eine Thrombose der Pfortader vorhanden. Auch bei dem zweiten Fall von thrombophlebitischer Form, welcher, wie schon früher bemerkt, infolge seines schwachen Kräftezustandes am Tag nach der Operation ad exitum kam, fanden sich in der Arteria und Vena lienalis Thrombosen, welche in der Vene sich bis zur Einmündung in die Pfortader fortsetzten. Derartige Fälle mit ausgedehnten Pfortaderthrombosen endigen zum großen Teil letal. Daß solche Fälle durch Relaparotomie gerettet werden, wie dies Summers berichtet, muß als große Seltenheit bezeichnet werden. In dem Falle dieses Autors kam es 8 Tage nach der wegen Bantischer Krankheit vorgenommenen Splenektomie zu Erscheinungen einer Peritonitis. Die Relaparotomie ergab eine perforierte nekrotische Stelle an der Flexura sigmoidea, welche durch eine aus der Vena lienalis auf die V. mesenterica inferior sich fortsetzende Thrombose bedingt war. Es ist also die Gefahr einer sich bis in die Pfortader fortsetzenden Thrombose, ganz besonders bei der „thrombophlebitischen Form" nicht zu unterschätzen. Etwas Analoges gilt von der Splenektomie bei Leukämie. Bei einem am 14. Tage nach der Splenektomie verstorbenen Falle von Leukämie zeigte die Sektion außer einer Embolie der Arteria pulmonalis sin. eine ausgedehnte Thrombose der V. lienalis, welche auf die Pfortader übergriff und den rechten Hauptast der Vena portae innerhalb der Leber verschloß.

Mehr minder vereinzelte Nekrosen im Pankreas wurden in 2 Fällen (1 thrombophlebitische Form und 1 perniziöse Anämie) als Nebenbefund beobachtet, ohne daß sie jedoch mit dem Tod in ursächlichen Zusammenhang gebracht werden können. Sie entstehen wohl meist durch Schädigungen des Pankreas bei den Ligaturen der Milzgefäße, und es ist daher auch aus diesem Grunde die Ligatur am besten an den einzelnen Ästen der Milzarterie ganz nahe dem Hilus auszuführen. Ähnliche Beobachtungen über Pankreasnekrosen nach Splenektomie liegen von v. Herczel, Michelson, Hoffmann u. a. vor. v. Herczel bezieht auch das nach der Splenektomie auftretende Fieber auf Schädigungen des Pankreas.

Zeichen einer hämorrhagischen Diathese fanden sich unter unseren 42 Milzoperationen wegen hepatolienaler Erkrankung nur einmal bei einer perniziösen Anämie, welche am 2. Tage nach der Operation starb und deren Obduktion miliare Blutungen im Gehirn und in der Darmserosa ergab. An der Operationsstelle war eine geringe Menge geronnenen Blutes, so daß nicht diese Blutung, sondern der durch das Leiden bedingte allgemeine Schwächezustand als Todesursache anzusehen war. Auch in der Literatur werden diese Gefahren bei der Splenektomie wegen hepatolienaler Erkrankung von Nager und Bäumlin, Marchand, Senator, Flammer u. a. erwähnt.

Gefürchtet sind ganz besonders die Nachblutungen bei Milzexstirpationen wegen Leukämie. Obwohl diese letzteren über den Rahmen dieser Arbeit hinausgehen, so mögen doch unsere Erfahrungen bei der Splenektomie wegen Leukämie hier auch Erwähnung finden, um so mehr, als wir auch in einem Falle, dessen Operation allerdings dann günstig ausging, eine derartige Komplikation erlebten.

Die konstanten Mißerfolge, welche die in früherer Zeit häufiger ausgeführte Exstirpation der leukämischen Milz ergab, war die Ursache, daß die leukämische Milz in der Folgezeit von den meisten Chirurgen als ein Noli me tangere angesehen wurde (Jordan, Vulpius). Es wurde gegen die Operation ins Treffen geführt, daß der leukämische Milztumor nur eine Teilerscheinung des Leidens darstellt und daß daher durch die Exstirpation der Milz, welcher an und für sich bei der Leukämie wegen der häufigen Nachblutungen eine besondere Gefahr innewohnt, keine Heilung zustande kommen könne. Ja, Laspeyres ging in seinem Sammelreferat über Milzexstirpationen so weit, die Splenektomie bei Leukämie als einen Kunstfehler zu bezeichnen, der die Lebensdauer des Patienten geradezu verkürzt.

In neuerer Zeit nehmen einzelne Chirurgen wieder einen weniger ablehnenden Standpunkt bei Leukämie ein; so berichtete Küttner am Chirurgenkongreß 1907 über eine Milzexstirpation bei Leukämie, welche allerdings nicht zum Zwecke der Heilung der Krankheit, sondern zur Beseitigung der durch das mächtig vergrößerte Organ verursachten Kompressionserscheinungen mit vorübergehendem Erfolge ausgeführt wurde.

M. Delhougue stellte aus der Literatur 10 Fälle von Splenektomien bei Leukämie zusammen, welche den Eingriff überlebten und von denen 4 für längere Zeit eine günstige Beeinflussung zeigten. Diesen Fällen wird ein 11. an der Garrèschen Klinik, durch Els operierter, hinzugefügt, welcher $1\frac{1}{2}$ Jahre nach der Operation sich in einem gebesserten Zustande befand.

Ausgehend von dem wenn auch nur temporären Erfolge der Röntgentherapie auf den Milztumor haben wir in solchen Fällen, in welchen durch eine vorangegangene Röntgenbestrahlung eine ausgiebige Verkleinerung der Milz erfolgt war, die Operation ausgeführt. Über ein ganz analoges Vorgehen hat Seefisch am Chirurgenkongreß 1914 berichtet und eine $1\frac{1}{4}$ Jahr zuvor wegen Leukämie splenektomierte Frau vorgestellt.

Wir haben in 3 Fällen von Leukämie die Splenektomie ausgeführt. Von diesen 3 Fällen starb einer, wie schon oben erwähnt, am 14. Tage nach der Operation. Ein zweiter Fall verlief ohne jeden Zwischenfall und befindet sich derzeit — $\frac{1}{2}$ Jahr nach der Operation — wohl. Beim 3. Falle, dessen Operation sich glatt abspielte, mußte am Abend des Operationstages wegen intraabdomineller Blutung relaparotomiert werden. Es fand sich hierbei, daß es zu einer Blutung aus den gelösten Adhäsionen der Milz gekommen war. Da die Blutung ganz diffus war, blieb nichts anderes als die Tamponade übrig. Die Patientin erholte sich, ist jedoch einige Monate später angeblich an einer fieberhaften Erkrankung zuhause gestorben.

Spätere Resultate der Splenektomie.

Was nun die späteren Resultate der Splenektomien wegen hepatolienalen Erkrankungen anlangt, so haben unsere Erfahrungen seit unserer ersten Mitteilung im Jahre 1913 sich wesentlich erweitert. Die Zahl der an der I. chirurgischen Klinik operierten Fälle ist über das Doppelte (43) gestiegen. Es ermöglicht aber auch der Zeitraum von über 5 Jahren, welcher seit unseren seinerzeitigen Publikationen verflossen ist, einigermaßen ein Urteil über die Dauerresultate der Milzoperation, wenigstens in den älteren Fällen zu fällen.

Im folgenden sind die Resultate dieser Fälle in Form eines kurzen Resümees zusammengestellt. Von der ausführlichen Wiedergabe der Krankengeschichten kann ich um so mehr absehen, als wenigstens einzelne von ihnen bei Besprechung der zugehörigen Kapitel bereits in extenso wiedergegeben sind.

1. Hämolytischer Ikterus.

Von den 11 Patienten dieser Gruppe ohne operativen Todesfall ist in 9 Fällen das Schicksal bekannt. Ein Fall starb $2^3/_4$ Monate nach der Operation an einem Strangulationsileus, ein Fall 13 Monate nach der Operation, nachdem sich die Patientin sehr erholt und wohl befunden hatte, an Grippe. Von den übrigen 7 Fällen liegen Nachuntersuchungen, bzw. schriftliche Befunde vor, welche ergaben, daß sich alle Patienten wohl befinden. Der Ikterus ist geschwunden, die Patienten haben bedeutend an Körpergewicht zugenommen und sind meist wieder arbeitsfähig geworden. Die Beobachtungszeit ist $6^1/_2$, 5, $4^3/_4$, $2^1/_2$, 1 Jahr, 11 Monate und 1 Monat. Wir können also mit den Resultaten der Splenektomie beim hämolytischen Ikterus außerordentlich zufrieden sein.

Die 3 Fälle, deren Operation jetzt $6^1/_2$, 5 und $4^3/_4$ Jahre zurückliegt, können tatsächlich als Dauerheilungen bezeichnet werden.

2. Perniziöse Anämie.

Von den 14 Splenektomien wegen perniziöser Anämie sind 4 Fälle im Anschluß an die Operation gestorben; die Todesursachen sind schon oben erwähnt worden. Von den übrigen 10 Fällen ist in 9 das weitere Schicksal bekannt. Die nach der Operation fast stets auftretende Besserung ist eine vorübergehende. Wir haben uns schon in unseren Arbeiten im Jahre 1914 sehr skeptisch bezüglich der Heilungsaussichten geäußert und können dies heute auf Grund der Erfahrungen weiterer 5 Jahre nur bestätigen. Von den 9 Patienten, welche operativ geheilt sind, sind 4 im Verlaufe von 1, $1^1/_2$, $2^1/_2$ und $3^1/_4$ Jahren gestorben; 5 leben und ist eine Zeit von 6 Wochen, 10 Monaten, $1^1/_2$, $2^1/_2$ und 4 Jahren seit der Operation verstrichen. Es ist also nach unseren heutigen Erfahrungen ziemlich sicher, daß eine Heilung der perniziösen Anämie durch die Milzexstirpation nicht erzielt wird.

Was die Frage anlangt, ob die Lebensdauer der Patienten durch die Operation verlängert wird, so ist ein sicheres Urteil bei einer Krankheit, wie bei der perniziösen Anämie, welche in manchen Fällen sehr schnell, in anderen wieder sehr langsam zum Tode führt, sehr schwer zu geben. Die Tatsache jedoch, daß der Blutbefund sich bessert, daß sich die Patienten nach der Operation oft sehr wesentlich erholen, daß ein Teil der Fälle wieder arbeitsfähig wird, spricht so sehr zugunsten der Operation, daß wir diese trotz des nur temporären, wenn auch manchmal relativ lang dauernden Erfolges (in einem unserer Fälle 4 Jahre) empfehlen müssen. Dabei scheinen die Fälle mit größerer Milz eine bessere Prognose als die mit kleiner Milz zu haben.

3. Megalosplenische Zirrhose (Bantische Krankheit).

Von den 14 Fällen dieser Gruppe sind 2 im Anschluß an die Operation gestorben, und zwar, wie schon oben bemerkt, einer an Schock und einer an der Perforation eines ulcus duodeni. Von zwei fehlen uns weitere Nachrichten. Von den 10 übrigen Fällen sind 4 gestorben, und zwar 2 an interkurrenten Krankheiten, welche mit dem eigentlichen Grundleiden nichts zu tun haben: 1 Fall wurde 6 Wochen nach der Milzexstirpation wegen Rektumkarzinoms operiert und starb $3^1/_2$ Jahre später an Krebskachexie, ein zweiter Fall starb 5 Jahre nach der Splenektomie an Hämoptoe, nachdem er die ganze Zeit in vollstem Wohlbefinden seiner ärztlichen Tätigkeit nachgegangen war. 1 Fall starb an unbekannter Krankheit, 1 Fall an den Folgen des Leidens. Diese Patientin, bei deren Operation die Leber schon sehr ausgesprochene zirrhotische Veränderungen aufwies, befand sich in den ersten Jahren nach der Splenektomie sehr wohl; allmählich verschlimmerte sich jedoch ihr Zustand und die Patientin ging 4 Jahre nach der Operation unter Erscheinungen von Ascites zugrunde. Von den 6 derzeit lebenden Fällen sind 4 gebessert. Die Operation liegt in den einzelnen Fällen $5\,^1/_2$. 2 Jahre, 8 und 2 Monate zurück. 2 Fälle sind nach $1\,^1/_2$ bzw. 1 Jahr nicht gebessert.

Der Erfolg bei diesen Formen der Splenomegalien hängt davon ab, wie weit die cirrhotischen Veränderungen an der Leber vorgeschritten sind. Banti unterscheidet bekanntlich drei Stadien seiner Krankheit und gibt folgende Übersicht der Resultate in 10 seiner Fälle:

1. Periode 2 Fälle 2 Heilungen
2.   ,,   6 ,,   5   ,,
3.   ,,   2 ,,   0   ,, .

Die Ausbildung der cirrhotischen Veränderungen in der Leber lassen den Vorschlag gerechtfertigt erscheinen, der Splenektomie noch die Talmasche Operation hinzuzufügen, wie dies von einzelnen Chirurgen (Tansini, Jaffe, F. Krause u. a.) geschah. Andere (Momm, Goebel) sahen von dieser Kombination keinen Nutzen. Tillmanns sah bei einem 11jährigen Mädchen mit Bantischer Krankheit nach Talmascher Operation (ohne Splenektomie) und nachfolgender Bestrahlung der Milz einen bedeutenden Rückgang des Milztumors, so daß er dieses Vorgehen für die Fälle empfiehlt, in welchen die Exstirpation der Milz nicht ausführbar ist. Statt der Splenektomie wird von anderen Operateuren (Schiassi, Rossi) die Splenopexie ausgeführt. Über beide Operationen (Talmasche Operation und Splenopexie) besitzen wir bei den hepato-lienalen Erkrankungen keine eigenen Erfahrungen.

Wir müssen also in Übereinstimmung mit der Literatur die möglichst frühzeitige Splenektomie bei der megalosplenischen Cirrhose fordern, nicht bloß deshalb, weil der Eingriff ein einfacherer und weniger gefahrvoller ist, als auch deshalb, weil die cirrhotischen Veränderungen an der Leber noch nicht als irreparable Schädigungen ausgebildet sind. Unter diesen Bedingungen kann allerdings die Prognose der Operation günstig gestellt werden

4. Thrombophlebitische Formen.

Von diesen Fällen haben wir bloß vier operiert. Zwei sind, wie schon früher erwähnt, an der Operation gestorben, der eine Fall an einer Pneumonie, der andere an seinem schwachen Kräftezustand.

Die großen Gefahren, welche die Operation gerade bei diesen Formen in sich birgt, sind schon früher erwähnt worden. Sie liegen einerseits auf rein technischem Gebiet (große, oft verwachsene Milz, zerreißliche und oft sehr erweiterte Gefäße), andererseits im postoperativen Verlauf (Thrombose der Milzvene und anschließende Pfortaderthrombose). Wir halten daher gerade mit Rücksicht auf diese großen und schwierigen Eingriffe unseren schon im Jahre 1914 präzisierten Standpunkt aufrecht, die Operation nur in solchen Fällen zu empfehlen, in welchen das Blutbrechen und ähnliche Erscheinungen drohend in den Vordergrund treten. —

Daß allerdings auch mit der Milzexstirpation bei den thrombophlebitischen Formen ausgezeichnete Dauererfolge erzielt werden können, zeigen die zwei lebenden Fälle, welche $5\,^1/_2$ Jahre seit der Operation sich des besten Wohlbefindens erfreuen.

Literatur.

Albu, A.. Die sogenannte Bantische Krankheit. Deutsche med. Wochenschr. 1904. S. 706. — Armstrong, G. E., Splenectomy and Banti disease. Brit. Med. Journ. Nov. 1906. Vol. II. p. 1273. — Asthoewer, Die Aufklappung des Rippenbogens zur Erleichterung operativer Eingriffe im Hypochondrium und Zwerchfellkuppelraum. Zentralbl. f. Chir. 1903. S. 1257. — Auvray, Trois cas de plaies pénétrantes de l'abdomen. Bull. et Mém. de la soc. de chir. de Paris. T. XXVII. p. 24. Ref. Zentralbl. f. Chir. 1901. S. 1113. — Derselbe, Rupture traumatique de la rate. Presse méd. 1905. Nr. 3. Ref. Zentralbl. f. Chir. 1906. S. 194. — Balacescu, Die Ligatur der Gefäße der Milz beim Tier. Münch. med. Wochenschr. 1901. Nr. 35. Ref. Zentralbl. f. Chir. 1901. S. 1191. — Banti-Tissot, Über Morbus Banti. Fol. haemat. 10. Bd. 1. Th. 1910. S. 33. — Battle, Zit. nach Berger. — Berger, Die Verletzungen der Milz und ihre chirurgische Behandlung. Arch. f. klin. Chir. Bd. 68. 1902. S. 768. — Bessel-Hagen, F., Ein Beitrag zur Milzchirurgie. Arch. f. klin. Chir. Bd. 62. 1900. S. 188. — Blecher, Subkutane traumatische Milzzerreißung bei Morbus Banti. Splenektomie. Heilung. Münch. med. Wochenschr. 1911. S. 1310. — Caro, L., Heilung eines Falles von vorgeschrittener Bantischer Krankheit durch Milzexstirpation. Deutsche med. Wochenschr. 1907. S. 1175. — Carstens, A short History of Splenectomy. Phil. med. Journ. 1905. Nov. 18 th. Ref. Zentralbl. f. Chir. 1906. Nr. 15. — Verh. d. deutsch. Ges. f. Chir. 1914. I. S. 221. — Danielsen, W., Über die Notwendigkeit und Möglichkeit der Erhaltung der Milz bei Verletzungen und Erkrankungen dieses Organs. Beitr. z. klin. Chir. Bd. 60. 1908. S. 158. — Delhougue, M., Beitrag zur Frage der Splenektomie bei myeloischer Leukämie. Beitr. z. klin. Chir. Bd. 104. 1917. S. 153. — Eden, Über Milzvenenthrombose, Pfortaderthrombose und Bantische Krankheit. Mitteil. a. d. Grenzgeb. d. Med. u. Chir. 1907. Bd. 18. — Ehrich, Über retroperitoneale Lage der Milz. Beitr. z. klin. Chir. 1904. Bd. 41. S. 446. — Eppinger u. Ranzi, Indikationen und Resultate der Milzexstirpation bei Splenomegalie. Verhandl. d. Gesellsch. deutsch. Naturf. u. Ärzte. Wien. 1913. II. S. 413. — Dieselben, Über Splenektomie bei Bluterkrankungen. Mitteil. a. d. Grenzgeb. d. Med. u. Chir. Bd. 27. 1914. 4. H. — Flammer, Beiträge zur Milzchirurgie. Beitr. z. klin. Chir. Bd. 50. 1906. S. 684. u. 818. — Flörcken, H., Beiträge zur Therapie der perniziösen Anämie. Münch. med. Wochenschr. 1914. S. 1280. — Giffin, Clinical Notes on Splenectomy. Ann. of Surg. 1915. Aug. Nr. 2. Ref. Zentralbl. f. Chir. 1915. S. 894. — Goebel, Zur operativen Behandlung der Bantischen Krankheit. Klin. therap. Wochenschr. 1913. Nr. 3. Ref. Hildebrand Jahresber. 1913. S. 629. — Haffter, M., Zur Laparotomie bei subkutaner Milzruptur. Beitr. z. klin. Chir. 1908. Bd. 56. S. 429. — Harris u. Herzog, Über Splenektomie bei Splenomegalie primitive (Anaemia splenica). Deutsche Zeitschr. f. Chir. Bd. 59. 1901. S. 566. — Heineke, H., Die Chirurgie der Milz. v. Bruns, Garrè, Küttner, Handbuch der praktischen Chirurgie. 4. Aufl. III. Bd., 9. Abschn. — v. Herczel, Über eine bisher unbekannte Ursache des Fiebers nach Milzexstirpation. Wien. klin. Wochenschr. 1907. S. 123. — Derselbe, Über die Ursache des Fiebers nach Milzexstirpation. Budapesti orvosi Ujsag, 1906. Nr. 4. Ref. Zentralbl. f. Chir. 1907. S. 51. — Hildebrand, Über die Hydronephrose. Verhandl. d. deutsch. Gesellsch. f. Chir. 1902. I. S. 132. — Hörz, Über Splenektomie bei traumatischer Milzruptur. Beitr. z. klin. Chir. Bd. 50. 1906. S. 188. — Hoffmann, Beitrag zu der subkutanen Milzruptur. Beitr. z. klin. Chir. Bd. 63. 1909. — Hoffmann, H., Zur Chirurgie der Milz. Beitr. z. klin. Chir. Bd. 92. 1914. S. 396. — Isaak, Der Bantische Symptomenkomplex und seine Stellung unter den Splenomegalien. Schmidts Jahrb. 315. 1912. S. 14 u. 144. — Jaffé, M., Über den Wert der Milzexstirpation bei Bantischer Krankheit. Verhandl. d. deutsch. Gesellsch. f. Chir. 1906. I. 209. — Johansson Sven, Zwei seltene milzchirurgische Fälle. Berl. klin. Wochenschr. 1911. S. 1278. — Derselbe, Ein Fall von Splenektomie bei Anaemia pseudoleucaemica infantum (Jacksch-Hayem). Zentralbl. f. Chir. 1916. Nr. 13. S. 217. — Johnston, Splenectomy. Ann. of Surg. 1908. July. Ref. Zentralbl. f. Chir. 1908. S. 1222. — Jordan, Die Indikationen zur Exstirpation der Milz. Berl. klin. Wochenschr. 1903. — Derselbe, Die Exstirpation der Milz, ihre Indikationen und Resultate. Mitteil. a. d. Grenzgeb. d. Med. u. Chir. 1903. Bd. 11. S. 407. — Kocher, Th., Chirurgische Operationslehre. 5. Aufl. 1907. Gustav Fischer, Jena. — Körte, W., Die Operationen an der Leber und den Gallenwegen, der Milz, und im retroperitonealen Raum in Bier, Braun, Kümmell. Chirurgische Operationslehre. II. Bd. 1912. S. 741. — Klemperer und Mühsam, Anaemia splenica geheilt durch Milzexstirpation. Berl. klin. Wochenschr. 1912. S. 1024. — Küster, Verhandl. d. deutsch. Gesellsch. f. Chir. 1882. I. 48. — Küttner, Beiträge zur Milzchirurgie. Verhandl. d. deutsch. Gesellsch. f. Chir. 1907. I. 23. — De Lange u. Schippers, J. C., Über familiäre Spleno-megalie. Jahrb. d. Kinderheilk. Bd. 86. 1917. S. 459. — Langenbuch, Verhandl. d. deutsch. Gesellsch. f. Chir. 1882. I. 47. — Lanz, Ligatur der Arteria splenica bei fixierter Wandermilz. Zentralbl. f. Chir. 1914. S. 228. — Laspeyres, Rich., Indikationen und Resultate totaler Milzexstirpation nebst Betrachtungen über die physiologische Wirkung derselben. Zentralbl. f. d. Grenzgeb. d. Med. u. Chir. 7. Bd. 1904. S. 1. — Ledderhose, Die chirurgischen Erkrankungen der Bauchdecken und die chirurgischen Krankheiten der Milz. Deutsche Chir. Lfg. 45 b, Stuttgart 1890. — Lejars, Technik dringlicher Opera-tionen. 3. Aufl. 1902. Gustav Fischer, Jena. — Lieblein, V., Über Magen-Darmblutungen nach Milzexstirpation. Mitteil. a. d. Grenzgeb. d. Med. u. Chir. Bd. 17. 1907. S. 431. — Lossen, J., Zur Kenntnis des Bantischen Symptomenkomplexes. Mitteil. a. d. Grenzgeb. d. Med. u. Chir. Bd. 13. 1904. S. 753. — Lotsch, V., Die subkutane Milzzerreißung und ihre Behandlung. Deutsche Zeitschr. f. Chir. Bd. 93. 1901. S. 90. — Marchand, Zur Kennt-nis der sogenannten Bantischen Krankheit und Anaemia splenica. Münch. med. Wochenschr. 1903. S. 463. — Marwedel, G., Die Aufklappung des Rippenbogens zur Erleichterung operativer Eingriffe im Hypochondrium und im Zwerchfellkuppelraum. Zentralbl. f. Chir. 1903. S. 938. — Mayo, W., Surgery of the Spleen. Surg. gynec. and obstetr. XVI. 3. Ref. Zentralbl. f. Chir. 1913. S. 1694. — Mayo, Surgical considerations of Splenectomy. Ann. of Surg. Aug. Nr. 2. Ref. Zentralbl. f. Chir. 1915. S. 894. — Melchior, Die Spontanruptur der Milz im Verlauf und Gefolge des Typhus abdominalis. Zentralbl. f. d. Grenzgeb. d. Med. u. Chir. Bd. 14. 1911. S. 801. — Michelson, F., Die Ergebnisse der modernen Milzchirurgie. Ergebn. d. Chir. u. Orth. Bd. 6. 1913. S. 480. — Momm, Beiträge zur Bantischen Krankheit. Deutsche med. Wochenschr. 1910. Nr. 17. S. 791. — Mühsam, Was erreichen wir mit der Milzexstirpation bei den verschiedenen Formen der Anämie. Verhandl. d. deutsch. Gesellsch. f. Chir. 1914. I. 221. — Derselbe, Die Blutkrankheiten und ihre chirurgische Behandlung (Milzexstirpation). Deutsche med. Wochenschr. 1914. S. 377. — Nager u. Bäumlin, Beitrag zur Pathologie und Therapie der sogenannten Bantischen Krankheit. Beitr. z. klin. Chir. Bd. 56. 1908. S. 410. — Neugebauer, F., Milzabszeß nach Epityphlitis. Zur Technik der Splenotomie. Berl. klin. Wochenschr. 1909. S. 102. — Nobel, E. u. Steine-bach, R., Zur Klinik der Splenomegalie im Kindesalter. Zeitschr. f. Kinderheilk. Bd. 12. 1914. H. 2. u. 3. — Nötzel, Über Milzexstirpation wegen Milzverletzungen. Beitr. z. klin. Chir. Bd. 48. 1906. S. 309. — Poppert, P., Verletzungen, Entzündungen und Tumoren der Bauchdecken, Leber, Milz, Pankreas in Wullstein und Wilms Lehrbuch d. Chir. 1909. II. Bd. 1. Teil. — Ranzi, Verein f. innere Med. und Kinderheilk. in Berlin. Sitzung v. 12. I. 1914. Deutsche med. Wochenschr. 1914. Nr. 8. — Ricci, G., Intorno all comportamento della milza e del grande epiploon in seguito alla legatura totale dei vasi splenici. Ref. Zen-tralbl. f. Chir. 1911. S. 820. — Rossi, A., Die intraperitoneale Splenopexie im dritten Stadium der Bantischen Krankheit (Clin. Chir. 1910. Nr. 1). Ref. Zentralbl. f. Chir. 1910. S. 734. — Schiassi, La splenocleisis contre l'anémie splénique et la maladie de Banti. Sem. méd. 1906. No. 7. Ref. Hildebr. Jahrb. 1906. S. 1041. — Senator, H. u. Krause, F., Ein Fall von idiopathischer Milzschwellung mit Splenektomie. Berl. klin. Wochenschr. 1911. S. 1217. — Sprengel, Kritische Betrachtungen über Bauchdeckennaht und Bauch-schnitt. Verhandl. d. deutsch. Gesellsch. f. Chir. 1910. II. 95. — v. Stubenrauch, Milz-ruptur durch Splenektomie geheilt. Ein Jahr später Ileus. Laparotomie, Heilung. Münch. med. Wochenschr. 1911. S. 1051. — Summers, Splenectomy in Banti's disease, followed by oedema of the large intestine with localised necrosis of its wall. Ann. of Surg. 1908. June. Ref. Zentralbl. f. Chir. 1908. S. 1222. — Tansini, J., Die Splenektomie und die Talmasche Operation bei der Bantischen Krankheit. Arch. f. klin. Chir. Bd. 67. 1902. S. 874. — Tillmanns, Zur operativen Behandlung der Bantischen Krankheit. Fr. Ver. d. Chir. d. Königr. Sachsen. 26. X. 1912. Zentralbl. f. Chir. 1913. S. 917. — Trendelen-burg, Über Milzexstirpation wegen Zerreißung der Milz durch stumpfe Gewalt und über die Laparotomie bei schweren Bauchkontusionen überhaupt. Deutsche med. Wochenschr. 1899. S. 653. — Troell, On ligation of the splenic vessels as a substitute for splenectomy in blood diseases. Ann. of Surg. 1916. No. 1. Jan. Ref. Zentralbl. f. Chir. 1916. S. 592. — Vanverts, Bull. et mém. de la Soc. de chir. t. XXIX. S. 787. Zentralbl. f. Chir. 1904. S. 1087. — Vorwerk, Subkutane Zerreißungen der gesunden und kranken Milz. Deutsche Zeitschr. f. Chir. Bd. 111. 1911. S. 125. — Vulpius, O., Beiträge zur Chirurgie und Physio-logie der Milz. Beitr. z. klin. Chir. Bd. 11. 1894. S. 632. — Warrington, Haward, Splen-ectomy. Clin. Soc. of London. Brit. med. Journ. 1882. I. S. 462. — Wyman, C., Ligation of splenic artery for cure of hypertrophy of spleen. Journ. of the Amer. med. Assoc. 1889. Vol. XII. No. 22. Ref. Zentralbl. f. Chir. 1889. S. 792. — Ziegler, K., Die Bantische Krank-heit und ihre nosologische Stellung unter den splenomegalischen Erkrankungen. Ergebn. d. Chir. u. Orth. Bd. 8. 1914. S. 625.

Autorenregister.

Abbot 485, 486, **547**.
Abderhalden 64, 310, **547**.
Abeles 497, **547**.
Abrami 57, 140, 180, 215, 236, **567**.
Abramow **547**.
Arrolas 291.
Achard 105, 153, 235, 236, 483, **547**.
Achard, Foix und Salin **547**.
Ackermann 427, 428, 483, **547**.
Acland 496.
Adler **547**.
Adler-Herzmark 239, 287.
Affanassiew 54, 66, 126, 127, 128, 129, 149, **547**.
Akayama 97.
Albrecht **547**.
Albrecht, F. 136.
Albu **358**, **547**, **583**.
Aldor **547**.
Alexander 230, **555**.
Amenille **562**.
Andrée 250, **547**.
Anglada 223, **547**.
Anitschkow 510, 514, 515, 520, 521, 522, 523, **547**.
Anschütz 476, 477, 483, **547**.
Anselm 63, **547**.
Anthen 56, **547**.
Antonelli **547**.
Armand-Delille 203, 343, **547**.
Armand-Delille u. Feuillé **547**.
Armstrong **547**, **583**.
Arnold 31, 480, **547**.
Arnstein 501, **547**.
Asch **547**.
Aschenheim 177, 339, **547**.
Aschenheim u. Benjamin **547**.
Aschenheimer 215.
Aschoff 32, 38, 39, 49, 50, 55, 60, 66, 67, 100, 134, 153, 157, 158, 159, 161, 249, 269, 299, 320, 510, 511, 544, **547**.
Ascoli 428, 429, **547**.
Ashby **547**.
Asher 95, 97, 108, 109, 110, 113, 114, 115, 252, **547**.
Asher und Großenbacher **547**.
Asher und Sollberger **547**.
Asher und Vogel **547**.

Asher und Zimmermann **547**.
Askanazy 36, 387, 486, **547**.
Aspelin **547**.
Asthoewer 576, **583**.
Aubertin 199, 208, 235, 291, **547**.
Audibert 99.
Audibert und Valette **547**.
Aufrecht 428, **547**, **548**.
Aurel **548**.
Austin 109, 269, **561**, **563**.
Austoni **548**.
Autriet 168.
Auvray 575, **583**.
Azzurini **548**.

Babes, A. **548**.
Babes, Aurel, V. und Babes, A. **548**.
Babonneix und Tixier **548**.
Baginsky 343.
Bahrdt **548**.
Bain 58, 97, **548**.
Balacescu 574, **583**.
Ballance 108, **562**.
Bannwarth **548**.
Banti 108, 136, 138, 140, 155, 177, 183, 198, 199, 275, 299, 324, 325, 326, 327, 329, 330, 331, 334, 348, 350, 351, 352, 354, 355, 356, 358, 359, 364, 365, 368, 369, 371, 375, 376, 378, 379, 386, 399, 405, 419, 422, 428, 436, 438, 439, 453, 459, 536, 537, 540, **542** **548**, **582**.
Banti-Tixot **583**.
Barbacci 510.
Bardenheuer 571.
Barr **548**.
Bartlett 281, **548**.
Bascrin 134, **548**.
Basler 380, **548**.
Bastai, L. **548**.
Battle 574, **583**.
Bauer 105, **550**.
v. Baumgarten 365, 371, 372, 402, 403, 404, 411, 412, 541, 542, **548**.
Bäumlein 368.

Bäumlin **560**, 578, **584**.
Bauvaird **549**.
Bayer 99, 110, 171, 194, 487, **548**.
Bearth 387.
Beck 83, **548**.
Beclard 57, **548**.
Benard 52, 144, **548**, **553**.
Bence 500, **548**.
Benda 103, 287, **548**.
Bender, Xavier 498, **548**.
Bengue 374, 405.
Benjamin 163, 175, 177, 183, 185, 186, 189, 193, 194, 201, 339, **547**.
Berauld 476.
Berger 249, **548**, **583**.
Berger und Tsuchiya **548**.
van den Bergh 50, 141, 159, 161, 167, 168, 169, 170, 173, 229, 233, 234, 257, 294, 531.
van den Bergh und Snapper **548**, **556**.
Bergmann 496.
Bergmann und Plesch **548**.
Bernhardt 277, 307, **548**.
Bernstein **548**.
Besançon und Griffon **548**.
Bessel-Hagen 29, **548**, **583**.
Bettmann 163, 201, 268, 291, **548**.
Beumer 512.
Beumer und Bürger **548**.
Beurmann 224.
Biach und Weltmann **548**.
Bianchi **548**.
Biermer 243, 244, **548**.
Biernacki 41, **548**.
Biffi 182, **548**, **549**.
Billroth 3, 439, 458, 472, 487, 515, 528, 529, 530, 531, 537, **549**.
Biondi 60, 65, 69, 70, 74, 133, 182, **549**.
Birch-Hirschfeld 244, 418, 422, 510, **549**.
Bistre 476.
Bith 224.
Bittner 158.
Bizzozero 18, 37, 58, 96, 510, **549**.

Sachregister.